普通高等教育“十一五”国家级规划教材
普通高等教育精品教材
全国高等医学院校护理学本科规划教材

供本科护理学类专业用

外科护理学

(第2版)

主　编　路　潜　张美芬

副主编　庞　冬　邹继华　韩斌如　田建丽

编　委（按姓名汉语拼音排序）

陈　杰（武汉大学 HOPE 护理学院）
陈学政（内蒙古医科大学护理学院）
关持循（大连大学护理学院）
郭　闯（黑龙江中医药大学临床医学院）
韩斌如（首都医科大学护理学院）
韩烜烨（广东中药学院护理学院）
金三丽（北京大学护理学院）
靳英辉（天津中医药大学护理学院）
刘　敦（福建医科大学护理学院）
卢海霞（贵州医科大学护理学院）
路　潜（北京大学护理学院）
庞　冬（北京大学护理学院）
朴玉粉（北京大学第三医院）
田　利（苏州大学护理学院）
田建丽（承德医学院护理学院）
王俊莉（重庆医科大学护理学院）
王艳波（甘肃中医学院护理学院）
魏彦姝（北京大学人民医院）
武江华（泰山医学院护理学院）
薛晓燕（山西医科大学汾阳学院护理学系）
杨　萍（北京大学护理学院）
尹　兵（大连医科大学护理学院）
尹崇高（潍坊医学院护理学院）
张　敏（齐齐哈尔医学院第一附属医院）
张美芬（中山大学护理学院）
邹继华（哈尔滨医科大学大庆校区护理学院）
邹立琴（肇庆医学高等专科学校护理系）

编写秘书　杨　萍

北京大学医学出版社

WAIKE HULIXUE

图书在版编目（CIP）数据

外科护理学 / 路潜，张美芬主编．—2 版．—北京：北京大学医学出版社，2015.12

全国高等医学院校护理学本科规划教材

ISBN 978-7-5659-1291-7

Ⅰ．①外…　Ⅱ．①路…②张…．Ⅲ．①外科学 - 护理学 - 医学院校 - 教材　Ⅳ．① R473.6

中国版本图书馆 CIP 数据核字（2015）第 308879 号

外科护理学（第 2 版）

主　　编： 路　潜　张美芬

出版发行： 北京大学医学出版社

地　　址：（100191）北京市海淀区学院路 38 号　北京大学医学部院内

电　　话： 发行部 010-82802230；图书邮购 010-82802495

网　　址： http：//www.pumpress.com.cn

E-mail： booksale@bjmu.edu.cn

印　　刷： 莱芜市圣龙印务有限责任公司

经　　销： 新华书店

责任编辑： 杨　杰　　**责任校对：** 金彤文　　**责任印制：** 李　啸

开　　本： 850mm × 1168mm　1/16　　**印张：** 32.5　　**字数：** 910 千字

版　　次： 2006 年 8 月第 1 版　2015 年 12 月第 2 版　2015 年 12 月第 1 次印刷

书　　号： ISBN 978-7-5659-1291-7

定　　价： 59.00 元

全国高等医学院校护理学本科规划教材目录

序号	教材名称	版次	主编
1	护理学导论	1	赵小玉　马小琴
2	护理学基础†	2	尚少梅　郑一宁　邢凤梅
3	健康评估	2	吴光煜　孙玉梅　张立力
4	内科护理学※	2	姚景鹏　吴　瑛　陈　垦
5	外科护理学※△	2	路　潜　张美芬
6	妇产科护理学	2	陆　虹　柳韦华
7	儿科护理学	2	洪黛玲　梁　爽
8	急危重症护理学※	2	李文涛　张海燕
9	康复护理学	1	马素慧　林　萍
10	精神科护理学※	2	许冬梅　杨芳宇
11	临床营养护理学	2	刘均娥　范　旻
12	社区护理学	2	陈长香　侯淑肖
13	健康教育	1	李春玉　王克芳
14	中医护理学概要	1	孙秋华
15	护理管理学	1	谢　红　王桂云
16	老年护理学	1	刘　宇　赵雅宁　郭　宏
17	护理心理学※	2	娄凤兰　徐　云　厉　萍
18	护理研究	2	章雅青　王志稳
19	护理教育学※	2	孙宏玉　孟庆慧
20	护理伦理学	2	孙宏玉　唐启群
21	护理礼仪与人际沟通	1	赵爱平　单伟颖
22	护理人文关怀	1	李惠玲

注：

※ 为普通高等教育“十一五”国家级规划教材

△ 为普通高等教育精品教材

† 为北京高等教育精品教材建设立项项目

全国高等医学院校护理学本科规划教材
编审委员会

序

随着医药卫生事业的发展、健康观念的转变，社会亟需大批高质量的护理学专业人才。这对护理教育提出了严峻的挑战，同时也提供了崭新的发展机遇。现代护理学理论与实践、技术与技能，以及教育与教学理念的更新，直接关系到护理学专业人才培养质量的提升，在健康服务，治疗、预防及控制疾病中具有不可替代的作用。

北京大学医学出版社组织编写的第一轮护理学专业本科教材一经出版，即获得广大医学院校师生的欢迎。其中 7 个品种被教育部评为普通高等教育“十一五”国家级规划教材，《外科护理学》被评为普通高等教育精品教材。在新一轮医药卫生体制改革逐步推进的大背景下，为配合即将到来的教育部“十三五”普通高等教育本科国家级规划教材建设，贯彻教育部教育教学改革和教材多元化的精神，北京大学医学出版社于 2014 年成立了新一届全国高等医学院校护理学专业规划教材编审委员会，组织国内 40 余所医学院校编写了第二轮护理学本科教材。

本轮教材在编写中着力转变传统观念，坚持理论与实践相结合，人文社科与临床护理相结合，强化学生动手实践能力、独立分析问题和解决问题的评判性思维能力。推进教材先进编写理念，创新编写模式和教材呈现形式，特别是首创性地在护理学专业教材中运用二维码扫描技术，以纸质教材为入口，展现立体化教材全貌，贴近数字化教学理念。相信本套教材将能更好地满足培养从事临床护理、社区护理、护理教育、护理科研及护理管理等复合型人才的需求。

在本轮教材建设中，得到了各参编院校的鼎力支持，在此深致谢意！希望这套教材在教师、学生和护理工作者的关爱下，于同类教材“百花齐放、百家争鸣”的局面中脱颖而出，得到读者的好评。

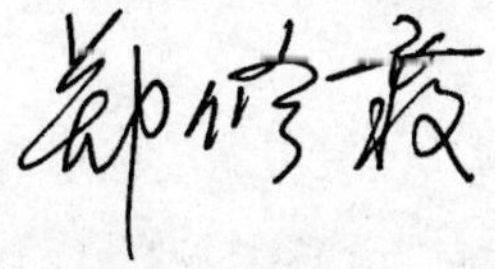

前 言

外科护理学是高等医学院校护理学专业本科学生的必修课程，是一门针对外科疾病患者进行整体护理的科学。作为护理学的重要分支，外科护理学应当提供以人的健康为中心的整体护理。

《外科护理学》（第2版）在承袭前版教材精华的基础上，结合当前国内护理学教育和外科护理临床实践的现状，在编写结构、内容与形式上进行了相应修订和调整。在编写内容方面，为避免与整套教材中其他教材的交叉和重复，删除了“多器官功能障碍综合征患者的护理”“外科重症患者的监护”以及各章中的解剖生理部分；增加了部分疾病，如“脑血管疾病”“先天性脑积水”“肾上腺疾病”等。在编写体例上，在章节前设立了学习目标，以帮助学习者明确整章的重点内容。每章至少给出1个常见典型病例，并提出相应问题，以引发学生思考，带着问题学习章节内容。章节正文分“基础医学知识”和“护理”两部分。前者阐述疾病的病因、病理等；后者以护理程序为框架，按照护理评估、主要护理诊断/问题、护理措施为线索编写。每章将临床表现、辅助检查、与疾病相关的健康史、心理社会状况和治疗原则放入护理评估进行阐述，参考北美护理诊断协会制订的条目列出主要护理诊断/问题，根据疾病特点介绍相关护理重点。鉴于护理目标和护理评价应针对具体患者体现出个体特点，故在编写中略去。章节正文后有小结，给出1～2个案例分析形式的思考题，以帮助学习者进一步梳理和总结整章内容，复习、巩固所学知识。为拓展学生知识，激发进一步学习的兴趣，还给出推荐阅读文献，介绍目前相关指南或规范中与护理工作相关的内容。

本书在编写过程中得到了北京大学护理学院的领导和同事的关心和帮助，北京大学护理学院内外科护理学教研室老师们提供了许多宝贵的意见，并帮助修改、校订，在此表示衷心感谢！

由于时间、能力有限，尽管已尽最大努力，但难免有不足和不妥之处，恳请广大师生在使用中发现问题并给予批评、指正！

路 潜 张美芬

2015年8月

二维码资源索引

目　录

第一章 绪 论

学习目标

通过本章内容的学习，学生应能够：

◎ 识记

说出外科护理学的定义及范畴。

◎ 理解

解释外科护理学与外科学的关系。

◎ 应用

应用正确的方法学习外科护理学。

一、外科学及外科护理学的范畴

外科学（surgery）是医学的一个重要组成部分，其范畴在医学的历史发展中逐渐形成，并不断变化发展。在古代，外科学的范畴仅限于一些体表的疾病和外伤，而现代外科学的范畴已经包括许多内部的疾病。按病因分类，属于外科诊治的疾病大致分为5类：①损伤，如内脏破裂、烧伤、骨折等因暴力或其他致伤因子引起的人体组织的破坏。②感染，因致病微生物侵袭致组织器官损害，可导致脏器坏死、脓肿，如胆囊炎、肝脓肿等。③肿瘤，分良性和恶性2种，绝大多数肿瘤需要行手术治疗。④畸形，如先天性心脏病、肛管直肠闭锁等，需要手术治疗，而后天性畸形（如烧伤后瘢痕）也需要手术修复。⑤功能障碍性疾病，如肠梗阻、尿路梗阻等器官梗阻，下肢深静脉血栓形成、门静脉高压等血液循环障碍，胆结石、尿结石等结石形成，甲状腺功能亢进等内分泌功能失调等症，也常需要手术给予纠正。

外科学与内科学的范畴是相对的。手术是外科工作的重要组成部分，但是外科疾病并不一定都需要手术，而常在一定的发展阶段才需要手术。随着医学技术的发展，对一些原本需要手术的疾病，可采用非手术方法治疗，如肾结石采用体外冲击波碎石。而对原本无法手术的疾病，现在也有了有效的手术方法，如先天性心脏病的手术治疗。此外，内镜技术、介入治疗的发展也使外科学与其他学科更趋于交叉，外科学的领域也在不断地变化。

外科护理学（surgical nursing）是护理学的一大分支，是研究外科疾患身心康复的护理方法及预防保健的一门学科，主要包括医学基础理论、外科学的基础理论以及护理学的基础理论及技术。外科护理学的范畴也随着外科学的变化而变化。外科护士与外科医师一起，对外科疾患进行治疗和护理，并在护理的过程中，体现以人为中心、个体化的整体护理。同时，外科护士的工作范畴也由医院向社区、家庭延伸。

二、外科学和外科护理学的发展

自人类出现就有疾病，而且就有手术的存在，但直到19世纪，外科手术还是一种简陋而又危险的治疗方式。

在古代，外科医师有时会在患者的头顶上钻孔，作为一种驱除疾病的方法，这种技术就是现代所称的“环锯钻孔”（trepanning or trephining）。早期的外科手术很简陋，因而手术常失败，所以不到万不得已不会请外科医师解决问题。

在2世纪以前，外科还不被列入医学专业的领域，外科医师被其他医师和牧师们所轻视，其声望比医学同行们低得多，常由水平低、未受过教育的人担任，而且是以学徒的方式培养起来的。在5—15世纪漫长的中世纪时代，欧洲进入封建社会，受宗教统治的文化进入黑暗时期。在中世纪早期，外科医师到处流浪，为白内障和疝气患者做手术，然后在并发症发生之前，就立即离开。外科医师被认为是“手艺人”，多为兼职，并根据内科医师的指示进行某些外科操作。那时的外科护理除了生活照料，仅是准备器材、敷料及协助包扎等。14世纪由于火药的发明及在战争中的应用，出现了枪伤、火器伤，这也促进了外科学的发展。15世纪文艺复兴，更促进了解剖学和外科学的发展。在1540年，英国的外科医师和理发匠联合成立理发匠外科医师协会（Barber-Surgeons company）。自此外科医师就与内科医师分门别类，组织了另一个团体。

19世纪40年代，消毒灭菌和无菌技术、止血与输血、麻醉止痛的问世，解决了长期困扰外科的感染、出血和疼痛等问题，成为外科学的三大里程碑，是外科学进入现代外科学的标志。

手术疼痛曾是妨碍外科发展的重要因素之一。1846年美国人Morton首先采用乙醚作为全身麻醉药，并将之应用于很多大手术，自此，乙醚麻醉就被普遍应用于外科。1892年德国人Schleich首先倡导应用可卡因做局部浸润麻醉，但因其毒性高，不久便被普鲁卡因替代，至今普鲁卡因仍是安全、有效的局部麻醉药。

伤口感染是外科的又一大难题，1846年匈牙利人Semmelweis首先提出在检查产妇前用漂白粉水洗手，使他治疗的产妇死亡率从10%下降到1%，这是抗菌术的开始。1867年英国人Lister采用苯酚溶液冲洗手术器械，并用苯酚溶液浸湿的纱布覆盖伤口，使他施行的截肢术的死亡率由46%降至15%，从而奠定了抗菌术的基本原则。之后陆续出现了蒸汽灭菌、手臂消毒、戴橡胶手套等无菌技术方法，使无菌术日臻完善。

手术出血也是妨碍外科发展的另一个重要因素。1872年英国人Wells介绍了止血钳，1873年德国人Esmarch提出在截肢时使用止血带，1901年美国人Landsteiner发现血型，以后逐渐解决了出血问题。

1929年英国人Fleming发现了青霉素，此后抗菌药的使用遍及全世界，为外科学的发展开辟了一个新时代。

1880年美国成立了美国外科协会（American Surgical Association），1914年成立了美国外科医师学院（American College of Surgeons），1937年成立了美国外科委员会（American Board of Surgery），这些都促使外科医师及医院设立并维持比较高的专业标准。

同一时期，南丁格尔在克里米亚战场上，通过清洁、消毒、换药、包扎伤口、改善休养环境等措施使伤员死亡率从50%下降到2.2%，首次以无可辩驳的事实向社会显示了护理在外科发展中的重要作用。护理工作得到了英国朝野的认同后，南丁格尔以此为契机创建了护理专业，推动了全世界护理学的发展。可见，现代护理学是以外科护理为先驱的。

20世纪中叶以来，外科进入了一个蓬勃发展的阶段。20世纪50年代初期低温麻醉和体外循环的研究成功，为心脏直视手术开辟了发展道路；20世纪60年代开始的显微外科技术，20世纪70年代以来内镜的出现，特别是介入放射学的开展，将诊断治疗深入到病变的内部结构；此外，随着分子生物学技术的发展，20世纪80年代初期提出了基因治疗的概念，它是将外源基因导入目的细胞并有效表达，从而达到治疗目的；20世纪90年代初期，随着世界首例腺苷脱氨酶缺乏性重症免疫缺陷病的治疗获得成功，基因治疗获得了临床治疗的批准，并进而推动了其他一些疾病基因治疗的发展。今天，现代外科学和外科护理学的研究和实践领域还在不断地在广度和深度上迅速发展。

在中国的医学史中，外科有着悠久的历史和丰富的实践经验。公元前14世纪商代的甲骨文中就有“疥”“疮”等字的记载。在周代（公元前1066—前249年），外科已独成一门，外科医师被称为“疡医”；秦汉时代的医学名著《黄帝内经》中有“痈疡篇”外科专章；汉末名医华佗（141—203年）擅长外科技术，他使用麻沸汤为患者进行死骨剔除术、剖腹术等；南北朝龚庆宣整理的《刘涓子鬼遗方》是中国最早的外科学专著，其中的金疡专论，反映当时处理创伤的情况。隋代巢元方所著《诸病源候论》叙及断肠缝连、腹疝脱出等手术采用丝线结扎血管，已认识到炭疽是“先有疮而乘马”所得病，并指出单纯性甲状腺肿的发生与地区水质有关。唐代孙思邈所著《千金要方》，记载应用手法整复下颌关节脱位，与现代医学手法类似。宋代王怀隐的《太平圣惠方》记载用砒剂治疗痔核。元代危亦林所著《世医得效方》已有正骨经验。明代是我国中医外科兴旺的时代，名医众多，如薛已、汪机、王肯堂等，遗留不少著作。清代设有专治骨折和脱臼者，《医宗金鉴》内有“正骨心法”专篇，总结了传统的正骨疗法。清末高文晋所著《外科图说》是一本以图释为主的中医外科学著作。

现代外科学传入我国虽有百余年历史，但在旧中国进展缓慢。新中国成立后，我国逐步建立了比较完整的外科体系，外科护理也随之不断发展。目前我国的烧伤治疗及断肢再植技术处于国际领先地位，在肝癌的诊治、器官移植等方面也成绩斐然，这些成绩的取得同样离不开精湛的围术期护理技术。

三、如何学习外科护理学

（一）以现代的护理观为指导

1．贯彻整体护理的思想 现代护理学概念的变化经历了以疾病为中心、以患者为中心以及以健康为中心三个阶段。早在1948年，WHO提出“健康不但是没有疾病或缺陷，而且是身体、精神和社会的完好适应状态”。1973年国际护士学会提出“护理是帮助健康的人或患病的人保持或恢复健康或平静地死去”。1980年美国护士协会提出“护理是诊断与处理人类对现有的潜在的健康问题的反应”。这些定义充分说明护理服务的目的和意义，表明了护理服务的对象是整体的人，是每个人乃至整个社会。因此，在外科护理工作中不仅要关注外科患者本身，还要关注其家人；不仅要注重疾病状态下的护理，也要注重疾病的预防和健康的维护，要提供以人的健康为中心的全面护理。

2．运用护理程序这一科学的工作方法 护理程序的理论基础是系统论，它为护理实践提供了科学的方法。在外科护理工作中，要收集和分析资料，发现患者现有的或潜在的健康问题，做出准确的临床判断，采取有科学依据的护理措施，及时评价其效果并做相应的修改和补充。

3．护理是科学也是艺术 在学习外科护理学时，不能仅局限于学习医学、护理理论知识，还应学习相关的人文科学知识，充分领会护理的科学性和艺术性，审慎地为患者提供人性化护理服务。

（二）掌握外科护理学的特点

外科范畴疾病的病情复杂多变，且麻醉和手术会给患者带来一定的危险性。外科急诊多、抢救多、卧床患者多，疾病发生突然，且病情变化快，有效抢救时间常较短。而外科医师常忙于手术，在患者住院期间，护士是与之接触最为密切的医务人员。因此，应树立高度的责任心，勤于思考，及时、有效地挽救患者的生命。还必须明确外科疾病不仅是局部的疾病，同时也是全身病变的反映，学习外科护理学必须有整体观念。到外科诊治的患者多为手术而来，患者除了要承受疾病痛苦外，还要承受手术带来的身心压力，而且不同的患者对手术的认识及反应不同，因此，要学会理解患者。另外，大多数患者是首次面对所患的外科疾病，首次面对手术治疗，通常缺乏与之相关的知识，因此应根据患者的特点和需求给予适当的健康指导。

（三）理论联系实际

护理学是一门实践性的学科，应重视临床实践。书本上的知识不能代替实践。通过实践，可进一步加深对理论知识的理解和掌握。应多与患者接触，多争取动手机会，善于分析实践中遇到的问题，独立思考、寻找答案，以提高发现问题、分析问题、解决问题的能力。对术前患者与术后患者的护理重点会有所改变，应结合具体病例，复习解剖生理等基础知识，结合具体手术方式，分析患者存在的健康问题，制订有针对性的护理计划。

（四）既要重视基本理论、基本知识和基本技能，又要注意知识的更新

基本理论、基本知识和基本技能是做好外科护理工作的基础。只有具备扎实的基础理论，才能在临床工作中做到原则性和灵活性的统一，在实际工作中有所创新。而没有深厚的基本知识，在处理实际问题时，常不能正确做出临床决策；没有熟练的基本技能，不仅不能快速高质、高效地完成临床护理工作，影响患者的康复进程，甚至还会影响患者对护理工作的信任度和满意度。外科学和外科护理学仍处于不断发展的阶段，新理论、新技术不断涌现，对护理人员的要求也不断提高。必须不断学习，更新知识，才能适应现代外科护理学发展的要求，成为一名合格的护理人才。

（路　潜）

第二章　水、电解质及酸碱平衡失调患者的护理

学习目标

通过本章内容的学习，学生应能够：

◎ 识记

1．列举常见水、电解质、酸碱平衡紊乱的分类。

2．复述常见水、电解质、酸碱平衡紊乱的定义。

3．描述常见水、电解质、酸碱平衡紊乱的临床表现、辅助检查、治疗原则。

◎ 理解

解释常见水、电解质、酸碱平衡紊乱的病理生理。

◎ 应用

评估水、电解质、酸碱平衡紊乱患者，并为其制订护理计划。

体液主要由水和电解质组成，广泛分布于组织、细胞内外。细胞外液、细胞内液、组织间液和血浆之间通过不断交换，保持平衡。保持水、电解质、酸碱平衡是维持机体内在环境稳定、进行新陈代谢必不可少的重要条件。创伤、手术及外科多种疾病等因素均可能造成水、电解质、酸碱平衡紊乱，严重时可危及患者的生命。

第一节　水和钠代谢失调

在细胞外液中，水和钠的关系非常密切。水、钠代谢失调常同时存在。但不同原因引起的水、钠代谢失调，造成的病理生理变化和临床表现也不相同。临床常见的水、钠代谢失调有等渗性缺水（isotonic dehydration）、低渗性缺水（hypotonic dehydration）、高渗性缺水（hypertonic dehydration）及水中毒（water intoxication）。

【病因】

1．等渗性缺水　又称急性缺水或混合型缺水，是外科最常见的缺水类型，指水和钠等比例丢失，血清钠在正常范围，细胞外液渗透压可保持正常。常见原因有：

（1）消化液的急性丢失：如大量呕吐、肠外瘘、剧烈呕吐及腹泻等，丢失的体液与细胞外液成分基本相同。

（2）体液严重丢失：如腹腔感染、烧伤、肠梗阻等，体液丢失在感染区或软组织内。

2．低渗性缺水　又称慢性缺水或继发性缺水，水与钠同时丢失，但缺水少于缺钠，细胞外液渗透压降低，血清钠离子浓度降低。常见原因有：

（1）胃肠道消化液持续性丢失：如反复呕吐、长期胃肠减压引流或慢性肠梗阻等。各种消化液中最重要的阳离子是钠离子。

（2）大创面的慢性渗液：如烧伤或术后创面的广泛渗液。

（3）应用排钠利尿药时未注意及时补钠。

（4）等渗性缺水治疗时只注意补充水分，未补钠。

3．高渗性缺水 又称原发性缺水，缺水多于缺钠，血清钠离子浓度大于 150mmol/L，细胞外液渗透压增高。主要原因有：

（1）水分摄入不足：如食管癌患者进食、饮水减少，高浓度肠内营养或输注大量高渗盐溶液等。

（2）水分丢失过多：如高热、大汗、大面积烧伤暴露疗法、糖尿病未控制导致患者排尿增多等。

4．水中毒 又称稀释性低钠血症，指机体摄入水总量超过了排出水总量，以致水在体内潴留，引起循环血量增加、血浆渗透压下降，血清钠离子浓度降低。一般在肝、肾功能正常情况下，不会发生水中毒。水中毒的主要原因有：

（1）各种原因引起的抗利尿激素分泌过多。

（2）肾功能不全，排尿能力下降。

（3）机体摄入水分过多或医源性补充过多，如剧烈运动后大量补水，输液过多、过快，大量清水洗胃、灌肠。

【病理生理】

1．等渗性缺水 细胞外液量迅速减少，细胞外液渗透压基本保持正常，细胞内液量一般不发生变化。由于醛固酮分泌增加，促进远曲小管和集合管对钠、水的重吸收增加，纠正血容量不足。若等渗液体丢失时间较久，细胞内液可外移，从而引起细胞缺水。

2．低渗性缺水 细胞外液呈低渗状态，水分子由渗透压低的细胞外进入细胞内，细胞外液减少。由于细胞外液为低渗状态，抗利尿激素分泌减少，水在肾小管的重吸收减少，尿量排出增多，导致细胞外液进一步减少。当机体血容量明显不足时，肾素 - 醛固酮系统兴奋，远曲小管对 Na^+ 和水的重吸收增多。当代偿机制无法维持时，则出现休克。

3．高渗性缺水 细胞外液为高渗状态，细胞内水分移向细胞外，导致细胞内液及细胞外液量均减少。由于细胞外液渗透压增高，抗利尿激素分泌增多，同时刺激口渴中枢，患者出现尿量减少、口渴。当血容量减少时，醛固酮分泌增加，促进水、钠重吸收。当严重缺水时，细胞内液外移过多，从而引起细胞内液严重不足。脑细胞缺水可出现脑功能障碍的严重后果。

4．水中毒 大量水分进入体内，细胞外液量急剧增加，血钠浓度下降、渗透压下降，水分由细胞外移向细胞内，从而导致细胞水肿，细胞膜破裂，细胞内、外液的渗透压均下降。醛固酮分泌减少，远曲小管对钠的重吸收减少，使血钠浓度下降，渗透压下降，抗利尿激素分泌减少，尿量增多。

案例 2-1A

男性，65 岁。进食后出现腹部阵发性剧烈绞痛，伴恶心、呕吐，呕吐量多且频繁，主要为胃内容物。目前尿少，800ml，尿色深黄。

问题与思考：

针对该患者的水和电解质失调状况，主要的护理评估内容有哪些？

【护理评估】

（一）临床表现

1．等渗性缺水

（1）缺水表现：尿少，皮肤、黏膜干燥，眼窝凹陷，但无口渴。由于短时间内丢失大量体液，血容量不足症状突出。当短时间体液丢失量达体重的 5% 时，出现血容量不足表现。体液丢失达体重的 6% ～ 7% 时，可出现休克、代谢性酸中毒。

（2）缺钠表现：厌食、恶心、乏力。

（3）酸碱平衡失调：休克患者可出现代谢性酸中毒，严重呕吐患者丢失大量胃液时可出现代谢性碱中毒。

2．低渗性缺水

（1）轻度缺钠：血钠浓度 130 ～ 135mmol/L，患者疲乏、头晕、手足麻木，无口渴，尿多，比重减小。

（2）中度缺钠：血钠浓度 120 ～ 129mmol/L，除上述症状外，患者常有食欲缺乏、恶心、呕吐、脉搏细速、血压不稳或下降、视物模糊，同时尿量减少，尿中几乎不含钠及氯。

（3）重度缺钠：血钠浓度在 120mmol/L 以下，神志不清，肌痉挛性抽痛，腱反射减弱或消失，出现木僵甚至昏迷，常发生休克。

3．高渗性缺水

（1）轻度缺水：缺水量占体重的 2% ～ 4%，患者仅有口渴，其他表现不明显。

（2）中度缺水：缺水量占体重的 4% ～ 6%，患者极度口渴，伴乏力，尿少、尿比重增加，皮肤弹性差、唇干舌燥、眼窝下陷，常有烦躁不安。

（3）重度缺水：缺水量超过体重的 6%。除上述症状外，患者意识障碍更为明显，出现躁狂、幻觉、谵妄，甚至昏迷。

4．水中毒

（1）急性水中毒：发病急骤，水过多可致脑水肿或肺水肿，脑细胞肿胀可引起颅内压增高，甚至脑疝，可出现一系列神经、精神症状。

（2）慢性水中毒：症状不典型，可有嗜睡、头痛、软弱无力、恶心、呕吐、体重增加等。

（二）辅助检查

辅助检查主要为实验室检查。缺水时可见血液浓缩现象，红细胞计数、血红蛋白、血细胞比容均明显升高，尿比重增高；水中毒时可见血细胞计数、血红蛋白量、血细胞比容及血浆渗透压均降低。血清电解质检查可用于评估血钠情况。动脉血气分析可用于判断是否合并酸碱失衡。

（三）与疾病相关的健康史

评估饮食、饮水的量及类型，了解患者有无腹泻、呕吐等情况，关注原发疾病状况，尤其是引流液状况、渗血和渗液等情况，以及使用利尿药及其他可能影响水钠平衡的药物和溶液的使用情况。此外，还应注意评估患者是否有肝、肾、心功能不全等病史。

（四）心理社会状况

水、钠紊乱通常不会独立存在，在关注此病症对患者影响的同时，也要留意原发疾病对患者的影响。应评估患者及家属对疾病的认识程度及反应。急性水中毒患者由于症状严重，可能危及生命，患者及家属常见焦虑、恐惧心理。

（五）治疗原则

1．处理原发病因　是纠正体液失衡最根本的措施。

2．补液　根据体液失衡的类型对患者进行补液治疗。

（1）等渗性缺水：主要纠正细胞外液的减少。可静脉滴注平衡盐溶液或等渗盐溶液。平衡盐溶液的电解质成分与血浆内成分相似，用来治疗等渗性缺水较为理想。常用的有乳酸钠（1.86%）和复方氯化钠注射液（比例 1 ： 2）、碳酸氢钠（1.25%）和等渗盐溶液注射液（比例 1 ： 2）。补液时大量应用等渗盐溶液易导致高氯性酸中毒。此外，纠正缺水后机体排钾增加，同时血清钾浓度被稀释而降低，因此在血容量补足后应注意预防低钾血症的发生。

（2）低渗性缺水：静脉补充等渗盐溶液或高渗盐溶液，纠正细胞外液的低渗状态及血容量不足。应根据实验室检查结果、血气分析等随时调整输液计划。补钠量计算：需补钠盐量（mmol）=［血钠正常值（mmol /L）－血钠测得值（mmol /L）］× 体重（kg）×0.6（女性为 0.5），17mmol Na^+=1g 钠盐。一般先补充缺钠量的一部分，一次性补足易导致血容量过高，对心、肾功能不全者非常危险。对轻、中度低渗性缺水者补等渗盐溶液即可，对重度缺钠致休克者应先用平衡盐溶液补足血容量，然后静脉滴注高渗盐溶液（如 5% 氯化钠溶液）纠正低钠血症。

（3）高渗性缺水：补水为主，以降低细胞外液的高渗透压。可口服或静脉补液，如 5% 葡萄糖溶液或 0.45% 氯化钠溶液。补液量有两种估计方法，一是根据临床表现，按体重丧失的百分比估计失水量，每丢失体重的 1%，补液 400 ～ 500ml；另一种是根据血钠浓度计算，补水量（ml）=［血钠测得值（mmol/L）－血钠正常值（mmol/L）］× 体重（kg）×4。计算所得补水量应分 2 天补给，输液过程中应密切监测。此外，高渗性缺水患者也存在缺钠，但由于缺水更多，导致血钠升高，故补水同时还应补钠，避免出现低钠血症。

3．水中毒的处理　应立即停止水分补充。轻者可通过机体代偿，自行缓解。严重者应给予渗透性利尿药，如 20% 甘露醇或 25% 山梨醇等，加速水分排出，减轻脑细胞水肿。应用利尿药时应注意补钾。

案例 2-1B

体检：T 38℃，P 96 次 / 分，R 20 次 / 分，血压 110/70mmHg，身高 175cm，体重 80kg。眼窝凹陷，口干舌燥，皮肤弹性差。

腹部 X 线检查提示“急性肠梗阻”。急查血清电解质：血 [Na^+] 136mmol/L，血 [K^+] 3.8mmol/L，血 [Cl^-] 96mmol/L。

问题与思考：

1．目前该患者存在哪些与水、电解质平衡失调相关的护理诊断 / 问题？

2．主要的护理措施有哪些？

【主要护理诊断 / 问题】

1．体液不足　与呕吐、胃肠减压、腹膜炎等原因所致体液丢失有关。

2．体液过多　与水分摄入过多、排出不足或脏器功能不全有关。

3．口腔黏膜改变　与体液不足、口腔黏膜干燥有关。

4．有受伤的危险　与直立性低血压或低钾血症有关。

5．潜在并发症　休克、酸碱平衡紊乱、电解质紊乱、昏迷、颅内压增高、脑疝等。

【护理措施】

1．病情观察　密切观察生命体征、意识状态和感觉情况、尿量、皮肤黏膜状况、周围静脉充盈情况。记录 24h 出入量，了解血常规、血气分析、血清电解质等实验室检查结果，必要时监测中心静脉压。

2．补液护理

（1）补液种类：根据患者水与钠失衡的类型进行补液，纠正细胞外液量的不足，并根据血清电解质检查结果适当补钠、钾。

（2）补液量：包括三部分，即生理需要量、已经损失量和继续损失量。

1）生理需要量：一般成人每日需要水分 2000 ～ 2500ml，氯化钠 5 ～ 9g，氯化钾 2 ～ 3g，葡萄糖 100 ～ 150g 以上，故可补给 5% 葡萄糖氯化钠溶液 500 ～ 1000ml，5% ～ 10% 葡萄糖溶液 1500ml，酌情补给 10% 氯化钾溶液 20 ～ 30ml。

2）已经损失量：或称累积失衡量，根据缺水或缺钠的程度估计失水量或失钠量，一般将估计量分 2 日补足。

3）继续损失量：或称额外损失量，原则是"丢多少、补多少"。故应严格观察和记录每日出入液量，如成人气管切开时每日增加水分补充 500 ～ 700ml，大汗湿透一身衣裤约需水 1000ml，体温每升高 1℃，每日每千克体重增加水分补充 3 ～ 5ml。此部分的损失量通常安排在次日补给。

（3）补液原则：先晶后胶（即应先输注晶体液，后输注胶体液）、先盐后糖（即先输注盐溶液，后输注葡萄糖溶液），先快后慢（即输液速度应先快后慢，将补液总量分次完成）、见尿补钾（即每小时尿量大于 30ml 时才能经静脉补钾）。

3．水中毒的护理

（1）脱水治疗的护理：遵医嘱给予脱水剂排出多余的水分。使用甘露醇时应快速静脉滴注，一般 250ml 应在 20 分钟内滴完。甘露醇外渗可致组织水肿、皮肤坏死，应注意避免。部分患者使用甘露醇可导致过敏，出现皮疹、荨麻疹，甚至呼吸困难、过敏性休克，应及时处理。脱水治疗期间应监测血电解质状况。

（2）预防水中毒：严格按计划补液，防过多、过快。勿用大量清水洗胃，而用生理盐水。不可用清水为先天性巨结肠患儿灌肠。对于失血、创伤、休克的补液治疗应注意避免过量，对于急性肾功能不全和慢性心功能不全患者，应严格限制入水量。相对于处理，预防更为重要。

第二节　钾代谢失调

钾是机体重要的矿物质之一，主要存在于细胞内液，细胞外液的钾含量仅为总量的 2%。正常血钾浓度为 3.5 - 5.5mmol/L。钾的功能非常重要，它参与细胞的新陈代谢、细胞内液的渗透压维持、心肌收缩、神经 - 肌肉的应激性以及酸碱平衡的调节。钾的代谢异常有低钾血症（hypokalemia）和高钾血症（hyperkalemia），前者为血清钾浓度低于 3.5mmol/L，后者为血清钾浓度高于 5.5mmol/L。临床上以低钾血症多见。

【病因】

（一）低钾血症

1．长期进食不足　如昏迷、吞咽困难、术后长期不能进食以及胃肠营养时补钾不够。

2．钾丢失过多　呕吐、腹泻、持续胃肠减压、肠外瘘等情况下经消化道失钾增多；长期使用排钾性利尿药（呋塞米、依他尼酸）及肾上腺皮质激素可经肾丢失过多的钾。

3．钾向细胞内转移　葡萄糖合成糖原时，钾可进入细胞内，因此，大量使用葡萄糖与胰岛素时，可使血钾降低。碱中毒时细胞外液钾转入细胞内。

（二）高钾血症

1．钾摄入过多　如口服或静脉补钾过多，使用含钾药物，大量输入保存期较久的库存血等。

2．肾排钾功能减退　是高钾血症的主要原因，如急性及慢性肾衰竭、应用留钾利尿药（螺内酯、氨苯蝶啶）、盐皮质激素不足等。

3．细胞内钾外移 如大量溶血、缺氧、酸中毒、组织损伤（挤压综合征）等，使钾从细胞内移向细胞外。

案例 2-2A

女性，76 岁。因高血压长期服用排钾利尿药，近 3 个月出现畏食、恶心、腹胀、进食量减少，2 天前突然出现双下肢无力。

问题与思考：

该患者目前主要的护理评估内容有哪些？

【护理评估】

（一）临床表现

1．低钾血症

（1）肌无力：是最早出现的症状，先是四肢软弱无力，进一步可累及躯干和呼吸肌，引起呼吸困难和窒息。还可出现迟缓性瘫痪，腱反射消失。

（2）胃肠道平滑肌张力降低：厌食、恶心、呕吐、腹胀，胃肠蠕动减慢，肠鸣音减弱，严重时可有麻痹性肠梗阻。

（3）心脏功能异常：传导阻滞、节律异常。

（4）代谢性碱中毒：血钾过低时，K^+ 由细胞内移出，与细胞外液中 Na^+、H^+ 交换增加，使细胞外液的 H^+ 浓度降低，而发生碱中毒。但因远曲肾小管 Na^+ 和 K^+ 交换减少，Na^+ 与 H^+ 交换增多，故患者虽可出现代谢性碱中毒，但其尿液呈酸性，称为反常性酸性尿。

（5）中枢神经系统：表现为神智淡漠、嗜睡、神志不清甚至昏迷。

2．高钾血症 早期无特异性症状，可有神志模糊、感觉异常和肢体软弱无力等表现。严重高钾血症患者有微循环障碍的表现，如皮肤苍白、发冷、青紫、低血压等，常有心动过缓或心律不齐，甚至心搏骤停。

（二）辅助检查

1．低钾血症 血钾低于 3.5mmol/L。心电图呈 T 波低平、倒置，ST 段降低，QT 间期延长，出现 U 波（图 2-1）。

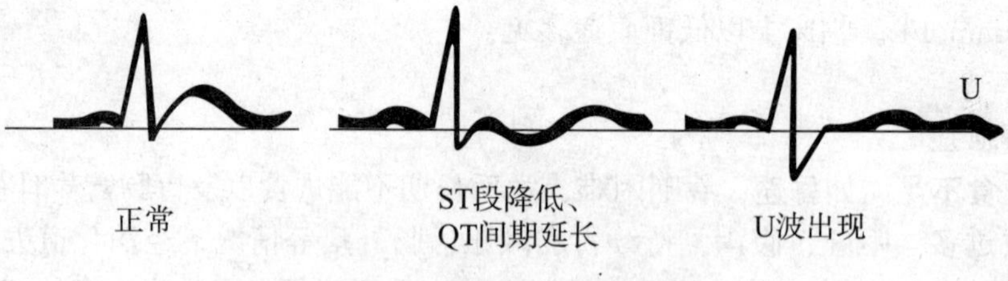

图 2-1 低钾血症的心电图表现

2．高钾血症 血清 [K^+] 高于 5.5mmol/L。心电图表现为 T 波高而尖，QT 间期延长，继之 QRS 波增宽，PR 间期延长（图 2-2）。

（三）与疾病相关的健康史

低钾血症患者可有禁食、呕吐、腹泻、使用利尿药、合并碱中毒等情况。对于高钾血症患者应注意进食和用药情况，注意肾功能状况，评估病史，注意有无挤压伤、酸中毒等情况。

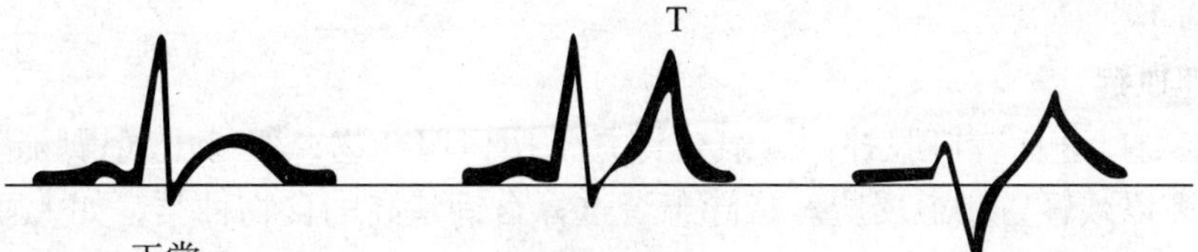

图 2-2　高钾血症的心电图表现

（四）心理社会状况

了解患者及家属对疾病及伴随症状的认知程度及心理反应。

（五）治疗原则

1．低钾血症

（1）积极治疗原发病。

（2）补钾：临床上根据患者症状判断缺钾的程度很难，通常根据血钾检测结果来估算补钾量。一般采用分次补钾、边治疗边观察的方法，通常需要连续治疗 3 ～ 5 天。外科低钾血症患者常无法口服补钾，以静脉补钾为多。

2．高钾血症

（1）去除诱发高钾血症的原因。

（2）禁钾：停止使用一切含钾药物和食物。

（3）抗钾：对心律失常者，使用 10% 葡萄糖酸钙溶液静脉注射，直接对抗过量钾对心肌的抑制作用。注射后可迅速起效，若心电图无明显改善可反复使用，但对服用洋地黄类药物者慎用。

（4）转钾：静脉注射乳酸钠溶液或碳酸氢钠溶液，或静脉输注高渗葡萄糖溶液及胰岛素，使钾进入细胞内。

（5）排钾：口服阳离子交换树脂，从消化道排出较多钾离子，为防止便秘、粪块阻塞，可同时口服山梨醇或甘露醇导泻。透析疗法也有助于钾的排出，包括腹膜透析和血液透析。

案例 2-2B

体检：肠鸣音减弱。血清电解质检查：血清 $[Na^+]$140.0mmol/L，$[K^+]$3.0mmol/L。心电图：T 波低平，ST 段降低。

问题与思考：

1．该患者可能出现了何种电解质失衡？

2．目前主要的护理诊断 / 问题有哪些？

3．目前的护理措施是什么？

【主要护理诊断 / 问题】

1．疲乏　与低钾血症或高钾血症导致的肌无力有关。

2．（有）便秘（的危险）　与肠道平滑肌无力及肠蠕动变慢有关。

3．潜在并发症　高钾血症、代谢性碱（酸）中毒、心搏骤停。

【护理措施】

（一）低钾血症

1．鼓励能经口进食者口服补钾。氯化钾是常用口服药物，但易出现胃肠道反应，必要时可改用枸橼酸钾以减轻胃肠道反应。指导患者选择含钾量高的食物种类，如大豆类、海带、紫菜、菌菇类等。

知识拓展

常见食物中的钾含量（每100g）

青萝卜 248mg	根芹 441mg	白皮长茄子 238 mg
樱桃、番茄 262 mg	彩椒 278 mg	南瓜 445 mg
莴笋叶 305 mg	空心菜 304 mg	藕 293 mg
苦苣菜 350 mg	鱼腥草叶 494 mg	平菇 208 mg
杏鲍菇 242 mg	干无花果 898 mg	干小枣 486 mg
干桂圆 891 mg	芒果 153 mg	香蕉 208 mg
榛子 1001 mg	花生 541 mg	葵花子 399 mg
西瓜子 880 mg	猪肉松 460 mg	羊后腿肉 352 mg
鸡胸脯肉 333 mg	乌鸡蛋 514 mg	带鱼 361 mg
麦片 576 mg	海苔 1774 mg	薯片 1082 mg
甘草杏 1523 mg	花生酱 605 mg	小米 335 mg
马铃薯 347 mg	黄豆 1276 mg	豆腐皮 877 mg

——摘自《中国食物成分表 2002》

2．遵医嘱静脉补钾时，应注意浓度、速度、用量等要求。

（1）尿量正常：静脉补钾前应先了解肾功能，因肾功能不良可影响钾离子排出。每日尿量需大于 600ml，每小时尿量大于 40ml，才能安全静脉补钾。

（2）浓度不高：静脉输液钾浓度不大于 0.3%，禁止静脉直接注射氯化钾，以免血钾突然升高导致心搏骤停。

（3）速度勿快：成人静脉滴注速度每分钟不宜大于 60 滴。

（4）总量限制、严密监测：定时监测血钾浓度，并及时调整每日补钾总量。一般禁食患者，每日补钾量为 2 ～ 3g，重症缺钾者 24h 补钾不宜超过 6 ～ 8g。钾进入细胞内的速度很慢，约 15h 才能达到细胞内、外平衡，在细胞功能不全的情况下，钾的平衡时间约需 1 周或更长时间，所以纠正低钾切勿过急或中途停止。

3．鼓励患者多饮水、进食富含纤维素的食物，给予腹部按摩，以保持排便通畅。出现便秘时，给予缓泻剂。

4．监测患者的血钾情况、心率、心律、心电图以及意识状况，必要时行血气分析，以及时发现并发症。

（二）高钾血症

1．指导患者停用含钾药物，避免进食含钾量高的食物。

2．遵医嘱用药，对抗心律失常以及降低血钾水平。

3．对透析患者做好透析护理。

4．监测患者的血钾情况、心率、心律、心电图，及时发现并发症。

第三节　其他电解质代谢失调

一、钙代谢失调

机体内的钙大部分以磷酸钙和碳酸钙的形式储存于骨骼中。细胞外液中的钙仅占总量的0.1%，其中55%为与蛋白质或有机酸结合的非离子钙，45%为离子钙。离子钙和非离子钙的比率受到pH的影响，pH降低可使离子钙增加，pH升高可使离子钙减少。离子钙对维持神经、肌肉稳定性具有重要作用。外科患者的钙代谢紊乱以低钙血症多见。

（一）低钙血症

低钙血症（hypocalcemia）指血清钙低于2.10mmol/L。低钙血症可发生于急性重症胰腺炎、坏死性筋膜炎、肾衰竭、消化道瘘、甲状旁腺功能受损的患者。

患者表现为易激动、口周和指（趾）尖麻木及针刺感、手足抽搐、肌肉疼痛、腱反射亢进，Chvostek征及Trousseau征阳性。

应注意了解患者有无低钙血症发病的相关因素，注意患者饮食习惯及近期进食情况。患者因出现手足抽搐、肌肉疼痛而导致焦虑、不安，家属也可出现类似心理反应。

应在处理原发疾病的基础上，补充钙剂。

应指导患者正确补充钙剂及维生素D。静脉输注钙剂时应注意：①速度要慢，以免造成血压过低或心律不齐；②避免局部渗漏；③不可与碳酸盐及磷酸盐类溶液混合使用，以防发生沉淀。

（二）高钙血症

高钙血症（hypercalcemia）指血清钙高于2.60mmol/L，主要见于甲状旁腺功能亢进症，其次是骨转移性癌等。

早期症状有乏力、倦怠、软弱及淡漠。严重时可出现腹痛、呕吐和体重减轻，并有头痛、背痛、四肢疼痛、口渴和多尿等。

应注意了解患者有无高钙血症发病的相关因素。患者可因食欲下降影响进食，可因出现躯体疼痛而担心病情加重。

应给予对因处理，手术治疗甲状旁腺功能亢进症。指导患者采取低钙饮食，遵医嘱补液，鼓励患者多饮水，以促进钙排出。

二、镁代谢失调

体内镁约半数存在于骨骼内，其余的几乎都在细胞内，细胞外的仅占总量的1%。镁对维持机体多种酶的活性、肌肉及心脏的收缩运动、神经-肌肉兴奋性的传递等生理功能具有重要作用。大部分镁经粪便排出，其余经肾排出。

（一）镁缺乏

镁缺乏（magnesium deficiency）指血清镁低于0.75mmol/L。进食不足及长期消化液严重丢失、吸收障碍等是造成低镁血症的主要原因。镁缺乏常伴有钾和钙的缺乏。

早期表现有厌食、恶心、呕吐、衰弱和淡漠。加重时与缺钙症状相似，有神经、肌肉及中枢神经系统功能亢进，如易激动、手足抽搐、肌震颤、Chvostek征阳性。严重者可有癫痫样发作。因血镁浓度与机体镁缺乏不一定相平行，故排除或纠正钙、钾等缺乏后，应考虑镁缺乏。镁负荷试验对机体镁缺乏具有诊断价值。

应注意了解患者有无镁缺乏的相关因素。轻度缺乏时可经由饮食补充或口服镁剂补充。可静脉补充氯化镁溶液或硫酸镁溶液，注意输液速度不可太快，以免引起急性镁中毒，导致心搏骤停。若经肌内注射补充，注意应深部注射，经常更换注射部位，以防局部形成硬结而影响疗效。完全纠正镁缺乏需要较长时间，故症状消失后应继续补充 1 ～ 3 周。

（二）镁过多

镁过多（magnesium excess）指血清镁浓度高于 1.25mmol/L，主要发生于肾功能不全时，偶见于治疗子痫过程中，母婴均可发生高血镁。另外，烧伤早期、大面积损伤或外科应激反应、严重细胞外液量不足和严重酸中毒可导致血清镁增高。

血清镁浓度＞ 2mmol/L 时才会出现镁过多的表现，有乏力、倦怠、腱反射消失和血压下降等。严重者可发生呼吸抑制、嗜睡、昏迷和心搏骤停。心电图改变与高钾血症相似。

发现镁过多应立即停止补镁，遵医嘱经静脉缓慢注射 10% 葡萄糖酸钙溶液 10 ～ 20ml 或 10% 氯化钙溶液 5 ～ 10ml，以对抗镁对心肌的抑制作用。同时纠正酸中毒、补充血容量。必要时行透析治疗。

三、磷代谢失调

体内磷约 85% 存在于骨骼内。磷对机体代谢有十分重要的作用，参与蛋白质的磷酸化过程、参与细胞膜的组成、凝血因子的成分之一、参与酸碱平衡等。

（一）低磷血症

低磷血症（hypophosphatemia）指血清磷浓度小于 0.80mmol/L，见于磷摄入不足、甲状旁腺功能亢进症、严重烧伤或感染、大量葡萄糖及胰岛素输入等。

临床表现缺乏特异性，可有头晕、厌食、肌无力等神经、肌肉症状，重者可有抽搐、精神错乱、昏迷，甚至呼吸肌无力而危及生命。

治疗应处理原发病因，及时采取预防措施，对长期输液者，应在溶液中补充磷，注意监测血清磷水平。

（二）高磷血症

高磷血症（hyperphosphatemia）指血清磷浓度高于 1.60mmol/L。临床上很少见，主要见于急性肾衰竭、甲状旁腺功能低下、酸中毒等。临床表现不典型，主要出现低钙血症的症状。除处理病因外，应针对低钙血症进行处理。

第四节　酸碱平衡失调

维持体液酸碱平衡是机体组织、细胞进行正常生命活动的重要保证。pH、HCO_3^- 及 $PaCO_2$ 是反映机体酸碱平衡的三大基本要素。其中，HCO_3^- 反映代谢性因素，其减少或增加可引起代谢性酸中毒或碱中毒；$PaCO_2$ 反映呼吸性因素，其减少或增加可引起呼吸性碱中毒或酸中毒。

一、代谢性酸中毒

代谢性酸中毒（metabolic acidosis）是外科临床上最常见的酸碱平衡紊乱，指体内酸性物质积聚或产生过多，或 HCO_3^- 丢失过多，以 HCO_3^- 降低（＜ 21mmol/L）和 pH 降低（＜ 7.35）为主要特征。

【病因】

1．代谢性产酸过多　如严重损伤、腹膜炎、休克等情况致组织缺氧，酸性代谢废物产生过多；失血性或感染性休克致急性循环衰竭，组织缺血、缺氧，可使丙酮酸及乳酸大量产生而发生乳酸性酸中毒，在外科常见；糖尿病或长期不能进食，体内脂肪分解过多，形成大量酮体，引起酮症酸中毒；抽搐、心搏骤停等也可引起体内有机酸形成过多。

2．碱性物质丢失过多　见于腹泻、肠瘘、胆瘘、胰瘘等，经粪便、消化液丢失的 HCO_3^- 过多；输尿管乙状结肠吻合术、回肠代膀胱术，尿在肠道内潴留时间过长，Cl^- 与 HCO_3^- 交换，尿中的 Cl^- 进入细胞内，HCO_3^- 留在肠道内被排出。

3．肾功能不全　由于肾小管功能障碍，不能将体内产生的 H^+ 排出而积聚在体内，HCO_3^- 重吸收减少。

【病理生理】

血浆中 HCO_3^- 不足，而 H_2CO_3 相对过多。机体出现呼吸代偿，呼吸加深、加快，加速 CO_2 的呼出。同时，肾小管上皮细胞中的碳酸酐酶和谷氨酰酶活性升高，增加 H^+ 和 NH_3 的生成，从而使 H^+ 排出增加，$NaHCO_3$ 吸收增加。

案例 2-3A

男性，70 岁。糖尿病 10 余年，因头痛、头晕、胸闷、气促就诊。

问题与思考：

该患者目前的主要护理评估内容有哪些?

【护理评估】

（一）临床表现

1．呼吸代偿　肺代偿加强，加速二氧化碳呼出，使 $PaCO_2$ 下降，呼吸深快（Kussmaul 呼吸）是最突出的表现，有时呼出气中带有酮味。

2．心血管功能改变　酸中毒时氢离子浓度增高，且常伴高钾，二者均抑制心肌收缩功能，故多见心律失常、心音低弱、血压下降。氢离子浓度增高，刺激毛细血管扩张，患者面部潮红，口唇樱红色。

3．中枢神经功能障碍　酸中毒抑制脑细胞代谢活动，可有头痛、头晕、嗜睡等现象，甚至出现神志不清或昏迷。

（二）辅助检查

血气分析可见 pH 下降，HCO_3^- 明显下降，$PaCO_2$ 正常。尿液呈强酸性，但合并高血钾时可出现反常性碱性尿。

（三）与疾病相关的健康史

了解患者有无严重损伤、感染、休克、抽搐、心搏骤停等情况，是否存在消化液大量丢失，既往合并疾病（如糖尿病、肾功能不全等）与代谢性酸中毒相关的因素。

（四）心理社会状况

呼吸频率增加，可使患者及家属产生恐惧和焦虑，严重酸中毒患者可出现意识障碍，更加剧家属的心理反应。另外，乏力和眩晕等可加重患者的不适感觉。

（五）治疗原则

1．治疗原发病　去除引起代谢性酸中毒的原因。

2．矫正 HCO_3^- 的不足　轻症（血浆 HCO_3^- 浓度 16 ～ 18mmol/L）可自行代偿，不必纠正。重症需补充碱性液。$NaHCO_3$ 是临床上常用的纠正酸中毒的药物。HCO_3^- 需要量（mmol/L）= [HCO_3^- 浓度正常值（mmol/L）– HCO_3^- 浓度测得值（mmol/L）] × 体重 ×0.4。一般将计算值的半量在第 1 个 24h 内输入，以后根据病情决定是否继续补充。此外，还可用乳酸钠、氨丁三醇

（THAM）等。但肝功能不全、休克、组织缺氧时不宜使用乳酸钠。

案例 2-3B

体检：面部潮红，口唇樱红色。呼吸深快，呼出气中带有酮味。

动脉血气分析示：pH 7.25，$PaCO_2$ 40 mmHg，[HCO_3^-] 18mmol/L。

问题与思考：

1．该患者可能出现了何种电解质失衡？

2．目前应如何处理？

3．目前主要的护理诊断 / 问题有哪些？

4．主要护理措施有哪些？

【主要护理诊断 / 问题】

1．心排血量减少　与代谢性酸中毒有关。

2．（有）口腔黏膜改变（的危险）　与代谢性酸中毒所致呼吸深快有关。

3．潜在并发症 意识障碍、心律不齐、低钙或低钾血症。

【护理措施】

1．定时监测并记录患者生命体征、出入量、意识状况、血气分析、血清电解质等。

2．用药护理　注意 HCO_3^- 浓度不可过高，以免发生低钙血症、低钾血症。5% $NaHCO_3$ 是高渗溶液，过快输入可导致高钠血症。使用氨丁三醇时，注意量及速度，大量快速滴注可引起呼吸抑制、低血压、低血糖、低血钙等，且因对组织刺激大，可致血栓性静脉炎。

3．遵医嘱使用钙剂及含钾药物，预防和处理因治疗引起的低钙或低钾血症，注意钙剂与 $NaHCO_3$ 混合可能出现沉淀。

4．做好口腔护理，避免口腔黏膜干燥、损伤。

二、代谢性碱中毒

体内 H^+ 丢失或 HCO_3^- 增多（> 26mmol/L），可引起代谢性碱中毒（metabolic alkalosis）。

【病因】

1．**酸性胃液丢失过多**　如幽门梗阻、严重呕吐、长期胃肠减压等，可丢失大量的 H^+ 及 Cl^-。

2．**碱性物摄入过多**　长期服用碱性药物，可中和胃内盐酸，使肠液中的 HCO_3^- 增多。大量输注库存血时抗凝剂入血后可转化成 HCO_3^-，致碱中毒。

3．**缺钾**　钾缺乏时，K^+ 从细胞内移至细胞外，引起细胞内酸中毒和细胞外碱中毒。

4．**利尿药的作用**　呋塞米（速尿）依他尼酸（利尿酸）可抑制肾近曲小管对 Na^+ 和 Cl^- 的重吸收，导致低氯性碱中毒。

【病理生理】

血浆 H^+ 浓度降低使呼吸中枢受到抑制，呼吸变浅、变慢，使 CO_2 的呼出减少。同时，肾小管上皮细胞中的碳酸酐酶和谷氨酰酶活性降低，H^+ 和 NH_3 的生成减少，从而使 H^+ 排出减少，HCO_3^- 重吸收也减少。

【护理评估】

1．**临床表现**　一般无明显症状，有时可有呼吸变浅、变慢，或神经、精神方面的异常，如谵妄、精神错乱或嗜睡等。严重时，可因脑和其他器官的代谢障碍而发生昏迷。可伴低钾血症、低氯血症表现。

2．辅助检查　血气分析提示 pH 和 HCO_3^- 升高，$PaCO_2$ 正常。

3．与疾病相关的健康史　评估患者是否有胃酸丢失病史。评估患者是否有长期应用碱性药物、利尿药等病史。

4．心理社会状况　疾病严重时，可影响患者意识状态，家属常见焦虑、恐惧心理，担心发生意外。

5．治疗原则

（1）治疗原发病。

（2）积极处理并发症：如低渗性脱水、低钾血症、低钙血症等。

（3）纠正碱中毒：减少 HCO_3^-，轻度者只需补充等渗盐溶液、氯化钾，即可纠正碱中毒。对重度患者，能口服者，可给予氯化铵 1 ～ 2g，每日 3 ～ 4 次。紧急情况下可使用 0.1mmol/L 的盐酸溶液。

【主要护理诊断 / 问题】

1．有受伤的危险　与代谢性碱中毒所致意识障碍有关。

2．潜在并发症　意识障碍、低钾血症、低钙血症。

【护理措施】

1．定时监测并记录患者生命体征、出入量、意识状况、血气分析、血清电解质结果等。

2．遵医嘱使用纠正碱中毒的药物。盐酸溶液经中心静脉滴入，应注意滴速，以免造成溶血等不良反应。每 4 ～ 6h 监测血气分析及电解质。必要时第 2 天可重复治疗。

3．注意保护，避免意外损伤。

4．遵医嘱应用含钙、钾药物。

三、呼吸性酸中毒

呼吸性酸中毒（respiratory acidosis）是由肺部通气或换气功能减弱，致使体内产生的 CO_2 不能充分排出，或 CO_2 吸入过多而引起的高碳酸血症。以原发性 $PaCO_2$ 增高及 pH 降低为特征。

【病因】

一切引起肺泡通气及换气功能减弱的疾病，如呼吸道梗阻、肺部疾患（如肺广泛纤维化、肺气肿）、胸部损伤、呼吸机使用不当、呼吸中枢抑制（如中枢神经系统损伤、全身麻醉过深、镇静药使用过量）等。

【病理生理】

呼吸性酸中毒时机体主要通过血液缓冲系统进行调节。其次，肾也可以发挥一定的代偿作用，增加 H^+ 和 NH_3 的生成，从而使 H^+ 排出增加，$NaHCO_3$ 吸收增加。

【护理评估】

1．临床表现

（1）患者可有呼吸困难、全身乏力、气促、发绀、头痛、胸闷，严重者可有血压下降、谵妄、昏迷等。

（2）持续性头痛多见于高碳酸血症患者，尤以夜间、清晨为重，高浓度 CO_2 引起脑血管扩张，继而使颅内血容量增多，导致颅内压增高所致。

（3）突发性心肌纤颤，严重酸中毒时，血钾浓度升高，导致心肌应激性改变而出现心律失常、心室颤动等。

2．辅助检查　血气分析可见血 pH 降低，CO_2 分压增高，血 $PaCO_2$ 增高。

3．与疾病相关的健康史　评估患者呼吸功能，检查患者是否有呼吸中枢抑制，评估患者是否有呼吸道梗阻、胸廓活动受限等病史。

4．心理社会状况 因呼吸困难、胸闷、头痛等可影响患者休息，患者常见焦虑、急躁心理。

5．治疗原则

（1）治疗原发病。

（2）采用积极措施改善患者的通气功能，如解除呼吸道梗阻、辅助呼吸、使用呼吸兴奋剂等。对酸中毒较重者，适当使用氨丁三醇（THAM）。

【主要护理诊断 / 问题】

1．疼痛 与脑血管扩张、颅内压增高有关。

2．潜在并发症 心律不齐、意识障碍。

【护理措施】

1．改善患者通气状况 如解除呼吸道梗阻、调节呼吸机参数、协助医师行气管插管或气管切开等。

2．低流量吸氧 由于高浓度吸氧可减弱呼吸中枢对缺氧的敏感性，使呼吸更受抑制，故吸入的氧浓度不可过高。

3．使用氨丁三醇时，若剂量过大、注射过快可抑制呼吸，同时生成碳酸氢盐，经肾排出可加重肾负担，应给予重视。

4．定时监测并记录患者生命体征、出入量、意识状况、血气分析、血清电解质结果等。

四、呼吸性碱中毒

呼吸性碱中毒（respiratory alkalosis）是肺泡通气过度，体内生成的 CO_2 排出过多，以致血中 $PaCO_2$ 降低引起的低碳酸血症。

【病因】

凡可导致通气过度的疾病均可引起呼吸性碱中毒，如休克、高热、昏迷刺激呼吸中枢引起过度换气；用呼吸机辅助通气或手术麻醉期辅助呼吸时，呼吸过深、过快，潮气量过大，且持续时间过长；中枢神经系统外伤或疾病也可引起换气过度。

【病理生理】

血中 $PaCO_2$ 减低虽可抑制呼吸中枢，使呼吸变浅、变慢，血中 H_2CO_3 代偿性升高，但此代偿需要时间较长，故肾发挥代偿作用，肾小管上皮细胞分泌 H^+ 减少，HCO_3^- 重吸收也减少。

【护理评估】

1．临床表现

（1）胸闷，呼吸由快而深转为快而浅或短促，有时出现叹气样呼吸。

（2）手足、面部麻木，感觉异常，肌肉颤动、强直、抽搐，Trousseau 征阳性，晕厥。

（3）因 $PaCO_2$ 下降、HCO_3^- 下降而致血管收缩，引起脑缺氧，患者可出现头晕、眩晕、意识障碍。

2．辅助检查 血气分析可见血 pH 升高，$PaCO_2$ 和 HCO_3^- 下降。

3．与疾病相关的健康史 评估患者呼吸功能，检查患者是否有过度通气，评估辅助呼吸患者呼吸机使用情况。

4．心理社会状况 呼吸性碱中毒患者常出现呼吸过快、肌肉应激性增加，患者及家属常出现明显焦虑和恐惧。

5．治疗原则 治疗原发病的同时，进行对症治疗，减少 CO_2 呼出，如用长筒、长袋罩住口鼻，以便增加呼吸道无效腔，减少 CO_2 直接呼出，或吸入含 5% CO_2 氧气，可以改善症状。适量应用镇静药也可减少通气。呼吸机使用造成的过度通气则应调整其相应参数。

【主要护理诊断 / 问题】

1．有受伤的危险　与中枢神经系统功能异常及神经、肌肉应激性增加有关。

2．潜在并发症　意识障碍。

【护理措施】

1．定时监测并记录患者生命体征、出入量、意识状况、血气分析、血清电解质结果等。

2．指导患者放慢呼吸速度、加大呼吸深度，教会患者使用纸袋呼吸的方法。

3．根据病情鼓励并协助患者活动，注意采取保护性措施，如使用床栏或移除障碍物等，避免损伤发生。

小　结

（一）水和钠代谢失调

1. 等渗性缺水　病因是消化液急性丢失以及体液严重丢失。患者既有缺水表现，又有缺钠表现。在处理原发病基础上，补充平衡盐溶液或等渗盐溶液。应加强病情观察及补液护理。

2. 低渗性缺水　病因是胃肠道消化液持续性丢失、大创面的慢性渗液、应用排钠利尿药、等渗性缺水治疗时只补水。临床表现随缺钠程度不同而不同，休克出现早。在处理原发病基础上，补充等渗盐溶液或高渗盐溶液。应加强病情观察及补液护理。

3. 高渗性缺水　病因是水分摄入不足或丢失过多。缺水程度不同，患者表现不同。在处理原发病基础上，补充水和钠。应加强病情观察及补液护理。

4. 水中毒　病因是抗利尿激素分泌过多、肾功能不全、机体摄入水分过多或医源性补充过多。临床表现包括急性水中毒和慢性水中毒。立即停止水分补充，轻者可自行代偿，对重者进行脱水、利尿治疗。注意水中毒的预防，处理时应注意限制摄水，密切观察病情。

（二）钾代谢失调

1. 低钾血症　原因有摄入量不足、钾排出过多、细胞内钾分布异常等。肌无力为早期表现，可合并酸碱失衡。治疗以补钾为主，护理中注意补钾的合理性。

2. 高钾血症　原因有钾摄入过多、排出减少以及钾分布异常。主要表现为神经 - 肌肉传导障碍，严重可导致呼吸抑制和心脏停搏，应关注心电图表现。治疗包括消除病因、停钾、抗钾和降钾。护理中关注病情变化，及时处理心脏停搏。

（三）其他电解质代谢失调

1. 低钙血症　可发生于急性重症胰腺炎、肾功能衰竭、甲状旁腺功能受损的患者。主要表现为口周和指（趾）尖麻木及针刺感。在处理原发疾病的基础上，补充钙剂。护理中关注病情变化，静脉补钙防止沉淀。

2. 高钙血症　主要见于甲状旁腺功能亢进症，早期症状有乏力、倦怠、软弱及淡漠，给予对因处理，指导患者采取低钙饮食。

3. 镁缺乏　进食不足、吸收障碍等是造成低镁血症的主要原因。早期表现有厌食、恶心、衰弱和淡漠，加重时与缺钙症状相似。应口服或静脉补充镁剂。

4. 镁过多　主要发生于肾功能不全时。临床表现为乏力、倦怠、腱反射消失，严重者可心搏骤停。立即停止补镁，遵医嘱补钙。

5. 低磷血症　见于磷摄入不足、甲状旁腺功能亢进症等，临床表现缺乏特异性。处理原发病因。

6. 高磷血症　临床上很少见，临床表现不典型。除处理病因外，应针对低钙血症进行处理。

（四）酸碱平衡失调

1. 代谢性酸中毒　病因包括酸性物质产生或摄入过多、肾排酸减少、碱性物质丢失过多。呼吸深快是患者最突出的表现，对重症代谢性酸中毒患者需要输注碱性溶液。应注意正确使用碱性溶液。

2. 代谢性碱中毒　病因有酸性物质丢失过多、碱性物质输入过多、利尿药的应用、低钾血症等。临床表现为呼吸浅慢，并有神志改变，可伴低钾血症、低钙血症。对重者给予酸性溶液输注，应注意滴速，以免造成溶血等不良反应。

3. 呼吸性酸中毒　由于肺泡通气和换气功能障碍导致。临床表现不典型。应治疗原发病，改善肺通气。注意病情观察、低流量吸氧。

4. 呼吸性碱中毒　由于肺泡通气过度导致。一般无明显症状。应积极治疗原发病，并增加 CO_2 的吸入。注意指导呼吸方法。

思考题

T2-1 参考答案

1．男性，23 岁，饱餐后剧烈运动后出现剧烈腹痛、频繁呕吐就诊。体检：脉搏 100 次 / 分，呼吸 20 次 / 分，血压 100/70mmHg。实验室检查：血清钠浓度 140mmol/L，血钾浓度 3.4mmol/L。

问题：该患者目前存在哪种水电解质失衡？目前主要护理诊断 / 问题有哪些？主要护理措施有哪些？

2．男性，45 岁，车祸后因急性腹痛住院，诊断为急性腹膜炎。体检：体温 39.5℃，脉搏 100 次 / 分，呼吸 20 次 / 分，血压 90/60mmHg。呼出气有烂苹果味。血气分析示：pH 7.30，BE-10mmol/L，$[HCO_3^-]$ 为 12mmol/L。

问题：判断该患者酸碱平衡紊乱的类型。目前主要的护理诊断 / 合作性问题是什么？目前的护理措施有哪些？

（杨　萍　卢海霞）

第三章　外科营养支持患者的护理

学习目标

通过本章内容的学习，学生应能够：

◎ 识记

1. 复述营养支持、肠内营养和肠外营养的定义。
2. 列举肠内营养和肠外营养的适应证。
3. 复述肠内营养和肠外营养常用的营养制剂、输注途径及方式。
4. 叙述营养状态评定的常用指标及其临床意义。

◎ 理解

解释营养支持患者常见并发症的发生原因及预防措施。

◎ 运用

评估外科患者的营养状态，选择合理的营养支持方式并为其制订合适的护理计划。

良好的营养状态是维持正常生命活动的重要保证。营养不良会降低机体抵抗力，增加手术风险，影响术后康复。外科常见的蛋白质 - 能量营养不良分为3类。①消瘦型营养不良：主要由热量摄入不足而导致肌肉组织与皮下脂肪逐渐消耗，临床易于诊断。表现为体重减轻、肌酐身高指数与其他人体测量值均较低，但血清蛋白质可维持在正常范围。②低蛋白血症型营养不良：由蛋白质摄入不足或丢失过多，而食量摄入正常或较多引起，以内脏蛋白质消耗为特征，出现血清蛋白质降低、免疫功能受损，但人体测量值正常，临床易被忽视。③混合型营养不良：由蛋白质和热量摄入不足造成，表现为低蛋白血症及各项人体测量指标均低于正常。骨骼肌与内脏蛋白质均有下降，内源性脂肪与蛋白质储备空虚，多器官功能受损，感染与并发症发生率增高，可危及生命。外科患者初期多为急性低蛋白血症型营养不良，后期则转为混合型营养不良。

外科住院患者约有一半存在不同程度的营养不良，因此，应当根据患者的营养状况及实际需要给予恰当的营养支持。营养支持（nutritional support，NS）是指在饮食摄入不足或不能进食时，通过肠内或肠外途径补充或完全提供人体所需营养的一种技术。目前营养支持分为肠内营养（enteral nutrition，EN）与肠外营养（parenteral nutrition，PN）两种方式。前者是将营养物质经胃肠道供给患者。后者是将营养物质经静脉供给患者。其中，将患者所需的全部营养物质都经静脉供给称为完全胃肠外营养（total parenteral nutrition，TPN）。

【病理生理】

（一）饥饿时的代谢变化

饥饿时，机体活动减少、代谢率降低，以减少能量消耗，从而减少机体组成的分解。多种激素参与了这一反应。饥饿初期，血糖下降，为维持机体血糖水平，胰岛素分泌减少，胰高血糖素、生长激素、儿茶酚胺分泌增加，加速糖原分解，使葡萄糖生成增加。随着饥饿时间延长，上述激素变化促使氨基酸自肌肉动员，肝糖原异生增加，糖的生成增加，同时机体蛋白质被消耗。之后，体内脂肪分解增加，逐步成为机体最主要的能源。饥饿可导致机体组成改变，如水分丢失、大量脂肪分解，蛋白质不可避免地被分解，组织、器官重量减轻、功能下降。

（二）创伤、感染后的代谢变化

创伤或感染时，机体在应激状态下，表现为高代谢状态，以分解代谢为主，能量消耗增加，而合成代谢降低。主要表现为能量代谢增高、蛋白质丢失增加、糖代谢紊乱和脂肪利用增加。此时交感神经系统兴奋，胰岛素分泌减少，体内促分解代谢激素（包括肾上腺素、去甲肾上腺素、胰高血糖素、促肾上腺皮质激素、肾上腺皮质激素及抗利尿激素）分泌均增加。创伤或感染与饥饿状态下机体代谢最大的不同点是蛋白质的持续分解。

（三）机体能量需求

根据患者的基础能量消耗、病情、活动程度及治疗需要，可估算患者的能量需求。

1．基础能量消耗（basal energy expenditure，BEE） 指机体在安静、平卧、禁食的状态下维持最基本的生命活动所需要的能量，主要由甲状腺内分泌调节，可由 Harris-Benedict 公式推算。

（1）男性：$BEE（kcal）= 66.5+13.75 \times W+5 \times H-6.8 \times A$

（2）女性：$BEE（kcal）= 655.1+9.56 \times W+1.85 \times H-4.68 \times A$

公式中 W 为体重（kg），H 为身高（cm），A 为年龄（岁）。

2．静态能量消耗（resting energy expenditure，REE） 指进食后休息状态下的能量消耗，可用代谢仪测出。REE 约是 BEE 的 110%，正常成人的 REE 约为每日 104.6kJ（25kcal）/kg。

3．简易估算 机体每天需要热量为 7531 ～ 8368 kJ（1800 ～ 2000kcal）。

4．实际能量消耗（actual energy expenditure，AEE） AEE=BEE × 应激因子（AF × IF × TF）。公式中 AF 为活动因子（active factor），完全卧床时为 1.1，卧床加活动为 1.2，正常活动为 1.3；IF 为损伤因子（injury factor），中等手术为 1.1，毒血症为 1.3，骨折为 1.35，腹膜炎为 1.4，烧伤面积小于 20% 为 1.5 等；TF 为发热因子（thermal factor，TF），正常体温时 TF 为 1.0，每升高 1℃，增加 0.12。

案例 3-1A

女性，68 岁。既往有胃溃疡病史，但未行正规治疗。最近因呕吐宿食、腹痛 2 周就诊。就诊前 2 个月内体重由 56kg 减至 46kg。

问题与思考：

该患者与营养状况相关的护理评估内容有哪些？

【护理评估】

（一）临床表现

除评估患者原发疾病相关症状、体征外，可以通过体格检查和体质测量评估患者的营养状况。

1．体格检查 蛋白质 - 热量营养不良患者可能出现毛发脱落、指甲无光、皮肤干燥、肝大、心界缩小、肌力减弱、水肿或腹水等情况，应重点检查，并注意与其他疾病相鉴别。

2．体质测量

（1）体重变化：是营养状态评估中最简单可靠的指标，可从总体上反映机体的营养状况，但需注意排除脱水或钠、水潴留的影响。一般情况下，实际体重是标准体重的 80% ～ 90% 为轻度营养不良，60% ~ 80% 为中度营养不良，小于 60% 为重度营养不良。我国常用标准体重计算公式为：标准体重（kg）= 身高 –105（cm）。此外，1 周内体重减轻大于 1% ~ 2%，1 个月内减轻大于 5%，3 个月内减轻大于 7.5%，或半年内减轻大于 10%，都具有临床意义。

（2）体质指数（body mass index，BMI）：是反映蛋白质 - 能量营养不良以及肥胖症的可靠指标。BMI= 体重（kg）/ 身高 ^{2}（m^2），理想值为 18.5 kg/m^2 ≤ BMI ＜ 24 kg/m^2，＜ 18.5 kg/m^2 为消瘦，≥ 24 kg/m^2 为超重。

（3）三头肌皮褶厚度：是间接测定机体脂肪储存的指标。测量时患者取坐位，双臂自然下垂或平卧位双臂在胸前交叉，用卡钳夹住肩峰与尺骨鹰嘴连线中点处的上臂伸侧皮肤 3 秒，测其厚度。参考值：男性为 11.3 ~ 13.7mm，女性为 14.9 ~ 18.1mm。低于参考值 10% 提示营养不良。

（4）上臂肌围（arm muscle circumference，AMC）：用于判断骨骼肌或体内瘦体组织群量。计算公式为：AMC= 上臂中点周长（cm）– 3.14 × TSF（cm）。参考值：男性为 22.8 ~ 27.8cm，女性为 20.9 ~ 25.5cm。低于参考值 10%，提示营养不良。

知识拓展

营养风险筛查工具

2002 年，欧洲肠内肠外营养学会提出营养风险筛查方案（nutritional risk screening，NRS 2002）。

2002年欧洲肠内肠外营养学会营养风险筛查量表1（最初筛查）

指标	是	否
BMI（kg/m^2）＜ 20.5		
近 3 个月是否有体重减轻		
近 1 周饮食是否减少		
患者是否有严重疾病（如：进 ICU 治疗）		

任何一个问题回答“是”，则进行量表 2 的筛查，如果所有问题均为“否”，则患者间隔 1 周后再次筛查

2002年欧洲肠内肠外营养学会营养风险筛查量表2（最终筛查）

营养状况受损		疾病严重程度（营养需求增加）	
0 分	营养状态正常	0 分	正常营养需求
1 分	3 个月内体重减轻 > 5% 或近 1 周饮食量占需求量的 50% ~ 75%	1 分	髋部骨折、慢性疾病、肝硬化、COPD、血液透析、糖尿病等
2 分	2 个月内体重减轻 > 5% 或 BMI 18.5 ~ 20.5 或近 1 周饮食量占需求量的 25% ~ 60%	2 分	腹部大手术、卒中、严重肺炎、恶性血液病等
3 分	1 个月内体重减轻 > 5%（或 3 个月内体重减轻 > 15%）或 BMI < 18.5 或近 1 周饮食量占需求量的 0 ~ 25%	3 分	头部损伤、骨髓移植、ICU 患者等

* 年龄大于 70 岁，需要在总分上加 1 分

** ≥ 3 分则需要制订营养支持计划，评分 < 3 分者暂不进行营养支持，但需定时进行再次营养风险筛查

（二）实验室检查

1．肌酐身高指数 肌酐是肌肉蛋白质的代谢产物，尿中肌酐排泄量与骨骼肌群呈正比，可用于判断骨骼肌含量。肌酐身高指数（%）={ 尿肌酐排泄量（mg/24h）/[身高（cm）–100]×23（女性为 18）}×100%。

2．血清蛋白质

（1）血清白蛋白：浓度降低是营养不良最明显的特征，因其半衰期约 20 天，故不能及时反映患者营养状态的变化。＜ 35g/L 提示肌肉组织已耗竭到一定程度，开始消耗内脏蛋白质。31 ～ 34g/L 表明内脏蛋白质轻度消耗，26 ～ 30g/L 为中度消耗，≤ 25g/L 为重度消耗。

（2）血清转铁蛋白：半衰期为 8 天，反映内脏蛋白质变化较血清白蛋白敏感，参考值为 2.0 ～ 3.0g/L。1.5 ～ 2.0g/L 表明内脏蛋白质轻度消耗，1.0 ～ 1.5g/L 为中度消耗，＜ 1.0g/L 为重度消耗。

（3）血清前白蛋白：半衰期为 2 天，能反映短期内的营养状态变化，参考值为＞ 180mg/L。160 ～ 180mg/L 为轻度营养不良，120 ～ 150mg/L 为中度营养不良，＜ 120mg/L 为重度营养不良。

3．氮平衡试验 是动态反映蛋白质平衡状况的可靠指标。氮平衡 =24h 摄入氮量 [蛋白质摄入量（g）/6.25]–24h 总氮丧失量 [即 24h 尿内尿素氮（g）+4g]，参考值为 ±1g。24h 尿内尿素氮（g）= 尿素氮（g/L）×24h 尿量（L），4g 代表从尿、粪、肺、皮肤等损失的非尿素氮，食物中每 6.25g 蛋白质含 1g 氮。氮的摄入量大于排出量为正氮平衡，反之为负氮平衡。在没有消化道及其他额外体液丢失（如消化道瘘或大面积烧伤等）的情况下，机体蛋白质分解后基本以尿素形式排出。

4．免疫指标 营养不良时以细胞免疫系统受损为主。

（1）淋巴细胞总数：是反映免疫功能的简易参数。外周血中淋巴细胞总数参考值为＞ 1.5×10^9/L，（1.2 ～ 1.5）$\times10^9$/L 为轻度减少，（0.8 ～ 1.2）$\times10^9$/L 为中度减少，＜ 0.8×10^9/L 为重度减少。感染时，该指标的参考价值受影响。

（2）迟发性皮肤超敏试验（delayed hypersensitive skin test，DH）：通常用几种抗原于双前臂不同部位做皮内注射，24 ～ 48h 后观察反应，皮丘直径≥ 5mm 为阳性，否则为阴性。人体细胞免疫能力与阳性反应程度呈正比，但此试验影响因素较多，特异性差。

（三）与疾病相关的健康史

评估患者的疾病史、手术史等，因其可影响患者的进食、营养摄入和吸收。呕吐、腹泻、肠瘘、肾病综合征等可使营养物质丢失增加，而大手术、创伤、大面积烧伤、感染等应激状态和长期发热、肿瘤等消耗性疾病可使营养需求量增加。此外，还应注意患者的饮食习惯及近期的进食状况。

（四）心理社会状况

评估患者和家属对肠内营养支持必要性和重要性的认知程度和心理承受能力，对营养液输注途径的认可和接受程度，对营养支持费用的经济承受能力。

（五）治疗原则

出现以下情况之一者，应提供营养支持治疗。①近期体重减轻大于正常体重的 10%；②血清白蛋白小于 30g/L；③连续 7 天以上不能正常进食；④已明确为营养不良；⑤可能产生营养风险或手术并发症的高危患者。

1．肠内营养

（1）优点：①营养素经门静脉入肝，更符合生理。②维持黏膜细胞结构与功能的完整性，减少肠道菌群易位。③经胃肠道营养，利于肝维持其正常功能。④促进胃肠道激素的分泌、肠蠕动、胆囊收缩，减少并发症。⑤减少应激因子的分泌，预防高代谢状态。⑥含小分子营养素，营养较全面。

（2）适应证：凡胃肠道功能正常或存在部分功能者，营养支持时均应首选肠内营养。主要包括胃肠道功能正常但不能摄入营养素或摄入不足及胃肠道功能不良者。

（3）营养制剂

1）大分子聚合物：可经口摄入或经胃管注入，适用于胃肠功能正常或基本正常者。包括：①自制匀浆膳，是根据病情需要，将牛奶、豆浆等食物混合配制。优点是口感好，制作方便，不足在于难以精确计算营养素含量。②大分子聚合物制剂，以整蛋白或游离大分子蛋白质为氮源，含糖类、脂肪、维生素、矿物质、膳食纤维等。

2）要素制剂：是由氨基酸或短肽提供氮源，糖类提供能量，混合以矿物质、维生素和少量必需脂肪酸的完全膳食。优点是成分明确、营养全面，无需或稍加消化即可吸收。缺点是渗透压高，气味和口感差，需管饲给予。适合胃肠功能障碍的患者。

3）特殊配方制剂：是根据患者疾病状态在配方中增减一些营养素以满足其代谢需要的专用配方。如适用于肝功能异常的高支链氨基酸配方，适用于肾衰竭患者的必需氨基酸配方，具有提高免疫功能的免疫增强配方等。

4）组件制剂：又称不完全制剂，是以某种营养素为主的营养制剂，可以对完全制剂进行补充或强化，包括蛋白质组件、脂肪组件、糖类组件、维生素及矿物质组件等。可单独或混合使用，也可将某一组件加入其他配方中。

（4）输入途径：临床多采用管饲。①鼻胃管适用于短期肠内营养、胃肠功能良好者。②鼻肠管有鼻十二指肠管和鼻空肠管两种，适用于需长期肠内营养且胃功能不良或消化道手术后需胃肠减压又需营养支持者。③胃造瘘适用于需长期肠内营养者，可经内镜或在术中放置。④空肠造瘘适用于已做胃切除或误吸危险性较大者。可用细针穿刺空肠造瘘或手术时放置，近年来也可经皮内镜下空肠造瘘。

（5）输注方式：经鼻胃管或胃造瘘输注时取半坐卧位，头部抬高至少30°，防止反流引起误吸。经鼻肠管或肠造瘘输注时，可取随意卧位。①间歇性注入法：适用于胃功能良好及胃内营养者。方法为在5～10min内缓慢注入，每次200～400ml，每日4～6次。优点是操作方便、费用低廉，缺点是易引起误吸及恶心、呕吐、腹胀、腹泻等胃肠道症状。②持续性注入法：适用于胃肠道耐受性差或导管尖端位于十二指肠者。利用重力或肠内营养输液泵连续24h滴注，以后者为佳。其可调节灌注速度，显示流速和已灌注量，管道堵塞、容器排空时还可报警。优点是降低误吸危险性，减少胃肠道症状，缺点是活动受限，花费高。③循环间歇性注入法：介于以上两者之间，利用重力或肠内营养输液泵滴注，但每日仅持续10余小时。

（6）并发症

1）胃肠道并发症：是肠内营养最多见的并发症。主要有恶心、呕吐、腹胀、腹泻、便秘等。其中腹泻是肠内营养最常见的并发症。腹泻的主要原因包括：①营养液输注速度过快或温度过低；②应用高渗性食物；③乳糖酶缺乏者应用含乳糖的营养液；④肠腔内脂肪酶缺乏，脂肪吸收障碍；⑤细菌污染营养液；⑥低蛋白血症和营养不良，患者小肠吸收能力下降；⑦同时应用某些治疗性药物。

2）代谢性并发症：主要包括水、电解质、糖、维生素和蛋白质代谢异常。

3）感染：①误吸和吸入性肺炎：是肠内营养最严重的并发症，经鼻胃管喂养者多见。误吸时表现为突然出现的呼吸急促、心率加快、泡沫样非脓性痰，X线检查提示肺有浸润影。②营养液及喂养管污染引起的感染：营养液在配制时或配好后长时间暴露造成污染以及鼻胃管在插管时可能将咽部的细菌带入胃内。③造口渗漏感染：多因造口局部愈合不良，胃内容物自导管周围漏入腹腔造成腹腔内感染，或溢出体外导致皮肤发红、糜烂等，常见于抵抗力低下者。

4）机械性并发症：①营养管滑脱：由于固定不牢、长期置管或固定造瘘管的缝线松脱以及患者神志不清、躁动不安或活动时牵拉等原因导致滑脱。②营养管堵塞：多因膳食残渣或粉碎不全的药片黏附于管壁或药物与食物不相容造成混合液凝固所致，管径太细也是原因之一。③鼻咽部和食管黏膜损伤：喂养管质硬、管径粗、置管时用力不当或放置时间较长可压迫损伤鼻咽部和食管黏膜。

2．肠外营养

（1）优点：①可以提供机体足够的热量、氨基酸和各种必需的营养物质，防止或减少体内蛋白质的消耗，重建和恢复机体的无脂细胞群，促进康复。②使机体正常生长发育、正氮平衡、伤口愈合和体重增加。

（2）适应证：凡是营养不良或有营养不良可能，且无胃肠道功能或胃肠道功能不全的患者，均是应用肠外营养的适应证。疗效确定的有胃肠瘘、肾衰竭、肝衰竭、烧伤和短肠综合征。

（3）营养制剂

1）葡萄糖：是肠外营养的主要能源物质，是 TPN 最佳的能量来源，有节约蛋白质的作用。单纯葡萄糖提供能量必须采用较高浓度，这对静脉壁刺激很大，需经中心静脉输注。机体利用葡萄糖的能力有限，过量、过快输入可引起高血糖、尿糖，甚至高渗性非酮症性昏迷，多余的葡萄糖可转化为脂肪沉积在肝内，损害肝功能。因此，每天葡萄糖的供给总量不宜超过 300 ~ 400g，占总能量的 50% ~ 60%，同时可按比例添加胰岛素。

2）脂肪乳剂：脂肪乳剂是肠外营养的另一重要能源。具有良好的理化稳定性，微粒直径与天然乳糜微粒相仿，10% 的溶液为等渗，可经周围静脉输入。脂肪乳剂可以提供人体必需脂肪酸和三酰甘油，且单位体积可提供更多热量。常用的脂肪乳剂分为两类，一类是 100% 的长链三酰甘油，另一类则由长链和短链三酰甘油各 50% 构成。脂肪乳剂的能量供给占总能量的 20% ~ 30%，成人每天每千克体重 1 ~ 2g，高代谢状态下可适当增加。脂肪与葡萄糖共同供能，更符合生理需求。

3）复方氨基酸：是肠外营养中唯一的氮源，其营养价值在于提供机体合成蛋白质及其他生物活性物质的氮源，而非提供能量，可分为平衡型与特殊型两类。平衡型氨基酸组成符合正常机体代谢的需要，适合多数患者。特殊型氨基酸针对于某一疾病的代谢特点而设计。临床须根据目的、病情、年龄等因素进行选择。每天提供的氨基酸量为每千克体重 1 ~ 1.5g，占总能量的 15% ~ 20%。谷氨酰胺属于非必需氨基酸，应激状态下内源性谷氨酰胺不能满足机体需求，严重缺乏将影响器官功能。因此，目前把谷氨酰胺视为条件必需氨基酸，临床已有谷氨酰胺双肽制剂用于严重分解代谢患者的肠外营养。精氨酸被认为具有免疫调节作用，有助于增强免疫功能。

（4）输入途径：①周围静脉输注，适用于营养支持在 2 周以内，用量少或因单纯肠内营养不能满足需要而需辅以肠外营养的患者；②中心静脉输注，适用于 2 周内不能应用肠内营养，或因需要的热量高而难以由周围静脉营养提供的患者。导管常经颈内静脉或锁骨下静脉穿刺置入上腔静脉。

（5）输注方式：①全营养混合液（total nutrients admixture，TNA）方式，即在无菌条件下，将各种营养素混匀配制在静脉输液袋中。这种静脉输液袋的容量是 3000ml，所以又称 3 升袋。②单瓶输注，不具备 TNA 输注条件时可采用，但由于各种营养素非同步输入，不利于所供营养素的有效利用。此外，单瓶输注葡萄糖或脂肪乳剂，可因单位时间内进入体内的葡萄糖或脂肪酸过多而增加代谢负荷，甚至引发相关代谢并发症，故应控制输注速度。

（6）并发症：分为机械性并发症、代谢性并发症和感染性并发症。

1）机械性并发症：多由插管或长期置管引起，主要有血胸、气胸、胸导管损伤、空气栓塞、导管位置不当致血栓形成等。

2）代谢性并发症：①高血糖及高渗性非酮症性昏迷，单位时间内输入过量葡萄糖或胰岛素相对不足引起，严重的高血糖可致高渗性非酮症性昏迷而危及生命。②低血糖及低血糖性休克，由突然停输高渗葡萄糖溶液或营养液中胰岛素含量过多所致。③水、电解质紊乱，在葡萄糖和胰岛素存在的条件下，钾和磷向细胞内转移。此外，蛋白质合成时磷的需求增加，造成低钾、低磷血症。④微量元素缺乏，锌缺乏较多见，表现为口周及肢体皮疹、皮肤皱痕及神经炎。⑤肝胆系统异常，主要表现为肝酶谱异常、肝脂肪变性和胆汁淤积等，可能与长期 TPN、配方不合适或胆碱缺乏有关。

3）感染性并发症：①穿刺部位感染，一般于置管数天或数周后出现，表现为穿刺部位红肿、压痛。②导管性脓毒症，常见原因为患者免疫力低下，静脉穿刺置管、局部护理和营养液配制时无菌操作不严格等。③肠源性感染，TPN 患者因长期禁食，胃肠道黏膜缺乏食物刺激致其结构和屏障功能受损、通透性增加而导致肠内细菌易位和内毒素吸收，并发全身性感染。故提倡尽可能应用肠内营养或在 TPN 时增加经口饮食机会。

案例 3-1B

体检：T 37.4℃，P 86 次 / 分，BP 120/70mmHg，身高 163cm，双下肢可见凹陷性水肿。

实验室检查：血清白蛋白 28g/L，血清转铁蛋白 1.2g/L，血清前白蛋白 84mg/L；淋巴细胞总数 1.2×10^9/L。

入院后医嘱给予肠外营养支持。今日在输注过程中，患者出现口渴、多尿、心悸、神智淡漠继而昏迷的表现。

问题与思考：

该患者出现上述表现的原因是什么？护理措施有哪些？

【主要护理诊断 / 问题】

（一）肠内营养

1．有皮肤黏膜完整性受损的危险　与长期置管压迫局部组织有关。

2．有误吸的危险　与患者意识障碍、管道位置不当、灌注量过多等有关。

3．潜在并发症　血糖紊乱，胃肠道并发症，水、电解质紊乱等。

（二）肠外营养

1．有感染的危险　与患者长期中心静脉置管、抵抗力差有关。

2．潜在并发症　空气栓塞、气胸、血管损伤、胸导管损伤、导管移位、糖和脂肪代谢异常、血栓性静脉炎等。

【护理措施】

（一）肠内营养

1．保持喂养管通畅　首先应妥善固定营养输入管道，滴注的食物最好过滤，防止食物渣滓过大堵塞管道。输注营养液前后、连续管饲过程中应每 4h 用 20 ～ 30ml 温开水或生理盐水冲洗喂养管。口服药应研碎、溶解后注入喂养管。如有阻塞，可试用胰酶溶液冲洗。

2．避免黏膜和皮肤损伤　每日进行口腔护理，观察口腔黏膜有无干燥、破溃。每天用油膏擦拭鼻腔黏膜，必要时用液状石蜡润滑鼻孔。对胃、空肠造瘘者，应注意保持造瘘口周围皮肤清洁、干燥并涂以氧化锌软膏，减少对皮肤的刺激。

3．防治并发症　定期评估患者营养状况，观察生命体征并及时检测糖代谢、脂肪代谢、电解质等指标。

（1）预防吸入性肺炎：首先应预防误吸，妥善固定喂养管，每 4h 检查 1 次，保持其位置正确。有意识障碍、胃排空迟缓、经鼻胃管或胃造瘘管输注营养液者喂食期间及喂食后 1h 以内应取半坐卧位，以防反流、误吸。经鼻肠管或空肠造瘘管滴注者可取随意卧位。每次灌注营养液之前及灌注期间每隔 4h 抽吸胃内容物，以估计胃内残留量。若残留量大于 150ml，应延迟或暂停输注，必要时可加用胃动力药。患者出现呛咳、呼吸急促或咳出类似营养液样的痰液时应怀疑误吸，须立即停止输注，鼓励有效咳嗽，必要时行气管内吸引。

（2）预防腹泻

1）控制营养液的浓度、速度和量：从低浓度、20ml/h 开始滴注，以后逐渐加速，但一般不超过 120ml/h。用量从每天 250 ～ 500ml 开始，通常 5 ～ 7 天可达全量。

2）调节营养液的温度：用热水袋从喂养管近端加热，温度保持在 38 ～ 40℃。过烫可导致胃肠黏膜灼伤，过冷则会引起腹痛或腹泻。

3）避免营养液污染、变质：营养液应在无菌环境下现用现配，可暂存于 4℃冰箱中备用，存放超过 24h 不宜再用。常温下放置时间应小于 6 ～ 8h。滴注瓶及配制器材应每天消毒，以防消化道感染。

（二）肠外营养

1．导管护理

（1）对穿刺点周围皮肤需定期消毒、更换敷料。若置管局部有红、肿、痛、热等感染征象应及时拔出。

（2）导管应妥善固定，翻身时应防止导管扭曲、折断或滑脱。

（3）注意保持管腔的通畅，输液完毕时用肝素稀释液封管以防止血栓形成。中心静脉导管输注时，可能会由钙、磷和残留的脂肪乳剂形成复合物引起导管堵塞。可采用 0.9% 氯化钠注射液或低浓度肝素冲洗管腔。

（4）外周静脉导管输注宜每 24h 更换输注部位，使用留置针则每 72h 更换输注部位。

2．病情观察与监护

（1）生命体征：置管 24h 内严密观察患者生命体征与局部情况。了解患者有无胸闷、呼吸困难、肢体活动障碍等，警惕气胸、血胸和血管神经损伤。出现不能以其他原因解释的发热时，应疑有败血症的可能，要及时拔出导管并做导管端细菌培养及血培养。

（2）并发症的观察与护理

1）高渗性非酮症性昏迷：若患者出现口渴、多尿、体重减轻、高度脱水、心悸、淡漠继之昏迷，提示高渗性非酮症性昏迷。应立即停止输注营养液并输入低渗或等渗氯化钠溶液，内加胰岛素以降低血糖水平。

2）低血糖：突然停止输注时，患者出现心率加快、面色苍白、四肢湿冷、震颤、乏力，提示低血糖发生，应立即推注含糖溶液。预防方法是应用全营养混合液方式输注。

3）导管性脓毒症：临床出现难以解释的发热、寒战、反应淡漠或烦躁不安，甚至休克时，应怀疑导管性脓毒症。须立即按无菌操作要求拔管，将导管尖端剪下两段同时采血，分别做细菌和真菌培养。拔管后立即建立周围通道，更换输液系统和营养液，根据病情选用抗生素。观察 12 ～ 24h 后，可按需要更换部位重新穿刺置管。

4）肝功能损害：监测血胆红素浓度及转氨酶，升高为肝功能损害的表现，原因主要为葡萄糖超负荷引起肝脂肪变性。应减少总能量摄入、调整葡萄糖与脂肪比例、更换氨基酸制剂或停用 TPN 1 ～ 2 周。

（三）健康教育

1．告诉患者营养不良对机体的危害，使其认识到合理营养支持的重要性。

2．鼓励患者在病情允许的情况下经口饮食，让患者充分认识肠内营养的优势。

3．对于携带胃或空肠喂养管出院的患者，需对患者和家属进行居家喂养和自我护理的指导。

4．术后患者恢复经口饮食是一个渐进的过程，要保持均衡饮食，保证充足的营养素摄入，并定期到医院复诊。

小　结

1. 营养支持的基本原则是凡胃肠道功能正常或存在部分胃肠道功能者，在营养支持时均应首选肠内营养。

2. 营养状况评估应综合病史、体格检查、实验室检查等诸多方面，不同的评价指标反映的营养问题可不相同，故应综合多方面因素进行判断。

3. 肠内营养支持的主要并发症为机械性并发症、代谢性并发症、感染胃肠并发症，其中最常见的是胃肠道并发症，最严重的并发症是误吸。应加强胃肠道并发症以及误吸的观察与护理。

4. 肠外营养支持的主要并发症包括机械性并发症、代谢性并发症和感染性并发症。其中空气栓塞和高渗性非酮症性昏迷是最严重的并发症，应加强对其的观察和护理。此外，还应重视导管性脓毒症的预防和护理。

思考题

男性，52岁，因胃癌行胃大部切除术，术后第2天经鼻肠管输入肠内营养液约500ml后出现腹胀、腹泻。

请问：引起上述问题的主要原因是什么？如何预防和处理患者出现的上述问题？

T3-1
参考答案

（薛晓燕）

第四章　外科休克患者的护理

学习目标

通过本章内容的学习，学生应能够：

◎ 识记

1. 复述休克的定义。
2. 描述休克的病因分类及治疗原则。

◎ 理解

解释休克的病理生理过程及临床表现。

◎ 运用

1. 评估休克患者并为其制订护理计划。
2. 应用相关知识参与休克患者的抢救及护理。

休克（shock）是机体受到强烈的致病因素侵袭后，导致有效循环血容量骤减，组织灌注不足引起的以微循环障碍、代谢紊乱和细胞受损为特点的病理生理改变综合征，是严重的全身性应激反应。氧供给不足和需求增加是休克的本质，产生炎性介质是休克的特征。现代医学观点将休克视为一个序贯性事件，是一个从亚临床阶段的组织灌注不足向多器官功能障碍综合征（multiple organ dysfunction syndrome，MODS）或多器官衰竭（multiple organ failure，MOF）发展的连续过程。休克可由多个过程共同参与。

【病因与分类】

休克分类方法很多，尚无一致意见。本章将休克分为低血容量休克、心源性休克、神经源性休克、过敏性休克、感染性休克等五大类。其中外科休克以低血容量性休克（hypovolemic shock）及感染性休克（septic shock）最常见。

1．低血容量性休克　是外科最常见的休克类型，常由于大量出血或体液丢失，或液体积存于第三间隙，导致有效循环血量降低所致，包括失血性休克（hemorrhagic shock）和创伤性休克（traumatic shock）。

（1）失血性休克：由急性大量出血所引起，多见于大血管破裂，腹部损伤引起的肝、脾破裂，胃十二指肠出血，门静脉高压所致食管、胃底曲张静脉破裂出血等。当出血量超过总血量的20%时，即可发生休克。

（2）创伤性休克：多见于各种严重创伤，如大血管破裂、大范围组织挫伤、大面积撕脱伤、挤压伤、骨折或大手术等，血液或血浆的丢失加上损伤处炎性肿胀和体液渗出，导致低血容量性休克。受伤机体释放出的血管活性物质可引起微血管扩张和通透性增高，导致有效循环血量进一步降低。另外，严重损伤还可刺激神经系统，引起疼痛和一系列神经 - 内分泌反应，影响心血管功能。

2．感染性休克　是外科多见并且较难治疗的休克类型。它可继发于以释放内毒素的革兰氏阴性杆菌为主的感染，如胆道感染、急性腹膜炎、绞窄性肠梗阻、泌尿系感染及败血症等，亦称内毒素性休克。内毒素与体内的抗体、补体结合，可引起血管痉挛及血管内皮细胞损伤；同时，内毒素可促使体内组胺、激肽等多种炎性介质释放，引起全身炎症反应综合征（systemic inflammatory response syndrome，SIRS），最终导致微循环障碍、代谢改变及器官功能衰竭。

感染性休克按血流动力学分低排高阻型、高排低阻型。前者又称冷休克，是最常见的类型；后者又称暖休克，临床较少见。

【病理生理】

各类休克的共同病理生理基础是有效循环血量骤减和组织灌注不足，以及由此导致的微循环改变、代谢改变、内脏器官的继发性损害。

（一）微循环改变

根据休克发展不同阶段的病理生理特点将微循环障碍分成 3 期（图 4-1）。

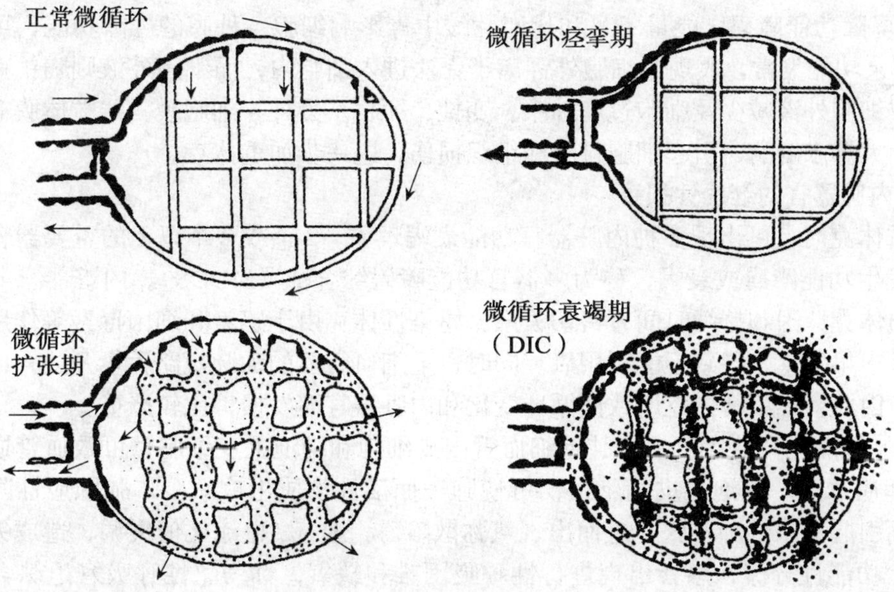

图 4-1　休克各期微循环变化示意图

1．**微循环痉挛期**　在休克早期，当有效循环血量锐减时，血压下降导致组织灌注不足和细胞缺氧，机体通过主动脉弓和颈动脉窦压力感受器引起血管舒缩中枢加压反射，交感神经-肾上腺轴兴奋可引起心搏加快、心排血量增加以维持循环相对稳定。选择性地收缩外周（如皮肤、骨骼肌）和内脏器官（肝、脾、肠道等）的小血管使循环血量重新分布，保证心、脑等重要器官的有效灌注。动静脉短路和直捷通路开放，外周血管阻力和回心血量均有所增加。毛细血管前括约肌和后括约肌相对开放，组织液回吸收和血容量得到部分补偿。但微循环内因前括约肌收缩而致“只出不进”，血量减少，组织仍处于低灌注、缺氧状态。如此时去除病因积极复苏，休克可较容易纠正，故此期也称为休克代偿期。

2．**微循环扩张期**　如休克未积极纠正，病情发展，流经毛细血管的血流继续减少，组织严重缺氧处于无氧代谢状态，大量乳酸类酸性产物堆积，组胺等血管活性物质释放，毛细血管前括约肌松弛，而后括约肌仍处于收缩状态，结果微循环内“只进不出”，大量血液淤滞于毛细血管内，管内静水压升高，通透性增加，血浆外渗至第三间隙。血液浓缩，血黏稠度增加。回心血量进一步减少，血压下降，重要内脏器官灌注不足。此期又称为休克抑制期。

3．**微循环衰竭期**　病情进一步发展，休克进入不可逆阶段。由于微循环内血液浓缩、黏稠度增加和酸性环境中血液的高凝状态，使红细胞和血小板易发生凝集并形成微血栓，甚至发生弥散性血管内凝血（disseminated intravascular coagulation，DIC）。随着各种凝血因子的消耗，激活纤维蛋白溶解系统，出现严重出血倾向。组织细胞因严重缺氧而发生变性、坏死，引起广泛的组织损害甚至多器官功能受损。此期又称为休克失代偿期。

（二）代谢变化

1．能量代谢障碍 创伤和感染使机体处于应激状态，交感神经-肾上腺髓质系统和下丘脑-垂体-肾上腺皮质轴兴奋，使机体儿茶酚胺和肾上腺皮质激素明显升高，从而抑制蛋白质合成、促进蛋白质分解，以便为机体提供能量和合成急性期蛋白的原料，还可促进糖异生、抑制糖降解，导致血糖水平升高。在应激状态下，蛋白质作为底物被消耗，当具有特殊功能的酶类蛋白质被消耗后，复杂的生理过程难以完成，导致多器官功能障碍综合征。应激时，脂肪分解代谢明显增强，成为危重患者机体获得能量的主要来源。

2．代谢性酸中毒 随着无氧代谢的加重，乳酸盐不断增加，同时肝因灌注量减少，处理乳酸的能力减弱，使乳酸在体内的清除减少，引起代谢性酸中毒。

3．膜屏障功能障碍 能量不足和代谢性酸中毒影响细胞各种膜的屏障功能，可导致细胞膜的钠-钾泵功能失常，表现为细胞外钾离子无法进入细胞内，而细胞外液则随钠离子进入细胞内，造成细胞外液减少及细胞过度肿胀、变性、死亡。另外，细胞膜、线粒体膜等质膜被破坏，释放出大量水解酶，引起细胞自溶和组织损伤，进一步加重休克。

（三）内脏器官的继发性损害

在严重休克时，可出现多种内脏器官功能衰竭现象。2个或2个以上的重要器官或系统同时或序贯发生功能障碍或衰竭，称为多器官功能障碍综合征（MODS）。内脏器官继发性损害的发生，与休克原因和持续时间有密切关系。感染性休克由于感染和细菌毒素等作用，机体的细胞损害常很早发生，导致不能利用氧。同时，毛细血管前的动脉短路大量开放，以致动静脉氧差缩小。因此，感染性休克所致微循环变化和内脏器官继发损害比较严重。

1．肺 低灌注和缺氧可损伤肺毛细血管内皮细胞和肺泡上皮细胞，可致血管通透性增加而引起肺间质水肿。肺泡上皮细胞损伤可使肺表面活性物质生成减少，肺顺应性降低，继发肺泡萎陷而引起局限性肺不张，进而出现氧弥散障碍，通气/血流比值失调，造成无效腔样通气和（或）功能性分流，患者出现进行性呼吸困难和缺氧，称为急性呼吸窘迫综合征（acute respiratory distress syndrome，ARDS）。ARDS常发生于休克期内或稳定后48～72h内。

2．肾 休克早期循环血量不足加上抗利尿激素和醛固酮分泌增多，可产生肾前性少尿。如果休克时间短，经输液治疗血压恢复后，肾功能多能恢复。若休克持续时间长，肾缺血超过3h，则可发生肾实质损害，严重时并发急性肾衰竭（acute renal failure，ARF）。临床表现为少尿（每日尿量＜400ml）或无尿（每日尿量＜100ml）。

3．心 冠状动脉灌流量的80%发生于舒张期，冠状动脉的平滑肌以β受体占优势。休克代偿期，冠状动脉的收缩不明显，心脏的血液供应无明显减少。休克抑制期，心排血量和主动脉压力降低，舒张期血压也下降，可使冠状动脉灌注量减少，心肌缺氧受损，造成心功能不全。此外，休克时的酸中毒及高钾血症、低氧血症等均可加重心肌损害，心肌微循环内血栓可引起心肌局灶性坏死。

4．脑 休克早期，一般没有明显的脑功能障碍。随着休克进一步发展，由于血压持续下降，脑灌注压和血流量下降，引起脑缺氧。缺氧和酸中毒引起毛细血管周围胶质细胞肿胀、血管通透性升高，可继发脑水肿并出现颅内压增高，甚至发生脑疝。

5．胃肠道 胃肠道缺血、缺氧可引起黏膜糜烂出血，肠黏膜屏障障碍功能受损，可并发急性胃黏膜糜烂或应激性溃疡（stress ulcer）或上消化道出血。

6．肝 休克时，肝因缺血、缺氧、血液淤滞而明显受损。肝血管窦和中央静脉内微血栓形成，造成肝小叶中心坏死。肝代谢和解毒功能下降，导致肝功能衰竭。

7．凝血系统 休克严重时易发生DIC，原因在于原发病（如毒血症、创伤等）已带有促凝因素。休克时微循环淤滞、血细胞聚集，血小板释放多种促凝因子，可形成透明栓子，加重微血管阻塞。DIC时可有较广泛出血，加重器官功能障碍。

8．免疫系统 严重损伤、感染等可刺激机体释放大量炎症介质，包括白介素、肿瘤坏死因子、集落刺激因子、干扰素等，形成"瀑布样"连锁放大反应。

案例 4-1A

女性，45岁。2h前因骑车跌倒，右肋部撞在石块上，继而出现头晕、腹痛，来医院急诊。

问题与思考：

该患者护理评估内容有哪些？

【护理评估】

（一）临床表现

根据休克的发病过程，将各类休克分为休克代偿期和休克抑制期2个阶段，具体表现见表4-1。

表4-1 休克不同时期的临床表现和程度

分期	程度	神志	口渴	皮肤色泽	皮肤温度	脉搏（次/分）	血压	体表血管	尿量	*估计失血量
休克代偿期	轻度	神志清楚，烦躁	明显	开始苍白	正常或发凉	< 100	收缩压正常或稍升高，脉压缩小	无塌陷	正常	< 20%（800ml以下）
休克抑制期	中度	神志尚清楚，表情淡漠	很明显	苍白	发冷	100 ~ 120	收缩压70 ~ 90 mmHg，脉压小	塌陷；毛细血管充盈缓	尿少	20% ~ 40%（800 ~ 1600ml）
	重度	意识模糊甚至昏迷	非常口渴，但可能无主诉	苍白兼有发绀	厥冷（肢端更明显）	速而弱	收缩压< 70mmHg以下或测不到	塌陷；毛细血管充盈更缓	少尿或无尿	> 40%（1600ml以上）

*成人低血容量性休克

1．休克代偿期 当失血量占循环血量的20%以下时，由于机体的代偿作用，交感-肾上腺轴兴奋，表现为精神紧张、兴奋或烦躁不安，口渴，面色苍白，手足湿冷，心率和呼吸增快，舒张压可升高，脉压减小，尿量正常或减少。此时若处理得当，休克可纠正，否则将进入休克抑制期。

2．休克抑制期 表现为神情淡漠，反应迟钝，甚至出现意识模糊或昏迷，皮肤和黏膜发绀，四肢厥冷，脉搏细速或摸不清，血压下降，尿量减少甚至无尿。若皮肤黏膜出现紫斑或消化道出血，则表示病情发展至DIC阶段。若出现进行性呼吸困难、烦躁、发绀，给予吸氧仍不能改善，应当警惕并发 ARDS。此期患者常继发 MODS 而死亡。

感染性休克因其血流动力学分类不同，临床表现有其特征性（表 4-2）。

表4-2 感染性休克的临床表现

临床表现	冷休克（低排高阻型）	暖休克（高排低阻型）
神志	躁动、淡漠或嗜睡	清醒
皮肤色泽	苍白、发绀或花斑样发绀	淡红或潮红
皮肤温度	湿冷或出冷汗	比较温暖、干燥
毛细血管充盈时间	延长	1 ~ 2s
脉搏	细速	慢、搏动
脉压（mmHg）	＜ 30	＞ 30
尿量	＜ 25ml/h	＞ 30ml/h

全身炎性反应综合征时具有以下特征：①体温＞ 38℃或＜ 36℃；②心率＞ 90 次 / 分；③呼吸频率＞ 20 次 / 分，或动脉血二氧化碳分压（$PaCO_2$）＜ 32 mmHg；④外周血白细胞＞ 12×10^9/L，或＜ 4×10^9/L，或未成熟粒细胞＞ 10%；⑤机体呈高代谢状态：高耗氧量，通气量增加，高血糖，蛋白质分解增加，呈负氮平衡与高乳酸血症；⑥高动力循环状态：高心排血量和低外周阻力；⑦脏器低灌注：低氧血症、急性神志改变（如兴奋、烦躁或嗜睡）、少尿等，血中多种炎症介质和细胞因子测定数值明显高于正常。

（二）辅助检查

1．实验室检查

（1）血、尿和粪常规检查：红细胞计数、血红蛋白值降低提示失血。血细胞比容增高提示血浆丢失。白细胞计数和中性粒细胞比例升高提示感染。尿比重增高提示血液浓缩或血容量不足。粪便隐血阳性或黑便提示消化系统出血。

（2）血生化检查：包括肝、肾功能检查，动脉血乳酸盐，血糖，血电解质等，可用于了解患者是否合并 MODS 及细胞缺氧、酸碱平衡的程度等。

（3）凝血功能：包括血小板、出凝血时间、血浆纤维蛋白原、凝血酶原时间及凝血因子等。做 DIC 监测时，在下列 5 项指标中，3 项以上异常可诊断 DIC。①血小板计数＜ 80×10^9/L；②凝血酶原时间较正常延长 3 秒以上；③血浆纤维蛋白原＜ 1.5g/L 或进行性降低；④ 3P 试验（血浆鱼精蛋白副凝试验）阳性；⑤血涂片中破碎红细胞超过 2%。

（4）动脉血气分析：动脉血氧分压（PaO_2）反映血液携氧状态，正常值为 80 ~ 100mmHg，PaO_2 ＜ 60 mmHg 提示组织有缺氧可能，应及时做必要的检查和处理；如 PaO_2 ＜ 60 mmHg，吸入纯氧后无改善，则提示有 ARDS 的可能。动脉血二氧化碳分压（$PaCO_2$）是反映通气和换气功能的指标，正常值为 34 ~ 45mmHg，平均值为 40 mmHg，可作为呼吸性酸中毒或呼吸性碱中毒的判断依据。休克时可因肺换气不足，出现体内 CO_2 聚集致 $PaCO_2$ 明显升高。相反，如患者原来无肺部疾病，因过度换气可导致 $PaCO_2$ 降低。$PaCO_2$ 超过 45 ~ 50 mmHg 时，提示肺泡通气功能障碍。动脉血 pH 正常值为 7.35 ~ 7.45。通过监测血气分析的动态变化，有助于判断休克的严重程度和复苏的状况。

2．血流动力学监测

（1）中心静脉压（central venous pressure，CVP）：代表右心房或者胸腔段静脉内的压力，其变化可反映血容量和右心功能。正常值为 5 ~ 12cmH_2O。CVP ＜ 5 cmH_2O 提示血容量不足；CVP ＞ 15 cmH_2O，提示心功能不全、静脉血管过度收缩或肺循环阻力增高；CVP ＞ 20

cmH_2O，提示充血性心力衰竭。临床上结合血压可分析循环系统情况并指导输液。

（2）肺毛细血管楔压（pulmonary capillary wedge pressure，PCWP）：反映肺静脉、左心房和右心室压力，应用 Swan-Ganz 漂浮导管测量。PCWP 正常值为 6 ～ 15mmHg，PCWP 低于正常提示血容量不足（较 CVP 敏感），增高提示肺循环阻力增加，如急性肺水肿。另外，通过 Swan-Ganz 漂浮导管可获得混合静脉血标本进行血气分析，以判断预后。

（3）心排血量（cardiac output，CO）：CO 是心率和每搏输出量的乘积，正常值为 4 ～ 6L/min。可经 Swan-Ganz 漂浮导管应用热稀释法测出。

（4）心脏指数（cardiac index，CI）：即单位体表面积上的心排血量，说明周围血管阻力的改变和心脏功能的情况。正常值为 2.5 ～ 3.5L/（min · m^2）。

3．影像学检查　创伤患者，应做相应部位的影像学检查，以排除颅脑、内脏等损伤。感染患者可通过 B 超发现感染灶，并判断感染的原因。

4．阴道穹后部穿刺　育龄妇女有月经过期史应做阴道穹后部穿刺，如抽得不凝血性液体则疑为异位妊娠破裂出血。

（三）与疾病相关的健康史

了解引起休克的各种原因。如有无腹痛和发热，有无严重烧伤、损伤或感染引起的大量失血和失液，育龄妇女月经史，患者受伤或发病后的救治情况等。

（四）心理社会状况

休克患者起病急，病情变化快，并有神志改变，加之抢救中使用的监测和治疗仪器较多，易使患者和家属有病情垂危及面临死亡的感受，出现不同程度的紧张、焦虑或恐惧情绪。应注意了解患者及家属心理承受能力及对治疗和预后的认识程度。

（五）治疗原则

关键是尽早去除病因，迅速恢复有效循环血量，纠正微循环障碍，增强心肌功能，恢复人体正常代谢。感染性休克在休克未纠正前，着重治疗休克。休克纠正后，着重治疗感染。

1．急救措施

（1）处理原发伤：对创伤大出血的患者，应立即控制大出血，如加压包扎、固定、制动等，必要时使用抗休克裤（military antishock trousers，MAST）（图 4-2），为手术争取时间。在快速补充血容量的同时积极做好手术准备，及早手术止血。对危及生命的情况（如张力性气胸等），应给予立即处理。对骨折患者给予初步处理，防止进一步的损伤。对需要手术的患者，应尽量在血压回升或稳定后进行。

（2）保持呼吸道通畅：早期以鼻导管或面罩间歇给氧。对呼吸困难严重者，可做气管插管或气管切开。

（3）体位：采取休克体位，头和躯干抬高 20° ～ 30°，下肢抬高 15° ～ 20°，以增加回心血量及减轻呼吸困难，也可取平卧位。

（4）其他：如注意保暖，尽早建立静脉通路，遵医嘱应用止痛药。

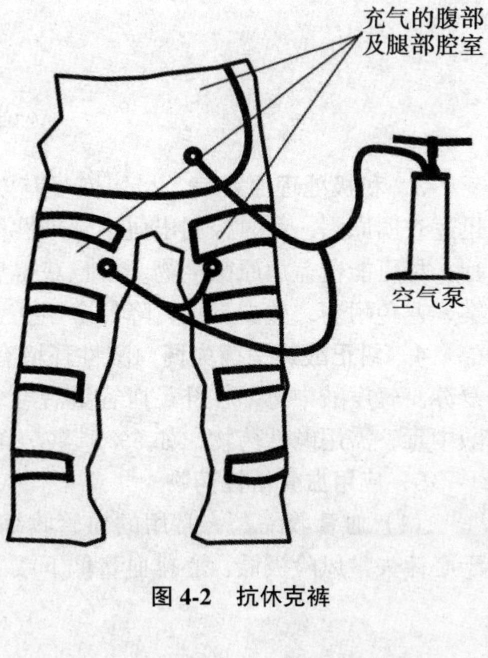

图 4-2　抗休克裤

2．补充血容量　积极、快速补充血容量是纠正组织低灌注和缺氧的关键。原则是及时、快速、足量。根据患者的症状、体征、血流动力学指标等确定补液量及种类。应在连续监测动脉血压、尿量和 CVP 的基础上，结合患者皮肤温度、末梢循环、脉率及毛细血管充盈时间等情况，判断补充血容量的效果。通常先采用晶体液（如平衡液），继而选用胶体液、白蛋白、血浆或全血，以恢复足够的循环血量。感染性休克建议不用分子量（MW）> 200 和（或）取代基> 0.4 的羟乙基淀粉。白蛋白是严重脓毒症和感染性休克初始液体复苏可选择的液体之一。如患者血红蛋白> 100g/L，血细胞比容> 30%，提示可不必输血；如低于该标准，则可根据患者血压、脉率、CVP 等情况输入血液制品，使血细胞比容至少恢复至 25% 以上。3% ~ 7.5% 的高渗盐溶液在抗休克治疗中也有良好的扩容和减轻组织细胞肿胀的作用。

现代危重休克患者的治疗已普遍在血流动力学的监测下进行，常用的有脉搏轮廓温度稀释连续心排血量测量技术（pulse indicator continuous cardiac output，PICCO）监测（图 4-3），可根据 CVP、PCWP、CO、CI 等指标来评估血容量、心功能情况及外周血管功能等情况。此外，还可根据供氧和耗氧指标来指导和评估休克的治疗。

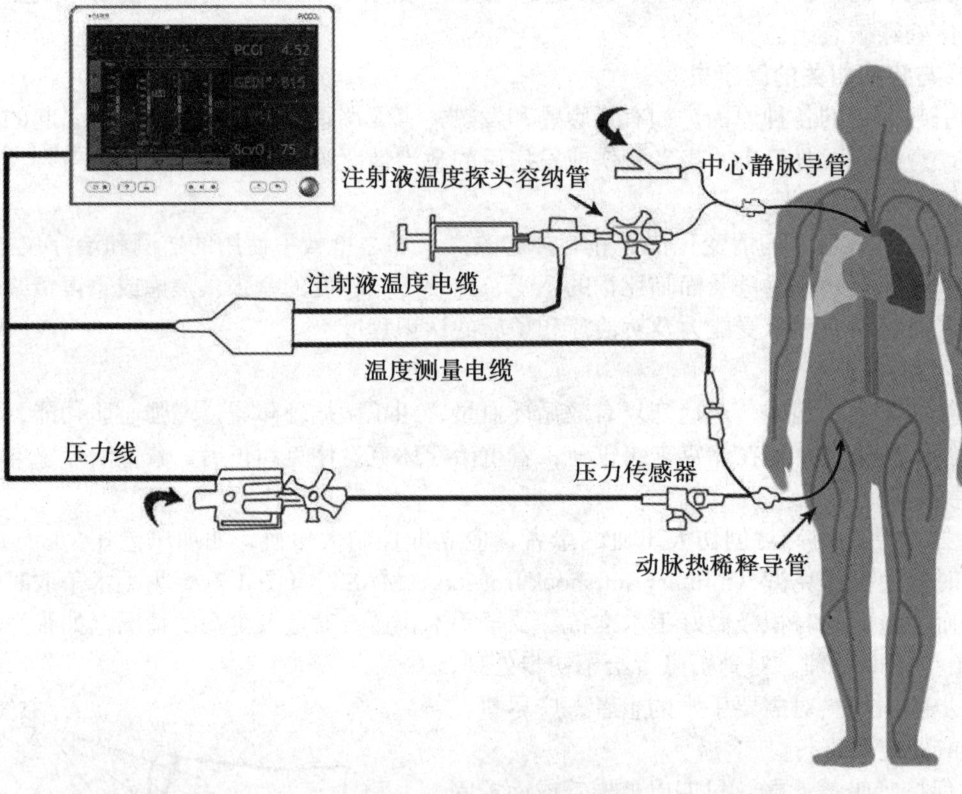

图 4-3 PICCO 监测

3．积极处理原发病 尽快恢复有效循环血容量后，应及时处理原发病变。失血性休克应迅速查明原因，及时控制出血。感染性休克需积极控制感染，可联合药物进行经验性抗感染治疗，尽可能覆盖病原微生物。一旦获得病原微生物证据，应降阶梯治疗，以优化抗生素治疗方案，避免耐药，减少毒性，降低费用。手术引流、病灶清除也非常必要。

4．纠正酸碱平衡失调 酸性环境有利于氧与血红蛋白解离，增加组织氧供，有利于休克复苏。轻度酸中毒，在补足血容量后可缓解，但重度休克患者在扩容治疗后仍有严重的代谢性酸中毒，需用碱性药物，如 5% 碳酸氢钠。

5．应用血管活性药物

（1）血管收缩药：常用的血管收缩药有多巴胺、去甲肾上腺素、间羟胺等。多巴胺仅限于心律失常风险极低、心排血量低下或心率慢的患者。小剂量多巴胺可增强心肌收缩力和增加心排血量，扩张肾和胃肠道等内脏器官血管，大剂量多巴胺可使血管收缩，外周阻力增加，因此抗休克时多采用小剂量多巴胺。为提升血压，临床可将多巴胺与其他血管收缩药合用而不增加多巴胺剂量。感染性休克时首选去甲肾上腺素，去甲肾上腺素能兴奋心肌，收缩血管，升高血压及增加冠状动脉血流量，作用时间短。对于某些特殊病例，如心律失常风险小，存在显著的左心室收缩功能低下或心率显著减慢，常以多巴胺作为去甲肾上腺素的替代药。心功能不全或补液后仍存在低灌注时可加用多巴酚丁胺。

知识拓展

休克治疗的目标血压

对于大多数感染性休克患者而言，平均动脉压（Mean Arterial pressure，MAP）维持在65mmHg左右已经足够，但是对于有高血压病史的患者，维持更高的MAP可降低急性肾损伤的风险。

1. 推荐在休克复苏治疗过程中应个性化确定目标血压。

2. 推荐起始目标血压为MAP ≥ 65mmHg。

3. 对于未能控制出血（如交通事故致出血）且无严重颅脑损伤的患者，建议选择较低的目标血压。

4. 对于有高血压病史的感染性休克患者或升高血压后病情改善的患者，建议选择相对较高的目标血压。

5. 当休克对初始治疗无反应和（或）需要血管活性药物时，推荐留置动脉和中心静脉导管。

2014年欧洲危重病医学会（ESICM）休克及血流动力学监测共识

（2）血管扩张药：常用的血管扩张药有阿托品、山莨菪碱、东莨菪碱、酚妥拉明等。血管扩张药可解除小动脉痉挛，改善微循环，但可使血管容量扩大、血容量相对不足而致血压下降。因此在血容量基本补足而患者发绀、四肢厥冷、毛细血管充盈不良等循环障碍未见好转时才应考虑使用。

（3）强心药：常用的强心药有强心苷，如毛花苷C（西地兰）。强心药可增强心肌收缩力，减慢心率。在CVP > 15 cmH_2O，动脉压仍低时，可静脉缓慢注射毛花苷C，如有效时可再给维持剂量。

6. 改善微循环　休克发展到DIC阶段，需用肝素抗凝治疗。DIC晚期，纤维蛋白溶解系统功能亢进，可使用抗纤溶药（如氨甲苯酸、氨基己酸）及抗血小板黏附和聚集的药物（如阿司匹林、双嘧达莫和低分子右旋糖酐等）。

7. 皮质激素和其他药物的应用　其主要作用是：①扩张血管，改善微循环；②防止细胞内溶酶体破坏；③增强心肌收缩力，增加心排血量；④增进线粒体功能；⑤促进糖异生，减轻酸中毒。应早期、大剂量、短程使用，临床常用氢化可的松、地塞米松等。对感染性休克成人患者，若充分液体复苏和缩血管治疗可恢复血流动力学稳定，则不用皮质醇激素。若不能恢复稳定，则可给予氢化可的松200mg/d静脉持续输注。当血管活性药物撤离时，应停用激素。

8. 其他　包括营养支持、血糖监测、重要器官功能不全的处理等。

案例 4-1B

体检：神志清楚，表情痛苦，面色苍白。血压 80/50mmHg，脉搏 126 次 / 分，细弱。

患者诉口渴，尿少。腹腔穿刺抽出不凝固血液 15ml。

初步诊断："肝破裂？"，"休克早期"。

问题与思考：

该患者应如何治疗？目前主要诊断 / 问题有哪些？主要护理措施有哪些？

【主要护理诊断 / 问题】

1．体液不足 / 组织灌注量改变　与大量失血、失液、有效循环血量锐减有关。

2．气体交换受损　与有效循环血量锐减、肺组织灌流量不足、肺水肿有关。

3．体温过高 / 过低　与感染、组织灌注不足有关。

4．有受伤的危险　与微循环障碍、烦躁不安、意识不清等有关。

【护理措施】

（一）补液护理

1．建立静脉通路　补液是纠正休克的重要措施，其中补液的种类、量和速度是关键。应迅速建立 2 条以上静脉输液通路，大量快速补液（心源性休克除外），改善组织灌注。如周围血管塌陷或肥胖患者静脉穿刺困难，则应立即行中心静脉穿刺置管，同时监测 CVP。

2．合理补液　在临床上可根据动脉血压和中心静脉压进行综合分析，判断异常的原因并做相应处理（表 4-3）。

表4-3　中心静脉压及血压与补液的关系

中心静脉压	血压	原因	处理原则
低	低	血容量严重不足	充分补液
低	正常	血容量不足	适当补液
高	低	心功能不全或血容量相对过多	给强心药，纠正酸中毒，舒张血管
高	正常	容量血管过度收缩	舒张血管
正常	低	心功能不全或血容量不足	补液试验 *

* 补液试验：取等渗盐溶液 250ml，于 5 ～ 10 分钟内经静脉滴注。如血压升高而 CVP 不变，提示血容量不足；如血压不变而 CVP 升高 0.29 ～ 0.49 kPa（3 ～ 5 cmH_2O），则提示心功能不全

3．准确记录出入量　应由专人准确记录输入液体的种类、数量、时间、速度等，并详细记录 24 小时出入量作为后续治疗的依据。

（二）严密观察病情变化

1．意识和表情　是脑组织血液灌流和全身循环状况的反映。若患者从烦躁转为平静，淡漠迟钝转为对答自如，则提示休克好转。

2．皮肤温度、色泽　是体表灌流情况的标志。若患者四肢转暖，皮肤干燥，轻压指甲或口唇时，局部暂时缺血呈苍白，松开后色泽迅速转为正常，则说明末梢循环恢复，休克有好转。但应注意暖休克时皮肤表现为干燥潮红、手足温暖。

3．生命体征

（1）血压与脉压：血压降低是休克的主要表现之一，通常认为收缩压＜ 90 mmHg，脉压＜ 20 mmHg 是休克存在的表现；血压回升、脉压增大是休克好转的征象。

（2）脉搏：脉搏的变化往往出现在血压变化之前。休克早期脉率增快。休克加重时脉搏细弱，甚至摸不到。当血压较低，但脉率已恢复且肢体温暖时，常表示休克趋向好转。临床常用脉率 / 收缩压（mmHg）计算休克指数，0.5 表示无休克，＞ 1.0 ～ 1.5 表示休克，＞ 2.0 为严重休克。

（3）呼吸：注意呼吸次数及节律。休克加重时呼吸急促、变浅、不规则。呼吸＞ 30 次 / 分或＜ 8 次 / 分表示病情危重。当患者出现进行性呼吸困难、发绀，持续正压通气仍不能提高血氧分压时，应考虑有急性呼吸衰竭的发生。

（4）体温：大多偏低，但感染性休克患者有高热，若体温突升至 40℃以上或骤降至 36℃以下，则病情危重。

4．尿量及尿比重　可反映肾血流和组织灌流状态，是观察休克变化简便、有效的指标。每小时尿量大于 30 ml，提示休克好转。每小时尿量＜ 25ml、尿比重增高，表明肾血管收缩或血容量不足。血压正常但尿量仍少且比重偏低者，提示急性肾衰竭可能。

（三）使用血管活性药物护理

1．浓度和速度　严格查对血管活性药物的名称、用法及用量，以保证用药准确、无误。使用血管活性药物应从低浓度、慢速度开始，注意监测血压、心率、中心静脉压等，要根据血压及时调整药物浓度和速度，通常动脉收缩压维持在 110 ～ 130mmHg，舒张压 60 ～ 80mmHg 较为理想。应均匀滴注血管活性药物，以维持血压稳定，禁忌滴速时快时慢，以免血压骤升骤降。血管扩张药必须在血容量充足的前提下应用，以防血压骤降。药物输注最好使用输液泵，以确保精确调控输液速度。

2．严防药液外渗　使用时严防血管收缩药外渗致组织坏死。如药液外渗后要根据药液外渗标准分级，给予正确处理。如注射部位红肿、疼痛，应立即更换注射部位，并局部给予持续冰敷或 0.25% 普鲁卡因局部封闭，以免皮下组织坏死。

3．停药护理　血压平稳后，应逐渐降低药液浓度、减慢速度后停药，以防止突然停药导致不良反应。

4．其他　对有心功能不全的患者，在使用增强心肌功能的药物时，要注意观察患者的心率、心律及药物副作用。

（四）呼吸道护理

1．改善缺氧　给予吸氧，氧浓度为 40% ～ 50%，氧流量为 6 ～ 8L/min。对严重呼吸困难者，协助医生行气管插管或气管切开，尽早使用呼吸机辅助呼吸。氧疗是感染性休克患者的重要措施，可减轻酸中毒，改善组织缺氧。护理中应监测患者的血氧饱和度、肢端末梢循环等，维持血氧饱和度≥ 92%。

2．保持呼吸道通畅　昏迷患者给予头偏向一侧或置入口咽通气道，防止舌后坠或呕吐物等引起的误吸。病情允许下，鼓励患者做深呼吸，协助叩背并鼓励有效咳痰，避免误吸导致的肺部感染，必要时给予雾化吸入。对气管插管或气管切开患者及时吸痰。定时观察患者呼吸音的变化。协助患者做双上肢运动，促进肺扩张，改善缺氧状况。

（五）维持正常体温

1．密切观察体温变化，每 4h 测体温 1 次。

2．保暖　采用加盖棉被、毛毯、调节室温等措施进行保暖。禁用热水袋、电热毯等方法体表加温，以免烫伤、皮肤血管扩张增加局部组织耗氧量反而加重组织缺氧，使重要内脏器官血流灌注进一步减少。

3．**库存血的复温**　失血性休克患者常需快速大量输血，但输入低温保存的库存血可使体温降低。因此输血前应将库存血放置于常温下复温后再输入。

4．**降温**　感染性休克高热时，应予物理降温，必要时采用药物降温。注意病室定时通风，及时更换被汗液浸湿的衣服等，做好患者的皮肤护理。

（六）其他

1．**预防感染**　严格执行无菌技术操作规程。对有伤口者，及时更换敷料，保持创面清洁、干燥。遵医嘱应用抗菌药。

2．**预防意外损伤**　对于烦躁不安或神志不清的患者，应加床旁护栏以防坠床；输液时对肢体可给予适当固定。必要时可用约束带固定四肢。

小　结

1. 病因　各种导致有效循环血量锐减、组织血液灌流不足的因素均可引起休克，外科最常见的原因是低血容量性和感染性休克。

2. 临床表现　分为休克代偿期和休克抑制期2个阶段的表现。休克代偿期表现为兴奋或烦躁不安，口渴，面色苍白，手足湿冷，心率和呼吸增快，尿量正常或减少。舒张压可升高，脉压减小。休克抑制期表现为神志淡漠，反应迟钝，甚至出现意识模糊或昏迷，皮肤和黏膜发绀，四肢厥冷，脉搏细速或摸不清，血压下降，脉压缩小，常继发多器官功能衰竭而死亡。感染性休克分为冷休克和暖休克的表现。冷休克表现为躁动、淡漠或嗜睡，面色苍白、发绀呈花斑样，皮肤湿冷，脉搏细、血压低，脉压小，尿量骤减。暖休克表现为神志清楚，疲乏，面色潮红，手足温暖，脉搏慢、血压低。

3. 治疗原则　关键是尽早去除病因，迅速恢复有效循环血量，纠正微循环障碍，增强心肌功能，恢复人体正常代谢。

4. 护理措施　包括补液护理，严密观察病情变化，使用血管活性药物护理，吸氧，保持呼吸道通畅，维持正常体温，预防感染，预防意外损伤等措施。

思考题

女性，65岁，因“发作性右上腹疼痛10年，寒战、高热伴皮肤黄染1天”收入院。12年前开始右上腹疼痛，多于进食油腻食物发生，经B超检查示为胆囊结石，曾行排石治疗。近半年腹痛发作频繁，伴有寒战、发热及可疑黄疸。昨日夜间上腹痛再次发作，伴寒战、高热，晨起发现皮肤、巩膜黄染，急诊入院。既往无心脏、肾疾患，无肝炎或结核史。

查体：T 39.8℃，P 120次/分，R 28次/分，BP 80/60mmHg，SpO_2 90%。神志欠清、烦躁不安，皮肤、巩膜黄染，余未见异常。腹稍胀，右上腹及剑突下压痛，轻度肌紧张及反跳痛，右肋缘下可及囊性包块，肠鸣音可闻及。

实验室检查：Hb 155g/L，WBC 20.2×10^9/L，总胆红素 30μmol/L，直接胆红素 25.1μmol/L。

请问：该患者出现何种类型的休克？目前主要的护理诊断/问题有哪些？如何处理？

（王俊莉）

T4-1
参考答案

第五章　麻醉患者的护理

学习目标

通过本章内容的学习，学生应能够：

◎ 识记

1．复述麻醉、局部麻醉、椎管内麻醉、全身麻醉、复合麻醉、基础麻醉，吸入麻醉、静脉麻醉，以及蛛网膜下腔阻滞、硬脊膜外阻滞的概念。

2．复述麻醉前准备的主要内容。

3．列举麻醉的常见并发症。

4．复述全身麻醉期间和麻醉恢复期的主要监测内容。

◎ 理解

1．比较局部麻醉、椎管内麻醉、全身麻醉的特点。

2．阐述麻醉并发症的发生原因。

◎ 运用

1．为手术患者完成麻醉前准备。

2．为患者实施麻醉期间及麻醉恢复期的监护。

3．识别麻醉相关并发症，并协助医师处理。

麻醉（anesthesia）是指用药物或者其他方法使患者整体或局部暂时失去感觉，达到无痛的目的，以保证手术、诊断、检查、治疗等安全、顺利进行。麻醉学（anesthesiology）是应用麻醉相关的基础理论、临床知识和技术操作，消除患者疼痛，保证患者安全，为手术创造良好条件，并进行麻醉和麻醉药相关研究的一门科学。随着外科技术和麻醉学科的发展，麻醉学专业的任务和范围也在不断增多，主要包括临床麻醉、急救与复苏、重症监护治疗、疼痛治疗等。

知识拓展

麻醉学发展的三个阶段

（一）古代麻醉发展阶段——麻醉的发现与萌芽

史前至18世纪中叶，鸦片、大麻、曼陀罗等药物被用来镇痛，我国孙思邈、李时珍等分别在《备急千金药方》和《本草纲目》中介绍过曼陀罗的麻醉作用。

（二）近代麻醉发展阶段——临床麻醉学的形成

氧化亚氮、乙醚、氯仿等药物的麻醉镇痛作用相继被发现，其中1846年美国麻省总医院的Morton在手术中应用乙醚实施麻醉，标志着近代麻醉史的开端。

知识拓展

（三）现代麻醉学的发展阶段

20世纪50年代至今，随着新的麻醉药不断问世、新科技广泛应用，麻醉医师的工作领域进一步扩展。Gwathmey于1942年出版了第一部比较全面介绍麻醉的专著《ANESTHESIA》。美国麻醉学会于1922年主编出版了《Current Research in Anesthesia and Anesthesia》，随后世界各国发行多种语言版本的麻醉、急救与复苏、重症监测治疗等杂志。麻醉学在基础理论和临床实践、学科建设和专业发展等方面，均取得了巨大的发展和进步。

郭曲练，姚尚龙. 临床麻醉学. 3版. 北京：人民卫生出版社，2011.

根据麻醉药物的给药途径不同和作用部位的差异，临床麻醉通常分类如下。

1．全身麻醉（general anesthesia） 指麻醉药物经呼吸道吸入、经静脉或肌肉注射进入人体内，抑制中枢神经系统，使患者暂时意识丧失而周身不感到疼痛，简称全身麻醉。它包括吸入麻醉（inhalation anesthesia）和静脉麻醉（intravenous anesthesia）。

2．局部麻醉（local anesthesia） 指麻醉药物作用于某些外周神经或脊髓的某一节段，使患者机体某部位暂时失去疼痛的感觉而神志清楚，简称局部麻醉。它包括表面麻醉（topical anesthesia）、局部浸润麻醉（infiltration anesthesia）、区域阻滞麻醉（regional anesthesia）、静脉局部麻醉、神经及神经丛阻滞（nerve or nerve plexus block）。

3．椎管内麻醉（intrathecal anesthesia） 将局部麻醉药物注入椎管内的蛛网膜下腔或硬膜外隙，使脊神经根受到阻滞，在相应的区域产生麻醉作用，包括蛛网膜下腔阻滞（subarachnoid block）和硬脊膜外阻滞（epidural block），硬脊膜外阻滞包含骶管阻滞（caudal block）。

4．复合麻醉（combined anesthesia） 同时使用多种麻醉药物或（和）麻醉方法，以取得较单一麻醉更好的效果，包括静吸复合麻醉、腰硬联合阻滞、椎管内阻滞复合全身麻醉、神经丛阻滞复合全身麻醉、全身麻醉复合控制性降压、全身麻醉复合低温麻醉等。

5．基础麻醉（basal anesthesia） 麻醉前使患者处于熟睡或浅麻醉的状态，以利于后续麻醉的进行。

案例 5-1A

男性，70岁。因“干咳2个月余，咯血1个月”入院。患者2个月前无明显诱因出现咳嗽、无痰，无胸闷、胸痛等。在当地医院行抗炎治疗，但效果不佳。于10天前在当地医院行纤维支气管镜检查示右上肺支气管新生物，CT提示右上肺占位性病变。为求进一步诊治前来院就诊，门诊以“右上肺占位性病变”收入院。拟行手术治疗。

问题与思考：

该患者与麻醉相关的护理评估内容有哪些？

【护理评估】

（一）临床表现及辅助检查

麻醉前必须评估患者，以了解患者原发疾病的临床表现、实验室检查、特殊检查等。此外还应重点了解患者呼吸系统、心血管系统、血液系统、内分泌系统、神经系统疾病及肝、肾疾病等病史，确定麻醉相关危险因素。目前临床常用美国麻醉医师协会（American society of anesthesiologists，ASA）的病情分级方法判断患者对手术和麻醉的耐受力（表 5-1）。

表5-1　ASA病情分级

病情分级	健康状况	对麻醉及手术的耐受力
1 级	正常健康	耐受性良好
2 级	有轻度系统性疾病（包括＞ 70 岁者或新生儿）	耐受性良好
3 级	有严重系统性疾病，日常活动受限	耐受力减弱，术前须充分准备
4 级	有严重系统性疾病，且经常面临威胁生命的危险	即使充分术前准备，风险性也很大
5 级	不论手术与否，生命均难以维持 24 小时的濒死患者	非常危险，不宜行择期手术

* 急诊手术患者在评估时加“E”或“急”，如 1E、2E 等

（二）与麻醉相关的健康史

了解患者有无呼吸系统、心血管系统、血液系统、内分泌系统、神经系统疾病及肝、肾疾病等病史，有无椎间盘突出、脊柱畸形或骨折、腰部皮肤感染病灶、静脉炎等。既往是否接受过麻醉与手术，如果有，应详细询问当时所用的麻醉药物和方法以及围术期的相关情况。详细了解患者近期是否使用降血压药、降血糖药、镇静药、镇痛药、利尿药、强心药、激素、抗生素等，如曾应用，要进一步询问用药剂量、用药时间及药物反应等。还要注意询问患者的药物、食物等过敏史。

（三）心理社会状况

疾病本身会影响患者的生活和工作，麻醉和手术治疗会给患者带来痛苦，由此可能会产生不良情绪，影响患者的治疗、护理和康复。患者可能会对麻醉方式、麻醉过程、术中及术后并发症、术后康复等存在疑虑，因此麻醉前应评估患者对麻醉和手术的心理反应，同时还要注意评估家属和单位等对患者的支持程度。

（四）麻醉方式

1．局部麻醉

（1）局部麻醉药分类：局部麻醉药按化学结构不同可分为酯类和酰胺类两大类。酯类包括普鲁卡因、丁卡因等。普鲁卡因毒性作用小，扩散和穿透力均差，常用于局部浸润麻醉。丁卡因毒性作用强，脂溶性高，穿透性强，麻醉效能强，但起效缓慢，多用于表面麻醉、神经阻滞、蛛网膜下腔阻滞和硬脊膜外阻滞。酰胺类包括利多卡因、布比卡因、左旋布比卡因等。利多卡因性能稳定，起效较快，扩散穿透力强，其毒性与药物浓度有关，可用于各种局部麻醉。布比卡因起效快，作用时间长，心脏毒性明显，如误入静脉或用药量过大，可致心脏停搏。左旋布比卡因的毒性作用比布比卡因弱。

（2）常用局部麻醉方法

1）表面麻醉：将渗透性能强的局部麻醉药与局部黏膜接触，穿透黏膜作用于神经末梢而产生局部麻醉作用，称为表面麻醉，多用于眼部、鼻腔、咽喉、气管及支气管、尿道等浅表处的手术或检查。常用药物为 0.5% ～ 2% 丁卡因或 2% ～ 4% 利多卡因。眼部手术采用滴入法，鼻腔黏膜手术采用棉片浸药填敷法，咽喉、气管及支气管手术或检查采用喷雾法，尿道内手术

采用灌入法。

2）局部浸润麻醉：局部浸润麻醉是指沿手术切口线分层注射局部麻醉药，阻滞组织中的神经末梢，适用于体表手术、内镜手术和介入性检查的麻醉。一般用加入肾上腺素的 0.5% 普鲁卡因溶液。对于普鲁卡因过敏的患者可选用利多卡因或布比卡因。

3）区域阻滞：围绕手术区四周和底部注射局部麻醉药，阻滞进入手术区的神经干和神经末梢，称为区域阻滞麻醉。适用于门诊小手术以及健康情况差的虚弱患者或高龄患者。

4）神经及神经丛阻滞：将局部麻醉药注射至神经干（丛）旁，暂时阻滞神经的传导功能，达到手术无痛的方法。适应证主要取决于手术范围、手术时间及患者的精神状态及合作程度，只要手术部位局限于某一或某些神经干（丛）所支配范围，且阻滞时间能满足手术需要者均可。穿刺部位有感染、肿瘤、严重畸形以及对局部麻醉药过敏者应作为神经阻滞的禁忌证。临床常用颈神经丛阻滞、臂神经丛阻滞、腰神经丛阻滞、坐骨神经阻滞、肋间神经阻滞等。

（3）并发症：主要为局部麻醉药毒性反应和过敏反应。

2．蛛网膜下腔阻滞　又称腰麻，是指将局部麻醉药注入蛛网膜下腔，直接作用于脊髓和脊神经前后根，使其支配的相应区域产生麻醉作用。

（1）适应证与禁忌证

1）适应证：适用于 2 ～ 3 小时以内的下腹、盆腔、肛门及会阴部手术以及下肢手术，如阑尾切除术、痔切除术以及截肢术等。

2）禁忌证：①中枢神经系统疾病，如脊髓或脊神经根病变，脊髓慢性或退 行性病变及颅内压增高的患者；②脊柱外伤或有严重腰背痛病史的患者；③全身性严重感染、休克，穿刺部位有炎症；④腹内压明显增高的患者；⑤高血压患者合并冠状动脉病变应慎用或不用；⑥凝血功能异常的患者。

（2）常用局部麻醉药：包括普鲁卡因、丁卡因、布比卡因等。加入 10% 葡萄糖溶液可配制成重比重液，加入注射用水可配制成轻比重液。最常用的丁卡因重比重溶液常俗称为 1：1：1 液，即 1% 丁卡因、3% 麻黄碱和 10% 葡萄糖溶液各 lml 混合而成的 3ml 溶液，其轻比重液是用注射用水配制的 0.1% 溶液。此外，也可用 5% 葡萄糖溶液把普鲁卡因配制成 5% 的浓度。

（3）腰椎穿刺术：患者侧卧在手术台上，取低头、弓腰、抱膝姿势。一般选择第 3 ～ 4 或第 4 ～ 5 腰椎棘突间隙为穿刺点（图 5-1）。消毒穿刺点及周围 15 cm 范围皮肤，铺无菌孔巾。穿刺点确定后，在局部麻醉下用腰椎穿刺针垂直依次刺入皮肤、皮下组织、棘上韧带、棘间韧带和黄韧带，当穿破黄韧带和硬脊膜时有突破感，进针刺破硬脊膜和蛛网膜，拔出针芯有脑脊液滴出，说明穿刺成功。随后将一定浓度和剂量的局部麻醉药经腰椎穿刺针注入蛛网膜下腔。

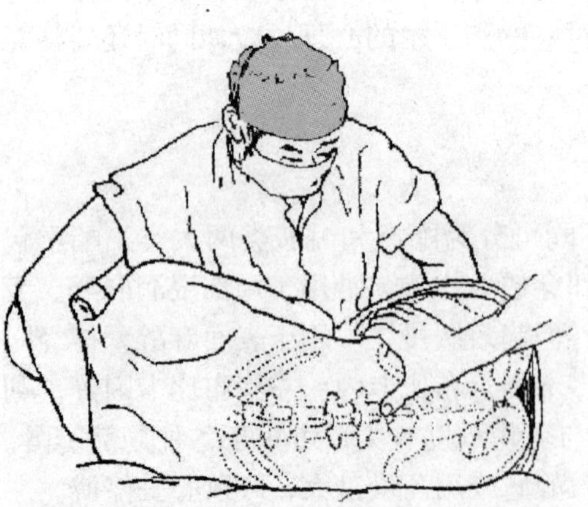

图 5-1　腰椎间隙定位

（4）麻醉平面的调节：麻醉平面是指皮肤感觉消失的分界线。注药后应根据手术的需要，利用麻醉药液比重不同于脑脊液的特点，在 5 ～ 10 分钟内改变患者体位以调节麻醉平面。感觉神经阻滞的平面一般要比运动神经阻滞平面高 2 个脊神经节段，临床上常用针刺或指捏皮肤判断痛觉、触觉消失情况。影响蛛网膜下腔阻滞的麻醉平面的因素很多，如穿刺间隙高低、患者体位、麻醉药液的比重、注药速度以及针尖斜面方向等。

（5）并发症：术中并发症主要包括血压下降、呼吸抑制、恶心、呕吐等。术后并发症包括头痛、尿潴留、神经系统并发症（如脑神经受累、假性脑膜炎等）。

3．硬脊膜外阻滞　硬脊膜外阻滞，简称硬膜外麻醉，将局部麻醉药注入硬脊膜外间隙，阻滞脊神经根，使其支配的区域产生暂时性麻痹。

（1）适应证与禁忌证

1）适应证：主要适用于横膈以下的腹部手术，也适用于蛛网膜下腔麻醉的下腹及下肢等手术。颈部、胸部及上肢手术应用较少。

2）禁忌证：与蛛网膜下腔麻醉基本相同。老年、妊娠、贫血、高血压、心脏病、低血容量者慎用。合并休克、凝血功能障碍、穿刺点皮肤感染、脊柱结核或严重畸形、中枢神经系统疾病者禁用。

（2）分类：硬脊膜外阻滞根据给药方式不同可分为单次法和连续法2种，目前临床以连续硬膜外阻滞为主。

（3）常用麻醉药：常用药物有利多卡因、丁卡因和布比卡因。利多卡因的常用浓度为1%～2%，反复用药后易出现快速耐药性。丁卡因的浓度为0.25%～0.33%，用药后10～15分钟痛觉减退，需20～30分钟麻醉才完全。布比卡因的常用浓度是0.5%～0.75%，4～10分钟起效，15～30分钟麻醉完全，作用时间可维持4～7小时。

（4）穿刺及给药方法：患者的准备与体位和蛛网膜下腔阻滞相同。穿刺针较腰麻的粗，如需留置导管则用勺形头穿刺针。在局部麻醉下，针头依次穿过皮肤、皮下组织、棘上韧带、棘间韧带和黄韧带，当穿过黄韧带时有突然落空感，测试有负压现象，回抽无脑脊液流出，证明确在硬脊膜外腔隙内，即可将麻醉药注入。如果手术时间长，需要持续给药，则将导管从穿刺针头内插入，待导管超出勺状针头3～4 cm时，将针头拔出，而将导管置在硬脊膜外腔隙，外面用胶布妥善固定。一般给药时先给试探剂量，观察5～10分钟，若无下肢发热、麻木、足活动障碍等腰麻现象，血压、脉搏平稳，即可按手术需要正式给药。

（5）影响麻醉平面的因素

1）局部麻醉药容积和注药速度：由于硬脊膜外腔内没有脑脊液，药物容量越大，注射速度越快，感觉阻滞平面及范围越广，故分次间隔给药可增强阻滞效果。

2）穿刺间隙：如果间隙选择不当，有可能使麻醉平面和手术部位不相符合而导致麻醉失败。

3）导管位置和方向：最终决定药物扩散方向的是导管口所在位置，但是导管方向也是非常重要的因素，导管口偏向一侧，可出现单侧麻醉。

（6）并发症：术中并发症主要包括全脊椎麻醉、局部麻醉药毒性反应、血压下降、呼吸抑制、恶心、呕吐等。术后并发症包括脊神经根损伤、硬膜外腔血肿、留置导管拔出困难或折断等。

4．全身麻醉

（1）全身麻醉的分类

1）吸入麻醉：挥发性液体或气体麻醉药经呼吸道吸收入肺，通过肺泡毛细血管进入血液循环，在脑组织中达到一定的浓度，抑制中枢神经系统，产生全身麻醉。药物经呼吸进入体内和排出，麻醉深度比较容易调控。

2）静脉麻醉：一种或几种麻醉药经静脉注入，通过血液循环作用于中枢神经系统，产生全身麻醉。静脉麻醉的优点是起效迅速，对呼吸道无刺激，患者舒适易于接受，操作简单、方便。缺点是药物剂量调节不方便，麻醉深度不易调整，容易产生快速耐药性，长时间使用后可导致体内蓄积和苏醒延迟。

（2）常用全身麻醉药

1）吸入麻醉药：指经呼吸道吸入体内并产生全身麻醉作用的药物。常用于全身麻醉的维持，有时也用于麻醉诱导。临床上吸入麻醉药的麻醉强度以最低肺泡有效浓度（minimal alveolar concentration，MAC）来衡量。MAC 指在一个大气压下，将吸入麻醉药和纯氧同时吸入，使 50% 的患者对伤害性刺激（如外科切皮）不再产生体动反应时的最低肺泡浓度。吸入麻醉药的 MAC 值越小，麻醉效能越强。常用的吸入麻醉药包括氧化亚氮（笑气）、异氟烷、七氟烷（七氟醚）、地氟烷（地氟醚）等。

2）静脉麻醉药：静脉麻醉药经静脉给药后直接入血液循环，患者无明显不适，意识消失快。静脉麻醉药（氯胺酮除外）无良好的镇痛作用，单独应用难以满足手术需要，必须与麻醉性镇痛药及肌肉松弛药合用才能达到最佳的麻醉状态。常用的静脉麻醉药包括硫喷妥钠、异丙酚（丙泊酚）、氯胺酮、依托咪酯（乙咪脂）、咪达唑仑（咪唑安定）等。

3）肌肉松弛药：肌肉松弛药通过阻断神经 - 肌肉传导功能，使骨骼肌暂时失去收缩功能而松弛，简称肌松药。去极化肌肉松弛药的代表药物为琥珀胆碱，起效迅速、肌肉松弛完全且短暂。常用的非去极化肌肉松弛药有维库溴铵（万可松）、阿曲溴铵（卡肌宁）、顺阿曲溴铵、罗库溴铵（爱可松）等，临床可用于全身麻醉时气管内插管和术中肌肉松弛维持。

（3）全身麻醉的实施

1）全身麻醉的诱导：患者使用吸入或静脉麻醉药后，由清醒状态到意识消失，转为可行手术操作的麻醉状态，称为麻醉诱导，可分为吸入诱导和静脉诱导。

2）全身麻醉的维持：麻醉诱导完成即进入麻醉维持阶段，应维持适当的麻醉深度，满足手术要求。同时使患者器官功能正常，应激反应得到抑制，水、电解质及酸碱保持平衡，血液丢失得到及时补充，可分为吸入麻醉药维持、静脉麻醉药维持和静吸复合维持。

（4）并发症：全身麻醉术中并发症包括呼吸道梗阻、通气不足、低氧血症、低血压、高血压、心律失常、高热等。术后并发症包括呕吐与误吸、呼吸道梗阻、苏醒延迟等。

案例 5-1B

患者既往有高血压病史 12 年，口服缬沙坦治疗，否认其他病史。无过敏史，无外伤、手术史等。体格检查右上肺呼吸音低，其余无异常。有 20 年吸烟史，2 盒（40 支）/ 天。10 年前已戒酒。

入院后血常规检查示：WBC 12.8×10^9/L，中性粒细胞百分比 90% ，淋巴细胞百分比 7.9%。肝功能显示白蛋白 32.6g/L。患者拟在全身麻醉下行胸腔镜右上肺叶切除术。

问题与思考：

该患者可能存在哪些护理问题？如何为该患者实施麻醉前护理和手术准备？

【主要护理诊断 / 问题】

1．焦虑 / 恐惧　与对手术室环境陌生、缺乏麻醉和手术的知识相关。

2．有受伤害的危险　与麻醉清醒不完全或感觉恢复不完全有关。

3．潜在并发症　毒性反应和过敏反应（局部麻醉）；血压下降、呼吸抑制、恶心、呕吐、头痛、尿潴留（蛛网膜下腔阻滞）；全脊椎麻醉、局部麻醉药毒性反应、血压下降、呼吸抑制、恶心、呕吐、脊神经根损伤、硬膜外腔血肿（硬脊膜外阻滞患者）；呕吐与误吸、呼吸道梗阻、通气不足、低血压、高血压、心律失常、高热、苏醒延迟（全身麻醉）。

【护理措施】

（一）麻醉前护理

1．生理准备　麻醉前应改善患者的状况，纠正紊乱的生理功能和治疗潜在的内科疾病，尽可能使各脏器维持较好的功能。营养不良可导致机体低蛋白、贫血、维生素缺乏等，进而降低麻醉和手术的耐受力。拟行全身麻醉或长期卧床的患者，术前应加强肺功能锻炼，指导患者做深呼吸和咳嗽、咳痰练习，指导吸烟者麻醉前 6 ~ 8 周戒烟或停止吸烟。术前 8 ~ 12 小时禁水，4h 禁饮，从而防止手术期胃内容物反流、呕吐或发生误吸而导致呼吸道梗阻或吸入性肺炎。

2. 心理准备　心理准备是麻醉前护理的重要部分。患者往往会对麻醉和手术产生紧张、焦虑甚至恐惧等情绪，在访视时与患者交谈，评估其是否存在紧张、焦虑和恐惧，评估其合作程度，耐心听取其对麻醉和手术的顾虑和要求，给予必要的解释和安慰，使其了解麻醉过程、相关并发症的发生和处理等，消除患者的顾虑、恐惧，取得患者的信任和配合。对过度紧张者可适当给予药物治疗，发现明显精神状态异常者应请专科医师会诊。

3. 器械、用具和药品准备　为保证麻醉和手术安全顺利的进行，术前应根据麻醉方式、患者情况充分准备好相应的麻醉用具、麻醉机、监测设备、特殊及抢救药品。术前还应全面估计麻醉中患者可能出现的变化，认真准备应对时所需的器械及药品。在麻醉前，还应对麻醉器械、用具和药品进行全面的检查与核对，确保仪器、设备等功能正常。

4. 麻醉前用药

（1）麻醉前用药的目的

1）镇静和催眠：解除患者术前的紧张、焦虑、恐惧情绪，使其在手术前能有较好的睡眠，情绪稳定，充分配合麻醉，避免因过度紧张引起血压升高、心率增快进而导致心肌缺血、心肌梗死等严重后果。

2）镇痛：缓解或消除原发疾病或麻醉操作可能引起的疼痛和不适，增进患者的合作，增强镇静催眠药的效果，减少麻醉药的用量，增强麻醉效果。

3）抑制腺体分泌：给予抗胆碱药物，减少呼吸道分泌物，维持呼吸道通畅。

4）抑制不良反应：减少镇静催眠药和麻醉药的副作用。减弱副交感反射兴奋性，减轻自主神经应激性。抑制胃液分泌，增加胃液 pH，抗呕吐。

（2）麻醉前常用药物

1）镇静安定药：主要使用苯二氮䓬类药物，这类药物有镇静、催眠、抗惊厥、抗焦虑作用，还有顺行性遗忘和中枢性肌肉松弛作用，可预防局部麻醉药的毒性反应。常用药物有地西泮（安定）和咪达唑仑（咪唑安定）。

2）催眠药：主要用巴比妥类药物，这类药物具有镇静、催眠和抗惊厥作用，对局部麻醉药的毒性反应有一定的预防作用，常用苯巴比妥（鲁米那）。

3）镇痛药：主要为阿片类药物，能提高中枢神经系统阈值，有较强的镇痛作用，还有一定的中枢镇静作用，可使患者安静、合作，与全身麻醉药起协同作用，减少麻醉药的用量。常用药物有吗啡和哌替啶。

4）抗胆碱药：能阻断毒蕈碱受体，抑制呼吸道腺体分泌，减少呼吸道分泌物，保持呼吸道通畅，还可抑制迷走神经反射。常用的药物有阿托品和东莨菪碱。

（二）麻醉期间的监护

1. 常规监测和护理　严密监测病情变化，着重观察生命体征、手术情况、术中出血量等。建立静脉通道，遵医嘱补液，保证足够的循环容量。

2. 局部麻醉并发症的观察和护理

（1）毒性反应：指单位时间内患者血液中局部麻醉药浓度超过机体的耐受力而出现的一系列中毒表现。导致局部麻醉药全身毒性反应的常见原因包括：①药物过量；②药物误注入血管；③注射部位血供丰富，未加用血管收缩药，血液吸收速度过快；④患者全身状态差，对局部麻醉药的耐受力降低等。

1）表现：局部麻醉药的毒性反应主要影响中枢神经系统和心血管系统，中枢神经系统比心血管系统对局部麻醉药敏感，因此中枢神经系统的毒性表现往往先出现。中枢神经系统的毒性表现为眩晕、耳鸣、烦躁不安、言语不清、肌肉震颤、惊厥、抽搐、昏迷等。心血管系统的毒性表现为传导阻滞、心肌收缩力减弱，导致心律失常、心排血量减少、血压降低甚至心搏骤停。

2）预防：①在安全剂量内应用局部麻醉药；②根据患者状态和注射部位调整剂量；③注药前回抽，无血液时方可注射；④如无禁忌，可在局部麻醉药内加入适量肾上腺素以减慢吸收；⑤麻醉前给予苯二氮䓬类或巴比妥药物，提高毒性阈值。

3）护理：一旦发生毒性反应，立即停药，给氧，加强通气。遵医嘱给予地西泮 5 ~ 10mg 肌内或静脉注射。惊厥者可用 2.5% 硫喷妥钠缓慢静脉注射，必要时快速行气管内插管人工呼吸或机械通气，并维持循环稳定。对有心搏骤停、呼吸抑制或停止者应立即行心肺复苏。

（2）过敏反应：酯类局部麻醉药引起的过敏反应较多见，酰胺类所致过敏反应极为罕见。过敏反应的表现为注入少量局部麻醉药后出现荨麻疹、喉头水肿、支气管痉挛、低血压等，严重时会危及生命。一旦发生过敏反应必须立即停药，保持呼吸通畅、给氧。适当补充血容量，维持循环稳定，紧急时遵医嘱应用血管加压药、糖皮质激素和抗组胺药。因局部麻醉药可扩张血管，其稳定剂能使皮肤充血，皮肤试验的假阳性率在 50% 以上，故不必常规进行皮肤试验。有过敏史的患者可选用酰胺类局部麻醉药。

3．椎管内麻醉并发症的观察和护理

（1）血压下降：交感神经纤维被阻滞，麻醉区域血管扩张，外周阻力下降，回心血量减少，心排血量下降，故引起动脉血压降低。对血压下降者可加快输液速度，以增加血容量，必要时静脉注射麻黄碱 10 ~ 20mg。对心率减慢者可静脉注射阿托品 0.3 ~ 0.5mg。

（2）呼吸抑制：阻滞平面过高时，可引起肋间肌甚至膈肌麻痹，进而引起通气量不足甚至呼吸停止。应给予氧气吸入或面罩辅助通气，一旦呼吸停止应立即行气管内插管人工呼吸或机械通气。

（3）恶心、呕吐：常见原因包括①腹腔脏器交感神经被阻滞后，胃肠蠕动增强；②胆汁反流入胃；③脑缺氧；④低血压；⑤手术牵拉内脏。可使用阿托品、氟哌利多或甲氧氯普胺等控制恶心、呕吐。

（4）全脊椎麻醉：是硬脊膜外麻醉最危险的并发症，由于误将局部麻醉药物注入蛛网膜下腔且未及时察觉，导致产生异常广泛的阻滞。患者表现为全部脊神经支配的区域均无痛觉、血压下降、心动过缓、呼吸困难、意识丧失，甚至呼吸、心搏停止。处理原则为一旦发生应立即停药，给予正压通气，加快输液速度，遵医嘱给予升压药，维持患者的呼吸和循环功能。

案例 5-1C

经过充分的麻醉前护理和术前准备，患者在静吸复合麻醉下行胸腔镜右上肺叶切除术及纵隔淋巴结清扫术。

问题与思考：

该患者麻醉中可能出现哪些并发症？应该如何进行观察和护理？

4．全身麻醉期间并发症的观察和护理

（1）呼吸道梗阻

1）上呼吸道梗阻：指声门以上的呼吸道梗阻，舌后坠和咽喉部分泌物积存是最常见的原因。舌后坠时可闻及鼾声，咽喉部有分泌物时可听到水泡声，主要症状为呼气困难。完全梗阻时患者出现鼻翼扇动和三凹征，呼吸动作强烈而无气体交换。一旦发生应立即托起下颌，放入口咽或鼻咽通气管，及时清理咽喉部分泌物。对喉头水肿者，可给予糖皮质激素，严重时行气管内插管或气管切开。对喉痉挛者应积极去除诱发因素，加压给氧，严重者可经环甲膜穿刺置管给氧。经上述处理仍无效者，须静脉注射琥珀胆碱，面罩给氧，必要时行气管内插管，维持通气。

2）下呼吸道梗阻：指声门以下的呼吸道梗阻，常见原因包括气管受压、插管位置异常、管腔堵塞、支气管痉挛、分泌物及呕吐物误吸等。轻者无明显症状，严重者可出现缺氧、CO_2潴留、心动过速、血压下降。全身麻醉时应及时清理呼吸道分泌物。一旦发现梗阻症状，应立即报告医师并协助处理。

（2）通气不足：由麻醉性镇痛药、麻醉药和肌肉松弛药产生的呼吸抑制所致，表现为CO_2潴留。一旦发现，应给予机械通气维持有效的肺泡通气量，必要时遵医嘱给予拮抗药物。

（3）低氧血症：低氧血症的临床表现为呼吸急促、发绀、躁动不安、心动过速、心律失常、血压升高等。气管内导管误入一侧支气管、呼吸道梗阻、N_2O吸入麻醉、麻醉机故障、氧气不足等是导致麻醉期间低氧血症的常见原因。一旦发生，应及时给氧，必要时行机械通气。

（4）低血压：麻醉期间收缩压低于80mmHg或下降超过基础值的30%。主要原因为麻醉过深、术中失血过多而血容量补充不当、过敏反应、心肌收缩功能障碍、肾上腺皮质功能低下、手术直接刺激迷走神经或术中牵拉内脏兴奋迷走神经等。一旦出现低血压，应先改变麻醉深度，补充血容量，必要时暂停手术操作，给予缩血管药物，待麻醉深度适宜、血压平衡后再继续手术。

（5）高血压：麻醉期间收缩压高于160mmHg或超过基础值的30%。除原发性高血压、嗜铬细胞瘤、甲状腺功能亢进症等患者外，麻醉诱导药物剂量不足即进行气管内插管、麻醉过浅等均易引起高血压。必须先消除诱发血压升高的各种因素，并保证适宜的麻醉深度，必要时给予血管扩张药。

（6）心律失常：以房性期前收缩和窦性心动过速较多，与麻醉深度不当、手术刺激过强、低血压、高血压等有关。应保证适宜的麻醉深度，维持循环容量正常、血流动力学稳定，维持心肌氧供和氧耗平衡，针对相关的诱因进行处理。

（7）高热：麻醉中机体中心温度超过38℃，可见于各年龄段的患者。发现体温升高时，应积极控制体温。高热处理不及时或不当易导致抽搐，一旦发生抽搐，应立即静脉注射咪达唑仑或小剂量硫喷妥钠，给予高流量氧气吸入，并积极进行物理降温，尤其是头部降温。

案例 5-1D

该患者在静吸复合麻醉下行右上肺叶切除术及纵隔淋巴结清扫术。手术后回病房，已清醒，诉胸部切口疼痛，带有自控镇痛泵、胸腔闭式引流管、胃管及尿管，有心电监护仪。

问题与思考：

该患者麻醉后可能出现哪些并发症？如何观察和护理？

（三）麻醉后护理

1．局部麻醉后的护理　局部麻醉药对机体影响较小，除术中发生毒性反应或过敏反应外，一般无须特殊处理。门诊手术者若术中用药多、手术过程长，应于术后休息片刻，经观察无异常后方可离院，并告之若有不适，随时就诊。

2．椎管内麻醉后护理

（1）病情观察：密切监测生命体征，防止麻醉后并发症的出现。麻醉后早期每 15 ～ 30 分钟测血压、脉搏、呼吸一次，并做好记录，病情稳定后可延长监测的间隔时间。同时还要观察患者各种引流管的引流量、颜色，尿量，体温，肢体的感觉和运动情况。如有异常应及时报告医生。

（2）体位：腰麻后为预防麻醉后头痛，需常规去枕平卧 6 ～ 8h。硬膜外麻醉后不会引起头痛，但因交感神经阻滞后，血压多受影响，所以平卧（可不去枕）4 ～ 6h。

（3）蛛网膜下腔阻滞后的并发症观察与护理

1）头痛：术后最常见的并发症。典型头痛在麻醉作用消失后 6 ～ 24 小时内发生，2 ～ 3 天最剧烈，1 ～ 2 周消失，主要原因为脑脊液外漏。轻度头痛者，保持平卧 2 ～ 3 天，头痛可自行消失。中度头痛者，每日补水或补液 2500 ～ 4000ml，遵医嘱应用小剂量镇痛药或镇静药。经上述处理无效的重度头痛者，可采用硬膜外腔自体血充填法。

2）尿潴留：因支配膀胱的骶神经功能恢复较晚、会阴及肛门手术后切口疼痛、下腹部手术刺激膀胱或患者不习惯在床上排尿所致。预防和护理措施有：①术前讲解尿潴留发生的原因，指导患者练习床上排尿，并嘱患者术后有尿意应及时排尿；②采用针刺足三里、三阴穴或膀胱区热敷、按摩等措施促进排尿；③必要时留置导尿管。

3）神经系统并发症：包括脑神经受累、假性脑膜炎等。对脑神经受累者，可采取措施缓解疼痛，遵医嘱给予维生素 B_1，多数患者 4 周左右能自行恢复。假性脑膜炎按蛛网膜下腔阻滞后头痛处理，同时遵医嘱应用抗生素，症状即可消失。

（4）硬脊膜外阻滞后的并发症观察与护理

1）脊神经根损伤：穿刺针体偏斜或导管质硬均可损伤脊神经根或脊髓，患者表现为受损神经分布区疼痛或麻木。穿刺或置管时，如患者有电击样异感并向肢体放射，说明已触及神经，应立即停止进针，调整进针方向，避免加重损伤。损伤后 3 天内，神经根痛最为明显，2 周内多缓解或消失。处理原则为对症治疗，预后较好。

2）硬膜外腔血肿：穿刺置管粗暴或不顺利、术前患者凝血机制障碍或接受抗凝治疗等均可能导致硬膜外血肿。患者表现为剧烈背痛、肢体运动感觉障碍等脊髓压迫症状及体征。一旦发生应尽早行椎管造影定位，确诊后尽早行椎板切除减压术，清除血肿。

3）留置导管拔出困难或折断：椎板、韧带及椎旁肌群强直可导致导管拔出困难，将患者处于原穿刺体位，通常可以顺利拔出导管。如仍拔管困难，可热敷或在留置导管周围注射局部麻醉药，然后均匀用力拔出导管。如导管折断，无神经刺激征或感染者，残留在体内的导管一般不需要手术取出，但应严密观察。

3．全身麻醉后的护理

（1）监测生命体征和病情：常规监测心电图和脉搏血氧饱和度，至少每 15 分钟监测记录一次生命体征，待患者完全清醒，呼吸、循环功能稳定后再将患者送回病房。

（2）保持呼吸道通畅

1）常规给氧，保持呼吸道通畅，及时清理口咽分泌物。为防止呕吐物误吸堵塞呼吸道，麻醉前应禁食、禁饮。术后取去枕平卧位，头偏向一侧。手术结束后，危重患者一般直接送入重症监护病房。其他患者一般带气管插管入麻醉后恢复室（postanesthesia care unit，PACU）。

2）预防呕吐与误吸：减少胃内容物和提高胃液 pH。禁饮食，特殊患者留置胃管。保护气道，包括选择合适的麻醉和诱导方法。尽量降低胃内压，至少不增加胃内压。一旦发生反流，应迅速建立通气道，防治进一步的误吸。

3）气管插管的拔管时机：①肌肉松弛药的残余作用已完全逆转；②麻醉性镇痛药的呼吸抑制作用已消失；③咳嗽、吞咽反射活跃，自主呼吸气体交换量恢复正常；④口、鼻、咽喉和气管内无分泌物。

(3) 维持循环功能稳定：麻醉恢复期，血压容易出现波动。术中补液不足、引流及术后出血等可导致血容量不足，出现低血压。手术切口疼痛、气管插管及尿管等刺激及缺氧等可导致高血压。处理原则为严密监测血压变化，积极查明原因，给予相应的处理。

(4) 明确麻醉苏醒程度：全身麻醉后超过 2 小时意识仍未恢复，排除昏迷后，可认为是苏醒延迟。主要原因有麻醉药物过量、患者对麻醉药物极度敏感，呼吸或循环功能恶化，严重水、电解质失衡或糖代谢异常等。应查明原因并进行相应处理，促使患者意识恢复。通常采用麻醉后评分法，从活动、呼吸、循环、意识和色泽 5 个方面评估患者的苏醒程度，总分为 10 分，> 7 分者，提示苏醒良好，可转出 PACU。评分方法为：①活动：四肢均能活动记 2 分，能活动 2 个肢体记 1 分，不能活动记 0 分；②呼吸：能深呼吸并咳嗽记 2 分，呼吸困难或间断记 1 分，无自主呼吸记 0 分，③循环：与麻醉前基础血压相比收缩压变化率在 ±20% 内记 2 分，20% ～ 50% 记 1 分，> 50% 记 0 分；④意识：清醒、回答问题正确记 2 分，呼其名时会睁眼记 1 分，呼唤无反应记 0 分；⑤色泽：面、口唇、指端色泽正常记 2 分，苍白、灰暗记 1 分，明显青紫记 0 分。不用评分表者，达到以下标准，可转回病房：①神志清楚，有定向力，回答问题正确；②呼吸平稳，能深呼吸及咳嗽，SpO_2 > 95%；③血压及脉搏稳定 30 分钟以上，心电图无严重的心律失常和心肌缺血改变。

(5) 防止意外伤害：患者在苏醒过程中，因意识尚未完全恢复，容易烦躁不安，发生意外伤害，应做好防护，必要时给予约束，防止坠床、碰撞、非计划拔管等意外伤害。

(6) 其他监护：注意保暖，保持静脉输液通畅，妥善固定各种引流管并保持通畅，观察记录苏醒期引流液的颜色、性状、量。严密观察有无术后出血等并发症，协助完成其他检查或监测。

小　结

1. 麻醉前护理　麻醉前应重点评估患者的临床表现和辅助检查、与麻醉相关的健康史、心理社会状况和麻醉方式。此外，还应做好相应的准备工作，包括患者准备，做好器械、用具和药品准备及麻醉前用药准备。患者准备包括：生理准备，应改善患者的状况，纠正紊乱的生理功能和治疗潜在的内科疾病；心理准备，给予必要的解释和安慰，消除患者的顾虑、恐惧，取得患者的信任和配合；器械、用具和药品准备，为保证麻醉和手术安全、顺利进行。麻醉前用药的目的包括镇静、催眠、镇痛、抑制腺体分泌、抑制不良反应，常用的药物包括镇静药、催眠药、镇痛药和抗胆碱药。

2. 麻醉期间的监护　常规监测病情变化，着重观察生命体征、手术情况、术中出血量等。此外，还应做好并发症的观察、预防和处理。局部麻醉期间的并发症包括毒性反应和过敏反应。椎管内麻醉期间的并发症包括血压下降、呼吸抑制、恶心、呕吐、全脊椎麻醉、局部麻醉药毒性反应等。全身麻醉期间的并发症包括呼吸道梗阻、通气量不足、低氧血症、高血压、低血压、心律失常、高热等。

3. 麻醉后护理　局部麻醉药对机体影响较小，除术中发生毒性反应或过敏反应外，术后一般无须特殊处理。椎管内麻醉后要密切监测生命体征，防止麻醉后并发症（如头痛、尿潴留、脊神经根损伤、硬膜外腔血肿等）的出现。全身麻醉后要注意监测生命体征和病情、保持呼吸道通畅、维持循环系统功能稳定、明确麻醉苏醒程度、防止意外伤害、注意保暖等。

思考题

1．男性，58 岁，在全身麻醉下行“胸腔镜肺叶切除术”，术后清醒返回病房。约 20min 后出现呼吸急促、鼻翼扇动、三凹征。

请问：该患者目前主要的护理诊断 / 问题是什么？可能的原因是什么？该如何处理？

2．女性，43 岁，在颈丛神经阻滞下行“颈部肿块活检”，局部注射利多卡因 250mg。约 10min 后，患者出现眩晕、耳鸣，继而烦躁不安、言语不清、肌肉震颤、惊厥、抽搐。

请问：该患者目前主要的护理诊断 / 问题是什么？可能的原因是什么？该如何处理？

（陈　杰）

参考答案

第六章 围术期患者的护理

学习目标

通过本章内容的学习，学生能够：

◎ 识记

1. 复述围术期护理、洁净手术部的定义。
2. 复述标准预防的原则。
3. 列举术后患者常见不适。

◎ 理解

1. 解释术前胃肠道准备、呼吸道准备的注意事项。
2. 比较刷手护士、巡回护士的职责。
3. 分析术后并发症发生的原因。

◎ 运用

1. 评估手术患者并为其制订术前、术后护理计划。
2. 正确执行刷手护士操作技能。

手术既是外科治疗的重要手段，又是一个创伤过程，会给患者带来生理、心理负担，使患者处于应激状态。围术期护理通过向患者提供身、心的整体护理，将手术的危险性、患者的痛苦和焦虑降至最低，从而改善患者的手术耐受力，使手术能够顺利进行，促进术后康复，预防并减少术后并发症的发生。

围术期（perioperative period）是指患者自进入病房到术后痊愈出院的这段时间，分为手术前期、手术中期和手术后期。在手术前期（preoperative phase）通过评估与纠正可能增加患者手术危险的生理及心理问题，向患者及家属提供有关手术的健康指导。手术中期（intraoperative phase）需保护患者安全，严格无菌操作和配合，使麻醉和手术顺利实施。手术后期（postoperative phase）需维持患者各系统生理功能，减轻疼痛与不适，预防术后并发症，为患者制订出院计划。

依照手术时限不同手术类型可分为择期手术、限期手术和急症手术。①择期手术，无手术时间限制，在充分术前准备后进行手术；②限期手术，在一定期限选择手术时间并做好充分术前准备；③急症手术，为抢救生命需迅速手术。

依照手术目的不同手术类型分为诊断性手术、治疗性手术、姑息性手术和美容性手术。①诊断性手术，确定或证实可疑诊断；②治疗性手术，对病变、受损或先天畸形的组织器官进行修补或切除，达到治疗的目的；③姑息性手术，减轻无法治愈疾病的症状。④美容性手术，目的是改善外形，患者的要求是其主要的实施理由。

第一节　手术前期患者的护理

手术前期可能短至数分钟，也可长至数周。手术前期的护理重点是通过评估纠正可能增加患者手术危险性的生理及心理问题，帮助患者做好心身准备。向患者及家属提供有关手术的健康指导。

案例 6-1A

男性，52 岁，自诉 2 个月前开始排黏液血便，大便不成形，每天 3 ~ 5 次，并有里急后重感。按照“痔疮”自行处理，使用外用药物治疗未见改善，故来院就诊。经肠镜检查确诊为直肠癌，拟行直肠癌根治术。

问题与思考：

该患者术前评估内容有哪些？应如何进行术前准备？

【护理评估】

（一）临床表现

评估患者原发病的症状和体征，判断疾病严重程度。此外，了解营养状况、体液平衡状况以及重要脏器功能状况。

（二）辅助检查

评估实验室各项检查，X 线、B 超、CT 及 MRI 等影像学检查，以及心电图、内镜检查等结果，明确疾病严重程度以及机体重要脏器功能状况。

（三）与手术耐受力相关的健康史

了解患者既往有无高血压、心脏病、糖尿病、肝病、肾病等，了解患者的用药情况、手术史、过敏史、婚育史和家族史等。

根据患者的疾病状况及既往健康状况明确其手术耐受力：①耐受力良好：疾病对全身的影响较少，或有一定的影响，但易纠正；患者全身情况较好，重要器官无器质性病变，或其功能处于代偿状态。对于这类患者，术前可进行一般性准备。②耐受力不良：疾病已经对全身造成明显影响；患者的全身情况欠佳，或重要器官有器质性病变，功能濒于或已有失代偿的表现，对这一类特殊准备，待全身情况改善，方可实施手术。

（四）心理社会状况

了解患者及家属的心理反应，家庭的关心、支持程度，经济承受能力等。手术不仅是生理性压力源，也是心理性压力源。由于大多数患者都是第一次接受手术，因此会产生紧张、焦虑、恐惧等心理反应。最常见的术前心理反应为焦虑。手术前的焦虑程度并不一定与疾病的严重性呈比例。引起患者术前焦虑的常见原因有担心手术过程中出现危险、害怕疼痛、担心器官或肢体的丧失、担心麻醉的安全性、害怕最后的诊断为恶性疾病，以及担心意识不清时受到伤害等。总之，对“未知”的害怕是引起患者术前焦虑的主要原因。面对手术时，患者会使用不同的心理防卫机转来处理焦虑。术前最常用的两种防卫机转是“否认”和“退化”，此外还有“理智化”。“否认”的患者对于即将来临的手术，会表现出不在乎的态度，患者还可能否认自己生病，忽视自己的症状。“退化”的患者行为上会变得更依赖他人，像小孩一样。“理智化”

是比较成熟的心理防卫机转，此类患者会与医护人员理性地讨论自己的疾病和手术情况，但不会表现出任何情绪。

（五）治疗原则

了解手术的方式、麻醉方式，以明确术后可能发生的并发症。术后并发症可分为2类：一类是任何手术都可能发生的并发症；另一类是与手术方式相关的特殊并发症。本章重点介绍前者，后者将在相关章节中予以介绍。

案例 6-1B

患者知晓病情及治疗方案后，担心预后及治疗效果，夜间入睡困难，且易醒，多次找医生、护士询问有关手术方式及预后等信息。

问题与思考：

该患者目前存在哪些护理诊断/问题？如何护理？

【主要护理诊断/问题】

1．焦虑　与担心麻醉、手术意外、疼痛等有关。

2．睡眠型态紊乱　与疾病导致的不适、环境改变和担忧有关。

3．知识缺乏　缺乏手术、麻醉及术前准备的相关知识。

【护理措施】

（一）心理准备

1．**建立良好的护患关系**　了解患者病情及需要，通过沟通取得患者信任。帮助患者正确认识病情，积极配合治疗和护理。

2．**做好心理支持和疏导**　鼓励患者表达感受，帮助患者宣泄恐惧、焦虑等不良情绪；耐心解释，增强信心；动员社会支持系统，使其感受到被关心和重视。

3．**制订健康教育计划**　帮助患者认识疾病、手术的相关知识及术后用药的注意事项，向患者说明术前准备的重要性，术后配合技巧、康复知识，使患者对手术的风险及可能出现的并发症有足够的认识和心理准备，减轻患者的担心程度。

（二）生理准备

1．**完善检查**　协助并督促完成术前检查，全面了解身体状况。

2．**皮肤准备**　减少皮肤表面定植菌，以控制和减少手术部位感染。

（1）沐浴：术前1日下午或晚上，清洗皮肤。用含氯皂液或氯己定（洗必泰）反复清洗细菌栖息密度较高的部位（如手、足）或不能接受强刺激消毒剂的部位（如面部、会阴）。

（2）备皮：手术区域若毛发细小，可不必剃毛；若毛发影响手术操作，手术前应予剃除。手术区皮肤准备范围包括切口周围至少15～20cm的区域，不同手术部位的皮肤准备范围不同（表6-1，图6-1）。

某些部位的手术还有特殊的“备皮”要求，如骨、关节、肌腱手术需要在术前3天开始进行“备皮”。用肥皂水洗净备皮区后，再用75%乙醇溶液消毒，无菌巾包扎，术日晨重新消毒、包扎。颅脑手术需在术前3天剪短头发，每天清洗头发，术前几小时剃净头发，用肥皂水洗净，然后戴手术帽。

3．呼吸道准备　吸烟者术前2周戒烟，教会患者深呼吸、咳嗽和咳痰方法。对已患有呼吸系统疾病者应进行雾化吸入、体位引流、抗感染等治疗。

表6-1　不同手术部位的皮肤准备范围

手术部位	备皮范围
颅脑手术	剃除全部头发及颈部毛发，保留眉毛
颈部手术	上自唇下，下至乳头水平线，两侧至斜方肌前缘
胸部手术	上自锁骨上及肩上，下至脐水平，包括患侧上臂和腋下，胸背均超过中线 5cm 以上
上腹部手术	上自乳头水平，下至耻骨联合，两侧至腋后线
下腹部手术	上自剑突，下至大腿上 1/3 内侧及会阴部，两侧至腋后线，剃除阴毛
腹股沟手术	上自脐平线，下至大腿上 1/3 内侧，两侧至腋后线，包括会阴部，剃除阴毛
肾手术	上自乳头平线，下至耻骨联合，前后均过正中线
会阴部及肛门手术	上至髂前上棘，下至大腿上 1/3，包括会阴部及臀部，剃除阴毛
四肢手术	以切口为中心包括上、下方各 20cm 以上，一般超过远、近端关节或为整个肢体

深呼吸用横膈和腹式呼吸，通过用鼻吸气、嘴呼气的方法来实现。具体方法是平卧、半卧或坐卧，屈膝，放松腹部，双手放两侧肋缘下感觉胸腹部的运动。用鼻吸气使腹部膨隆，坚持几秒钟，然后缩唇呼气，同时收缩腹肌。每做 5 ～ 6 次后放松休息，术后每小时做 5 ～ 10 次（图 6-2）。

咳嗽、咳痰的具体方法是采用坐位或半坐卧位，上身稍前倾，双手十指交叉，压在切口部位上方。做数次深呼吸，然后微张开口，深吸一口气，从肺部深处向外咳嗽（图 6-3）。

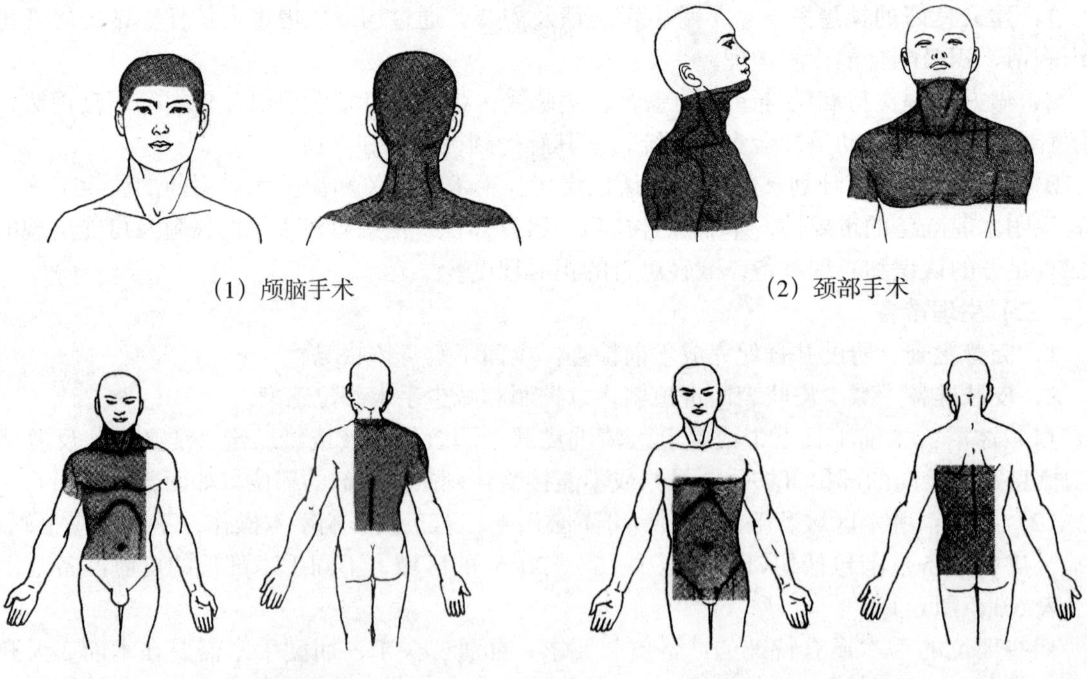

（1）颅脑手术　　（2）颈部手术

（3）（右）胸部手术　　（4）（左）肾部手术

图 6-1　手术皮肤准备范围

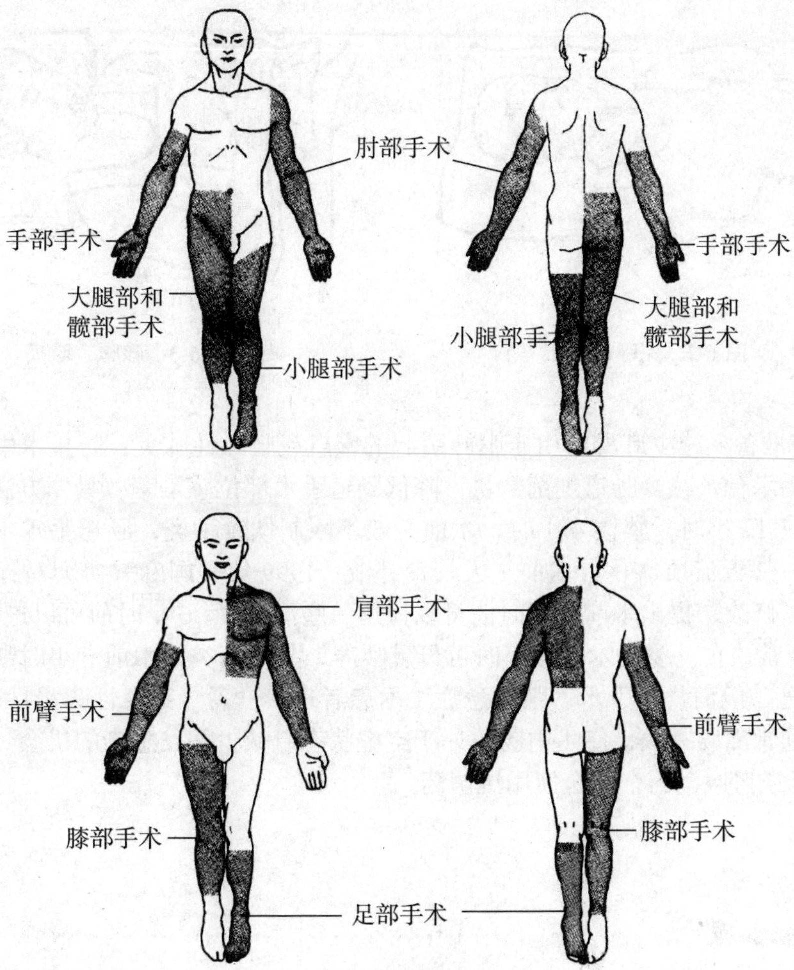

（5）四肢手术

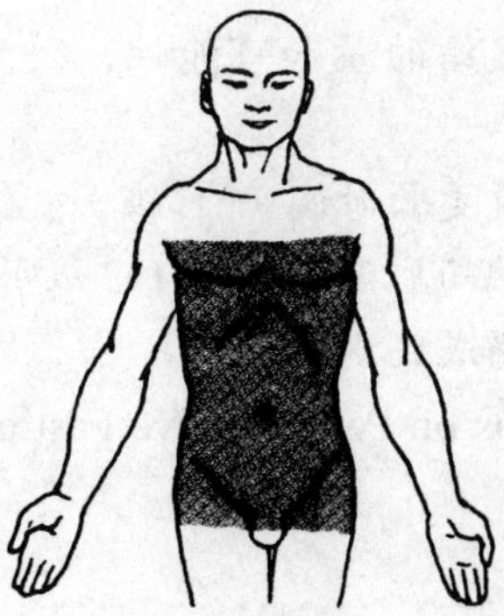

（6）腹部手术

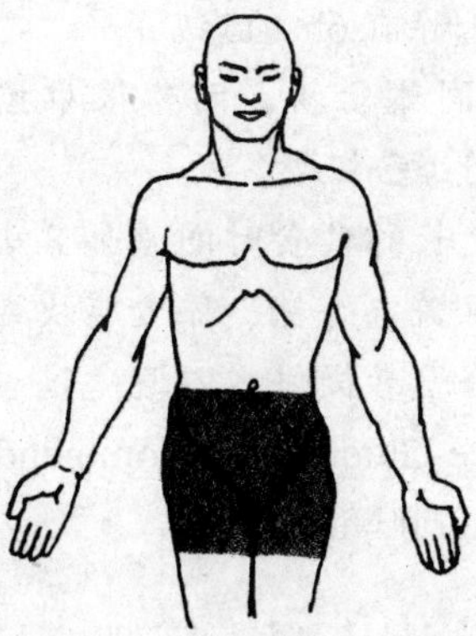

（7）腹股沟和阴囊部手术

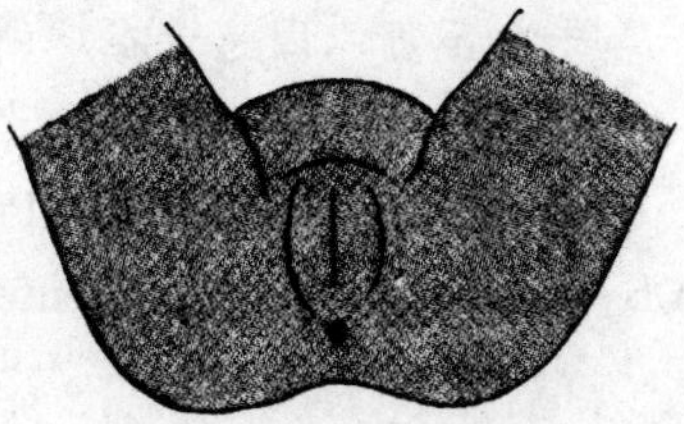

（8）会阴部和肛门部手术

图 6-1（续）　手术皮肤准备范围

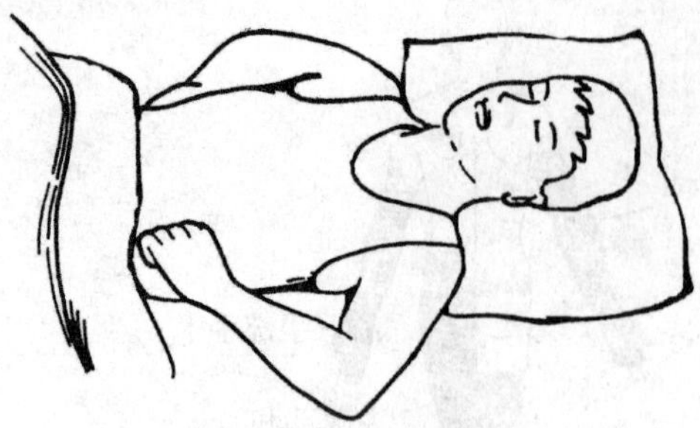

图 6-2　深呼吸

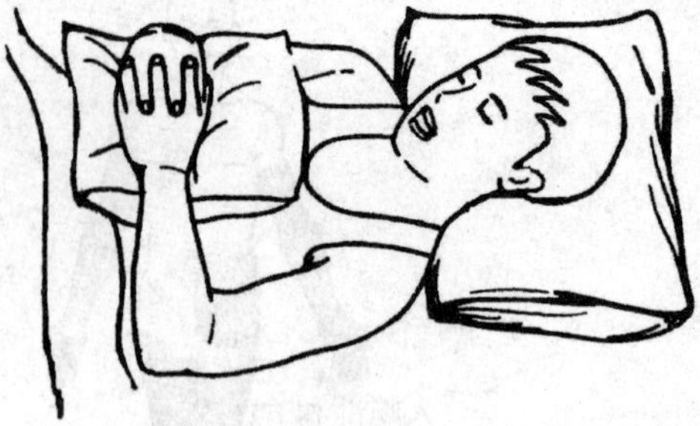

图 6-3　咳嗽、咳痰

4．胃肠道准备　减少麻醉时由于呕吐引起的窒息或吸入性肺炎；防止术中肛门括约肌松弛后粪便污染手术台；减少肠道细菌数量，降低肠道手术部位感染率。具体方法：①成人择期手术前禁食 8 ～ 12 小时，禁饮 4 小时，术前一般不限制饮食种类，肠道手术术前 3 天起少渣饮食，术前 1 ～ 2 天流质饮食，术前 1 天禁食补液。1999 年美国麻醉协会对择期手术患者术前禁食指南做了修改，提出术前 2 小时前可以饮用一些清流食，6 小时前可以进小量清淡饮食，8 小时前可以正常饮食。婴儿术前 4 小时可母乳喂养，其他奶类则术前 6 小时喂养。②术前一般无需放置胃管，但消化道手术、某些急症手术患者未禁食者（如急性弥漫性腹膜炎）除外。③术前 1 日晚通常灌肠一次，使术中肠腔处于空虚状态以减少并发感染的机会。④肠道手术前 3 天开始做灌肠或口服泻药，配合使用抗菌药。

知识拓展

术前禁食相关实践指南综述

术前禁食应该尽可能减少，从午夜起开始禁食对多数患者而言是没有必要的。（A 级）

患者麻醉前 2h 可以饮用清流质，且不限制饮水（A 级）。

患者可以食用固体食物直到麻醉前 6h（C 级）。

茶和咖啡中的牛奶应被视为固体食物，因为很难控制凝结的量和可能性，因此，应按照固体食物有同样的禁食时间（C 级）。

对煎炸、油腻食物或肉用要更长的禁食时间（如 8 小时或更长时间）（E 级）。

手术不可以因患者在麻醉前咀嚼口香糖、舔食糖块或抽烟而取消或延迟（C 级）。

如果择期手术延迟，应考虑给患者提供水以避免过度口渴或脱水（E 级）。

Lambert E. & Carey S.. Practice Guideline Recommendations on Perioperative Fasting：A Systematic Review. J Parenter Enteral Nutr. 2015.

5．增强机体抵抗力　通过给予高热量、高蛋白质、高维生素饮食和保证作息时间来提高患者的抵抗力。必要时遵医嘱给予镇静催眠药。

6．术前特殊练习　教会患者练习术中要求的特殊体位，以及床上大、小便和术后体位改变技巧、肢体功能锻炼方法（图 6-4）等。

（三）特殊准备

1．营养不良　术前应重视患者的营养不良及免疫功能异常，予以调整。营养不良的患者耐受失血、休克的能力降低。低蛋白血症可引起组织水肿，影响伤口愈合。营养不良的患者抵

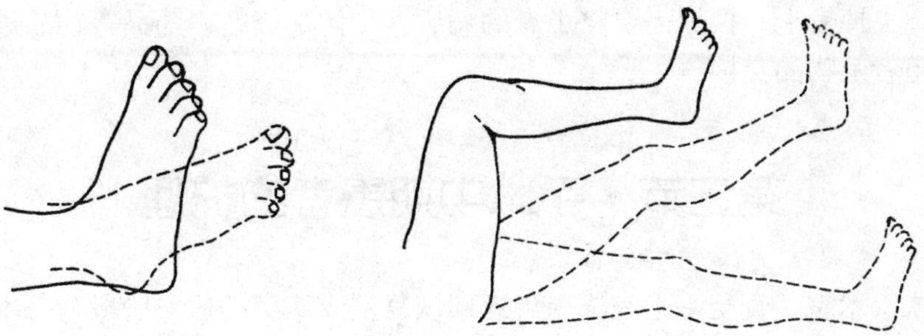

图 6-4　下肢、足活动方法

抗力低下，容易并发感染。术前应行营养风险筛查，对有营养风险患者行进一步营养评定，制订相应营养干预计划。

2．**高血压**　血压在 160/100 mmHg 以下，可不必特殊准备。血压过高者，麻醉和手术应激可引起脑血管意外和充血性心力衰竭等危险，术前应选用合理的降血压药物降压，但并不要求血压降至正常才行手术。

3．**心脏病**　心脏病的类型与手术的耐受力有关。偶发室性期前收缩的心律失常一般不需要特殊处理。长期低盐饮食、服用利尿药易导致患者水、电解质失衡，术前应予以纠正。急性心肌梗死患者发病 6 个月内，不宜施行择期手术，6 个月以上无心绞痛者，可在监视下行手术。心力衰竭患者，最好在心力衰竭控制 3 ～ 4 周后，再施行手术。

4．**呼吸功能不全**　有呼吸系统病史或拟行肺部分切除、食管或纵隔肿瘤切除的患者，术前应重点评估肺功能。急性呼吸系统感染者，如为择期手术，应推迟至治愈后 1 ～ 2 周。阻塞性呼吸道疾病者，可应用支气管扩张药。痰液稠厚者给予雾化吸入。重度肺功能不全并发感染者，须改善其肺功能，待感染控制后再行手术。

5．**肝病**　肝功能轻度损害不影响手术耐受力。肝功能损害较严重或濒于失代偿者，手术耐受力显著降低，如明显营养不良、腹水、黄疸或急性肝炎者，除急症抢救外，多不宜施行手术。

6．**肾病**　麻醉、手术创伤都会加重肾的负担。凡有肾疾病者，都应进行肾功能检查。根据 24h 内生肌酐清除率和血尿素氮测定值来判断肾功能状况。轻、中度肾功能损害患者，经适当内科治疗后均能较好地耐受手术；重度损害者需要在有效透析疗法的处理下才能实施手术，但术前应最大限度地改善肾功能。

7．**糖尿病**　糖尿病患者手术耐受力差，易发感染。术前应控制患者的血糖水平，纠正水、电解质代谢失调和酸中毒，改善营养状况。血糖应控制在轻度升高状态（5.6 ～ 11.3mmol/L），此时尿糖为 + ～ ++。手术应在当日尽早实施，以缩短禁食时间，避免酮体生成出现酮症酸中毒。禁食期间定时监测血糖。

8．**凝血功能异常**　监测凝血功能。对于长期服用阿司匹林及其他非甾体消炎药（如布洛芬）的患者，术前 7 天停药。对术前使用华法林抗凝的患者，只要国际标准化比值维持在接近正常的水平，小手术可安全施行。大手术前 4 ～ 7 天应停用，对血栓栓塞的高危患者在此期间应继续使用肝素。择期大手术患者在手术前 12 小时内不使用大剂量低分子肝素，4 小时内不使用大剂量普通肝素。心脏外科患者手术 24 小时内不用低分子肝素。在抗凝治疗期间需急诊手术的患者，一般需停止抗凝治疗。

（四）术日晨准备

术日晨检查术前准备工作的落实情况。测量生命体征，体温升高或有月经来潮应推迟手术。按时给予术前用药，如地西泮、阿托品等。嘱患者排空膀胱，盆腔手术或手术时间较长者应留置尿管。遵医嘱留置胃管。嘱患者摘除饰品、手表、眼镜（包括隐性眼镜）、义齿等。更换干净手术衣，去掉发卡。根据需要将患者的病历、影像学资料、药品等物品进行清点，与手术室人员完成患者及物品交接。

第二节　手术中期患者的护理

自患者进入手术室，直至手术完毕患者返回恢复室或病房的这一阶段为手术中期。手术中期护理即手术室护理。手术室是医院的重要部门，是外科治疗的重要环节。手术室护理的重点是保证手术过程中患者的安全以及手术的顺利、高效进行，同时通过严格执行无菌操作原则，预防手术部位感染（surgical site infection，SSI）。

（一）手术室布局、环境及设施要求

1．手术室的建筑布局　应当遵循医院感染预防与控制的原则，做到布局合理、分区明确、标识清楚，符合功能流程合理和洁污区域分开的基本原则。手术室应设在便于接送手术患者的区域，宜邻近重症医学科、临床手术科室、病理科、输血科（血库）、消毒供应中心等部门，应当设立急诊手术患者绿色通道。手术室内可分内走廊和外走廊，内走廊为洁净通道，供工作人员、患者、洁净物品的使用，外走廊为非洁净通道，供术后器械、敷料、垃圾等污物的处理。手术室应设有三个出口，即患者出入口、工作人员出入口、污物出口。

2．手术室的环境

（1）一般要求：手术室内环境应保持在 22 ~ 25℃，相对湿度 35% ~ 60%。建筑装饰应遵循不产尘、不积尘、耐腐蚀、防潮防霉、容易清洁和符合防火要求的总原则。手术间应有隔音设备及空气过滤净化装置，采用宽大感应式自动门，便于平车进出。

（2）洁净手术室（clean operating room）：是采取一定空气洁净技术，使空气菌落数和尘埃粒子数等指标达到相应洁净度等级标准的手术室。空气在进入手术室之前要经过初效、中效、高效三级过滤器。由于细菌、螺旋体、立克次体多附着在 1μm 左右的尘埃上，三级过滤器过滤细菌的有效率可达 99.95% 以上。根据气流的流通方向可将气流组织分为乱流、水平层流和垂直层流 3 种形式。

（3）手术间的分级：根据空气洁净程度，即空气中含尘浓度对手术间进行分级（表 6-3）。

表6-3　洁净手术室分级

等级	名称	空气洁净度级别（级）		≥ 0.5μm 微粒数（个 /m^3）	沉降法（浮游法）细菌最大平均浓度	
		手术区	周边区		手术区	周边区
Ⅰ	特别洁净手术室	100	1000	≤ 35 × 100	0.2 个 /30min · Φ90 皿（5 个 /m^3）	0.4 个 /30min · Φ90 皿（10 个 /m^3）
Ⅱ	标准洁净手术室	1000	10 000	≤ 35 × 1000	0.7 个 /30min · Φ90 皿（25 个 /m^3）	1.5 个 /30min · Φ90 皿（50 个 /m^3）
Ⅲ	一般洁净手术室	10 000	100 000	≤ 35 × 10000	2 个 /30min · Φ90 皿（75 个 /m^3）	4 个 /30min · Φ90（150 个 /m^3）
Ⅳ	准洁净手术室	300 000		≤ 35 × 100000	5 个 /30min · Φ90 皿（175 个 /m^3）	

根据空气净化的级别，手术间的适用范围不同：

1）Ⅰ级洁净手术间：特别洁净手术室，适用于关节置换手术、器官移植手术及脑外科、心脏外科和眼科等手术中的无菌手术。

2）Ⅱ级洁净手术间：标准洁净手术室，适用于胸外科、整形外科、泌尿外科、肝胆胰外科、骨科和普通外科中的一类切口无菌手术。

3）Ⅲ级洁净手术间：一般洁净手术室，适用于普通外科（除去一类切口手术）、妇产科等手术。

4）Ⅳ级洁净手术间：准洁净手术室，适用于肛肠外科及污染类等手术。

3．手术室设备　手术室的内部设备可分为两大类。①固定设备：包括净化空调设备、医用气体装置、无影灯、嵌入式控制面板、钟表计时器、免提电话、操作柜、输液导轨等；②可移动设备：手术床、麻醉机、监护仪、电外科设备、吸引器、器械车、X线摄影机、显微外科设备等。

4．手术室的管理　手术室应建立严格的规章制度确定环境的洁净，保证手术患者的安全，降低手术部位感染的危险。

（1）区域管理：洁净手术室分为洁净区、准洁净区和非洁净区。

1）洁净区（限制区）：包括手术间、刷手间、无菌物品间等。消毒或已穿无菌手术衣者仅能在此区域内活动。

2）准洁净区（半限制区）：包括通往限制区的走廊、麻醉准备间、恢复室等。该区为从限制区进入非限制区的过渡性区域。

3）非洁净区（非限制区）：包括更衣室、休息室等。工作人员须在此区域类更换手术室衣裤，戴好帽子、口罩。

（2）清洁和消毒：随时保持手术室各地面的清洁。每台手术完成后，必须将使用后的器械、敷料移出手术间，更换垃圾袋，清洁地面及仪器设备，待手术间自净20～30min后接入下一台手术。全天手术完毕后，使用500mg/L的含氯消毒剂擦拭地面，75%乙醇溶液擦拭仪器设备。每周至少进行一次大扫除，完成墙面、回风口、无影灯及橱柜等的清洁。

感染手术的处理：①一般感染手术（如乙肝、艾滋病手术等）原则上应安排在手术间的最后一台，若有接台手术，应在清洁工作完成后用500mg/L的含氯消毒剂擦拭地面及设备、物品表面，并净化30min以上。②特殊感染手术（高度传染性及致命性的传染病手术，如空洞型肺结核、气性坏疽手术等）应安排在所有手术结束之后在负压手术间或隔离手术间进行，严禁参观手术。手术间内人员应穿隔离衣、戴手套、穿保护性鞋套，室内、外各设一名巡回护士。手术结束后，应当对手术间环境及物品、仪器等进行终末消毒。

（3）人员管理：工作人员进入无菌区必须更换手术衣、戴口罩、戴帽子，中途离开需穿外出服、戴鞋套。手术开始后，手术间的门应尽量减少开门次数。手术间内工作人员应尽量减少走动和不必要的活动，不可在无菌区中间穿行，或在无菌区内讲话、咳嗽。手术间内的人数应根据手术间的大小决定，原则上不得超过12～15人。

（二）手术物品的准备

手术过程中所有使用的器械和物品都必须经过灭菌处理，达到无菌要求，以预防手术部位感染。灭菌方法首选高压蒸汽灭菌法，不耐高温、高压的物品常用环氧乙烷低温灭菌法，也可选用过氧化氢低温等离子灭菌、甲醛低温灭菌等。手术室常用物品种类及其常用的灭菌方法如下。

1．手术器械　手术器械是外科手术时的必备物品，包括基本器械和特殊器械，常用的器械（如刀、剪、钳、镊和拉钩等）都属于基本器械，多用不锈钢制成。特殊器械为根据不同手术或手术医师的特殊需要增加的手术器械，如无损伤器械、内镜类器械等其他精密器械。手术器械首选高压蒸汽灭菌。不耐高温、高压的器械（如镜头、玻璃器皿等），可选择低温灭菌方法。

2．敷料 包括布类用品、纱布、棉花等。布类用品主要有手术衣和手术单。棉布类敷料可重复使用，需要高压蒸汽灭菌。无纺布类敷料为无菌包装的一次性敷料，多用于感染手术。纱布应选用吸水性强的脱脂纱布，用于术中止血、拭血及压迫、包扎等。棉花也应选用脱脂棉，主要有带线棉片、棉球等。纱布和棉花均为高压蒸汽灭菌，一次性使用。

3．手术缝针 常用的有三角针和圆针两类。三角针用于缝合皮肤或韧带等坚韧组织，圆针对组织的损伤小，用于缝合血管、神经、肌肉等软组织。两类针都有不同的大小和型号，可根据缝合的组织选择适当的种类。自包缝针多用高压蒸汽灭菌，也可选用已灭菌的成品包装，建议一次性使用。

4．手术缝线 是指用于结扎血管或对合组织的任何线性材料。根据不同的需要选择不同型号和材质的缝线。缝线分为天然缝合材料和人工合成材料两大类，每类又可分为可吸收性和不可吸收性两种。缝线多为已灭菌的成品包装，打开包装后不可再次灭菌使用。

5．常用仪器设备 随着现代化技术的发展，手术中使用到的仪器设备种类越来越多。现代化手术室护士必须掌握并操作的多种仪器设备，包括电外科工作站（电刀、超声刀等）、腔镜类仪器、负压吸引器、手术床等。

（三）手术人员的准备

建立手术人员无菌屏障是预防手术部位感染的关键，所有手术人员均须进行手臂清洗、外科手消毒、穿无菌手术衣、无接触式戴无菌手套后才能参加手术。刷手护士还须铺置无菌器械台、传递手术器械等。

1．外科手消毒（surgical hand antisepsis） 是指外科手术前医务人员用皂液和流动水洗手，再用手消毒剂清除或者杀灭手部暂居菌和减少常驻菌的过程。使用的手消毒剂常具有持续抗菌活性。

操作步骤：

（1）着装符合手术室要求，摘除首饰（戒指、手表、手镯、耳环、珠状项链等）。指甲长度不应超过指尖，不应佩戴人工指甲或涂指甲油。检查外科手消毒用物是否齐全及有效期。

（2）洗手：将袖口挽至上臂下1/3以上处，洗手。取适量的皂液清洗双手（按六步洗手法）、前臂和上臂下1/3。注意清洁指甲下和皮肤皱褶处。流动水彻底冲洗双手、前臂和上臂下1/3（手高于肘）。

（3）外科手消毒：包括冲洗手消毒方法和免冲洗手消毒方法。

1）冲洗手消毒方法：取适量的手消毒剂揉搓双手的每个部位、前臂和上臂下1/3，并认真揉搓2～6min，用流动水冲净双手、前臂和上臂下1/3，无菌巾彻底擦干。流动水应达到GB5749的规定。特殊情况水质达不到要求时，手术医师在戴手套前，应用醇类消毒剂在消毒双手后戴手套。手消毒剂的取液量、揉搓时间及使用方法应遵循产品使用说明书。

2）免冲洗手消毒方法：取适量的手消毒剂涂抹至双手的每个部位、前臂和上臂下1/3，并认真揉搓直至消毒剂干燥。手消毒剂的取液量、揉搓时间及使用方法应遵循产品使用说明。

2．穿无菌手术衣（sterile surgical gown） 目的是避免和预防手术过程中医护人员衣物上的细菌污染手术切口，同时保障手术人员安全，预防职业暴露。

操作步骤：

（1）拿取无菌手术衣，选择较宽敞处站立，面向无菌台，手提衣领，抖开，使无菌手术衣的另一端下垂。两手提衣领两角，衣袖向前位将手术衣展开，举至与肩同齐水平，使手术衣的内侧面面对自己，顺势将双手和前臂伸入衣袖内，并向前平行伸展。

（2）巡回护士在穿衣者背后抓住衣领内面，协助将袖口后拉，并系好领口的一对系带及左页背部与右侧腋下的一对系带。采用无接触式戴无菌手套。解开腰间活结，将右叶腰带递给台上其他手术人员或交由巡回护士用无菌持物钳夹取，旋转后与左手腰带系于胸前，使手术衣右叶遮盖左叶。

3．无接触式戴无菌手套（closed gloving/non-contact gloving） 是指手术人员在穿无菌手术衣时手不露出袖口独自完成或由他人协助完成戴手套的方法。

操作步骤：

（1）穿无菌手术衣时双手不露出袖口。

（2）隔衣袖取手套置于同侧的掌侧面，指端朝向前臂，拇指相对，反折边与袖口平齐，隔衣袖抓住手套边缘并将之翻转包裹手及袖口。

4．铺置无菌器械台（sterile instrument table） 使用无菌单建立无菌区域，形成无菌屏障，防止无菌手术器械及敷料再污染，最大限度地减少微生物由非无菌区域转移至无菌区域，同时可以加强手术器械管理。

操作步骤：

（1）根据手术的性质及范围，选择适宜的器械车，备齐所需无菌物品。选择近手术区较宽敞区域铺置无菌器械台。无菌包放置于器械车中央，检查无菌包名称、灭菌日期和包外化学指示物包装是否完整、干燥，有无破损。

（2）打开无菌包及无菌物品

1）方法一：刷手护士打开无菌包外层包布后，进行外科手消毒，由巡回护士用无菌持物钳打开内层无菌单，顺序为先打开近侧，检查包内灭菌化学指示物合格后再走到对侧打开对侧，无菌器械台的铺巾保证4层以上，四周无菌单垂于车缘下30cm以上，并保证无菌单下缘在回风口以上。协助刷手护士穿无菌手术衣、戴无菌手套后，与刷手护士一对一打开无菌敷料、无菌物品。

2）方法二：打开无菌包外层包布后，刷手护士用无菌持物钳打开内层无菌单（同巡回护士打开方法），并自行使用无菌持物钳将无菌物品钳至无菌器械台内，再将无菌器械台置于无人走动的位置后进行外科手消毒。

（3）将无菌器械台面按器械物品使用顺序、频率、分类进行摆放，方便拿取物品。

（四）手术患者的准备

1．术前访视 手术室护士在手术前1天去病房为手术患者进行手术相关的宣传教育，与患者及家属进行面对面沟通，可以有效协助患者解决多种手术相关问题，建立良好的护患信赖关系，及时消除患者的抑郁、焦虑情绪，是生物—心理—社会医学模式在手术室护理中的具体体现。

2．安全核查 为了加强医疗机构管理，指导并规范医疗机构手术安全核查工作，保障医疗质量和医疗安全，手术过程中必须实施安全核查制度。手术安全核查是由具有执业资质的手术医师、麻醉医师和手术室护士三方，分别在麻醉实施前、手术开始前和患者离开手术室前，共同依次核对患者身份（姓名、性别、年龄、病案号）、手术方式、知情同意情况、手术部位与标识、麻醉安全检查、皮肤是否完整、术野皮肤准备、静脉通道建立情况、过敏史、抗菌药物皮肤试验结果、术前备血情况、假体、体内植入物、影像学资料等内容，以保证正确的手术患者、正确的手术部位、正确的手术方式。

3．麻醉配合 根据手术需要选择相应型号的静脉留置针开放静脉并遵医嘱正确给药。全身麻醉需要准备负压吸引器，预防患者在麻醉诱导过程中发生误吸。麻醉过程中遵医嘱给药并协助患者保持麻醉体位和防止坠床。

4．体位安置 安置手术体位的原则是：①患者舒适、安全；②充分暴露术野、便于医师操作；③固定牢靠、不易移动；④不影响呼吸、循环功能；⑤避免损伤神经、血管、肌肉；

⑥减少术中压疮的发生。常见手术体位包括：平卧位、侧卧位、俯卧位、截石位，其他手术体位都是在常见手术体位的基础上演变而来的。

（1）仰卧位（supine position）：包括水平仰卧位（图 6-5）、侧头仰卧位（图 6-6）和颈后仰卧位（图 6-7）。水平仰卧位适用于胸壁、腹部、四肢、前额等手术；侧头仰卧位适用于一侧头颈部手术；颈后仰卧位适用于甲状腺、气管切开、喉咽、唇裂、腭裂等手术。

（2）侧卧位（lateral position）：适用于颅脑、胸腔（图 6-8）、肾（图 6-9）等手术。

（3）俯卧位（prone position）：适用于脊柱、颅后窝及其他背部手术（图 6-10）。

（4）截石位（lithotomy position）：适用于肛门、尿道、阴道、会阴部手术及膀胱镜检查（图 6-11）。

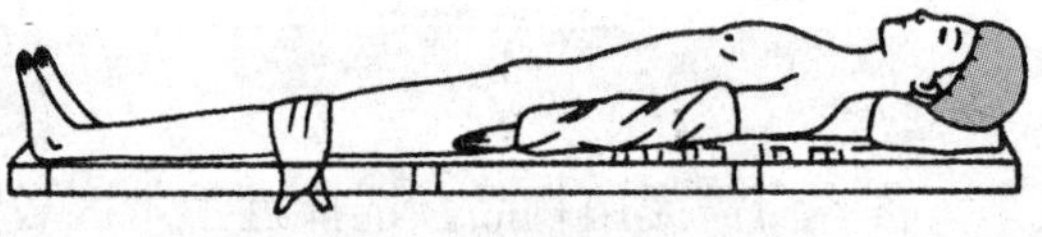

图 6-5　水平仰卧位

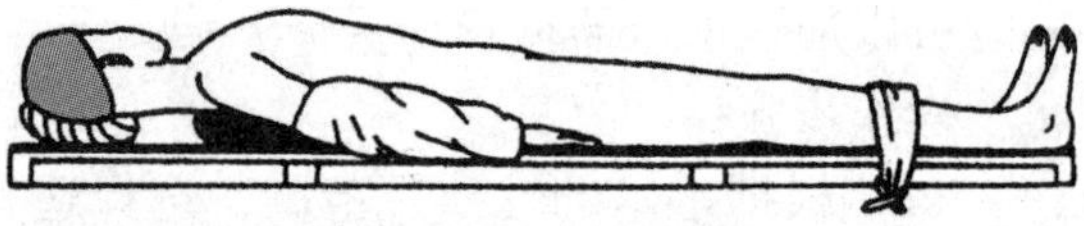

图 6-6　侧头仰卧位

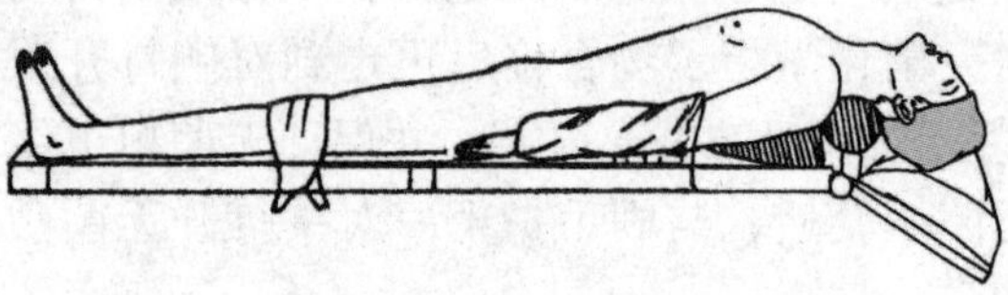

图 6-7　颈后仰卧位

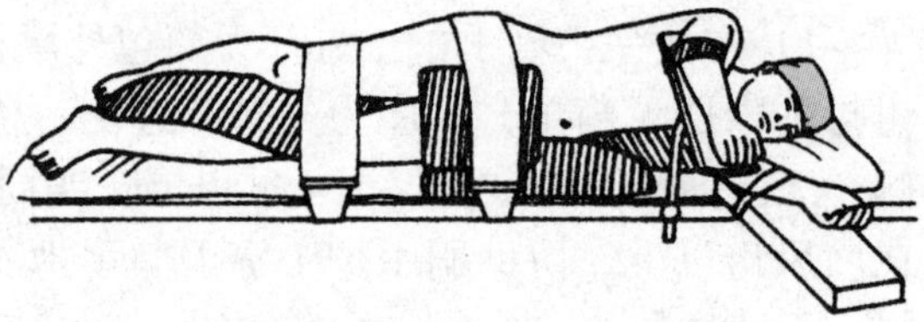

图 6-8　胸部手术侧卧位

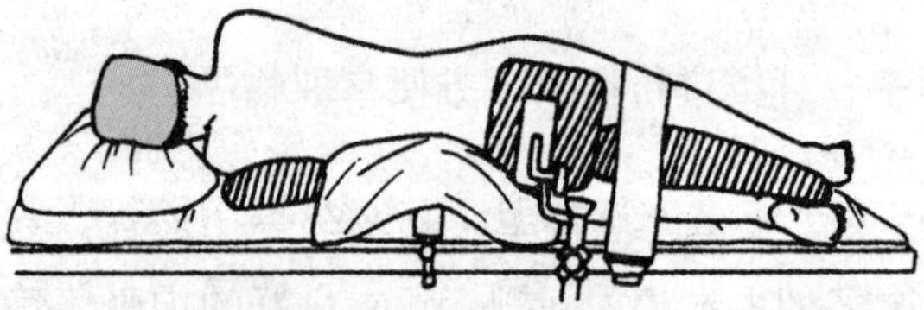

图 6-9　肾手术侧卧位

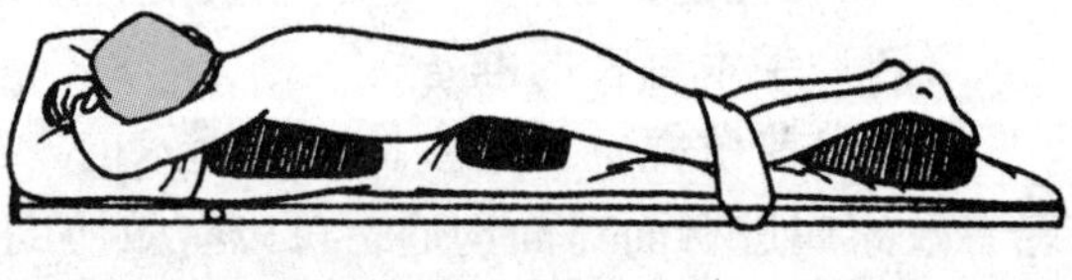

图 6-10　俯卧位

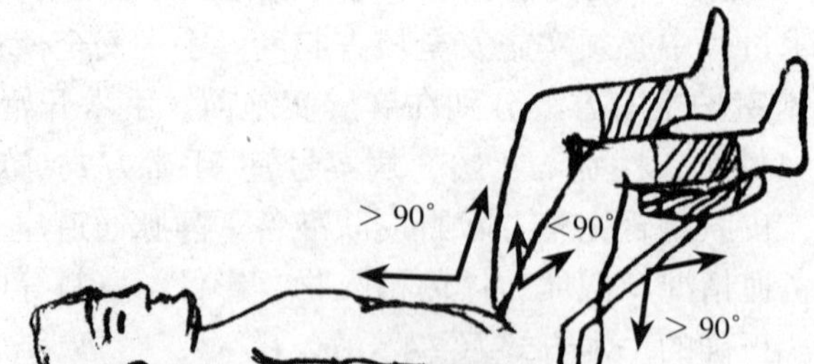

图 6-11　截石位

知识拓展

术中压疮

文献中没有统一术中压疮的定义和对术中压疮风险评估的方法。引用较为广泛的术中压疮（intraoperative acquired pressure ulcer，IAPU）的概念是：认为术中压疮可能发生于术后几小时内，但是大多数发生在术后 1 ～ 3 天，也有可能发生在术后第 6 天。常见的术中压疮为Ⅰ期和Ⅱ期压疮。经过文献综述总结出术中压疮的危险因素包括患者的年龄、性别、营养状况、受力点皮肤类型、手术过程中体温的变化、血压的变化，以及预计手术时间（术前评估）/ 实际手术时间（术后评估）、术中存在的压力 / 剪切力、ASA 分级等 9 项指标。经过临床总结和专家建议，将术中压疮危险因素评估条目总结为：体质指数、皮肤类型、年龄、营养状况、失禁、运动能力、组织营养状况、神经系统缺陷、预计手术时长、预计手术中特殊情况、手术体位、实际手术时长、术中受压部位保护措施、术中体温的变化、术中血压的变化、手术结束时术中受压部位皮肤情况等。

魏彦姝，陈杰，路潜，等. 术中压疮危险因素评估的研究进展. 中国护理管理，2013，13（11）：64-66.

5．手术区皮肤消毒　患者在手术室前应做好初步皮肤准备。消毒范围原则上以最终切口为中心向外 15 ～ 20cm。消毒顺序以手术切口为中心，由内向外，从上到下，已接触边缘的消毒纱球不得返回已消毒区域；若为感染切口或肛门区消毒，则应由外向内。若用 2% ～ 3% 碘酊消毒，碘酊待干后，用 70% 乙醇溶液彻底脱碘 2 遍，避免遗漏，以防化学烧伤皮肤。若用 0.5% 聚维酮碘消毒，至少彻底涂擦 2 遍。

6．手术区铺无菌巾　由已穿戴好无菌手术衣和无菌手套的刷手护士和已进行外科手消毒的手术医师共同完成。刷手护士将无菌巾传递给手术医师，在传递过程中，刷手护士要用治疗巾包裹双手以避免与手术医师的手相接触。在距离切口四周 2 ～ 3cm 铺置无菌巾，无菌巾应一次铺置到位，必须移动时只能由内向外。严格遵循铺巾顺序，方法视手术切口而定。原则上第一层无菌巾的顺序是先污染后清洁，先对侧后近侧。第一层治疗巾用巾钳固定或皮肤保护贴膜覆盖。铺置无菌大单时，刷手护士须包裹双手以免双手被接触污染。无菌台面布单应 4 层以上，无菌大单应下垂离床缘 30cm 以上。

7．手术中管理　刷手护士密切观察手术进度，主动传递手术器械，严格执行无菌技术操作原则。巡回护士提前检查仪器设备处于备用状态，并配合手术医师术中使用。手术物品准备齐全，随时供应手术中所需物品。监督手术间内所有人员的无菌操作，严格防止手术区域被污染。控制参观人员数量，监督其与术者保持 30cm 以上距离，并减少室内走动。术中禁止内、外走廊门同时开放。

8．手术结束　为患者穿衣并给予约束带保护，配合麻醉苏醒。对躁动的患者需要和手术医师一起在手术床两侧保护，严格防止坠床和管路脱出。患者完全苏醒后，和手术医师一起将其安全转移至转运床上送回病房。

（五）手术过程中的无菌原则

手术过程中的无菌操作是预防手术部位感染的关键。所有参与手术的人员均应遵守无菌原则，保证手术的顺利进行。

1．工作人员的要求 有上呼吸道感染、皮肤感染、手指破损者应避免手术。所有进入手术室的人员均应更换洁净的衣裤、鞋帽、口罩，手术人员须外科手消毒、穿无菌手术衣、戴无菌手套。中途离开再次返回参加手术的人员须再次外科手消毒。

2．无菌物品的管理 手术所使用的一切器械和物品在使用前应经过严格消毒、灭菌并保持无菌状态。在温度≤24℃，相对湿度≤70%的环境中，使用纺织品包装的无菌物品有效期宜为14天，为达到此标准，有效期宜为7天。医用一次性纸袋包装的无菌物品有效期宜为1个月，使用一次性纸塑袋、一次性皱纹纸、医用无纺布、硬质容器包装的无菌物品有效期宜为6个月。

3．手术中的无菌操作技术

（1）手术人员外科手消毒后保持双手及前臂在肩以下、腰以下、两侧腋中线以前，操作过程中也须保证双手在该无菌区内活动。所有手术人员应面对无菌区进行操作。如需交换位置，应背对背移动。

（2）无菌台面覆盖无菌单4层以上，并下垂离台面30cm以上，未进行外科手消毒的人员应距离无菌区域30cm以外活动，严禁跨越无菌区。

（3）手术过程中任何无菌物品不得低于手术人员腰以下或手术台面以下。手套、手术衣、手术用物若怀疑污染、破损、浸湿，应立即更换。

（4）一份无菌物品只能用于一个患者，打开后即使未用，也不可用于其他患者，须重新清洗、灭菌后才能使用。

（六）手术室护士的职责

手术室护士应具备良好的素质，保证患者在手术过程中的安全，配合医师完成手术，监督手术中的无菌操作，保证手术顺利进行。

1．刷手护士（scrub nurse） 也称器械护士、洗手护士。主要任务是准备手术台上物品，密切配合手术操作，共同完成手术。工作范围在无菌区内。

（1）了解手术名称及手术特殊情况并准备用物。

（2）根据手术情况提前刷手，铺好器械台，清点手术器械。

（3）严格执行并监督所有台上人员的无菌操作，疑有污染应及时处理。

（4）密切关注手术进程，主动灵活传递手术所需物品。

（5）保持手术台面干净、整洁。

（6）认真留取手术标本，交予主管医师或巡回护士。

（7）根据查对制度及时清点手术用物。

（8）协助巡回护士做术前准备和术后手术间的整理、清洁工作。

2．巡回护士（circulating nurse） 也称辅助护士。主要任务是做好手术准备，随时供应手术物品，进行手术间内人员、物品的管理等。

（1）手术前严格检查手术间内必需用物处于备用状态。

（2）核对患者并了解手术情况及术前准备情况。

（3）保护患者隐私并进行约束、保暖。

（4）根据手术选择输液部位，建立静脉通路。

（5）准备并双人核对麻醉和术中用药，配合麻醉。

（6）协助术者摆放手术体位，消毒皮肤，穿手术衣。

（7）供应台上所需物品，根据查对制度清点纱布、缝针及各种器械并记录。

（8）密切关注手术进程并保持手术间整洁、安静，随时调节手术间内光线、温度。手术进行时如无特殊不得离开手术间。

(9) 监督手术过程中所有手术人员的无菌操作。
(10) 严格执行收费制度并做好收费记录。
(11) 填写器械清点单、计费单、手术患者交接单、三方核查并签字。
(12) 整理患者所有物品并与患者一起送出手术室。
(13) 清洁操作台，整理手术间，补充手术间内基数物品。

第三节　手术后期患者的护理

患者手术结束后回到病房直至出院的这个阶段称为手术后期。

案例 6-2C

1 周后患者在全身麻醉下行经腹腔直肠癌切除（Dixon）手术，术中留置腹腔引流管及尿管各 1 根，术后返回病房。体检：P 92 次 / 分，R 20 次 / 分，BP 138/82mmHg，可见腹部伤口敷料干燥。患者移动时主诉伤口疼痛。

问题与思考：

目前该患者的主要评估内容有哪些？

【护理评估】

（一）临床表现

评估生命体征、意识水平，麻醉后知觉恢复及外周血液循环情况，有无发生术后并发症的迹象等。观察皮肤颜色、温度、色泽、有无压疮。观察切口及引流液情况。

（二）辅助检查

评估血常规、生化检查结果，尤其注意血清电解质水平的变化，以及时发现电解质紊乱、出血迹象。

（三）与手术恢复相关的健康史

评估患者麻醉方式、手术方式，术中出血及术中用药情况，是否术中有意外发生及抢救情况。

（四）心理社会状况

当患者意识恢复后，会关心手术结果。患者对手术的心理反应与对手术结果的接受程度、术后康复的信息有关。大多数患者在手术后能脱离由手术带来的焦虑和恐惧，但仍有部分患者在术后恢复期由于术后出现的不适或并发症，而产生焦虑、抑郁等心理反应。如果手术使患者失去身体的某些部分（如截肢、乳房切除等）或造成外观改变（如结肠造口术），患者也会出现各种不同的情绪反应，如愤怒、哭泣等。有时患者会将这些感觉转为反对医生、护士，拒绝配合治疗和护理。

（五）治疗原则

了解手术方案及术后治疗原则。术后常见并发症有术后出血、伤口感染、肺部感染、泌尿系感染、深静脉血栓形成等。

案例 6-2D

术后 3 小时，患者主诉伤口疼痛明显，无法休息。引流管有 50ml 血性液体引出，伤口敷料有明显血性液体渗出。术后每小时尿量为 5 ~ 10ml，主诉口干，给予补液治疗。体检：P 124 次 / 分，R 24 次 / 分，BP 100/60mmHg。

问题与思考：

目前患者存在的主要护理诊断 / 问题有哪些？如何护理？

【主要护理诊断 / 问题】

1．（进食、如厕、卫生）自理缺陷　与术后疼痛、虚弱、活动受限有关。

2．疼痛　与手术损伤组织及手术切口有关。

3．腹胀　与麻醉、手术刺激引起肠道功能受抑制及术后活动减少有关。

4．尿潴留　与麻醉造成排尿功能受到抑制及不习惯卧床排尿有关。

5．潜在并发症　出血、伤口感染、肺部感染、泌尿系感染、下肢深静脉血栓形成等。

【护理措施】

（一）妥善接收患者

1．搬运　动作应轻稳，注意保护头部、各种引流管和输液管道。病房护士与接送人员共同检查患者皮肤、切口敷料、留置管、引流液、输液、术中用药等情况。按要求连接各种管路并妥善固定。

2．卧位　根据麻醉方式、患者全身情况、手术方式、疾病性质等选择合适的体位。全身麻醉未清醒的患者应平卧，头偏向一侧，使口腔内分泌物或呕吐物易于流出，避免误吸入气管。蛛网膜下腔阻滞患者应去枕平卧 6 ~ 8 小时，以防脑脊液外漏导致头痛发生。全身麻醉清醒后、蛛网膜下腔阻滞 6 ~ 8 小时后、硬膜外阻滞 4 ~ 6 小时后、局部麻醉等患者，可根据手术需要安置卧位。生命体征平稳后，颅脑部手术者可取 15° ~ 30° 头高脚低斜坡卧位。颈、胸、腹部手术后多采用半卧位，利于呼吸和有效引流，同时可减轻腹壁张力，使患者感到舒适。脊柱、臀部手术后，可采用俯卧或仰卧位。腹腔内有污染的患者，在病情允许的情况下，尽早改为半坐位或头高脚低位。休克患者应取中凹位。肥胖者取侧卧位，有利于呼吸和静脉回流。

（二）病情观察

中、小型手术应监测 6 ~ 8 小时至生命体征平稳。对于大手术、全身麻醉手术及危重患者需连接床旁监护仪，连续监测生命体征变化。密切观察患者的意识水平、切口敷料、尿量、引流、体液平衡等情况并做好相应记录。有心、肺疾患或有心肌梗死危险的患者应给予无创或有创中心静脉压、肺动脉压、心电监护及血氧饱和度监测。由于手术创伤的反应，术后患者的体温可略升高，变化幅度在 0.5 ~ 1℃，一般不超过 38℃，称为外科手术热。术后 1 ~ 2 天可逐渐恢复正常，不需特殊处理。根据原发病和手术情况确定其他监测项目，如血管疾病患者术后定时监测指（趾）端末梢循环状况。

（三）早期活动

早期活动可增加肺活量，减少肺部并发症；改善全身血液循环，促进切口愈合；减少因静脉血流缓慢并发深静脉血栓形成；有利于肠道蠕动和膀胱收缩功能的恢复，减少腹胀和尿潴留的发生。对于休克、心力衰竭、有特殊固定和制动等要求的患者，不宜早期活动。活动时应根据患者的耐受程度，逐步增加活动量。活动时，应固定好引流管，防止跌倒。

（四）饮食与营养

1. **非腹部手术**　根据手术大小、麻醉方式、患者反应来决定进食时间。一般体表或肢体手术，术后即可进食。手术范围大，全身反应较明显的，待反应消失后可进食。局部麻醉后无不适，可根据患者要求给予饮食。蛛网膜下腔阻滞和硬膜外阻滞，术后 3 ~ 6 小时即根据患者需要进食。全身麻醉清醒后，如无恶心、呕吐，患者即可进食。一般先给予流质饮食，逐渐过渡到普通饮食。

2. **腹部手术**　胃肠道手术术后常规禁食、补液 24 ~ 48 小时，肠蠕动恢复、肛门排气后拔除胃管，试进少量流食，逐步增加至普通饮食。观察、记录患者进食后腹部体征，如有异常及时报告、处理。禁食及少量流食期间，应通过静脉供给充足的水、电解质和营养，必要时给予肠内和肠外营养支持。

知识拓展

术后禁食相关实践指南综述

总体上说，术后中断营养摄入是不必要的（A 级）。

对于没有并发症的患者，最好在术后 24h 内（A 级）应可能根据患者的难受力（E 级）尽可能快地（B 级）恢复经口进食和补充液体（A-B 级），理想状态下，术后数小时（如 4 小时）（A ~ B 级）。

如果早期经口营养不能开始，应尽可能快地在术后开始营养支持，若可能通过肠内途径（A ~ E 级）或肠外途径（B ~ E 级），理想情况下，在术后 24 小时或 48 小时开始（A 级）。

Lambert E. & Carey S.. Practice Guideline Recommendations on Perioperative Fasting: A Systematic Review. J Parenter Enteral Nutr. 2015[Epub ahead of print]

（五）切口护理

1. 观察切口有无渗血、渗液，切口及周围皮肤有无发红及切口愈合情况，及时发现切口感染、切口裂开等异常。保持切口敷料清洁、干燥，并注意观察术后切口包扎是否限制胸、腹部呼吸运动或指（趾）端血液循环。

2. 缝线拆除时间　根据切口部位、局部血液供应情况、患者年龄、营养状况来决定。一般头、面、颈部术后 4 ~ 5 天拆线，下腹部、会阴部 6 ~ 7 天拆线，胸部、上腹部、背部、臀部 7 ~ 9 天拆线，四肢 10 ~ 12 天拆线，近关节处伤口拆线时间可适当延长，减张缝合术后 14 天拆线。年老体弱、营养不良或糖尿病患者需要适当延迟拆线时间，青少年可适当缩短拆线时间。

（六）引流管的护理

区分各种引流管放置的部位和作用，并做好标记，妥善固定。根据引流液的黏稠度调节负压吸引的压力，保持引流通畅，观察并记录引流物的颜色、性质和量。更换引流瓶或引流袋时，注意无菌操作。各种引流管放置的时间依引流目的而定，当引流量逐渐减少后，可考虑拔除。一般乳胶片引流术后 1 ~ 2 天即可拔除；烟卷式引流 3 天拔除；渗液较多者，视具体情况决定拔除时间，一般不超过 1 周；胃管需等到肠道功能恢复、肛门排气后拔除。针对留置引流管的患者，做好其心理疏导，防止非计划性拔管的发生。

（七）各种不适的护理

1．切口疼痛 疼痛在术后最初24小时内最剧烈，2～3天后疼痛明显减轻。指导患者在咳嗽、翻身、活动肢体时用手按住伤口部位，以减少对切口的张力刺激而引起的疼痛。采用口述疼痛评分法、数字评分法等，评估和了解患者疼痛程度。观察患者疼痛发生和持续的时间、部位、性质和规律。

术后常用的镇痛药有非甾体消炎药和阿片类镇痛药两类。非甾体消炎药有对乙酰氨基酚、布洛芬等，一般用于轻度至中度疼痛的治疗。阿片类药物有吗啡、哌替啶等，镇痛的给药方式有口服、肌内注射、静脉注射等，是治疗中度至重度疼痛的主要方法。传统的术后镇痛方法是当患者出现疼痛时再给予药物。患者自控止痛（patient controlled analgesia，PCA）是应用计算机控制的微量泵向体内注射既定剂量的药物，允许患者在严格的控制下，自行给药进行镇痛。其给药途径以经静脉自控止痛（patient controlled intravenous analgesia，PCIA）、硬膜外自控止痛（patient controlled epidural analgesia，PCEA）较为常见。PCEA适用于胸背以下区域疼痛的治疗，操作相对复杂，止痛效果可靠，持续时间长，对全身影响较小。

2．发热 是术后患者最常见的并发症。感染、缺水等都可引起术后发热，感染（如伤口感染、肺部感染等）引起的发热较为常见。患者体温升高一般在1.0℃左右，如体温升高幅度过大，或恢复接近正常后再度发热，或发热持续不退，可从病史和术后不同阶段可能引起发热的原因的规律进行分析，需要行胸部X线、创口分泌液涂片和培养、血培养、尿液检查等，明确诊断并给予抗生素进行针对性治疗。当体温高于38.5℃时，给予物理降温，对症处理。

3．恶心、呕吐 常见原因是麻醉反应，其他原因包括开腹手术对胃肠道的刺激或引起幽门痉挛、颅内压增高、糖尿病酮症酸中毒等。如腹部手术后，患者反复呕吐，则可能是出现了急性胃扩张或肠梗阻，除应用镇静、止吐药物外，还应着重查明原因，进行针对性治疗。

4．腹胀 术后早期腹胀一般是由于胃肠道蠕动受抑制，肠腔内积气不能排出所致。随着胃肠道蠕动恢复，肛门排气后可自行缓解。如手术后数日仍未排气并出现腹胀，无肠鸣音，则可能是腹膜炎或其他原因所致的肠麻痹。如腹胀伴有阵发性绞痛，肠鸣音亢进，应考虑肠粘连或其他原因（如腹内疝等）所引起的机械性肠梗阻，需做进一步检查和处理。严重腹胀可使膈肌升高，影响呼吸功能，使下腔静脉受压，影响血液回流。腹胀对胃肠吻合口和腹壁切口的愈合也有影响，需及时处理。可采取翻身、下床活动、禁食、胃肠减压、放置肛管等减轻腹胀。必要时遵医嘱使用促进肠蠕动的药物，如新斯的明。经非手术治疗不能改善者，考虑机械性肠梗阻可能，做好再次手术的准备。

5．呃逆 是由于神经中枢和膈肌直接受到刺激引起，多为暂时性。如上腹部手术后患者发生顽固性呃逆，要特别警惕吻合口或十二指肠残端漏导致膈下感染的可能。手术后早期发生者，可采用压迫眶上缘，短时间吸入二氧化碳，抽吸胃内积气、积液，给予镇静或解痉药物等措施。对于顽固性呃逆的患者，做X线或超声检查，一旦明确有膈下积液或感染，应及时处理。

6．尿潴留 是由于全身麻醉或蛛网膜下腔麻醉后排尿反射受抑制、切口疼痛、膀胱和后尿道括约肌反射性痉挛以及患者不习惯在床上排尿或使用便器等引起。术后尿潴留较为多见，尤其是老年患者，可引起尿路感染。凡是手术后6～8小时未排尿，或者虽有排尿，但尿量甚少，次数频繁，应在下腹部耻骨上区做叩诊，发现有明显浊音区，表明有尿潴留，应及时处理。安定患者情绪，采用诱导排尿法，如变换体位、下腹部热敷等。如上述措施无效，则应在严格无菌技术下进行导尿，单次引流尿液不得超过1000ml。

（八）术后并发症的观察与处理

1．术后出血 常见原因为术中止血不完善、创面渗血未完全控制、原痉挛的小动脉断端舒张、结扎线脱落等。出血可以发生在手术切口、空腔脏器及体腔内。临床表现为切口敷料有血性渗出时，应考虑手术切口出血，此时应打开敷料检查切口明确诊断。腹部手术后腹腔内出血，早期的临床表现不一定十分明显，未放置引流管者，需密切监测临床表现，必要时行腹腔穿刺，才能明确诊断。胸腔手术从胸腔引流管每小时引流出的血液量持续超过 100ml，就提示有内出血，胸部 X 线检查显示胸腔积液。术后早期出现失血性休克的患者表现有烦躁、无高热、心率增快（常先于血压降低）、脉压减小、每小时尿量少、中心静脉压低于 5cmH_2O 等。在输入足够的血液和液体后，休克征象和检测指标均无好转或继续加重，或一度好转后又出现恶化，都提示有术后出血，必要时须再次手术止血。

2．切口感染　切口感染指清洁切口和清洁 - 污染切口并发的感染。除了细菌侵入外，还受血肿、异物、局部组织血供不良、全身抵抗力削弱等因素的影响。术后 3 ～ 4 天，切口疼痛加重，或减轻后又加重，并伴有体温升高、脉率加快、白细胞计数增高，即提示切口可能感染。切口局部有红、肿、热、压痛或波动感等典型体征。必要时可做局部穿刺，或拆除部分缝线后用血管钳撑开进行观察。若切口有分泌液应取标本做细菌学检查，以明确诊断，选择有效的抗菌药。手术中严格遵守无菌技术，严格止血，避免切口渗血、血肿。术后切口保持清洁、干燥。出现早期炎症现象，应及时通知医师，遵医嘱使用有效的抗生素和局部理疗等。术后加强营养支持，增强患者的抗感染能力。对已形成脓肿者，应切开引流行二期缝合。

3．切口裂开　多见于腹部及肢体邻近关节部位，常发生于术后 1 周之内，或拆除缝线后 24 小时内。主要原因有：①营养不良，组织愈合能力差；②切口缝合时缝线打结不紧，组织对合不全；③腹腔内压力突然增高，如剧烈咳嗽或严重腹胀等。切口裂开可分为完全裂开和部分裂开。切口完全裂开时，要立刻用无菌敷料覆盖切口，送入手术室重新缝合。切口部分裂开时，视具体情况进行处理。预防方法包括：①缝合腹壁切口时加用全层腹壁减张缝线；②在腹壁松弛条件下缝合切口，避免强行缝合造成腹膜等组织撕裂；③及时处理腹胀；④咳嗽时最好平卧，以减轻咳嗽时腹压的突然增加；⑤适当的腹部加压包扎也有一定的预防作用。

4．肺部感染　常发生在胸、腹部大手术后，多见于老年人、长期吸烟和患有急、慢性呼吸道感染者。患者的肺弹性回缩功能减弱，术后呼吸活动受到限制，呼吸道分泌物积聚及排出不畅是引起术后肺部感染的主要原因。临床表现为术后早期发热、呼吸和心率增快等。胸部叩诊时，肺底部可以发现浊音或实音区，听诊时有局限性湿啰音，呼吸音减弱、消失或为管状呼吸音。血气分析中氧分压下降和二氧化碳分压升高。胸部 X 线检查出现典型的肺不张征象。继发感染时，体温明显升高，白细胞和中性粒细胞计数增加。预防措施为术前：① 2 周停止吸烟，锻炼深呼吸，术后保持室内适宜的温、湿度；②术后卧床期间鼓励患者每小时重复做深呼吸 5 ～ 10 次，鼓励患者咳痰，协助其翻身、叩背以促进气道内分泌物排出；③半卧位，病情许可时尽早下床活动；④痰液黏稠者予雾化吸入；⑤遵医嘱使用抗生素及祛痰药。

5．泌尿系感染　尿潴留是术后并发泌尿系感染的最基本原因。感染可起自膀胱炎，上行感染引起肾盂肾炎。急性膀胱炎的主要表现为尿频、尿急、尿痛，有时有排尿困难。一般无全身症状，尿液检查有较多的红细胞和白细胞。急性肾盂肾炎多见于女性，主要表现为发冷、发热、肾区疼痛、白细胞计数增高，中段尿镜检可见大量白细胞和细菌。尿液培养可以明确菌种（多为革兰氏阴性细菌），而且可为选择有效抗菌药提供依据。术后防止并及时处理尿潴留，可预防术后尿路感染。如尿潴留量超过 500ml，应放置导尿管做持续引流。尿路感染的治疗主要是应用有效抗菌药，多饮水或静脉补液，维持充分的尿量，保持排尿通畅。

6．下肢深静脉血栓形成　血流淤滞、血液高凝状态和静脉壁损伤是血栓形成的三大因素。手术可引起血小板改变，形成血液高凝状态，加之长期卧床、血流缓慢、白细胞积聚损害血管内膜，更易形成血栓。术后出现下肢深静脉血栓的危险因素有年龄大于 40 岁、肥胖、吸烟、静脉曲张、大手术（特别是盆腔、泌尿外科、下肢和癌肿手术）等。下肢深静脉血栓形成后表现为小腿轻度疼痛和压痛，下肢出现可凹性水肿，腓肠肌挤压试验或足背屈曲试验阳性。

下肢深静脉血栓形成后应停止患肢静脉输液。抬高患肢，制动。局部用 50% 硫酸镁湿敷。配合全身使用低分子右旋糖酐等。使用抗凝治疗，监测凝血功能。局部严禁按摩。

预防下肢静脉血栓形成的方法包括：①术后早期鼓励患者进行床上或床下活动，多进行下肢屈伸活动。②血液高凝者口服阿司匹林、复方丹参片，静脉给低分子右旋糖酐，或用小剂量肝素抗凝，预防血栓形成。③保护性使用静脉血管，成年人不宜选择下肢静脉进行穿刺输液时严格无菌操作。若有静脉损伤，尽可能不在患肢输液。

（九）健康教育

1. 指导患者学会自我护理，注意休息，合理膳食，避免疾病的诱发因素，防止疾病复发。

2. 针对患者的心理特点，指导患者保持乐观的心理状态。

3. 指导患者遵医嘱按时、按量用药。

4. 指导患者在身体条件允许下，循序渐进开展有关功能训练，最大限度地恢复生活和工作能力，一般出院后 2 ~ 4 周可从事一般性工作和活动。

5. 告知患者术后出现异常症状，立即返院就诊，一般手术患者于术后 1 ~ 3 个月门诊随访一次。

知识拓展

深静脉血栓形成的诊断流程

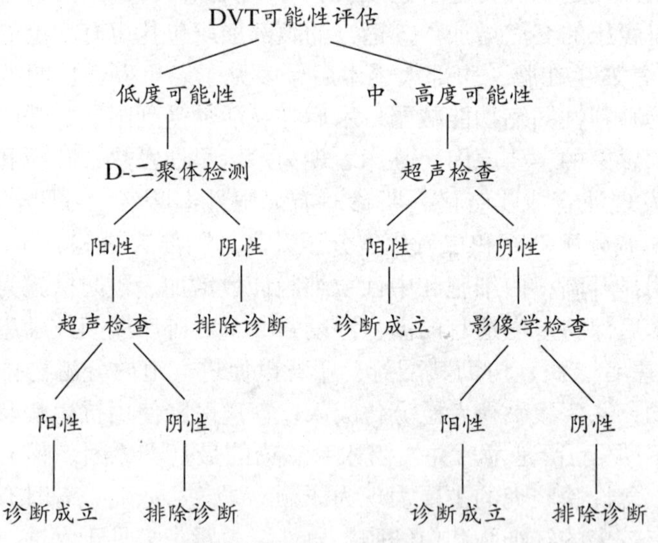

——选自《深静脉血栓形成的诊断和治疗指南》（第 2 版）中华医学会外科学分会血管外科学组

小　结

1. 手术前患者护理　包括一般术前准备（心理护理；完善检查，皮肤准备，呼吸道准备，胃肠道准备，术前训练等）、特殊准备（营养不良、高血压、心脏病、呼吸功能不全、肝病、肾病、糖尿病、凝血功能异常等患者的特殊准备）、术日晨护理。

2. 手术中期患者护理　手术室是患者进行手术的重要场所，其布局、设置、分区（非洁净区、准洁净区、洁净区）合理，有严格的手术室管理和消毒灭菌制度。强调手术人员必须进行严格的外科手消毒、穿无菌手术衣、戴无菌手套方可为患者进行手术。术前要认真核对患者各项信息，如科室、床位、姓名、性别、年龄、住院号、手术部位、手术名称等，检查术前准备是否完善。手术室器械护士和巡回护士做好手术配合及术中无菌操作。

3. 手术后患者的护理　安置患者合适的体位。病情观察。维持体液与营养平衡。加强切口和引流的护理。对术后常见不适（如切口疼痛、恶心、呕吐、咽喉部不适、发热、腹胀、呃逆、尿潴留）进行护理。重点是对术后常见并发症（如出血、切口感染、切口裂开、肺部、尿路感染、深静脉血栓形成等）的预防和对症处理。

思考题

男性，67 岁，因“急性肠梗阻”急诊入院。既往有糖尿病、高血压病史。入院当日即在全身麻醉下行剖腹探查术。术后第 4 天，用力咳嗽、咳痰时，突然发生腹部切口裂开，患者感到切口剧烈疼痛和松开感，随即发现肠管外露。

请问：患者发生切口裂开的主要原因是什么？如何处理此种情况？

T6-1
参考答案

（韩斌如　魏彦姝）

第七章　外科感染患者的护理

学习目标

通过本章内容的学习，学生应能够：

◎ **识记**

1．复述外科感染、疖、痈、急性蜂窝织炎、丹毒的定义。

2．复述外科感染的病因、临床表现和处理原则。

3．复述破伤风、气性坏疽的病因、临床表现和处理原则。

◎ **理解**

1．说出感染的分类原则及转归。

2．解释破伤风患者出现阵发性痉挛的原因和预防措施。

◎ **运用**

评估外科感染患者，并为其制订护理计划，实施恰当的护理措施。

第一节　概　述

外科感染（surgical infection）是指需要外科手术治疗的感染性疾病和发生在创伤或手术后的感染。外科感染的特点：①大部分是由几种细菌引起的混合感染，少数感染早期为一种细菌引起，在疾病过程中，常发展为几种细菌的混合感染。②多有明显突出的局部症状和体征。③病变常集中在局部，发展后常引起化脓、坏死，使组织破坏，愈合后形成瘢痕组织而影响功能。

按致病菌种类和病变性质，外科感染分为非特异性感染和特异性感染。非特异性感染多由金黄色葡萄球菌、溶血性链球菌、大肠埃希菌和铜绿假单胞菌等侵入人体所引起，又称化脓性感染。常见的有疖、痈、急性蜂窝织炎、急性淋巴管和淋巴结炎等。特异性感染是由特殊致病菌（如结核分枝杆菌、破伤风梭菌、产气荚膜梭菌、炭疽杆菌等）引起的感染，常发生破伤风、气性坏疽、结核等疾病。

按病变进展过程分为急性感染、慢性感染和亚急性感染。急性感染病程一般在 3 周以内，慢性感染病程超过 2 个月，亚急性感染病程介于急性和慢性感染之间。按致病菌入侵的时间分为原发性感染和继发性感染。

【病因】

外科感染的发生与致病菌的数量、毒力和机体的防御能力等有关。

（一）致病菌的致病因素

1．黏附因子、荚膜或微荚膜　①黏附因子附着于组织细胞有利于致病菌入侵机体。②荚膜或微荚膜能抗拒吞噬细胞的吞噬及杀菌作用，使致病菌在体内生长繁殖而引起感染。

2．致病菌毒素　致病菌释放的多种胞外酶和内、外毒素等可侵蚀组织细胞，使感染容易扩散。

3．致病菌的数量　侵入机体的细菌数量多，并在短时间内迅速生长繁殖引起感染。

（二）机体的易感因素

1．局部因素　①皮肤、黏膜组织屏障功能受损，致病菌易于入侵；②体内留置的导管处理不当为致病菌开放了通道；③脏器管腔阻塞导致内容物淤积，使致病菌大量繁殖；④局部组织缺血使组织的防御和修复能力降低；⑤异物及坏死组织残留使吞噬细胞不能发挥有效的功能。

2．全身因素　①严重创伤、大面积烧伤或休克使机体抗感染能力下降；②长期使用肾上腺皮质激素、抗肿瘤药物、广谱抗生素等使机体免疫功能显著降低；③糖尿病、尿毒症、肝硬化等慢性疾病，以及严重营养不良、低蛋白血症、恶病质者抵抗力降低；④高龄老人及婴幼儿属于易感染人群；⑤自身免疫缺陷性疾病（如艾滋病等）患者更易发生各种感染。

【病理生理】

（一）急性炎症反应

致病菌侵入组织并生长繁殖，释放多种酶、毒素、组胺等炎性介质，使血管扩张和通透性增加。同时，WBC游出吞噬细菌和异物，产生局部炎症反应，引起组织局部充血、水肿、坏死和功能障碍。

（二）结局与转归

主要取决于致病菌的毒性、机体抵抗力、感染部位及治疗等因素。

1．炎症局限或消退　机体抵抗力强，治疗及时、有效，致病菌能较快地被抑制或消灭，使炎症消退或局限形成脓肿。小脓肿可自行吸收，较大脓肿可破溃或经手术切开引流后好转。

2．炎症扩散　致病菌毒性强、数量多和机体抵抗力降低时，感染向病灶周围或经血液、淋巴循环扩散，引起菌血症或全身炎性反应综合征，病情严重，甚至危及生命。

3．转为慢性炎症　机体抵抗力与致病菌的毒性处于相持状态，炎症持续存在而形成慢性炎症。当机体抵抗力降低时，致病菌再次生长繁殖，感染可急性发作。

【护理评估】

（一）临床表现

1．局部表现　感染位置表浅，局部症状明显，红、肿、热、痛和功能障碍是其典型症状。脓肿形成后触之有波动感，如病变位置深则不明显。慢性感染局部肿胀、硬结或形成溃疡、瘘管，可有局部疼痛。

2．全身表现　全身症状轻重不一。轻者可无全身症状，较重者常有发热、头痛、乏力、食欲减退、全身不适、精神不振等。严重者可发生脓毒症，引起肝、肾、脑、心等功能障碍，出现神志不清、尿少，甚至发生感染性休克。慢性感染全身症状不明显。

3．特殊表现　可因致病菌不同而出现特殊临床症状和体征，如破伤风患者可出现肌肉强直性痉挛，气性坏疽者可出现皮下捻发音、皮肤坏死等。

（二）辅助检查

1．实验室检查　①血常规检查：WBC计数及中性粒细胞增高，当WBC计数＞ 12×10^9/L或＜ 4×10^9/L，或发现未成熟WBC甚至有中毒颗粒时，提示感染严重。②疑有泌尿系感染时检查尿常规、血肌酐和尿素氮。疑有免疫功能缺陷者检查细胞及体液免疫系统。③菌培养和涂片检查：为鉴定致病菌可取血液、尿液、痰、病灶处分泌物或脓液涂片或做细菌培养和药物敏感试验。

2．影像学检查　①超声检查：探测肝、胆、胰腺、肾、乳腺等部位的病灶，检查腹腔、关节腔等有无积液；②X线检查：检查胸腔、腹腔、骨关节感染性病变；③CT、MRI：用于上述部位病变，诊断率高。

（三）与疾病相关的健康史

评估患者的年龄、皮肤卫生状况、外伤史，有无糖尿病和心、脑血管疾病等疾病史，身体其他部位有无感染性病灶，是否用过免疫抑制剂等药物。

（四）心理社会状况

感染轻者容易忽视病情，感染严重者易产生紧张、焦虑、恐惧等负性情绪。也可因疼痛和肢体功能障碍而影响患者的生活自理能力和自信心。评估患者对疾病的认知程度、社会支持情况。

（五）治疗原则

1．非手术治疗

（1）局部治疗：①患部制动与休息：适当限制患部活动，避免受压，减轻疼痛，防止感染扩散。②外用药物：浅表炎症可用50%硫酸镁溶液湿敷，脓肿未形成时可用鱼石脂软膏、金黄散等外敷，感染创面定期换药。③物理治疗：局部热敷或红外线超短波等物理疗法，改善局部血液循环，促进炎症吸收或局限。

（2）全身治疗：用于感染较重和全身感染者。①抗生素应用：对较重、范围较大或有扩展趋势的感染，选择有效的抗生素。②支持疗法：加强营养支持，给高热量、富含维生素的饮食，必要时采用肠内营养支持或肠外营养支持，维持水、电解质及酸碱平衡。严重贫血、低蛋白血症时应输新鲜血。对感染性休克者进行抗休克治疗。

知识拓展

缓解抗生素滥用现象——抗生素管理三步法

针对抗生素滥用的情况，CDC（center for disease control and prevention）卫生保健相关感染预防项目副主任、“Get Smart for Healthcare”项目医学主任 Arjun Srinivasan 博士发表了针对抗生素管理的三步法：

第一步，所有的抗生素医嘱必须包含三条信息，即剂量、时间以及适应证。此信息可以帮助其他医生在适当的时期终止治疗或改换其他药物。

第二步，保证医嘱中包含微生物学培养的检查结果，可以缩小用药范围，确保能更好地处理耐药病原体。当微生物培养表明不是感染时应停止使用抗生素。

第三步，在得知微生物学培养结果的24～48小时内，不要使用抗生素。一定要获知患者的所有临床信息才能开始使用抗生素。当具备所有信息后，医生应该自问“使用抗生素是正当的吗？或者这种抗生素可以有效对抗这种病菌吗？”

Arjun Srinivasan 博士指出：人们必须通过实施有效手段来提高抗生素的合理使用，否则，我们将会失去抗生素这种稀有的资源。

来源：Center for Disease Control and Prevention

2．手术治疗　浅部脓肿及时切开引流，深部组织或器官的炎症应视病变程度和所在器官情况切开引流或手术切除。

【主要护理诊断 / 问题】

1．疼痛　与局部组织肿胀、炎性介质释放有关。

2．体温过高　与感染或组织坏死所致的炎症反应有关。

3．知识缺乏　缺乏预防感染的相关知识。

【护理措施】

（一）非手术治疗护理或术前护理

1．活动与休息　卧床休息，炎症局部制动，可以减轻疼痛。肢体感染者抬高患肢，促进静脉和淋巴回流，减轻肿胀。

2．观察病情变化　观察局部疼痛、肿胀程度，有无波动感。观察生命体征的变化。

3．降温　体温过高时，给予物理降温，并监测体温变化。鼓励患者多饮水，防止水、电解质平衡失调。

4．加强营养　给予高热量、高蛋白质、维生素丰富的饮食，提高机体抵抗力。

（二）术后护理

1．切口护理　对脓肿切开者，观察切口的变化，及时更换敷料，促进炎症消退。

2．引流护理　保证引流通畅，观察引流液的性状及引流量，并做好记录。

（三）健康教育

1．提供预防感染的相关知识，加强个人皮肤卫生，保持皮肤清洁，避免皮肤损伤。

2．指导患者加强锻炼，增强营养，提高机体抗感染能力。

第二节　浅部组织的化脓性感染

浅部组织的化脓性感染包括疖、痈、急性蜂窝织炎、急性淋巴管炎和淋巴结炎。

【病因及病理】

浅部软组织炎症的发生常与皮肤不洁、损伤或机体抵抗力降低等有关。疖、痈、急性淋巴管炎和淋巴结炎致病菌多为金黄色葡萄球菌。急性蜂窝织炎致病菌主要为溶血性链球菌，其次为金黄色葡萄球菌，也可为厌氧菌。金黄色葡萄球菌可产生血浆凝固酶，使炎症不易扩散。溶血性链球菌释放溶血素、链激酶和透明质酸酶，可使病变扩展迅速，不易局限。

【护理评估】

（一）临床表现

1．疖（furuncle）　是单个毛囊及其所属皮脂腺的急性化脓性感染。身体不同部位同时发生，或反复发生的疖，称为疖病。疖常发生于毛囊和皮脂腺丰富的部位，如头面部、颈部、背部等。

（1）局部表现：早期皮肤出现红、肿、热、痛的小结节，逐渐增大呈锥形隆起，结节中央组织坏死出现黄白色小脓栓，脓栓脱落，脓液流出，炎症逐渐消退。发生在上唇、鼻部周围"危险三角区"的疖被挤压或处理不当时，致病菌可沿内眦静脉和眼静脉进入颅内海绵状静脉窦，引起化脓性海绵状静脉窦炎，可出现眼部周围组织红肿和硬结，伴有疼痛和压痛。

（2）全身表现：一般无全身症状。若发生颅内海绵状静脉窦炎，则可出现寒战、高热甚至昏迷等全身症状。

2．痈（carbuncle）　是多个相邻的毛囊及其所属皮脂腺或汗腺的急性化脓性感染，或由多个疖融合而成。发生在唇部称为唇痈。

（1）局部表现：早期病变呈小片肿硬，色暗红，有多个脓点，疼痛较轻。病情进展使硬肿范围扩大，界限不清，病灶表面有多个脓栓，破溃后呈蜂窝状。中央部皮肤坏死后塌陷形成"火山口"状溃疡，难以愈合。皮肤组织呈紫褐色，周围呈浸润性水肿。

（2）全身表现：邻近淋巴结肿大，多伴有寒战、高热、乏力等全身症状，严重者导致全身化脓性感染或脓毒症，可危及生命。若唇痈受到挤压或处理不当，致病菌可进入颅内海绵状静脉窦，引起化脓性海绵状静脉窦炎，可引起全身症状。

3．急性蜂窝织炎（acute cellulitis） 是皮下、筋膜下、肌间隙或深部疏松结缔组织的急性弥漫性化脓性感染。

（1）局部表现：①浅表急性蜂窝织炎：局部明显红肿、剧痛，炎症迅速向四周扩散，边缘不清，中央部位常出现缺血、坏死，病变加重时可起水疱。②深部蜂窝织炎：局部皮肤红肿不明显，常有局部组织肿胀和深压痛。③颌下急性蜂窝织炎：多见于小儿，炎症来源于口腔或面部，引起口底、颌下、颈部的蜂窝织炎，可致喉头水肿并压迫气管，引起呼吸困难甚至窒息。④下腹部和会阴部蜂窝织炎：局部皮肤受损且污染较重时发生厌氧性链球菌、肠道杆菌感染，局部皮下有捻发音，组织坏死破溃后，流出有恶臭味的脓液。

（2）全身表现：可出现寒战、高热、乏力等全身症状，严重者可导致脓毒症而危及生命。

4．急性淋巴管炎（acute lymphangitis）和急性淋巴结炎（acute lymphadenitis） 是指致病菌从皮肤、黏膜破损处或其他感染灶侵入淋巴管引起淋巴管炎。由乙型溶血性链球菌侵入皮肤淋巴管网引起的急性炎症，则称丹毒（erysipelas）。当炎症扩散至局部淋巴结，则引起急性淋巴结炎。急性淋巴管炎和淋巴结炎好发于颈部、颌下、腋窝和腹股沟等部位，丹毒好发于下肢和面部。

（1）局部表现：①浅层淋巴管炎：在感染灶近侧出现一条或多条“红线”，硬而有压痛。②深层淋巴管炎表面无“红线”，可有患肢肿胀、压痛。③丹毒：病变局部为片状红疹，微隆起，色鲜红，中央稍淡，压之褪色，界限清楚。病变扩展，中央部位红肿消退呈棕黄色，病变处可有水疱，局部有烧灼样痛，很少有组织坏死和化脓。足癣等感染可引起下肢丹毒反复发作，引起淋巴管阻塞致淋巴水肿，发生“象皮肿”。④急性淋巴结炎：轻者局部淋巴结肿大，略有压痛，较重者局部有红、肿、热、痛，严重者淋巴结中心坏死，形成脓肿。

（2）全身表现：因致病菌毒力及原发感染程度而不同。丹毒早期及炎症较重者可出现畏寒、发热、头痛、周身不适、乏力、食欲缺乏等全身症状。

（二）辅助检查

血常规检查 WBC 计数及中性粒细胞比例增高。血液、病灶处分泌物或脓液做细菌培养及药物敏感试验，可明确致病菌，并合理选择抗生素。

（三）与疾病相关的健康史

评估患者皮肤卫生情况，有无糖尿病和心、脑血管疾病等疾病史，是否有皮肤损伤、口腔炎症、龋齿、足癣等病史，是否用过免疫抑制剂等药物。

（四）心理社会状况

评估患者有无因病情反复发生或病情加重而产生紧张、焦虑等负性情绪，急性蜂窝织炎患者有无因呼吸困难而发生恐惧感。评估患者对疾病的认知及家庭支持情况。

（五）治疗原则

1．非手术治疗 疖、痈早期进行局部热敷或理疗，也可用 50% 硫酸镁湿敷、鱼石脂软膏、金黄散外敷。疖形成脓栓后可在其顶部涂苯酚以加快脓栓脱落。痈、急性淋巴管和淋巴结炎症早期应用抗生素治疗。

2．手术治疗 脓肿形成后尽早切开引流。痈范围较大、中央坏死组织多，则采用“+”或“++”切口，深达筋膜，清除坏死组织，严重感染时可手术切除病变组织或器官。厌氧菌感染所引起急性蜂窝织炎用 3% 过氧化氢溶液冲洗伤口和湿敷。脓腔伤口及时换药，直到伤口愈合，创面较大时需植皮修复。

【主要护理诊断 / 问题】

1．知识缺乏　缺乏软组织化脓性感染的预防知识。

2．疼痛　与炎症局部组织肿胀、炎性介质释放有关。

3．潜在并发症　颅内海绵状静脉窦炎、呼吸困难和窒息等。

【护理措施】

1．**病情观察**　观察疖、痈患者有无颅内海绵状静脉窦炎的表现，颌下蜂窝织炎患者有无呼吸困难等并发症，并做好气管切开的准备。

2．**预防炎症扩散**　“危险三角区”的疖、痈避免挤压，以免炎症扩散至颅内。

3．**减轻疼痛**　肢体肿胀者应给予抬高患肢，促进静脉和淋巴回流，减轻肿胀，减轻疼痛。

4．脓肿切开引流或病灶切除者，观察手术切口的变化，保证引流通畅，及时更换敷料，促进炎症消退。

5．**健康教育**　①提供预防感染的相关知识，加强个人皮肤卫生，保持皮肤清洁，避免皮肤损伤。②告知患者避免挤压“危险三角区”的感染性病灶，以免引起炎症扩散。③加强营养，提高机体抗感染能力。

第三节　手部急性化脓性感染

【病因及病理】

致病菌常为金黄色葡萄球菌。手部发生刺伤、倒刺等引起甲沟炎。指尖受损后或因甲沟炎使指甲阻碍脓性分泌物的排出，炎症则向深部蔓延而发生指头炎。拇指和小指腱鞘炎可分别蔓延至桡侧和尺侧滑液囊，两侧滑液囊在腕部相通，炎症可相互蔓延。示指、中指和无名指腱鞘不与滑液囊相通。示指损伤和发生腱鞘炎时，炎症可向鱼际间隙扩散，中指和无名指发生腱鞘炎时炎症可向掌深间隙扩散（图 7-1）。

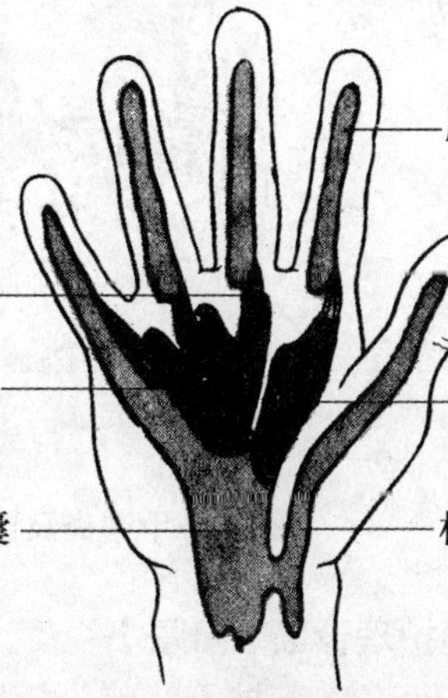

图 7-1　手掌腱鞘、滑液囊和掌深间隙

【护理评估】

（一）临床表现

1．**甲沟炎**（paronychia）　指甲沟及其周围组织的化脓性感染。常在一侧甲沟出现红、肿、热、痛等炎症表现，形成脓肿后局部有波动感。感染加重可蔓延至甲沟对侧，形成半环形脓肿，若处理不及时，可发生指甲下脓肿和化脓性指头炎。

2．**化脓性指头炎**（purulent felon）　是手指末节掌面皮下组织的化脓性感染。局部红、肿、疼痛，手指下垂时疼痛加剧。若感染加重，组织坏死，神经末梢因受压和营养障碍而麻痹，疼痛反而减轻。若不及时治疗，可发展成慢性骨髓炎。

3．**化脓性腱鞘炎**（purulent tenosynovitis）　是手指屈肌腱鞘的急性化脓性感染。患指疼痛，肿胀明显，以中、近指节为甚，关节轻微屈曲，任何伸指运动均使疼痛加重。鞘内脓液积聚，压力增高，疼痛加剧，可引起肌腱坏死，功能丧失。病情严重者可引起畏寒、发热等全身症状。

4．**化脓性滑囊炎**（bursitis）　①桡侧滑囊炎表现为拇指微屈，不能外展和伸直，肿胀明显，拇指和大鱼际处疼痛及压痛明显。②尺侧滑囊炎为小指及无名指不能伸直，微屈，小指肿胀，小指和小鱼际处有疼痛及压痛。炎症继续发展，肿胀可向腕部蔓延，可引起畏寒、发热等全身症状。

5. **掌深间隙感染**（palm deep space infection） ①掌中间隙感染：掌中凹陷消失，手背和指蹼肿胀明显，皮肤紧张、发白、疼痛剧烈。中指、无名指和小指呈微屈状，不能伸直，强迫伸直则疼痛难忍。②鱼际间隙感染：掌中凹陷存在，大鱼际和虎口肿胀明显，疼痛，示指和拇指微弯曲，拇指不能对掌，强迫伸直时疼痛加剧。

（二）辅助检查

血常规检查 WBC 计数及中性粒细胞增高，感染严重时有核左移并出现中毒颗粒。血液、病灶处分泌物细菌培养及药物敏感试验，可明确致病菌，合理选择抗生素。

（三）与疾病相关的健康史

评估患者有无手部刺伤、割伤等病史。了解受伤时间、部位、治疗过程等。

（四）心理社会状况

手部感染后疼痛剧烈，患者常出现紧张、焦虑、恐惧等情绪，并影响睡眠。评估患者对疾病的认知及家庭支持情况。

（五）治疗原则

1. 非手术治疗　感染早期，将手部抬高，局部理疗或外敷药物，抗感染治疗。

2. 手术治疗　脓肿形成后早期切开引流，减轻局部压力，避免局部组织坏死，防止炎症扩散。

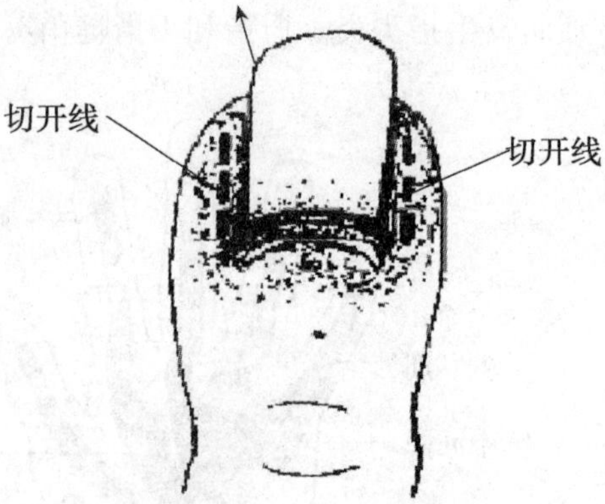

图 7-2　甲沟炎及切开线

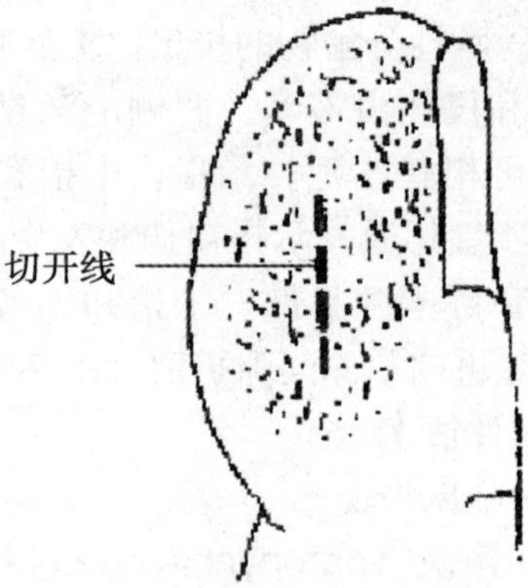

图 7-3　指头炎及切开线

【主要护理诊断 / 问题】

1. 急性疼痛　与手部感染后肿胀有关。

2. 知识缺乏　缺乏预防手部化脓性感染的相关知识。

3. 潜在并发症　骨髓炎，骨缺血、坏死。

【护理措施】

（一）非手术治疗护理或术前护理

1. **疼痛护理**　手部制动并抬高，改善局部血液循环，减轻肿胀和疼痛。分散患者注意力（如听音乐、看电视等方法），以缓解疼痛。

2. **病情观察**　观察手部疼痛、肿胀程度及有无波动感。观察有无局部组织坏死及骨髓炎的发生。

（二）术后护理

1. **观察伤口及引流情况**　脓肿形成切开引流者，观察伤口及引流情况，记录引流液的性状及引流量，保证引流通畅。

2. **更换切口敷料**　切口敷料浸湿时，应及时更换敷料。

3. **促进血液循环**　抬高患侧手臂，促进局部血液及淋巴循环，减轻手部肿胀程度，可减轻疼痛。

（三）健康教育

1．加强手皮肤卫生，保持皮肤清洁，避免皮肤损伤。

2．指导患者进行手部及邻近关节活动及功能锻炼，也可进行理疗，促进手功能恢复。

第四节　全身性感染

全身性感染（systematic infection）指致病菌经局部病灶侵入人体血液循环，并在体内生长繁殖产生毒素，引起全身感染症状或中毒症状。通常指脓毒症和菌血症。

【病因与病理】

全身性感染的发生与致病菌数量多、毒力强和机体抵抗力低有关。主要致病菌有革兰氏阴性杆菌、革兰氏阳性球菌、无芽孢厌氧菌等。常发生于严重创伤、体内长期置管，化脓性病灶处理不当，长期应用广谱抗生素、肾上腺皮质激素、抗癌药或其他免疫抑制剂的患者。

致病菌释放的内毒素及多种炎性介质可能对机体造成损害。若感染未得到及时控制，可引起全身炎性反应综合征（systemic inflammatory response syndrome，SIRS），导致器官功能障碍，严重者致感染性休克和多器官功能障碍综合征（multiple organ dysfunction syndrome，MODS）。

【护理评估】

（一）临床表现

患者多数起病急、病情重、进展快，但也可因致病菌的种类、数量、毒力及机体抵抗力的差异有所不同。主要表现在原发感染的基础上，突然出现寒战、高热，体温达 40 ~ 41℃或体温不升，脉搏细速、呼吸急促或呼吸困难、神志淡漠、谵妄，甚至昏迷。感染严重者还可发生代谢性酸中毒、感染性休克或多器官系统功能障碍。

（二）实验室检查

（1）血常规检查：WBC 总数及中性粒细胞增高。当 WBC 总数＞（20 ~ 30）$\times 10^9$/L、＜ 4×10^9/L 或发现中性粒细胞核左移，出现中毒颗粒时，提示感染严重。

（2）细菌培养和涂片检查：取血液、尿液、痰、病灶处分泌物或脓液做细菌培养及药物敏感试验，可明确致病菌，指导合理选择抗生素。

（三）与疾病相关的健康史

评估患者发病的时间、经过及疾病进展。了解原发感染灶的部位、性质。评估患者有无营养不良、免疫功能缺陷等全身性疾病，有无长期应用广谱抗生素、大量激素、抗癌药等免疫抑制剂，有无静脉置管等情况。

（四）心理社会状况

评估患者有无因病情重、发展迅速而产生焦虑及恐惧感，评估患者的家庭支持情况。

（五）治疗原则

1．**处理原发性感染病灶**　清除坏死组织和异物，切开脓肿，充分引流。

2．**应用抗生素**　早期、足量、联合应用抗生素，对真菌感染者应用抗真菌药物治疗。

3．**营养支持**　纠正水、电解质紊乱，维持酸碱平衡。对感染严重者输新鲜血，纠正低蛋白血症，增加机体抗感染能力。

【主要护理诊断 / 问题】

1．体温过高　与感染有关。

2．潜在并发症　代谢性酸中毒、感染性休克、多器官功能障碍综合征。

【护理措施】

1．休息与饮食 充分休息，给予高热量、高蛋白、富含维生素、易消化的饮食，鼓励患者多饮水，维持水、电解质和酸碱平衡。

2．高热护理 采取物理降温，必要时用药物降温。同时注意保暖，及时更换汗湿衣服。

3．病情观察 监测生命体征变化，如发生代谢性酸中毒、感染性休克或多器官功能障碍综合征，应及时报告医生，并配合抢救。

4．健康教育 嘱患者及时就诊，防止感染进一步发展。加强营养，给予高热量饮食，多饮水，防止营养和体液失衡。加强锻炼，增加机体抵抗力。

第五节　特异性感染

一、破伤风

破伤风（tetanus）是指破伤风梭菌经皮肤或黏膜破损处侵入人体并生长繁殖产生毒素引起的特异性感染。常见于各种创伤后，也见于不洁条件下分娩的产妇和新生儿。

【病因及病理】

1．病因 破伤风梭菌为革兰氏阳性厌氧芽孢梭菌，广泛存在于灰尘、土壤和粪便中。细菌侵入开放性伤口，尤其伤口深而窄、坏死组织多、局部缺血、异物存留、引流不畅、填塞过紧或混有其他需氧菌感染时，易造成伤口内缺氧环境，有利于破伤风梭菌的生长繁殖，产生外毒素，引起临床症状和体征。

2．病理 破伤风梭菌产生的外毒素有痉挛毒素和溶血毒素。痉挛毒素对神经组织有特殊亲和力，作用于脊髓前角和脑干运动神经核，导致α-运动神经系统失去抑制功能，使其兴奋性增强，引起横纹肌紧张或痉挛。痉挛毒素也阻断脊髓对交感神经的抑制，使交感神经兴奋性增强，引起血压升高、心率加快、体温升高、大汗等。溶血毒素可引起局部组织坏死、溶血及心肌损害。

【护理评估】

（一）临床表现

1．潜伏期 一般最短24小时，最长达数月，平均为7～8天。潜伏期越短，症状越严重，死亡率越高。

2．前驱期 常有乏力、头晕、头痛、烦躁不安、打呵欠、局部肌肉酸痛、反射亢进，咬肌紧张、咀嚼无力、张口不便等症状，一般持续12～24小时。

3．典型表现 受累的肌群依次为咀嚼肌、面部表情肌群、颈部肌肉、背部肌肉、腹部肌肉、四肢肌肉，最后累及膈肌。临床表现为咀嚼不便，张口困难，牙关紧闭，随之出现蹙眉、口角牵拉下外方，呈“苦笑面容”。颈部肌群持续收缩，使颈项强直，头后仰。背、腹肌同时收缩，但因背肌力量较强，故腰部前凸，头足后屈、形成“角弓反张”或“侧弓反张”。四肢痉挛表现为屈膝、屈肘、半握拳状。膈肌等呼吸肌痉挛表现为呼吸困难，甚至呼吸暂停；强烈的肌痉挛可导致肌肉断裂，甚至骨折，膀胱括约肌痉挛可导致尿潴留等并发症。

痉挛发作时患者出现大汗淋漓、口唇发绀、呼吸急促、口吐白沫、流涎等，但神志清楚。任何轻微的刺激（如声、光、触碰、身体接触等）均可诱发痉挛和抽搐。发作持续数秒或数分钟，间歇期长短不一，间歇期越短，病情越重。少数患者仅表现为局部肌肉持续性强直。

病程一般为3～4周，自第2周起症状逐渐缓解，但肌紧张和反射亢进仍持续一段时间，部分患者可出现精神症状（如幻觉、语言和行为错乱等），多能自行恢复。

（二）辅助检查

伤口渗出物涂片检查可发现破伤风梭菌。

（三）与疾病相关的健康史

评估患者有无开放性伤口，伤口的大小、深度、污染程度，是否进行彻底清创，伤口引流是否通畅等。评估产妇有无不洁分娩史。

（四）心理社会状况

评估患者有无因反复痉挛发作而产生紧张、焦虑、恐惧感，有无因隔离治疗使患者产生孤独感。评估患者对疾病的认知及家庭、社会支持情况。

（五）治疗原则

1．消除毒素来源　彻底清洗伤口，清除坏死组织，伤口敞开，充分引流，并用3%过氧化氢溶液冲洗和湿敷伤口，可以减少或消除毒素来源，也是预防破伤风发生的关键措施。

2．中和游离毒素　早期使用TAT 2万～5万U加入5%葡萄糖溶液500～1000ml缓慢静脉滴注。人破伤风免疫球蛋白3000～6000U深部肌内注射，一般只用一次。

3．控制和解除肌肉痉挛　根据病情交替使用镇静解痉药物（如地西泮、苯巴比妥钠），也可用10%水合氯醛保留灌肠，病情严重者可用冬眠合剂。对痉挛发作频繁不易控制者，可静脉注射2.5%硫喷妥钠0.25～0.5g，但要防止喉痉挛和呼吸抑制，必要时做气管切开。

4．防治感染　应用青霉素类抗生素和甲硝唑抑制破伤风梭菌及预防其他化脓菌感染。

（六）预防措施

1．主动免疫　破伤风类毒素预防注射，使机体产生抗体，达到免疫的目的。

2．被动免疫　对未进行主动免疫者尽早注射TAT 1500～3000U，对过敏试验阳性者进行脱敏法注射。也可应用人破伤风免疫球蛋白，该药不需做过敏试验。

案例7-1

男性，46岁，工作中不慎被生锈铁钉刺伤足底，出血较少，自行包扎。2天后进食时感觉张口困难，牙关紧闭，颈项强直，腹肌、背肌紧张，四肢抽搐，发作时意识清醒。临床初步诊断为破伤风。

问题与思考：

1．该患者哪些资料信息符合破伤风诊断依据？

2．目前患者存在哪些主要护理诊断/问题？

3．护士应采取哪些护理措施？

【主要护理诊断/问题】

1．有窒息的危险　与持续性呼吸肌、膈肌痉挛及气道堵塞有关。

2．有受伤的危险　与强烈的肌痉挛有关。

3．营养失调（低于机体需要量）　与机体消耗增加和不能进食有关。

4．潜在并发症　肺不张、肺内感染、尿潴留、骨折等。

【护理措施】

1．环境护理

（1）病室要求：将患者安置于单人隔离病室，遮光，保持病室安静，温、湿度适宜，病房内备齐急救物品。

（2）减少刺激：护理操作尽量集中进行，仪器报警音量调至最低，医务人员要放轻脚步，压低声音，避免做一些刺激性操作，以免诱发痉挛、抽搐发作。

(3) 消毒隔离：严格执行无菌技术操作，护理人员应穿隔离衣。对患者的用品和排泄物进行消毒，伤口敷料焚烧，防止交叉感染。

2．病情观察 观察抽搐发作时的表现、生命体征变化，有无并发症的发生。记录抽搐发作的次数、时间。

3．保持呼吸道通畅 及时清除呼吸道分泌物，必要时进行气管切开，维持良好的通气功能。

4．防止意外损伤 加床档，必要时使用约束带，以防患者坠床。关节部位加以保护，防止肌腱断裂和发生骨折。抽搐时应用牙垫保护，防止舌咬伤。进食时避免误咽、呛咳、误吸等。

5．加强营养 给予高热量、高蛋白质、维生素丰富的饮食。严重时进行管饲或肠外营养，以维持机体需要量。

6．心理护理 安慰患者，提供心理支持，以减轻焦虑、恐惧感，增强战胜疾病的信心。

7．对症护理 对高热者给予物理降温或药物降温。对尿潴留者应留置导尿管导尿。

8．健康教育 不可忽视小伤口，介绍 TAT 预防注射的重要性，按要求接受破伤风类毒素注射。避免外伤及不洁分娩，减少新生儿或产妇破伤风的发生。

二、气性坏疽

气性坏疽（gas gangrene）是由梭状芽孢杆菌引起的一种肌肉组织坏死或肌炎为严重特征的特异性感染。该病起病急，进展快，预后差。

【病因及病理】

1．病因 常为多种致病菌混合感染，以产气荚膜杆菌最为多见，其次有水肿杆菌和腐败杆菌等。常见于损伤严重、缺血、伴有深层肌肉组织损伤，以及使用止血带时间过长或石膏绷带包扎过紧的伤口。

2．病理 梭状芽孢杆菌主要在肌肉组织内产生多种外毒素和酶，引起组织中的糖和蛋白质分解，产生大量硫化氢气体积聚于组织间。酶溶解组织蛋白，使组织细胞坏死、液化，造成恶性水肿。肌肉组织内因积气、水肿而膨胀，皮肤变硬如“木板样”，筋膜下张力急剧增长，压迫血管引起循环障碍，加重组织缺血、缺氧，使细菌生长繁殖，形成恶性循环。严重者引起脓毒症甚至发生感染性休克。

【护理评估】

（一）临床表现

此病潜伏期一般为 1 ～ 4 天，时间短者在伤后 8 ～ 10 小时，时间长者可达 5 ～ 6 天。

1．局部表现

(1) 前驱期：患者自觉患肢沉重，包扎过紧感、压迫感或疼痛。

(2) 典型表现：随着病变的加重，患肢出现“胀裂样”剧痛，局部组织肿胀，皮肤苍白、发亮，迅速发展为紫红色和紫黑色，按压有“捻发感”，伤口内肌肉呈砖红或土灰色，犹如熟肉，刀割时不出血，按压有气泡从伤口逸出并有稀薄的血性液体流出，有恶臭味。

2．全身表现 病情严重，出现高热、大汗、脉搏细速、呼吸急促、头痛、呕吐、进行性贫血、黄疸、酸中毒、谵妄、昏迷等症状，甚至迅速发展为感染性休克。

（二）辅助检查

1．实验室检查 血常规检查可见红细胞和血红蛋白下降，WBC 计数增加，病情严重时 WBC 可减少。伤口渗出物涂片检查可见革兰氏阳性杆菌。

2．影像学检查 伤口 X 线检查见肌间隙充气征。

（三）与疾病相关健康史

评估患者有无严重损伤病史，有无引起伤口形成无氧环境的因素。评估伤口大小、深度、污染程度等情况。

（四）心理社会状况

患者因病情急，发展快，疼痛剧烈或面对截肢的现实而产生焦虑、恐惧感及身体意象紊乱。评估患者对疾病的认知程度、心理承受能力及家庭支持情况。

（五）治疗原则

1．非手术治疗

（1）抗生素应用：应用大剂量青霉素控制化脓性感染，减少伤处因其他细菌繁殖消耗氧气所造成的缺氧环境。

（2）高压氧疗法：提高组织含氧量，抑制梭状芽孢杆菌的生长繁殖。

（3）全身支持疗法：输血、输液，保持水、电解质平衡，给高热量、高蛋白质饮食或静脉营养。

（4）对症处理：给予止痛、镇静、退热等药物对症处理。

2．手术治疗　在抗休克治疗和防治并发症的同时，实施清创术，切口敞开不予缝合，用3% 过氧化氢溶液冲洗和湿敷。若病变严重应施行近端高位截肢手术以挽救生命。

【主要护理诊断 / 问题】

1．急性疼痛　与创伤和感染、局部组织肿胀有关。

2．身体意象紊乱　与截肢有关。

3．潜在并发症　感染性休克。

【护理措施】

（一）非手术治疗护理及术前护理

1．隔离消毒　患者住隔离病房，所用物品严格消毒，伤口敷料焚烧处理。

2．疼痛护理　遵医嘱应用止痛药，疼痛剧烈时应用自控止痛泵。

3．病情观察　观察伤口和局部组织的颜色、肿胀程度、伤口分泌物的性质和气味。观察生命体征变化，及时发现和处理感染性休克等并发症。

4．心理护理　对截肢者解释手术的必要性和重要性，消除恐惧感，接受手术。

5．营养支持　鼓励患者进食，给予高热量、高蛋白质、维生素含量丰富的饮食，对不能进食者给予静脉营养，纠正水、电解质及酸碱平衡紊乱，改善患者全身状况，增强抵抗力。

（二）术后护理

1．伤口护理　用3% 过氧化氢溶液冲洗和湿敷伤口，及时更换敷料。观察伤口有无渗血、渗液以及肉芽生长情况。对高压氧治疗的患者，观察氧疗后的伤口变化。

2．截肢护理　①帮助患者面对肢体残缺的现实，正确看待截肢后肢体残障，接受肢体残疾，消除心理障碍。②截肢后出现幻肢痛者应耐心解释，让患者触摸肢体残端，消除幻觉。截肢术后并发症护理详见第四十三章。

（三）健康教育

1．加强预防知识普及和宣传教育，防止损伤的发生。

2．指导截肢者安装假肢，协助其进行功能锻炼。

3．指导患者掌握自我护理技巧，提高自理能力。

小　结

（一）概述

1. 病因　感染与致病菌的致病因素和机体抵抗力下降有关。

2. 临床表现　以局部红、肿、热、痛和功能障碍为典型症状，病情发展可形成脓肿。病情较重者可发生全身症状甚至发生感染性休克。

3. 治疗原则　以非手术治疗为主，包括患部制动与休息、外用药物、物理治疗、全身应用抗生素及支持疗法，脓肿形成后进行切开引流。

4. 护理措施　非手术治疗护理或术前护理主要包括适当活动和休息、加强营养、实施降温、观察病情变化及心理护理。对脓肿切开引流者，保证引流通畅，观察切口变化，及时更换敷料。

（二）浅部组织的软组织感染

1. 病因　疖、痈、急性淋巴管炎和淋巴结炎致病菌多为金黄色葡萄球菌、急性蜂窝织炎致病菌主要为溶血性链球菌。致病菌侵入局部组织后生长繁殖，引起感染。

2. 临床表现　①疖以局部症状为主，发生在“危险三角区”的疖被挤压或处理不当时，可引起化脓性海绵状静脉窦炎。②痈局部症状明显，病变范围大，界限不清，组织坏死后形成“火山口”状溃疡，可伴有全身症状甚至可危及生命。③急性颌下蜂窝织炎可致喉头水肿并压迫气管，可引起呼吸困难甚至窒息而危及生命。④下肢丹毒可引起淋巴管阻塞致淋巴水肿，发生“象皮肿”。

3. 治疗原则　软组织感染早期以非手术治疗为主，脓肿形成后手术治疗。

4. 护理措施　非手术治疗护理主要包括病情观察、局部制动、避免挤压、抬高患肢、遵医嘱用药及心理护理。对脓肿切开引流或病灶切除者，保证引流通畅，及时更换敷料。

（三）手部急性化脓性感染

1. 病因　主要因手部损伤及致病菌入侵而引起感染。常见致病菌为金黄色葡萄球菌。

2. 临床表现　手部化脓性感染以局部症状为主，伴有明显疼痛和手部功能障碍，病情严重者可引起畏寒、发热等全身症状。

3. 治疗原则　早期以非手术治疗为主，包括将手部抬高，局部理疗或外敷药物，抗感染治疗。脓肿形成后切开引流，减轻局部压力，避免局部组织坏死。

4. 护理措施　主要包括减轻疼痛，改善局部血液循环，防止并发症发生，切开引流保证引流通畅，做好切口护理。

（四）全身性感染

1. 病因　与致病菌数量多、毒力强和机体抵抗力低有关。

2. 临床表现　在原发感染的基础上，突然出现寒战、高热、神志淡漠，严重者发生代谢性酸中毒、感染性休克或多器官系统功能障碍。

3. 治疗原则　处理原发性感染病灶，早期、足量、联合应用抗生素及全身营养支持治疗。

4. 护理措施　包括充分休息，加强营养，观察病情变化，维持水、电解质和酸碱平衡，并实施对症护理。

（五）特异性感染

1. 病因　破伤风是由破伤风梭菌侵入开放性伤口而引起的。气性坏疽是由梭状芽孢杆菌引起的。

2. 临床表现　①破伤风典型表现为牙关紧闭、苦笑面容、角弓反张或侧弓反张、四肢痉挛，痉挛发作时患者神志清楚。②气性坏疽典型表现为患肢出现“胀裂样”剧痛，局部组织坏死而呈紫红色和紫黑色，伤口内肌肉呈砖红或土灰色，犹如熟肉，刀割时不出血，按压有气泡及血性液体流出，有恶臭味。

3. 治疗原则　①破伤风治疗方法包括清除毒素来源、中和游离毒素、控制和解除肌肉痉挛。预防措施包括清理伤口、主动免疫、被动免疫。②气性坏疽治疗包括应用抗生素、高压氧和全身支持治疗。对病变严重者施行高位截肢术。

4. 护理措施　①破伤风患者的护理包括保持病房安静，温、湿度适宜，减少刺激、消毒隔离、保持呼吸道通畅、防止意外损伤等。②气性坏疽护理包括隔离消毒、控制疼痛、营养支持等。手术后进行伤口护理、截肢护理，指导安装假肢的患者进行功能锻炼，提高自理能力。

思考题

1. 男性，50 岁，左肩背部疼痛，可见约 5cm × 6cm 椭圆形皮肤隆起，色暗红，表面有数个脓头破溃和黄白色脓性分泌物流出，按压有波动感。查体：T 39℃，P 84 次 / 分，R 20 次 / 分，BP 145/90mmHg。实验室检查：WBC 18 × 10^9/L，中性粒细胞 86%。糖尿病史 10 余年。

请问：

（1）该患者诊断为痈的主要依据是什么？

（2）目前存在哪些主要护理诊断 / 问题？

（3）应采取哪些护埋措施？

T7-1
参考答案

（邹继华）

第八章　损伤患者的护理

学习目标

通过本章内容的学习，学生应能够：

◎ 识记

1．简述创伤的分类、病理生理、修复过程、临床表现及处理原则。

2．说出烧伤现场的抢救措施和处理原则。

◎ 理解

1．解释创伤、烧伤的病理生理。

2．举例说明创伤愈合的影响因素。

◎ 运用

1．正确评估烧伤患者的烧伤面积、烧伤深度、严重程度临床分期。

2．运用所学知识，制订烧伤患者护理计划，正确进行补液治疗及创面护理。

3．进行正确的创伤及烧伤健康教育指导。

损伤（injury）是指机械、物理、化学或生物等因素造成的机体损伤。狭义的损伤是指由机械性致伤因素作用于机体所造成的组织结构完整性破坏或功能障碍，即通常所说的创伤（trauma）。在我国，损伤是导致城市人口死亡的第5位原因，是农村人口死亡的第4位原因。

第一节　创　伤

【分类】

1．按受伤部位分类　可分为颅脑、颌面部、颈部、胸（背）部、腹（腰）部、骨盆、脊柱、脊髓和四肢伤等。

2．按致伤原因分类　可分为烧伤、冻伤、挤压伤、刀器伤、冲击伤、爆震伤、毒剂伤、核放射伤及多种因素所致的复合伤等。

3．按伤后皮肤完整性分类　可分为开放性损伤和闭合性损伤两类。①闭合性损伤：皮肤黏膜保持，如挫伤、挤压伤、扭伤、震荡伤、关节脱位、闭合性骨折等。②开放性损伤：损伤部位皮肤或黏膜有破损，如擦伤、撕裂伤、切割伤、砍伤、刺伤等。

4．按受伤程度分类　按照对组织器官的损伤程度及对全身的影响分为轻度、中度、重度伤。①轻度伤：局部软组织伤，只需局部处理。②中度伤：广泛软组织损伤、开放性骨折、肢体挤压伤及一般的腹腔脏器损伤等，但一般无生命危险，需手术处理。③重度伤：多为重要脏器和部位的严重损伤，呼吸、循环、意识等发生障碍，患者有生命危险。

目前已有针对损伤引起的生理和解剖参数进行定量评分的方法，如创伤指数（trauma

index，TI）、CRAMS 分级标准（circulation，respiration，abdomen，motor，speech scale）、损伤严重程度评分（injury severity score，ISS）等，可用来预测患者的预后。

【病理生理】

（一）局部反应

主要表现为局部创伤性炎症反应，为非特异性防御反应，其基本病理过程与一般急性炎症反应基本相同。创伤后组织破坏释放各种炎性介质，引起毛细血管壁通透性增高、血浆成分外渗。白细胞等趋化因子迅速集聚于伤处吞噬和清除病原微生物或异物，并出现、疼痛、发热等炎症表现。一般于 3 ~ 5 天后趋于消退。

（二）全身反应

全身反应是指损伤后机体的一系列神经、内分泌活动增强，并引起各种功能和代谢改变过程，是一种非特异性应激反应。

1．神经、内分泌反应　损伤时，疼痛、失血、缺氧等因素可兴奋交感神经 - 肾上腺髓质、下丘脑 - 垂体系统。交感神经兴奋可使儿茶酚胺释放增多，导致心率增快、心肌收缩力增强，皮肤、骨骼肌、肾、胃肠道血管收缩，保证心、脑、肺等重要器官的血液供应，刺激肝和骨骼肌糖原分解，增加糖异生和游离脂肪酸氧化。下丘脑 - 垂体系统释放促肾上腺皮质激素（adrenocorticotropic hormone，ACTH）、促甲状腺素释放激素（thyrotropin releasing hormone，TRH）、生长激素（growth hormone，GH）、抗利尿激素（antidiuretic hormone，ADH）增加。ACTH 促进糖皮质激素的合成与释放，与儿茶酚胺协同调节心血管系统、抑制炎症反应。TRH 促进甲状腺激素的分泌，增加机体氧耗量及糖酵解、糖异生。GH 可增加机体对氨基酸的摄入和肝蛋白的合成，减少肝葡萄糖的输出。ADH 可加速肾远曲小管和集合管对水分的重吸收。血容量下降还可刺激醛固酮分泌增加，起到维持血容量的作用。此外，损伤后胰高血糖素和胰岛素释放也会增加，使血糖水平升高。

2．代谢变化　由于神经、内分泌系统的作用，伤后机体处于分解代谢的状态，表现为基础代谢率增高，能量消耗增加，糖、蛋白质、脂肪分解增加，糖异生增加。因此伤后患者常出现高血糖、高乳酸血症，血中游离脂肪酸、酮体增加，尿素氮排出增加，出现负氮平衡状态。水、电解质代谢紊乱可导致水、钠潴留，钾排出增多，钙、磷代谢异常等。分解代谢增强会引起患者细胞群减少、体重减轻、肌无力、免疫力降低等，不利于恢复。

3．免疫系统变化　创伤后体内中性粒细胞、单核巨噬细胞的吞噬、杀菌、清除异物的作用减弱。严重创伤后体内淋巴细胞的数量减少，以 T 淋巴细胞减少为主，并造成 Th/Ts 比例倒置。体液免疫方面出现免疫球蛋白含量降低，以 IgM 降低最为明显。补体系统过度耗竭等因素综合作用导致机体免疫防御能力下降，对感染的易感性增加。

（三）组织修复和创伤愈合

1．组织修复方式　修复的基本方式是由伤后增生的细胞和细胞间质充填、连接或替代损伤后的缺损。理想的修复是组织缺损完全由与原来性质相同的细胞来修复，恢复原有的结构和功能，称为完全修复。但创伤后更为多见的组织修复方式是不完全修复，即组织损伤不能由与原来性质相同的细胞修复，而是由其他性质的细胞（常见成纤维细胞）增生替代来完成。

2．修复的基本过程

（1）炎症期：损伤后立即发生，常可持续 3 ~ 5 天。主要是血管和细胞反应、免疫应答、血液凝固和纤维蛋白的溶解，目的是清除损伤或坏死的组织，为组织再生和修复做好准备。

（2）增殖期：局部炎症反应开始后就有新生细胞出现。成纤维细胞、血管内皮细胞在血小板、巨噬细胞释放的生长因子刺激下已较明显地迁移至伤口，形成肉芽组织充填组织裂隙。浅表的损伤可通过上皮细胞的增殖、迁移来覆盖创面而修复。大多数的软组织损伤需要肉芽组织填充来修复。肉芽组织中的成纤维细胞可合成胶原蛋白、黏连蛋白和蛋白多糖等细胞间质成分。胶原蛋白在细胞外形成胶原纤维，随着胶原纤维的增加，成纤维细胞和毛细血管减少，肉芽组织最终转化为瘢痕组织。此期的主要功能是止血和封闭创面。

（3）塑形期：瘢痕组织形成后，由于胶原过多、排列紊乱硬度和张力都不适应生理需要，需要经过较长时间的改建、重塑。这一过程需持续 12 ~ 18 个月，主要包括胶原纤维交联增加、强度增加。多余的胶原纤维被胶原酶降解。过度丰富的毛细血管网消退，伤口的黏蛋白及水分减少等。最终形成按应力方向排列的胶原纤维束，但瘢痕组织难以恢复到组织未损伤时的强度和弹性。

3．创伤愈合的类型

（1）一期愈合（原发愈合）：组织修复以原来的细胞为主，仅含少量纤维组织，局部无感染、血肿或坏死组织，愈合后组织和功能良好，多见于损伤程度轻、范围小、无感染的创口或创面。

（2）二期愈合（瘢痕愈合）：以纤维组织修复为主，结构和功能受到不同程度的影响，多见于损伤程度重、范围大、坏死组织多，且常伴有感染未经合理早期处理的伤口。

4．影响愈合的因素

（1）局部因素：伤口感染是最常见的原因。细菌感染可损伤细胞和基质，导致局部炎症持久不退，不利于组织修复及创伤愈合。损伤范围大、坏死组织多或有异物存留的伤口边缘不能直接对合，不易愈合。局部血液循环障碍使组织缺血、缺氧，或采取措施不当造成组织继发损伤也不利于愈合。

（2）全身因素：主要有营养不良、大量使用皮质激素、免疫功能低下及全身性严重并发症等。

案例 8-1A

某建筑工人在工地不慎被钢筋刺伤肩背部，局部出血、疼痛剧烈。送医院急诊。

问题与思考：

此患者的护理评估主要内容包括哪些？

【护理评估】

（一）临床表现

1．局部症状

（1）疼痛：疼痛的程度与组织损伤程度相关。但严重损伤并发休克时患者疼痛并不明显。内脏损伤所致的疼痛常定位不准确。损伤后疼痛若持续或加重，则可能并发感染。一般在伤后 1 ~ 2 天逐渐减轻。

（2）肿胀：因局部出血、炎症反应所致，伤后 2 ~ 3 天达到高峰。可伴有发红、青紫、瘀斑、血肿或肿胀，严重肿胀可致局部或远端肢体血供障碍。

（3）伤口和出血：开放性创伤多有伤口和出血。因创伤原因不同，其伤口特点不同，如擦伤的伤口多较浅；刺伤的伤口小而深；切割伤的伤口较整齐；撕裂伤的伤口多不规则。受伤程度和部位不同，其出血量不同。若有小动脉破裂，可出现喷射性出血。

（4）功能障碍：因解剖结构破坏、疼痛或炎症反应所致。神经或运动系统损伤所致的功能障碍有定位诊断价值。咽喉水肿、张力性气胸、心包压塞可造成呼吸、循环功能障碍，导致死亡。

2．全身症状

（1）发热：创伤出血、组织坏死分解或创伤产生的致热因子均可导致发热。创伤性炎症反应所致发热患者的体温一般不超过 38.5℃。

（2）全身炎症反应综合征：创伤后由于交感神经 - 肾上腺髓质系统兴奋，大量儿茶酚胺及其他炎性介质释放、疼痛、精神紧张和血容量减少等因素引起体温、心血管、呼吸和血细胞等方面的异常。主要表现为：①体温＞ 38℃或＜ 36℃；②心率＞ 90 次 / 分；③呼吸＞ 20 次 / 分或 $PaCO_2$ ＜ 32mmHg；④血白细胞计数＞ 12×10^9/L 或＜ 4×10^9/L，或未成熟细胞＞ 0.1%。

（二）辅助检查

1. 实验室检查　血常规可判断失血和感染的情况。尿常规可检查有无泌尿系统损伤和糖尿病等。血电解质检查可分析水、电解质、酸碱平衡紊乱的情况。血、尿淀粉酶有助于判断是否有胰腺损伤等。

2. 影像学检查　X 线检查可了解有无骨折、脱位，胸、腹腔有无积液积气，伤处异物情况等。超声、CT 和 MRI 检查有助于实质性器官损伤及脊髓、颅底、骨盆底部等处损伤的诊断。

3. 诊断性穿刺　胸腔穿刺可明确血胸或气胸，腹腔穿刺或灌洗可证实内脏破裂、出血，心包穿刺可证实心包积液或积血。但诊断性穿刺会有假阳性或假阴性的可能。

4. 导管检查　放置导尿管或灌洗可诊断尿道或膀胱的损伤，留置导尿管观察每小时尿量，可作为补液、休克观察的指标。留置中心静脉导管可监测中心静脉压，辅助判断血容量和心功能。

（三）与疾病相关的健康史

评估致伤原因、经过、时间、地点、部位及受伤时的体位等，了解受伤后当时的表现及病情变化过程。还应了解伤后的处理情况，包括现场急救、所用药物、治疗措施等。患者的既往史、药物过敏史对于诊断、治疗也很重要。

（四）心理社会状况

创伤的意外性会给患者及家庭带来很大的心理压力，注意关注患者及其家人的心理反应。由于创伤后的疼痛、出血以及不了解病情的严重程度，患者会出现焦虑、恐惧等心理反应。患者的痛苦表情、呻吟会加重家人的焦虑情绪。

（五）治疗原则

1. 现场急救　首先应抢救生命，有限处理危及患者生命的情况。伤情得到初步控制后再进行后续处理。必须优先抢救的急症包括心搏、呼吸骤停，窒息，大出血，张力性气胸和休克等。

2. 进一步救治　伤员经现场急救被送到医院后，应立即对病情进行再次评估、判断和分类，采取针对性的措施进行救治。

（1）全身处理

1）维持呼吸和循环功能：保持呼吸道通畅，给氧，必要时行气管插管或气管切开机械通气。输液、输血，尽快恢复有效循环血容量，维持循环的稳定。

2）镇静、止痛：因疼痛剧烈，可诱发或加重休克。对无昏迷和瘫痪的伤员可皮下或肌内注射哌替啶或吗啡止痛。正确包扎、固定及适当制动有助于减轻疼痛。

3）防治感染：开放性创伤在伤后 12h 内注射破伤风抗毒素，并合理使用抗菌药物。

4）支持治疗：维持水、电解质平衡，必要时给予营养支持，保护重要脏器的功能。

5）心理支持：创伤后患者可出现恐惧、焦虑等，甚至可发生创伤后应激综合征，因此需注意对创伤后患者的心理支持。

（2）局部处理

1）闭合性损伤：单纯软组织损伤者，予以局部制动，患肢抬高，局部冷敷，12h 后改用热敷或红外线治疗、服用云南白药等。局部如有血肿形成时可加压包扎。对闭合性骨折和脱位者，需进行复位、固定。对合并重要脏器、组织损伤者，应进行手术探查和修复处理。

2）开放性损伤：大多数开放性损伤需要手术处理，目的是为了修复断裂的组织。不同的伤口情况应采取不同的处理方法。①清洁伤口：可以直接缝合。②污染伤口：指有细菌污染而尚未构成感染的伤口。开放性创伤早期为污染伤口，采用清创术（debridement），目的是将污染伤口变为清洁伤口，为组织愈合创造良好条件。清创时间越早越好，伤后 6 ～ 8h 内是最佳时间，此时清创一般可达到一期缝合。若伤口污染较重或处理时间已超过 8 ～ 12h，清创后伤口放置引流条并行延期缝合。对伤口进行清洗、扩创、缝合等处理。③感染伤口：开放性伤口污染严重或时间较长，已发生感染，此时先要引流，再行更换敷料（dressing change）（又称换药），是处理感染伤口的基本措施。其目的主要是了解伤口情况，便于及时处理；清除伤口的分泌物、坏死组织和脓液，保持引流通畅，控制感染；改善肉芽组织状态，减少瘢痕形成。

案例 8-1B

查体：T 36.5℃，P 96 次 / 分，R 24 次 / 分，BP 120/70mmHg。肩背部有多处软组织挫伤，右肩部有一开放性伤口，约 4cm×3cm，边缘整齐，伤口有少量出血，局部组织肿胀。

问题与思考：

目前主要护理诊断 / 问题有哪些？如何护理？

【主要护理诊断 / 问题】

1．体液不足　与伤后失血、失液有关。

2．疼痛　与创伤、局部炎症反应或伤口感染有关。

3．组织完整性受损　与组织器官受损伤、结构破坏有关。

4．潜在并发症　休克、感染、挤压综合征等。

【护理措施】

1．急救护理

（1）抢救生命：在现场经简单地评估，找出危及生命的紧迫问题，立即就地救护。必须优先抢救的急症主要包括心搏、呼吸骤停，窒息，大出血，张力性气胸和休克等。其措施主要包括：①保持呼吸道通畅：立即解开患者衣领，清理口腔、鼻腔，开放气道、给氧等。②心肺复苏：一经确诊为心搏、呼吸骤停，应立即采取胸外心脏按压及口对口人工呼吸。③止血：采用手指压迫、加压包扎、扎止血带等迅速控制伤口大出血；封闭胸部开放性伤口。④恢复循环血量：有条件时，现场开放静脉通路，快速补液。⑤监测生命体征：现场救护中，应时刻注意生命体征、意识的变化。

（2）包扎：目的是保护伤口、减少污染、压迫止血、固定骨折，并减轻疼痛。用无菌敷料或清洁布料包扎，如有腹腔内脏脱出，应先用干净器皿保护后再包扎，勿轻易还纳，以防污染。

（3）固定：肢体骨折或脱位可使用夹板、就地取材或利用自身肢体、躯干进行固定，以减轻疼痛、防止再损伤，方便搬运。较重的软组织损伤也应局部固定制动。

（4）迅速、安全、平稳地转送伤员。

2．维持有效循环血量　有效止血后迅速建立 2 ～ 3 条静脉输液通道，给予输液、输血或应用血管活性药物等，以尽快恢复有效循环血量并维持循环的稳定。

3．缓解疼痛　肢体受伤时应可用绷带、夹板、石膏、支架等维持有效固定和制动姿势，避免因活动而加重疼痛。疼痛严重者遵医嘱使用镇静、止痛药物。

4．妥善护理伤口

（1）开放性伤口清创术后护理：伤肢抬高制动，注意观察伤口有无出血、感染征象，引流是否通畅，肢端循环情况。定时更换伤口敷料。遵医嘱应用破伤风抗毒素及抗菌药物。

1）换药的主要步骤：①取下敷料：先取下外层敷料，若内层敷料与创面粘贴，应用生理盐水浸湿后轻柔揭去，以免引起疼痛、创面出血或撕掉新生的上皮组织。②消毒皮肤：消毒范围应略大于敷料范围。用 75% 乙醇溶液棉球擦拭 2 ～ 3 遍，避免擦入伤口内。③清理伤口：用生理盐水棉球或其他药物棉球擦拭创面，拭净分泌物、脓液、纤维素膜等。坏死组织、痂皮等应剪除，酌情留取标本送细菌培养。④创面用药：一般不主张创面用药。感染创面可根据细菌培养、药物敏感试验结果酌情使用抗菌药物，或用 3% 过氧化氢溶液等冲洗。⑤置引流物：根据伤口深度和创面情况置入适宜的引流物。⑥包扎伤口：根据伤口分泌物量加盖纱布，至少 6 ～ 8 层以上，外用胶布固定或酌情用绷带等包扎。

2）肉芽创面的观察与处理：健康的肉芽组织表面呈粉红色，较坚实，表面呈细颗粒状，触之易出血。同时创缘皮肤有新生，伤口可逐渐收缩。肉芽生长过快、超过创缘平面会妨碍创缘上皮生长，应剪平后压迫止血，或用 10% 硝酸银溶液烧灼后用生理盐水湿敷，数小时后肉芽可复原。肉芽水肿多呈淡粉红色，质地松软，可用 3% ～ 5% 高渗盐溶液湿敷，促进水肿消退。陈旧性肉芽颜色苍白或暗红，质硬，表面污秽，可有纤维素覆盖，多因慢性感染、贫血、营养不良或创面植皮不及时所致，可用搔刮、部分肉芽切除或外敷生肌散等法处理，同时加强全身支持，待肉芽组织转新鲜后立即植皮。

3）伤口引流物的应用：伤口内放置引流物有促进分泌物排出、减少毒素吸收、利于感染控制、促进肉芽生长等作用。脓性分泌物多时，用含生理盐水或抗菌溶液的纱条、聚维酮碘纱条、引流管进行引流较适宜；创面较干净或已有肉芽组织生长时应用凡士林油纱条引流，有利于肉芽组织的增生。引流条的放置应松紧适度，放于伤口底部，并妥善固定。

4）换药时间：依伤口愈合情况而定。脓性分泌物较多的伤口，每日换药一次或多次，保持表层敷料不被分泌物湿透为准。分泌物不多、肉芽组织生长较好的伤口，可 1 ～ 3 天换药 1 次 。肿、痛加重的伤口，应立即换药观察。清洁伤口一般在缝合后第 3 天换药 1 次，至伤口愈合或拆线时，再度换药。

5）拆线：一期缝合的伤口或切口应按预期愈合的时间拆除皮肤缝线。拆线前应先消毒皮肤和缝线，然后用镊子轻柔地提起并钳紧线结，露出少许埋于皮内的缝线，紧贴皮肤用剪尖将其剪断，然后迅速向线结一侧将皮内部分缝线抽出。

（2）闭合性损伤患者的护理：对软组织损伤者，抬高或平放受伤肢体。12h 内予以局部冷敷和加压包扎，以减少局部组织的出血和肿胀。伤后 12h 后改用热敷、理疗、药物外敷等，以促进血肿和炎症的吸收。注意观察皮下出血及血肿的变化情况。

5．并发症的观察与护理　观察受伤部位的出血、疼痛、伤口修复等情况。对肢体损伤严重者，应定时测量肢体周径，注意末梢循环、肤色和温度。尤其是对闭合性内脏损伤患者，需要严密观察有无休克及创伤后各种并发症的发生。

（1）感染：开放性损伤患者，如果污染较重，没有及时处理，很容易发生感染，须及早行清创术，使用抗菌药物和破伤风抗毒素。若伤口已发生感染，应及时引流、换药。

（2）挤压综合征：凡四肢或躯干肌肉丰富的部位受到重物长时间挤压致肌肉组织缺血性坏死，继而引起以肌红蛋白血症、肌红蛋白尿、高血钾和急性肾衰竭为特点的全身性改变，称为挤压综合征（crush syndrome），又称 Bywaters 综合征。当局部压力解除后，出现肢体肿胀、压痛、肢体主动活动及被动牵拉活动引起疼痛、皮温下降、感觉异常、弹性减弱，在 24h 内出现茶褐色尿或血尿等改变时，提示可能并发了挤压综合征，应及时报告医师并配合处理。①早期患肢禁止抬高、按摩及热敷；②协助医师切开减压，清除坏死组织；③遵医嘱应用碳酸氢钠及利尿药，防止肌红蛋白阻塞肾小管；④对行腹膜透析或血液透析治疗的肾衰竭患者做好相应护理。

6．心理护理 损伤往往突发，不仅对患者造成身体上的伤害，同时也对其心理造成一定的创伤，尤其是一些严重创伤影响到患者的外观和功能，伤者会出现焦虑和恐惧心理，为患者提供细致的生活照顾和社会支持，有助于减轻焦虑和恐惧，帮助患者树立康复信心。

7．健康教育 加强安全防护意识，避免受伤。一旦受伤，无论是开放性损伤还是闭合性损伤，都要及时到医院就诊，接受正确的处理，以免延误抢救。

第二节 烧 伤

烧伤（burn）泛指各种热力、光源、化学腐蚀剂、放射线等因素所致，始于皮肤、由表及里的一种损伤。通常烧伤多指单纯因热力（如火焰、热液、热蒸汽、热金属物体等）所致的组织损伤。烧伤是一种常见损伤，在损伤所致死亡中约占第3位，仅次于车祸和工伤。最常见者为居室内单发烧伤，其次为社会场所意外事故的群体烧伤。幼童、老年人及劳动者为易发人群。自1958年上海成功地抢救一例特大面积深度烧伤的工人以来，我国针对烧伤的临床治疗及科研水平获得了很大的提高，目前已进入国际先进行列。

【病因与分类】

1．热力烧伤 火焰、热液、热蒸汽、热金属等引起的烧伤最为多见，占烧伤的85%～90%。

2．化学烧伤 由强酸、强碱造成的烧伤，如硫酸、盐酸、氢氧化钾、氢氧化钠等烧伤。

3．电烧伤 包括电弧烧伤和电接触烧伤，前者为高压电放电产生电弧的热力烧伤，常引起广泛的组织凝固性坏死，电阻低的组织损伤大。体内各种组织中电阻最小的是血管，其他依次为神经、肌肉、皮肤、脂肪、肌腱和骨组织。

4．放射性烧伤 由放射线所致的烧伤。

【病理生理与临床分期】

根据烧伤的病理生理特点，为突出各阶段临床处理的重点，可将烧伤的病程大致分为4期。

1．急性体液渗出期（休克期） 组织烧伤后立即出现体液渗出，一般要持续36～48h。小面积浅度烧伤的体液渗出较少，不会影响全身的有效循环血量。大面积深度烧伤时体液大量渗出并且出现血流动力学变化，甚至可发生休克。烧伤早期的休克基本属于低血容量性休克，其体液渗出是逐步的，伤后2～4h最为急剧，8h达高峰，48h后逐渐恢复。此时，渗出的组织液开始回吸收，血压趋向稳定，尿液开始增多。因此，烧伤早期的补液速度应掌握先快后慢的原则。

2．感染期 烧伤水肿回吸收开始后，感染就成为主要问题，将持续到创面愈合。严重烧伤由于休克导致全身免疫功能降低，对病原菌的易感性很高，容易早期爆发全身性感染。烧伤导致生理屏障损害，同时组织坏死和渗出形成微生物良好的培养基。热力导致组织凝固性坏死，伤后2～3周组织的广泛溶解容易引起全身性感染。坏死组织如能及时清除或引流，肉芽组织屏障多数在2周左右形成。如处理不当可形成烧伤创面脓毒症，创面晦暗、糜烂、凹陷，出现坏死斑。因此，近年多采用早期切痂或削痂手术，及时皮肤移植消灭创面。

3．修复期 炎症反应的同时，组织也已开始修复。浅度烧伤多能自行修复，无瘢痕形成。深Ⅱ度烧伤靠残存的上皮岛融合修复，如无感染，3～4周逐渐修复，留有瘢痕。Ⅲ度烧伤形成瘢痕或挛缩，可导致肢体畸形和功能障碍，需要皮肤移植修复。

4．康复期 深度创面愈合后，可形成瘢痕，严重者影响外观和功能，需要功能锻炼和整形以期恢复。某些器官功能损害及心理异常也需要一个恢复过程。深Ⅱ度和Ⅲ度烧伤创面愈合后，常有瘙痒或疼痛、反复出现水疱，甚至破溃，并发感染，形成残余创面，这种现象的终止往往需要较长时间。严重大面积深度烧伤愈合后，由于大部分汗腺被毁，机体调节体温能力下降，在夏季，这类伤员多感全身不适，常需 2 ～ 3 年的调整适应过程。

案例 8-2A

男性，36 岁，不慎被沸水烫伤 2.5h，伤及面部、腹部及上、下肢体等多处来诊。主诉剧烈疼痛，不断呻吟，表情痛苦。感觉十分口渴。

问题与思考：

该患者护理评估内容有哪些？

【护理评估】

（一）临床表现

评估局部表现及全身表现以进行伤情判断。

1．烧伤面积评估

（1）手掌法：以患者一个手掌（五指并拢）的面积占体表面积的 1%。一般用于小面积烧伤评估或新九分法的补充（图 8-1）。

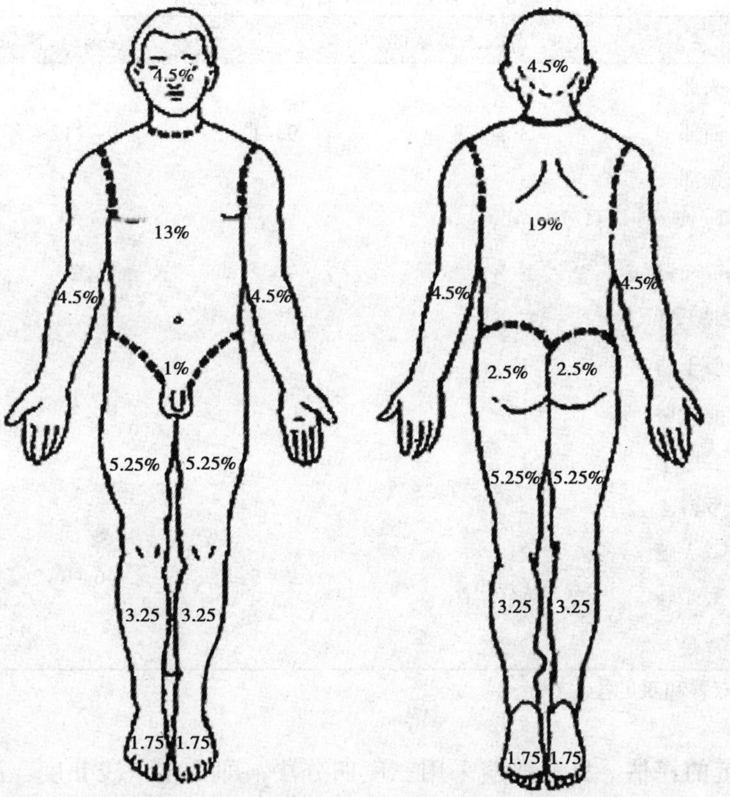

图 8-1　成人体表各部位所占百分比示意图

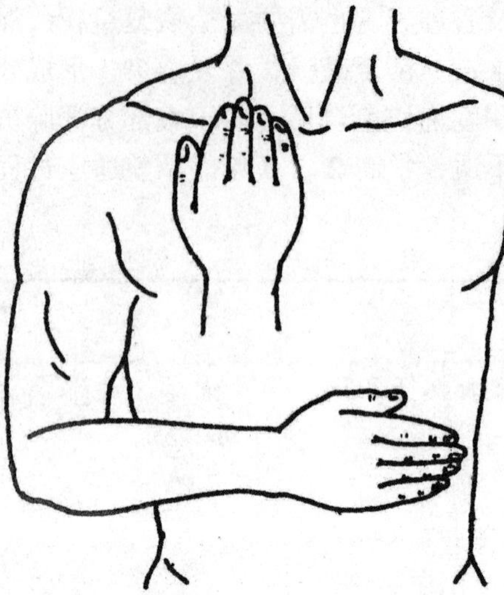

图 8-2 烧伤面积评估手掌法

（2）中国新九分法：根据我国人体体表面积而获得的烧伤面积估算方法。将全身体表面积划分为 11 个 9% 的等份，另加 1% 构成 100% 的体表面积（图 8-2）。

儿童头较大，下肢相对短小，可按下法计算：头颈部面积＝［9+（12－年龄）］%，双下肢面积＝[46－（12－年龄）]%（表 8-1）。

表8-1 烧伤面积评估中国新九分法

部位		占成人体表面积（%）		占儿童体表面积（%）
头颈	头部	3	9×1	9+（12－年龄）
	面部	3		
	颈部	3		
双上肢	双手	5	9×2	9×2
	双前臂	6		
	双上臂	7		
躯干	躯干前	13	9×3	9×3
	躯干后	13		
	会阴	1		
双下肢	双臀	5*	9×5+1	46－（12－年龄）
	双大腿	21		
	双小腿	13		
	双足	7*		

* 成年女性的双臀和双足各占 6%

2．烧伤深度的评估 目前普遍采用三度四分法，即Ⅰ度、浅Ⅱ度、深Ⅱ度、Ⅲ度。其中，Ⅰ度及浅Ⅱ度烧伤属浅度烧伤；深Ⅱ度和Ⅲ度烧伤属深度烧伤。烧伤深度的判断见表 8-2。组织损害层次见图 8-3。

表 8-2　不同深度烧伤的临床特点

深度	损伤组织	局部表现	感觉	拔毛试验	创面愈合过程
Ⅰ度（红斑性）	伤及表皮浅层	似红斑，轻度红、肿、热、痛，无水疱，干燥	烧灼感	痛，不易拔除	自行修复，3 ~ 7 天痊愈，不留瘢痕
浅Ⅱ度（水疱性）	伤及表皮的生发层甚至真皮乳头层	水疱大，去除腐皮后创面湿润、水肿，渗液多，基底鲜红	剧痛	痛，不易拔除	自行修复，2 周痊愈，不留瘢痕，但有色素沉着
深Ⅱ度（水疱性）	伤及皮肤真皮层	水疱小，表皮下积黄液，去除腐皮后创面微湿、发白，有时可见许多红色小点或细小血管支，水肿明显	迟钝	微痛，不易拔除	残存皮岛修复，3 ~ 4 周痊愈，留有瘢痕
Ⅲ度（焦痂性）	伤及皮肤全层	创面苍白或焦黄呈炭化，干燥、皮革性，可见粗大栓塞静脉支	消失	不痛，易拔除	3 ~ 4 周后焦痂脱落，需靠皮肤移植修复，遗留明显瘢痕和肢体畸形

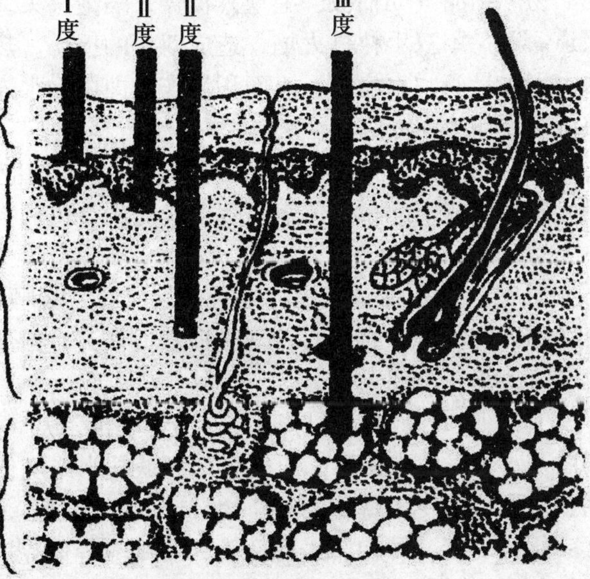

图 8-3　热烧伤深度分度示意图

3．**烧伤严重性评估**　对烧伤轻重程度评估的最主要因素是烧伤面积和烧伤深度。烧伤总面积评估时不包括Ⅰ度烧伤。临床上常采用综合性评估，以利于患者分类治疗及疗效评价。我国多用下列分度法估计烧伤的严重程度。

（1）轻度烧伤：Ⅱ度烧伤面积 9% 以下。

（2）中度烧伤：Ⅱ度烧伤面积 10% ~ 29%，或Ⅲ度烧伤面积不足 10%。

（3）重度烧伤：烧伤总面积 30% ~ 49%，或Ⅲ度烧伤面积 10% ~ 19%，或Ⅱ度、Ⅲ度面积虽不足上述百分比，但患者已发生休克、吸入性损伤或有较重的复合伤。

（4）特重烧伤：烧伤总面积在 50% 以上，或Ⅲ度烧伤面积在 20% 以上。

4．**吸入性损伤**　较危重的部位烧伤。致伤因素不仅因为热力作用，燃烧时产生的烟雾中含有的大量化学物质（如 CO 中毒、氰化物等）可被吸入深达肺泡，这些化学物质有局部腐蚀和致全身中毒作用。所以在相对封闭的火灾现场，死于窒息者多于烧伤。主要表现：呼吸道刺激，咳出炭末痰，呼吸困难，肺部可有哮鸣音；面、颈及口、鼻周常有深度烧伤，鼻毛烧伤，声音嘶哑。

此外，评估时还要注意患者有无低血容量性休克与感染性休克的表现。

（二）与疾病相关的健康史

了解患者烧伤原因和性质（热源）、受伤时间、现场情况，如烧伤环境是否密闭、有无化学气体和烟雾，有无吸入性损伤、爆炸伤及昏迷史。评估有无合并危及生命的损伤（如窒息、大出血、开放性气胸及全身复合伤），现场采取的急救措施、效果如何，途中运送情况。

（三）心理社会状况

烧伤是一种意外事情，患者、家属对此往往难以接受。头面部烧伤以及大面积的烧伤给患者带来严重的生命威胁。创面修复后患者会存在容颜的损伤及功能障碍，因此患者可能会出现身体意向紊乱或社交障碍等问题。患者的心理反应有焦虑、抑郁，甚至会失去生活的信心。烧伤的治疗还会给家庭造成沉重的经济压力。

（四）治疗原则

1．现场急救

（1）迅速脱离热源：火焰烧伤应尽快灭火，脱去燃烧衣物、就地翻滚或是跳入水池来熄灭火焰，也可以用非易燃物品（如棉被、毛毯）覆盖，隔绝灭火。忌奔跑呼叫，以免风助火势烧伤头面部和呼吸道。避免用双手扑打火焰，造成双手的损伤。热液浸渍的衣裤，可用冷水冲淋后剪开取下，强力剥脱易撕脱水疱皮。小面积烧伤立即用冷水连续冲洗或浸泡，既可减轻疼痛，又可防止余热继续损伤组织。

（2）保护创面：可防止创面的二次污染和损伤。贴身衣物应剪开，不可强行撕脱。裸露的体表或创面应用无菌敷料或干净布类覆盖包裹。避免用有色药物涂抹创面，这会增加判断烧伤深度的困难。

（3）保持呼吸道通畅：检查患者口腔内是否有烟熏味、炭颗粒，口腔黏膜是否出现红肿、声音是否嘶哑、有无呼吸困难等。必要时行气管插管或切开，给予氧气。合并 CO 中毒者应移至通风处，必要时应吸入氧气。

（4）其他救治措施：应尽快建立静脉通道，给予补液治疗，避免过多饮水，以免发生呕吐，尤其单纯地喝白开水会发生水中毒。可适量口服淡盐水或烧伤饮料。安慰和鼓励患者保持情绪稳定。疼痛剧烈时可酌情使用镇静止痛药物。

（5）妥善转运：无休克者，尽快转送到医院，否则应等休克期过后再进行转送。

2．防治休克 对于抢救严重烧伤患者，特别是大面积烧伤患者，防治休克至关重要。液体疗法是防治休克的主要措施。

（1）补液总量：①伤后第 1 个 24h：每 1% 烧伤面积（Ⅱ度、Ⅲ度）每千克体重应补充胶体液和电解质液共 1.5 ml（儿童为 1.8ml，婴儿为 2ml），另加每日生理需要量 2000ml（儿童 60 ~ 80ml/kg，婴儿 100ml/kg）。即补液总量＝体重（kg）× 烧伤面积 ×1.5ml（儿童为 1.8ml，婴儿为 2ml）+2000ml（儿童 60 ~ 80ml/kg，婴儿 100ml/kg）。补液应遵循先快后慢、先晶后胶、交替输入的原则，补液总量的一半应在伤后 8h 内输入。②伤后第 2 个 24h：晶体液和胶体液总量减半，水分保持不变。③伤后第 3 个 24h：晶体液和胶体液总量再减半，水分仍保持不变。

（2）液体种类：包括晶体液、胶体液和水分。晶体液首选平衡液、林格液等，并适当补充碳酸氢钠。胶体液首选同型血浆，亦可给全血或血浆代用品。水分通过葡萄糖溶液来补充。晶体液与胶体液量的比例应保持 2 ∶ 1，严重烧伤患者晶体与胶体量的比例可改为 1 ∶ 1。

3．创面处理 主要目的是清洁、保护创面，防治感染，促进创面愈合。减少瘢痕产生，最大限度恢复功能。

（1）初期处理：在控制休克之后尽早清创，即清洗、消毒、清理创面。浅Ⅱ度烧伤创面的小水疱可不予处理，大水疱可用无菌注射器抽吸，疱皮破裂应剪除。深Ⅱ度烧伤创面的水疱皮及Ⅲ度烧伤创面的坏死表皮应去除。清创后创面根据烧伤的部位、面积及医疗条件等选择采用包扎疗法或暴露疗法。

（2）包扎疗法：目的是保护创面，避免外来污染，减少局部渗出液。适用于小面积或四肢部位Ⅱ度烧伤为主的创面。

方法：可用生理盐水、1‰苯扎溴铵、0.5‰氯己定或聚维酮碘等溶液消毒后，清洁创面上先敷以单层凡士林油纱，外加脱脂纱布和棉垫，包扎厚度为 3 ～ 5cm，包扎范围应超过创面边缘 5cm。用绷带由远端至近端开始均匀加压包扎。更换敷料时间应根据渗出多少来定，一般为 3 ～ 5 天。

注意事项：①尽量使指、趾端外露，以便观察血运；②指、趾分开包扎以防并指畸形的发生，保持关节的功能位，防止畸形；③包扎后应将肢体抬高，经常变换受压部位；④经常检查包扎敷料松紧度，观察肢体的血运情况；⑤观察创面有无疼痛加重、体温和白细胞升高、渗出增多、闻到创面有恶臭等感染迹象。

（3）暴露疗法：目的是保持创面干燥，防止细菌增长，便于观察创面。适用于头、面、颈、躯干、会阴、臀部等不易包扎的部位。

方法：将创面直接暴露于温暖、干燥、清洁的空气中，患者呈“大”字形，充分暴露创面。病室内温度为 28 ～ 32℃，相对湿度 40%，并有湿度检测仪、加热保暖措施（烤灯、电热吹风、红外线辐射）。另外，还应具备通风设施和消毒隔离装置（紫外线消毒仪），建立病室消毒隔离制度。Ⅱ度烧伤创面可涂抹的药物有成膜剂、成痂的中药制剂、磺胺嘧啶银糊剂、磺胺嘧啶锌糊剂或 0.5% 聚维酮碘。Ⅲ度烧伤创面可涂抹 2% 碘酊。患者要经常变换体位，大面积烧伤患者可应用翻身床（病情平稳方可使用）。

（4）手术治疗：对深度烧伤创面，应及早采用积极的手术治疗，包括切痂（切除烧伤组织达深筋膜平面）或削痂（削除坏死组织至健康平面），并立即植皮。对小面积深度烧伤者，可采用自体游离皮片移植、皮瓣移植等方法，以修复皮肤与组织的严重缺损，减轻功能障碍。对大面积烧伤者，因自体供皮区不足，可采用大张异体皮开洞嵌植小块自体皮、异体皮下移植微粒自体皮、网状皮片移植等方法，以尽量覆盖创面，减少感染机会，减轻瘢痕挛缩，降低致残率。

4．防治感染　烧伤感染来源有外源性与内源性感染，常见病菌有铜绿假单胞菌、金黄色葡萄球菌、大肠埃希菌、白色葡萄球菌等。近年来真菌感染逐渐增多。①纠正休克：及时、积极地纠正休克，可维护机体的防御功能，保护肠黏膜的组织屏障，对预防感染有重要意义。②正确处理创面：烧伤创面特别是深度烧伤创面是主要感染源，对深度烧伤进行早期切痂、削痂、植皮，是防治全身性感染的关键措施。③抗菌药物的选择和应用：进行创面细菌培养和药物敏感试验，选择适宜的抗菌药，感染后应及早用药。严重患者并发全身性感染时，可联合应用抗菌药物。

案例 8-2B

查体：面、腹部、右上肢、左下肢（大腿、小腿，不包括足部）均被烫伤，创面大水疱，疱壁薄。患者感觉很口渴，疼痛剧烈。

问题与思考：

该患者的烫伤面积、深度及严重程度如何？现场如何紧急处理？如何护理？

【主要护理诊断 / 问题】

1．有窒息的危险　与头面部、呼吸道或胸部等部位烧伤有关。

2．体液不足　与烧伤创面渗出液过多、血容量减少有关。

3．皮肤完整性受损　与热力造成的皮肤损伤、坏死有关。

4．潜在并发症：感染　与皮肤完整性受损有关。

5．悲伤　与烧伤后毁容、肢体残缺及躯体活动障碍有关。

【护理措施】

1．维持有效呼吸

（1）保持呼吸道通畅：鼓励患者深呼吸、用力咳嗽、咳痰。对气道分泌物多者，定时帮助其翻身、叩背、改变体位，以利分泌物排出。必要时经口鼻、气管插管或气管切开吸痰。密切观察呼吸情况，若患者出现刺激性咳嗽、咳黑痰、呼吸困难、呼吸频率增快，血氧饱和度下降、血氧分压下降等表现时，应积极做好气管插管或气管切开术的准备，并加强术后护理。

（2）吸氧：中、重度呼吸道烧伤患者多有不同程度缺氧，伤后应立即吸氧。一般用鼻导管或面罩给氧，氧气浓度 40% 左右，氧流量 4 ~ 5L/min。合并一氧化碳中毒者可经鼻导管给高浓度氧（70% 以上）或纯氧吸入。有条件者应积极采用高压氧治疗，使碳氧血红蛋白降至接近正常。

2．维持有效循环血量　对于重度烧伤者，迅速建立 2 ~ 3 条能快速输液的静脉通道，以保证各种液体及时输入。遵循“先晶后胶，先盐后糖，先快后慢”的输液原则合理安排输液种类和速度，并根据患者的病情，随时调整输液速度和种类，以尽早恢复有效循环血量。

液体复苏疗法期间，根据动脉血压、中心静脉压、心率、尿量、末梢循环、精神状态等判断液体复苏的效果。液体复苏有效的指标是：①尿量：烧伤面积大于 30% 的患者应考虑留置尿管，观察每小时尿量、比重、pH，并注意有无血红蛋白尿。成人每小时尿量不低于 20ml，以 30 ~ 50ml 为宜，小儿每千克体重每小时不低于 1ml。②精神状态：患者神志清楚，安静，无烦躁不安。③无明显口渴。④脉搏、心搏有力，脉率在 120 次 / 分以下，小儿脉率在 140 次 / 分以下。⑤收缩压维持在 90mmHg、脉压在 20mmHg 以上，中心静脉压为 6 ~ 12cmH_2O。⑥呼吸平稳。如出现血压低、尿量少、烦躁不安等现象，则应加快输液速度。

知识拓展

美国烧伤学会烧伤休克复苏指南

①按体重和烧伤面积计算，烧伤超过 20% 总体表面积（total body surface area，TBSA）的成人和儿童均应进行规范化液体复苏治疗。②根据常用补液公式计算，伤后第 1 个 24h 晶体液需要量为 2 ~ 4ml/（kg · %TBSA）。③无论液体类型和需要量如何，都应将尿量滴定至成人 0.5 ~ 1.0ml/（kg · h）或儿童 1.0 ~ 1.5ml/（kg · h）。④对于烧伤患儿，除根据伤情计算补液量外，还应给予液体维持量。⑤对于Ⅰ度烧伤、吸入性损伤和复苏延迟的患者，应该增加液体需要量。选择意见：①烧伤后（尤其在伤后 12 ~ 24 h）添加胶体液可减少补液总量。②口服补液适用于中度烧伤且意识清醒者，该方法有待进一步验证。③高渗盐水复苏由资深医师完成，同时密切监测血钠浓度，以防发生严重高钠血症。④补充大剂量维生素 C 能减少补液总量，该方法值得进一步研究。

姚咏明等．编译．美国烧伤学会烧伤休克复苏指南概要．中国危重病急救医学．2009，21（5）：259-261.

3．加强创面护理，促进愈合

（1）包扎疗法的护理：抬高肢体并保持各关节功能位。保持敷料清洁和干燥，敷料潮湿时，须立刻予以更换。密切观察创面，及时发现感染征象，如发热、伤口异味、疼痛加剧、渗出液颜色改变等，需加强换药及抗感染治疗，必要时可改用暴露疗法。注意观察肢体末梢血液循环情况，如肢端动脉搏动、颜色及温度。

（2）暴露疗法的护理

1）保持创面干燥，渗出期应定时以消毒敷料吸去创面过多的分泌物，表面涂擦聚维酮碘或其他创面用药，以减少细菌繁殖，避免形成厚痂。若发现痂下有感染，应立即去痂引流，清除坏死组织。

2）定时翻身或使用翻身床，交替暴露受压创面，避免创面长时间受压而影响愈合。极度烦躁或意识障碍者，适当约束肢体，防止抓伤。

4．防治感染

（1）严格消毒隔离制度：保持病室空气流通，定期进行病室空气消毒，每日用紫外线照射消毒 2 次。每日用含氯消毒液拖地 2 次。床单、被套、枕套、中单、患者服每日行高压蒸汽灭菌处理，其他室内物品每天用含氯消毒液擦拭消毒，便器用消毒液浸泡。医务人员进入病房前戴口罩、帽子，穿隔离衣，操作尽量集中安排，避免多次出入，接触新鲜创面时要戴无菌手套，接触另一烧伤患者创面时要更换手套或进行手消毒，防止发生医院内交叉感染。严格陪护管理。

（2）遵医嘱及早应用抗菌药物，观察全身情况及创面变化，及时发现创面感染、全身性感染及感染性休克的发生。

（3）正确处理创面，采取必要的消毒隔离措施，防止交叉感染。

（4）营养支持，增强抗感染能力。烧伤患者呈高代谢状态，极易造成负氮平衡，予以高蛋白质、高热量、高维生素、清淡易消化饮食，少量多餐。对经口摄入不足者，经肠内或肠外补充营养，以保证摄入足够的营养素。

5．心理护理　烧伤患者的心理反应尤为严重，特别担心因容貌和形体的改变而影响生活、工作和社交。护士应耐心倾听患者的诉说，鼓励患者说出对意外、损伤、手术等的自我感觉。不回避患者的提问，尽量稳定其情绪，不可让患者对预后产生错误期望。在病情稳定好转时，让患者了解自己的病情及创面愈合的大致情况。协助患者进行自理性活动，增强其独立性及参与自我护理的意识。

6．康复护理　维持肢体功能位，患者采取的舒适体位会造成关节挛缩，应让患者保持肢体的功能体位。鼓励患者早期下床活动，进行肢体和关节活动锻炼。制订并实施康复计划，可采用体疗或理疗。避免创面长时间的日光暴晒，因紫外线和红外线会促使瘢痕增生。可在创面适当加压以减少瘢痕组织的增生，如穿紧身衣等。

第三节　冻　伤

冻伤（cold injury）是机体遭受低温侵袭所引起的局部或全身性损伤。全身性损伤包括冻僵和冻亡（即体温过低），局部损伤包括局部冻伤、冻疮、战壕足和浸泡足。冻伤可分为两大类：一是非冻结性冻伤（non-frost cold injury），是由 10℃以下至冰点以上的低温，多兼有潮湿条件造成的，包括冻疮、战壕足、水浸足（手）等；二是冻结性冻伤（frost cold injury），由冰点以下的低温所致，包括局部冻伤（冷伤）和全身性冻伤（冻僵）。

【病理生理】

1．非冻结性冻伤 最常见的非冻结性冻伤是冻疮，好发部位是肢体末端和暴露部位，如耳廓、面部、手背、足趾等处。机体长时间暴露在湿冷环境下，局部动脉痉挛，皮肤血管强烈收缩，血管滞缓，细胞代谢减慢。冻伤部位最初会失去感觉，经24～48h复温后，血管扩张、组织充血，局部感觉异常及烧灼样疼痛，出现水肿、水疱，可形成溃疡，常伴发蜂窝织炎、淋巴结炎甚至组织坏死。

2．冻结性冻伤 当局部接触冰点以下低温时，发生强烈的血管收缩反应，严重者可在细胞内外液形成冰晶。继而发生冻融，局部血管扩张、充血、渗出及血栓形成等，冻伤组织发生坏死及炎症反应。当全身受低温侵袭时，发生外周血管收缩和寒战反应，体温由表及里逐渐降低，最终导致心、脑、肾等脏器功能受损。

【护理评估】

（一）临床表现

1．非冻结性冻伤 冻疮初起时，主要表现为紫红色斑、变凉、肿胀，可出现结节。局部有灼热、痒感或胀痛，在暖环境中更明显。随病情进展，可出现水疱、糜烂或溃疡，如无继发感染可自愈，但易复发。

2．冻结性冻伤

（1）局部表现：局部冻伤后皮肤苍白发凉、麻木或失去感觉。复温后可按损伤的不同程度分为以下几种：

1）Ⅰ度冻伤（红斑性冻伤）：伤及表皮层。局部红肿、充血，有热、痒、刺痛的感觉。症状数日后消退，表皮脱落、水肿消退，不留瘢痕。

2）Ⅱ度冻伤（水疱性冻伤）：伤及真皮。局部明显充血、水肿，12～24h内形成水疱，疱液呈血清样。2～3周内水疱干燥结痂，以后脱痂愈合，可有轻度瘢痕形成。

3）Ⅲ度冻伤（腐蚀性冻伤）：伤及全层皮肤或皮下组织。创面由苍白变为黑褐色，感觉消失，创面周围红、肿、痛，并有水疱形成。若无感染，坏死组织结痂后4～6周脱落，形成肉芽创面，愈合后会留有瘢痕。

4）Ⅳ度冻伤（血栓形成与血管闭塞）：损伤深达肌肉、骨骼，甚至造成肢体坏死，表面呈死灰色、无水疱，通常呈干性坏死，也可并发感染形成湿性坏疽。局部表现类似Ⅲ度冻伤，治愈后多留有功能障碍或残疾。

（2）全身反应：全身冻伤时先有寒战、皮肤苍白或发绀，出现疲乏、无力等表现，继而肢体僵硬、意识障碍、呼吸抑制，心搏减弱、心律失常，最后呼吸、心搏停止。如果患者得到及时救治，复温、复苏后常出现心室纤颤、低血压、休克，可发生肺水肿、肾衰竭等严重并发症。

（二）辅助检查

Ⅲ度冻伤怀疑有骨坏死时，可行X线检查。全身低温者心电图中各个传导间期可延长，常可见心房颤动或发生病理性折返，血钾、钠异常。出现湿性坏疽或合并肺部感染时，白细胞总数和中性粒细胞数增加。创面有脓液时，可做脓液细菌培养及药物敏感试验。

（三）与疾病相关的健康史

常在每年冬季发生，尤其在寒冷、潮湿的地区多见。自主神经功能紊乱、肢端血液循环不良、手足多汗等患者容易出现冻伤。此外，疲劳、饥饿、酒醉等均会降低机体的御寒能力而增加冻伤的危险。

（四）心理社会状况

出现严重手、足冻伤的患者，常会担心恢复后是否会遗留功能障碍。手、足严重冻伤，出现坏死，需要截肢的患者，常不愿配合治疗，甚至拒绝接受治疗，担心术后丧失正常的工作及生活能力。

（五）治疗原则

1．现场急救　①尽快使患者脱离寒冷环境。衣服、鞋袜等连同肢体冻结者，应用温水（40℃左右）使冰冻融化后脱下或剪开，不可强行脱除。②立即施行局部或全身的快速复温。将冻僵部位置于40～42℃的温水中，时间一般为20～30min。如无复温条件，可将伤肢放在救护者怀中复温，切忌用火烤、雪搓、冰敷或拍打。③可使用止痛药缓解患者复温后出现的疼痛。④对呼吸、心搏骤停的患者应立即施行胸外心脏按压和人工呼吸、吸氧等急救措施。

2．局部冻伤的治疗　①冻伤的皮肤复温后应小心清洁、维持干燥。适当抬高冻伤部位以减轻局部水肿。②Ⅰ度冻伤应保持创面干燥、清洁，数日后可自愈。③Ⅱ度冻伤复温后，可用干燥、清洁的纱布包扎创面，有较大水疱时，应在无菌条件下抽出水疱内液体，用无菌纱布包扎。创面感染时先用浸有抗菌药的纱布湿敷，再涂抹冻伤膏，可采用包扎或半暴露疗法。④Ⅲ度、Ⅳ度冻伤多用暴露法治疗，受冻部位每天用药液清洗1～2次，对坏死组织应切除后进行植皮。⑤严重冻伤并发湿性坏疽或脓毒症，且清创、抗菌药治疗无效时，需进行截肢。

3．全身冻伤的治疗　①复苏过程中首先要保持呼吸道通畅、吸氧，必要时应用辅助呼吸。②体温低时易出现心室颤动或心搏骤停，应进行心电图监测，必要时除颤、复苏。③胃管内热灌洗或温体液灌肠有助于复温。④静脉输液扩充血容量防治休克，可适当应用血管活性药物。⑤有肾功能不全、脑水肿时，可使用利尿药并采取相应的治疗措施。

4．其他处理措施　①应用抗凝、扩血管药物，改善微循环，减轻血栓形成与组织损伤，注意避免出血倾向。也可用温经、活血的中药。②根据冻伤部位可选用封闭疗法，或行交感神经阻滞术，以解除血管痉挛和止痛。③对Ⅲ度以上冻伤者给予破伤风抗毒素肌内注射，根据病情全身应用抗生素预防感染。

【主要护理诊断 / 问题】

1．疼痛　与组织冻伤有关。

2．皮肤完整性受损　与低温造成皮肤血供障碍、坏死有关。

3．潜在并发症　感染。

【护理措施】

1．保暖复温的护理　采取全身保暖措施，盖以棉被或毛毯，并用热水袋放于腋下及腹股沟，有条件者可用红外线和短波等。也可用40～42℃温水，将患者浸入浴盆中，水温自34～35℃开始，5～10min后提高水温到42℃，待肛温升到34℃，患者呼吸、心搏规则时停止加温。可给予温热饮料（如热牛奶、热豆浆、热菜汤等），但不可饮酒。在复温保暖过程中，应随时监测患者的体温变化。复温时局部疼痛剧烈者，可遵医嘱口服止痛药。

2．妥善处理创面　复温后的创面开始起水疱或血疱，不能剪破疱皮，在伤后48h，将疱皮低位剪破，并将疱皮复位。对于已分离的污染疱皮应剪除，用无菌纱布将创面的渗出液、分泌物等拭干。创面清洁后行半暴露疗法，或外加敷料包扎，并抬高患肢。

3．减轻疼痛　在复温过程中及复温后，冻伤肢体会出现剧烈的疼痛，可口服或肌内注射镇痛药等。

4．体位与活动　取卧位，抬高患肢以利于静脉血液及淋巴液回流，可减轻组织水肿，防止加重组织损伤。冻伤急性期，必须避免患肢的运动。急性炎症一旦消散，应尽量活动指（趾）关节，防止关节僵直，有助于肌张力恢复，保护肌肉和韧带的灵活性。协助患者在床上活动，防止发生压疮。

5．心理护理　患者初入院时常表现为情绪低落，对治疗存有疑虑，害怕疼痛，担心术后肢体能否恢复正常的功能。护士应安慰患者，向患者说明治疗的方法，解释疼痛的原因及持续时间，缓解患者的紧张情绪，尽快使其情绪稳定，积极配合治疗和护理。

6．健康教育 在寒冷条件下工作的人员应注意防寒、防湿，衣着应保暖、不透风。减少体表外露，外露部位可适当涂抹油脂。保持衣着、鞋袜干燥，沾湿后应及时更换。寒冷环境下应避免久站或静止不动。进入高寒地区工作的人员，平时应进行适应性训练，高热量饮食，酒后不宜野外工作。

第四节 蛇咬伤

蛇咬伤（snake bite）常发生在我国农村，尤其是南方和森林地区，多发生于夏、秋两季。蛇分为无毒蛇和毒蛇两类。无毒蛇咬伤只在局部皮肤留下两排对称的细小齿痕，轻度刺痛，无生命危险。毒蛇咬伤后伤口局部常有一对大而深的牙痕，或两列小牙痕上方有一对大牙痕，有的大牙痕里甚至留有断牙，可引起严重的全身中毒症状，甚至危及生命。此处仅述及毒蛇咬伤。

【病理生理】

蛇毒含有多种毒性蛋白质、多肽以及酶类。按蛇毒的性质及其对机体的作用可分为3类：神经毒素、血液毒素及混合毒素。神经毒素主要作用于神经系统，对中枢神经和神经肌肉接头有选择性毒性作用，引起肌肉麻痹和呼吸麻痹，常见于金环蛇、银环蛇咬伤。血液毒素主要影响血液及循环系统，对血细胞、血管内皮细胞及组织有破坏作用，可引起出血、溶血、休克或心力衰竭等，见于竹叶青、五步蛇咬伤。混合毒素兼有神经毒素和血液毒素的作用，如蝮蛇、眼镜蛇的毒素。

【护理评估】

（一）临床表现

1．局部反应 咬伤后伤口立即出现强烈烧灼痛、肿胀和大量出血。伤口中心青紫、瘀斑、水疱甚至大水疱，肢体肿胀向近心端扩散。局部淋巴结肿大、触痛。严重者伤口处组织坏死，甚至肢体坏死。

2．全身反应

（1）被含有神经毒素的毒蛇咬伤，局部反应较轻，疼痛症状在半小时后减轻甚至消失，肿胀也轻微，但局部麻木感加重并向肢体近端蔓延。进而出现恶心、呕吐、疲乏无力、抬头及睁眼困难、视物模糊、复视、说话和呼吸困难、肢体瘫痪、大便失禁、惊厥等神经症状。若不发生呼吸麻痹和心力衰竭，或经抢救而好转，一般不留后遗症。

（2）被含有溶血毒素的毒蛇咬伤，除严重的局部症状外，全身症状有头晕、恶心、腹痛、腹泻、发热和谵妄，以及全身性出血症，甚至血压下降、休克。

（3）被兼有两种毒素的毒蛇咬伤，毒性相加，可短时致死。

（二）与疾病相关的健康史

结合有被蛇咬伤史、局部可见一对或两对较深的牙痕及实验室检查评估是哪一类毒蛇咬伤。

（三）心理社会状况

评估患者对蛇咬伤有关知识的掌握情况。患者常因意外遭蛇咬伤而出现恐惧心理。

（四）治疗原则

1．局部处理 伤口上方绑扎，阻断毒素吸收。伤口局部抽吸、冲洗、清创，促进毒素排出；伤口周围用胰蛋白酶局部封闭，破坏蛇毒。

2．全身治疗

（1）解蛇毒中成药：中医中药在救治毒蛇咬伤方面有着丰富的经验和实际的效果。如南通蛇药、上海蛇药或广州蛇药等，被毒蛇咬伤后可立即内服。同时将药片溶化成稠糊状后，涂于伤口及周围达肢体肿胀上方 2cm 处，以抑制毒素向上扩散。

（2）抗蛇毒血清：抗蛇毒血清有单价和多价两种，应尽早使用。对于已明确被何种毒蛇咬伤者首选针对性强的单价血清，如不能确定毒蛇的种类，则可选用多价抗蛇毒血清。用前需做过敏试验，对阳性者需采用脱敏注射法。

（3）维持有效呼吸：对呼吸衰竭者可给予氧气吸入及呼吸兴奋剂。呼吸停止时应及时做气管插管或气管切开等，进行人工辅助呼吸。

（4）其他治疗：宜早期应用破伤风抗毒素和抗生素防治感染。静脉输液、注射呋塞米或甘露醇等利尿药，加快蛇毒排出，减轻中毒症状。积极抗休克、改善出血倾向，或治疗心、肺、肾等功能障碍。

【主要护理诊断 / 问题】

1．疼痛　与毒蛇咬伤皮肤组织有关。

2．潜在并发症　呼吸困难、休克。

【护理措施】

1．急救护理

（1）伤肢绑扎：用橡皮止血带或柔软的布带，于伤口近心端 5 ～ 10cm 处缚扎以阻止静脉、淋巴回流。注意松紧度适宜，15 ～ 30min 放松 1 ～ 2min。在局部伤口采取有效排毒或全身应用抗蛇毒血清后可解除缚扎。咬伤超过 12h 后则不需要缚扎。

（2）扩创排毒：争取在伤后 20min 内切开伤口清洗、抽吸毒液。切口不宜过大、过深，避免在毒牙痕间横切或“十”字切开。清洗液以高锰酸钾、肥皂水、碱性溶液为宜，或用大量清水冲洗。抽吸伤口并排出毒素的方法有：①挤压：向肢体远端方向挤压伤口。②吸吮：完整的口腔黏膜不会吸收毒素，稍有咽下也会被消化液中和。若口腔黏膜有破损、炎症或溃疡，则不能吸吮。③吸引：用各型拔火罐、竹筒、小口杯或吸奶器等吸引。注射器吸引，以负压反复抽吸，效果很好。

（3）局部冷敷：降低局部温度，可以减轻疼痛，减慢毒素吸收，降低毒素中酶的活性。将伤肢浸入 4 ～ 7℃冷水中，3 ～ 4h 后改用冰袋冷敷，持续 24 ～ 36h。

（4）胰蛋白酶或糜蛋白酶局部封闭：胰蛋白酶或糜蛋白酶能直接破坏蛇毒。常用胰蛋白酶 2000U 或糜蛋白酶 5 ～ 10mg，加 0.25% 普鲁卡因 5 ～ 20ml 以牙痕为中心，局部浸润注射或伤肢近心端做套封，深至深筋膜。

2．伤口护理　保持创面清洁和伤口引流通畅。经彻底清创后，伤口可用 1 ∶ 5000 高锰酸钾或高渗盐溶液湿敷，有利于引流毒液和消炎退肿。伤口应每日换药，及时清除坏死组织，以达到预防感染的目的。伤肢置于低垂位并制动。

3．抗毒排毒　迅速建立静脉通道，遵医嘱尽早使用抗蛇毒血清、利尿药、快速大量输液等以中和毒素，促进毒素排出。抗蛇毒血清注射前做皮肤或结膜过敏试验，注射时护士应密切观察有无过敏反应。一旦患者发生呼吸道阻塞、惊厥、呼吸停止等症状，应迅速在床旁行气管插管机械通气。

4．病情观察　密切观察病情变化，注意生命体征和神志变化，若出现呼吸急促、脉搏快弱、面色苍白、血压下降等，应及时抢救。

5．营养支持　给予高能量、高蛋白质、高维生素、易消化饮食，鼓励患者多饮水，以促进血液循环而加快毒素吸收。

6．心理护理　护士应耐心做好解释和安慰工作，倾听患者对痛苦及恐惧的诉说，以增加其信任感和安全感。

7．健康教育　宣传毒蛇咬伤的有关知识，强化自我防范意识。在野外作业时，做好自我防护，如戴帽子，穿长衣、长裤，穿雨靴，戴橡胶手套等，随身携带蛇药，以备急用。勿轻易尝试抓蛇或玩蛇。露营时选择空旷干燥地面，晚上在营帐周围点燃火焰。

小 结

1. 创伤的特点与处理　创伤可分为开放性和闭合性创伤两类。现场急救首先应抢救生命，入院后的进一步救治包括全身处理和局部处理。全身处理主要包括维持呼吸和循环功能、镇静止痛、防治感染、支持治疗。局部处理主要包括清创术与伤口换药。

2. 烧伤　致伤原因包括各种热力、光源、化学腐蚀剂、放射线等，临床分期包括急性体液渗出期（休克期）、感染期、修复期4期，伤后48h是休克的危险期。烧伤患者的评估主要包括烧伤面积、烧伤严重性、烧伤伤情以及有无休克等。治疗原则包括现场急救、防治休克、妥善处理创面、防治感染。主要护理措施包括维持有效呼吸、维持有效循环血量、加强创面护理、防治感染等。

3. 冻伤　分为非冻结性冻伤和冻结性冻伤。主要治疗措施包括现场急救、快速复温、创面的处理与护理、保持呼吸道通畅、防治休克、维持合适体位与活动。

4. 毒蛇咬伤　可引起严重的全身中毒症状，甚至危及生命。主要治疗与护理措施包括局部处理（阻断毒素吸收、促进毒素排出、破坏蛇毒等）和全身处理。

思考题

T8-1
参考答案

男性，25岁，体重70kg，被热液烫伤3h来诊。主诉剧烈疼痛，呻吟，表情痛苦，感觉口渴，十分担忧日后外表与肢体活动功能受到影响。

体检：P 108次/分，BP 109/92mmHg。头部、面部、颈部、右上肢、右下肢（不包括臀部）、左膝关节以下至足趾及胸部一手掌大小的面积烫伤，创面大水疱、潮红、水肿。

请问：

（1）该患者的烫伤面积、深度及严重程度如何？

（2）目前患者存在哪些主要的护理诊断/问题？

（3）现场如何进行救护？

（4）伤后第1个24h补液总量是多少？如何安排补液种类和速度？

（张美芬）

第九章　肿瘤患者的护理

学习目标

通过本章内容的学习、学生应能够

◎ 识记

1. 复述肿瘤、良性肿瘤、恶性肿瘤、交界性肿瘤的概念。
2. 描述恶性肿瘤的流行病学现状与趋势、临床表现、常规及常见的辅助检查手段。

◎ 理解

解释恶性肿瘤的常见病因与病理、预防、处理措施及并发症。

◎ 运用

运用所学知识为健康人群进行肿瘤预防知识宣传，为手术治疗、化疗、放疗患者制订适当的护理计划并提供适当的护理措施。

第一节　概　述

肿瘤（tumor）是机体正常细胞在不同始动与促进因素长期作用下产生增生与异常分化所形成的新生物。其特点是新生物一旦形成，就不受机体正常生理调节，也不因病因消除而停止增生，而是破坏正常组织与器官。

根据肿瘤的形态及对机体的影响，即肿瘤的生物学行为，可分为良性肿瘤（benign tumor）、恶性肿瘤（malignant tumor）及交界性肿瘤（borderline tumor）。其中良性肿瘤通常有包膜或边界清楚，呈膨胀性生长，速度缓慢，通常无浸润和转移能力，彻底切除后少有复发，对机体危害小。恶性肿瘤通常无包膜，边界不清，呈浸润性生长、速度快，瘤细胞分化不成熟，有不同程度的异质性。恶性肿瘤具有浸润和转移能力，切除后也常发生复发、转移，对机体危害大。恶性肿瘤中来自上皮组织者称为“癌”，来自间叶组织者称为“肉瘤”，胚胎性肿瘤称母细胞瘤。另外，有少数肿瘤形态上属良性，但常浸润性生长，切除后易复发，甚至转移，在生物学行为上介于良性与恶性之间，故称为交界性或临界性肿瘤，如包膜不完整的纤维瘤、唾液腺混合瘤等。有的肿瘤虽为良性，但由于生长部位与器官特性所致的恶性后果而显示为恶性生物行为，如颅内良性肿瘤伴颅内高压，肾上腺髓质肿瘤伴恶性高血压等。

目前，恶性肿瘤对人类的威胁日益突出，全国恶性肿瘤发病率为250.28/10万，死亡率为156.83/10万，人口标化率为112. 88/10万。其中，肺癌、女性乳腺癌、胃癌、肝癌、食管癌、结直肠癌、宫颈癌是我国常见的恶性肿瘤。肺癌、肝癌、胃癌、食管癌、结直肠癌、女性乳腺癌、胰腺癌是主要的肿瘤死因。从发病年龄看，45岁以后发病率上升明显。我国城市的肿瘤发病率高于农村，而农村死亡率高，与医疗资源、诊治水平差有关。

【病因】

恶性肿瘤的病因迄今尚未完全明了，目前认为是环境因素与基因相互作用引起的，是多因素协同作用的结果。

（一）环境因素

1．物理因素

（1）电离辐射：X线防护不当可致皮肤癌、白血病等，吸入放射性污染粉尘可致骨肉瘤和甲状腺肿瘤等。

（2）紫外线：可引起皮肤癌，尤其对白种人及易感个体（如着色性干皮病患者）。

（3）其他：如烧伤瘢痕长期存在易癌变，皮肤上的“痣”长期摩擦可致细胞黑色素瘤等。

2．化学因素 根据化学致癌物与人类肿瘤关系的强度将其分为3种类型。

（1）肯定致癌物：主要有氮芥、多环芳香烃类化合物、石棉、砷和镍等。

（2）可能致癌物：如亚硝胺类与食管癌、胃癌和肝癌相关，黄曲霉素与肝癌、胃癌和肠癌相关等。

（3）潜在致癌物：有机农药、烷化剂等可致造血器官肿瘤等；氨基氮类染料易诱发膀胱癌、肝癌等。

3．生物因素 主要为病毒、少数寄生虫和细菌等。

（1）病毒：如EB病毒与鼻咽癌相关，人乳头瘤病毒与宫颈癌相关，乙肝病毒与肝癌相关等。

（2）寄生虫与细菌：如华支睾吸虫与肝癌相关，日本血吸虫与大肠癌相关，幽门螺杆菌病与胃癌相关。

（二）机体因素

1．遗传因素 遗传与人类肿瘤关系虽无直接证据，但肿瘤有遗传倾向性，即遗传易感性，如已发现肝癌、肺癌、乳腺癌及鼻咽癌等都有家族聚集现象。某些遗传缺陷疾病患者易发生肿瘤，如携带缺陷基因BRCA-1者易患乳腺癌。某些遗传性综合征与肿瘤关系密切，患有这些疾病的患者往往有发生恶性肿瘤的倾向。如家族性结肠腺瘤病患者易发展成结直肠癌，毛细血管扩张共济失调病患者易患淋巴系统恶性肿瘤。

2．内分泌因素 某些激素与肿瘤发生有关，如雌激素与乳腺癌、子宫内膜癌有关，前列腺癌的发生与雄激素有关。

3．免疫因素 先天或获得性免疫缺陷者易发生恶性肿瘤，如艾滋病患者易患恶性肿瘤，器官移植后长期使用免疫抑制剂者，肿瘤发生率比正常人群高50～100倍。

4．心理社会因素 人的情绪、工作压力及环境变化等，可通过影响人体的内分泌、免疫功能等间接诱发肿瘤。

【病理】

1．恶性肿瘤的发生、发展 分为癌前期、原位癌及浸润癌3个阶段。一般情况下，致癌因素作用30～40年，经10年左右的癌前期恶变为原位癌，再经过3～5年，在促癌因素作用下发展成浸润癌。但若在致癌因素强度增强的情况下，致癌时间会缩短。

2．细胞的分化 恶性肿瘤细胞可分为高分化、中分化和低分化（或未分化）3类，或称Ⅰ、Ⅱ、Ⅲ级。高分化（Ⅰ级）细胞形态接近正常，恶性程度低；低分化（Ⅲ级）细胞核分裂较多，高度恶性；中分化（Ⅱ级）的恶性程度介于二者之间。

3．生长方式 呈浸润性生长，肿瘤可沿组织间隙、神经纤维间隙或毛细血管扩展，边界不清，实际扩展范围常较肉眼所见大，因此切除后常易复发。

4．生长速度 恶性肿瘤生长速度快，发展迅速，病程较短。

5．转移方式

（1）直接蔓延：恶性肿瘤细胞向原发灶相邻的组织直接扩散生长，如直肠癌侵及宫颈、阴道，宫颈癌侵及骨盆壁等。

（2）淋巴转移：多数先转移至邻近区域淋巴结，也可出现“跳跃式”转移。出现转移的淋巴结，一般比正常的淋巴结大而且硬，甚至几个淋巴结融合到一起，形成巨大的肿块。大多数上皮恶性肿瘤，很容易出现淋巴道转移。由于淋巴液最终要回归血液，所以淋巴道转移最终会导致血行转移。

（3）血行转移：肿瘤细胞侵入血管，随血流转移至远处部位，如部分恶性肿瘤可通过门脉系统侵入肝，可通过腔静脉系统侵入肺，通过椎静脉系统侵入骨。

（4）种植转移：肿瘤细胞脱落后，在体腔或空腔内脏器官内发生的转移，如胃癌种植到盆腔。

6．肿瘤分期　国际抗癌联盟提出了 TNM 分期法，也是目前国际上最为通用的肿瘤分期系统。T（tumor）指肿瘤原发灶的情况，在空腔脏器代表肿瘤浸润程度，在实质脏器代表肿瘤体积大小，依次用 T_1 ~ T_4 来表示，当原发灶没有肿瘤时，用 T_0 表示。N（node）指区域淋巴结受累情况。淋巴结未受累时，用 N_0 表示。随着淋巴结受累程度和范围的增加，依次用 N_1 ~ N_3 表示。M（metastasis）指远处转移情况，没有远处转移者用 M_0 表示，有远处转移者用 M_1 表示。根据 TNM 的不同组合，分为Ⅰ、Ⅱ、Ⅲ、Ⅳ期。各种肿瘤 TNM 分类的具体标准由各专业会议协定。

案例 9-1A

男性，65 岁，吸烟 40 年，每天 20 支。不明原因咳嗽、胸闷 4 个月，痰中时带血丝，遂到医院就诊。行胸部 X 线检查显示右上肺前段不张，痰液细胞学检查阴性。行纤维支气管镜检查初诊为右上肺肿块、鳞癌。患者得知疾病诊断后出现愤怒、烦躁、不满，迁怒于亲属。

问题与思考：

该患者护理评估内容有哪些？

【护理评估】

（一）临床表现

1．局部表现

（1）肿块：常是体表或浅在肿瘤的首要症状。随肿瘤的性质不同，肿块具有不同的硬度、活动度及边界。位于深部或内脏的肿块不易触及，但可出现周围组织受压或空腔器官梗阻等症状。

（2）疼痛：主要是肿块刺激或压迫到神经系统，出现了隐痛、刺痛、放射痛等，尤其是在夜间疼痛更加明显。空腔脏器肿瘤可致痉挛而产生绞痛。

（3）溃疡：恶性肿瘤生长过快、血供不足可出现局部组织的坏死和溃疡，常伴有恶臭及血性分泌物。

（4）出血：体表及与体外相交通的肿瘤可发生破溃和血管破裂而出血，或在生长过程中侵犯到血管，因此如果发生在上消化道可出现呕血与黑便，发生在下消化道可出现血便。肺癌可发生咯血或血痰，肝癌破裂可导致腹腔内出血。

（5）梗阻：肿瘤可致空腔脏器堵塞或肿瘤直接压迫邻近器官导致梗阻，如肠道恶性肿瘤生长可导致肠梗阻、胆管内恶性肿瘤生长可导致黄疸。梗阻程度又不完全性及完全性之分。

2．全身表现 恶性肿瘤患者早期多无明显全身症状，或仅有非特异性表现，如发热、盗汗、消瘦、贫血、乏力及恶病质等，消化道肿瘤患者恶病质出现较早。

3．转移表现 可出现区域或远处淋巴结肿大，若发生远处脏器转移，可发生脏器转移症状，如发生骨转移可出现疼痛、硬结或病理性骨折等。

4. 特殊表现 某些特殊部位的肿瘤可导致特殊表现，如嗜铬细胞瘤可导致高血压，甲状旁腺瘤可导致骨质改变，颅内肿瘤可导致颅内压增高、神经定位症状等。

（二）辅助检查

1．实验室检查

（1）血、尿、粪常规检查：其阳性结果并非恶性肿瘤的特异性标志，但常可提供诊断线索，如白血病患者血象明显改变等。

（2）红细胞沉降率检查：恶性肿瘤患者常可伴红细胞沉降率加快，可为诊断提供线索。

（3）血清学检查：用生化方法测定由肿瘤组织自身产生可反映肿瘤存在和生长的肿瘤标记物，可以是酶、激素、糖蛋白、胚胎性抗原或肿瘤代谢产物。大多数肿瘤标记物无强烈特异性，但对其动态观察和检测有助于肿瘤的诊断和鉴别，判断疗效和预后，提示治疗后是否复发和转移。

（4）免疫学检查：近年来对于肿瘤的诊断主要集中在检查来自体内肿瘤的胚胎抗原、相关抗原及病毒抗原。常用的肿瘤免疫学标志物 [如甲胎蛋白（AFP）、前列腺特异抗原（PSA）、人绒毛膜促性腺激素（HCG）] 对肿瘤的诊断均有较高的特异性和敏感性，但也存在一定的假阳性。

（5）基因诊断：核酸中碱基排列具有特异性，基因诊断利用此特征，检测样品中的特定基因作出诊断。基因检测敏感性及特异性较高，常早于临床症状出现之前，因此可用于对手术切缘组织进行检测，如阳性则提示易局部复发，从而估计预后。

2．影像学检查 X 线、超声波、各种造影、放射性核素、电子计算机断层扫描（CT）、磁共振成像（MRI）和正电子发射断层成像（PET-CT）等各种检查方法可明确有无肿块以及肿块部位、形态、大小等性状，有助于肿瘤的诊断及其性质的判断。

3．内镜检查 可直接观察空腔脏器、胸腔、腹腔及纵隔等部位的病变，同时可取细胞或组织行病理学检查，对于肿瘤的诊断具有重要价值，并能对小的病变（如息肉）做摘除治疗。常用的有食管镜、胃镜、结肠镜、直肠镜、气管镜、腹腔镜、膀胱镜等。因为内镜检查可取细胞或组织学检查，因此常与病理学检查结合起来。

4．病理学检查 包括细胞学和组织学两部分，是目前确定肿瘤直接而可靠的依据。细胞学检查包括体液内自然脱落细胞、黏膜细胞、细针穿刺涂片或超声导向穿刺涂片等方法。位于深部或体表的较大肿瘤可在超声或 CT 引导下穿刺活检或于手术中切取组织行快速冷冻切片组织学诊断。

（三）与疾病相关健康史

许多肿瘤与年龄、吸烟、饮酒、不良饮食习惯、家族遗传等有关。因此，应了解患者的个人史、家族史、生活习惯、职业，以及女患者月经史、婚育史等。

（四）心理社会状况

心理社会状况包括患者对疾病、疾病处理措施及康复知识的认知程度，对疾病的心理承受能力，对治疗效果及预后的心理反应，患者及家属的经济及社会支持状况等。肿瘤患者的心理变化可分为以下 5 期。

1．震惊否认期（shock and deny stage） 患者初悉病情后，怀疑诊断的可靠性，甚至辗转多家医院就诊、咨询。此是患者面对疾病应激产生的保护性心理反应，虽可缓解其恐惧和焦虑的程度，但易延误治疗。

2．**愤怒期**（anger stage） 当患者接受疾病现实后，随之会产生恐慌、哭泣，常迁怒于亲属和医务人员，甚至百般挑剔、无理取闹，出现冲动行为，此虽属于适应性心理反应，但若长期存在，必将导致心理异常。

3．**磋商期**（bargaining stage） 患者开始步入“讨价还价”阶段，常心存幻想，遍访名医、寻求偏方，祈求生命的延长。此时，幻想虽可产生负面影响，但在某种程度上可支持患者，使其重新树立与疾病抗争的信念。

4．**抑郁期**（depression stage） 当治疗效果不理想、病情恶化、肿瘤复发、疼痛难忍时，患者往往感到绝望无助，对治疗失去信心，表现为悲伤抑郁、沉默寡言、黯然泪下，不听劝告，不遵医嘱，甚至有自杀倾向。

5．**接受期**（acceptance stage） 患者经过激烈的内心挣扎，接受事实，心境变得平和，不再自暴自弃，并能积极配合各种治疗。

以上心理变化可同时或反复发生，且不同心理特征者在心理变化分期存在较大差异，各期持续时间、出现顺序也不尽相同。

（五）治疗原则

1．**手术治疗** 目前手术切除实体肿瘤仍然是最有效的治疗方法。

（1）根治性手术：切除包括原发癌肿所在器官的部分或全部，连同周围正常组织和区域淋巴结整块切除。另外还有扩大根治术，即在根治术的基础上适当切除附近器官及区域淋巴结。

（2）姑息或减症手术：一般适用于癌症晚期的患者，为了减轻症状，改善生活质量施行的手术。此手术只能起到减轻局部症状的效果，但不能控制疾病发展。

（3）减瘤手术：对于体积较大、单纯手术无法根治的恶性肿瘤，行大部切除术后辅以放、化疗、生物治疗等以控制残余的肿瘤细胞。其与根治性手术后辅以针对体内可能存在的微小转移灶所使用的辅助治疗有本质区别。经减瘤手术后，体内肿瘤负荷减小，有利于采用化疗或放疗杀伤残余的肿瘤细胞。

（4）复发或转移灶切除术：对术后出现的肝、肺、脑等的单个转移灶做切除治疗，以减轻转移症状，并延长生存期。

手术治疗对患者造成的打击往往较大，所以应注意手术治疗的患者可能出现的麻醉意外、出血、术后疼痛、感染、梗阻等。

2．**化疗** 是一种应用特殊化学药物杀灭恶性肿瘤细胞或组织的治疗方法，往往是肿瘤患者综合治疗中的重要手段，某些肿瘤可因此获长期缓解。

目前已能单独通过化疗治愈的有淋巴瘤、精原细胞瘤、绒毛膜上皮癌、肾母细胞瘤、神经母细胞瘤、急性淋巴细胞白血病等。

化疗的给药方式包括：①全身用药：分为口服、肌内注射、静脉给药三种，静脉给药又分为静脉注射与静脉滴注两种。全身使用化疗药物在抑制肿瘤细胞的同时，对机体正常组织，特别是代谢旺盛的器官组织或细胞均有不同程度的损害，因此常伴有不同程度的毒性反应。②局部用药：包括腔内注射、动脉给药、鞘内注射、瘤内注射等，目的是为了提高药物在肿瘤局部的浓度。③介入治疗：是近年来应用较多的一种特殊化疗途径，可通过动脉插管行局部动脉化疗灌注栓塞，也可经皮动脉插管配合皮下切口植入导管药盒系统进行长期灌注、栓塞化疗，提高局部药物浓度并阻断肿瘤的营养、血液供应，减轻全身毒性反应。

化疗常见的毒性反应有骨髓抑制、胃肠道反应、静脉炎、口腔炎、肝、肾功能损伤等。

3．**放疗** 是利用放射线的电离辐射作用，破坏或杀灭肿瘤细胞，从而达到治疗目的的一种方法，是治疗恶性肿瘤的主要手段之一。根据肿瘤对放射线的敏感性将其分为三类：①高度敏感肿瘤：分化程度低、代谢旺盛的癌细胞，如淋巴造血系统肿瘤等；②中度敏感肿瘤：如鼻咽癌、乳腺癌、食管癌等；③低度敏感肿瘤：如胃肠道腺癌、软组织及骨肉瘤等。

放疗常见的反应有照射野皮肤黏膜及脏器损伤、头晕、乏力、恶心、呕吐及骨髓抑制等。

4．生物治疗 包括免疫治疗、基因治疗两种，免疫治疗是通过调动人体防御系统以提高免疫功能，达到抗肿瘤的效果。基因治疗是应用基因工程技术，干预存在于靶细胞的相关基因的表达水平，以达到治疗目的。

5．中医中药治疗 目前主要还是作为一种辅助治疗的手段在临床上应用。

6．内分泌治疗 利用肿瘤的发生、发展与体内激素水平有关的特点，用控制内分泌来控制肿瘤的发生与发展。

知识拓展

中国恶性肿瘤筛查指南

1. 食管癌筛查　目前采用内镜下碘染色及指示性活检筛查方案。

2. 胃癌筛查　推荐使用两种方案，一是开展血清胃蛋白酶原（PG）和危险因素问卷调查初筛，阳性者采用胃镜检查；二是直接开展胃镜检查并根据筛查结果采取相应的随访方案。

3. 肝癌筛查　肝癌高发区的筛查，推荐甲胎蛋白（AFP）联合超声检查作为初筛，这也是乙肝表面抗原（HBsAg）初筛阳性者的后续转诊检查手段，并根据不同结果对筛查对象进行分流。

4. 鼻咽癌筛查　采用基本信息调查、头颈部检查与抗 EB 病毒抗体检测联合筛查高危人群的方案。

5. 乳腺癌筛查　临床乳腺检查联合超声作为初筛方法，乳腺 X 线检查作为初筛阳性者的转诊手段。

6. 宫颈癌筛查　经济条件较好地区推荐医生取材 HPV 检测结合液基细胞学；中等发达地区推荐医生取材 HPV 检测结合液基细胞学；卫生资源缺乏地区可用肉眼观察法。

7. 肺癌筛查　使用低剂量螺旋 CT 检查。

8. 大肠癌筛查　采用问卷评估和粪便隐血试验初筛，找出高危人群行肠镜检查确诊。

【主要护理诊断 / 问题】

1．焦虑 / 恐惧　与担心疾病预后及经济状况改变等有关。

2．营养失调（低于机体需要量）　与肿瘤所致的高代谢状态及疾病、治疗所致的食欲减退等有关。

3．疼痛　与肿瘤生长侵及神经、肿瘤压迫及手术创伤有关。

4．潜在并发症 手术、化疗、放疗相关并发症。

【护理措施】

（一）手术患者的护理

1．术前护理

（1）减轻焦虑和恐惧：恶性肿瘤患者的心理反应十分复杂，有焦虑、恐惧，也有悲哀、绝望等。对治疗既渴望又惧怕。因此，护理人员应以热情的态度、温和的语言多与患者接触，鼓励患者和亲属说出内心感受和最关心的事情，评估患者所处的心理阶段并予以相应的心理疏导。如针对震惊否认期患者，可不急于让患者接受现实，鼓励患者表达自己的感受和想法，采取适合的策略使其逐渐了解事实真相，接受治疗方案。对愤怒期患者，应通过与患者交谈，让患者将自己感到恐惧的前后经过讲出来，通过有关知识的教育纠正患者感知错误，或让其他病友现身说法，讲述成功度过此期的经过等。

（2）纠正营养不良：应积极纠正患者营养状况，除术前常规胃肠道准备外，予以高蛋白质、高维生素、清淡、易消化食物，少量多餐，必要时给予肠内和肠外营养，以提高对手术的耐受性，保证手术安全。

（3）缓解疼痛：除观察疼痛部位、性质、持续时间外，还应积极采取药物与非药物疗法，与家属共同缓解患者疼痛。药物止痛可按 WHO 三级阶梯镇痛方案处理。

（4）术前指导：如指导患者练习床上使用便器。对胸、腹部手术者，术前应指导其进行深呼吸、咳痰练习及肢体活动。

2．术后护理

（1）饮食护理：手术后非胃肠道手术的患者应尽早经口进易消化且富含营养的饮食。胃肠道手术患者消化道功能尚未恢复之前，可经肠外给予营养，以利创伤修复。康复期患者少量多餐，循序渐进恢复饮食。

（2）镇痛护理：术后麻醉作用消失，切口疼痛会影响患者的身心康复，应遵医嘱予以镇痛治疗。镇痛药物剂量根据患者的疼痛程度和需要由小到大直至患者疼痛消失为止，不应对药物限制过严而导致用药不足。

（3）并发症预防和护理：根治性手术范围广，创伤大，故手术风险大，患者术后易并发呼吸道、泌尿系统、切口或腹腔内感染等。为促进患者康复、减少并发症的发生，采取以下护理措施：①严密观察生命体征变化；②加强各引流管、导尿管、导胃管护理；③观察切口渗血、渗液情况，保持切口敷料干燥，注意切口颜色、温度变化，尤其是皮瓣移植术后，如出现颜色苍白或发绀、肢体温度下降、水肿等应及时处理；④加强口腔、皮肤护理，鼓励患者多翻身；⑤协助患者进行深呼吸、有效咳嗽、排痰；⑥鼓励患者早期下床活动以促进肠蠕动及肠道功能恢复，减轻腹胀，预防肠粘连，并促进血液循环及切口愈合，但应注意保暖及安全。

案例 9-1B

患者为肺癌ⅢB 期，为提高治疗效果，先予以 3 个疗程的术前化疗，化疗方案为紫杉醇 + 顺铂。

问题与思考：

在化疗期间护理内容有哪些？

（二）化疗患者的护理

1．饮食护理　鼓励患者摄入高蛋白至、低脂、易消化食物，多饮水及多食新鲜果蔬，少量多餐。根据患者喜好调整饮食口味，忌刺激性食物、烟、酒。

2．避免药物外渗　患者在使用化疗药物期间应防止化疗药物外渗引起组织坏死。应注意：①静脉滴注的用药部位：应选择粗、直、弹性好的血管，一针见血，原则上从远端到近端。②避免渗漏：穿刺后，应先用少量生理盐水滴注，确定穿刺成功后再换上化疗药液。拔取针头前应用 30 ~ 50ml 液体充分冲洗，后拔下针头。③妥善固定，限制活动，保持肢体功能位，这样可以最大限度地保护血管，避免引起血管炎。④控制滴速及浓度，一般每分钟不得多于 80 滴。⑤一旦出现化疗药物外渗应立即停止注药或输液，保留针头，并换接注射器，尽量回抽药液，利用利多卡因进行局部封闭，局部用药，无菌纱布覆盖，抬高患肢，疼痛不止者可局部使用止痛药。

3．药物不良反应的观察与护理

（1）静脉炎、静脉栓塞：表现为从注射部位的静脉开始，沿静脉走行，受累静脉发红或色素沉着，疼痛、血管变硬，呈条索状以至血流受阻。除采取在避免药物外渗中提出的护理措施外，还应注意：①合理安排给药顺序，一般是先滴注毒性小的，再滴注毒性较大的，以提高疗效并减少对血管内膜的刺激。②对长期静脉化疗者，应建议采用深静脉穿刺，穿刺部位每周局部消毒 2 ~ 3 次，并注意保护避免穿刺管移位、脱落。在每次使用前应先用生理盐水冲管，回抽确认穿刺管在血管内才可使用。使用完毕应合理固定，以求最大限度地维持穿刺管的寿命。对长期不使用的患者也应定期冲管，以免造成穿刺管的堵塞，还应每周消毒一次，以免造成局部感染。③出现静脉炎，应避免使用该血管，并在局部予以 50% 硫酸镁湿敷。

（2）脏器功能损伤：密切观察病情变化，安排心电监护，在滴注的半小时内要密切观察患者的反应，有无出现心悸、胸闷、心前区不适、气促等症状。监测胃肠、肝、肾功能等，肝功能损伤患者可出现肝区不适，甚者导致中毒性肝炎。肾功能损害患者易出现腰痛、血尿、水肿、肾区不适、尿常规异常等，严重时出现肾衰竭。因此，应遵医嘱适当补充保肝、保肾的药物，并叮嘱患者多饮水，以免引起肾内结晶形成。

（3）恶心、呕吐：少食多餐，避免进食刺激性食物，进食时应细嚼慢咽，每次化疗前可适当减少进食量，如恶心、呕吐不止，可适当使用药物治疗。

（4）腹痛、腹泻：应密切观察患者排便情况及局部症状，一旦出现可适当用药，并调整饮食方案。

（5）骨髓抑制：严重者可出现感染、出血等。因此，应注意：①监测患者有无感染症状和体征，每周检查血常规一次。②严格执行无菌操作，防止交叉感染。③指导并督促患者注意个人卫生，如口腔清洁，加强口腔护理等。④外出时应注意保暖，防止感冒诱发肺部感染。⑤鼓励患者多进食，加强营养，提高免疫力。⑥每周查血常规 1 次，当白细胞 $< 3.5 \times 10^9/L$ 时应酌情减量或停药，当白细胞 $< 1.0 \times 10^9/L$ 时，应予保护性隔离，并给予必要的支持治疗。对大剂量强化化疗者实施严密的保护性隔离或置于层流室。⑦观察有无全身出血倾向，当血小板 $< 50 \times 10^9/L$ 时应注意避免外出，当血小板 $< 20 \times 10^9/L$ 时应绝对卧床休息，协助做好生活护理，穿宽松的棉质内衣及用软毛牙刷，避免肌内注射。

（6）口腔溃疡、口腔炎：表现为口腔黏膜、颊黏膜、舌边、舌根及上、下口唇溃疡。疼痛严重影响进食，还易引起细菌感染。因此，应向患者介绍有关口腔卫生及护理的常识，每天观察患者口腔内感觉及味觉有无变化。保持口腔卫生，用软牙刷刷牙，选用非刺激性洁牙剂。进食后 30 分钟用复方硼酸溶液、3% 碳酸氢钠或 3% 过氧化氢溶液含漱。忌烟、酒，避免食用过热、过凉、辛辣、粗糙的刺激性食物，可吃水果等湿润的食物，并加大饮水量。喉咙干痛，亦可用唇膏，保持嘴唇湿润。

（7）脱发：毛发对化疗药物很敏感。故化疗时头发和体毛常脱落。但应告知患者这种反应大多是暂时的，停药后毛发常重新生长，有的甚至在治疗期间就长出来，不必做特殊处理。

（8）皮疹、皮肤干痒：可适当使用温和、无刺激的润肤露等，保持局部皮肤湿润。出现皮疹时，可请皮肤科医生会诊以采取针对性措施。

（9）末梢神经炎：部分化疗药物可对周围末梢神经产生损害作用，患者可出现肢端麻木、感觉迟钝、刺痛、步态失调、嗜睡、精神异常等。因此在化疗的时候应密切观察患者神经系统症状，并叮嘱患者避免接触过冷或过热的物品，以免造成末梢神经的损伤。

（10）肺纤维化：环磷酰胺、长春新碱、博来霉素等可引起肺纤维化，临床表现为发热、干咳、气促等，对既往肺功能差的患者来说更为危险，甚者可危及生命。因此，应密切观察患者此类症状，一旦出现应暂停化疗，并予以呼吸支持，适当使用激素及抗纤维化治疗。

（11）其他：如对生殖系统的副作用，化疗期间常有月经不规则或停经现象。男性生育能力可能由于化疗永远消失，且对男女患者来说均可影响性功能和性欲。

（三）放疗患者的护理

1．饮食护理 同化疗患者护理。

2．保护皮肤黏膜 有红斑、干性反应及湿性反应。这是逐渐加重的过程，在放射治疗数日后，皮肤开始变红，以后逐渐变为暗棕紫色，毛发易于脱落。照射剂量加大时，皮肤可能出现干性表皮脱屑，有的则出现湿性表面脱落、破损，甚至形成久不愈合的溃疡，并伴有疼痛。损伤通常分为四度：Ⅰ度损伤为丘疹或脱毛反应；Ⅱ度损伤为红斑反应；Ⅲ度损伤为水疱反应；Ⅳ度损伤为坏死及溃疡形成。

Ⅰ度损伤表现为照射区轻度灼热、瘙痒，出现毛囊角化性丘疹，毛发松动、脱落，恢复后皮肤干燥、脱屑、轻度色素沉着。一般不做治疗即可自然消退，应注意皮肤保护。Ⅱ度损伤主要变化为真皮的毛细血管充血扩张、通透性增加，皮肤红斑和水肿，局部瘙痒、疼痛、烧灼感。皮肤恢复后，病灶区皮肤干燥、脱屑，色素沉着持续较久。Ⅱ度损伤应严密观察，禁用刺激性或腐蚀性药物，可用冰片滑石粉或薄荷淀粉涂擦，以收敛止痒或消炎止痛。出现脱屑、裂皮时，忌用手撕剥，以免损伤皮肤，造成感染。Ⅲ度损伤主要变化发生在真皮或皮下血管，真皮小动脉的内皮细胞及平滑肌肿胀并有空泡形成，可发生严重的小动脉内膜炎，有时可发生管腔闭塞。湿性皮炎应暂停放疗，对水疱病例应注意保护水疱，防止破溃感染，对于大水疱且周围有明显炎症或张力过大而必须减压者，可在无菌操作下抽去液体或剪开水疱。Ⅳ度损伤不仅表皮受损，而且累及真皮，在坏死、溃疡边缘肌纤维肿胀、血管内膜增厚闭塞及血栓形成，肌肉、筋膜及深部组织坏死。晚期骨组织疏松或坏死。创面缺乏肉芽组织长期不愈，表现为疼痛剧烈、溃疡形成，损伤可深及皮下组织、肌肉甚至骨骼。溃疡面干燥、缺乏肉芽组织，边缘整齐，易合并感染。患者可伴有高热等中毒症状，有时能诱发全身脓毒败血症。Ⅳ度损伤多由于治疗剂量不当引起，应禁止患者再接触放射线，对于有溃疡、坏死病灶者要进行清创处理，避免感染，有专业护士换药，并配合一些敷料的使用，加快皮肤愈合，减轻患者痛苦。

此外，保护照射野皮肤，还应保持照射野皮肤清洁、干燥，防止感染，局部皮肤避免刺激、摩擦。做到“四勿四禁一忌一不”，即勿用手抓搓，勿穿硬质高领衣服（颈部照射者），勿在强烈阳光下暴晒，勿做红外线等各种理疗；禁贴胶布或胶膏，禁注射，禁热敷，禁自行用药；忌用肥皂或护肤霜洗擦，可用无刺激性软膏（如维生素或羊毛脂）涂擦；不涂刺激性或含重金属的药物，如碘酊、万花油等。对需要刮胡须或刮毛发的反应区域，使用电动剃须刀。

3．放疗不良反应观察与护理

（1）照射野脏器损伤：如膀胱照射后可出现血尿，胸部照射后可出现放射性肺炎、心包损伤、放射性食管炎、黏膜溃疡，胃肠道受损后可出现出血、溃疡和放射性肠炎等。放疗期间加强对照射器官功能状态的观察，对症护理，有严重不良反应时报告医生，暂停放疗。

（2）口腔黏膜反应：头颈部照射常可引起口腔黏膜充血水肿、溃疡、口干舌燥、疼痛、难以进食，易并发感染，严重者影响吞咽。应注意：①事先去掉义齿、金牙，减少口腔黏膜反应；②口腔黏膜照射后，唾液分泌减少，导致龋齿率增高，应嘱患者使用含氟牙膏；③保持口腔卫生，多饮茶水；④进食后漱口，用口腔溃疡膏、双料喉风散等局部喷抹；⑤用生理盐水冲洗鼻腔，用复方薄荷油滴鼻；⑥劝患者戒烟、酒，忌油、煎、炒、辣等刺激性食物，勿进过热、过冷食物，以减少对口腔刺激；⑦教患者擤鼻涕、打喷嚏不要过于用力，勿用手挖鼻和刺激鼻黏膜；⑧注意休息，预防感冒，及时治疗咳嗽。

（3）其他：如骨髓抑制、恶心、呕吐、腹痛、腹泻等，均同化疗患者的护理。

（四）健康教育

1．**保持心情舒畅** 各种精神刺激、情绪波动可促进肿瘤的发生和发展。因此，肿瘤患者应保持良好的心态。

2．**注意营养** 术后、放疗、化疗以及康复期患者应均衡饮食，摄入高热量、高蛋白质、富含膳食纤维的各类营养素，多食新鲜水果，饮食宜清淡、易消化。

3．**运动** 应根据身体情况选择合适的体育项目和恰当的运动量。身体条件好的患者，可以进行小运动量的活动，如做广播操、散步、慢跑、打太极拳、练气功等。

4．**功能锻炼** 对于因术后器官、肢体残缺而引起生活不便的患者，应早期协助和鼓励其进行功能锻炼，如截肢术后的义肢锻炼、全喉切除术后的气管发声训练等，使其具备基本的自理能力和必要的劳动能力，减少对他人的依赖。

5．**继续治疗** 肿瘤治疗以手术为主，辅以放疗、化疗药物等综合手段。根据患者和家属的理解力，有针对性地提供化疗、放疗等方面的信息资料，提高其对各种治疗反应的识别和自我照顾能力。督促患者按时用药和接受各项后续治疗，以利缓解临床症状、减少并发症、降低复发率。

6．**加强随访** 对肿瘤患者应终身随访，在手术治疗后最初3年内至少每3个月随访1次，继之每半年随访1次，5年后每年随访1次。通过随访可早期发现复发或转移征象。各类肿瘤的恶性程度不一，通常用3年、5年、10年生存率表示某病种的治疗效果。

第二节　常见体表肿瘤与肿块

体表肿瘤指来源于皮肤、皮肤附件、皮下组织等浅表软组织的肿瘤，包括：

1．**恶性黑色素瘤**（malignant melanoma） 是指恶性变化的色素斑痣，但亦可自然发生。发展成为黑色素瘤的斑痣多属于交界痣或混合痣性质，如痣出现增大，血管扩张，充血量增加，色素加深，四周有炎症反应，色素向四周正常皮肤侵犯或出现卫星状小黑点，甚至破溃出血、发痒、疼痛时，都是有恶变可能。黑色素瘤大部分病例晚期可经淋巴管转移至区域淋巴结，小部分血循环丰富的瘤可由血液转移到肺、肝、骨、脑等器官。目前治疗该病的最好方法是外科手术切除，包括大块切除肿瘤及区域淋巴结清扫术。在指端或足趾者应做截肢术。对放射治疗不敏感者，化疗有一定疗效，可作为手术前后的综合治疗。

2．**皮肤乳头状瘤**（skin papilloma） 是表皮乳头样结构的上皮增生，同时向表皮下乳头状延伸，有蒂，表面常角化，伴溃疡，好发于躯干、四肢及会阴，易恶变。手术切除为首选方法。

3．**黑痣**（pigment nevus） 为良性色素斑块，分为皮内痣、交界痣和混合痣3种。皮内痣位于皮下和真皮层内，可高出皮肤，较稳定，很少恶变。交界痣位于表皮真皮交界处，呈扁平状，易在局部刺激或外伤后发生恶变，也称黑色素瘤。混合痣为皮内痣与交界痣同时存在，痣细胞位于表皮基底细胞层和真皮层，可能恶变，应及时完整切除。

4．**脂肪瘤**（lipoma） 为脂肪样组织的瘤状物，女性多见，好发于四肢、躯干。质地软、边界清，呈分叶状，无痛、生长缓慢。位于深部者可恶变，应及时切除。

5．**纤维瘤**（fibroma） 位于皮肤及皮下的纤维组织，呈单个结节状，质硬，边界清，活动度大，生长缓慢，极少恶变，可手术切除。

6．**神经纤维瘤**（neurofibroma） 来源于神经鞘膜的纤维组织及鞘细胞，常位于四肢屈侧较大的神经干上，多发，对称，大多无症状，也可伴明显疼痛或感觉过敏。手术切除时应注意避免伤及神经干。

7．**血管瘤**（hemangioma）　多为先天性，生长缓慢，按结构可分为毛细血管瘤（capillary hemangioma）、海绵状血管瘤（hemangioma cavernosum）、蔓状血管瘤（hemangioma racemosum）3类。毛细血管瘤以女性多见，可在出生时或出生早期见皮肤红点或小红斑，逐渐增大，红色加深并可隆起。早期瘤体较小时，手术切除效果良好。海绵状血管瘤由小静脉和脂肪组织构成，质地软、边界不太清，可有钙化结节和触痛，应及早手术切除。蔓状血管瘤由较粗的迂曲血管构成，范围较大，外观常见蜿蜒的血管，有明显的压缩性和膨胀性，应尽早手术切除。

8．**囊性肿瘤及囊肿**　分为皮样囊肿（dermoid cyst）、皮脂囊肿（sebaceous cyst）、表皮样囊肿（epidermoid cyst）、腱鞘或滑液囊肿（synovial cyst）4类。皮样囊肿为囊性畸胎瘤，皮脂囊肿为非真性肿瘤，为皮脂腺排泄受阻所形成的囊肿，以头面部及背部多见。表皮样囊肿由外伤导致表皮移位于皮下而生成的囊肿，常见于臀、肘等易受外伤或磨损部位，应予以手术治疗。腱鞘或滑液囊肿为非真性肿瘤，由浅表滑囊经慢性劳损而发生黏液样变，可加压挤破或抽出囊液，但易复发，手术治疗较为彻底。

小　结

1. 病因　包括内在的机体因素及外在的环境因素。机体因素有遗传、内分泌、免疫、心理社会因素。环境因素有物理、化学、生物因素。

2. 临床表现　包括局部症状、全身症状、转移症状及部分特殊部位肿瘤的特殊表现。

3. 治疗原则　多采用手术、化疗、放疗等的综合治疗手段，另外还有生物治疗、中医中药治疗、内分泌治疗等多种辅助治疗手段。

4. 护理措施　包括手术前、后护理，化疗、放疗护理以及康复期患者的健康教育等。主要有疼痛护理、饮食护理、并发症护理、器官功能障碍护理等。

思考题

女性，28岁，半年前因乙状结肠癌晚期肠道梗阻行姑息性手术，近1个月出现肝区疼痛，渐加重，难以忍受，CT提示肝转移。患者出现愤怒、烦躁、不满，且迁怒于亲属，并对朋友避而不见。

请问：

（1）该患者目前的心理反应属于哪一期？

（2）针对该患者的心理反应，应如何护理？

T9-1

参考答案

（刘　敦）

第十章　器官移植患者的护理

学习目标

通过本章内容的学习，学生应能够：

◎ 识记

1．复述器官移植的分类、供体的选择及移植器官的保存。

2．描述器官移植后的排斥反应及临床常用的免疫抑制剂。

◎ 理解

解释肾移植患者术后出现排斥反应的表现和处理措施。

◎ 运用

评估肾移植、肝移植患者并为其制订护理计划。

第一节　概　述

将身体的某一部分（如细胞、组织或器官）用手术或其他措施移到自己体内或另一个体的特定部位，使其继续存活的方法，称为移植（transplantation）。被移植的部分称为移植物（transplant，graft），提供移植物的个体称为供者或供体（donor），接受移植物的个体称为受者（recipient）、受体或宿主。进行移植的外科手术称为移植术（transplantation）。

人类移植学科的发展是20世纪医学最杰出的成就之一。同种异体器官移植始于20世纪30年代，但因对排斥反应尚无认识和处理而失败，直到1954年12月，美国波士顿外科医生Murray成功地在同卵双生子间实施肾移植手术，才标志器官移植进入临床应用阶段；60年代放射疗法和第一代免疫抑制剂的问世，使器官移植获得稳步发展；随着对排斥反应和器官缺血、保存与再灌注损伤的进一步认识和技术改进，极大改善了移植物和患者的存活效果；70年代末，新的免疫抑制剂环孢素问世，使临床同种器官移植的疗效获得迅速提高；80年代以来世界范围内掀起了器官移植热潮，并由单器官移植向多器官联合移植方向发展。

（一）移植的分类

1．按遗传免疫学观点分类　供者和受者虽然不是同一个体，但有着完全相同的基因，如同卵双生子之间的移植，称为同质移植（isograft，isotransplantation），移植后不会发生排斥反应。供者和受者属于同一种属，但不是同一个体，如人与人之间的移植，称为同种异体移植（allotransplantation），移植后会发生排斥反应。不同种属之间的移植，如人与狒狒之间的移植，称为异种移植（xenotransplantation），移植后会引起强烈的排斥反应。

2．按移植部位分类　移植时，将移植物移植到受者原解剖位置的，称原位移植。移植到另一位置的，称异位移植。

3．按移植物的活力分类　移植物在移植过程中始终保持活力，并在移植后较快地恢复其原有生理功能，称为活体移植；移植物丧失活力或经灭活处理，则称为结构移植或支架移植。

4．按移植物供体来源分类 供体器官或组织来源于尸体的移植，称尸体供体移植，尸体供体又分为有心搏的脑死亡供体、心脏停搏的脑死亡供体和无心搏的尸体供体。供体器官或组织来源于活体的移植，称活体供体移植（living donor transplantation），活体又分为活体亲属和活体非亲属。

5．按移植器官的数量分类 每次仅移植单个器官，称单一或单独移植。两个器官同时移植到 1 个个体内，称联合移植（combined transplantation），如胰肾、肝肾、心肺联合移植等。同时移植 3 个或更多器官到 1 个个体内，称多器官移植（multiple organ transplantation）。

（二）临床上常用的移植

1．细胞移植 将有活力的细胞群团制备成悬液，从一个个体输入到另一个个体内，称为细胞移植。接受移植的部位常位于血管、体腔或组织器官内。细胞移植的典型例子是输全血，但临床上作为代表被提出来的则是骨髓移植。

2．组织移植 组织移植包括皮肤、黏膜、脂肪、筋膜、肌腱、肌肉、角膜、血管、淋巴管、软骨和骨、神经等的移植。除皮肤移植外，组织内细胞的活力在移植过程中已完全或绝大多数丧失，因此都属于结构移植。

3．器官移植 用手术的方法，将整个保持活力的器官移植到自己或通常是另一个个体内的某一部位，称为器官移植。临床上移植用的器官可来自活体或尸体。

知识拓展

脑死亡概念及其标准

脑死亡是包括脑干在内的全脑功能不可逆转地丧失，即死亡。“脑死亡”概念首先产生于法国，1968 年美国哈佛医学院脑死亡定义审查特别委员会提出了“脑功能不可逆性丧失”作为新的死亡标准，并制定了世界上第一个脑死亡诊断标准。随后，有许多国家分别建立各自的脑死亡标准，并陆续颁布脑死亡法，在我国，脑死亡尚未立法。原卫生部脑死亡判定标准起草小组的最新脑死亡标准如下：

1. 判定的先决条件 ①昏迷原因明确；②排除了各种原因的可逆性昏迷。

2. 临床判定 ①深昏迷；②脑干反射消失；③无自主呼吸（靠呼吸机维持，自主呼吸激发试验证实无自主呼吸）。三项必须全部具备。

3. 确认试验 ①正中神经短潜伏期体感诱发电位（SLSEP）显示 N9 和（或）N13 存在，P14、N18 和 N20 消失；②脑电图（EEG）显示电静息；③经颅多普勒超声（TCD）显示颅内前循环和后循环呈振荡波、尖小收缩波或血流信号消失。三项中至少两项阳性。

4. 判定时间 临床判定和确认试验结果均符合脑死亡判定标准者可首次判定为脑死亡。首次判定 12 小时后再次复查，结果仍符合脑死亡判定标准者，方可最终确认为脑死亡。

来源：卫生部脑死亡判定标准起草小组. 脑死亡判定（成人）（修订稿）. 实用器官移植电子杂志，2014，2（1）：1-6.

（三）供者的选择

1．免疫学方面的选择 同种异体间移植的器官不能持久存活的主要障碍是发生排斥反应，导致移植器官功能减退甚至丧失。为了尽可能降低排斥反应的发生率，移植前应做相关的免疫学检测，包括ABO血型、淋巴细胞毒交叉配合试验、群体反应性抗体（panel reactive antibody，PRA）监测、人类白细胞抗原（human leucocyte antigen，HLA）配型、混合淋巴细胞培养。

2．非免疫学要求 供者年龄以小于50岁最佳，但随着移植经验的积累，年龄界限已放宽。活体供者以同卵孪生为最佳，其次是异卵孪生间、同胞兄弟姐妹间、父母子女间、血缘相近的亲属及无血缘者之间。脓毒症血培养阳性或已知有全身性感染而尚未彻底治愈、人类免疫缺陷病毒感染、恶性肿瘤患者禁忌作为供者。

（四）器官保存

离体缺血器官在35～37℃的常温下（称为热缺血）短期内即失去活力，为延长移植器官的存活时间，器官的保存应遵循低温、预防细胞肿胀、避免生化损伤的原则。保存器官的低温状态从器官切取时就必须开始，用特制的灌洗液（0～4℃）快速灌洗器官，尽可能将血液冲洗干净，然后保存于2～4℃灌洗液内直至移植（称为冷缺血）。目前在国际上广泛应用的器官灌洗液是UW液，理论上应用UW液可以保存肝达30h，保存肾、胰72h。

（五）排斥反应

根据排斥反应的发生时间、发生机制、临床表现及病理形态学改变将其分为超急性排斥反应、加速性排斥反应、急性排斥反应和慢性排斥反应4种类型。

1．超急性排斥反应（hyperacute rejection，HAR） 是指发生在移植物血管吻合、血液循环恢复后数分钟至数小时内的不可逆性体液排斥反应。临床表现为血供恢复后移植物色泽由鲜红色变为暗红和青紫，质地逐渐变软，失去饱胀感，同时移植物功能丧失。其发病机制目前认为主要是由于受者体内预存有抗供者同种异型抗原的抗体所致。一旦发生，必须立即切除移植器官，否则将危及受者生命。

2．加速性血管排斥反应（accelerated vascular rejection） 是发生于移植术后3～5天的剧烈排斥反应。在临床上表现为术后移植物功能逐渐恢复，甚至移植物功能完全恢复正常，但在术后3～5天时突然出现体温上升、移植物肿胀、压痛，移植器官功能迅速减退甚至完全丧失。其发病机制类似于超急性排斥反应，也是通过受者体内预存的抗移植物抗体与供者血管内皮细胞上的抗原结合所诱发的体液免疫反应。一旦发生可激素冲击治疗加血浆置换，但效果并不理想。

3．急性排斥反应（acute rejection） 是最常见的一种排斥反应，常发生于移植术后几天至数月内，细胞免疫反应起主要作用。移植物肿大和疼痛是较为常见的早期症状。移植物局部压痛明显，质地变硬，体积增大。也有移植物肿大而不伴自觉疼痛，或仅有局部疼痛而肿大不明显者，同时移植物功能会突然减退。除局部症状外，患者还会出现不明原因的发热以及不同程度的全身不适，如乏力、腹胀、食欲减退、心动过速、头痛、关节酸痛、烦躁不安等全身症状。大部分急性排斥反应经积极治疗能够逆转。

4．慢性排斥反应（chronic rejection） 大多数在术后几个月至1年以后出现，病程进展缓慢，主要表现为无特殊原因的移植物功能逐渐丧失。唯一有效的治疗方法是再次移植。

（六）临床常用的免疫抑制剂

临床上一般以环孢素或他克莫司加皮质类固醇，或者环孢素或他克莫司加硫唑嘌呤或麦考酚吗乙酯作为免疫抑制的基本药物，在此基础上根据患者的具体情况加用其他免疫抑制药物。

1．硫唑嘌呤 主要作用是抑制DNA、RNA的合成。主要副作用是骨髓抑制、肝功能损害、胆汁淤积、肝静脉血栓形成、胰腺炎、皮炎、脱发及促进感染。

2．霉酚酸脂（麦考酚吗乙酯，mycophenolate mofetil，MMF） 抑制T淋巴细胞和B淋巴细胞增殖及抗体生成，制止细胞毒性T淋巴细胞的繁殖。主要副作用是腹泻、白细胞减少、关节痛和胃肠道出血等。

3．环磷酰胺　对B淋巴细胞和T淋巴细胞均有抑制作用。主要副作用是白细胞减少、血小板减少、出血性膀胱炎、恶心、呕吐、脱发等。

4．皮质激素类　主要对T淋巴细胞和巨噬细胞起作用，阻止混合淋巴细胞反应和细胞毒性T淋巴细胞的生长。常用药物有泼尼松（强的松）、泼尼松龙（强的松龙）、甲泼尼龙（甲基强的松龙）、氢化可的松、地塞米松等。主要副作用是促进感染、应激性溃疡、糖尿病、高血压、骨质疏松、库欣综合征面容等。

5．环孢素（环孢素A，cyclosporine A，CsA）　是一种新型的免疫抑制剂，极大地提高了移植的成功率。它的主要作用是阻止数种早期T淋巴细胞激活基因的转录，抑制巨噬细胞产生白介素1（IL-1）。主要副作用是肝和肾毒性、多毛症、牙龈肥大、高血压、高尿酸血症、糖尿病和促进感染等。

6．他克莫司（tacrolimus，FK506）　又称普乐可复。作用原理类似环孢素，通过阻止IL-2受体的表达抑制T淋巴细胞的活化、增殖。主要副作用是肾毒性、神经毒性、高血糖、高血压等。

7．抗淋巴细胞球蛋白（antilymphocyte globulin，ALG）　或抗胸腺细胞球蛋白（antithymocyte globulin，ATG）多克隆血清，来自马、羊、兔。能清除T淋巴细胞、B淋巴细胞。主要副作用是发热、寒战、白细胞减少、血小板减少、恶心、呕吐、腹泻、头痛、皮疹、静脉炎、荨麻疹，甚至过敏性休克等反应。

8．莫罗莫那 $-CD_3$　为鼠IgG_2的免疫球蛋白，能抑制T淋巴细胞活性和多种细胞因子的产生与表达。主要副作用是发热、寒战、腹泻、头痛、恶心、呕吐、呼吸困难、气促、肺水肿、脑膜炎等。

第二节　肾移植

肾移植是治疗终末期肾病最主要的手段，在临床各类器官移植中，肾移植是开展最多、成功率最高的大器官移植。至2010年底我国肾移植已超过95 000例，近10年每年肾移植例数已超过5000例，仅次于美国居世界第2位。各种原因所致的终末期肾脏疾病患者都可能成为肾移植的受者，如慢性肾小球肾炎、慢性肾盂肾炎、多囊肾、糖尿病肾病等发展到肾衰竭终末阶段患者。

案例10-2A

男性，54岁，2型糖尿病病史10余年，服用二甲双胍等药物控制血糖，平素很少监测血糖，总体控制情况欠佳。3年前该患者开始出现颜面部及双下肢水肿，发现尿蛋白（+++）。近1个月来患者反复出现恶心、呕吐，伴水肿加重。

问题与思考：

该患者护理评估内容有哪些？

【护理评估】

（一）临床表现

应注意评估患者营养状况，有无水肿、贫血或感染等，目前是否还有排尿及尿量、尿色、性质，有无其他合并症或伴随症状，肾区有无疼痛、压痛、叩击痛及疼痛的性质、范围、程度。

（二）辅助检查

除术前常规实验室及影像学检查外，还应评估供、受者之间的免疫学检查，如 ABO 血型是否相符、HLA 配型相容程度、淋巴细胞毒性交叉配合试验及群体反应性抗体检测。

（三）与疾病相关健康史

了解患者肾脏疾病的病因、病程及治疗情况，出现肾衰竭的时间，透析治疗的频率和效果，是否出现严重并发症。了解患者心、肺、肝等主要脏器功能情况，评估其手术耐受力。了解患者既往有无心血管系统、呼吸系统、泌尿系统及糖尿病等病史，有无手术史及药物过敏史。

（四）心理社会状况

了解患者及家属对肾移植手术、术后并发症、终身服药及高昂的治疗费用等问题有无充分的认识。了解患者及家属对移植后的治疗、康复、保健知识的了解情况。评估患者家属对患者的支持力度。

（五）治疗原则

肾移植一般采用异位移植，目前常规选择在髂窝内，首选右侧髂窝，其次为左侧髂窝。将供肾动脉与髂动脉吻合，供肾静脉与髂静脉吻合，供肾输尿管与膀胱吻合（图 10-1）。排斥反应与感染是最常见的术后并发症。为抑制排斥反应的发生，患者需终身服用免疫抑制剂，但免疫抑制剂的应用也会给患者带来诸如感染、高血压、糖尿病、肝功能损害、库欣综合征等副作用。

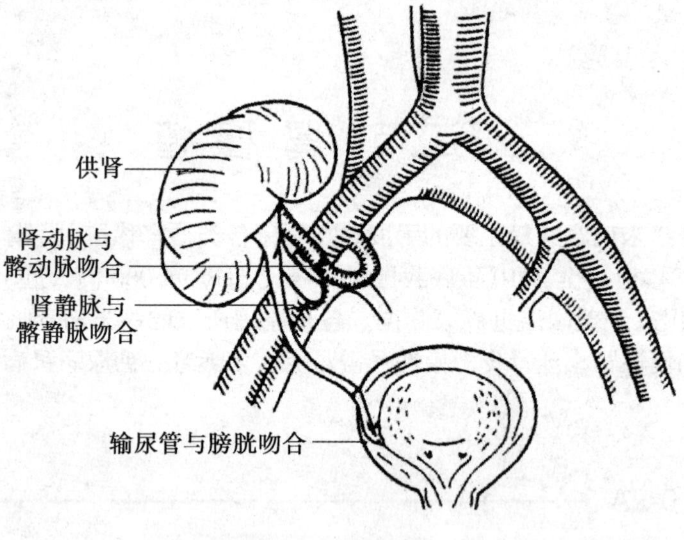

图 10-1 肾移植

案例 10-2B

体检：颜面部水肿，双下肢重度可凹性水肿。

血生化检查示：血肌酐 782μmol/L；尿常规示尿蛋白（+++）。

诊断为糖尿病肾病，肾衰竭期，在全身麻醉下行异位肾移植手术，术后安置于肾移植病房，常规应用免疫抑制剂治疗。

问题与思考：

该患者在围术期的护理措施有哪些？

【主要护理诊断/问题】

1. 焦虑/恐惧　与担心手术效果及移植后治疗效果有关。

2. 营养失调（低于机体需要量）　与食欲减退、胃肠道吸收不良及长期低蛋白饮食有关。

3. 有体液过多或不足的危险　与术前透析过度或不足、摄入水分过多或不足、术后多尿期尿液过多有关。

4. 潜在并发症　排斥反应、出血、感染等。

【护理措施】

（一）术前护理

1. **心理护理**　向拟接受肾移植手术的患者及家属讲解手术方案和治疗计划，使其对肾移植相关的知识有比较全面的了解，对术后可能会出现的不良情况或并发症有充分的思想准备，以减少对手术的焦虑和恐惧。

2. **营养支持**　由于疾病本身的影响，患者往往会出现营养不良，因此要鼓励患者加强营养，保证机体热量的供应，必要时给予肠内、肠外营养支持，以改善患者的营养状况，提高手术耐受性。

3. **完善术前检查**　除常规检查外，还包括肝、肾、心、肺等重要脏器的功能检查以及器官移植所必需的免疫学检测。

4. **预防感染**　注意早期预防和治疗咽喉部和尿道等处的潜伏病灶，必要时可根据医嘱预防性应用抗生素。

5. **免疫抑制剂的应用**　手术前或术中即开始用药。

6. **胃肠道准备**　术前1d进少渣饮食，术前12h禁食，术前4h禁饮，术前晚温盐水或温肥皂水灌肠1次。

7. **皮肤准备**　上至剑突下，两侧至腋中线，下至耻骨联合，包括会阴部及大腿内侧皮肤。

8. **保证睡眠**　术前晚为保证患者的休息和睡眠，予以口服地西泮5～7.5mg。

（二）术后护理

1. **严格消毒隔离**　保持病室清洁无菌状态，每天用消毒液擦拭病室门、窗、桌椅及地面；患者的衣物、床单等物品需高压灭菌后使用，患者的血压计、听诊器等物品不得交叉使用；禁止非工作人员进入病室，工作人员进入病室前应换隔离鞋、戴帽子和口罩、穿好隔离衣；尽量安排单人病房。

2. **体位**　术后患者取平卧位，禁止突然变化体位，以减少切口疼痛和血管吻合口的张力。

3. **饮食**　肾移植术后半年内患者以低盐饮食为主，同时注意观察血清电解质以防止发生低钠血症。蛋白质的摄入量不宜过高，以免增加肾负担。多食新鲜水果和有利尿功能的食品，鼓励患者多饮水。

4. **病情监测**

（1）密切监测生命体征：术后3天内每小时监测并记录1次，以后根据病情改为每天4次。对血压、体温异常者应高度重视并仔细寻找原因。

（2）体重监测：术后应每日测体重1次，以了解肾功能恢复情况。

（3）密切观察伤口渗血、渗液情况：协助医生及时更换敷料防止感染。保证术后各种引流管道的通畅，防止扭曲、堵塞、脱落等情况的发生。

（4）尿量的观察：多数患者在移植术后早期出现多尿，每小时尿量可达800～1000ml或以上。其原因可能是由于患者术前存在不同程度的水、钠潴留和血尿素值增高引起的渗透性利尿等。若处理不当，会引起水、电解质紊乱，甚至危及生命，因此，应加强对患者出入水量的管理。一般输液的原则是“量出为入”。若患者每小时尿量少于30ml，首先考虑血容量不足的问题，调整输液速度，补足血容量后再应用利尿药，尿量即可明显增加。若经上述处理后尿量仍不增加，而血压有上升趋势，则应减慢输液速度，进一步查找少尿或无尿的原因，如肾后性梗阻，移植肾动、静脉栓塞，急性肾小管坏死，急性排斥反应等。

5．并发症的观察和护理

（1）排斥反应的观察和护理：临床上最常见的是急性排斥反应，患者的主要临床表现有：①不明原因的发热，体温多在 38 ～ 39℃；②患者尿量突然减少至原来尿量的 1/3；③体重增加；④血压增高；⑤移植肾区闷胀感，移植肾肿大、变硬、压痛；⑥无明显诱因的乏力、头痛、食欲减退或情绪变化；⑦血肌酐、尿素氮升高。一旦发生上述征象，应及时向医师汇报以采取积极措施，可静脉快速滴注甲泼尼龙以减少不良反应，应用抗胸腺细胞球蛋白等生物制剂，并注意观察和监测药物不良反应。

（2）感染：是导致肾移植患者死亡的主要原因之一。长期、大量应用免疫抑制剂后，机体防御能力下降，容易并发细菌感染，应用大量、广谱抗菌药后则易发生真菌感染，好发部位为伤口、肺部、尿路、皮肤、口腔等。护理上应注意加强消毒隔离措施。预防肺部感染，协助患者翻身、拍背、雾化吸入，鼓励患者咳嗽。每周做 1 ～ 2 次痰、咽拭子培养。每日做口腔护理。

（3）消化道出血：多发生在急性排斥反应、应用大剂量激素“冲击”治疗后，为防止消化道应激性溃疡导致出血，移植术后必须应用胃黏膜保护剂及抗酸类药物。

（4）尿瘘和尿路梗阻：肾移植术后，患者尿量减少，腹壁伤口有尿液外渗，或渗液增多伴有尿味，应考虑出现尿瘘。一旦出现尿瘘，应做负压引流，保持伤口敷料的清洁、干燥，并留置导尿管。尿瘘一般能自行愈合。移植肾排尿自正常转为尿闭，应怀疑有尿路梗阻，应查明原因并尽早解除梗阻，以免影响移植肾功能。

（5）蛋白尿：肾移植术后患者可因肾小管缺血损害而出现不同程度的蛋白尿，一般 2 周左右蛋白尿下降至 10mg 以下。若为排斥反应引起，蛋白尿可以再度出现。

（6）高血压：多数尿毒症患者在肾移植后血压降至正常，但当出现肾供血不足、肾缺血时间过长、肾功能未立即恢复或功能不佳、排斥反应发生时，血压往往不易下降。

（三）健康教育

1．指导患者做好自我监测，每日测量体温、脉搏、血压、体重、尿量等，出现异常及时就诊。

2．指导患者遵医嘱定时、定量服药，不擅自停药、改药，并注意观察药物毒副作用。

3．指导患者预防感染，术后 3 个月内外出时戴口罩，尽量不去公共场所。防止着凉感冒；饭前、便后洗手，饭后漱口，早晚刷牙。注意饮食卫生，生吃水果要洗净，饭菜要烧热，不吃变质食物。勤换内衣、裤等。

4．注意保护移植肾，避免外力挤压致移植肾挫伤，尽量不用较硬的皮带系裤，以防止挤伤肾。

5．定期复查　一般出院第 1 个月每周复查 2 次，第 2 个月每周复查 1 次，第 3 个月每 2 周复查 1 次，至术后半年每月复查 1 次。若病情有变化，随时就诊。

第三节　肝移植

自 1963 年美国的 Starzl 实施了首例人同种异体原位肝移植以来，肝移植已成为国际公认的治疗各种终末期肝病的最有效方法。我国肝移植起步于 1977 年，截至 2011 年 6 月全国肝移植例数已达 20 208 例。

【护理评估】

（一）临床表现

了解患者肝功能的代偿情况。评估其营养状况，有无肝性脑病、腹水及其程度，有无其他合并症或伴随症状。对于爆发性肝衰竭患者还应了解其是否存在出血、感染、脑水肿、肾衰竭和呼吸衰竭等。评估肝区有无疼痛或压痛。评估皮肤、巩膜有无黄染及严重程度。观察皮肤有无出血点或感染灶。

（二）辅助检查

除术前常规实验室及影像学检查外，还应评估供、受者之间的免疫学检查情况，如血型是否相符、HLA 配型的相容程度等，了解肝炎病毒的相关指标。

（三）与疾病相关健康史

了解患者肝病的发病经过、病程及治疗情况，有无腹膜炎、肝性脑病、消化道出血等并发症。了解患者心、肺、肾等主要脏器功能情况，评估其手术耐受力。了解患者既往有无冠心病、呼吸系统及糖尿病病史，有无腹部、肝胆手术史及药物过敏史。

（四）心理社会状况

术前患者及家属普遍存在两种心理现象，一种是患者及家属迫切希望手术尽早实施，但对手术的风险、预后、术后配合、医疗费用不甚了解；另一种是患者及家属因担心手术成败，同时由于费用昂贵或缺乏家庭和社会的支持而产生忧郁、悲观心理。

（五）治疗原则

肝移植的术式很多，除传统原位肝移植（图 10-2）、背驮式肝移植以外，为充分利用和开拓供肝渠道，还创建了许多新术式，如减体积肝移植、劈离式肝移植、活体肝移植等。出血、排斥反应及感染是常见的术后并发症。与肾移植患者一样，为抑制排斥反应的发生，肝移植患者亦需终身服用免疫抑制剂，会出现诸多副作用。

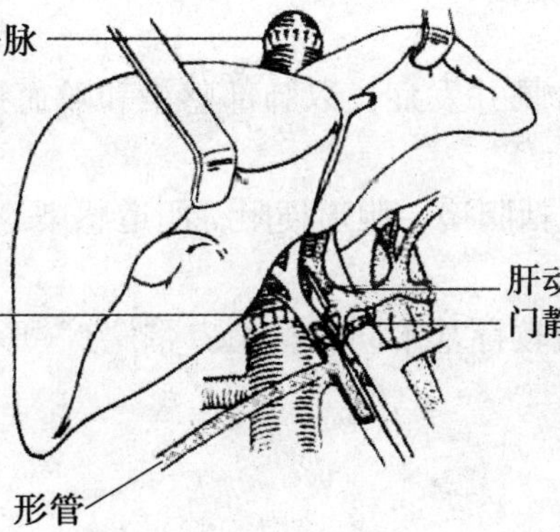

图 10-2　原位肝移植

【主要护理诊断 / 问题】

1．焦虑 / 恐惧　与担心手术是否成功有关。

2．有体液不足的危险　与摄入减少、腹水、利尿等有关。

3．营养失调（低于机体需要量）　与慢性肝病消耗、禁食或摄入减少有关。

4．潜在并发症　排斥反应、出血、感染等。

【护理措施】

（一）术前护理

1．心理护理　护士应耐心倾听患者心声，了解其心理状态，并介绍手术方法及术后治疗方案，增加患者战胜疾病的信心。

2．**营养支持** 为患者制订饮食计划，可以经口进食者，鼓励其进适量蛋白、高维生素、高热量饮食。对不能进食者经静脉补充营养物质。

3．**完善术前检查** 除常规检查外，还包括肝、肾、心、肺等重要脏器的功能检查以及器官移植所必需的免疫学检测。

4．**纠正凝血机制异常** 补充维生素 K、凝血酶原复合物等以纠正凝血异常。

5．**胃肠道准备** 术前 3 天进食易消化、少渣、营养丰富的饮食，术前 1 天进流质饮食，术前 12h 禁食、禁饮，术前晚温盐水灌肠。

6．**皮肤准备** 上至腋窝，下至大腿上 1/3，左右至腋后线。

（二）术后护理

1．**病情监测** 术后患者入 ICU，监测：①生命体征、中心静脉压、出入量；②意识状态，伤口敷料的变化，引流液的颜色、性质和量；③实验室检查结果，如血、尿常规、血生化和凝血功能、动脉血气分析等。

2．**引流管护理** 术后患者留置腹腔引流管、"T" 形管、胃管，要注意妥善固定，避免受压、打折，保持通畅，观察并记录引流液的颜色、性质和量。

3．**饮食护理** 待肛门排气后开始进流质、半流质饮食，少量多餐，适量蛋白质饮食，避免生、冷、硬、刺激性食物。

4．**并发症的观察与护理**

（1）排斥反应：急性排斥反应最常见，多发生在术后 7 ～ 14 天，患者出现发热，烦躁不安，肝区胀痛，黄疸，胆汁量锐减或颜色变淡、变稀薄，应及时报告医师处理，通常用激素冲击并增加免疫抑制剂的用量。

（2）出血：肝移植术后常伴有凝血机制紊乱，而且手术创面大，血管吻合多，易出血。术后 48h 内若患者出现血压下降，脉速，心率加快，左肝下、右肝下、膈下及腹腔引流管中引流液的量增多，颜色鲜红，常提示腹腔内出血。一旦发生出血，应迅速补液，输血，应用止血药，必要时手术止血。

（3）感染：是术后常见并发症，以肺部感染和败血症的病死率最高。术后针对感染的预防与护理措施同肾移植。

（4）胆道并发症：包括胆瘘、胆道梗阻、胆道感染等。

（三）健康教育

肝移植患者出院健康教育基本同肾移植。带 "T" 形管出院者要教会其 "T" 形管的自我护理和观察。

小 结

（一）概述

1. 移植的分类　按遗传免疫学观点分为同质移植、异体移植、异种移植。按移植部位分原位移植、异位移植。按移植物的活力分为活体移植、结构移植 / 支架移植。按移植物供体来源分为尸体供体移植和活体供体移植；按移植器官的数量分为单一或单独移植、联合移植、多器官移植。

2. 临床常用的移植　细胞移植、组织移植、器官移植。

3. 供者选择　包括免疫学和非免疫学方面的要求。

4. 器官保存　应遵循低温、预防细胞肿胀、避免生化损伤的原则。

5. 排斥反应　分为超急性排斥反应、加速性排斥反应、急性排斥反应和慢性排斥反应4种类型。

（二）肾移植

肾移植患者的术前护理包括心理护理、营养支持、完善检查、预防感染、胃肠道准备、皮肤准备等。术后护理包括严格消毒隔离、体位与饮食、病情监测（监测包括生命体征、体重、伤口与引流、尿量等）、并发症（包括排斥反应、感染、消化道出血、尿瘘和尿路梗阻、蛋白尿、高血压等）的观察与护理。

（三）肝移植

肝移植患者的术前护理包括心理护理、营养支持、完善检查、纠正凝血机制异常、胃肠道准备、皮肤准备等。术后护理包括病情监测、引流管护理、饮食护理、并发症（包括排斥反应、出血、感染、胆道并发症等）的观察与护理。

思考题

男性，46岁，因少尿、呕吐入院，有慢性肾小球肾炎病史7年。B超示双侧肾萎缩，血清肌酐值852μmmol/L。查体：T 36.7℃，P 86次/分，R 20次/分，BP 165/ 95mmHg，双下肢可凹性水肿。诊断为慢性肾小球肾炎，肾功能不全（尿毒症期）。给予血液透析治疗，建议其择期行肾移植手术。患者很担心自己的疾病，询问护士什么是肾移植，自己要做哪些准备。

请问：该患者目前主要的护理诊断/合作性问题有哪些？移植前需要做好哪些准备工作？

T10-1

参考答案

（金三丽）

第十一章 颅内压增高患者的护理

学习目标

通过本章内容的学习，学生应能够：

◎ 识记

1．复述脑疝的定义、颅内压正常值。

2．描述颅内压增高患者的临床表现。

3．复述脑室引流护理措施。

◎ 理解

1．比较小脑幕切迹疝与枕骨大孔疝的临床表现。

2．解释脑疝患者的处理原则。

◎ 运用

评估颅内压增高及脑疝患者并为其制订护理计划。

颅内压增高（intracranial hypertension）是由颅脑疾病导致颅腔内容物体积增加或颅腔容积缩小，超过颅腔可代偿的容量，导致颅内压持续高于 200mmH_2O（2.0kPa），患者出现头痛、呕吐和视盘水肿（视神经乳头水肿）为主要表现的综合征。颅内压增高是颅脑损伤、脑肿瘤、脑出血和脑积水等颅脑疾病共有的综合征。如不能及时诊断和解除引起颅内压增高的病因，或采取相应的缓解措施，患者将因意识丧失、呼吸抑制等脑疝综合征而死亡。

当颅腔内某分腔有占位性病变时，该分腔的压力大于邻近分腔，脑组织由高压力区向低压力区移位，导致脑组织、血管及脑神经等重要结构受压或移位，产生相应的临床症状和体征，称为脑疝（brain hernia）。

【病因】

1．颅腔内容物体积或量增加

（1）脑体积增加：如脑组织损伤、缺血、缺氧、炎症、中毒等导致脑水肿。

（2）脑脊液增多：脑脊液分泌过多、吸收障碍或脑脊液循环受阻导致脑积水。

（3）脑血流量增加：如高碳酸血症时血液中二氧化碳分压增高、脑血管扩张致脑血流量急剧增多。

（4）占位性病变：如颅内血肿、脓肿、肿瘤等在颅腔内占据一定体积导致颅内压增高。

2．颅内空间或颅腔容积缩小

（1）先天性畸形（如狭颅症、颅底凹陷症等先天性因素）使颅腔容积变小。

（2）外伤致大片凹陷性骨折，使颅内空间相对变小。

【病理生理】

（一）正常颅内压调节机制

成人颅腔是由颅骨构成的半封闭体腔，颅腔容纳着脑组织、脑脊液和血液三种内容物。儿童颅缝闭合后及成人颅腔的容积是固定不变的，成人颅腔容积为 1400 ~ 1500ml。颅腔内的上述三种内容物，使颅内保持一定的压力，称为颅内压（intracranial pressure，ICP）。由于颅内的脑脊液介于颅腔壁和脑组织之间，一般以脑脊液的静水压代表颅内压力，可通过侧卧位腰椎穿刺或直接脑室穿刺测量来获得该压力数值。成人的正常颅内压为 70 ～ 200 mmH_2O(0.7 ～ 2.0 kPa)，儿童的正常颅内压为 50 ～ 100 mmH_2O（0.5 ～ 1.0 kPa）。临床上颅内压还可以通过采用颅内压监护装置，进行持续地动态观察。

正常颅内压可有小范围的波动，它与血压和呼吸关系密切，在血压收缩期颅内压略有增高，舒张期颅内压稍下降；呼气时压力略增，吸气时压力稍降。颅内压的调节除部分依靠颅内的静脉血被排挤到颅外血液循环外，主要是通过脑脊液量的增减来调节。当颅内压降低时，脑脊液的分泌增加而吸收减少，使颅内脑脊液量增多，以维持颅内压不变。相反，当颅内压增高时，脑脊液的分泌减少而吸收增多，使颅内脑脊液量减少，以代偿增加的颅内压。脑脊液的总量占颅腔总容积的 10%，一般而言允许颅内增加的临界容积约为 5%，以应付正常生理状态下颅内空间的变化，如果超过此范围，颅内压则开始增高。若颅腔内容物体积增大或颅腔容量缩减超过颅腔容积的 8% ～ 10%，生理调节能力失调，则会产生严重的颅内压增高（图 11-1）。

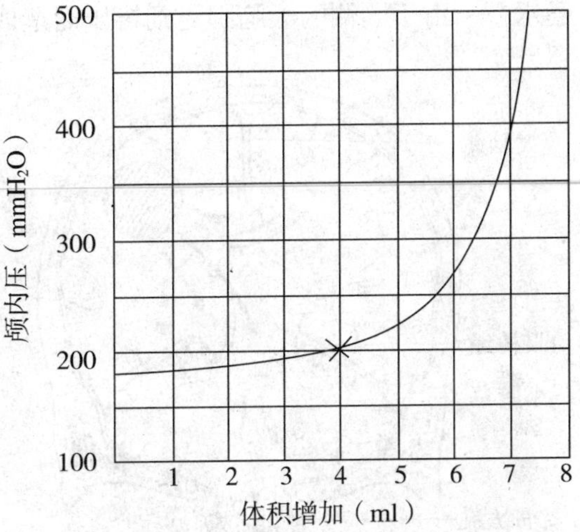

图 11-1 颅内压力与体积之间的关系曲线

（二）颅内压增高的影响

1．脑脊液量减少 在颅内压增高早期，为保持一定的血流量以维持脑组织正常功能，以减少脑脊液流量为主。通过以下途径完成：①颅内脑室和蛛网膜下腔的脑脊液被挤入椎管；②脑脊液吸收加快；③脉络丛血管收缩，脑脊液分泌减少。由于脑脊液总量仅占颅腔容积的 10%，当颅内压增加到一定程度时，上述生理调节能力将逐渐丧失，最终导致严重的颅内压增高。

2．脑血流量减少 正常成人每分钟约有 1200ml 血液进入颅内，通过脑血管的自动调节功能进行调节。脑血流量 = 脑灌注压 / 脑血管阻力，其中脑灌注压 = 平均动脉压 – 颅内压，止常脑灌注压为 70 ～ 90mmHg（9.3 ～ 12kPa），脑血管阻力为 1.2 ～ 2.5mmHg（0.16 ～ 0.33 kPa）。颅内压增高时，脑灌注压下降，机体通过脑血管扩张来降低血管阻力，维持脑血流量稳定。但当颅内压急剧增高时，脑血管的自动调节功能失效，脑血流量急剧下降，出现脑组织缺氧和代谢紊乱，脑水肿加重，使颅内压进一步增高。当颅内压增高接近平均动脉压时，脑血流量几乎为零，脑组织处于严重缺血、缺氧状态，导致脑死亡。

知识拓展

脑灌注压

通过脑灌注压（cerebral perfusion pressure，CPP）可动态了解脑供血量和供氧量。颅内压增高患者 CPP 应控制在 70 ～ 120mmHg（9.31 ～ 15.96kPa），< 70mmHg（9.31 kPa）可导致继发性缺氧缺血性损害，> 120mmHg（15.96 kPa）可导致过度灌流并加重脑水肿。Rosner 等实验表明，只有 CPP > 15.03 kPa（113 mmHg）时，颅内压（intracranial pressure，ICP）才随之增加。

王维治. 神经病学. 2 版. 北京：人民卫生出版社，2013.

3．库欣（Cushing）反应 当颅内压增高至35mmHg以上，脑灌注压在40mmHg以下时，脑干处于严重缺血、缺氧状态。为保持必需的脑血流量，机体通过神经系统的反射作用，使全身周围血管收缩、血压升高、心排血量增加，呼吸减慢、加深。动脉压升高、心率减慢、心搏出量增加和呼吸深慢的三联反应，称为库欣反应或全身血管加压反应。

4．脑疝 脑疝是颅内压增高的危象和引起死亡的主要原因。当脑疝发生时，移位的脑组织在小脑幕切迹或枕骨大孔处挤压脑干，脑干受压可致其实质内血管受到牵拉，严重时基底动脉进入脑干的中央支被拉断而致脑干内部出血，出血常为斑片状，可沿神经纤维走行方向达内囊水平。由于同侧的大脑脚受到挤压而造成病变对侧偏瘫，同侧动眼神经受到挤压可产生动眼神经麻痹症状。移位的钩回、海马回可将大脑后动脉挤压于小脑幕切迹缘上致枕叶皮质缺血坏死。小脑幕切迹裂孔及枕骨大孔被移位的脑组织堵塞，使脑脊液循环通路受阻，进一步加重颅内压增高，形成恶性循环，使病情迅速恶化。

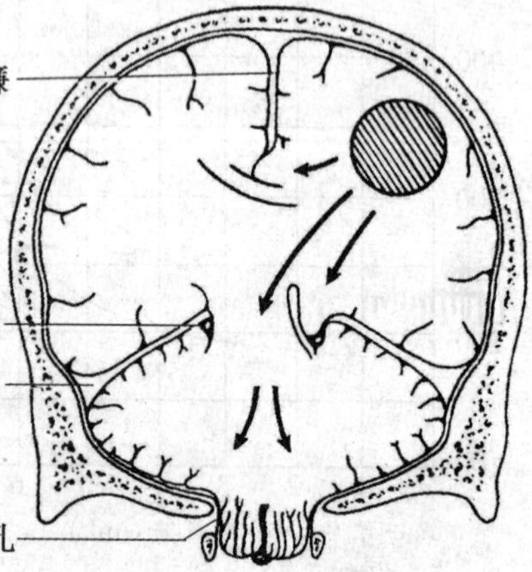

图11-2 大脑镰下疝（上）、小脑幕切迹疝（中）和枕骨大孔疝（下）示意图

根据移位的脑组织及其通过的硬脑膜间隙和孔道，可分为三类（图11-2）：①小脑幕切迹疝，又称颞叶钩回疝，是位于小脑幕切迹缘的颞叶海马旁回（海马回）、钩回通过小脑幕切迹被推移至幕下；②枕骨大孔疝，又称小脑扁桃体疝，是小脑扁桃体及延髓经枕骨大孔被推挤向椎管内；③大脑镰下疝，又称扣带回疝，是一侧半球的扣带回经镰下孔被挤入对侧分腔。

案例 11-1A

52岁，男性。1小时前突发剧烈头痛，恶心、呕吐，未做任何处置，急送医院处理。急诊初步诊断为急性脑出血、颅内压增高。

问题与思考：

该患者护理评估内容有哪些？

【护理评估】

（一）临床表现

1．颅内压增高表现

（1）头痛：为最常见的症状，是颅内压增高使脑膜血管和神经受刺激与牵拉所致。以清晨和晚间较重，多位于前额及颞部，以胀痛和撕裂痛多见。头痛性质和部位与颅内原发病变的性质和部位有一定关系，可随颅内压增高而进行性加重，患者在咳嗽、打喷嚏、弯腰、用力、低头时，头痛加重。

（2）呕吐：多为喷射状，常出现于剧烈头痛时，多易发生在饭后，同时可伴有恶心，是因迷走神经受激惹所致。呕吐后头痛可有所缓解。

（3）视神经乳头水肿：是颅内压增高的重要客观体征之一。因视神经受压、眼底静脉回流受阻引起，可表现为视神经乳头充血、隆起，边缘模糊，中央凹陷变浅或消失，视网膜静脉怒张、迂曲，动、静脉比例失调，搏动消失，严重时视神经乳头周围可见火焰状出血。长期、慢性颅内压增高可引起视神经萎缩而导致失明。

(4) 意识障碍及生命体征变化：意识障碍是颅内压增高患者常见的变化之一。慢性颅内压增高患者往往伴有意识障碍，反应迟钝。急性颅内压增高者常伴有进行性意识障碍甚至昏迷。患者可伴有典型的生命体征变化，出现库欣反应，严重者呼吸循环衰竭而导致死亡（图11-3）。

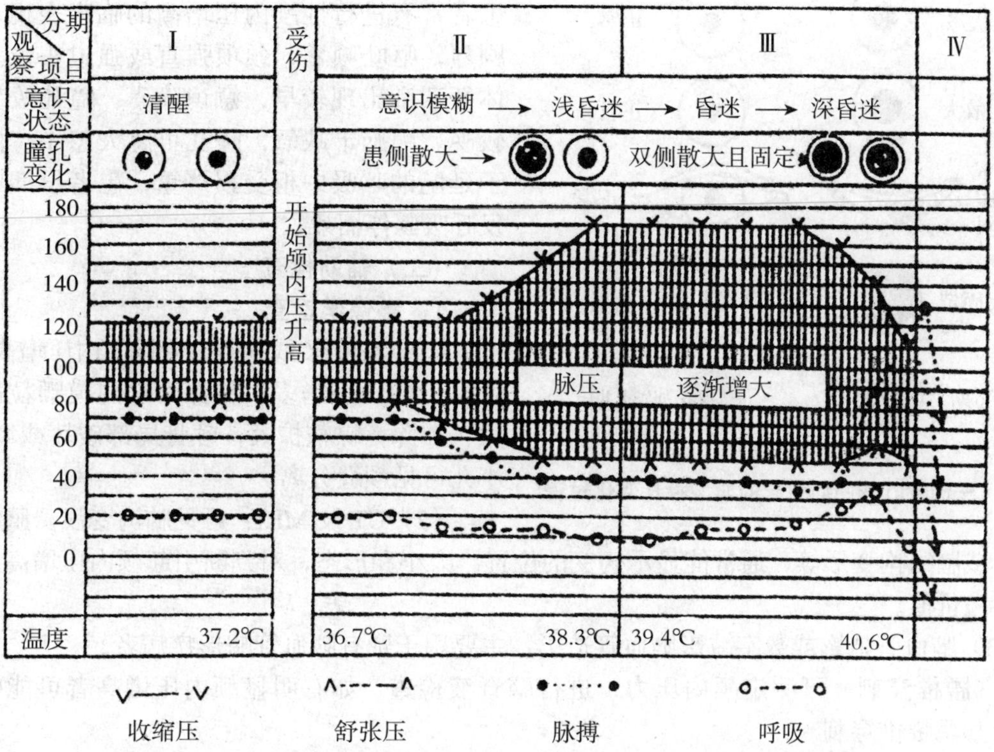

图 11-3　颅内压增高时患者意识、瞳孔、生命体征典型变化图解

Ⅰ. 正常；Ⅱ. 代偿期（脉搏缓慢，宏大有力，呼吸深长）；Ⅲ. 失代偿期（脉搏稍不规则，逐渐增快，不规则呼吸，转为潮式呼吸）；Ⅳ. 衰竭期（呼吸先停）

(5) 其他症状和体征：颅内压增高患者可出现复视、头晕、猝倒等。婴幼儿颅内压增高时可见头皮静脉怒张、囟门隆起、头颅增大、颅缝增宽或分离等。

2. 脑疝表现

(1) 小脑幕切迹疝

1) 颅内压增高症状：表现为剧烈头痛进行性加重，伴烦躁不安，与进食无关的频繁的喷射性呕吐。

2) 瞳孔改变：脑疝初期，由于患侧动眼神经麻痹，患侧瞳孔逐渐散大，直接和间接对光反应消失，并伴上睑下垂及眼球外斜。若脑疝进行性恶化，对侧动眼神经因脑干移位也受到推挤，或因脑干缺血致动眼神经核功能丧失，则相继出现双侧瞳孔散大固定，对光反应消失（图11-4）。

3) 运动障碍：表现为病变对侧肢体的肌力减弱或麻痹，病理征阳性。脑疝进展时可致双侧肢体自主活动消失，严重时出现去大脑强直发作。

4) 意识改变：由于脑干内网状上行激动系统受累，患者随脑疝进展可出现嗜睡、浅昏迷至深昏迷。

5) 生命体征变化：由于脑干受压，脑干内生命中枢功能紊乱或衰竭，患者可出现生命体

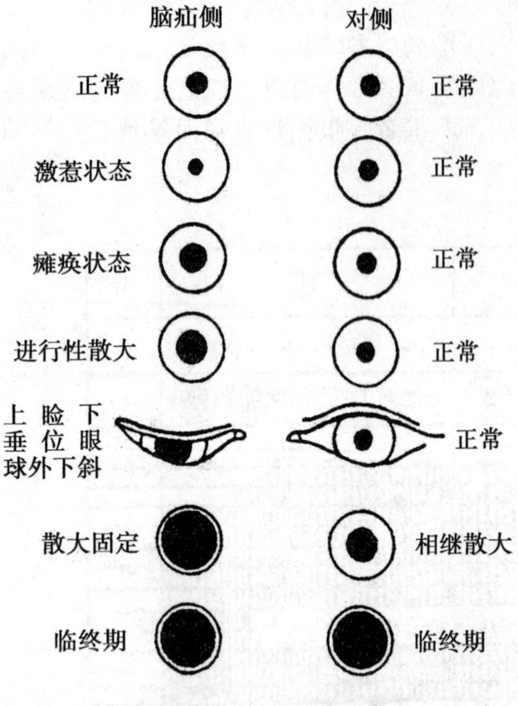

图 11-4　一侧颞叶钩回疝引起的典型瞳孔变化过程

征异常。表现为心率减慢或不规则，血压忽高忽低，呼吸不规则，大汗淋漓，面色潮红或苍白，体温高达 41℃或不升，甚至呼吸、循环衰竭而死亡。

（2）枕骨大孔疝：由于颅后窝容积较小，对颅内高压的代偿能力也小，病情变化更快。患者常有进行性颅内压增高的临床表现。头痛剧烈，呕吐频繁，颈项强直或强迫头位。生命体征紊乱出现较早，意识障碍、瞳孔改变出现较晚。因脑干缺氧，瞳孔可忽大忽小。由于位于延髓的呼吸中枢受损严重，患者早期即可突发呼吸骤停而死亡。

（二）辅助检查

1．影像学检查

（1）头颅 X 线检查：慢性颅内压增高患者，可见脑回压迹增多、加深，蛛网膜颗粒压迹增大、加深，蝶鞍扩大，颅骨局部破坏或增生等。小儿可见颅缝分离。

（2）CT 及 MRI：可见脑沟变浅，脑室、脑池缩小或脑结构变形等，通常能显示病变的位置、大小和形态，对判断引起颅内压增高的原因具有参考价值。

（3）脑血管造影或数字减影脑血管造影：主要用于疑有脑血管畸形疾病者。

2．腰椎穿刺　可测定颅内压力，进行脑脊液检查。如有明显颅内压增高者可能引发脑疝，应禁忌腰椎穿刺。

（三）与疾病相关的健康史

评估婴幼儿及小儿的颅缝是否未闭合或闭合尚未牢固、老年人有无脑萎缩。了解患者有无脑外伤、脑肿瘤、颅内炎症及高血压、脑动脉硬化病史，是否合并其他系统疾病，如尿毒症、毒血症、肝性脑病、酸碱平衡失调等。评估有无导致颅内压急骤升高的相关因素，如呼吸道梗阻、便秘、剧烈咳嗽、高热、癫痫等。

（四）心理社会状况

了解患者有无因头痛、呕吐等不适所致烦躁不安、焦虑等心理反应。一旦出现脑疝，病情危重，可能危及生命，患者及家属会出现恐惧心理，焦急万分。了解患者及家属对疾病的认知程度、家庭经济状况和社会支持情况。

（五）治疗原则

处理原发疾病，颅内压增高致急性脑疝时应行手术治疗。

1．非手术治疗　适用于颅内压增高原因不明，或作为手术前准备。治疗要点：①限制液体入量：对于颅内压增高明显的患者，摄入量应限制在每日 1500 ~ 2000ml；②降低颅内压：使用高渗性或利尿性脱水剂，使脑组织间水分通过渗透作用进入血液循环再由肾排出，从而达到减轻脑水肿和降低颅内压的目的；③激素治疗：应用肾上腺皮质激素可稳定血 - 脑脊液屏障，预防和缓解脑水肿，达到降低颅内压的目的；④冬眠低温疗法：降低脑的新陈代谢率，减少脑组织耗氧量，防止脑水肿的发生与发展；⑤辅助过度换气；⑥预防和控制感染；⑦镇痛等对症处理：遵医嘱应用止痛药，但禁用吗啡、哌替啶等药物。

2．手术治疗　手术去除病因是最根本和最有效的治疗方法。如手术切除颅内肿瘤、清除颅内血肿、处理大片凹陷性骨折等；对有脑积水者行脑脊液分流术，将脑室内的液体通过特殊导管引入蛛网膜下腔、腹腔或心房；行侧脑室体外引流术或病变侧颞肌下减压术等降低颅内压。

案例 11-1B

体检：意识模糊，双侧瞳孔直径约 3.0mm，对光反射存在，表情痛苦，四肢肌力、肌张力正常，脑膜刺激征阳性。

头部 CT 可见脑室内出血。

拟行脑室钻孔引流术。

问题与思考：

该患者有哪些表现符合颅内压增高诊断？围术期主要护理措施有哪些？

【主要护理诊断 / 问题】

1．脑组织灌注异常　与颅内压增高有关。

2．有体液不足的危险　与颅内压增高引起剧烈呕吐及应用脱水剂等有关。

3．疼痛　与颅内压增高有关。

4．潜在并发症　脑疝。

【护理措施】

（一）降低颅内压，维持脑组织正常灌注

1．休息　抬高床头 15°～30°，以利于颅内静脉回流，减轻脑水肿。劝慰患者安心休养，避免情绪激动，以免血压骤升而致颅内压升高。

2．保持呼吸道通畅　持续或间断吸氧，改善脑部缺氧。呼吸道梗阻时，患者用力呼吸，胸膜腔内压力及 $PaCO_2$ 增高可致脑血管扩张、脑血流量增多，也可使颅内压增高，应及时清除呼吸道分泌物及呕吐物；对舌根后坠者，可托起下颌或放置口咽通气道。防止颈部过屈或过伸。对意识不清及咳痰困难的患者，应配合医师尽早行气管切开术。加强基础护理，预防肺部并发症。

3．避免剧烈咳嗽和便秘　剧烈咳嗽和用力排便可使胸、腹腔内压力骤然升高而导致脑疝，应及时治疗感冒、咳嗽。颅内压增高患者因限制水分摄入及脱水治疗，常出现大便干结，鼓励患者多进食蔬菜和水果。对已有便秘者，可给予低压小剂量灌肠，不可进行高压灌肠。

4．控制癫痫发作　癫痫发作可加重脑缺氧及脑水肿，遵医嘱应用药物。

5．躁动的处理　颅内压增高导致缺氧，尿潴留导致膀胱过度充盈，大便干硬以及冷、热、饥饿等不舒适均可引起患者躁动。对于躁动患者应寻找并解除引起躁动的原因，不可盲目使用镇静药或强制性约束。给予适当保护，防止外伤及意外发生。若躁动患者变为安静或由安静变为躁动，常提示病情发生变化。

（二）维持正常的体液容量

1．呕吐的护理　及时清理呕吐物，防止误吸，观察并记录呕吐物的量、颜色和性质。

2．脱水治疗的护理　使用脱水剂可引起电解质紊乱，应注意适当补充水分。

3．观察记录　记录 24h 液体出入量，注意患者脱水症状以及水、电解质水平。

（三）缓解疼痛

做好降低颅内压的相应护理，有效控制颅内压。遵医嘱应用止痛药。

（四）病情观察

密切观察病情变化，观察患者的意识状态、生命体征及瞳孔变化，警惕颅高压危象的发生。

1．意识状态 目前临床对意识障碍的分级方法不一，常用传统方法及 Glasgow 昏迷评分法。传统方法分为清醒、模糊、浅昏迷、昏迷和深昏迷五级（表 11-1）。

表11-1 意识状态的分级

意识状态	语言刺激反应	痛刺激反应	生理反应	大、小便能否自理	配合检查
清醒	灵敏	灵敏	正常	能	能
模糊	迟钝	不灵敏	正常	有时不能	尚能
浅昏迷	无	迟钝	正常	不能	不能
昏迷	无	无防御	减弱	不能	不能
深昏迷	无	无	无	不能	不能

Glasgow 昏迷评分法：评定睁眼、语言及运动反应，三者得分相加表示意识障碍程度，最高 15 分，表示意识清醒，8 分以下为昏迷，最低 3 分，分数越低表明意识障碍越严重（表 11-2）。

表11-2 Glasgow昏迷评分法

睁眼反应	评分	语言反应	评分	运动反应	评分
自动睁眼	4	回答正确	5	按吩咐动作	6
呼唤睁眼	3	回答错误	4	刺痛能定位	5
痛时睁眼	2	吐词不清	3	刺痛时回缩	4
不能睁眼	1	有声无语	2	刺痛时屈曲	3
		不能发声	1	刺痛时过伸	2
				无动作	1

2．生命体征 注意呼吸节律和深度、脉搏快慢和强弱以及血压和脉压的变化。若血压上升、脉搏缓慢有力、呼吸深慢，提示颅内压升高。

3．瞳孔 正常瞳孔等大、圆形，直接、间接对光反应灵敏。严重颅内压增高时可出现异常变化。

4．颅内压监护 将导管或微型压力感受器探头安置于颅腔内，另一端与颅内压监护仪连接，将颅内压压力变化动态转变为电信号，显示于示波屏或数字仪上，并用记录器连接描记压力曲线，以随时了解颅内压情况。监护前调整记录仪与传感器的零点，一般位于外耳道水平。患者保持平卧或头抬高 10° ～ 15°，保持呼吸道通畅，躁动患者适当使用镇静药，避免外来因素干扰监护。防止管道阻塞、打折及传感器脱出。监护过程严格无菌操作，预防感染。一般认为颅内压增高在 16 ～ 20mmHg 范围内为轻度增高，在 20 ～ 40mmHg 为中度增高，40mmHg 以上为严重增高，且增高 30 ～ 40mmHg 为危险颅内压增高的临界点。

（五）药物治疗与护理

1．脱水治疗 常用高渗性和利尿性脱水剂，使脑组织间的水分通过渗透作用进入血液循环再由肾排出，缩小脑体积，降低颅内压。常用 20% 甘露醇 250ml，15 ～ 30min 内滴完，每日 2 ～ 4 次。滴注后 10 ～ 20min 颅内压开始下降，维持 4 ～ 6h。使用脱水药物时应注意输液的速度，观察脱水效果。使用高渗性液体后，血容量骤然增加，可加重循环系统负担，导致心力衰竭或肺水肿，应注意儿童、老年人及心功能不良者。为防止颅内压反跳现象发生，脱水药物应按医嘱定时使用，停药前逐渐减量或延长给药间隔时间。

2．激素治疗　应用肾上腺皮质激素可预防和缓解脑水肿，改善患者症状。常用地塞米松5～10mg，静脉或肌内注射。氢化可的松100mg静脉注射，每日1～2次。泼尼松5～10mg口服，每日1～3次。观察有无应激性溃疡出血、感染等不良反应。

（六）辅助过度换气

可增加血液中氧分压，排出二氧化碳，使脑血管收缩，减少脑血流量。应定时进行血气分析，维持患者 PaO_2 90～100mmHg（12～13.33 kPa）、$PaCO_2$ 25～30mmHg（3.33～4.0kPa）。过度换气持续时间不宜超过24h，以免引起脑缺血。

（七）冬眠低温治疗

应用药物和物理方法降低患者体温，以降低脑耗氧量和脑代谢率，减少脑血流量，改善细胞膜通透性，增加脑对缺血缺氧的耐受力，防止脑水肿的发生和发展，同时有一定的降低颅内压作用。当体温降至30℃时，脑代谢率仅为正常体温时的50%左右，脑脊液的压力较降温前低56%。体温每下降1℃，脑血流量平均减少6.7%，脑脊液压力平均下降5.5%。

1．环境和物品准备　将患者安置于单人病房，室内光线宜暗，室温18～20℃。室内备氧气、吸引器、血压计、听诊器、水温计、冰袋、导尿包、吸痰盘、冬眠药物、急救药物及器械和护理记录单等，由专人护理。

2．降温方法　根据医嘱给予足量冬眠药物，如冬眠Ⅰ号合剂（氯丙嗪、异丙嗪、哌替啶）或冬眠Ⅱ号合剂（哌替啶、异丙嗪、二氢麦角碱），待自主神经被充分阻滞，患者御寒反应消失，进入昏睡状态后，方可应用物理降温。为增强冬眠效果，可酌情使用苯巴比妥或水合氯醛。物理降温方法可采用头部戴冰帽或在颈动脉、腋动脉、肱动脉、股动脉等主干动脉表浅部放置冰袋。降温速度以每小时下降1℃为宜，体温以降至肛温32～34℃、腋温31～33℃较为理想。体温过低易诱发心律失常、低血压、凝血障碍等并发症，且患者反应迟钝，影响观察；体温高于35℃则疗效不佳。

3．严密观察病情　在治疗前应观察并记录生命体征、意识状态、瞳孔和神经系统病征，与治疗后进行观察对比。冬眠低温期间，若脉搏超过100次/分，收缩压低于100mmHg（13.3kPa），呼吸次数减少或不规则，应及时通知医师，停止冬眠疗法或更换冬眠药物。

4．饮食　随着体温的降低，机体代谢率也降低，对能量及水分需求量也相应减少，可根据患者意识状态、胃肠功能确定饮食种类。低温时患者胃肠蠕动减弱，应观察患者有无胃潴留、腹胀、便秘、消化道出血等，防止反流和误吸。

5．预防并发症　①肺部并发症：保持呼吸道通畅，加强肺部护理。由于患者处于昏睡状态且因药物作用使肌肉松弛，患者易出现舌后坠，吞咽、咳嗽反射均较正常减弱，故应定时为患者翻身、拍背，防止并发症。②低血压：冬眠药物使周围血管阻力降低而引起低血压。在搬动患者或为其翻身时，动作要缓慢、轻稳，以防发生体位性低血压。③冻伤：冰袋外加用布套并定时更换部位，观察放置冰袋处的皮肤及肢体末端（如手指、脚趾、耳廓等处）血循环情况，定时按摩局部，以防冻伤。④其他：由于患者意识障碍及循环功能减弱，应加强皮肤护理，防止压疮发生。冬眠低温时，角膜反射减弱，保护性分泌物减少，注意眼保护。

6．缓慢复温　冬眠低温治疗时间一般为2～3天，可重复治疗。停用冬眠低温治疗时，应先停止物理降温，再逐步减少药物剂量或延长相同剂量的药物维持时间直至停用。为患者加盖被毯，让体温自然回升，必要时加用电热毯或热水袋复温，应防止烫伤。

（八）脑室引流的护理

脑室引流是经颅骨钻孔或锥孔穿刺侧脑室放置引流管将脑脊液引流至体外。

1．引流管的位置　在严格无菌条件下连接引流袋，妥善固定引流管及引流袋。引流管开口高于侧脑室平面10～15cm，以维持正常的颅内压。

2．引流速度及量　术后早期应控制引流速度。若引流过快、过多，可使颅内压骤然降低，导致意外发生，每日引流量以不超过500ml为宜。颅内感染患者因脑脊液分泌增多，应注意补液，避免水、电解质失衡。

3．保持引流通畅 适当限制患者头部活动范围，活动及翻身时避免引流管受压、扭曲、成角、折叠。注意观察引流管是否通畅，若引流管内有脑脊液流出，管内液面随患者呼吸、脉搏等上下波动，则表明引流管通畅。若引流管无脑脊液流出，应查明原因。可能原因有：①颅内压低于120～150mmH_2O（1.18～1.47kPa），可将引流袋降低再观察有无脑脊液流出；②引流管放入脑室过深、过长，在脑室内盘曲成角，可对照X线检查结果，将引流管缓慢向外抽出至有脑脊液流出后重新固定；③管口吸附于脑室壁，将引流管轻轻旋转，使管口离开脑室壁；④若怀疑引流管被凝血块或脑组织阻塞，在严格消毒管口后，用无菌注射器轻轻向外抽吸，切不可注入生理盐水冲洗，以免管内阻塞物被冲至脑室系统狭窄处，引起脑脊液循环受阻。经上述处理后仍无脑脊液流出，必要时更换引流管。

4．观察并记录脑脊液的颜色、量及性状 正常脑脊液无色透明，无沉淀，术后1～2天脑脊液可略呈血性。若脑脊液中有大量血液或血色逐渐加深，常提示脑室内出血。如脑室内大量出血，需紧急手术。

5．严格无菌操作 注意保持装置的无菌状态。每日更换引流袋时，应先夹闭引流管以免空气或管内脑脊液逆流入脑室，必要时做脑脊液常规检查或细菌培养。

6．拔管 拔管前试行抬高引流袋或夹闭引流管24h，以了解脑脊液循环是否通畅。若颅内压再次升高，并出现头痛、呕吐等颅内压增高症状，应立即放低引流袋或开放夹闭的引流管，并告知医生。拔管后，切口处若有脑脊液漏出，应及时处理，以免引起颅内感染。

（九）脑脊液分流术后的护理

严密观察病情，判断分流术后效果。警惕有无分流管阻塞和感染等并发症。观察有无脑脊液漏，一旦发现，应及时通知医师处理。

（十）脑疝急救护理

1．快速静脉输入强力脱水剂，并观察脱水效果。

2．吸氧，保持呼吸道通畅。

3．准备气管插管盘及呼吸机，对呼吸功能障碍者，行人工辅助呼吸。

4．密切观察呼吸、心搏、瞳孔的变化。

5．紧急做好术前特殊检查及术前准备。

小结

1．病因 颅腔内容物体积（或量）增加与颅内空间（或颅腔容积）缩小均可导致颅内压增高。

2．临床表现 颅内压增高最主要的症状为头痛、呕吐及视神经乳头水肿。对小脑幕切迹疝患者注意观察瞳孔改变，初期患侧瞳孔变小，随病情进展患侧瞳孔逐渐散大直至双侧瞳孔散大。枕骨大孔疝患者瞳孔改变出现较晚，可突发呼吸与骤停。

3．治疗原则 非手术治疗适用于颅内压增高原因不明，或作为手术前准备。颅内压增高出现急性脑疝时应行手术治疗。

4．护理 降低颅内压，缓解疼痛，维持正常的脑组织灌注，密切观察病情变化，预防及处理并发症，避免颅内高压危象的发生。脑室引流术后要保持引流管通畅，注意观察脑脊液的颜色、量、性状及引流速度。

思考题

男性，55 岁，农民。因“头痛、呕吐 3 个月伴癫痫发作”入院。主诉头痛，持续伴阵发性加剧，以清晨和晚间明显，近 1 个月来出现双眼视力急剧下降，视物不清，3 天前开始呕吐频繁，呕吐量约为 1000ml/d。体检：体温 36.5℃，脉搏 78 次 / 分，呼吸 19 次 / 分，血压 145/89mmHg，双侧瞳孔直径约 3.0mm，对光反射存在。急查头部 CT 示：颅内鞍区占位性病变。拟行开颅手术。

T11-1

参考答案

请问：

（1）该患者目前主要的护理诊断 / 问题有哪些？

（2）如何护理？

（韩烜烨）

第十二章　颅脑损伤患者的护理

学习目标

通过本章内容的学习，学生应能够：

◎ 识记

1．描述颅脑损伤患者的症状、体征特点。

2．复述颅脑损伤患者的护理诊断和处理原则。

◎ 理解

1．比较各类颅脑损伤患者的评估要点。

2．解释颅脑损伤的病因。

3．鉴别各类颅内血肿。

◎ 运用

评估颅脑损伤患者并为其制订护理计划。

颅脑损伤（craniocerebral injury）是机械运动的动能作用于头部，导致头皮、颅骨、脑血管、脑神经及脑组织发生变形、破裂形成损伤，占全身损伤的15% ~ 20%，主要发生于成年人，好发于15 ~ 44岁，平均年龄约30岁，男性为女性的2倍。主要因交通、工矿作业等事故、自然灾害、火器伤、高空坠落、爆炸、跌倒及各种锐器、钝器对头部造成损伤，常与身体其他部位的损伤复合存在。

第一节　头皮损伤

头皮损伤（scalp injury）是颅脑损伤中较为常见的一种。常见头皮损伤有头皮血肿（scalp hematoma）、头皮裂伤（scalp laceration）及头皮撕脱伤（scalp avulsion）。按头皮解剖层次，头皮血肿分为皮下血肿、帽状腱膜下血肿和骨膜下血肿。

【病因】

1．头皮血肿（scalp hematoma）　多为钝性暴力直接损伤所致。按血肿出现于头皮的层次分为皮下血肿、帽状腱膜下血肿和骨膜下血肿。皮下血肿多见于撞击伤和产伤；帽状腱膜下血肿是由于头部受到斜向暴力使头皮发生严重滑动，该层间的血管被撕裂所致；骨膜下血肿多见于颅骨骨折和产伤。

2．头皮裂伤（scalp laceration）　多为锐器或钝器所致。由于头皮血管丰富，出血较多，可引起失血性休克。

3．头皮撕脱伤（scalp avulsion）　最严重的头皮损伤。大多由于发辫被卷入转动机械，致使头皮自帽状腱膜下或连同骨膜一并撕脱。由于剧烈疼痛和大量出血，可导致患者休克，较少合并颅骨和脑损伤。

案例 12-1A

女性，30岁，机床工人，30分钟前，长发不慎卷入机器中撕脱头皮，伴头顶残留皮肤活动性出血。同事发现后立即用干净的毛巾裹住其头部，将撕脱头皮用毛巾包好，将其送至附近医院。

问题与思考：

该患者护理评估内容有哪些？

【护理评估】

（一）临床表现

1．头皮血肿

（1）皮下血肿：血肿体积小、张力高、压痛明显，周边较中心区硬，易误认为颅骨凹陷骨折。

（2）帽状腱膜下血肿：因该处组织疏松，出血较易扩散，严重者血肿可蔓延至全头部，有明显波动。小儿及体弱者，可致贫血甚至休克。

（3）骨膜下血肿：血肿多局限于某一颅骨范围内，以骨缝为界，张力较高，可有波动。

2．头皮裂伤　由于头皮血管丰富，出血较多，可引起失血性休克。

3．头皮撕脱伤　头皮自帽状腱膜下或连同骨膜一并撕脱，疼痛剧烈，出血量大，常发生失血性休克，较少合并颅骨和脑损伤。

（二）辅助检查

头颅X线检查可了解有无合并颅骨骨折。详细询问外伤史结合临床表现，采用头部影像学检查排除其他伤情。

（三）与疾病相关的健康史

了解患者的受伤时间、经过、暴力大小和受伤部位，患者伤后有无功能障碍，病情进展情况及入院前给予的急救处理经过及效果。了解患者既往健康情况，有无高血压、凝血功能障碍、糖尿病及心脏病等。了解患者有无吸烟史、饮酒史，有无便秘等。

（四）心理社会状况

部分患者出血量较多，且头皮损伤可能合并损伤，患者及家属可能出现焦虑、紧张心理。头皮撕脱后可造成外形改变，对患者及家属心理也会带来影响。

（五）治疗原则

1．头皮血肿　较小的头皮血肿无需特殊处理，1～2周可自行吸收。若血肿较大，需4～6周方可吸收，在严格皮肤准备和消毒条件下分次抽吸后再加压包扎。已有感染的头皮血肿，可行切开引流。

2．头皮裂伤　急救时首先采用加压包扎止血法，争取24小时内进行清创缝合。常规应用抗生素和破伤风抗毒素，并观察有无合并颅骨骨折及脑损伤。

3．头皮撕脱伤　急救时应用无菌敷料覆盖创面后再行加压包扎。用无菌巾或干净布包裹撕脱头皮，避免污染，放置于冰块上，随患者速送至医院，争取清创后再植。

案例 12-1B

途中患者意识清醒，主诉疼痛剧烈。未呕吐，无抽搐及大、小便失禁。入院后行急诊头部 CT 检查，未见颅内血肿及颅脑损伤。诊断为头皮撕脱伤，建议立即住院进行急诊手术。

问题与思考：

该患者护理诊断 / 问题有哪些？护理措施有哪些？

【主要护理诊断 / 问题】

1．疼痛　与头皮损伤有关。

2．有感染的危险　与积血、头皮完整性受损有关。

3．潜在并发症　失血性休克。

【护理措施】

1．头皮血肿　早期冷敷以减少出血和疼痛，24 ～ 48 小时后改用热敷以促进血肿吸收。嘱患者勿用力揉搓，以免增加出血。注意观察患者意识状态、生命体征、瞳孔等变化，警惕合并颅骨损伤及脑损伤的可能。

2．头皮裂伤　遵医嘱用药预防感染，缓解疼痛。适当解释，缓解患者紧张情绪。注意头皮复杂裂伤有合并颅骨损伤及脑损伤的可能，应注意病情观察生命体征、意识、瞳孔等变化。

3．头皮撕脱伤　将撕脱的头皮用无菌敷料包裹，隔水放置于有冰块的容器内保存。植皮术后应保护植皮片不受压、不滑动，以利皮瓣成活。遵医嘱用药预防感染，缓解疼痛。

第二节　颅骨骨折

颅骨骨折（skull fracture）是指颅骨受暴力作用所致颅骨结构发生改变。骨折可发生于颅骨任何部位，以顶骨最多，其次为额骨、颞骨和枕骨。颅骨骨折的严重性通常不在于骨折本身，而在于可能合并脑、脑膜、颅内血管和脑神经损伤。颅骨骨折按骨折部位分为颅盖骨折（fracture of skull vault）和颅底骨折（fracture of skull base）。按骨折形态分为线形骨折（linear fracture）和凹陷骨折（depressed fracture）。按骨折是否与外界相通分为开放性骨折（open fracture）与闭合性骨折（closed　fracture）。

【损伤机制】

颅腔近似球体，颅骨有一定的弹性，有相当的抗压缩和抗牵张能力。颅骨受到暴力打击时，着力点局部可下陷变形，颅腔也可随之变形。当暴力强度大、受力面积小时，颅骨多以局部变形为主，当受力点呈锥形内陷时，内板首先受到较大牵张力而折裂。此时若外力作用终止，则外板可弹回复位保持完整，仅造成内板骨折，骨折片可穿破硬脑膜造成局限性脑挫裂伤。如果外力继续存在，则外板也将随之折裂，形成凹陷骨折或粉碎骨折。当外力引起颅骨整体变形较重，受力面积又较大时，可不发生凹陷骨折，而在较为薄弱的颞骨鳞部或颅底引发线形骨折，局部骨折线往往沿暴力作用的方向和颅骨脆弱部分延伸。当暴力直接打击在颅底平面上或暴力由脊柱上传时常引起颅底骨折，常为线形骨折。颅底结构凹凸不平，骨嵴隆突，骨沟、骨管纵横交错，硬脑膜与颅底紧密连接，在受到强烈暴力导致颅底骨折时，易撕裂硬脑膜，出现脑脊液漏。颅前窝损伤时可能累及的脑神经有嗅神经、视神经，颅中窝损伤可累及面神经、听神经，颅后窝损伤少见。

案例 12-2A

40 岁，男性，农民，因高处坠落，伤后头痛，右外耳道流血 4 小时就诊。医生初步诊断为颅底骨折，面部皮肤擦伤，左颧区皮肤裂伤，建议住院治疗。

问题与思考：

该患者的护理评估内容有哪些？

【护理评估】

（一）临床表现

1．颅盖骨折

（1）线形骨折：发生率最高，局部有压痛、肿胀。

（2）凹陷骨折：局部可扪及局限性下陷区。若凹陷骨折位于脑重要功能区浅面，可出现偏瘫、失语、癫痫等。

2．颅底骨折　依据骨折部位的不同，可分为颅前窝骨折、颅中窝骨折和颅后窝骨折，临床表现各异（表 12-1）。

表12-1　颅底骨折的临床表现

骨折部位	脑脊液漏	瘀斑部位	可能累及的脑神经
颅前窝	鼻漏	眶周、球结膜下（熊猫眼征）	嗅神经、视神经
颅中窝	鼻漏和耳漏	乳突区（Battle 征）	面神经、前庭蜗神经
颅后窝	无	乳突部、咽后壁	少见

（二）辅助检查

1．X 线检查　颅盖骨折依靠头颅 X 线检查确诊，凹陷骨折 X 线可见骨折片陷入颅内的深度。

2．CT 检查　有助于了解骨折情况和有无合并脑损伤。

（三）与疾病相关的健康史

了解患者的受伤时间和经过、暴力大小、受伤部位等。了解患者既往有无骨质疏松、骨肿瘤病史、手术史，既往有无高血压、糖尿病等。了解患者是否有吸烟、饮酒史，近期有无服用激素类药物及药物过敏史。

（四）心理社会状况

患者因意外损伤、生活不能自理而致心理改变，应评估有无恐惧或焦虑。评估患者及家属对疾病预后的认知、心理承受程度及期望，所需治疗费用的承受能力等。

（五）治疗原则

1．颅盖骨折

（1）单纯线形骨折：无需特殊处理，仅需卧床休息，对症治疗，如止痛、镇静等。但须注意有继发颅内血肿等并发症。

（2）凹陷骨折：凹陷骨折位于脑重要功能区表面，有脑受压症状或大面积骨折片下陷，直径大于 5 cm，深度超过 1cm 时，应手术整复或摘除碎骨片。

2．颅底骨折 以预防颅内感染为主。出现脑脊液漏为开放性损伤，应及时应用 TAT 及抗生素预防感染。大部分脑脊液漏在伤后 1 ～ 2 周可自愈，对持续漏液 4 周以上仍未愈合者，可行手术修补硬脑膜。若骨折片压迫视神经，应尽早手术进行减压治疗。

案例 12-2B

入院后患者右侧外耳道仍流血不止。体检：体温 37.0℃，脉搏 122 次 / 分，呼吸 20 次 / 分，血压 135/74mmHg。意识不清，嗜睡，双侧瞳孔等大、等圆，直径 3.0mm。

问题与思考：

该患者的护理诊断 / 问题有哪些？护理措施有哪些？

【主要护理诊断 / 问题】

1．有感染的危险 与脑脊液漏有关。

2．潜在并发症 颅内血肿、颅内压增高、颅内低压综合征。

【护理措施】

（一）脑脊液漏的护理

1．鉴别血性脑脊液与血性渗液 鉴别是否为脑脊液，可将血性液滴于白色滤纸上，若血迹外周有月晕样淡红色浸渍圈，则为脑脊液。行红细胞计数，与外周血红细胞比较。用葡萄糖定量检测以鉴别脑脊液中含糖而鼻腔分泌物不含糖。

2．准确估计脑脊液外漏量 在鼻前庭或外耳道口放置干棉球，随湿随换，记录 24 小时浸湿棉球数，以估计脑脊液外漏量。

3．体位 脑脊液漏患者取半坐卧位，头偏向患侧，借助重力作用使脑组织移至颅底，促使脑膜粘连而封闭漏口。脑脊液漏停止 3 ～ 5 周后，可改为平卧位。若脑脊液漏出较多，应取平卧位，头稍抬高，以预防颅内压过低。

4．保持局部清洁 每日清洁 2 次，消毒外耳道、鼻腔和口腔。注意消毒棉球不宜过湿，以免液体逆流入颅内。告知患者勿挖鼻、抠耳。

5．预防颅内逆行感染 脑脊液漏者，禁忌堵塞或冲洗鼻腔、耳道，禁止经鼻腔和耳道滴药，禁忌做腰椎穿刺，严禁经鼻腔吸痰或插入胃管。观察有无头痛、发热等。

6．避免颅内压骤升 嘱患者勿用力咳嗽、屏气排便、擤鼻涕、打喷嚏等。

7．病情观察与用药 密切观察有无颅内感染迹象，根据医嘱预防性应用抗菌药及破伤风抗毒素。

（二）病情观察

1．注意有无颅内继发性损伤 颅骨骨折患者可合并脑挫伤、颅内血肿，因继发性脑水肿而导致颅内压增高。脑脊液漏可推迟颅内压增高症状的出现，因此，应严密观察患者的意识、生命体征、瞳孔及肢体活动情况，及时发现颅内压增高及脑疝。

2．注意颅内低压综合征 若脑脊液外漏多，可使颅内压过低而导致颅内血管扩张，出现剧烈头痛、眩晕、呕吐、厌食、反应迟钝、脉搏细弱、血压偏低等。若患者出现颅内压过低，可取头低位，并大量补充水分。

（三）健康教育

告知患者颅骨骨折达到骨性愈合需一定时间，应注意安全，避免意外发生。颅骨缺损的患者应注意保护头部，避免剧烈晃动和撞击，伤后 6 个月建议行颅骨修补术。

第三节　脑 损 伤

脑损伤（brain injury）是指脑膜、脑组织、脑血管及脑神经在受到外力作用后所发生的损伤。

【分类】

1．根据伤后脑组织与外界是否相通，将脑损伤分为开放性脑损伤（open brain injury）和闭合性脑损伤（closed brain injury）两类。前者多由锐器或火器直接造成，有头皮裂伤、颅骨骨折和硬脑膜破裂（dural laceration），常伴有脑脊液漏；后者由于头部接触较钝物体或间接暴力造成，脑膜完整，无脑脊液漏。

2．根据脑损伤机制及病理改变分为原发性脑损伤（primary brain injury）和继发性脑损伤（secondary brain injury）。前者指暴力作用于头部时立即发生的脑损伤，且不再继续加重，主要有脑震荡（cerebral concussion）、脑挫裂伤（cerebral contusion and laceration）及原发性脑干损伤（primary brainstem injury）等。后者指受伤一定时间后出现的脑受损病变，主要有脑水肿（brain edema）和颅内血肿（intracranial hematoma）。

【损伤机制】

脑损伤的损伤机制较为复杂，可概括为两种作用力：①接触力：外力与头部直接碰撞后由于冲击、凹陷骨折或颅骨的急速变形（内陷和弹回），导致局部脑损伤，大多发生在着力部位；②惯性力：来源于受伤瞬间头部的减速或加速运动，使脑组织在颅腔内急速移位，与颅壁相撞或与颅底摩擦以及受大脑镰、小脑幕牵扯，导致多处或弥散性脑损伤。受伤时如头部处于固定状态，则仅受接触力影响。如运动中的头部突然受阻于固定物体，除有接触力作用外还受减速引起的惯性力作用。脑与颅骨之间的相对运动造成的脑损伤，发生在着力部位，称为冲击伤；发生在着力部位的对侧，称为对冲伤。由于颅前窝与颅中窝凹凸不平，不同部位、不同方式的头部外伤，均易在额极、颞极和底面发生惯性力的脑损伤。

脑干损伤的主要损伤机制是当外力作用于头部时，脑干除直接撞击坚硬的斜坡骨质外，还可受到大脑和小脑的牵拉、扭转、挤压等致伤，其中以鞭索性、扭转性和枕后暴力对脑干的损伤最大。

案例 12-3A

男性，35 岁，15h 前被他人用砖块击伤头部，受伤当时无意识障碍，出现头痛、呕吐，呕吐物为胃内容物。5h 前出现嗜睡，被送至医院。初步诊断为头部外伤、右颞枕头皮挫伤、右颞部挫裂伤、外伤性蛛网膜下腔出血、右颞枕硬脑膜下出血。

问题与思考：

该患者护理评估内容有哪些？

【护理评估】

（一）临床表现

1．脑震荡　患者在伤后立即出现短暂的意识障碍，持续数秒或数分钟，一般不超过 30 分钟，伴有皮肤苍白、血压下降、心动徐缓、呼吸浅慢、肌张力降低、各种生理反射迟钝或消失等自主神经和脑干功能紊乱表现。患者可有逆行性遗忘，表现为清醒后大多不能回忆受伤当时及伤前的近期情况，而对往事记忆清楚。患者常有头晕、头痛、失眠、耳鸣、恶心、呕吐等症状，神经系统检查无阳性体征。

2．脑挫裂伤 轻者仅有轻微症状，重者昏迷，甚至死亡。

（1）意识障碍：意识障碍是脑挫裂伤最突出的症状之一，患者伤后立即出现昏迷，其损伤程度是衡量脑挫裂伤轻重的客观指标。昏迷持续时间与损伤程度、范围直接相关。绝大多数超过半小时，持续数小时、数日不等，严重者长期持续昏迷。

（2）局灶症状和体征：根据损伤的部位和程度不同而异。若伤及脑皮质功能区，伤后立即出现相应的神经功能障碍症状和体征，如语言中枢受损出现失语，运动区损伤出现锥体束征、肢体抽搐、偏瘫等。发生在额叶、颞叶前端“哑区”的损伤，可无神经系统受损症状和体征。

（3）头痛、呕吐：与颅内压增高、自主神经功能紊乱或外伤性蛛网膜下腔出血等有关。

（4）颅内压增高和脑疝：因继发脑水肿和颅内出血，可使早期意识障碍或偏瘫程度加重，或意识障碍好转后又加重。

3．脑干损伤 伤后早期出现严重的生命体征紊乱，表现为呼吸节律紊乱，心率及血压波动明显，双侧瞳孔时大时小，对光反应无常，眼球位置歪斜或同向凝视，四肢肌张力高，伴单侧或双侧锥体束征，严重者出现去大脑强直。

4．弥漫性轴索损伤 可与脑挫裂伤合并存在或继发脑水肿，使病情加重。主要表现为受伤当时立即出现的昏迷时间较长，原因主要是广泛轴索损害使皮质与皮质下中枢失去联系。若累及脑干，患者可有一侧或双侧瞳孔散大。光反应消失，或同向凝视等。意识好转后，可因继发脑水肿而再次昏迷。CT 和 MRI 只能以弥漫性轴索损伤中的组织撕裂出血为诊断的间接依据，可见大脑皮质与髓质交界处、胼胝体、脑干、内囊区域或三脑室周围有多个点状或小片状出血灶。MRI 能提高小出血灶的检出率。

5．颅内血肿 是继发性脑损伤的一种，指颅内出血在某一部位积聚，达到一定的体积，形成局限性的占位病变而引起相应的症状。病程往往呈进行性发展，若处理不及时，可引起颅内继发性改变，如脑水肿、脑缺血、持续颅内压增高和脑疝，而致严重后果。根据血肿引起颅内压增高及早期脑疝症状所需时间分为急性型（72 小时内出现症状）、亚急性型（3 天至 3 周出现症状）、慢性型（3 周以上出现症状）。

（1）硬脑膜外血肿（epidural hematoma，EDH）：指血肿形成于颅骨与硬脑膜之间者。颅骨的短暂变形或骨折可伤及骨管沟内的脑膜中动脉，是形成血肿的主要来源。CT 检查表现为颅骨内板与脑表面之间有双凸镜形或弓形密度增高影，常伴颅骨骨折和颅内积气。

1）意识障碍：发生意识障碍的时间、程度与血肿形成、脑损伤的程度有密切的关系。原发性脑损伤较轻时，患者受伤时不会出现意识障碍，待血肿形成后方可出现意识障碍。原发性脑损伤略重时，患者伤后立即出现短暂意识障碍，中间一度清醒，然后继续出现意识障碍。原发性脑损伤严重时，患者出现进行性加重的意识障碍。

2）颅内压增高及脑疝表现：一般成人幕上血肿大于 20ml，幕下血肿大于 10ml，即可引起颅内压增高表现。出现小脑幕切迹疝时患者出现患侧瞳孔散大，而枕骨大孔疝早期患者即可发生呼吸骤停而死亡。幕上血肿者大多先经历小脑幕切迹疝，然后合并枕骨大孔疝，故严重的呼吸循环障碍常发生在意识障碍和瞳孔改变之后。

（2）硬脑膜下血肿（subdural hematoma，SDH）：指血肿形成于硬脑膜下腔，血肿的主要来源是脑皮质血管。CT 示颅骨内板下低密度的新月形、半月形或双凸镜形影。

1）急性或者亚急性硬膜下血肿：常见于加速性损伤所致脑挫裂伤，血肿多在受伤部位的同侧。减速性损伤所引起的对冲性脑挫裂伤，出血常出现于受伤部位的对侧。急性硬脑膜下血肿症状类似硬脑膜外血肿，患者脑实质损伤较重，原发性昏迷时间长，中间清醒期不明显，颅内压增高与脑疝的其他征象多在 1 ～ 3 天内进行性加重。由于病情发展急重，一经确诊，应尽早手术治疗。

2）慢性硬膜下血肿：好发于老年人，大多有轻微头部外伤史，可伴有脑萎缩、出血性疾病等，出血发生部位可为单侧或双侧单纯性硬膜下血肿。由于致伤外力小，出血缓慢，患者可有慢性颅内压增高表现，如头痛、恶心、呕吐和视神经乳头水肿等，可有血肿压迫症状，如偏瘫、失语和局限性癫痫等，有时可有智力下降、记忆力减退和精神失常。

（3）脑内血肿（intracerebral hematoma，ICH）：指血肿形成于脑实质内或脑室内者，血肿主要由脑实质内或脑室血管破裂所引起，可发生于脑组织的任何部位。CT 检查在脑挫裂伤灶附近或脑深部白质内见到圆形或不规则高密度血肿影。

1）浅部血肿：出血均来自脑挫裂伤灶，少数与颅骨凹陷骨折部位相对应，好发于额叶和颞叶，常与硬脑膜下和硬脑膜外血肿并存。

2）深部血肿：多见于老年人，血肿位于白质深部，脑表面可无明显挫伤。临床表现以进行性意识障碍加重为主，若血肿累计重要脑功能区，可出现偏瘫、失语、癫痫等局灶症状。

（二）辅助检查

1．影像学检查　CT 检查可了解脑损伤的部位、范围及周围脑水肿的程度，了解脑受压及中线结构移位等。脑震荡 CT 检查无异常。脑挫裂伤 CT 扫描显示受伤病灶为低密度区，内有散在点状、片状高密度影及周围脑水肿低密度影。MRI 检查有助于明确诊断。

2．腰椎穿刺检查　脑震荡患者脑脊液检查无红细胞。脑挫裂伤患者脑脊液中含有大量红细胞。

（三）与疾病相关的健康史

详细了解受伤的过程，如暴力大小、方向、性质，患者有无意识障碍，程度及持续时间，有无逆行性遗忘，受伤时是否出现头痛、恶心、呕吐等。了解患者既往有无外伤史、手术史，有无心、脑、血管疾病及糖尿病等。了解患者有无吸烟、饮酒等不良习惯。

（四）心理社会状况

了解患者及家属对颅脑损伤及其后功能恢复的心理反应，常见心理反应有焦虑、恐惧等。了解家属对患者的支持能力和程度。

（五）治疗原则

脑震荡患者一般卧床休息 1 ～ 2 周，可适当给予镇痛、镇静药物，多数患者 2 周内可恢复正常。脑挫裂伤患者以非手术治疗为主，防止脑水肿，减轻脑损伤后病理生理反应，预防并发症。经非手术治疗无效或颅内压增高明显，甚至出现脑疝迹象时，应及时手术去除病因。手术方法包括脑挫裂伤灶清除、额极或颞极切除、去骨瓣减压术或颞肌下减压术。颅内血肿患者一经确诊，通常须立即手术，清除血肿。

案例 12-3B

体检：体温 36.8℃，脉搏 102 次 / 分，呼吸 20 次 / 分，血压 176/89mmHg。患者昏迷，GCS 评分为 8 分，右颞枕部头皮肿胀，有压痛，左侧肢体肌力Ⅲ级。持续呕吐，有痰无法咳出。

问题与思考：

该患者的护理诊断 / 问题有哪些？主要的护理措施有哪些？

知识拓展

颅脑损伤患者脑保护药物治疗

——选自《中国颅脑损伤患者脑保护药物治疗指南》

超大剂量激素、镁制剂和超大剂量白蛋白存在可增加急性颅脑损伤患者死亡率的风险，强烈不推荐使用。

钙拮抗剂（尼莫地平）、谷氨酸受体拮抗剂、自由基清除剂、缓激肽拮抗剂和线粒体功能保护剂治疗急性颅脑损伤患者无效，不推荐使用。

多种肽类脑神经营养药物在治疗颅脑损伤患者疗效方面，缺乏Ⅰ级临床循证医学证据，建议慎用。

尽管ATP、CoA、维生素B_6和维生素C治疗急性颅脑创伤患者也缺乏Ⅰ级临床循证医学证据，但经过长期临床应用实践证明它们无毒副作用、价格便宜、药理作用明确，推荐使用。

【主要护理诊断/问题】

1．清理呼吸道无效　与脑损伤后意识障碍有关。

2．营养失调（低于机体需要量）　与脑损伤后高代谢、呕吐、高热、不能进食等有关。

3．潜在并发症　颅内压增高、脑疝、癫痫发作、消化道出血。

【护理措施】

（一）现场急救护理

1．维持呼吸道通畅　颅脑损伤患者常有不同程度的意识障碍，失去正常的咳嗽反射和吞咽功能，呼吸道分泌物不能有效排出，舌根后坠可引起严重呼吸道梗阻。故应及时清除口咽部分泌物、呕吐物，将患者侧卧或放置口咽通气道，必要时行气管切开，保持护理道畅通。

2．伤口处理　单纯头皮出血，清创后加压包扎止血。开放性颅脑损伤应剪短伤口周围头发，伤口局部不冲洗、不用药。外露的脑组织周围可用消毒纱布卷保护，外加干纱布适当包扎，避免局部受压。若伤情许可，宜将头部抬高以减少出血。尽早进行全身抗感染治疗及破伤风预防注射。

3．防治休克　对有休克征象者，应查明有无颅外部位损伤，如多发性骨折、内脏破裂等。患者平卧，注意保暖，及时补充血容量。

4．做好护理记录　准确记录受伤经过、初期检查发现、急救处理经过及生命体征、意识、瞳孔、肢体活动等病情，为进一步处理提供依据。

（二）病情观察

1．意识　根据意识障碍程度可判断脑损伤的轻重程度。意识障碍出现时间和有无持续加重可作为鉴别原发性和继发性脑损伤的重要依据。

2．生命体征

（1）体温：伤后早期由于组织创伤反应，可出现中等程度发热。伤后立即发生高热，多为视丘下部或脑干损伤。伤后数日体温升高，常提示有感染性并发症。若损伤累及间脑或脑干，可导致体温调节紊乱，出现体温不升或中枢性高热。

（2）脉搏、呼吸、血压：注意呼吸节律和深度、脉搏快慢和强弱以及血压变化。若伤后血压上升、脉搏缓慢有力、呼吸深慢，提示颅内压升高，应警惕颅内血肿或脑疝发生。枕骨大孔疝患者可突然出现呼吸、心搏停止。

3．瞳孔变化　可因动眼神经、视神经及脑干部位损伤引起瞳孔变化。观察两侧睑裂大小是否相等，有无上睑下垂，对比两侧瞳孔形状、大小、对光发射。原发性脑干损伤表现为双侧瞳孔散大、对光反应消失、眼球固定伴深昏迷或去皮质强直。中脑损伤表现为双侧瞳孔大小多变、对光反应消失、眼球分离或移位。展神经受损表现为眼球不能外展、有复视。

4．神经系统体征　原发性脑损伤引起的偏瘫等局灶症状，在受伤时已出现，且不再继续加重。如伤后一段时间出现一侧肢体运动障碍且进行性加重，同时伴有意识障碍加重，则应考虑小脑幕切迹疝。

（三）并发症预防及护理

1．中枢性高热　多由丘脑、脑干及颈髓病变或损伤引起，因体温调节功能紊乱导致。表现为高热，偶有体温不升。中枢性高热多于术后48h内出现，伴意识障碍、瞳孔缩小、脉速、呼吸急促等自主神经功能紊乱。物理降温对中枢性高热效果不佳，可采用冬眠低温疗法。

2．外伤性癫痫　任何部位的脑损伤均可导致癫痫，尤其是大脑皮质运动区受损。早期癫痫发作的原因是颅内血肿、脑挫裂伤、蛛网膜下腔出血等，晚期发作因脑瘢痕、脑萎缩、感染、异物等引起。应采取安全体位，防止受伤。癫痫发作的患者应按时服药，不可随意停药和更改剂量。

3．消化道出血　多因下丘脑或脑干损伤引起的应激性溃疡所致，大量使用皮质激素也可诱发。急性消化道出血期间应禁食，恢复期应避免食用刺激性食物，观察患者有无黑便、头晕、呕血等表现。

（四）饮食护理

颅脑损伤后的应激反应可产生严重的分解代谢，使血糖增高、乳酸堆积，后者可加重脑水肿。因此，必须有效补充能量和蛋白质，以减轻机体损耗。早期可采用肠外营养，待肠蠕动恢复后，无消化道出血者行肠内营养支持。

知识拓展

神经外科危重昏迷患者肠内营养专家共识

重型颅脑创伤、脑肿瘤、脑血管病或颅脑手术可能导致患者昏迷。昏迷患者常出现吞咽困难、神经源性胃肠功能障碍、基础代谢紊乱等严重并发症。昏迷患者由于外源性能量（食物）摄入量明显减少，应激反应导致机体能量消耗增加伴分解代谢增加，血糖大量消耗导致肝糖原和肌糖原加速分解，伤后体内的葡萄糖来源主要由体内蛋白质和脂肪分解后的糖异生过程供给。如果不及时补充足够能量，会导致患者严重营养不足、免疫功能降低、伤口愈合不良等，并影响中枢神经系统的修复和功能代偿，可直接导致患者病死率增加。

多个随机对照试验及系统评价证实，伤后24～72h开始进行早期营养支持有助于改善创伤性脑损伤危重患者的预后。专家推荐：在生命体征稳定的情况下，神经外科昏迷患者尽可能在伤后1周内获得充足的热卡，其肠内营养支持可在24～72h开始。

中国神经外科医师协会神经创伤专家委员会，中华医学会创伤学分会神经创伤专业学组. 神经外科危重昏迷患者肠内营养专家共识. 中华创伤杂志，2010，26（12）：1057-1059.

（五）健康教育

1．疾病知识指导 脑损伤后恢复过程中，患者可出现头痛、耳鸣、记忆力减退等症状，给予适当解释和宽慰，使其树立信心，帮助患者尽早恢复自理生活。

2．用药指导 癫痫发作的患者应按时服药，不可随意停药和更改剂量。应用激素类药物（如地塞米松、甲泼尼龙等）时，注意观察患者有无胃肠道反应。

3．日常生活指导 患者有癫痫发作时不能单独行动，应有专人陪同，注意安全。轻型颅脑损伤恢复期患者，可做床上活动，待病情好转后可下床活动。

4．康复指导 对重型颅脑损伤恢复期患者，鼓励其保持乐观心态，积极参加语言、运动、记忆力等方面训练，以提高生活自理能力及社会适应能力。

小结

（一）头皮损伤

1. 病因 头皮血肿多为钝性暴力直接损伤所致。头皮裂伤多为锐器或钝器所致。头皮撕脱伤多因外力撕扯所致。

2. 临床表现 皮下血肿体积小、张力高、压痛明显。帽状腱膜下血肿出血易扩散。骨膜下血肿多以骨缝为界。头皮裂伤出血较多。头皮撕脱伤疼痛剧烈，出血量大。

3. 治疗原则 头皮损伤应警惕合并损伤。头皮血肿早期冷敷，后改用热敷，不可用力揉搓。头皮裂伤应预防感染，缓解疼痛。头皮撕脱伤应正确保存皮瓣，头皮再植。

4. 护理 明确头皮损伤分类，立即给予头皮损伤患者现场急救措施，正确保存皮瓣，密切观察病情变化，避免失血性休克的发生，缓解疼痛，同时加强患者的心理护理。

（二）颅骨骨折

1. 病因 暴力作用导致颅骨结构改变。

2. 临床表现 颅盖线形骨折出现局部压痛、肿胀。凹陷骨折局部可扪及下陷区。颅底骨折可出现脑脊液漏、局部瘀斑以及脑神经损伤，临床表现是其主要诊断依据。

3. 治疗原则 重点处理合并损伤，如脑脊液漏、脑组织受压等。必要时手术减压。

4. 护理 做好脑脊液漏患者的护理，尤其注意避免颅内感染。严密观察病情，及时发现颅内继发性损伤、颅内低压综合征等。

（三）脑损伤

1. 病因 脑膜、脑组织、脑血管及脑神经在受到外力作用后所发生的损伤。主要有接触力和惯性力两种作用力，分原发性脑损伤和继发性脑损伤。

2. 临床表现 脑震荡表现为短暂意识障碍、逆行性遗忘，无阳性体征。脑挫裂伤患者意识障碍突出，可出现局灶症状和体征以及继发性脑损伤表现。脑干损伤患者生命体征紊乱突出。弥漫性轴索损伤患者昏迷时间较长。颅内血肿病程呈进行性发展，有原发脑损伤表现，也可引起颅内继发性改变。

3. 治疗原则 脑震荡无需特殊处理。脑挫裂伤以非手术治疗为主。颅内血肿一经确诊，须立即手术，清除血肿。

4. 护理 做好急救护理，保持呼吸道通畅，密切观察意识、瞳孔及生命体征的变化。观察有无并发症并及时处理。

思考题

女性，45 岁，1h 前在家中打扫卫生时不慎摔下楼梯，头部着地，随即昏迷，在急救转运途中清醒，能述姓名及家属电话，5min 后再次昏迷。伤后呕吐 2 次，呕吐物为胃内容物，大、小便失禁。体检：体温 36.8℃，脉搏 62 次 / 分，呼吸 19 次 / 分，血压 199/102mmHg。头部皮肤有血痂。患者昏迷，GCS 评分为 6 分，瞳孔对光反射左侧迟钝，右侧消失，左侧瞳孔直径 2.5mm，右侧 4.0mm。肌力左侧 0 级，右侧Ⅲ级。头部 CT 示“右颞部可见梭形边缘清楚的高密度影，中线结构移位”。初步诊断“急性硬脑膜外血肿”。

请问：该患者临床表现中符合“急性硬脑膜外血肿”诊断的有哪些？目前患者出现何种问题？如何急救？

T12-1
参考答案

（韩烜烨）

第十三章　常见颅脑疾病患者的护理

学习目标

通过本章内容的学习，学生应能够：

◎ 识记

1．复述颅内肿瘤、脑血管疾病、先天性脑积水的临床表现、治疗原则、常见并发症。

2．列举颅内肿瘤、脑血管疾病、先天性脑积水的辅助检查。

◎ 理解

1．解释颅内肿瘤、脑血管疾病、先天性脑积水的病因及病理。

2．解释颅内肿瘤、脑血管疾病术后并发症发生的原因及护理措施。

◎ 运用

评估颅内肿瘤、脑血管疾病、先天性脑积水患者，并为其制订护理计划。

第一节　颅内肿瘤

颅内肿瘤（intracranial tumors）又称脑瘤，是神经外科最常见的肿瘤之一。依其原发部位可分为原发性和继发性肿瘤。起源于颅内组织的肿瘤为原发性颅内肿瘤（primary intracranial tumors），可发生于脑组织、脑膜、脑神经、垂体、血管及残余胚胎组织等；从身体其他部位转移或延伸至颅内的肿瘤为继发性颅内肿瘤（secondary intracranial tumors），可发生于任何年龄，以 20 ～ 50 岁为多见，颅内肿瘤总体患病率男性略高于女性。

【病因及病理】

1．病因　尚不十分明确，目前认为可能与颅内肿瘤发生有关的因素有遗传因素、理化因素、生物因素等。

2．病理　肿瘤发生在脑半球最多，其次为蝶鞍区、小脑脑桥角、小脑、脑室及脑干。生长方式有扩张性、浸润性、弥漫性或多灶性生长。无论肿瘤是良性还是恶性，因生长在封闭的颅腔内，产生的占位效应均会造成脑功能的损害，甚至威胁生命。恶性肿瘤具有生长速度快、低分化、细胞多形性、有丝分裂、坏死和血管增生的特点，但较少发生颅外转移。2007 年世界卫生组织的中枢神经肿瘤分类如下：

（1）神经上皮性肿瘤（tumors of neuroepithelial tissue）：星形细胞肿瘤、少突胶质细胞肿瘤、少突星形细胞肿瘤、室管膜肿瘤、脉络丛肿瘤、其他神经上皮肿瘤、神经元及混合神经元 - 胶质肿瘤、松果体肿瘤、胚胎性肿瘤。

（2）脑神经和脊旁神经肿瘤（tumors of cranial and paraspinal nerve）：施万细胞瘤、神经纤维瘤、神经束膜瘤、恶性外周神经鞘膜瘤。

（3）脑膜肿瘤（tumors of meninges）：脑膜皮细胞瘤、间叶肿瘤、原发性黑色素细胞性病变、其他脑膜相关性肿瘤。

（4）淋巴和造血组织肿瘤（lymphomas and haematopoietic neoplasms）：恶性淋巴瘤、浆细胞肿瘤、颗粒细胞肉瘤。

（5）生殖细胞肿瘤（germ cell tumors）：生殖细胞瘤、胚胎性癌、卵黄囊瘤、绒毛膜癌、畸胎瘤、混合性生殖细胞瘤。

（6）蝶鞍区肿瘤（tumors of the sellar region）：颅咽鼓管瘤、颗粒细胞瘤、垂体细胞瘤、腺垂体梭形细胞嗜酸细胞瘤。

（7）转移性肿瘤（metastatic tumors）。

案例 13-1A

男性，37 岁，既往体健。近 1 个月出现头痛，晨起时明显，低头、咳嗽、排便时加重，伴肢体麻木、抽搐。

问题与思考：

如何对患者进行护理评估？

【护理评估】

（一）临床表现

1．颅内压增高症状和体征　约 80% 以上的患者可出现，呈慢性、进行性加重过程。不同肿瘤颅内压增高发生的时间和程度可有不同，脑萎缩的老年人及颅缝未闭的婴幼儿颅内压增高的症状出现较晚。

（1）头痛：颅内压增高或瘤体压迫、牵拉颅内痛敏结构引起，表现为发作性头痛，清晨时明显，常因低头、用力、喷嚏、咳嗽、排便而加重。

（2）呕吐：颅内压增高降低了大脑皮质的兴奋性，进而降低对下丘脑自主神经中枢的抑制作用。剧烈头痛时出现，易在早上发生。肿瘤直接压迫呕吐中枢，呈喷射状呕吐。

（3）视力障碍：主要表现为视神经乳头水肿和视力减退。早期无视力减退或仅为一过性视力下降，随着视神经乳头水肿持续时间延长可发展为视神经乳头萎缩，视野向心性缩小，甚至失明。

（4）其他症状：头晕与眩晕、癫痫、复视、精神及意识障碍、生命体征改变。

2．定位症状与体征　瘤体直接刺激、压迫和破坏颅内组织，造成局部血供障碍，会引起局部神经功能紊乱。根据患者的症状和体征可判断出颅内肿瘤的位置。如额叶前部肿瘤患者出现精神障碍；中央前回肿瘤患者出现对侧偏瘫、中枢性面瘫及锥体束征；顶叶肿瘤患者表现为感觉功能障碍；颞叶肿瘤患者出现幻嗅、幻味及幻听；枕叶肿瘤患者表现为幻视、病变对侧同向偏盲但中心视力不受影响；蝶鞍区肿瘤患者表现为内分泌紊乱、视觉障碍；基底核肿瘤患者因内囊受累出现偏瘫；丘脑肿瘤患者则为对侧感觉障碍；小脑肿瘤引起共济失调性运动障碍；脑干肿瘤的典型体征是交叉性麻痹。

（二）辅助检查

1．颅骨 X 线检查　能反映累及颅骨的颅脑病理改变，如颅内压增高、松果体钙化、骨破坏等。

2．脑血管造影　不作为脑瘤的常规诊断手段，可评估肿瘤与重要血管的关系，用于术前评估、制订手术方案。

3．CT　可了解肿瘤与毗邻的关系、肿瘤血供及对血脑屏障的破坏情况，对脑肿瘤的诊断、疗效及预后评估提供有价值的影像信息。

4．MRI　是颅内肿瘤诊断的金标准，但对骨质和钙化不敏感、检查时间长、急症患者不易配合，应根据情况与其他检查手段配合使用。

5．正电子发射计算机断层成像（positron emission computed tomography，PET）**和单光子发射计算机断层成像**（single proton emission computed tomography，SPECT）　PET 用于早期诊断脑瘤，可以区分良、恶性肿瘤，术后残余肿瘤或瘢痕。SPECT 能判断肿瘤的生长是否活跃、肿瘤的恶性程度，区分肿瘤复发与放射性坏死。

6．脑磁图（magnetoencephalography，MEG）　主要用于因颅内肿瘤引起癫痫发作的定位及肿瘤周围重要功能区的定位。

（三）与疾病相关的健康史

评估患者年龄、职业、工种和特殊嗜好，是否长期接触化学、物理和生物致癌因素等，是否有脑肿瘤家族史，既往身体状况，有无脑以外肿瘤病灶等。对女性患者还应了解婚育史、月经史。

（四）心理社会状况

疾病被确诊对患者来说是一种强烈的应激源，给患者和家属带来了沉痛打击，患者常出现恐惧、愤怒、焦虑、悲伤、抑郁、孤独与无助、被动性依赖等心理问题，甚至会出现自杀倾向和行为。精神及情绪改变会加重疾病本身的症状，应评估患者及家属的心理状态，以及他们对疾病知识的了解程度，有利于制订适宜的护理措施。

（五）治疗原则

1．手术治疗　是最直接、有效的方法。若肿瘤不能完全切除，可行内减压术、外减压术和脑脊液分流术等，以降低颅内压，延长生命。近年来，随着影像学的飞速发展和显微技术的进步，已将双极电凝、超声吸引、激光、神经导航系统等设备应用于颅内肿瘤的手术中，治疗效果得到了很大提高。颅内肿瘤术后可能发生颅内出血、颅内感染、脑脊液漏、尿崩症等并发症。

2．放射治疗　适用于位于重要功能区或深部不宜手术的肿瘤、全身情况差不能耐受手术及对放射治疗敏感的颅内肿瘤患者的治疗。

3．化学治疗　逐渐成为重要的综合治疗手段之一。但在化疗过程中应预防颅内压增高、肿瘤坏死出血及抑制骨髓造血功能等不良反应。

4．其他治疗　如靶向、免疫、基因、介入、加热、光动力学、中医药治疗等。

案例 13-1B

体检：T 37℃，P 68 次 / 分，R 20 次 / 分，BP 111/65mmHg。神志清楚，正常睁眼，双侧瞳孔等大、等圆，直径 3mm，对光反射灵敏，正确回答问题，左上肢活动受限，其余肢体可遵嘱动作，未见呕吐。MRI 检查示右侧顶叶占位。

诊断为颅内肿瘤，拟行手术治疗。

问题与思考：

该患者围术期护理措施有哪些？

【主要护理诊断 / 问题】

1．(进食、如厕、卫生）自理缺陷　与肿瘤压迫导致肢体功能障碍及手术有关。

2．有受伤危险　与癫痫发作有关。

3．疼痛　与手术有关。

4．潜在并发症　颅内出血、颅内感染、脑脊液漏、尿崩症。

【护理措施】

（一）非手术治疗的护理及术前护理

1．**病情观察**　严密观察病情变化，患者出现意识障碍、瞳孔不等大、脉缓、血压升高等症状提示可能发生脑疝，应立即报告医生，遵医嘱用药及做好术准备。

2．**颅内压增高的护理**　颅内肿瘤患者颅内压骤然升高会诱发脑疝，因而要防止便秘，必要时应用缓泻剂，保持大便通畅。遵医嘱使用静脉脱水药减轻脑水肿。床头抬高 15° ~ 30°，利于静脉回流。充分给氧，改善脑供氧，使脑血管收缩，降低脑血流量。控制液体入量。对高热者给予物理降温，防止代谢增高加重脑缺氧。

3．**生活及安全护理**　为患者提供安静、舒适的环境，给予生活上的照顾，保证足够的睡眠与休息。注意安全，采取恰当的护理措施，防止意外发生。癫痫患者应由专人看护，发作时有义齿者应取出，解开衣扣、裤带，头偏向一侧，大发作时上、下牙间置牙垫，防止舌咬伤，不可强行按压患者肢体，以防关节脱臼或骨折发生。加强皮肤护理，防止压疮发生。对语言、视力、听力障碍的患者，采取有效的沟通方法，了解患者意图，满足生活需要。

4．**饮食**　加强营养支持，指导患者均衡饮食，保证营养供给，对不能进食者给予鼻饲或胃肠外营养，维持水、电解质平衡。

5．**做好呼吸道准备**　吸烟患者劝其戒烟，减少呼吸道刺激。练习深呼吸及有效咳嗽，以有效排出呼吸道分泌物。

6．**放疗、化疗护理**　放疗区域剃除头发，保持皮肤清洁、干燥、完整。体位摆放注意头部固定，标识清楚。注意观察颅内压增高症状。

7．**术前准备**　术前协助患者做好各项检查。将患者头发剃除，做好皮肤准备。经口鼻蝶窦入路手术的患者，术前需剃胡须，剪鼻毛，并加强口腔和鼻腔护理。指导患者练习床上使用便器，适应卧床期间排便方式的改变。

8．**心理护理**　缓解焦虑，护士主动、热情介绍医护人员，帮助患者熟悉病区环境和相关制度，使患者尽快适应角色。耐心倾听，了解其心理状态，适当进行心理疏导，讲解疾病相关知识，介绍成功治疗病例，使患者及家属能够接受挑战，积极配合治疗。

（二）术后护理

1．**体位**　全身麻醉意识未清醒者取侧卧位，意识恢复、血压平稳者，取头高脚低位。根据手术部位采取相应卧位，幕上开颅术后应卧向健侧，避免引起脑、脑干移位。幕下开颅手术后早期取去枕侧卧或侧俯卧位。经口鼻蝶窦入路术后取半卧位，利于切口引流。后组脑神经受损，吞咽功能障碍者，为防口咽部分泌物误入气管，应取侧卧。切除体积较大的肿瘤后，颅腔内留有较大空隙，24 ~ 48h 内保持手术区高位，防止突然翻动使脑和脑干移位。搬动患者或为其更换体位时，专人扶持头、颈部，使其保持在同一直线上，防止头颈部过度扭曲或震动。

2．**病情观察**　密切观察生命体征、意识、瞳孔和肢体活动情况，注意颅内压增高表现。观察切口敷料是否干燥，有无脱落，发现异常立即报告医生。

3．**保持呼吸道通畅**　及时清理呼吸道分泌物及呕吐物，必要时气管插管或气管切开。

4．**引流护理**　妥善安置引流管，准确记录引流液的颜色、性状和量。术后 3 ~ 4 天引流液转清后，可考虑拔管。

5．**加强生活护理**　经口鼻蝶窦入路手术的患者，术后应加强口腔护理，保持口腔清洁。患者术后次日可进流食，以后逐渐过渡到普通饮食。颅后窝手术或前庭窝神经瘤手术后，吞咽困难、饮水呛咳者应禁食、禁水，通过鼻饲供给营养，吞咽功能恢复后逐渐练习进食。

V13-1
患侧卧位

V13-2
健侧卧位

V13-3
仰卧位

6．疼痛护理

（1）止痛：术后24h内，多发生切口疼痛，给予一般止痛药可缓解。吗啡或哌替啶有抑制呼吸、影响气体交换、使瞳孔缩小的不良反应，禁止使用。

（2）降低颅内压：颅内压增高所引起的头痛常为搏动性头痛，多发生在术后2～4天水肿高发期，严重时有烦躁不安、呕吐，伴有意识、生命体征改变，进行性瘫痪等，使用脱水剂、激素治疗可缓解。

7．并发症的观察与护理

（1）颅内出血：术后最严重的并发症，表现为意识障碍、颅内压增高或脑疝征象，多发生在术后1～2天。术后患者迅速出现颅内压增高现象，立即报告医生的同时做好再次手术准备。

（2）颅内感染：通常发生在术后3～5天，术后患者出现发热、颅内压增高和脑膜刺激征。严格无菌操作、加强营养、合理使用抗生素可预防颅内感染。

（3）脑脊液漏：注意观察伤口及引流、鼻等处有无脑脊液漏。经蝶窦手术后避免剧烈咳嗽，若出现脑脊液漏，及时通知医师，并做好相应护理。

（4）尿崩症：患者出现口渴、多饮、多尿，尿量每日＞4000ml，尿比重＜1.005。护士应向患者及家属解释出现症状的原因，缓解患者紧张心理，给予患者经口补充电解质和水。遵医嘱应用垂体后叶素治疗时，准确记录出、入液量，根据尿量和电解质水平调节用药剂量。尿量增多期间，要注意补钾，每1000ml尿量补充氯化钾1.0g。

（三）健康教育

1．饮食指导 给予高蛋白、高热量、高维生素饮食，多吃蔬菜、水果，保持大便通畅，避免排便过度用力。

2．康复锻炼 病情稳定后康复应及早进行，瘫痪肢体保持功能位，防止足下垂，做关节的被动屈伸运动，防止肌萎缩，根据病情逐渐练习行走。进行语言、记忆力的康复训练。瘫痪患者教会家属掌握基本护理方法，促进患者恢复自理和工作能力，早日回归社会。

3．用药指导 服用药物时不可私自停药、换药及增减药物剂量，按时、按量遵医嘱应用，特别是抗癫痫、抗感染、激素及脱水治疗等。

4．定期随访 原有症状加重，如头痛、头晕、恶心、呕吐、抽搐、不明原因持续高热、肢体乏力、麻木、视力下降等应及时就医。术后3～6个月后门诊复查CT或MRI。

第二节　脑血管疾病

脑血管疾病是指由脑部血管病变引起脑功能障碍的疾病的总称。发病率、致残率和病死率都很高，威胁人类健康，是人类死亡的三大疾病之一。

【病因及病理生理】

（一）颅内动脉瘤

颅内动脉瘤（intracranial aneurysm）病因尚存争议。国内外研究认为颅内动脉瘤病因是多样的，目前基本达成共识的是高血压、动脉硬化、长期吸烟、酗酒等因素能导致动脉壁受损，在血流冲击下，管壁薄弱部分膨出形成动脉瘤。Crawford认为动脉瘤的形成是高血压、动脉硬化、动脉壁的发育性中层缺陷三个因素综合作用的结果。颅内动脉瘤的病因还有栓塞性、感染性、外伤性等。

颅内动脉管壁的瘤样异常突起，瘤体呈球形或浆果状，紫红色，瘤壁薄，顶部最薄弱，出血常发生在顶部。巨大动脉瘤内常呈“洋葱”状分层血栓。90%动脉瘤发生于颈内动脉系统，

10% 发生于椎基底动脉系统。

（二）颅内动静脉畸形

颅内动静脉畸形（arteriovenous malformations，AVM）是一团管径大小不一、相互缠绕发育异常的病理脑血管，脑动、静脉间不经毛细血管直接沟通，存在数量不等的瘘管。高发年龄为 20 ～ 39 岁，男性稍多于女性。

（三）脑卒中

脑卒中（stroke）是多种原因引起的脑部血液供应障碍而引发的血管疾病，它包括缺血性脑卒中和出血性脑卒中，前者发病率高于后者。

1．缺血性卒中　病因主要是脑动脉狭窄或闭塞、脑动脉栓塞及血液黏稠、低血压引起脑缺血等。

2．出血性卒中　多发于高血压伴动脉硬化的患者，是原发性高血压患者死亡的主要原因，男性多于女性，多见于 50 ～ 60 岁。出血最常发生在大脑基底节，也可发生在丘脑、脑桥、小脑等其他部位。

【护理评估】

（一）临床表现

1．颅内动脉瘤

（1）占位效应：7mm 以上的动脉瘤可出现压迫症状。动眼神经最易受累，出现麻痹时首先出现提睑无力，继而表现患侧眼睑下垂，瞳孔散大，眼球内收和上、下视不能，直接和间接对光反应消失。巨型动脉瘤应注意与颅内肿瘤相鉴别。

（2）出血症状：中、小动脉瘤未破裂时多无症状，一旦破裂出血，患者可出现“劈裂样”剧烈头痛、大汗淋漓、呕吐、颈强直、意识障碍，甚至昏迷，严重者可因急性颅内压增高而引发枕骨大孔疝，导致呼吸骤停。出血多发生在劳累、情绪激动、用力排便、咳嗽之后，也可在睡眠中发生。

2．动静脉畸形

（1）出血：是最常见的首发症状，多见于年轻人。少量出血时症状可不明显。通常在体力活动或激动、紧张后突然起病。患者可出现不同程度意识障碍、头痛、呕吐等症状，脑室出血时出现颈项强直。

（2）癫痫：可发生癫痫大发作或局部发作（抽动），年龄越小，发生概率越高，部分患者表现为首发症状。

（3）头痛：多数患者有头痛史，单侧局部头痛，也可表现为全头痛、间断性或迁徙性头痛。

（4）神经功能障碍及其他症状：脑内血肿形成可出现急性颅内压增高、偏瘫、失语等严重症状。未出血的 AVM 患者出现进行性神经功能损伤，表现为运动或感觉性瘫痪、视野及语言功能障碍，个别患者有三叉神经痛或头颅杂音。儿童大脑静脉瘤可因颅内血管短路出现心力衰竭和脑积水。

3．脑卒中

（1）缺血性卒中

1）短暂性脑缺血发作（transient ischemic attacks，TIA）：24h 症状完全消失、不遗留神经系统阳性体征的短暂的局灶性神经功能障碍。病情可反复发作、发作间隙不等。颈内动脉 TIA 表现为肢体麻木、感觉减退或异常，伴有对侧肢体无力，对侧中枢性面瘫及失语。椎动脉系统 TIA 表现为头晕、眩晕、黑矇、复视、共济失调或吞咽障碍、不恒定的肢体无力等。

2）可逆性缺血性神经功能障碍（ reversible ischemic neurologic deficit，RIND）：临床表现与 TIA 相似，但神经功能障碍时间超过 24h，一般在 1 周左右恢复正常。头颅 CT 或 MRI 检查可发现脑内有小梗死灶。

3）进行性卒中（progressive stroke）：神经功能障碍逐渐发展，呈阶梯样加重，一般需6h以上病情发展达高峰。主要原因为颈内动脉和大脑中动脉栓塞。

4）完全性卒中（complete stroke，CS）：症状较以上类型严重，突然出现中度以上的局限性神经功能障碍，病情发展在6h内达到高峰，以后神经功能障碍长期存在，很少恢复。主要表现有偏瘫、偏盲、失语、感觉障碍，常有意识障碍。

（2）出血性卒中

1）壳核、基底节区出血：最常见的出血区，多累及内囊，患者常出现“凝视病灶”和“三偏”，即头和眼转向出血病灶侧，出血灶对侧出现偏瘫、偏身感觉障碍和同侧偏盲症状。

2）脑桥出血：发病突然，短时间进入深昏迷，病情危急。起病初期，先一侧脑桥开始，迅速波及另一侧，出现四肢瘫痪，多为迟缓性瘫痪，少数患者痉挛性或去大脑强直。特征性体征为双侧瞳孔极度缩小呈“针尖样”。

3）小脑出血：主要表现为剧烈呕吐、枕部头痛、眩晕及共济失调等，查体有颈项强直、眼球震颤、构音不清。

4）脑叶出血：表现为头痛、呕吐、颈项强直，因血肿大小不同，可有不同程度的意识障碍和颅内压增高的表现。

（二）辅助检查

1．头颅CT检查 颅内出血的首选检查，可确定脑内血肿部位、范围和血肿量，血肿是否破入脑室，也可鉴别脑积水和脑梗死。

2．头颅磁共振检查（MRI） 用于鉴别诊断血管畸形、肿瘤及颅内巨大动脉瘤，可显示AVM的部位、大小及供血动脉和引流静脉情况。

3．磁共振血管成像（MRA）和CT血管成像（CTA） MRA用于血管疾病的诊断，可查出90%～95%的颅内动脉瘤。CTA作为常规血管造影的辅助检查，了解血管和周围组织或病灶的关系。

4．数字减影动脉血管造影（DSA） 是动脉瘤、AVM等血管疾病诊断的金标准。

5．脑脊液检查 诊断蛛网膜下腔出血的简易方法，对CT已明确者，不作为常规检查。

6．经颅多普勒超声（TCD） 是无创检测颅内血流动力学的方法，能精确、稳定地测定大脑中动脉近端的流速，对诊断蛛网膜下腔出血后血管痉挛有重要价值。

（三）与疾病相关的健康史

评估患者有无高血压、糖尿病、心脏病、脑动脉硬化、高脂血症、凝血机制异常等病史，有无家族遗传史，胎儿期其母有无特殊感染、放射线辐射接触史及特殊用药，有无不良嗜好，如吸烟、酗酒等。

（四）心理社会状况

突发疾病造成生理功能障碍或丧失，甚至危及生命，患者及其家属因而产生明显的心理变化，如焦虑、恐惧、悲观甚至绝望等。

（五）治疗原则

1．颅内动脉瘤 ①非手术治疗：绝对卧床休息2～3周；止血、降低颅内压、防止血管痉挛治疗；动脉瘤栓塞介入治疗。②手术治疗：开颅在动脉瘤蒂处放置动脉瘤夹阻断动脉瘤的血液供应是最理想的方法。

2．动静脉畸形 ①非手术治疗：采取调整日常生活、控制癫痫、对症治疗等方法防止和控制出血，缓解现存症状，也可采用栓塞介入治疗。②手术治疗是最彻底的治疗方法，手术方法有动静脉畸形全切术、供血动脉结扎术等。

3．脑卒中

（1）缺血性脑卒中：①非手术治疗：维持生命功能，处理并发症；脱水降颅内压、抗凝、抗血小板、脑保护治疗，介入治疗等。②手术治疗：血管内剥脱术，颅外、颅内血管吻合术等。

（2）出血性脑卒中：①非手术治疗：包括降低颅内压，减轻水肿；控制血压，防止继发出血；促进功能恢复，防止并发症。②手术治疗：开颅血肿清除术、钻孔血肿引流术、内镜血肿清除术等。

知识拓展

肌力训练

肌无力是脑卒中后常见的损害，肌无力和肌痉挛是影响脑卒中后患者运动功能恢复的主要因素。脑卒中患者的下肢肌力增强与步行速度呈正向关系，而与老年人跌倒风险发生率呈负相关系。近期一些研究证实了强化肌力训练对脑卒中患者运动功能的恢复有积极作用。Morris 等的研究表明，对脑卒中患者进行高强度渐进式抗阻力训练能明显提高患肢髋、膝关节周围肌肉力量，提高运动功能。Glanz 等通过 Meta 分析证明功能电刺激能够增强脑卒中患者肌力，并改善运动功能。其他研究也表明，肌电生物反馈治疗和特定任务训练也能提高肌肉力量和运动功能。

中华医学会神经病学分会神经康复学组，中华医学会神经病学会脑血管学组，卫生部脑卒中筛查与防治工程委员会办公室．中国脑卒中康复治疗指南（2011 全版）．中国康复理论与实践，2012，18（4）：305.

【主要护理诊断 / 问题】

1．恐惧　与突发疾病感觉异常、肢体功能障碍有关。

2．（进食、如厕、卫生）自理缺陷　与血肿压迫导致肢体功能障碍及手术有关。

3．潜在并发症　继发出血、脑动脉痉挛。

【护理措施】

（一）术前护理

1．心理护理　评估患者心理状态，采取有效的沟通方式，恰当解释出现异常症状与体征的原因，给予患者及家属心理安慰，树立战胜疾病的信心，缓解恐惧心理。

2．预防出血

（1）卧床休息：抬高床头 15° ～ 30° 以利静脉回流，提供舒适、安静的环境，减少外界不良因素的刺激，保证充足睡眠。

（2）保持适宜的颅内压：①防止颅内压骤降：应用脱水剂时，控制输注速度，不能加压输入。行脑脊液引流者，引流速度要慢，脑室引流者，引流瓶位置不能过低。②避免颅内压增高：合理膳食，摄入富含膳食纤维的食物，防止便秘。避免咳嗽、癫痫发作等。

（3）维持血压稳定：血压高者遵医嘱使用降血压药物，并注意血压的变化，使血压下降不超过 10%，避免造成脑缺血。

3．密切观察病情　严密观察生命体征、意识状态、瞳孔变化及肢体变化，发现异常报告医生，给予相应处理。

4．用药护理　遵医嘱使用降血压药、抗癫痫药、镇静药等，防止血管痉挛使用钙离子通道阻断药尼莫地平时，应与另一路补液药物同时滴注，防止发生心率增快、面部潮红、头痛、头晕及胸部不适等症状。

5．术前准备　做好相应检查、抗生素药物敏感试验和头部皮肤准备（对介入栓塞治疗者还应双侧腹股沟区备皮）等。颅内动脉瘤应在术前进行颈动脉压迫试验和练习，以建立侧支循环。

（二）术后护理

1．卧位 术后抬高床头 15° ～ 30°，促进脑部血液回流，减轻脑水肿。颅外血管旁路移植者禁止患侧卧位，防止局部受压。介入术后取平卧位，遵医嘱采取穿刺下肢制动和穿刺部位加压包扎。禁止做屈髋、屈膝动作。

2．病情观察 密切观察生命体征、意识、瞳孔、血氧饱和度及 GCS 评分，每小时测量一次，6h 后依病情需要，遵医嘱继续观察。观察足背部位动脉搏动情况、肢体温度及伤口敷料有无渗血，如发现动脉搏动减弱或不清、下肢温度过低，应立即通知医生。观察肢体运动、感觉和语言功能，发现异常应立即报告医生。

3．饮食护理 根据病情术后尽早进食，给予易消化饮食，鼓励患者多饮水，多食新鲜蔬菜和水果，不食辛、辣食物，保持大便通畅。意识障碍者给予鼻饲饮食。

4．加强生活护理 保持床单干燥、平整，做好皮肤护理，预防压疮。做好口腔护理。保持呼吸道通畅，病情允许者给予叩背，防止肺部感染。对眼睑不能闭合者遵医嘱应用眼液及眼药膏，并覆盖纱布。术后 24 ～ 48h 更换体位，尽量减少头部的摆动幅度。卧床患者保持肢体功能位，指导和协助肢体功能锻炼，预防关节僵硬和畸形。

5．安全护理 谵妄躁动患者应加床档，必要时使用约束带。保持环境安静、舒适、安全，操作集中进行，限制探视，保证患者休息。床旁悬挂防坠床标识。向家属做好相应的告知和安全宣传教育工作，以取得家属的支持，保证患者安全。

6．并发症观察与护理

（1）继发出血：密切观察意识、瞳孔及生命体征，注意切口敷料和引流情况，如患者出现视觉、听觉、运动功能逐渐下降，引流量增多且颜色鲜红则提示再出血，立即通知医生紧急处理。

（2）脑动脉痉挛：术后观察神志、视力、语言、感觉及肢体障碍，原有功能障碍加重或出现新的神经功能障碍提示脑动脉痉挛，应及时进行扩血管治疗，必要时行高压氧治疗。

（三）健康教育

1．嘱患者保持心态平稳，避免情绪激动，注意休息，不宜过劳，避免突然加大动作。

2．伤口拆线后，若愈合良好 2 周后可洗头，动作轻柔，避免抓破切口，保持穿刺部位干燥，防止感染，去骨瓣者需注意防护，以防受伤。

3．遵医嘱按时服药，不可漏服，定时监测血压，维持血压在正常范围。术后需抗凝治疗并观察出血情况。如有异常，及时就医。

4．给予高蛋白、易消化、富含维生素和纤维素的食物，既往高血压者应低盐、低脂饮食，忌辛辣、刺激性食物，戒烟、酒，保持大便通畅，必要时使用缓泻剂。

5．适度进行康复锻炼，要循序渐进，先从床上到床边，再下床活动。卧床时肢体处于功能位，足底放托足板，防止足下垂。

6．动脉瘤夹闭术后患者不能登高、游泳、驾驶车辆，禁止炉火或高压电机旁作业。外出需携带相关证明。

7．定期随访，3 个月或半年复查 DSA 和头颅 CT、MRI 等，如有头痛、头晕、意识障碍等不适，应及时到医院就诊。

第三节 先天性脑积水

先天性脑积水（congenital hydrocephalus）又称婴儿脑积水，是指婴幼儿时期大量脑脊液积聚在脑室系统或蛛网膜下腔，致使脑室或蛛网膜下腔异常扩大，出现颅内压增高和脑功能障碍，多见于2岁以内的婴幼儿。

【病因及病理】

1．病因 各种引起脑脊液分泌过多、循环通路受阻、吸收障碍的病变都可引起脑积水，婴幼儿以先天发育异常较多见。

2．病理 脑脊液由脑室内的脉络丛产生，经第三、第四脑室进入蛛网膜下腔，并由上矢状窦两旁的蛛网膜颗粒吸收，进入上矢状窦的静脉血中，分泌和吸收处于动态平衡状态。脑脊液分泌增加、循环路径阻塞、蛛网膜颗粒吸收障碍，使脑脊液大量积聚，导致脑室扩大，脑组织受压萎缩、变薄，脑回扁平，脑沟变浅。

【护理评估】

（一）临床表现

1．症状 出生后数周或数月头颅迅速增大。患儿前囟扩张、隆起、张力较高，直立时仍不能凹陷。颅缝分开，头型变圆，颅骨变薄变软，甚至透明。头发稀疏，头皮薄而亮，额部头皮静脉怒张。中脑顶盖受压可引起分离性斜视及上视障碍。脑干功能障碍时可出现吸吮和进食困难。迷走神经受累时出现喉鸣音。病情进展迅速时患儿可出现精神不振、迟钝、易激惹、抬头困难、痉挛性瘫痪、智力发育障碍，甚至抽搐、嗜睡、惊厥，病情继续发展可发生脑疝，甚至死亡。

2．体征 头部叩诊呈“破壶音”，重者叩诊有振动感。脑颅大而面颅小，严重时，眶顶受压，眼球下移，巩膜外露，形成“落日征”。神经系统体征有眼球震颤、共济失调、四肢肌张力增强或轻瘫。

（二）辅助检查

1．头围动态观察 前额平眉与枕外隆凸之间的周边长度为头位长度。小儿生后1年内，任何1个月头围增长大于2cm，均应高度怀疑脑积水。

2．颅骨X线 可见颅腔增大、颅骨变薄、囟门增大和颅缝分离、颅面骨比例失调。

3．CT和MRI 最可靠的诊断方法，可显示扩大的侧脑室脑白质内的间质水肿，MRI还可用于诊断导管狭窄和阻塞。

（三）与疾病相关的健康史

评估患儿有无先天性疾病及家族史，出生时有无产伤，有无外伤性颅脑损伤，新生儿期或婴幼儿期有无感染性的脑膜炎，母亲妊娠期是否感染过弓形虫等。

（四）心理社会状况

患儿出现的各种异常表现，给家长带来了沉重的打击，在疾病治疗过程中家属会发生焦虑、失眠等心理问题。

（五）治疗原则

1．非手术治疗 以利尿、脱水、对症治疗为主。

2．手术治疗 非分流手术，中脑导水管成形术或扩张术和内镜下第三脑室底造口术，主要是解除阻塞病因治疗。分流手术，脑室-腹腔（V-P）分流术和脑室-心房（V-A）分流术疗效相似，脑室-腹腔分流术操作相对简单，常为首选。术后可能会发生分流系统阻塞和感染等并发症。

【主要护理诊断/问题】

1．有受伤的危险 与颅内压增高、癫痫有关。

2．潜在并发症 分流系统阻塞、感染。

【护理措施】

（一）术前护理

1．加强安全防护 避免受伤，患儿头部给予适当支持，以防颈部受伤。加强对共济失调、视力障碍者及家属的安全宣传教育，防止跌倒。

2．观察病情 严密观察患者生命体征、意识、瞳孔、肢体活动情况，观察前囟张力，有无恶心、呕吐颅内压增高症状，发现异常应立即通知医生及时处理。

3．根据手术医嘱做好准备，如皮肤及物品准备、备血、抗菌药物敏感试验、按要求禁食、禁水等。

（二）术后护理

1．体位 术后3d严格平卧位或侧卧位，以后逐渐抬高床头，5d后可坐起或抱起。

2．病情观察 观察切口敷料有无渗血，其余同术前护理。

3．呼吸道护理 及时清理口腔分泌物，保持呼吸道通畅，痰液黏稠者给予雾化吸入。

4．饮食护理 禁食、禁水期间静脉给予营养补充，小儿6h后可给予喂奶。

5．心理护理 患儿术后哭闹，护士态度要和蔼可亲，耐心解释，加强看护，必要时可留家长陪护，并做好相应解释。

6．并发症的观察与护理

（1）分流阻塞：是最常见的并发症。注意囟门张力的大小，估计分流量。分流过度可出现体位性头痛，而分流不足则症状不缓解。发生梗阻后原有症状复发，应分析原因并协助医生进行处理。

（2）感染：多发生在分流术后2个月内，表现为伤口渗液、脑膜刺激征、腹膜刺激征等，应协助医师进行处理。

（三）健康教育

加强对患儿的家长宣传教育，使其能正视现实，加强对患儿看护，并且给予更多关爱。饮食上加强营养，以满足生长发育需要。定期监测患儿头围，指导家长观察患儿前囟门张力变化。脑室 - 腹腔分流术后指导家长按要求按压分流阀，保持引流通畅。定期复查，出现头痛、呕吐、胃肠道不适等，及时到医院就诊。

小　结

（一）颅内肿瘤

1．病因　目前尚不完全清楚，部分因素与之有关。

2．临床表现　早期可无症状，随着肿瘤的生长可出现颅内压增高及局部压迫症状和体征。

3．治疗原则　降低颅内压。手术治疗是最直接、有效的方法。对不适宜手术的患者也可采取放射、化学、免疫、中药等治疗。

4．护理措施　非手术护理和术前护理主要包括降低颅内压、给予生活护理和营养支持，防止意外伤害，密切观察病情，进行指导做好手术准备。术后护理主要包括体位、生活护理、病情观察、切口敷料观察、引流观察和并发症护理。

（二）脑血管疾病

1．颅内动脉瘤　病因尚存争议。大的动脉瘤有占位效应，小的动脉瘤未破裂前可无任何症状，破裂出血后出现剧烈头痛、意识障碍，严重者可危及生命。治疗原则有卧床休息、止血、降低颅内压、防止血管痉挛的非手术治疗和手术治疗。非手术治疗和术前护理主要包括缓解恐惧心理、预防出血、密切观察病情、药物指导、术前准备。术后护理包括卧位、病情观察，以及饮食、生活、安全、并发症护理。指导患者避免不良生活习惯，保持良好心情、正确用药和进行康复训练。

2. 颅内动静脉畸形　因血管先天发育异常所致。临床表现有出血、癫痫、头痛、神经功能障碍。治疗原则是预防和控制出血、对症治疗、介入治疗，手术治疗是最理想的方法。护理是做好围术期相应护理。

3. 脑卒中　分为缺血性卒中和出血性卒中，常表现为偏瘫、失语，出血性卒中有颅内压增高症状。缺血性卒中给予脱水降颅内压、抗凝、脑保护、生命支持、介入治疗。出血性脑卒中给予降颅内压、血肿清除术、钻孔血肿引流术、内镜血肿清除术等治疗。手术患者做好围术期护理。

（三）先天性脑积水

1. 病因　脑积液分泌过多、循环通路受阻、吸收障碍。

2. 临床表现　头围迅速增大、前囟门隆起、颅缝分离、头部叩诊呈“破壶音”、双眼呈“落日征”。

3. 治疗原则　非手术应对症治疗，手术治疗首选脑室 - 腹腔（V-P）分流术。

4. 护理措施　密切观察病情，加强安全防护，术后做好体位、饮食、心理护理，注意分流梗阻、感染并发症的观察。

思考题

女性，60 岁，高血压 10 年。与他人激烈争吵后，突然倒地，呼吸急促、言语不清，数分钟后意识不清，被邻居送入医院。入院后查体：T 37.2℃，P 65 次 / 分，R 16 次 / 分，BP 192/104mmhg；呈嗜睡状态，双侧瞳孔等大、等圆，直径 3mm，对光反射存在。双侧鼻唇沟对称，伸舌居中，右下肢巴宾斯基征（+），右上肢肌力 1 级，右下肢肌力 2 级。CT 示左侧基底节区血肿。诊断为脑出血。

请问：

（1）该患者哪些表现符合脑出血诊断？

（2）目前治疗原则有哪些？

（张　敏）

T13-1
参考答案

第十四章　颈部疾病患者的护理

学习目标

通过本章内容的学习，学生能够：

◎ 识记

1．描述甲状腺功能亢进症的分类及主要临床表现。

2．列举颈部肿物的主要临床表现。

◎ 理解

1．解释甲状腺功能亢进症术前药物准备的方法和原理。

2．比较甲状腺腺瘤和甲状腺癌的临床表现和处理原则。

◎ 运用

评估颈部疾病患者，并制订相关护理计划。

第一节　甲状腺疾病

一、甲状腺功能亢进症

甲状腺功能亢进症（hyperthyroidism），简称甲亢，是由于各种原因导致甲状腺素分泌过多而出现的以全身代谢亢进为特征的内分泌疾病。女性多见，男女发病比例为 1 ∶ 4。按病因不同分 3 类：①原发性甲状腺功能亢进症：最为常见，约占 80%，年龄多在 20 ～ 40 岁。腺体多呈弥漫性肿大，两侧对称，常伴眼球突出，故又称“突眼性甲状腺肿”。②继发性甲状腺功能亢进症：在结节性甲状腺肿、慢性淋巴细胞性甲状腺炎等基础上伴有的甲状腺功能亢进症。发病年龄多在 40 岁以上。肿大的甲状腺呈结节状，两叶多不对称，多无眼球突出，易并发心肌损害。③高功能腺瘤：又称毒性腺瘤，较少见，腺体内有单个或多个自主性高功能结节，常无眼球突出。

【病因及病理】

目前认为甲状腺功能亢进症是一种自身免疫性疾病，并与先天性遗传有关。此类患者血液中有刺激甲状腺的自身抗体，包括长效甲状腺激素、甲状腺刺激免疫球蛋白（thyroid immunoglobulin，TSI）、长效甲状腺刺激素保护因子（LATS-P）等，能刺激甲状腺上皮细胞增生，分泌大量 T_3、T_4。

其病理表现为甲状腺腺体内血管增多、扩张，淋巴细胞浸润。滤泡壁细胞多呈高柱状并增生，形成伸入滤泡腔内的乳头状突起，滤泡腔内胶体减少。

案例 14-1A

女性，58 岁，双侧甲状腺肿大 1 年，近期食欲亢进，餐后不久又感饥饿，伴消瘦、心悸，情绪易激动。

问题与思考：

该患者护理评估内容有哪些？

【护理评估】

（一）临床表现

1．甲状腺激素分泌过多综合征　①交感神经功能亢进表现：常多语、性情急躁，容易激动、失眠，双手常有细速颤动，怕热，全身多汗，皮肤常较温暖，大便次数增多或腹泻。②基础代谢率增高症状：其增高程度与临床症状相平行。食欲亢进但体重减轻，肌力下降、易疲乏，工作效率降低，双手震颤等。③心血管功能改变表现：心悸、脉快（脉率 100 次 / 分以上），休息与睡眠时仍快，脉压增大等。脉率增快及脉压增大常作为判断病情严重程度和治疗效果的重要标志。若左心逐渐扩张、肥大，可能出现收缩期杂音。严重者出现心房颤动、心律失常、心力衰竭。

2．甲状腺肿大　甲状腺呈弥漫性肿大。由于腺体内血管扩张，血流加速，在甲状腺上极处可触及震颤并听到杂音。

3．突眼征　典型者双眼球突出，眼裂增宽。严重时上、下睑闭合困难。凝视时瞬目减少，眼向下看时上睑不随眼球下闭，两眼内凝力差等。

（二）辅助检查

1．基础代谢率测定（basal metabolic rate，BMR）　指人体在清醒、空腹、安静和无外界环境影响下的能量消耗率。使用基础代谢检测装置测定或根据公式计算：基础代谢率 %=（脉率 + 脉压）−111。正常值为 ±10%；+20% ～ +30% 者为轻度，+30% ～ +60% 为中度甲状腺功能亢进症，+60% 以上为重度甲状腺功能亢进症。在清晨空腹静卧状态下进行，之前停服可能影响甲状腺功能的药物。如采用检测装置测定，测定前患者应静卧 1h。

2．甲状腺摄 ^{131}I 率测定　正常甲状腺 24h 内摄取的 ^{131}I 量为总人量的 30% ～ 40%，如果 2h 内甲状腺摄取的 ^{131}I 量超过 25% 或 24h 内超过 50%，且摄 ^{131}I 高峰提前出现，均表示有甲状腺功能亢进症，但不反映甲状腺功能亢进症的严重程度。如患者近期服含碘较多的食物，需停服 2 个月才可做该试验。

3．血清中 T_3、T_4 的含量测定　甲状腺功能亢进症时 T_3 值的上升较早而快，可高于正常值 4 倍左右。T_4 上升则较迟缓，且高于正常值的 2.5 倍，测定 T_3 对甲状腺功能亢进症的诊断具有较高的敏感性。

（三）与疾病相关的健康史

了解发病情况，病程长短，有无家族史。是否伴有其他自身免疫性疾病、既往健康状况、生活工作环境、有无手术史等。

（四）心理社会状况

了解患者有无情绪不稳、易激惹以及由此带来的人际关系的恶化。了解患病以来患者情绪变化及对甲状腺疾病的认识，对手术的接受程度，对康复知识的掌握程度。

（五）治疗原则

1．非手术治疗

（1）抗甲状腺药物治疗：适用于 20 岁以下及症状轻者、孕妇、术后复发不宜治疗者。

（2）放射性碘（^{131}I）治疗：目标是破坏过度活跃的甲状腺细胞，是老年患者最常用的治疗方法。妊娠期、哺乳期、计划短期（6 个月）内妊娠者和无法依从辐射防护指导者，禁忌进行 ^{131}I 治疗。

2．手术治疗　甲状腺大部切除术治疗的治愈率能达 95% 左右，死亡率为 1% 以下。主要缺点是有一定的并发症，4% ～ 5% 的患者术后甲状腺功能亢进症复发。

（1）手术适应证：①中度以上原发性甲状腺功能亢进症；②继发性甲状腺功能亢进症或高功能腺瘤；③腺体较大有压迫症状；④药物治疗反复发作，疑似甲状腺癌并存者；⑤儿童甲状腺功能亢进症用抗甲状腺药治疗效果差者；⑥妊娠期甲状腺药物控制不佳者，妊娠早、中期可考虑手术治疗。

（2）手术禁忌证：青少年、症状较轻者、老年患者或有严重器质性疾病不能耐受手术者。

（3）手术并发症：呼吸困难与窒息、喉返神经损伤、喉上神经损伤、手足抽搐、甲状腺危象等。

案例 14-1B

体检：T 37.0℃，P 120 次 / 分，BP 132/92mmHg。颈部增粗，双侧甲状腺均匀增大，听诊可闻及血管杂音，突眼，双手震颤，心率 146 次 / 分。

BMR+40%，甲状腺摄 ^{131}I 率 2h 为 40%。T_3、T_4 明显增高，B 超检查甲状腺肿大。确诊为甲状腺功能亢进症，拟行手术治疗。

问题与思考：

该患者符合甲状腺功能亢进症的表现有哪些？围术期主要护理措施是什么？

【主要护理诊断 / 问题】

1．营养失调（低于机体需要量）　与基础代谢率增高有关。

2．身体意象紊乱　与甲状腺肿大、突眼、颈部切口有关。

3．清理呼吸道无效　与咽部及气管部受刺激、分泌物增多及切口疼痛有关。

4．潜在并发症　呼吸困难与窒息、甲状腺危象、喉返神经损伤、喉上神经损伤、手足抽搐等。

【护理措施】

（一）术前护理

1．心理护理　解释治疗的必要性，给患者心理支持。创造良好环境，必要时遵医嘱给予镇静药。

2．饮食护理　加强营养。戒烟、酒，忌饮浓茶、咖啡等刺激性饮料，勿进食粗纤维食物，以免增加肠蠕动发生腹泻。

3．术前检查　颈部 X 线检查、心电图、喉镜、基础代谢率、血钙、血磷含量等。

4．突眼的护理　避免角膜过度暴露。戴黑眼罩，用抗生素眼膏敷眼或以油纱覆盖。卧床时将头部垫高，睡前少饮水，使眼眶内液体回流减少，减轻眼部肿胀。每日做眼球运动，锻炼眼肌，改善眼肌功能。

5．药物准备　目的是降低甲状腺功能和基础代谢率，减轻甲状腺肿大及充血。

（1）单用碘剂：常用的碘剂为复方碘化钾溶液，口服，饭后服用，每日 3 次。自每次 3 滴或 5 滴开始，逐日每次增加 1 滴，至每次 16 滴止。维持此剂量至手术日。一般不超过 2 ～ 3 周。若甲状腺功能亢进症症状基本控制，脉压恢复正常，心率低于 90 次 / 分，基础代谢率在

+20% 以下，便可进行手术。碘剂的作用是抑制蛋白水解酶，减少甲状腺球蛋白的分解，逐渐抑制甲状腺素释放，避免术后甲状腺危象发生。由于碘剂不能抑制甲状腺素合成，一旦停服，储存于甲状腺滤泡内的甲状腺球蛋白大量分解，将使甲状腺功能亢进症状重新出现，甚至加重。因此，不准备手术的患者，不可服用碘剂。

（2）硫脲类药物加用碘剂：先使用硫脲类药物，待甲状腺功能亢进症症状基本控制后停药，再单独服用碘剂 1 ～ 2 周后行手术。硫脲类药物可使甲状腺充血，手术时极易发生出血，增加手术困难和危险。碘剂可减少甲状腺血流量及腺体充血，使腺体缩小、变硬。因此，使用硫脲类药物后必须加用碘剂。

（3）普萘洛尔单用或合用碘剂：对于不能耐受碘剂或硫脲类药物，或对此两种药物都不能耐受或无反应的患者，主张单用普萘洛尔或与碘剂合用进行术前准备，每 6h 用药一次，每次 20 ～ 60mg，一般在 4 ～ 7d 后脉率降至正常水平，可施行手术。注意药物的半衰期，必要时术日晨起加服一剂。术前不可用阿托品，以免引起心动过速。

6．其他　指导患者进行头、颈过伸（头低肩高）体位训练和头部转动方法的训练。指导患者深呼吸，掌握有效咳嗽的方法。

（二）术后护理

1．体位　术后取平卧位。血压平稳或全身麻醉清醒后取半卧位。保持头和颈部固定不动，避免颈部过伸或弯曲。

2．病情观察　严密观察体温、脉搏、呼吸、血压。出现呼吸困难、高热、脉速、烦躁不安时应警惕甲状腺功能亢进症危象的发生，需及时采取急救措施。观察颈部伤口敷料有无渗血，颈部有无肿胀。观察有无音调降低、声音嘶哑及饮水呛咳，判断有无喉返神经、喉上神经的损伤。

3．保持呼吸道通畅　鼓励深呼吸和有效咳嗽，必要时行超声雾化吸入，使痰液易于咳出。对因切口疼痛而不敢或不愿意咳嗽排痰者，遵医嘱适当给予镇痛药。

4．饮食护理　遵医嘱给予流食，宜微温，不可过热，以后逐步过渡到半流食和软食。如发生呛咳、误咽，可给静脉补液或进食半固体食物。

5．伤口及引流的护理　保持创面敷料清洁。局部用冰袋冷敷，使血管收缩，减少渗血和液体渗出。正确连接引流装置，保持引流通畅，引流管妥善固定。观察并记录引流液的颜色、性质及量。

6．药物护理　严格遵医嘱按时按量准确给药。复方碘化钾溶液口服，每日 3 次，以每次 16 滴开始，逐日每次减少 1 滴，直到病情平稳。甲状腺素口服，每日 30 ～ 60 mg，连服 6 ～ 12 个月，抑制促甲状腺激素的分泌和预防病情复发。

7．并发症观察与护理

（1）呼吸困难和窒息：是最危急的并发症，多发生于术后 48h 内。常见原因为：①切口内出血压迫气管；②手术创伤或气管插管引起喉头水肿；③气管长期受肿大的甲状腺压迫发生软化，气管壁失去支撑引起气管塌陷；④痰液阻塞；⑤双侧喉返神经损伤。患者出现进行性呼吸困难、烦躁、发绀、窒息、颈部肿胀、切口渗出鲜血等。需立即于床边剪开缝线，敞开伤口，迅速除去血肿，结扎出血的血管。呼吸困难无好转时应及时实施环甲膜穿刺或气管切开、吸氧。对喉头水肿者立即应用大剂量激素，如地塞米松 30 mg 静脉滴注。对痰多不易咳出者，应清理呼吸道。待病情好转，再送手术室做进一步处理。

（2）喉返神经损伤：多数由于手术操作时损伤所致，少数由于血肿压迫或瘢痕组织牵拉引起。切断、缝扎所致为永久性损伤。钳夹、牵拉或血肿压迫所致多为暂时性损伤，一般 3 ～ 6 个月内可逐渐恢复。一侧喉返神经损伤，可引起声音嘶哑。双侧喉返神经损伤可导致两侧声带麻痹，引起失声、呼吸困难，甚至窒息。

（3）喉上神经损伤：多在结扎、切断甲状腺上动、静脉时受损伤。若损伤外支，可使环甲肌瘫痪，引起声带松弛、声调降低。若损伤内支，则使喉部黏膜感觉丧失。患者丧失喉部的反射性咳嗽，在进食、饮水时，容易发生误呛、呛咳。一般于术后数日可恢复正常。

（4）手足抽搐：手术时甲状旁腺被误切除、挫伤或其血液供应受累，都可引起甲状旁腺功能低下。随着血钙浓度下降，神经肌肉的应激性显著提高，引起手足抽搐。症状多在术后 1 ～ 2d 出现。多数患者症状轻且短暂，仅有面部、唇或手、足部的针刺、麻木或强直感；2 ～ 3 周后，未受损的甲状旁腺增生、代偿，症状消失。严重者可出现面部肌肉和手、足有疼痛感觉的持续性痉挛，每天发作多次，每次持续 10 ～ 20min 或更长时间，甚至发生喉和膈肌痉挛，引起窒息死亡。因此切除甲状腺时，应保留位于腺体背面的甲状旁腺。适当限制肉类、乳品和蛋类等食品，因其含磷较高，影响钙的吸收。给予镇静药。口服葡萄糖酸钙或乳酸钙 2 ～ 4 g，每日 3 次。症状较重或长期不能恢复者，可加服维生素 D_3，每日 5 ～ 10 万 U，促进钙在肠道内的吸收。最有效的治疗是口服双氢速固醇油剂，有提高血钙含量的特殊作用。抽搐发作时，立即注射 10% 葡萄糖酸钙或氯化钙 10 ～ 20 ml。

（5）甲状腺危象：是甲状腺功能亢进症的严重并发症，危及患者生命。原因可能是甲状腺功能亢进症时肾上腺皮质激素的合成、分泌亢进，使肾上腺皮质功能减退，而手术创伤时甲状腺素过量释放诱发甲状腺危象。多发生于术前准备不充分，甲状腺功能亢进症症状未能很好控制者。表现为术后 12 ～ 36h 内高热（＞ 39℃）、脉快而弱（＞ 120 次 / 分）、大汗、烦躁不安、谵妄甚至昏迷，常伴有呕吐、腹泻。预防关键是使患者基础代谢率降至正常范围后再手术。因此，术后早期加强巡视，一旦发生危象，立即予以处理：①碘剂：用于降低循环血液中甲状腺素水平。口服复方碘化钾溶液 3 ～ 5 ml，紧急时将 10% 碘化钠 5 ～ 10 ml 加入 10% 葡萄糖溶液 500 ml 中静脉滴注。②氢化可的松：用于拮抗应激反应。每日 200 ～ 400 mg，分次静脉滴注。③肾上腺素能受体阻滞药：用于降低周围组织对肾上腺素的反应。利血平 1 ～ 2 ml，肌内注射，或普萘洛尔 5 mg，加入葡萄糖溶液 100 ml 中静脉滴注。④镇静药：常用苯巴比妥钠 100 mg 或冬眠合剂Ⅱ号半量肌内注射，6 ～ 8h 一次。⑤降温：使患者体温在 37℃左右。⑥静脉输入大量葡萄糖溶液。⑦吸氧：减轻组织缺氧。⑧心力衰竭者加用洋地黄制剂。

（三）健康教育

1．指导患者正确面对疾病，自我控制情绪，保持心情愉快。合理休息与饮食，维持机体代谢需求。

2．教会患者正确服用碘剂的方法，告知患者连续服药的重要性。

3．定期门诊复诊，了解甲状腺功能。如发生心悸、手足震颤、抽搐等现象，应及时就诊。

二、单纯性甲状腺肿

单纯性甲状腺肿（simple goiter），是由于缺碘致甲状腺肿物质以及甲状腺激素合成障碍等因素引起的甲状腺持续性肿大。依其形态可分为弥漫性甲状腺肿和结节性甲状腺肿。依发病流行情况又可分为地方性甲状腺肿和散发性甲状腺肿。发病率女性较男性略高，一般多发生在青春期，在流行地区亦常见于入学年龄的儿童。

【病因及病理】

（一）病因

1．甲状腺素原料（碘）缺乏 是主要原因。高原、山区土壤中的碘盐被冲洗流失，以致饮水和食物中含碘量不足。我国多山省份（如云贵高原）的居民患此病的较多，故又称“地方性甲状腺肿（endemic goiter）”。由于身体吸取的碘减少，无法合成足够的甲状腺素，血中甲状腺素浓度因此降低，通过神经 - 体液调节途径，垂体前叶产生更多的促甲状腺激素，导致甲状腺增生和代偿性肿大。

2．甲状腺激素需要量增高 青春期、妊娠期、绝经期者，由于身体代谢旺盛，对甲状腺激素的需要量激增，引起甲状腺肿大。常在成年或妊娠后自行降低。

3．甲状腺素合成和分泌障碍 在合成、分泌过程中任一环节的障碍都可以导致。如磺胺类药、硫脲类药以及含有硫脲的蔬菜（如萝卜、白菜）能阻止甲状腺激素的生物合成，先天缺乏合成甲状腺素的酶等。

（二）病理

初期，扩张的甲状腺滤泡均匀地分散在腺体各部，形成弥漫型甲状腺肿。若未经及时治疗，病变继续发展，扩张的滤泡集成数个大小不等的结节，逐渐形成结节性甲状腺肿。有些结节因血液供应不良，可发生退行性变而引起囊肿形成、纤维化或钙化。

案例 14-2

女性，14岁，颈部软组织肿大，说话声音嘶哑，无食欲亢进、消瘦、情绪易激动。体检：脉搏96次/分，体温37.9℃，颈部增粗，单侧甲状腺均匀增大。

问题与思考：

该患者护理评估内容有哪些？

【护理评估】

（一）临床表现

1．甲状腺肿大 起初无明显不适感，甲状腺呈弥漫性肿大，腺体表面较平坦，质软不痛，颜色如常，腺体随吞咽动作上下移动。

2．压迫症状 若肿块进行性肿大，可呈下垂，自觉沉重感，常因压迫气管、食管、血管、神经等而引起各种症状。

（1）压迫气管：若单侧压迫，可使气管向对侧移位或弯曲。双侧受压，则气管变为扁平，气管腔变窄，严重时会发生呼吸困难。

（2）压迫食管：可有吞咽不适感，进一步出现持续性吞咽困难，但不会发生梗阻。

（3）压迫颈部深大静脉：颈部大静脉受压可致头、颈部血液回流受阻，面、颈部充血，颈部和胸前表浅静脉出现明显扩张。

（4）压迫喉返神经：喉返神经受压可致声带麻痹，患者出现声音嘶哑、痉挛性咳嗽等。

（二）辅助检查

1．B超检查 能较客观、准确地反映甲状腺体大小，并能发现甲状腺较小结节及囊肿。

2．X线检查 可见颈部软组织肿大，部分见甲状腺钙化影。巨大甲状腺肿可见气管移位、弯曲、狭窄及软化，胸骨后甲状腺肿可见纵隔增宽。

3．放射性核素检查 摄^{131}I率增高，但高峰常在24h或24h后出现。甲状腺激素抑制试验阳性。

4．CT或MRI 有助于了解巨大甲状腺肿和胸骨后甲状腺肿的形态、大小，以及与周围组织的关系。

（三）与疾病相关的健康史

了解患者居住地、家族史、生长发育情况、所用药物、饮食习惯以及碘的摄入情况等。

（四）心理社会状况

了解患者及家属对疾病与健康的认识程度和心理适应情况。甲状腺肿较大、有压迫症状或疑有恶变者，心理压力较大，需要心理疏导以及家庭与社会的支持。

（五）治疗原则

1．非手术治疗 青春期或妊娠期的生理性甲状腺肿，可不予药物治疗。应多食含碘丰富的食物，如海带、紫菜。对于20岁以下年轻人的弥漫性单纯性甲状腺肿，手术治疗不但妨碍此期甲状腺的功能，复发率也很高。可服用甲状腺片30～60mg，每天2次，3～6个月为1个疗程，对抑制腺垂体TSH的分泌，缓解甲状腺增生和肿大，有较好疗效。

2．手术治疗 目的是切除失去正常功能和结构及疑有癌变的甲状腺组织，解除压迫症状。

（1）适应证：①较大结节性甲状腺肿，有明显压迫症状者。②疑有恶变者。③巨大甲状腺肿影响生活和工作者。④继发性甲状腺功能亢进症者。⑤胸骨后甲状腺肿。

（2）手术方式：双侧甲状腺次全切除术，或病变严重的一侧行腺叶切除术，病变较轻的一侧行大部切除术。至少应保留一侧甲状腺的后被膜及一部分正常甲状腺组织，以防甲状腺及甲状旁腺功能减退。

【主要护理诊断/问题】

1．知识缺乏 缺乏预防甲状腺肿的相关知识。

2．焦虑 与担心疾病恶变有关。

3．潜在并发症 继发甲状腺功能亢进症或恶变。

【护理措施】

1．注意病情变化，告知患者结节性甲状腺肿有继发甲状腺功能亢进症和恶变的可能，应定期门诊随访，必要时手术治疗。

2．心理护理 甲状腺肿大的患者大多心情烦躁、敏感，应理解患者疾苦，为患者创造宽松的治疗环境。主动对患者进行心理疏导，向患者和家属介绍发病原因及防治方式，提高患者治疗的依从性。

3．术后体位、病情观察、饮食护理、伤口及引流的护理、并发症观察与护理参见“甲状腺功能亢进患者术后护理”。

4．预防 在流行地区推广食用碘化盐。青春期、妊娠期、哺乳期等机体消耗量增高的时期，应多食用海带、紫菜等含碘丰富的海产品。提供营养丰富、清淡、易消化的饮食，忌食生冷、辛辣、炙烤食物。

三、甲状腺腺瘤

甲状腺腺瘤（thyroid adenoma）是最常见的甲状腺良性肿瘤，约占甲状腺疾病的60%，多发于40岁以下女性。

【病因及病理】

甲状腺腺瘤的病因尚不清楚，一般认为是由甲状腺内残存的胚胎细胞发展而成。病理上可分为滤泡状和乳头状囊性腺瘤，腺瘤多为单发性，周围有完整的包膜。临床以前者常见。

【护理评估】

（一）临床表现

患者多无不适症状，常在无意间或体检时发现颈部肿块。腺瘤多为单发，呈圆形或椭圆形，局限于一侧腺体内。腺瘤质地较软，而囊性者质韧，表面光滑，边界清楚，无压痛，能随吞咽上下移动。腺瘤生长缓慢，若乳头状囊性腺瘤因囊壁血管破裂而发生囊内出血，肿瘤体积可在短期内迅速增大，局部出现胀痛。

（二）辅助检查

1．放射性^{131}I或^{99m}Tc扫描 多呈温、热结节，伴有囊性变、囊内出血、钙化时可为冷结节或凉结节。

2．B超检查 可发现甲状腺肿块。伴囊内出血时，提示囊性变。

（三）与疾病相关的健康史

了解患者发病情况，病程长短，有无家族史，既往健康状况等。

（四）心理社会状况

应了解患者发病后心理状况。

（五）治疗原则

甲状腺腺瘤有诱发甲状腺功能亢进症（发生率约 20%）和恶变（发生率约 10%）的可能，故原则上应手术切除治疗。一般行甲状腺患侧腺叶的次全切，术中做快速切片检查。若快速切片报告为乳头状腺瘤，宜做患侧叶的全切或近全切，并切除峡部。若快速切片报告为癌，则应做患侧叶的全切除、峡部切除及对侧叶的次全切，根据术中探查情况决定是否做患侧的颈鞘探查及淋巴结清扫。

【主要护理诊断 / 问题】

1．焦虑　与担心疾病恶变有关。

2．知识缺乏　缺乏关于手术治疗的相关知识。

【护理措施】

1．指导患者颈部自我检查的方法，观察肿块的生长情况。建议尽早就诊，及时手术。

2．术后护理　参见“甲状腺功能亢进症术后护理”。

3．门诊随访，定期复查。首次复查的时间为术后 3 个月或半年，以后每年 1 次。

四、甲状腺癌

甲状腺癌（thyroid carcinoma）是头颈部比较常见的恶性肿瘤，约占全身恶性肿瘤的 1%。

【病因及病理】

甲状腺癌病因尚不明确。目前被公认的引起甲状腺癌的重要因素有：促甲状腺激素的长期刺激、放射线影响、其他甲状腺疾病的影响。除髓样癌外，多数甲状腺癌起源于滤泡上皮细胞。病理类型分为 4 型。

1．**乳头状腺癌**　约占成人甲状腺癌的 70% 和儿童甲状腺癌的全部。多见于年轻女性，低度恶性，生长较缓慢，转移多限于颈部淋巴结，预后较好。

2．**滤泡状腺癌**　约占甲状腺癌的 15%。多见于中年人，中度恶性，发展较迅速，预后不如乳头状腺癌，主要经血液循环转移至肺、骨和中枢神经系统，预后较乳头状腺癌差。

3．**未分化癌**　占 5% ~ 10%，多见于老年人。高度恶性，发展迅速，预后很差，早期即可发生局部淋巴结转移，并常经血液转移至肺、骨等处。

4．**髓样癌**　较少见，仅占 7%，常有家族史。来源于滤泡旁细胞，分泌大量降钙素，恶性程度中等，预后不如乳头状腺癌和滤泡状腺癌，但略好于未分化癌，较早出现淋巴结转移，且可经血行转移至肺和骨。

案例 14-3

女性，54 岁，单个颈部肿块，固定、质硬、消瘦，吞咽时上下移动度减低，B 超示：结节为实质性且呈不规则反射。

问题与思考：

该患者护理评估内容有哪些？

【护理评估】

（一）临床表现

发病初期多无明显症状，可仅发现单个颈部肿块，固定、质硬、表面高低不平，可随吞咽上下移动。随肿块增大，吞咽时上下移动度减低。晚期常因压迫喉返神经、气管或食管而出现声音嘶哑、呼吸困难或吞咽困难。若压迫颈交感神经节，可出现 Horner 综合征。颈丛浅支受侵时可有耳、枕、肩等部位的疼痛。局部转移常位于颈部，出现硬而固定的淋巴结；远处转移多见于扁骨和肺。因髓样癌组织可产生激素样活性物质（如 5- 羟色胺和降钙素），患者可出现腹泻、心悸、脸面潮红和血钙降低等症状，还可伴有其他内分泌腺体增生。

（二）辅助检查

血清降钙素测定、细胞学检查、放射性 ^{131}I 或 ^{99m}Tc 扫描、B 超和 X 线检查均有助于甲状腺癌的诊断。

（三）与疾病相关的健康史

了解患者发病情况，病程长短，既往健康状况，有无家族史、手术史等。

（四）心理社会状况

评估患者对疾病的看法，是否担忧疾病的预后，对术后功能锻炼知识的知晓程度。

（五）治疗原则

1．手术治疗 甲状腺手术切除范围目前仍有分歧。范围最小的为腺叶加峡部切除，最大为甲状腺全部切除。疗效与肿瘤的病理类型有关，并根据病情及病理类型决定是否加行颈部淋巴结清扫术或放射性碘治疗等。甲状腺切除范围的趋势是比较广泛地切除，其优点是显著降低局部复发率，主要的缺点是术后近期并发症增加。

2．内分泌治疗 甲状腺癌行次全切或全切除者需终身服用甲状腺片，以预防甲状腺功能减退及抑制 TSH，剂量以保持 TSH 低水平但不引起甲状腺功能亢进症为原则。

3．放射性核素治疗 术后 ^{131}I 治疗适用于 45 岁以上患者、多发性病灶、局部侵袭性肿瘤及存在远处转移者。

4．放射治疗 主要用于未分化型甲状腺癌。

【主要护理诊断 / 问题】

1．恐惧　与病情预后差及手术有关。

2．清理呼吸道无效　与咽喉部及气管部受刺激、分泌物增多及切口疼痛有关。

3．知识缺乏　缺乏使用甲状腺素制剂的相关知识。

【护理措施】

1．心理护理 患者突然发现颈部肿块，担忧肿块的性质和预后。需及时对患者进行心理疏导，说明手术的必要性、方法、术后恢复过程及预后情况，消除其顾虑及恐惧。指导家属鼓励患者，积极配合治疗。

2．术后护理 体位、病情观察、饮食护理、伤口及引流的护理、并发症观察与护理参见“甲状腺功能亢进症术后护理”。

3．功能锻炼 颈淋巴结清扫术者，斜方肌有不同程度受损，切口愈合后应开始肩关节和颈部的功能锻炼，随时注意保持患肢高于健侧，纠正肩下垂，至少持续至出院后 3 个月。

4．健康教育

（1）坚持服药：甲状腺全切除者，早期给予足量甲状腺素制剂，抑制促甲状腺激素的分泌，预防肿瘤复发。指导患者正确服药。出现心悸、多汗、急躁或畏寒、乏力、食欲减退等症状应调整剂量，不可随意停药或更改剂量。

（2）按时行放疗：女性甲状腺癌患者，在 ^{133}I 治疗结束后 6 ～ 12 个月内避免妊娠。

（3）出院后定期复查：检查颈部、肺部及甲状腺功能。教会患者颈部自查，若发现结节肿块，则应及时就诊。

知识拓展

分化型甲状腺癌（differentiated thyroid carcinoma，DTC）的临床处理流程

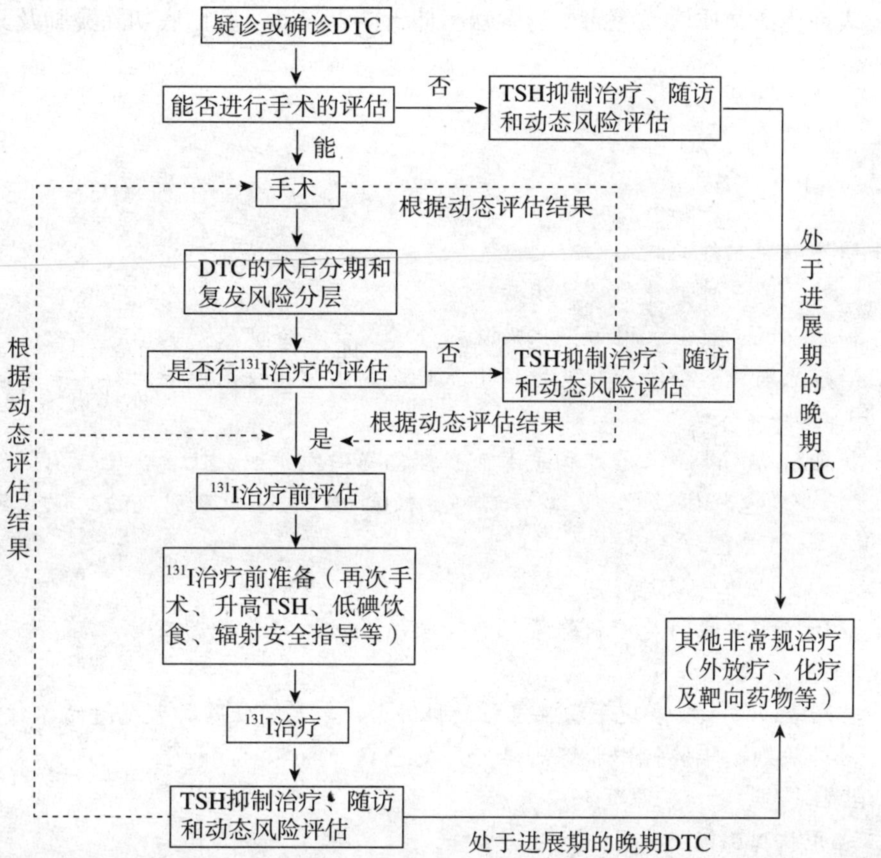

滕卫平，刘永锋，高明，黄钢．甲状腺结节和分化型甲状腺癌诊治指南，2012.

第二节　常见颈部肿块

1．**颈淋巴结结核**（tuberculous lymphadenitis of neck）　多见于儿童和青年。患者有低热、盗汗、食欲减退、消瘦，颈部一侧或双侧出现多个大小不等的肿大淋巴结，可融合成团或形成串珠状肿块，最后发生干酪样坏死、液化，形成寒性脓肿，破溃后形成经久不愈的潜行性窦道、慢性溃疡。

2．**慢性淋巴结炎**（chronic lymphnoditis）　常继发于头面部、颈部、口腔的炎性病变，颈部出现肿大的淋巴结，黄豆大小，较扁平，质软或中等，表面光滑、活动，可有或无压痛。在原发病灶炎症控制后，肿大淋巴结多自行消退。若淋巴结长期肿大，必要时做穿刺或切片检查，以排除结核或肿瘤。

3．**转移性肿瘤**（metastatic tumor）　在颈部肿块中发病率仅次于慢性淋巴结炎和甲状腺疾病，约占颈部恶性肿瘤的3/4。头颈部最常见鼻咽癌和甲状腺癌转移。锁骨上窝转移性肿瘤的原发病灶大多位于胸、腹部。肿块质硬，表面不平，固定。若怀疑为转移性肿瘤，应查找原发病灶，明确诊断并治疗。

4．恶性淋巴瘤（malignant lymphoma） 多见于男性青壮年。肿大淋巴结常先出现于颈部。开始肿块散在、稍硬、尚活动、无压痛；继之淋巴结逐渐融合成团，且伴腋窝、腹股沟等全身淋巴结肿大，肝脾大，发热，病情发展迅速。淋巴结活检、病理检查可确诊。

5．甲状腺舌骨囊肿 多见于15岁以下儿童。表现为颈前舌骨下方出现圆形囊性肿块，边界清楚，表面光滑，质软，无痛，随吞咽、伸舌向上移动。应彻底切除囊肿及其残留的管状结构。

小结

（一）甲状腺功能亢进症

1. 病因 是一种自身免疫性疾病。

2. 临床表现 典型表现为甲状腺激素分泌过多综合征及突眼征。

3. 治疗原则 非手术治疗包括抗甲状腺药物治疗、放射性碘治疗，手术治疗主要为甲状腺大部切除术。

4. 护理措施 非手术治疗和手术前护理包括心理护理、饮食护理、用药观察、术前指导。术后护理包括体位护理、病情观察、饮食护理、伤口及引流的护理、药物护理以及术后并发症的观察与护理。

（二）单纯性甲状腺肿

1. 病因 主要原因是甲状腺素原料（碘）缺乏，部分患者因青春期、妊娠期等甲状腺激素需要量增高。

2. 临床表现 主要表现甲状腺呈弥漫性肿大，以及甲状腺肿大引起的各种压迫症状。

3. 治疗原则 单纯性甲状腺肿治疗原则包括非手术治疗和手术治疗，疑有癌变者需行手术治疗。

（三）甲状腺腺瘤

患者多无不适症状，主要表现为颈部肿块。以手术治疗为主。

（四）甲状腺癌

主要表现为单个颈部肿块，固定、质硬、表面高低不平，晚期可有颈部压迫症状，如Horner综合征等。目前主要以手术治疗。甲状腺癌做次全切或全切除者终身服用甲状腺片，以预防甲状腺功能减退及抑制TSH。

思考题

女性，32岁，因甲状腺癌行左侧甲状腺全切、右侧甲状腺次全切除术。术后4h，患者先主诉胸闷、气促，随后出现颈部增粗，呼吸困难。

请问：该患者可能发生了什么并发症？主要护理措施包括哪些？

T14-1

参考答案

（韩斌如）

第十五章　乳房疾病患者的护理

学习目标

通过本章内容的学习，学生应能够：

◎ 识记

1. 描述急性乳腺炎及乳腺癌的临床特点。
2. 简述乳腺囊性增生病、乳腺纤维腺瘤和乳管内乳头状瘤的临床特点、处理原则和护理措施。
3. 复述乳腺癌的病理特点。

◎ 理解

1. 解释急性乳腺炎的病因与发病机制、预防及治疗原则。
2. 归纳乳腺癌的高危人群。
3. 解释乳腺癌治疗方案的选择原则。

◎ 运用

评估乳腺疾病患者，并为其制订护理计划。

第一节　急性乳腺炎

急性乳腺炎（acute mastitis）是乳房的急性化脓性感染，多发生在产后哺乳期妇女，以初产妇最为常见，好发于产后 3 ～ 4 周。

【病因】

1．乳汁淤积　乳头发育不良，乳汁分泌过多、婴儿吸乳少及哺乳方法不正确，使乳管不通，乳汁无法完全排出。淤积的乳汁是理想的细菌培养基，有利于细菌生长繁殖。

2．细菌入侵　细菌多从乳头破损处沿着淋巴管侵入乳腺实质，或直接侵入乳管上行至乳腺小叶，在淤积的乳汁内繁殖而致感染，致病菌多为金黄色葡萄球菌。

【护理评估】

（一）临床表现

1．急性炎症　患侧乳房胀痛，局部红肿、发热，压痛性肿块及局部淋巴结肿大等。随着炎症的发展，患者可有寒战、高热、脉搏加快、食欲缺乏等全身表现。

2．乳房脓肿　乳房感染后，起初为蜂窝织炎表现，数天后可形成脓肿。脓肿为单房性或多房性，根据脓肿发生部位的不同分为表浅脓肿与深部脓肿（图 15-1）。表浅脓肿者表面可扪及波动感，如脓肿靠近乳头部位可向外破溃或穿破乳管而自乳头流出脓液。深部脓肿的局部症状不重，但严重者可向深部穿透形成乳房后脓肿。感染重者可并发脓毒症。

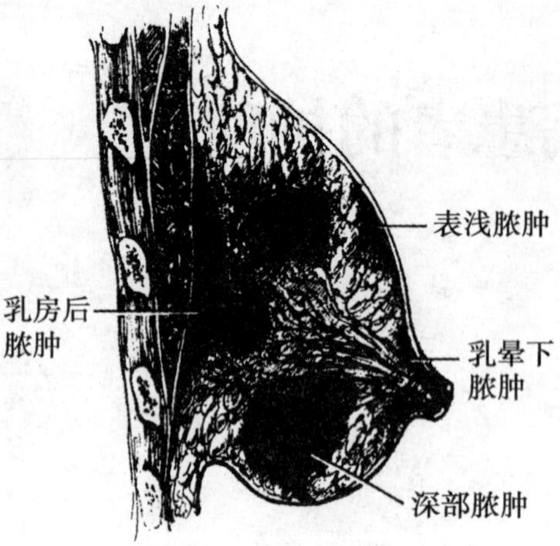

图 15-1　乳房脓肿

（二）辅助检查

1．实验室检查　血常规可见白细胞计数及中性粒细胞比例升高。

2．诊断性穿刺　在乳腺肿块波动最明显处或压痛最明显处穿刺，若抽出脓液可确定脓肿形成，并将脓液做细菌培养及药物敏感试验。

（三）与疾病相关的健康史

了解患者的乳头发育情况，检查乳头是否有破损，观察哺乳方法是否正确，并了解婴儿口腔卫生状况。

（四）心理社会状况

由于患者多为初产妇，缺乏哺乳相关知识。出现乳腺炎后，患者常因患侧不能进行哺乳而担心婴儿营养状况，从而产生焦虑。

（五）治疗原则

治疗包括控制感染，排空乳汁。脓肿形成前主要以抗生素等治疗为主，脓肿形成后需行脓肿切开引流。

1．非手术治疗

（1）局部处理：①患乳应停止哺乳，并排空乳汁；②采用热敷、药物外敷等以促进炎症消散。外敷可用金黄散，热敷可用 25% 硫酸镁湿热敷。

（2）抗感染：早期、正确应用抗生素，由于抗生素可被分泌至乳汁，故应选用较为安全的药物，如青霉素、头孢菌素等。应避免使用对婴儿有不良影响的抗菌药，如四环素、氨基糖苷类、磺胺药和甲硝唑等。

（3）中药治疗：服用清热解毒类中药，如蒲公英、野菊花等。

（4）终止乳汁分泌：感染严重、脓肿引流后或并发乳瘘者应终止乳汁分泌。常用药物有口服药溴隐亭、己烯雌酚，肌内注射药物苯甲酸雌二醇，中药炒麦芽等。

2．手术治疗　脓肿形成后，应及时切开引流，须注意：①做放射状切口，避免损伤乳管形成乳瘘（图 15-2）；②乳晕部脓肿应沿乳晕边缘做弧形切口；③深部脓肿或乳房后脓肿可沿乳房下缘做弧形切口；④切开后以手指分离多房脓肿的房间隔膜以利引流；⑤脓腔较大时，可在脓腔最底部放置引流条，必要时另加切口做对口引流。

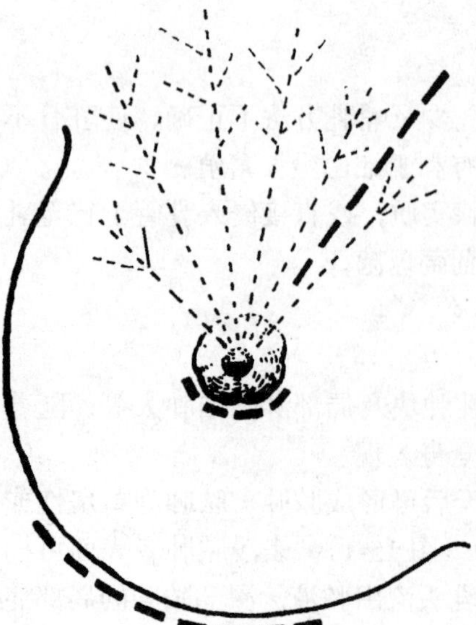

图 15-2　脓肿切开引流

【主要护理诊断 / 问题】

1．疼痛　与乳腺炎症、乳汁淤积有关。

2．体温过高　与乳腺炎症有关。

【护理措施】

（一）非手术治疗护理 / 术前护理

1．缓解疼痛　①患乳应暂停哺乳，并用吸乳器吸净乳汁；②局部用宽松胸罩，避免压迫增加疼痛；③局部使用热敷、药物外敷，以促进局部血液循环和炎症消散。

2．控制感染　①遵医嘱早期应用广谱抗生素；②定时测量生命体征，监测白细胞变化，必要时做血培养；③对高热者给予物理或药物降温。

（二）术后护理

1．停止哺乳　患侧乳腺应停止哺乳，以免影响伤口愈合。

2．预防感染　脓肿切开后，应保持引流通畅。注意观察引流液的量、颜色及气味变化，并及时更换切口敷料。定时监测生命体征，发现感染症状应予以相应抗感染处理。

（三）健康教育

1．保持乳头和乳晕清洁　产妇应每日用温水擦洗乳头和乳晕，并用手指按摩乳头，使乳头表皮坚韧不易破损。养成良好的卫生习惯，定期沐浴，勤换内衣。哺乳前后应清洗乳头，并注意婴儿口腔卫生，婴儿口腔有感染时要及时用药。

2．养成良好的哺乳习惯　每次哺乳应将乳汁吸尽，剩余乳汁可用手按摩排空或用吸乳器吸净，并不让婴儿养成含乳头睡觉的习惯。

3．保持婴儿口腔卫生　及时治疗婴儿口腔炎。

4．及时处理乳头或乳晕破损或皲裂　如发生破损或皲裂应暂停哺乳，用吸乳器吸出乳汁。局部用温水清洗后涂以抗生素，待愈合后再行哺乳，症状严重时应及时就诊。

第二节　乳腺囊性增生病

乳腺囊性增生病是女性多发病，常见于中年妇女，可发生在腺管周围并伴有囊肿形成，也可发生于腺管内，表现为不同程度的乳头状增生伴乳管囊性扩张，发生在小叶实质者，表现为乳管及腺泡上皮增生。

【病因】

本病与内分泌失调有关。①体内雌、孕激素比例失调，黄体素减少、雌激素量增多，使乳腺实质增生过度和复旧不全；②部分乳腺实质成分中性激素受体的质和量异常，使乳房各部分的增生程度参差不齐。

【护理评估】

（一）临床表现

1．症状　乳房胀痛，部分患者疼痛与月经周期有关，往往在月经前疼痛加重，月经来潮后减轻或消失。少数患者可有乳头溢液，呈黄绿色或血性，偶为无色浆液。

2．体征　一侧或双侧乳腺有弥漫性增厚，肿块可局限于乳腺的一部分，多位于乳腺外上象限，轻度触痛，也可分散于整个乳腺。肿块常呈颗粒状、结节状或片状，大小不一，质韧而不硬，增厚区与周围乳腺组织分界不明显，与皮肤无粘连。

（二）辅助检查

主要有乳腺钼靶 X 线检查、B 超或活组织病理检查等。

（三）与疾病相关的健康史

了解患者雌激素应用情况及月经史、婚育史、流产史。

（四）心理社会状况

本病在妇女中较为常见，临床表现有时与乳腺癌容易混淆，常会给患者带来沉重的心理压力，导致患者出现焦虑甚至恐惧等心理反应。

（五）治疗原则

1．非手术治疗　主要是观察和药物治疗。观察期间可使用中医中药调理，也可选用激素类和维生素类药物联合治疗。若肿块无明显消退，或观察过程中局部病灶有恶变可疑者，应切除并做快速病理检查。

2．手术治疗 病理检查有不典型上皮增生者，可结合患者具体情况决定手术范围。

【主要护理诊断 / 问题】

1．慢性疼痛 与内分泌失调导致乳腺实质过度增生有关。

2．焦虑 与缺乏疾病相关知识及担心发生乳腺癌有关。

【护理措施】

1．减轻疼痛 ①解释疼痛发生的原因，消除患者顾虑。②日常生活中应用宽松的乳罩托起乳房，避免乳罩过紧。③遵医嘱服用中药调理或其他对症治疗药物。

2．预防感染 术后应注意观察伤口情况，是否存在局部渗血、渗液，并及时更换切口敷料。定时监测生命体征，发现感染症状应予以相应抗感染处理。

3．健康教育 嘱患者定期进行乳房自检，局限性增生者在月经开始后 7 ～ 10 日内检查，每隔 2 ～ 3 个月到医院复查，对乳腺癌高危人群应密切随访，以便及时发现恶变。

第三节 乳房肿瘤

女性乳房肿瘤发生率较高，并以良性肿瘤多见，良性肿瘤中又以纤维腺瘤（fibroadenoma）多见，其次为乳管内乳头状瘤（intraductal papilloma）。恶性肿瘤绝大多数为乳腺癌（breast carcinoma），肉瘤很少见，男性患乳房肿瘤者少，发病率为女性的 1%。

一、乳腺纤维腺瘤

乳腺纤维腺瘤为女性常见的乳房良性肿瘤，好发年龄为 20 ～ 25 岁。

【病因】

主要是小叶内纤维细胞对雌激素的敏感性异常增高，可能与纤维细胞所含雌激素受体的量或质出现异常有关。

【护理评估】

（一）临床表现

主要为乳房肿块，好发于乳房外上象限，约 75% 为单发，少数多发。肿块增大缓慢，质硬有弹性，光滑，易推动。月经周期对肿块大小无影响。

（二）辅助检查

主要有乳腺 B 超或活组织病理学检查等。

（三）与疾病相关的健康史

了解患者雌激素应用情况及月经史、婚育史、流产史等。

（四）心理社会状况

由于本病青年女性发病率较高，常因对疾病及治疗手段缺乏了解等出现焦虑、恐惧等心理反应。

（五）治疗原则

手术切除是唯一有效的方法，由于妊娠可使纤维瘤增大，所以在妊娠前或妊娠后发现的纤维腺瘤一般都应手术切除，肿块做病理检查。

【主要护理诊断 / 问题】

知识缺乏 缺乏乳腺纤维腺瘤诊治的相关知识。

【护理措施】

告知患者乳腺纤维腺瘤是青年女性常见的乳房良性肿瘤，如发现肿块变化、明显增大，应及时就医。手术一般在门诊手术室进行，术后常规做肿块病理检查。但由于乳腺纤维腺瘤术后有复发可能，纤维腺瘤的复发会给患者带来较大的心理压力。

二、乳管内乳头状瘤

乳管内乳头状瘤多见于经产妇，40 ~ 50 岁多见。一般瘤体较小，带蒂而有绒毛，且有很多壁薄的血管，故易出血。

【护理评估】

（一）临床表现

一般无自觉症状，因肿瘤小，常不易触及，乳头溢液多见，且溢液多为血性，也可为暗棕色或黄色液体。

（二）辅助检查

主要有乳腺钼靶 X 线检查、B 超或活组织病理检查等，还可行乳腺导管造影，也可行乳管内镜检查，通过内镜成像技术观察乳腺导管内的情况。

（三）与疾病相关的健康史

了解患者月经史、婚育史、流产史、乳头溢液情况等。

（四）心理社会状况

本病好发于中年妇女，患者常因为缺乏相关知识而出现焦虑、恐惧等心理反应。

（五）治疗原则

以手术治疗为主，单发的乳管内乳头状瘤患者应切除病变的乳管系统，常规行病理检查。若患者年龄较大、乳管上皮增生活跃或间变，可行单纯乳房切除术。

【主要护理诊断 / 问题】

1．焦虑　与乳头溢液、缺乏乳管内乳头状瘤诊治的相关知识有关。

2．疼痛　与乳房手术切口有关。

【护理措施】

1．告诉患者乳头溢液的病因、治疗原则，解除患者的思想顾虑。

2．术后保持切口敷料清洁、干燥。

3．嘱患者定期回医院复查。

三、乳腺癌

乳腺癌（breast carcinoma）是女性最常见的恶性肿瘤之一。在我国占全身各种恶性肿瘤的 7% ~ 10%，仅次于宫颈癌，但近年来乳腺癌的发病率呈上升趋势，有超过宫颈癌的倾向。部分大城市报告乳腺癌发病占女性恶性肿瘤的首位。

【病因】

乳腺癌发病原因未明，可能与雌激素有关，长期使用避孕药或滥用含雌激素的保健品及化妆品均可增加乳腺癌的发病危险性。此外，还与以下原因有关。

1．遗传（家族史） 乳腺癌患者的一级亲属中罹患乳腺癌的危险性是正常人群的 2 ~ 3 倍。

2．内分泌 初潮年龄早和绝经年龄晚者的危险性增加。此外，危险性可随着初产年龄的推迟而逐渐增高，初产年龄在 35 岁以后，其危险性高于无生育史者。

3．环境和生活方式 多次人工流产手术可导致体内激素水平的变化，易诱发乳腺癌。高脂肪饮食也可以增加患乳腺癌的危险性。研究表明，经常过量饮酒以及长期吸烟的女性，罹患乳腺癌的风险可明显增大。

4．乳房良性疾病 如乳腺增生，尤其是年龄较大，病史较长，肿块较大，肿块与月经关系不明显者，容易发生恶变。

【病理】

1. 病理类型 ①非浸润性癌（即原位癌）：此型属早期，预后较好；②早期浸润性癌：此期仍属早期，预后较好；③浸润性特殊癌：此型一般分化较高，预后尚好；④浸润性非特殊癌：预后较上述类型差，且是乳腺癌中最常见的类型，占70% ~ 80%；⑤其他罕见癌：如炎性乳腺癌（inflammatory breast carcinoma）和乳头湿疹样乳腺癌（Paget's carcinoma of the breast）。

2. 转移途径

（1）直接浸润：癌细胞沿着导管和筋膜间隙向周围组织浸润。

（2）淋巴结转移：乳房外侧的乳腺癌，易向腋窝淋巴结转移，继而扩散到锁骨下及锁骨上淋巴结，经胸导管或右淋巴导管侵入静脉血流，向远处转移。乳房内侧的乳腺癌，常向胸骨旁淋巴结转移，可达锁骨上淋巴结。

（3）血行转移：晚期可经淋巴途径进入静脉或直接侵入血液循环，转移到肺、骨、肝等部位，有的早期乳腺癌患者已有血道转移。

案例 15-1A

女性，55岁。4个月前无意中发现左侧乳房内无痛性肿块，肿块初起时较小，近1个月来生长较快。体检：两侧乳房大小对称，外形无改变，无乳头溢液，左侧乳房外上象限可扪及一5cm ×3cm的质硬肿块，边界不清，表面不光滑，活动度尚可，同侧腋窝可扪及多个散在、可推动的淋巴结，考虑为乳腺癌。

问题与思考：

该患者护理评估内容有哪些？

【护理评估】

（一）临床表现

1. 无痛性肿块 为早期症状，表现为患侧乳房无痛性、单发小肿块，患者多在无意中（洗澡、更衣）发现。肿块多位于乳房外上象限，质硬，表面不甚光滑，与周围组织分界不清，尚可推动。

2. 乳房外形改变 ①"酒窝征"：肿块侵及连接皮肤与腺体的Cooper韧带，使之收缩，导致肿块表面皮肤凹陷，称为"酒窝征"。②"橘皮样"变：肿块继续增大，与皮肤广泛粘连，当皮内或皮下淋巴管被癌细胞堵塞时，可出现皮肤淋巴水肿，在毛囊处形成许多点状凹陷，使皮肤呈"橘皮样"改变。③乳头内陷：若肿块侵犯邻近乳头的大乳管，则可使乳头偏移、内陷或抬高，造成两侧乳头位置不对称。

3. 晚期表现 乳腺癌发展至晚期可出现：①肿块固定：癌肿侵入胸筋膜和胸肌时，固定于胸壁而不易推动。②卫星结节、铠甲胸：癌细胞侵犯大片乳房皮肤时皮肤表面出现多个坚硬小结或条索，呈卫星样围绕原发病灶。结节彼此融合、弥漫成片，可延伸至背部及对侧胸壁，致胸壁紧缩呈铠甲状时，呼吸受限。③皮肤破溃：癌肿侵犯皮肤并破溃形成溃疡，常有恶臭，易出血。

4. 转移征象 ①淋巴结肿大：乳腺癌淋巴结转移常见于患侧腋窝，开始肿大的淋巴结少数、散在、质硬，无痛，尚可推动。随后肿大的淋巴结增多，并融合成团，严重时与皮肤和深部组织粘连，不易推动。②血行转移：乳腺癌转移至肺、骨、肝时，可出现相应受累器官的症状。肺转移者可出现胸痛、气促，骨转移者可出现局部骨疼痛，肝转移者可出现肝大或黄疸。

5．特殊类型乳腺癌 ①炎性乳腺癌：较少见，多发生于妊娠期或哺乳期女性，无明显的肿块，表现为整个乳房红、肿、热、痛等炎症样表现，常有腋窝淋巴结肿大，肿瘤发展迅速，恶性程度高，预后差。②乳头湿疹样乳腺癌：表现为乳头刺痒、灼痛，以后出现乳头、乳晕的皮肤粗糙、糜烂和渗出，呈湿疹样改变，可覆盖黄褐色鳞屑样结痂。此类乳腺癌恶性程度低，发展慢，较晚发生腋窝淋巴结转移。

（二）辅助检查

1．影像学检查

（1）X 线：常用方法是钼靶 X 线摄片和干板照相，用于普查，是早期发现乳腺癌的最有效方法。

（2）B 超：能清晰显示乳房各层次软组织结构及肿块的形态和质地，主要用来鉴别囊性或实性病灶。

（3）磁共振成像：对软组织分辨率高，敏感性高于 X 线检查，不仅能三维立体观察病变，提供病灶形态学特征，还能运用动态增强提供病灶的血流动力学情况。

2．活组织检查 目前常用细针穿刺细胞学检查，多数病例可获得肯定的细胞学诊断。疑为乳腺癌者，可将肿瘤块连同乳腺组织一并切除做快速病理检查。乳头溢液未触及肿块者，可行乳头溢液涂片细胞学检查。乳头糜烂疑为湿疹样乳腺癌时，可做乳头糜烂部刮片或印片细胞学检查。

（三）与疾病相关的健康史

评估与乳腺癌发病相关的危险因素，包括年龄、月经史、生育史、哺乳史、家族史等，既往史包括乳房良性疾病、手术史及伴发疾病等。

（四）心理社会状况

评估患者有无因疾病、手术、各种治疗等产生不良心理反应及应对情况。评估患者对拟采取的手术方式及术后康复知识的了解和掌握程度。评估家属对本病治疗、预后的认知程度及心理承受能力。

（五）治疗原则

乳腺癌应采用以手术为主，化学治疗、内分泌治疗、放射治疗、生物治疗为辅的综合治疗。

1．手术治疗 为提高乳房癌治疗效果和患者的生活质量，近年更趋向根据肿瘤分期实施不同类型手术。

（1）保留乳房的乳腺癌切除术（lumpectomy and axillary dissection）：完整切除肿块及其周围 1cm 的组织，并行腋窝淋巴结清扫。

（2）乳腺癌改良根治术（modified radical mastectomy）：切除乳房腺体、乳头和乳晕以及完全的淋巴结清扫，有 2 种术式：一是保留胸大肌，切除胸小肌；二是保留胸大、小肌。术后外观效果较好，是目前常用术式。

（3）乳腺癌根除术（radical mastectomy）：切除整个乳房、胸大肌、胸小肌、腋窝及锁骨下淋巴结。

（4）乳腺癌扩大根治术（extensive radical mastectomy）：在乳腺癌根治术基础上行胸廓内动、静脉及其周围淋巴结清除术。

（5）全乳房切除术（total mastectomy）：切除整个乳腺，包括乳头、乳晕、腋窝部及胸大肌筋膜。该术式适用于原位癌、微小癌及年迈体弱不宜做根治术者。

前哨淋巴结活检（sentinel node biopsy）指接受乳腺癌引流的第一枚淋巴结，可采用示踪剂显示后切除活检。根据前哨淋巴结的病理结果预测腋窝淋巴结是否有肿瘤转移，对腋窝淋巴结阴性的乳腺癌患者可不做腋窝淋巴结清扫。

乳腺癌术后常见并发症有皮下积液与皮瓣坏死、患侧上肢水肿、肢体功能障碍等。

知识拓展

术后乳房重建术

乳房切除术后可以进行乳房重建术。乳房重建可使用乳房假体、自体组织（“皮瓣”）或结合二者进行重建（如背阔肌皮瓣/假体联合重建）。

乳房切除后的乳房重建术可以在乳房切除的同时进行（称“即刻重建”），也可以在肿瘤治疗结束后某个时间进行（称“延迟重建”）。如需行乳房切除术后放疗，若采用自体组织重建乳房，一般首选在放疗结束后进行延迟重建术，因为放疗会导致重建乳房美容效果受损。当使用假体重建乳房时，首选即刻重建而非延迟重建，以避免受照射皮瓣的组织肿胀。但进行即刻乳房假体重建术的患者若接受放疗，其假体包膜挛缩的发生率会增加。

重建术的选择以对肿瘤治疗情况、患者身体状态、吸烟史、并发症及患者意愿的评估为基础，并应在术前对肿块切除术后的预期外观结果进行评估。

吸烟可增加各类乳房重建术（无论是使用假体还是皮瓣）的并发症风险。因此吸烟被视为是乳房重建术的相对禁忌证，且术前必须让患者知道吸烟者易出现伤口并发症，且会使皮瓣部分或完全坏死的发生率增加。

Breast Cancer，NCCN Clinical Practice Guidelines in Oncology，2013.

2．**化学疗法** 是乳腺癌重要的辅助治疗手段。常用的化疗药物有环磷酰胺（C）、甲氨蝶呤（M）、氟尿嘧啶（F）、阿霉素（A）、表柔比星（E）、紫杉醇（T）。常用联合化疗方案有CMF、CEF等。辅助化疗可于术后早期应用，尤其是浸润性乳腺癌伴腋窝淋巴结转移者是应用辅助化疗的适应证，可以改善生存率。

3．**内分泌治疗** 肿瘤细胞中雌激素受体（estrogen receptor，ER）和孕激素受体（progesterone receptor，PR）含量高，称激素依赖性肿瘤，对此类病例采用内分泌治疗有效。ER、PR含量低者，对内分泌治疗效果差。常用的药物有他莫昔芬（tamoxifen）、芳香化酶抑制剂。他莫昔芬可降低乳腺癌术后复发率及转移率，对ER、PR阳性的绝经后妇女效果尤为明显，同时可降低对侧乳腺癌的发生率，至少服用3年，一般服用5年。芳香化酶抑制剂能抑制肾上腺分泌的雄激素转变为雌激素过程中的芳香化环节，从而降低雌二醇水平，达到治疗乳腺癌的目的，适用于ER受体阳性的绝经后妇女。该药安全、有效，不良反应有潮热、恶心、呕吐、静脉血栓形成、眼部副作用、阴道干燥或分泌物增多。

4．**放射治疗** 可根据患者年龄、疾病分期及分类等情况决定是否放疗以及放疗方案。一般在行保乳手术后，应予以放射治疗。

5．**生物靶向治疗** 在乳腺癌的发生发展中，致癌基因HER-2在调控细胞的生长、发育和分化中起重要作用。目前临床上开始使用曲妥珠单抗（赫赛汀）注射液等治疗乳腺癌患者，其作用机制是与HER-2受体结合后抑制肿瘤细胞的增殖，阻断肿瘤细胞的信号传递，取得了一定的效果。生物靶向治疗由于其作用机制独特，具有非细胞毒性、有效、低毒、耐受性好等优势而受到临床广泛关注。但部分靶向治疗药物使用后可出现腹泻、皮疹、瘙痒、皮肤干燥等不良反应，通常是可逆的。

案例 15-1B

患者确诊为乳腺癌后，先行环磷酰胺 + 阿霉素 + 去氧氟脲苷术前化疗 4 个周期，精神、食欲尚可，大、小便正常，一般情况良好，拟行“乳腺癌改良根治术”。

问题与思考：

该患者围术期护理措施有哪些？

【主要护理诊断 / 问题】

1．身体意象紊乱　与手术造成乳房缺失和术后瘢痕形成有关。

2．自理缺陷　与术后患侧上肢活动受限有关。

3．潜在并发症　上肢水肿、皮下积液、皮瓣坏死等。

【护理措施】

（一）术前护理

1．心理护理　患者面对乳房缺失导致外形受损、各种治疗、婚姻生活、经济状况等问题而产生焦虑、恐惧等心理，因此，护士应鼓励患者及家属认识问题，告诉患者乳房重建的可能，并可邀请成功者现身说法。对已婚患者，应同时对其丈夫进行心理辅导，鼓励夫妻双方坦诚相待，让丈夫认识其手术的必要性、重要性，以及手术对患者的影响，取得丈夫的理解、关心和支持，并能接受妻子手术后身体形象的改变。

2．饮食　选择富含营养、易消化的食物，鼓励患者进食高蛋白、高能量、富含维生素和膳食纤维的食物，为术后创面愈合创造有利条件。

3．术前准备　做好术前常规检查和准备，为患者进行术侧肢体测量，以协助判断是否出现术后肢体水肿。处于妊娠期和哺乳期的患者应立即停止妊娠或哺乳，以减轻激素的作用。

（二）术后护理

1．体位　患者麻醉清醒后，生命体征平稳可取半卧位，以利呼吸和引流。

2．饮食护理　术后 6 小时无恶心、呕吐等麻醉反应者，可正常饮食，并保证足够热量及维生素，以利康复。

3．病情观察　观察生命体征变化，伤口敷料渗血、渗液情况，如出现胸闷、气促、呼吸困难等症状，应及时报告医师。

4．引流管的护理　乳腺癌根治术后皮瓣下常规留置引流管做持续负压吸引，以便及时、有效地吸出残腔内的积液、积血，并使皮肤紧贴胸壁，从而有利于皮瓣愈合。护理时应注意：①保持有效的负压吸引：负压吸引压力大小要适宜，以防止压力过大损伤皮瓣及引流管瘪陷，压力过小不能有效引流。②妥善固定引流管：引流管的长度要适宜，卧床时将其固定于床旁，起床时固定于上衣。③保持引流管通畅：还要防止引流管受压和扭曲，以利局部引流，预防皮下积液。④观察引流液的颜色和量：术后第 1 天一般有 50 ~ 200ml 血性液体，术后 4 ~ 5 天渗出液转为淡黄色。若每日引流量少于 10 ~ 15ml，创面与皮肤贴合良好，手指按压周围皮肤无空虚感，即可拔除引流管并更换敷料。

5．并发症的观察与护理

（1）患侧上肢水肿：常见的原因有患侧腋窝淋巴结切除后，使上肢淋巴回流受阻、术后组织粘连压迫静脉、术后功能锻炼不当等，护理时应注意：①保护患侧上肢：术后应测量患侧上肢周径并评估其肿胀程度；术后卧床患者，患侧上肢用软枕垫高 10° ~ 15°，并进行上肢由远心端向近心端的按摩，以促进静脉和淋巴的回流；肢体肿胀严重者，可使用弹力绷带；在取半卧位或站立时应避免患侧上肢长时间下垂，可使用吊带将患肢托起，坐起时应避免患侧手臂用力。②避免肢体损伤：禁止在患侧手臂测血压、注射或抽血，以免加重循环障碍。

（2）皮下积液：术后手术部位用胸带或绷带加压包扎，使皮瓣能够紧贴创面，包扎松紧度要适当，妥善固定皮瓣，促进皮瓣愈合。若发现皮瓣下积液，应在无菌操作下穿刺抽吸，然后再加压包扎。

（3）皮瓣坏死：若患侧上肢脉搏摸不清、皮肤发绀、皮温降低，则提示腋部血管受压，易导致皮瓣边缘发黑坏死，应将坏死皮瓣予以剪除，待其自行愈合，或待肉芽生长良好后再植皮。

6．患侧上肢功能锻炼　乳腺癌根治手术不仅要切除整个乳房及部分肌肉，还要切除邻近的淋巴结，手术范围相当大，部分患者术后会出现肩关节活动受限，上肢活动度降低。术后加强肩关节活动可增加肌肉力量、松解和预防粘连，最大限度地恢复肩关节的活动范围。为减少和避免术后残疾，鼓励和协助患者早期开始患侧上肢的功能锻炼。功能锻炼可分为以下几个阶段进行（图 15-3）：

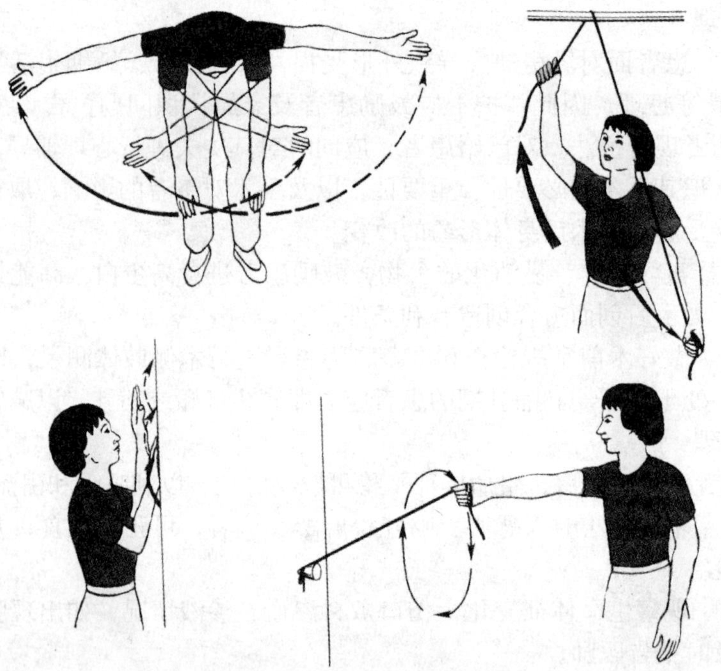

图 15-3　乳房术后活动

第一阶段：术后 24 小时开始，此时患者尚在卧床期间，可做伸指、握拳、屈腕等动作。

第二阶段：术后 2 ~ 3 天，此时患者可以下地活动，可进行上肢肌肉等长收缩，促进血液和淋巴回流；可在健侧肢体或他人协助下进行前臂伸屈运动。

第三阶段：术后 4 ~ 7 天，鼓励患者进行患侧手刷牙、进食等日常活动，并可练习患侧上肢摸同侧颈部及对侧颈部的动作。

第四阶段：术后 8 ~ 14 天，皮瓣基本愈合，可开始循序渐进地进行肩关节活动，如手指“爬墙”运动、梳头等，活动以能耐受疼痛为宜，不可强求达到预期效果。术后 7 天内不上举，10 天内不外展肩关节。

进行功能锻炼时注意：肩关节活动开始的时间，应根据具体情况而定。如果出现腋下积液（此时会感觉局部肿胀、疼痛），术后腋窝引流液较多，肩关节活动应适时延迟，并减少活动量。

（三）健康教育

1．活动　术后坚持患肢功能锻炼，并遵循循序渐进的原则。

2．避免妊娠　适度的性生活可提高患者对生活的信心，有利于康复，但是要能够做好避孕，因其妊娠期间体内激素水平改变，特别是雌激素水平升高，可能使乳腺癌复发。

3．坚持放疗、化疗　继续坚持放疗、化疗等辅助治疗，放疗、化疗期间应加强营养，多食高蛋白、高维生素、高热量的食物，以增强机体抵抗力。

4．定期乳房自我检查　乳腺癌发现越早，治愈的可能性就越大。因此，每位妇女至少每季度进行一次乳房自查，高危人群及绝经女性应每月进行 1 次乳房自检，如发现异常，应及时到医院做进一步专业检查，以便做到早发现、早诊断和早治疗。乳腺癌自我检查的最佳时间是在月经周期的 7 ~ 10 天，或月经结束后 2 ~ 3 天，因为月经前或经期由于乳腺生理性充血，乳腺组织肥厚，会影响检查效果。乳腺癌自我检查方法如下：

（1）视诊：直立镜前脱去上衣，在明亮的光线下，面对镜子对两侧乳房进行视诊，双臂下垂，观察双侧乳房是否对称，弧形轮廓有无改变，乳房皮肤有无凹陷、水肿，乳头、乳晕皮肤有无脱皮或糜烂，乳头是否提高或回缩，然后双手叉腰以及上举，身体做左右旋转并继续观察以上变化。

（2）触诊：举起左侧上肢，用右手三指（示指、中指、无名指）指腹缓慢稳定、仔细地在左乳房按顺时针方向逐渐向内移动触摸检查，从乳房外围起至少 3 圈，按照外上、外下、内下、内上的顺序，直至乳头。也可采用上下或放射状方向检查，但应注意不要遗漏任何部位。同时一并检查腋下淋巴结有无肿大。正常乳腺可触及均匀、散在的柔软小结。最后，用拇指和示指间轻轻挤压乳头，观察有无乳头排液。如发现有混浊、微黄色或血性溢液，应立即就医，同法检查右侧乳房。 如采取平卧检查，可将待检查的一侧肢体举过头放于枕上或用折叠的毛巾垫于待检侧肩下使乳房平坦，易于检查，其余方法与触诊相同。

5．定期复查　乳腺癌手术治疗后定期复查对于早期发现术后复发、转移非常重要。一般 2 年内每 3 个月复查 1 次，2 年后可半年复查 1 次，5 年后每年复查 1 次，10 年后可适当延长间隔时间。复查内容包括：对侧乳腺、腋窝、伤口愈合情况，患侧腋窝、锁骨上淋巴结情况，肺、骨、肝、脑情况。

小　结

（一）急性乳腺炎

1．病因　主要是乳汁淤积、细菌入侵、抵抗力下降。

2．临床表现　有局部及全身的炎症反应、脓肿形成。

3．治疗原则　包括控制感染，排空乳汁。脓肿形成前主要以抗生素等治疗为主，脓肿形成后，需行脓肿切开引流。

4．护理措施　主要有疼痛护理、防治感染、对症护理及切开排脓护理等。产妇健康教育是预防乳腺炎的关键。

（二）乳腺囊性增生病

主要与内分泌失调有关。主要表现为周期性乳房胀痛与肿块。治疗以观察和药物治疗为主，有不典型上皮增生者，可结合其他因素决定手术范围。护理措施主要有减轻疼痛及健康教育等。

（三）乳腺纤维腺瘤

主要与小叶内纤维细胞对雌激素敏感性增高有关。主要表现为有弹性、光滑、易推动的乳腺肿块有关。手术切除是唯一有效的方法。

（四）乳管内乳头状瘤

主要表现为乳头溢液，可行导管造影、乳管内镜检查进行诊断，以手术治疗为主。

（五）乳腺癌

1. 病因　与雌激素有关。

2. 临床表现　早期表现是无痛性肿块。乳房外形变化有“酒窝征”，乳头回缩、内陷，“橘皮样”改变。乳腺癌的晚期表现包括癌肿固定、卫星结节、铠甲胸、皮肤破溃等。患者常有患侧腋窝淋巴结肿大。乳腺癌转移至肺、骨、肝时，可出现相应的症状。

3. 治疗原则　多采用手术、化疗、放疗等的综合治疗手段。另外，还有内分泌治疗、生物治疗、中医中药治疗、生物靶向治疗等多种辅助治疗手段。

4. 护理措施　除术前护理外，术后护理包括引流管护理，并发症（患肢水肿、皮瓣坏死、皮下积液）的观察与护理，以及患肢功能锻炼等。出院后乳腺癌患者应注意适当活动，避免妊娠，坚持放疗、化疗，定期乳房自我检查及定期复查等预防乳腺癌复发并提高生活质量。

思考题

女性，37 岁，因右侧乳腺癌在全身麻醉下行乳腺癌改良根治术。术后第 1 天，T 37.4℃，P 88 次 / 分，R 24 次 / 分，BP 125/80mmHg，胸部用绷带加压包扎，皮瓣下置引流管持续引流，患者诉伤口疼痛，且现在不能自己洗漱、进餐、如厕等，患者向家人和护士诉说不能接受一侧乳房切除的事实。

请问：

（1）该患者目前主要的护理诊断 / 问题是什么？

（2）该患者目前患侧上肢的护理要点及功能锻炼方法是什么？

（刘　敦）

T15-1

参考答案

第十六章　胸部损伤患者的护理

学习目标

通过本章内容的学习，学生应能够：

◎ 识记

1．复述反常呼吸运动 / 连枷胸、纵隔扑动、闭合性气胸、开放性气胸、张力性气胸、血胸的概念。

2．描述常见胸部损伤的类型、临床表现和处理原则。

3．复述胸腔闭式引流的护理措施要点。

◎ 理解

1．解释气胸、血胸的病理生理变化。

2．比较闭合性气胸、开放性气胸和张力性气胸的临床表现和处理原则。

◎ 运用

评估胸部损伤患者并为其制订护理计划。

胸部损伤约占全身创伤的 1/4，且常为复合性损伤，多由于暴力挤压、冲撞、跌倒、坠落、钝器打击、锐器伤或枪弹伤所致。轻者可引起胸壁软组织挫伤和（或）单纯肋骨骨折。重者可引起多根多处肋骨骨折、气胸、血胸、血气胸、休克、胸内脏器（心脏、大血管、气管、食管、膈肌）损伤等，导致呼吸和循环功能障碍，甚至死亡。

胸部是呼吸、循环系统重要器官所在部位，胸廓的完整性和胸膜腔的密闭性是维持胸膜腔内负压的必要条件。胸膜腔内压力为 −0.79 ~ −0.98kPa（−8 ~ −10cmH_2O），可保持肺的扩张和通气功能，以及促使静脉血回流心脏，对维持呼吸、循环功能有重要意义。若胸膜腔内负压消失，肺则萎陷，因此在胸部损伤或开胸手术后，保持胸膜腔内的负压至关重要。根据损伤是否穿破壁层胸膜造成胸膜腔与外界相通，可将损伤分为闭合性胸部损伤和开放性胸部损伤。若损伤同时伤及腹部，则称为胸腹联合伤。

知识拓展

胸腔积液

胸膜腔是位于脏胸膜和壁胸膜之间的一个潜在腔隙，其中有少量胸液。液体在胸膜间的循环遵循 Starling 定律。在正常的循环中，净压力驱使液体从壁胸膜进入胸腔。24 小时内有 5 ~ 10L 液体产生并进入胸腔积液的循环。一般情况下胸腔积液的量很小。在生理条件下，脏胸膜对胸腔内的蛋白质吸收能力小。因此，大部分胸腔积液被壁胸

知识拓展

膜吸收。壁胸膜有吸收蛋白质及胸腔积液的能力。在产生和吸收过程中即使出现小的不平衡，胸腔积液的量也将增加。这些诱因包括静水压增加、胸膜腔内负压增加、毛细血管通透性增加、胶体渗透压下降及淋巴引流失衡。

科特尼.彭吉润，王杉主译.克氏外科学.19版.北京：北京大学医学出版社，2015.

第一节　肋骨骨折

肋骨骨折（rib fracture）是最常见的胸部损伤，可表现为单根单处、单根多处、多根单处、多根多处骨折，其中多根多处肋骨骨折比较危险。

【病因与病理】

（一）病因

1．暴力因素　暴力因素可分为直接暴力和间接暴力。直接暴力引发的骨折常在暴力打击处，骨折端向胸内移位，可刺破胸壁及肺组织，导致气胸和血胸。间接暴力引发骨折时断端常向外，损伤胸壁及肺组织危险性相对较小，如胸部前后受挤压，肋骨在腋中线附近向外过度弯曲而折断。在所有肋骨中，第1～3肋骨较短，且有锁骨、肩胛骨和肌肉保护，较少发生骨折。第8～10肋骨虽较长，但前端以肋软骨与胸骨相连，形成肋弓弹性较大，不易折断。第11～12肋骨前端游离，也不易折断。第4～7肋骨较长且固定，最易折断，是最常见的肋骨骨折部位。

2．病理因素　严重骨质疏松的老年人偶尔可因咳嗽或打喷嚏引发骨折。恶性肿瘤肋骨转移者易发生病理性骨折。

（二）病理

1．局部损伤　单根骨折或多根单处骨折对呼吸影响不大。若肋骨断端刺破壁胸膜和肺组织，则可产生气胸、血胸、皮下气肿或引起血痰、咯血等。若刺破肋间血管，尤其动脉损伤，则可引起大量出血，导致病情迅速恶化。

2．反常呼吸　多根、多处肋骨骨折时，局部胸壁因失去完整肋骨的支撑而使胸廓软化，可出现反常呼吸运动，又称连枷胸（flail chest）。患者表现为吸气时胸膜腔内负压增加，软化区胸壁内陷；呼气时胸膜腔内负压减小，软化胸壁向外凸出。如果软化区较广泛，在呼吸时两侧胸膜腔压力不平衡，可使纵隔左右扑动，影响换气和静脉血回流，导致缺氧和二氧化碳潴留，严重者可发生呼吸和循环衰竭。

【护理评估】

（一）临床表现

1．症状　骨折局部疼痛和压痛，咳嗽、深呼吸或变动体位时疼痛加剧。部分患者可有咯血。多根多处肋骨骨折者可出现气促、呼吸困难、发绀或休克等症状。

2．体征　受伤胸壁肿胀，局部压痛明显，可伴畸形和骨擦音/骨擦感，胸廓挤压征（+）。多根多处肋骨骨折时可出现反常呼吸运动。部分患者可有皮下气肿。

（二）辅助检查

胸部X线检查可显示肋骨骨折的断裂线或断端错位，以及有无气胸、血胸、血气胸等。

（三）与疾病相关的健康史

了解患者受伤部位、受伤时间和经过、暴力大小和方向、开放性或闭合性损伤，有无肺损伤、心脏损伤、血管损伤等合并伤。了解既往身体状况，有无影响骨折愈合的因素。

（四）心理社会状况

患者常伴有复合损伤，如第 9 ～ 12 肋骨骨折常伴有肝脾损伤，第 1 ～ 2 肋骨骨折多伴有严重脑、胸和腹部损伤，特别是大血管损伤。此外，多根多处肋骨骨折患者可出现反常呼吸甚至纵隔扑动，从而危及生命。患者及其家属均可出现焦虑、恐惧等问题，也可能担心预后不良。

（五）治疗原则

重点是有效镇痛、清理呼吸道分泌物、固定胸廓和防治并发症。此外，若存在气胸、血胸等合并损伤，还应做好相应处理。

1．有效镇痛　一般肋骨骨折可口服或肌内注射镇痛药和镇静药，或使用患者自控止痛泵、肋间神经阻滞或硬膜外置管镇痛等。

2. 清理呼吸道分泌物　鼓励患者咳嗽、咳痰，协助体位排痰，给予化痰药物，雾化吸入，必要时行纤维支气管镜吸痰甚至气管切开，减少呼吸系统并发症。

3．固定胸廓

（1）闭合性单处肋骨骨折：此类骨折较少有移位，骨折多能自行愈合，固定的目的主要是减少肋骨断端活动、减轻疼痛。可使用多头胸带或弹性胸带固定胸廓，方法是从下向上，后起健侧脊柱旁，前方越过胸骨，行叠瓦式固定。

（2）闭合性多根多处肋骨骨折：对于连枷胸患者应紧急处理。可进行局部加压包扎，使软化胸壁固定在凹陷位，但此法容易遗留胸壁局部畸形。也可通过手术方式开胸固定肋骨断端，或经胸腔镜直视下导入钢丝的方法固定连枷胸。

（3）开放性骨折：应早期清创缝合，用不锈钢丝固定肋骨断端。常规使用抗生素防治感染。

【主要护理诊断 / 问题】

1．疼痛　与肋骨骨折有关。

2．低效性呼吸型态　与多根多处肋骨骨折导致反常呼吸运动有关。

【护理措施】

1．现场急救　首先抢救生命。对于出现反常呼吸者可用厚棉垫加压包扎，以减轻或消除反常呼吸运动，促进患侧肺复张。

2．病情观察　严密观察生命体征，注意神志、瞳孔、胸部、腹部和肢体活动情况。密切观察患者呼吸的频率、节律和幅度等，有无气促、呼吸困难、发绀和缺氧等症状，有无气管移位或皮下气肿。

3．减轻疼痛　对于剧烈疼痛者应遵医嘱给予止痛药，并观察用药后有无呼吸抑制。

4．改善呼吸功能

（1）吸氧：根据病情给予鼻导管或面罩吸氧，观察血氧饱和度和动脉血气等。

（2）保持呼吸道通畅：协助患者翻身、拍背。患者咳嗽、咳痰时协助并指导其用手按压患侧胸壁。痰液黏稠可遵医嘱使用化痰药，或进行雾化吸入。及时清理口腔、呼吸道内的血液、痰液及呕吐物。对有严重呼吸道分泌物潴留或呼吸衰竭者，可采用鼻导管深部吸痰或支气管镜吸痰。

（3）半卧位：病情稳定者取半坐卧位，以使膈肌下降，有利呼吸。

5．预防感染　密切观察体温和胸部表现，每 4 小时测量 1 次体温，及时发现感染迹象。保持敷料清洁、干燥和引流管通畅。对开放性损伤者，遵医嘱注射破伤风抗毒素和抗生素。

6．健康教育　指导患者加强营养，适当补充钙剂和维生素 D，多晒太阳，坚持进行呼吸功能锻炼。

第二节 气 胸

气胸（pneumothorax）指胸膜腔内积气。在胸部损伤中，气胸的发生率仅次于肋骨骨折。

【病因、分类和病理生理】

气胸可由肺组织、支气管、食管破裂导致，或胸壁伤口穿破胸膜，胸膜腔与外界沟通，空气进入所致。根据胸膜破口的情况和发生气胸后对胸膜腔内压力的影响，气胸一般分为闭合性气胸（closed pneumothorax）、开放性气胸（open pneumothorax）和张力性气胸（tension pneumothorax）三种。

1．闭合性气胸 空气通过胸壁或肺的伤道进入胸膜腔后，伤道立即闭合，胸膜腔与外界不再相通。此时胸膜腔内负压被部分抵消，但仍低于大气压，伤侧肺组织有一定程度的萎陷。由于两侧胸膜腔压力不平衡，导致不同程度的纵隔偏移，使健侧肺组织受压、扩张受限。

2．开放性气胸 胸膜腔通过胸壁伤口与外界大气相通，外界空气可随呼吸自由出入胸膜腔。此时外界空气可自由进出胸膜腔，胸膜腔内压几乎等于大气压。此时，纵隔随呼吸运动而左右摆动，导致纵隔扑动，并进一步引起循环和呼吸功能障碍。

3．张力性气胸 又称高压性气胸，胸壁裂口与胸膜腔相通且形成活瓣，每次吸气时气体从裂口进入胸膜腔，而呼气时活瓣关闭，气体只能入不能出，致使胸膜腔内积气不断增多，胸膜腔内压力高于大气压。张力性气胸由于患侧肺严重萎陷，导致严重的呼吸和循环障碍；高压气体进入纵隔或胸壁软组织并向皮下扩散，导致纵隔气肿或颈、面、胸部等处的皮下气肿。

案例 16-1A

男性，39 岁。1 小时前因车祸造成左侧胸部外伤。

问题与思考：

该患者护理评估内容有哪些？

【护理评估】

（一）临床表现

1．闭合性气胸

（1）症状：随胸膜腔积气量和肺萎陷程度而不同。小量气胸，肺萎陷在 30% 以下，患者可无明显呼吸和循环功能紊乱的症状，或仅有轻度气促。中、大量气胸，肺萎陷在 30% ～ 50% 及 50% 以上，可出现胸闷、胸痛、气促和呼吸困难等症状。

（2）体征：患侧胸廓饱满、肋间隙增宽、呼吸幅度降低，气管向健侧移位，叩诊呈鼓音，呼吸音减弱或消失。

2．开放性气胸

（1）症状：出现呼吸系统和循环系统严重症状。患者表现为气促、发绀、呼吸困难、面色苍白、血压降低、脉搏细速，甚至休克。

（2）体征：视诊可见胸部吸吮伤口，气管、心脏明显向健侧移位，伤侧胸部叩诊呈鼓音。患者呼吸时可直接听到气体进出的嘶嘶声，呼吸音减弱或消失。

3．张力性气胸

（1）症状：随着伤侧胸膜腔内压力进行性升高，对肺的压迫和对纵隔的推移越来越大，患者可有极度呼吸困难、发绀、烦躁不安、大汗淋漓、脉搏细速、血压降低、昏迷、休克，甚至窒息。

（2）体征：伤侧胸部饱满，肋间隙增宽，呼吸幅度明显降低，气管向健侧移位。可有颈部、面部和胸部等处的皮下气肿，有皮下握雪感或捻发音。胸部叩诊呈鼓音，伤侧呼吸音消失。

（二）辅助检查

1．胸部X线检查　显示肺萎陷和胸膜腔积气，有时可伴胸腔积液。可发现气管和心脏等纵隔内器官向健侧移位。

2．诊断性穿刺　胸膜腔穿刺既能明确气胸的存在，又能抽气减轻胸膜腔内压力。张力性气胸时患侧胸膜腔穿刺有高压气体向外冲出，抽气后症状好转，但很快加重。

（三）与疾病相关的健康史

了解暴力性质、受伤时间、当时症状、急救措施等。了解是否合并肺部疾病和既往肺部功能。

（四）心理社会状况

由于意外创伤的刺激、呼吸和循环功能的下降、生活自理能力下降等，使患者和家属常有紧张不安、愤怒、委屈、沮丧、无助和绝望心理等情绪反应。

（五）治疗原则

1．闭合性气胸　少量积气多不需特殊处理，一般1～2周内可自行吸收。大量气胸时，胸腔穿刺抽气多不满意，应行胸腔闭式引流术，以排除积气，促进肺及早膨胀，同时应用抗生素预防感染。胸腔闭式引流管的放置可刺激穿刺部位，尤其在呼吸时可引起疼痛。

2．开放性气胸

（1）院外急救：现场使用无菌敷料（如凡士林纱布外加厚棉垫）或清洁物品，在患者用力呼气末紧急封闭伤口，再用胶带或绷带包扎固定，使开放性气胸变为闭合性气胸。

（2）院内处理：入院后立即给氧，补液输血，纠正休克，并做胸腔闭式引流术，然后再清创、缝合胸壁伤口。对疑有胸腔内脏器损伤或活动性出血者，开胸予以止血、修复损伤或清除异物处理。

案例16-1B

体检：T 36.9℃，P 97次/分，R 22次/分，BP 70/48 mmHg。患者呼吸急促，口唇发绀，面色苍白。左侧胸部有一长2.5cm的伤口，气管及心尖搏动明显右移，左侧胸廓叩诊鼓音，呼吸音消失，可听到气体随呼吸进出伤口声。

胸部X线检查：左侧肺萎陷，肋膈角消失，气管和心脏向右侧移位。

该患者明确诊断为开放性气胸，紧急封闭胸腔伤口后行胸腔闭式引流治疗。

问题与思考：

胸腔闭式引流的护理要点有哪些？

3．张力性气胸

（1）急救处理：应立即排气减压。紧急状况下可在粗针头的针柄部外接剪有小口的橡胶指套、气球、柔软塑料袋等单向活瓣装置，在伤侧第2肋间锁骨中点连线处穿入胸膜腔，使胸腔内高压气体易于排出，而外界空气不能进入。

（2）进一步处理：安置胸腔闭式引流，应用抗生素预防感染。行胸腔闭式引流后，一般肺小裂口多可在3～7日内闭合。若胸腔闭式引流管内不断有大量气体溢出，患者呼吸困难未见好转，提示可能有肺及支气管严重损伤，应尽早行剖胸探查或胸腔镜手术，修补裂口或行肺段、肺叶切除术。

【主要护理诊断/问题】

1．气体交换受损　与肺组织萎陷有关。

2．疼痛　与胸部伤口或胸腔闭式引流管刺激有关。

【护理措施】

1．现场急救

（1）首先抢救生命。

（2）开放性气胸：立即用厚敷料（最好是凡士林纱布，现场也可用毛巾等）于患者呼气末封闭伤口并包扎，阻止气体继续进出胸膜腔，变开放性气胸为闭合性气胸。

（3）张力性气胸：用粗针头在伤侧锁骨中线第2肋间行胸膜腔穿刺，尽快排除积气以解除对肺的压迫。转运过程中为保证安全，可在针尾绑缚一橡胶指套，末端开一个小口，使气体只能排出不能进入。若胸壁有活瓣样伤口者应及时封闭伤口。

2．胸腔闭式引流的护理

（1）目的：①引流胸膜腔内渗液、血液及气体。②重建胸膜腔正常的负压，使肺复张。③平衡左右胸膜腔压力，预防纵隔移位。

（2）胸膜腔引流管安放位置：①排液：一般在腋中线和腋后线之间第6～8肋间。②排气：由于积气多向上聚集，常在锁骨中线第2肋间。③排脓：脓腔最低点。

（3）引流装置：传统的胸腔闭式引流装置有单瓶、双瓶和三瓶三种，目前临床广泛应用的是各种一次性使用的胸膜腔引流装置。

1）单瓶水封式系统：瓶内装500ml无菌生理盐水，水封瓶橡胶塞上有2个孔，分别插入长、短玻璃管各1根。短玻璃管远离水平面，与大气相通。长玻璃管的下端插入水平面下3～4cm，上端与患者的胸膜腔引流管相连接，以免空气进入胸膜腔。接通后可见管内水柱随呼吸上下波动。

2）双瓶水封式系统：在水封瓶的基础上增加了集液瓶，专门收集引流液，因此在引流胸膜腔内液体时，水封下的密闭系统不会受到引流量的影响。

3）三瓶水封式系统：在双瓶式的基础上又增加了一个可以调节施加负压抽吸力大小的控制瓶，其抽吸力大小由通气管没入水面的深度来决定。若没入水面15～20cm，则相当于对患者施加了1.5～2kPa的负压抽吸力。若抽吸力超过没入液面的通气管高度时，就会将外界空气吸入此引流系统中，所以压力控制瓶中必须始终有水泡产生方表示为具有功能并处于工作状态。

（4）护理要点

1）妥善固定：胸腔闭式引流主要是靠重力引流，患者通常取半卧位，水封瓶应置于患者胸部水平下60～100cm，并应放在特殊的架子上，防止被踢倒或抬高。引流管的长度以能将引流管固定在床缘，且能垂直降到引流瓶为宜。过长时易扭曲，还会增大无效腔，影响通气。过短时患者翻身或坐起时易牵拉到引流管。固定引流管时，可将引流管两端的床单拉紧形成一个凹槽，把引流管嵌在凹槽中用别针固定。

2）保持引流通畅：鼓励患者咳嗽、深呼吸及变换体位，排出胸膜腔内的空气和液体，恢复胸膜腔负压，使肺充分扩张。防止管道受压、扭曲、堵塞和滑脱。每30～60分钟挤压引流管1次，可用一只手固定引流管，另一只手握紧引流管向引流瓶方向滑动。通过挤压可使堵塞引流管的血块排出，恢复引流管通畅。

3）保持引流装置的密闭和无菌：检查各部位完好，无破损且密闭，衔接部位牢固。为避免空气进入胸膜腔，引流管与胸壁连接处周围用油纱布包盖严密，引流瓶应用紧密的橡皮塞。搬运患者时，先用两把止血钳双重夹住胸腔引流管，再把引流瓶置于床上，可放在患者的两腿之间。搬运后，先把引流瓶放在低于胸腔的位置，再松止血钳。更换引流瓶时，先双重夹住胸腔引流管，各项操作应遵守无菌原则，拔出的接头要用无菌纱布包裹，水封瓶内需装无菌蒸馏水或生理盐水。若引流管连接处断开或水封瓶被打破，应立即夹闭引流管，更换引流装置，然后松开止血钳。若引流管从胸腔滑脱，立即用手捏闭伤口处皮肤，消毒处理后，用凡士林纱布封闭伤口，并协助医师做进一步处理。

4）观察与记录：观察引流液体的量、性质、颜色，并准确记录，通过观察长管内水柱是否有波动来评估引流管是否通畅。水柱波动幅度能反映无效腔的大小及胸膜腔内负压的情况，正常水柱上下波动 4 ~ 6cm。若水柱波动过高，可能存在肺不张。若波动停止，表明引流管堵塞或肺已完全膨胀。引流量多且为血性时，应考虑出血的可能。如发现胸闷、气促、气管向健侧偏移等肺受压的症状，或引流液过少，应怀疑引流管被血块堵塞。此时需挤压管道或使用负压间断抽吸引流瓶的短管，促使其通畅。

5）引流管的拔除：①拔管适应证：通常手术后 48 ~ 72h，引流量减少（24h 引流液 < 50ml，脓液 < 10ml），颜色变浅，查体及胸部 X 线检查证实肺已完全复张，无气体排出，患者无呼吸困难，可拔除胸腔引流管。拔管前需夹闭引流管 24h，若病情稳定方可拔管。②拔管方法：拔管时患者应取半卧位或坐在床沿，鼓励患者咳嗽，挤压引流管后夹闭。嘱患者深吸一口气，在吸气末屏住气时迅速拔管，然后立即用凡士林纱布覆盖伤口。③拔管后观察：拔管后 24h 内要观察患者有无胸闷、呼吸困难、发绀、漏气、渗液、出血和皮下气肿等，若发现异常及时通知医师处理。

3．其他　做好病情观察、减轻疼痛、改善呼吸功能、预防感染等护理。

4．健康教育　指导患者注意观察，若突发胸痛、胸闷、气促、呼吸困难等表现，应警惕气胸复发并及时就诊。

第三节　血　胸

胸部损伤引起胸膜腔积血称为血胸（hemothorax），与气胸同时存在称为血气胸（hemopneumothorax）。其发生率在胸部损伤中位列第三，常与肋骨骨折和气胸同时存在。

【病因及病理】

1．病因　多由利器损伤胸部或肋骨断端刺破肺、心脏、大血管或胸壁血管引起。

2．病理　急性大量失血可引起失血性休克，造成循环障碍。胸膜腔内大量出血可造成伤侧肺萎陷，呼吸面积减少，纵隔被推向健侧，导致健侧肺受压，影响腔静脉回流，严重影响呼吸和循环。由于心、肺、心包和膈肌运动有去纤维蛋白的作用，造成胸腔出血不易凝固。但若胸腔短时间内积聚大量血液，超过去纤维蛋白作用，则积血可凝固成块，形成凝固性血胸（coagulating hemothorax）。胸腔内陈旧血凝块刺激纤维素渗出和机化，可逐渐形成纤维胸，严重限制通气功能。另外，从伤口或肺破裂处进入的细菌，在积血中很快滋生繁殖，容易形成感染性血胸（infective hemothorax），最终导致脓血胸。持续大量出血所致胸膜腔积血称为进行性血胸（progressive hemothorax）。

【护理评估】

（一）临床表现

1．症状　血胸的临床表现与出血量、速度和个人体质有关。临床上根据胸腔内积血量可分为少量血胸（≤ 500ml）、中等量血胸（500 ~ 1000ml）和大量血胸（> 1000ml）。少量血胸可无明显症状。中量以上血胸时，积血压迫肺和纵隔可导致呼吸、循环障碍加重，患者会出现不同程度的低血容量性休克和呼吸困难表现。由肺裂伤引起的血胸常伴咯血。开放性血胸患者可见血液随呼吸自创口涌出。随病情进展，患者可出现进行性血胸、感染性血胸和凝固性血胸。

2．体征 患侧胸廓饱满、肋间隙增宽，气管向健侧移位、语音震颤减弱，局部叩诊浊音，听诊局部呼吸音减弱或消失。

（二）辅助检查

1．实验室检查 血常规检查显示血红蛋白和血细胞比容下降。继发感染者血白细胞计数和中性粒细胞比例增高。

2．胸部X线检查 少量血胸时X线检查仅见肋膈角消失，中量血胸可见液平面上界达肺门水平，大量血胸可达肺上野水平，可见胸膜腔有大片积液阴影，纵隔可向健侧移位。如合并气胸则显示液平面。

3．胸膜腔穿刺 抽出血性液体可确诊。

（三）与疾病相关的健康史

了解此次受伤的经过、暴力的性质和大小、受伤部位和时间等。

（四）心理社会状况

中量以上血胸可引起失血性休克和呼吸功能障碍，进行性血胸者失血难控制，病情进展较快，患者及家属均可产生紧张、焦虑、恐惧等感受。血胸持续存在可能导致感染性血胸和凝固性血胸，患者和家属可担心预后不良。

（五）治疗原则

1．非进行性血胸 少量血胸可自行吸收，不必穿刺抽吸。对积血量较多者应早期进行胸膜腔穿刺或胸腔闭式引流，促使肺膨胀，改善呼吸功能。抽血完毕拔针前，于胸膜腔内注入抗生素以预防感染。

2．进行性血胸 及时补液，以防止低血容量性休克，同时积极剖胸探查。

3．感染性血胸 及时胸腔闭式引流，排尽感染性积血积脓。若效果不佳，应尽早手术清除感染性积血。

4．凝固性血胸 在出血停止、病情稳定后尽早剖胸清除积血和血块，以防感染或机化。对机化血块可在伤情稳定后早期进行血块和纤维组织剥除术。对已感染的血胸按脓胸处理。近年来胸腔镜已用于感染性血胸和凝固性血胸的处理中，取得了良好的效果。

【主要护理诊断/问题】

1．气体交换受损 与肺组织受压有关。

2．组织灌注量不足 与失血导致血容量减少有关。

3．潜在并发症 低血容量性休克、感染性血胸、凝固性血胸。

【护理措施】

1．改善组织灌注 迅速建立两条以上静脉通路，在监测中心静脉压的前提下补液和输血，控制补液速度，维持有效血容量和水、电解质及酸碱平衡。

2．病情观察 观察患者的生命体征、临床表现、引流情况等。若有下列表现，提示出现了进行性血胸：①脉搏逐渐增快、血压持续下降，血红蛋白、红细胞计数和血细胞比容进行性降低。②输血补液后血压不回升，或升高后又迅速下降。③胸腔闭式引流后，引流血量连续3小时每小时超过200m1，引流胸腔积血的血红蛋白量和红细胞计数与周围血象接近，且迅速凝固。④胸膜腔穿刺因血凝固抽不出血液，但连续胸部X线检查显示胸膜腔阴影继续增大。若有下列情况，提示出现了感染性血胸：①有高热、寒战、疲乏、出汗等全身表现。②抽出胸腔积血1ml，加入5 ml蒸馏水后出现混浊或絮状物。③胸腔积血时白细胞计数明显增加，红细胞白细胞计数比例从正常时的500 ：1变为100 ：1。④积血涂片和细菌培养发现致病菌有助于诊断和选择有效抗生素。胸膜腔穿刺抽不出或抽出少量血液，或胸腔闭式引流量减少，但内出血症状、体征和影像学检查提示血胸持续存在，应考虑凝固性血胸。

3．术前准备 对于胸膜腔内活动性出血者，以及肺、气管和血管有严重损伤者，必要时迅速做好剖胸止血术准备。

4．其他 做好减轻疼痛、改善呼吸功能、预防感染、胸腔闭式引流的护理。

5．健康教育 指导患者坚持进行深呼吸、咳嗽、咳痰。若出现体温增高、呼吸困难等症状，及时就诊。

第四节 心脏损伤

心脏损伤（cardiac injury）分为钝性心脏损伤（blunt cardiac injury）和穿透性心脏损伤（penetrating cardiac injury）。

【病因及病理】

1．钝性心脏损伤 可因前胸受重物或硬物直接撞击，或高处坠落使心脏受到猛烈震荡，或腹部和下肢突然遭受挤压，大量血液进入心脏、大血管，使腔内压力骤增，引起心脏损伤和破裂；亦可因直接或间接的暴力猛将心脏挤压于胸骨与脊柱之间而受损伤。

由于紧贴胸骨，右心室最容易受伤。其损伤严重程度与钝性暴力的撞击速度、质量、作用时间、心脏舒缩时相和心脏受力压缩面积等有关。轻者可无症状，重者可发生心脏破裂，绝大多数患者死于事故现场。心脏在等容收缩期遭受钝性暴力的后果最严重。临床最常见的是心肌挫伤，挫伤修复后可遗留瘢痕，甚至日后发生室壁瘤。严重心肌挫伤的致死原因多为严重心律失常或心力衰竭。

2．穿透性心脏损伤 多因尖刀、锐器、弹片等穿透胸壁伤及心脏所致。火器伤多导致心脏贯通伤，多数患者死于受伤现场。刀器、锐器致伤多为非贯通伤。随着心脏介入诊断治疗的普及，心导管所致的医源性心脏穿透伤有所增加。

穿透性心脏损伤部位依次为右心室、左心室、右心房和左心房，还可导致心房、心室间隔和瓣膜装置损伤。心导管所致损伤大多数在心房的心耳处。其病理改变取决于心包、心脏损伤程度和心包引流情况。心包裂口持续开放且通畅时，心脏出血外溢，从前胸伤口涌出或流入胸膜腔，很快出现低血容量征象。心包无裂口或裂口较小不甚通畅者，心脏出血不易排出而积聚在心包腔内。由于心包缺乏弹性，腔内急性少量积血（100 ~ 200ml）即可使心包腔内压力升高，压迫心脏并限制心室舒张，形成心脏压塞（cardiac tamponade）。由于回心血量和心排血量均减少，致使静脉压升高、动脉压下降，产生急性循环衰竭。

【护理评估】

（一）临床表现

1．钝性心脏损伤 轻者无明显症状，较重者出现胸痛、心悸、气促，甚至心绞痛或心前区疼痛等。偶可闻及心包摩擦音，部分患者可存在胸前壁软组织损伤和胸骨骨折。

2．穿透性心脏损伤 开放性胸部损伤导致心脏破裂者，可见胸壁伤口不断涌出鲜血。患者可出现面色苍白、皮肤湿冷、呼吸浅快、血压降低等低血容量性休克表现，甚至死亡。患者还可发生心律失常或心力衰竭。少数患者由于伤后院前时间短，就诊早期可表现为生命体征平稳，易延误诊断和抢救时机。心脏压塞者可发生贝克三联征（Beck triad），即①静脉压增高，颈静脉怒张；②心音遥远、心搏微弱；③脉压小，动脉压降低甚至很难测出。

（二）辅助检查

1．心电图检查 可有 ST 段抬高、T 波低平或倒置，常出现心动过速、房性或室性期前收缩等心律失常。

2．超声心动图 可显示心脏结构和功能的改变，亦可确定有无心包积血。食管超声心动图可减少胸部损伤时经胸探头检查的痛苦，还能提高心肌挫伤的检出率。

3．实验室检查 过去采用磷酸肌酸激酶及其同工酶（CK，CK-MB）以及乳酸脱氢酶及其同工酶（LDH，LDH_1 和 LDH_2）活性测定。近年来已采用单克隆抗体微粒子化学发光或电化学法检查磷酸肌酸激酶同工酶（CK-MB-mass）的质量测定和心肌肌钙蛋白（cTn）I 或 T（cTn I 或 cTnT）测定。

4．心包穿刺 抽得血液者即可确诊。

（三）与疾病相关的健康史

了解受伤过程、暴力的类型、现场情况以及急救情况等，判断损伤的程度。了解患者既往健康状况，尤其是心功能情况。

（四）心理社会状况

心脏损伤尤其是心脏破裂患者病情危重，应及时给予诊断和处理。患者及家属常见焦虑、恐惧心理。应评估患者及家属对相关疾病的认识及应对情况、社会及家庭的支持能力等。

（五）治疗原则

1．钝性心脏损伤 主要为卧床休息、严密监护、吸氧纠正低氧血症、补足血容量维持血压、控制心律失常和心力衰竭等可能致死的并发症。

2．穿透性心脏损伤 应立即手术抢救。急性心脏压塞时立即做心包穿刺减压。对有明显出血征象，可能出现低血容量性休克者，或存在心脏压塞症状和体征者，需立即进入手术室剖胸探查、止血，以免延误抢救时机。

【主要护理诊断 / 问题】

1．心排血量减少 与心脏破裂和心脏与胸腔内出血、心律失常和心力衰竭有关。

2．潜在并发症 低血容量性休克、心脏压塞。

【护理措施】

1．急救 对怀疑有心脏压塞者，应迅速配合医师行心包腔穿刺减压，并尽快做好剖胸探查准备。

2．密切观察病情 包括生命体征、神志、瞳孔、CVP、尿量、胸部活动、有无缺氧或心脏压塞等表现。经急救和抗休克处理后，对病情仍无改善且出现胸腔内活动性出血者，立即做好剖胸止血的准备。

3．其他 做好减轻疼痛、改善呼吸功能、预防感染、改善组织灌注等护理。

4．健康教育 指导患者注意观察呼吸、心率、血压等。若发生心律失常或心力衰竭等异常情况，应及时就诊。

小　结

（一）肋骨骨折

1. 病因及病理　多数由外来暴力所致，少数因病理因素。局部损伤时可影响呼吸和循环。多根多处肋骨骨折时可引起反常呼吸 / 连枷胸。

2. 临床表现　主要为骨折局部疼痛和压痛。多根多处肋骨骨折者可出现反常呼吸运动。

3. 治疗原则　重点是镇痛、清理呼吸道分泌物、固定胸廓和防止并发症。

4. 护理措施　首先抢救生命，对出现反常呼吸者可用厚棉垫加压包扎。做好病情观察、减轻疼痛、改善呼吸功能和预防感染。

（二）气胸

1. 病因、分类和病理生理　可由肺组织、支气管、食管破裂导致，或胸壁伤口穿破胸膜，胸膜腔与外界沟通，空气进入所致。闭合性气胸在气体进入后伤口闭合，胸膜腔内负压被抵消，但仍低于大气压。开放性气胸时外界空气可自由进出胸膜腔，胸膜腔内压与大气压几乎相等。张力性气胸时气体只能进入胸膜腔而不能出去，胸膜腔内压力高于大气压，病情危急。

2. 临床表现　中、大量气胸闭合性气胸者可出现胸闷、胸痛、气促和呼吸困难等症状。开放性气胸时，可出现呼吸和循环系统严重症状，可听到气体进出声。张力性气胸时，患者有极度呼吸困难、发绀、休克甚至窒息等表现。

3. 治疗原则　闭合性气胸可不处理，或行胸膜腔穿刺或闭式引流术。开放性气胸时首先将其变为闭合性气胸，然后抽气减压、清创缝合，必要时剖胸探查。张力性气胸者应立即排气减压，然后行胸腔闭式引流或剖胸探查。

4. 护理措施　现场急救时，对开放性气胸者应立即用厚敷料包扎伤口，转变为闭合性气胸。对张力性气胸者应立即穿刺排气。对多数患者需要进行胸腔闭式引流，应重点做好相应护理。另外，应严密观察病情、减轻疼痛、改善呼吸功能、预防感染等。

（三）血胸

1. 病因与病理　可由利器损伤胸部或肋骨断端刺破肺、心脏和大血管或胸壁血管引起，也有少数在咳嗽、运动、负重等时自发。根据胸腔内积血量可分为少量、中等量和大量血胸。

2. 临床表现　临床表现与出血量、速度和个人体质有关。患者会出现不同程度的低血容量性休克表现和呼吸困难。

3. 治疗原则　根据病情严重程度决定。可无特殊处理，或行胸膜腔穿刺或胸腔闭式引流，严重者手术。进行性血胸者还应防治低血容量性休克。

4. 护理措施　重点为改善组织灌注，做好病情观察，及时发现进行性血胸、感染性血胸或凝固性血胸表现，必要时做好术前准备。另外，应减轻疼痛、改善呼吸功能、预防感染、胸腔闭式引流的护理等。

（四）心脏损伤

1. 病因与病理　钝性心脏损伤可由直接暴力或间接暴力造成，其损伤严重程度与钝性暴力的撞击速度、质量、作用时间、心脏舒缩时相和心脏受力压缩面积等有关。穿透性心脏损伤多因尖刀、锐器、弹片等穿透胸壁伤及心脏所致。其病理改变取决于心包、心脏损伤程度和心包引流情况。心包无裂口或裂口较小不甚通畅者可出现心脏压塞。

2. 临床表现　钝性心脏损伤时患者可无明显症状，或有胸痛、心悸、心绞痛等表现。穿透性心脏损伤者可有低血容量性休克、心律失常或心力衰竭。心脏压塞者可发生贝克三联征。

3. 治疗原则　钝性心脏损伤者主要为卧床休息、严密监护、吸氧、补液、控制可能致死的并发症。穿透性心脏损伤应立即手术抢救。急性心脏压塞时立即做心包穿刺减压。

4. 护理措施　对怀疑有心脏压塞者，迅速配合医师行心包腔穿刺减压，并尽快做好剖胸探查准备。另外，应严密观察病情、减轻疼痛、改善呼吸功能、预防感染、改善组织灌注等。

T16-1
参考答案

思考题

男性，23 岁，30 分钟前因打架斗殴造成左侧胸部损伤入院。体检：T 37.1℃，P 106 次 / 分，R 22 次 / 分，BP 70/50mmHg。患者神志清楚，痛苦面容，极度呼吸困难，大汗淋漓，自述左侧第 4、5 肋部位疼痛明显。查体：左侧胸壁有一直径 3cm 伤口，胸廓饱满，肋间隙增宽，呼吸运动减弱，气管右移。左侧第 4、5 肋骨有明显压痛，胸廓挤压征（+）。左侧胸部叩诊呈鼓音，心浊音界右移，呼吸音消失。胸部 X 线检查：纵隔右移，左肺萎陷，第 4、5 肋骨单纯骨折。

请问：

（1）该患者出现哪些类型的胸部损伤？

（2）此时的急救措施有哪些？

（3）目前护理措施有哪些？

（庞　冬）

第十七章　脓胸患者的护理

学习目标

通过本章内容的学习，学生应能够：

◎ 识记

1. 复述脓胸、局限性脓胸、全脓胸、脓气胸的概念。
2. 复述脓胸的病因和分类。

◎ 理解

比较急性脓胸和慢性脓胸患者的临床表现和处理原则。

◎ 运用

评估脓胸患者并为其制订护理计划。

脓胸（empyema）是指脓性渗出液积聚于胸膜腔内的化脓性感染。根据感染波及的范围，脓胸可分为局限性脓胸和全脓胸；按引起感染的致病菌不同则可分为化脓性脓胸、结核性脓胸和特异病原性脓胸；按病程可分急性脓胸和慢性脓胸。

第一节　急性脓胸

【病因及病理】

1．病因　大多为继发性感染，最主要的原发病灶来自肺内感染灶，也有少数来自胸内和纵隔内其他脏器或身体其他部位病灶。致病菌有金黄色葡萄球菌、肺炎双球菌、大肠埃希菌、铜绿假单胞菌、真菌和结核分枝杆菌等。若为厌氧菌感染，则成腐败性脓胸。

常见的感染途径有：①直接侵入：由化脓性病灶侵入或破入胸膜腔，或因外伤、手术污染胸膜腔；②经淋巴途径：如膈下脓肿、肝脓肿、化脓性心包炎等，通过淋巴管侵犯胸膜腔；③血源性播散：在全身败血症或脓血症时，致病菌可经血液循环进入胸膜腔。

2．病理　主要表现为渗出液的形成。胸膜感染后胸膜腔内大量渗出，渗出液含白细胞及纤维蛋白，呈浆液性。若此期充分引流，肺易复张。随着病程进展，渗出液逐渐转为脓性，纤维蛋白沉积于脏、壁胸膜表面。初期纤维素膜附着不牢固，随着纤维素层不断加厚和粘连，有使脓液局限化的倾向。纤维素在脏胸膜附着后将使肺膨胀受限。

大量渗出液占据一侧全部胸膜腔者，称为全脓胸。当脓液逐渐机化，纤维组织使脏、壁两层胸膜发生粘连，部分胸膜腔闭塞，脓液局限于一定范围内，则成为局限性或包裹性脓胸，常位于肺叶间、膈肌上方、胸膜腔后外侧及纵隔面等处（图 17-1）。有时脓液局限于多个脓腔内，成为多房脓胸。脓胸若伴有气管 - 食管瘘，则脓腔内可有气体，称为脓气胸。脓胸严重者也可穿破胸壁，成为自溃性脓胸或外穿性脓胸。

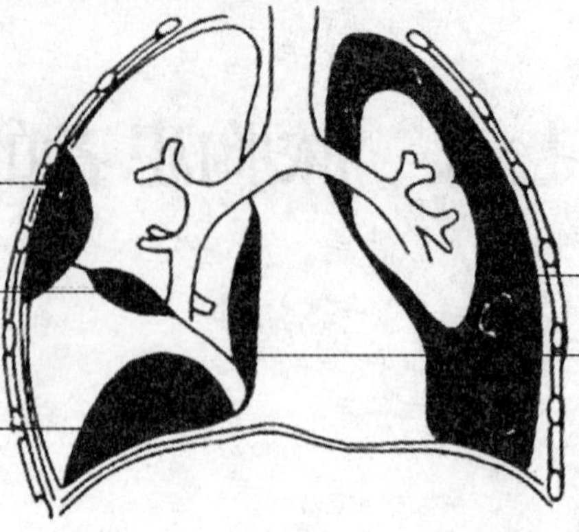

图 17-1　脓胸分类示意图

案例 17-1A

女性，20 岁，因左侧结核性胸膜炎并胸腔积液入院。经积极抗结核治疗 3 周，胸腔穿刺 3 次，每次抽脓后均向胸膜腔内注射抗结核药物异烟肼。昨日起该患者突发高热、呼吸困难。

问题与思考：

该患者护理评估内容有哪些？

【护理评估】

（一）临床表现

1．症状　患者常有高热、脉快、呼吸急促、胸痛、食欲缺乏、全身乏力等的症状。积液较多者尚有胸闷、咳嗽、咳痰，严重者可出现发绀和休克。

2．体征　患侧触觉语颤减弱，叩诊呈浊音，听诊呼吸音减弱或消失。急性大量渗液可使肺和纵隔向健侧移位。

（二）辅助检查

1．实验室检查　血常规检查示白细胞计数增多，中性粒细胞比例增高。

2．胸部 X 线检查　患侧显示有积液所致的致密阴影。大量积液时患侧呈现大片浓密阴影，纵隔向健侧移位。如下胸部积脓，可见由外上向内下的斜行弧线形阴影。脓液不多者，有时可看到肺内病变。伴有气胸时可出现液面。若未经胸腔穿刺而出现液面，应高度怀疑患者是否有气管或食管瘘。

3．B 超　超声波检查能明确范围和准确定位，有助于脓胸诊断和穿刺。

4．胸腔穿刺　抽得脓液则可确诊脓胸。首先观察脓液性质、质地和气味等，然后做涂片镜检、细菌培养和药物敏感试验等，以明确致病菌及指导临床用药。

（三）与疾病相关的健康史

了解患者外伤史、手术史以及既往健康状况，有无肺炎久治不愈或反复感染病史，初步判断发病原因。

（四）心理社会状况

本病发病急，症状重，严重时可危及生命。患者及家属常见焦虑、恐惧心理，担心疾病预后。了解患者及家属对疾病相关知识的掌握程度以及适应能力。

（五）治疗原则

1．应用抗生素　根据病原菌及药物敏感试验，选择有效抗生素。

2．彻底排脓　①胸腔穿刺抽脓：反复胸腔穿刺抽脓可每日 1 次或隔日 1 次，抽脓后胸腔内注入抗生素。脓液多时应分次抽吸，每次抽脓量不宜过多。②胸腔闭式引流术：对脓液黏稠、抽吸困难或伴有支气管胸膜瘘者应及早施行胸腔闭式引流术，以尽快彻底排除脓液，使肺早日复张。

3. 全身支持治疗　降温、镇痛、加强营养、保持水和电解质平衡等。

案例 17-1B

血常规示白细胞 16×10^9/L，中性粒细胞 89%。胸部 X 线检查示胸膜腔内积液量较之前明显增多。

该患者明确诊断为急性脓胸，拟行胸腔闭式引流术。

问题与思考：

目前主要护理措施有哪些？

【主要护理诊断 / 问题】

1．低效性呼吸形态　与脓液压迫肺组织、胸壁运动受限有关。

2．体温过高　与肺部感染有关。

3．急性疼痛　与肺部炎症刺激有关。

4．潜在并发症　感染中毒性休克。

【护理措施】

1．改善呼吸功能

（1）体位：取半坐位，以利呼吸和引流。有支气管胸膜瘘者取患侧卧位，以免脓液流向健侧或发生窒息。

（2）吸氧：根据病情呼吸情况，酌情给氧 2 ~ 4L/min。

（3）保持呼吸道通畅：协助痰液较多者排痰或体位引流。

（4）呼吸功能训练：鼓励患者深呼吸、咳嗽、咳痰，进行吹气球、深呼吸功能训练，促使肺充分膨胀，增加通气量。

（5）配合治疗：协助医师进行胸腔穿刺抽脓、胸腔闭式引流术或胸腔插管开放引流等治疗。穿刺过程中及穿刺后应注意观察患者有无不良反应，做好引流管护理。对行胸腔闭式引流者应做好胸腔闭式引流术护理。

2．控制感染　遵医嘱合理应用抗菌药物。

3．降温　对高热者给予冰敷、乙醇擦浴等物理降温措施，鼓励患者多饮水，必要时应用药物降温。

4．止痛　指导患者做腹式深呼吸，减少胸廓运动以减轻疼痛。必要时遵医嘱给予镇静、镇痛药物。

5．及时发现和处理并发症　密切观察病情变化。若患者持续高热、谵妄或意识不清，注意有无感染中毒性休克。若经抗感染治疗 3 个月以上，肺内病变无明显吸收，表明已进入慢性阶段。

6．健康教育

（1）预防疾病：健康饮食，积极锻炼身体，提高机体抵抗力。注意保暖，避免受凉，防止肺部感染。

（2）疾病康复：指导患者进行呼吸功能锻炼及有氧运动，如深呼吸、太极拳、散步等，以增加肺活量，改善肺功能。告诉患者应加强营养，充分休息，遵医嘱按时服药。定期复查肺功能，如有不适应随诊。

第二节　慢性脓胸

急性脓胸病程超过 3 个月，脓腔壁韧厚，脓腔容量固定不变，称为慢性脓胸。

【病因及病理】

1．病因　主要为急性脓胸未能及时治愈，其次为胸膜腔异物残留、脓腔合并支气管胸膜瘘或食管瘘、肺部慢性化脓性病变及邻近器官慢性感染的反复扩散，以及结核分枝杆菌、放线菌等特殊病原菌存在。

2．病理　特征是纤维蛋白沉着，脏、壁胸膜纤维性增厚。沉积于肺表面和壁胸膜上的纤维层机化、收缩，形成纤维板，使肺被紧裹而不能膨胀，脓腔不能缩小，感染也不能控制。壁胸膜增厚的纤维板使肋骨聚拢，肋间隙变窄，胸廓塌陷。脓腔壁收缩使纵隔向患侧移位。这些病理改变都严重影响呼吸功能。

【护理评估】

（一）临床表现

1．症状　患者常有低热、食欲减退、消瘦、贫血及低蛋白血症等慢性感染中毒症状，有时尚有气促、咳嗽、咳脓痰等症状。合并支气管胸膜瘘者，常有刺激性呛咳，大量脓痰。

2．体征　患侧胸廓塌陷畸形，呼吸运动受限，肋间隙明显变窄，曾做引流术者，胸壁可见引流口瘢痕或瘘管。患侧叩诊呈浊音，听诊呼吸音减低或消失，气管偏向患侧。

（二）辅助检查

1．胸部 X 线检查　示胸壁及肺表面均有增厚阴影或钙化，也可见气液平面或纵隔偏移。

2．脓腔造影或瘘管造影　可明确脓腔的范围及部位，若疑有支气管胸膜瘘则应慎用或禁用。可自瘘口内注入少量亚甲蓝，若咳出蓝色痰液，即说明有支气管胸膜瘘。

（三）与疾病相关的健康史

了解疾病发病过程及诊治情况，慢性脓胸的形成多与急性脓胸未及时治疗有关。

（四）心理社会状况

本病病程长，患者长期存在慢性感染中毒症状，常会对治疗效果产生疑虑，担心疾病的预后。疾病的长期存在严重影响患者的工作和生活。

（五）治疗原则

治疗原则主要包括：①改善患者全身情况，消除中毒症状，加强营养。②尽力使受压的肺复张，恢复肺功能。③消除病因并消灭脓腔。常用的手术有改进引流手术、胸膜纤维板剥脱术、胸廓成形术、胸膜肺切除术等。

改进引流手术是针对引流不畅的原因（如引流管过细、引流位置不当等）予以改进，以减轻或消除症状，此法也可认为是大手术前的准备措施。胸膜纤维板剥除术是剥除脓腔壁胸膜和脏胸膜上的纤维板，使肺得以复张，消灭脓腔，改善肺功能和胸廓呼吸运动，是较为理想的手术。但只有患者病期不长或纤维板粘连不甚紧密时，其成功的可能性才较大。胸廓成形术不仅要切除覆盖在脓腔上的肋骨，而且也要切除增厚的壁胸膜纤维板，以去除胸廓局部的坚硬组织，使胸壁内陷，消灭两层胸膜间的无效腔。由于手术需要切断某些肌群，特别是肋间肌，使之功能受损，术后易引起反常呼吸运动、脊柱侧弯及术侧肩关节的运动障碍，现已少用。胸膜肺切除术是针对慢性脓胸合并肺内严重病变者，将纤维板剥除术加病肺切除术一次完成。但其手术难度大，死亡率高，并发症多。

知识拓展

肺功能检查

在接受胸外科手术前，患者需要接受一系列生理状态的评估。患者常规均需行胸部X线检查。肺量计用于评估肺的容量以及力学性质，包括弹力、回缩力和顺应性。肺功能测试在此基础上也可评估气体交换能力，如肺一氧化碳弥散量（diffusion of carbon monoxide in the lung，DLCO）。

术后预计第1秒用力呼气容积（FEV_1）最常用于术后残余肺功能的预测。通常FEV1大于60%预计值的患者可以耐受解剖性肺叶切除，当然也依赖于其他的可评估因素。如果FEV_1不足60%预计值，则需要进一步检查来预测术后FEV_1[predicted postoperative FEV_1（ppo-FEV_1）]。ppo-FEV_1为35% ~ 40%的患者也可以耐受手术。

术后FEV_1 < 30%预计值提示术后依赖吸氧甚至呼吸机的风险增加，但是否取消这部分患者的手术需要具体问题具体分析。最后术后短期内，客观计算得出的ppo-FEV_1不会因行动受限、疼痛或其他心理生理因素而变化。

科特尼. 彭吉润，王杉主译.克氏外科学. 19版. 北京：北京大学医学出版社，2015.

【主要护理诊断/问题】

1．低效性呼吸型态　与胸壁运动受限制有关。

2．营养失调（低于机体需要量）　与营养素摄入不足、代谢增高、消耗增加有关。

3．潜在并发症　反常呼吸运动、脊柱侧弯、术侧肩关节的运动障碍。

【护理措施】

1．**加强营养**　鼓励患者多进食高蛋白、高热量和富含维生素的食物。必要时给予少量多次输血，或肠内和肠外营养支持，以纠正贫血、低蛋白血症和营养不良。

2．**控制反常呼吸**　胸廓成形术后，应让患者采取术侧向下卧位，用厚棉垫、胸带加压包扎，并根据肋骨切除范围，在胸壁下垫一硬枕或用1 ~ 3kg沙袋压迫，以控制反常呼吸。包扎应松紧适宜，经常检查，随时调整。

3．**胸腔引流护理**　对慢性脓胸患者应注意引流管不能过细。引流位置恰当，勿插入太深，以免影响脓液排出。若脓腔明显缩小，脓液不多，纵隔已固定，可将闭式引流改为开放引流。开放引流时应保持局部清洁，按时更换敷料，妥善固定引流管，防止滑脱。引流口皮肤涂氧化锌软膏，防止发生皮炎。

4．**功能锻炼**　为预防胸廓成形术后患者出现脊柱侧弯和术侧肩关节运动障碍，需采取正直姿势，坚持练习头部前、后、左、右和回转运动，练习上半身的前屈运动及左右弯曲运动。术后第1日即开始上肢屈伸、抬高上举、旋转等运动，尽量恢复到健康时的活动水平。

5．**其他**　改善呼吸功能、控制感染、降温、止痛、及时发现和处理并发症等。

小　结

（一）急性脓胸

1. 病因　大多为继发性感染，致病菌有金黄色葡萄球菌、肺炎双球菌等。常见感染途径包括直接侵入、经淋巴途径和血源性播散。

2. 临床表现　患者可有全身感染中毒症状，积液多者可有胸闷、咳嗽、咳痰等。

3. 治疗原则　主要是应用抗生素、彻底排脓和全身支持治疗。

4. 护理措施　主要包括改善呼吸功能、控制感染、降温、止痛、及时发现和处理并发症等。

（二）慢性脓胸

1. 病因　主要为急性脓胸未能及时治愈。

2. 临床表现　患者主要有低热、食欲减退、营养不良等慢性感染中毒症状。

3. 治疗原则　主要是改善全身状况，促进肺复张，消除病因并消灭脓腔。

4. 护理措施　主要是加强营养，控制反常呼吸，做好胸膜腔引流护理，指导功能锻炼。另外，应改善呼吸功能、控制感染、降温、止痛、及时发现和处理并发症等。

思考题

T17-1
参考答案

男性，52 岁，肝癌切除术后第 7 天出现发热，体温达 39℃，自述右上腹疼痛，2 天后出现右胸痛，不敢用力呼吸。胸部 X 线检查示右膈肌抬高，右侧胸腔积液。经胸膜腔穿刺抽出黄色混浊液体，经细菌培养证实为金黄色葡萄球菌感染。该患者被诊断为急性脓胸、胸腔积液，拟行胸腔闭式引流术。

请问：

（1）该患者目前主要的护理诊断 / 合作性问题有哪些？

（2）目前主要护理措施有哪些？

（庞　冬）

第十八章　肺癌患者的护理

学习目标

通过本章内容的学习，学生应能够：

◎ 识记

1．复述肺癌的概念。

2．描述肺癌的临床表现和辅助检查。

◎ 理解

1．总结肺癌常见的危险因素。

2．解释肺癌的主要治疗原则。

◎ 运用

评估肺癌患者并为其制订护理计划。

肺癌（lung cancer）多数起源于支气管黏膜上皮，也称支气管肺癌（bronchopulmonary carcinoma）。近50年来，全世界肺癌的发病率明显增高，据统计，在欧美某些国家和我国大城市中，肺癌的发病率已居男性各种肿瘤的首位。在我国，肺癌的发病率和死亡率居癌症首位，且发病率和死亡率均增长迅速。肺癌的发病年龄大多数在40岁以上，男性居多，但女性肺癌的发病率近年明显增加。

【病因】

病因至今不明，可能与以下因素有关。

1．吸烟　大量资料表明，长期大量吸烟是肺癌的一个重要致病因素。肺癌的发病还与吸烟的方式有关。每天吸烟的量、开始吸烟的年龄以及吸烟的时间长短都与肺癌发病率的高低有关。被动吸烟同样是肺癌的致病因素。

2．工业污染和空气污染　长期接触某些工业物质，如石棉、铬、镍、铜、锡、砷、放射性物质等，肺癌发病率高。城市居民肺癌的发病率比农村高，可能与大气污染和烟尘中致癌物质含量较高有关。

3．遗传因素　近来在肺癌分子生物学方面的研究表明，*P53*基因、转化生长因子B1、$nm23\text{-}H_1$基因等表达的变化及基因突变与肺癌的发病有密切的关系。

4．其他因素　如性别、机体免疫功能状态、饮食和营养状况、肺部慢性感染等，也对肺癌的发病有一定影响。

【病理】

1．好发部位　肺癌起源于支气管黏膜上皮和肺泡上皮。癌肿可向支气管腔内或（和）邻近的肺组织生长，并可通过淋巴、血行或经支气管转移扩散。肺癌分布为右肺多于左肺，上叶多于下叶。起源于主支气管、肺叶支气管的肺癌，位置靠近肺门者称为中心型肺癌；起源于肺段支气管以下的肺癌，位置在肺的周围部分者称为周围型肺癌。

2．组织学分型 2004 年 WHO 按细胞类型将肺癌分为鳞状细胞癌、小细胞癌、腺癌、大细胞癌、腺鳞癌、肉瘤样癌、类癌、唾液腺型癌、未分类癌 9 种。临床上最常见的肺癌主要分为两大类：非小细胞肺癌（non-small cell lung cancer，NSCLC）和小细胞肺癌（small cell lung cancer，SCLC）。非小细胞肺癌又分为鳞状细胞癌（squamous cell carcinoma）、腺癌（adenocarcinoma）和大细胞癌（large cell carcinoma）。最常见的为以下 4 种。

（1）鳞状细胞癌：在肺癌中比较常见，与吸烟关系密切。老年男性居多，发病率近年开始下降。肿瘤大多起源于较大的支气管，常为中心型肺癌。鳞癌生长速度尚较缓慢，癌性空洞常见。对放射和化学疗法较敏感。通常先经淋巴转移，血行转移发生较晚。

（2）腺癌：是最常见的肺癌。发病年龄较小，女性相对多见。多数起源于较小的支气管上皮，多为周围型肺癌。肿瘤生长较慢，易发生种植转移和早期的远处转移。常合并胸膜结节和恶性胸腔积液。对一些靶向药物比较敏感。

（3）大细胞癌：相对少见，与吸烟有关。老年男性、周围型多见。肿块往往较大，常见中心坏死。细胞大，胞质丰富，胞核形态多样，排列不规则。大细胞癌分化程度低，最易发生脑转移后，预后很差。

（4）小细胞癌（未分化小细胞癌）：与吸烟关系密切，男性、中心型多见。一般起源于较大支气管黏膜下腺的神经内分泌细胞。肿瘤细胞小，未分化，恶性度高，可较早出现淋巴和血行广泛转移。部分小细胞癌能够分泌多肽类激素，导致出现库欣综合征类的症状。通常对放射和化学疗法敏感，但可迅速耐药，预后差。

3．转移途径

（1）直接扩散：肺癌形成后，癌肿沿支气管壁并向支气管腔内生长，可以造成支气管腔部分或全部阻塞。癌肿可直接扩散侵入邻近组织。

（2）淋巴转移：是常见的扩散途径。癌细胞经支气管和肺血管周围的淋巴管道，先侵入邻近的肺段或肺叶支气管周围的淋巴结，然后到达肺门或气管隆凸下淋巴结，或侵入纵隔和气管旁淋巴结，最后累及锁骨上前斜角肌淋巴结和颈部淋巴结。肺癌侵入胸壁或膈肌后，可向腋下或上腹部主动脉旁淋巴结转移。

（3）血道转移：是肺癌的晚期表现。通常癌细胞直接侵入肺静脉，然后随着血流转移到全身各处器官和组织，常见部位有肝、骨骼、脑、肾上腺等。

案例 18-1

老年男性，反复肺部感染 3 个月，近 2 周咳嗽、咳痰加重，且出现痰中带血。曾服用多种抗生素治疗，症状略有减轻。

问题与思考：

此类患者的护理评估主要内容有哪些？

【护理评估】

（一）临床表现

肺癌的临床表现与癌肿的部位、大小、是否压迫侵犯邻近器官以及有无远处转移等情况密切相关。

1．早期肺癌 特别是周围型肺癌患者往往无任何症状，大多在查体时发现。随着肿瘤的发展，出现不同的症状。

（1）咳嗽：最常见，为刺激性干咳或少量黏液痰。当癌肿继续增大引起支气管狭窄时，咳嗽加重，呈高调金属音。若继发肺部感染，可有脓性痰，痰量增多。

（2）血痰：以中心型肺癌多见，通常为痰中带血丝或少量咯血，大咯血很少见。

（3）胸闷和发热：当较大的支气管不同程度阻塞时，可出现胸闷、哮鸣音、气促和发热等症状。

（4）胸痛：由于肿瘤侵犯胸膜、胸壁、肋骨及其他组织引起，可以出现在肿瘤发展的任何阶段，多为胸部不规则隐痛或钝痛。癌肿侵犯胸膜时可出现尖锐胸痛，侵及肋骨可出现固定压痛。

2．晚期肺癌　除体重减轻、食欲减退、倦怠及乏力等全身症状外，还有以下表现：

（1）压迫或侵犯喉返神经膈神经：同侧膈肌麻痹。

（2）压迫或侵犯喉返神经：声带麻痹、声音嘶哑。

（3）压迫上腔静脉：引起上腔静脉梗阻综合征，面部、颈部、上肢和上胸部静脉怒张，皮下组织水肿。

（4）侵犯胸膜：胸膜腔积液，常为血性，大量积液可引起气促。侵犯胸膜或胸壁可引起持续性剧烈胸痛。

（5）侵入纵隔，压迫食管，引起吞咽困难。

（6）肺上沟瘤：亦称 Pancoast 肿瘤，侵入纵隔和压迫位于胸廓上口的器官或组织。如肿瘤压迫颈部交感神经，可引起患侧眼睑下垂、瞳孔缩小、眼球内陷、面部无汗等颈交感神经综合征（又称 Horner 综合征）。

3．远处转移表现　肺癌可以转移至淋巴结、脑、肝、骨骼和其他器官。锁骨上淋巴结是肺癌转移的常见部位，淋巴结固定而坚硬，多无痛感。脑转移时出现头痛、呕吐、眩晕、视觉障碍及人格改变等。肝转移时出现肝区疼痛、黄疸、腹腔积液、肝功能异常等。转移至骨骼可以引起骨痛、病理性骨折及可能出现脊髓压迫症状。

4．副肿瘤综合征　由于癌肿产生内分泌物质，少数肺癌患者出现肺部以外非转移性全身症状，如骨关节病综合征（杵状指、骨关节痛、骨膜增生等）、库欣综合征、重症肌无力、男性乳腺增大、多发性肌肉神经痛等，称为副肿瘤综合征。这些症状在切除癌肿后可消失。

（二）辅助检查

1．影像学检查

（1）胸部 X 线：是常用的筛查方法，可发现大部分的肺内病灶。早期中心型肺癌 X 线可无异常征象，当癌肿阻塞支气管后出现肺不张、肺炎征象。周围型肺癌表现为肺野周围孤立性或椭圆形块状阴影，轮廓不规则，边缘模糊毛糙。X 线检查花费少，无创伤，可以提供肺癌诊断的可靠依据。

（2）CT：可发现 X 线检查隐藏区（如肺尖、膈上、脊柱旁、心脏后、纵隔等处）的早期病变。还能显示肿瘤有无侵犯邻近器官，能发现大于 0.3cm 的病灶，对转移癌的发现率较高。

（3）磁共振成像：在肺癌中的诊断价值与 CT 相似，但对肺上沟瘤（Pancoast 瘤）需显示胸壁侵犯及锁骨下血管和臂丛神经受累情况，MRI 明显优于 CT。此外，对碘过敏，不能进行增强 CT 的病例可以考虑使用 MRI。

（4）正电子发射断层扫描：在肿瘤的早期发现、分期及监测治疗效果方面是非常有用的诊断方法，对于鉴别肺内肿块的良、恶性及纵隔淋巴结有无转移有帮助。

（5）超声检查：超声检查对于肺癌的分期具有重要的意义。

（6）骨扫描：使用 ^{99m}Tc 标记的二磷酸盐进行骨代谢显像是肺癌骨转移筛查的重要手段。

2．病理学检查

（1）痰细胞学检查：脱落的癌细胞可随痰液咳出，痰细胞学检查找到癌细胞，可以明确诊断。中央型肺癌，特别是伴有血痰的患者中检出的机会较大。为了确诊临床中通常会连续送检痰液3次或3次以上做细胞学检查。

(2) 支气管镜检查：可用于确定肿瘤的存在以及组织学的分型诊断。对中心型肺癌诊断的阳性率较高，可在支气管镜直接看到肿瘤，并可采取小块组织或穿刺病变组织做病理切片检查。也可用生理盐水冲洗气道，获取细胞送检。

(3) 纵隔镜检查：可直接观察气管周围、隆突下区域淋巴结情况，并做活检，确诊肺癌是否已经转移到肺门淋巴结和纵隔淋巴结，辅助进行肺癌的分期。中心型肺癌纵隔镜检查的阳性率较高。

(4) 支气管内超声引导针吸活检术：可对纵隔和肺门淋巴结进行细针穿刺，活检检查。

(5) 胸腔积液检查：抽取胸腔积液后，做细胞学检查，寻找癌细胞。

(6) 经胸壁针吸细胞学或组织学检查：对于周围型肺癌检出率较高，这项检查在CT或B超引导下进行经胸壁穿刺针吸活检，可能产生气胸、胸膜腔出血或感染等并发症，故应严格掌握检查适应证。

(7) 胸腔镜检查：在其他检查未能确诊，且临床高度怀疑肺癌时，可考虑电视辅助胸腔镜手术全面探查胸腔内情况，不仅可以明确诊断，还可同时完成治疗性切除手术。

(三) 与疾病相关的健康史

详细了解患者有无暴露在致癌物质中的经历，居住和工作环境中有无空气污染。患者有无吸烟习惯或被动吸烟。是否患有呼吸系统慢性疾病和其他相关疾病等。

(四) 心理社会状况

多数肺癌发现较晚，当患者被诊断为肺癌后，由于害怕手术、疼痛、死亡，担心疾病的预后以及对自己的未来和家庭的影响等，心理上会产生严重的焦虑和恐惧。随着肿瘤的不断生长，呼吸困难、咳嗽、咯血、胸痛等症状会不断加重，严重影响患者的日常生活，更增加患者的焦虑和恐惧感。护士要了解患者对疾病的知晓程度，评估患者的社会支持系统以及对治疗费用的承受能力。

(五) 治疗原则

目前对肺癌主要采取以外科手术为主的综合治疗。但是，目前2/3的肺癌患者在明确诊断时已失去手术机会。肺癌是一种全身性疾病，必须与化疗、放疗及其他治疗联合应用，进行综合治疗。

1．手术治疗 早期肺癌外科手术治疗通常能达到治愈效果。肺切除术的范围取决于病变的部位和大小。常见的手术方式有肺叶切除术、楔形切除术、肺段切除术和全肺切除术。

(1) 肺叶切除术 (lobectomy)：是基本的手术方式。若癌肿位于一个肺叶内，但已侵及局部主支气管或中间支气管，为保留正常的邻近肺叶，避免做一侧全肺切除术，可切除病变的肺叶及一段受累的支气管，再吻合支气管上下端，称为支气管袖状肺叶切除术。若相伴的肺动脉局部受侵，也可做部分切除，端端吻合，称为支气管袖状肺动脉袖状肺叶切除术。

(2) 楔形切除术 (wedge resection) 和肺段切除术 (segmental resection)：适用于周围型和早期肺癌患者，或病变较早且合并心、肺功能障碍不能耐受肺叶切除者。

(3) 全肺切除术 (pneumonectomy)：指一侧肺组织的全切术。当肿瘤广泛转移到全肺，且累及到大血管或侵入肺门才选择全肺切除，适用于中心型肺癌且能耐受全肺切除的患者。

2．放射治疗 是肺癌局部治疗的手段之一。主要用于术后残余病灶的处理和配合化学疗法，晚期或肿瘤复发患者采用姑息性放疗以减轻症状。小细胞癌对放射治疗敏感性较高，鳞癌次之，腺癌最差。

3．化学治疗 分为新辅助化疗、辅助化疗和系统性化疗。标准化疗方案是长春瑞滨、紫杉醇、吉西他滨、多西他赛、培美曲塞二钠、依托泊苷、托泊替康等之一与铂类药（卡铂或顺铂）的两药联合方案。方案的选择根据病理类型和患者情况。身体耐受差的可以选择单药化疗。辅助化疗疗程一般是 4 个周期，系统化疗最多不超过 6 个周期。

4．中医中药治疗　用于减轻患者放射治疗和化学治疗的不良反应，提高机体抵抗力，增强疗效。通常按患者临床症状、脉象、舌苔等表现，应用辨证论治法则，使患者的症状得到改善。

5．靶向治疗　针对肿瘤特有的基因进行的治疗称为靶向治疗。它具有针对性强、疗效好且副作用小的特点。目前肺癌的分子靶向治疗靶点包括表皮生长因子受体基因突变（EGFR）、*EML4-ALK* 融合基因、*ROS1* 基因重排。常用的药物有吉非替尼、厄洛替尼等。

6．其他治疗　中医中药治疗、免疫治疗等。

案例 18- B

体检：双侧颈后可触及多个可活动淋巴结，听诊右肺呼吸音粗，肺底可闻及湿啰音。胸片 X 线示右上肺团块状高密度影，边缘不整齐，形状不规则。既往吸烟史 20 年，每天 20 支，父亲因肝癌去世。

经支气管镜检查后明确诊断为肺鳞癌，术前化疗后拟行右侧全肺切除和淋巴结清扫术。

问题与思考：

该患者术前应如何进行准备？术后的护理措施有哪些？

【主要护理诊断 / 合作性问题】

1．焦虑与恐惧　与缺乏相关知识及担心手术和预后有关。

2．气体交换障碍　与肺组织病变、手术、麻醉、肿瘤阻塞支气管、肺膨胀不全、呼吸道分泌物潴留、肺换气功能降低等有关。

3．疼痛　与手术、肿瘤压迫周围及组织浸润有关。

4．营养失调（低于机体需要量）　与肿瘤引起的机体代谢增加、手术创伤等有关。

5．潜在并发症　出血、肺炎 / 肺不张、支气管胸膜瘘。

【护理措施】

（一）术前护理

1．改善呼吸功能

（1）戒烟：术前应至少戒烟 2 周以上。告知患者吸烟会刺激肺、气管及支气管，使呼吸道分泌物增加，并损害支气管纤毛上皮，妨碍纤毛的清洁功能，影响痰液排出，增加术后呼吸系统并发症。

（2）保持呼吸道通畅：支气管分泌物较多、病情允许时，可行体位引流。对痰液黏稠不易咳出者，给予超声雾化吸入，必要时支气管镜吸痰。注意观察痰液的量、色、黏稠度和气味。

（3）控制感染：注意口腔卫生，因为细菌易通过口腔进入下呼吸道引起感染，对有龋齿等口腔疾病或上呼吸道感染者应先治疗。对肺部感染者，遵医嘱应用抗生素、支气管扩张药及祛痰药等。

（4）术前指导

1）腹式呼吸：是以膈肌运动为主的呼吸。用鼻吸气，吸气时腹部向外膨起，屏气 1 ～ 2 秒，以使肺泡张开，呼气时让气体从口中慢慢呼出。训练时，护士将双手放在患者腹部肋弓之下，患者吸气时将双手顶起，呼气时双手轻轻施加压力，使膈肌尽量上升。以后嘱患者自己练习，并逐渐除去手的辅助作用。术前应坚持训练每天 2 ～ 3 次，每次 5 ～ 15 分钟。

2）有效咳嗽：患者尽可能坐直，进行深而慢的腹式呼吸，咳嗽时口型呈半开状态，吸气后屏气 3 ～ 5 秒后用力从肺部深处咳嗽，不要从口腔或咽喉部咳嗽，对胸痛患者，可先轻轻地进行肺深部咳嗽，将痰引至大气管时，再用力咳出。

3）胸管相关问题：介绍胸膜腔引流的设备，并告诉患者在手术后安放引流管（或胸管）的目的及注意事项。

2．改善营养状况 由于肿瘤对机体的消耗较大，有些患者术前营养状况差（如贫血和低蛋白血症等），往往影响患者对手术的耐受力、切口愈合和术后恢复。应为患者提供良好的进食环境和色香味齐全的均衡饮食，注意口腔清洁以增进食欲。必要时遵医嘱给予肠内或肠外营养，如脂肪乳、氨基酸、白蛋白、血浆或全血等。

3．心理护理 指导患者正确认识疾病，向患者和家属介绍疾病的诊疗过程，包括手术方案，各种诊疗的目的和意义，缓解焦虑和紧张。解释手术方案，介绍各种治疗护理的意义、方法、配合方法和注意事项，让患者有充足的心理准备。耐心解答患者的问题，对其担心表示理解并予以安慰。动员家属给患者以支持。

（二）术后护理

1．密切观察病情 术后 2 小时内，每 15 分钟测量生命体征一次，稳定后改为 30 分钟至 1 小时测量一次。定时观察呼吸并呼唤患者，防止因麻醉导致的呼吸暂停。注意观察有无呼吸窘迫，如有异常及时通知医师。手术后 24 ～ 36 小时，血压常会有波动，需严密观察。若血压持续下降，应考虑是否由心脏疾病、出血、疼痛、组织缺氧或血容量不足所致，严密观察肢端温度，甲床、口唇及皮肤颜色，周围静脉充盈情况等，注意有无血容量不足和心功能不全的发生。

2．采取合适体位

（1）一般体位：患者未清醒前取平卧位，头偏向一侧，以免呕吐物、分泌物吸入而窒息或造成吸入性肺炎。麻醉清醒、血压平稳后改为半坐卧位，以利呼吸和引流。

（2）特殊情况下患者体位：①楔形切除术或肺段切除术者：尽量选择健侧卧位，以促进患侧肺组织扩张。②一侧肺叶切除术者：呼吸功能尚可，可取健侧卧位，以利患侧肺组织扩张；如呼吸功能差，则应避免健侧肺受压而限制肺的通气功能。③全肺切除者：避免过度侧卧，可取 1/4 侧卧位，预防纵隔移位和压迫健侧肺而致循环和呼吸障碍。④血痰和支气管瘘者：取患侧卧位。

3．呼吸道管理

（1）观察：密切观察呼吸的频率、幅度及节律，有无气促发绀、血氧饱和度等，听诊肺部呼吸音，有无痰鸣音，如有异常及时通知医师。全肺切除者检查气管位置是否居中。

（2）给氧：常规给予鼻塞或面罩吸氧，注意监测血氧饱和度和血气分析结果。

（3）深呼吸和咳嗽：患者清醒后鼓励并协助其深呼吸和有效咳嗽，每 1 ～ 2 小时 1 次。咳嗽前给患者叩背，顺序由下向上，由外向内轻叩震荡，频率约为 100 次 / 分，患者咳嗽时，协助固定伤口，以减轻震动引起的疼痛。术后早期可由护士协助固定，告知患者用纸巾捂住口鼻咳嗽，护士双手紧托伤口部位以固定胸部伤口，固定胸部时，手掌张开，手指并拢。也可按压刺激胸骨上窝处的颈部气管以诱发患者的咳嗽反射。鼓励患者使用吹气球等方式进行锻炼，以促进肺膨胀，预防肺炎和肺不张。

（4）稀释痰液：对呼吸道分泌物黏稠者，可用糜蛋白酶、地塞米松、氨茶碱、抗菌药物等行超声雾化。

（5）吸痰：对于咳痰无力，呼吸道分泌物滞留者予以吸痰。全肺切除术，因其支气管残端缝合处在隆起下方，行深部吸痰时容易刺破，故操作时吸痰管进入长度以不超过气管的 1/2 为宜。必要时行纤维支气管镜吸痰。

知识拓展

肺癌术后患者综合呼吸功能训练方法

腹式呼吸：指导患者双手分别放于前胸部和上腹部，用鼻缓慢吸气时膈肌最大程度下降，腹肌松弛，腹部手感向上抬起，胸部手在原位不动，抑制胸廓运动；呼气时，腹肌收缩，腹部手感下降，用手稍用力压腹部使腹部内陷，帮助膈肌松弛，呼气时尽量将气体呼出。呼吸频率7～8次/分，每次训练15分钟。

缩唇呼吸：指导患者闭嘴经鼻吸气，呼气时将嘴收拢为吹口哨状，使气体缓缓地通过缩窄的口形，吸气与呼气之比为1：（2～3）。呼气时缩唇大小程度由患者自行选择调整，以呼出的气流能使距口唇15～20cm的蜡烛火苗倒向对侧，但不吹灭为宜，每次训练15分。

有效咳嗽：指导患者深吸气屏住，声门紧闭，使膈肌抬高以增加胸膜腔内压，肋间肌收缩，然后咳嗽，声门打开，使气体或液体冲出，每次训练5～10分。以上3种呼吸功能训练在手术当日去枕平卧6h后且已完全清醒时训练1次，以后每天训练2次。

节段呼吸训练：患者取仰卧位，责任护士用一手紧紧加压于患侧局部让患者用鼻吸气，并要求将气吸至责任护士加压手的下面。随着吸气动作局部徐徐隆起，加压的手渐渐减压，至吸气末为轻按局部，此时要求患者维持2～3秒，然后呼气。

摘自2012年东南大学学报（医学版）

4．**胸膜腔闭式引流护理** 肺部分切除患者的胸膜腔闭式引流护理参见第十六章相关内容。全肺切除术后胸膜腔引流管的护理较为特殊，一侧全肺切除术后，由于两侧胸膜腔内压力不平衡，纵隔易向患侧移位，因此患者引流管一般呈夹闭状态，以保证患侧胸腔有一定的渗液，减轻和纠正纵隔移位。严密观察有无皮下气肿、气管移位。如胸膜腔内压力增高，有大量的积液积气，气管、纵隔向健侧移位时，应开放引流管，酌情放出适量的引流液或气体，维持气管、纵隔于中间位置。但每次放液量不宜超过100 ml，速度宜慢，避免引起纵隔突然移位，导致心搏骤停。如无明显的纵隔移位及胸腔积气、积液征兆，患者病情平稳，可在术后4～5日拔除胸腔引流管。

5．维持液体平衡和补充营养

（1）严格控制输液的量和速度：肺叶或全肺切除术均对循环产生影响，因此肺切除术后患者补液应在监测下进行，防止过多或过少。可根据CVP及血压调整输液速度和量。全肺切除24小时补液量不超过2000ml，速度以20～30滴/分为宜，严格记录出、入液量，维持液体平衡。

（2）补充营养：全身麻醉清醒术后6小时内禁食、禁水，以防恶心、呕吐，肠蠕动恢复后，可开始进食清淡流质、半流质饮食，若患者进食后无任何不适可改为普食。饮食宜为高蛋白、高热量、高维生素、易消化，以保证营养，提高机体抵抗力，促进伤口愈合。

6．**减轻疼痛** 疼痛可影响患者进行深呼吸、咳嗽以及翻身、坐起等床上活动，因而造成气管分泌物潴留、肺膨胀不全，容易并发肺不张和肺炎。术后遵医嘱及时给予止痛药。使用止痛药后，要密切注意观察有无呼吸抑制。患者深呼吸和咳嗽时，适当固定其胸部，以免对伤口的震动引发疼痛。患者活动时，适当保护胸腔引流管，避免牵拉造成的不适。

7．活动与休息

（1）早期活动：可预防肺不张、改善呼吸循环功能。术后第1日，生命体征平稳后，协助患者床上坐起，坐在床边、双腿下垂或床旁站立。术后第2日起，可协助患者床旁活动或室内行走；以后可根据患者情况逐渐增加活动量，以患者能耐受为宜，如出现心动过速、气促、出汗等症状应停止活动。

（2）手臂和肩关节运动：预防术侧胸壁肌肉粘连、肩关节僵硬及失用性萎缩。患者清醒后，可协助其进行臂部、躯干和四肢的轻度活动，每4小时一次。术后第1日开始指导患者做肩、臂的主动运动，如术侧手臂上举、爬墙及肩关节的内旋外展运动，逐渐增加活动量，使肩关节活动范围逐渐恢复至术前水平，防止术侧肩关节下垂。

8．并发症的观察与护理

（1）出血：肺手术切口较大，分离粘连广泛，大量毛细血管充血及胸膜腔内负压等因素，均可使术后胸腔内渗血较多。护士需严密监测生命体征，定期检查切口敷料及引流管旁有无出血或渗血，严密观察胸腔引流液的颜色、性质、量，并记录。术后引流量多（每小时100～200ml），呈鲜红色，有血凝块，同时伴有血压下降，脉搏增快、尿量减少等低血容量表现，应考虑活动性出血。需加快输血补液速度，遵医嘱使用止血药，同时保持胸腔引流管通畅，定时挤压管道，使胸内积血得以完全排出，必要时做好剖胸探查的准备。

（2）肺不张、肺炎：开胸手术切口深而大，术后伤口疼痛剧烈，全身麻醉使患者膈肌受抑制，术后软弱无力或胸部包扎过紧等，均限制呼吸运动，使患者咳痰无力。术中肺受到牵拉，对支气管黏膜有刺激的吸入麻醉药使肺受刺激，引起支气管分泌物增多，纤毛运动减弱，也影响患者排痰。若术后患者不能有效排痰，易导致分泌物堵塞支气管，引起肺不张、肺炎。患者出现烦躁不安、不能平卧、心动过速、体温增高、哮鸣音、发绀、呼吸困难等症状。应立即协助医师行鼻导管深部吸痰或行支气管镜吸痰，病情严重可行气管切开，以确保呼吸道通畅。

（3）支气管胸膜瘘：是肺切除术后的严重并发症之一。发生的原因有：①支气管缝合不严密；②支气管残端血运不良；③支气管缝合处感染、破裂；④余肺的表面肺泡或小支气管撕裂；⑤术前放疗等。多发生在术后1周。支气管胸膜瘘时，空气经瘘管进入胸膜腔，可造成张力性气胸、皮下气肿。支气管分泌物流入胸腔，继发感染可引起脓胸。如胸腔已有大量积液，可经瘘口吸入支气管内，引起窒息。一旦发现异常，应立即报告医师，并将患者置于患侧卧位，以防漏出液流向健侧。对已拔除胸腔引流者，立即重新行胸腔闭式引流术，必要时再次开胸修补瘘孔。

（三）健康教育

1．指导患者出院后数星期内仍需进行腹式呼吸及有效咳嗽，逐渐增加活动量，以不出现心悸、气促、乏力为宜，半年内不得从事重体力活动。

2．告知患者预防呼吸道感染的重要性。保持良好的口腔卫生，如有口腔疾病应及时治疗。避免出入公共场所或与上呼吸道感染者接触。避免与烟雾、化学刺激物接触。了解吸烟的危害，鼓励戒烟。一旦发生呼吸道感染，应及早就医。

3．术后需要化疗或放疗时，应使患者了解治疗的意义，使其按时接受治疗，并告知注意事项以提高疗效。

4．若出现伤口疼痛、剧烈咳嗽及咯血等症状，应及时返院复查。

5．保持良好的营养状况，保证充分休息与活动。

小　结

1. 病因　目前认为长期大量吸烟是肺癌的重要致病因素。另外，肺癌还与职业致癌因素、人体免疫状态、代谢状态、遗传等因素相关。

2. 临床表现　刺激性咳嗽、痰中带血、胸痛、发热、气促是主要症状。

3. 治疗原则　目前对肺癌主要采取以外科手术为主的综合治疗。

4. 护理措施　围术期护理应以呼吸道管理为重点，术后应注意引流管的观察和护理。

思考题

中年男性，刺激性干咳、少量咯血 1 个月，近 1 周出现肺部感染，咳嗽时伴有咳痰，为脓性痰、量多。X 线检查示左肺外周有一椭圆形块状阴影，轮廓不规则，边缘模糊毛糙。诊断为左肺癌。昨日在全身麻醉下行肺切除术，术后留置胸管 1 根，今日为术后第 1 天，患者主诉伤口疼痛剧烈，不敢深呼吸，偶有咳嗽，但咳痰较少。

请问：

（1）患者目前的护理诊断 / 问题是什么？

（2）目前护理重点有哪些？

T18-1
参考答案

（杨　萍）

第十九章　食管癌患者的护理

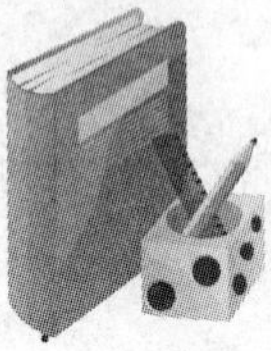

学习目标

通过本章内容的学习，学生应能够：

◎ 识记

1．陈述食管癌的病因和分型。

2．描述食管癌的临床表现、辅助检查和治疗原则。

◎ 理解

解释食管癌患者术后出现吻合口瘘的原因和处理措施。

◎ 运用

评估食管癌患者并为其制订护理计划。

食管癌（esophageal carcinoma）是常见的一种消化道恶性肿瘤，全世界每年约有30万人死于食管癌。其发病率和死亡率各国差异很大。我国是食管癌高发地区之一，平均每年病死约15万人。男性多于女性，发病年龄多在40岁以上。食管癌的发病率有明显的地理分布特点，国外食管癌的高发区分布在中亚、非洲、法国北部和中南美；我国以河南省发病率最高，此外，江苏、山西、河北、福建、陕西、安徽、湖北、山东、广东等省均为高发区。

【病因及病理】

（一）病因

1．化学因素　亚硝胺是公认的化学致癌物。亚硝胺类化合物及其前体分布很广，可在体内、外形成，致癌性强，在高发区的粮食、饮水、酸菜甚至患者的唾液中，亚硝酸盐含量均比低发区高。

2．生物因素　在某些高发地区的粮食中，食管癌患者的上消化道中或切除的食管癌标本上，均能分离出多种真菌，其中某些真菌有致癌作用。有些真菌能促使亚硝胺及其前体的形成，更促进癌肿的发生。

3．营养因素　缺乏某些微量元素，如钼、铁、锌、氟、硒等在高发地区的粮食、蔬菜、饮水中含量偏低。缺乏维生素A、B_2、C以及动物蛋白、新鲜蔬菜、水果摄入不足是食管癌高发区的一个共同特点。

4．不良嗜好及饮食习惯　长期饮烈性酒、嗜好吸烟者食管癌发生率明显升高。食物过硬、过热、进食过快等因素引起食管上皮损伤，口腔不洁、龋齿等均可能与食管癌的发生有关。

5．食管慢性炎症　如食管瘢痕狭窄、反流性食管炎、食管憩室等与食管癌也有一定关系。

6．食管癌遗传易感因素。

（二）病理

1．好发部位　胸中段食管癌较多见，下段次之，上段较少。

2．组织学分型　食管癌大多数为鳞状上皮癌，占95%，腺癌少见。其他有小细胞癌、黏液腺癌等。

3．大体分型

（1）髓质型：约占临床病例的 60%。管壁明显增厚并向腔内外扩展，致癌瘤的上下端边缘呈坡状隆起。多数累及食管周径的全部或绝大部分。切面呈灰白色，为均匀致密的实体肿块。

（2）蕈伞型：约占 15%。瘤体呈卵圆形扁平肿块状，向腔内呈蘑菇样突起，故名蕈伞型。隆起的边缘与其周围的黏膜境界清楚，瘤体表面多有浅表溃疡，其底部凹凸不平。

（3）溃疡型：约占 10%。瘤体的黏膜面呈深陷而边缘清楚的溃疡。溃疡的大小和外形不一，深入肌层，阻塞程度较轻。

（4）缩窄型（即硬化型）：约占 10%。瘤体形成明显的环形狭窄，累及食管全部周径，较早出现阻塞。

（5）腔内型：少见，占 2% ～ 5%。肿瘤呈息肉状突入食管腔内，有短蒂，病变段食管扩张，可见椭圆形阴影。

4．扩散及转移　癌转移主要经淋巴途径，血行转移发生较晚。

（1）直接扩散：癌肿最先向黏膜下层扩散，继而向上、下及全层浸润，很容易穿过疏松的外膜侵入邻近器官。

（2）淋巴转移：首先进入黏膜下淋巴管，通过肌层到达与肿瘤部位相应的区域淋巴结。颈段癌可转移至咽后、颈深和锁骨上淋巴结；胸段癌转移至食管旁淋巴结后，可向上转移至胸顶部纵隔淋巴结，向下累及贲门周围的膈下及胃周淋巴结，或沿着气管、支气管至气管分叉及肺门。但中、下段癌亦可向远处转移至锁骨上淋巴结、腹主动脉旁和腹腔丛淋巴结，这均属晚期表现。

（3）血行转移：较少见，主要向肺、肝、肾、肋骨、脊柱等转移。

5．分期　我国 1976 年曾拟定过食管癌分期标准，目前临床多依照国际抗癌联盟食管癌 TNM 分期标准。

案例 19-1A

男性，56 岁，于 8 个月前开始出现进食不畅，固体食物为著，目前只能进半流食或流食，近 1 周来反复出现进食后呕吐，呕吐物为胃内容物。患者自发病以来体重减轻 13kg。食管镜检查示：食管中段 5cm 长之管腔狭窄，黏膜中断，病理报告为鳞癌。查体：锁骨上未见肿大淋巴结。

问题与思考：

该患者的护理评估内容有哪些？

【护理评估】

（一）临床表现

1．症状

（1）早期症状：早期常无明显症状，但在吞咽粗硬食物时会有不同程度的不适感觉，包括哽噎感、胸骨后烧灼样、针刺样或牵拉摩擦样疼痛。食物通过缓慢，并有停滞感或异物感。症状时轻时重，进展缓慢。

（2）中晚期症状：典型症状为进行性吞咽困难，先是硬食咽下缓慢，继而只能进半流质、流质，最后滴水难进。患者频繁呕吐黏液，为咽下的唾液和食管分泌物。由于进食困难，患者晚期出现消瘦、贫血、营养不良及恶病质。

（3）其他：持续性胸痛或背痛常提示肿瘤已侵及食管外组织。肿瘤侵犯喉返神经，可出现声音嘶哑；侵入主动脉，可引起大呕血；侵入气管、支气管，可形成食管-气管瘘或食管-支气管瘘；高度阻塞可致食物反流入呼吸道，引起进食时呛咳及肺部感染。

2．体征 中晚期患者可触及锁骨上淋巴结肿大，肝转移者有肝肿块、腹水等。

（二）辅助检查

1．食管吞钡X线检查 早期可见食管黏膜皱襞紊乱，粗糙或中断现象，小的充盈缺损，局限性管壁僵硬，蠕动中断，小龛影。中晚期为不规则的充盈缺损或龛影，管壁僵硬。严重狭窄者近端食管扩张。

2．脱落细胞学检查 我国首创带网气囊食管脱落细胞涂片染色检查。早期病例阳性率可达90%，是一种简便、易行的普查筛选诊断方法。

3．纤维食管镜及超声内镜检查 纤维食管镜可直接观察病变部位、范围、形态，且可钳取活组织做病理学检查。超声内镜检查可用于判断食管癌的浸润层次、向外扩展深度以及有无淋巴结及腹内脏器转移情况。

4．其他 放射性核素检查有助于癌的早期发现，CT检查可判断病变有无扩展与转移。

（三）与疾病相关健康史

应询问患者的饮食习惯，是否喜食粗、硬、热食及腌制食物。有无吸烟和饮酒嗜好。既往有无食管疾病史，如慢性食管炎等。家族中有无肿瘤患者。营养状况、卫生习惯等。

（四）心理社会状况

患者多因吞咽困难入院，往往对进行性加重的进食困难、日渐减轻的体重感到焦虑不安，希望能早日手术切除病灶、恢复进食。临近手术则表现出紧张、恐惧，对手术是否能彻底切除病灶以及今后的生活质量忧心忡忡，并且担心麻醉和手术意外，害怕术后伤口疼痛及可能出现的术后并发症。

（五）治疗原则

以手术治疗为主，辅以放疗、化疗等综合治疗。

1．手术治疗 是治疗食管癌的首选方法。若全身情况良好，无明显远处转移征象者，可考虑手术治疗。一般颈段癌长度小于3cm、胸上段癌长度小于4cm、胸下段癌长度小于5cm者切除机会较大。对肿瘤的根治性切除，应注意长度和广度，原则上应切除食管大部分。切除的长度应在距癌瘤上、下5～8cm以上。切除的广度应包括肿瘤周围的纤维组织及所有淋巴结的清除。食管癌切除后常用的代食管器官是胃（图19-1），有时用结肠或空肠（图19-2）。常见的术后并发症是吻合口瘘、吻合口狭窄及乳糜胸。晚期食管癌进食有困难而肿瘤不能切除者，可选择姑息性手术（如食管腔内置管术、食管分流术、胃或空肠造瘘术等），以达到改善营养、延长生命的目的。

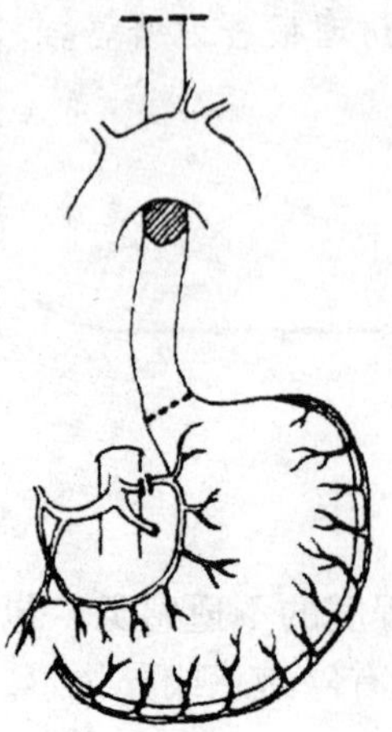
（1）

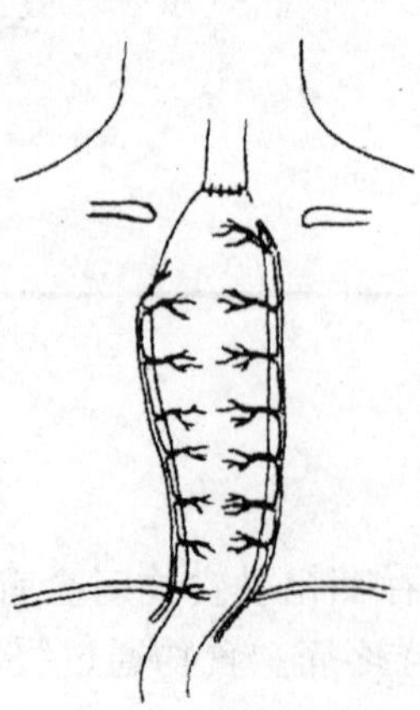
（2）

图19-1 食管癌切除后胃代食管术

（1）上、中段食管癌的食管切除范围；（2）胃代食管，颈部吻合术

2．放疗 放疗和手术综合治疗，可增加手术切除率，提高远期生存率。术前放疗后，休息2～3周再做手术较为合适。单纯放疗多用于颈段、胸上段食管癌，因手术难度大，术后并发症多，疗效常不满意，也可用于有手术禁忌证而病变不长，尚可耐受放疗者。

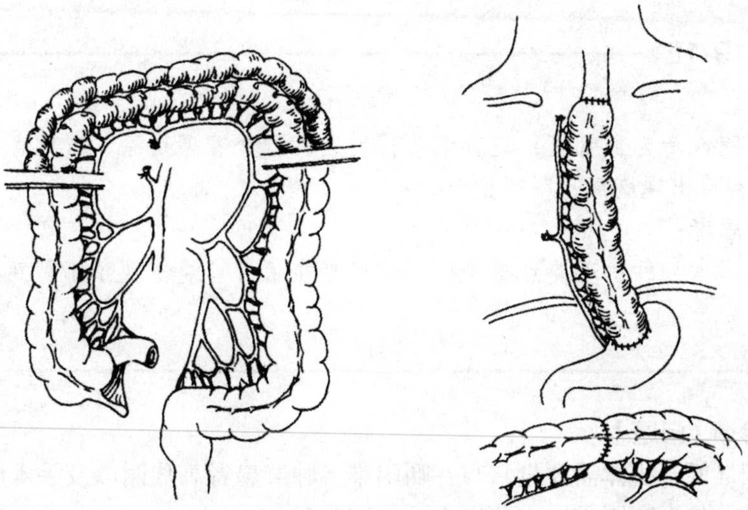

图 19-2　横结肠代食管术

3．**化疗**　食管癌对化疗不敏感，单独应用效果欠佳，常与其他方法联合应用，有时可提高疗效，或使食管癌患者症状缓解，延长存活期。

知识拓展

食管癌分期治疗模式

Ⅰ期：首选手术治疗。如心肺功能差或不愿手术者，可行根治性放疗。完全性切除的Ⅰ期食管癌，术后不行辅助放疗或化疗。内镜下黏膜切除仅限于黏膜癌，而黏膜下癌应行标准食管癌切除术。

Ⅱ期：首选手术治疗。如心、肺功能差或不愿手术者，可行根治性放疗。对完全性切除的 $T_2N_0M_0$ 患者，术后不行辅助放疗或化疗。对于完全性切除的 $T_3N_0M_0$ 和 $T_{1\text{-}2}N_1M_0$ 患者，术后行辅助放疗可能提高 5 年生存率。对于食管鳞癌患者，不推荐术后化疗。对于食管腺癌，可以选择术后辅助化疗。

Ⅲ期：对于 $T_3N_{1\text{-}3}M_0$ 和部分 $T_4N_{0\text{-}3}M_0$（侵及心包、膈肌和胸膜）患者，目前仍首选手术治疗，有条件的医院可以开展新辅助放化疗（含铂方案的化疗联合放射治疗）的研究，与单一手术相比，术前同步放化疗可能提高患者的总生存率。对于不能手术的Ⅲ期患者，目前的标准治疗是放射治疗，有条件的医院可以开展同步放化疗的研究（含铂方案的化疗联合放射治疗）。对于以上Ⅲ期患者，术后行辅助放疗可能提高 5 年生存率。对于食管鳞癌患者，不推荐术后化疗。建议对于食管腺癌患者，可以选择术后辅助化疗。

Ⅳ期：以姑息治疗为主要手段，能直接化疗者，首选化疗，治疗目的为延长生命，提高生活质量。姑息治疗主要包括内镜治疗（包括食管扩张、食管支架等治疗）和止痛对症治疗。

中国抗癌协会食管癌专业委员会．食管癌规范化诊治指南（2 版）．中国协和医科大学出版社，2013.

案例 19-1B

患者入院诊断为食管癌，完善术前检查后，行食管癌切除、胃代食管术。术后第 7 天患者进食后出现胸痛、呼吸困难。

问题与思考：

该患者围术期的护理要点有哪些？该患者在术后可能出现了哪种并发症，应如何护理？

【主要护理诊断 / 问题】

1．营养失调（低于机体需要量）与吞咽困难、肿瘤患者高代谢以及手术后禁食有关。

2．体液不足　与吞咽困难、水分摄入不足有关。

3．清理呼吸道无效　与疼痛、咳痰无力、害怕伤口裂开有关。

4．身体意向紊乱　与结肠代食管术后口腔异味有关。

5．潜在并发症　肺不张及肺炎、吻合口瘘、吻合口狭窄、乳糜胸等。

【护理措施】

（一）术前护理

1．心理护理　食管癌患者往往对日渐加重的进食困难感到焦虑不安，求生欲望强烈，希望能早日进行手术，恢复进食。对手术是否能彻底切除病灶、今后的生活质量、麻醉和手术意外、术后伤口疼痛及可能出现的术后并发症表现出紧张、焦虑。护士应加强与患者及家属的沟通，了解患者及家属对疾病和手术的认识程度，根据患者的具体情况，实施心理疏导。讲解手术和各种治疗、护理的意义、方法、大致过程与注意事项。强调治疗的希望，尽可能减轻不良心理反应。

2．营养支持　多数食管癌患者因摄入不足出现营养不良，水、电解质失衡，使手术耐受力下降，故术前应保证患者营养素的摄入。能进食者，鼓励患者进食高热量、高蛋白、富含维生素的饮食。若患者感到食管黏膜有刺痛时，可给予味淡无刺激食物。若进食较大、较硬的食物不易通过，可进食半流质或水分多的软食。若患者仅能进食流质饮食而营养状况较差，可遵医嘱补充液体、电解质，或提供肠内、肠外营养。

3．呼吸道准备　吸烟者，术前 2 周严格戒烟。指导患者练习有效咳嗽和腹式深呼吸，以减少术后呼吸道并发症的发生。

4．胃肠道准备

（1）饮食：术前 3 日改流质饮食，术前 1 日禁食。

（2）预防感染：食管癌出现梗阻和炎症者，术前 1 周遵医嘱给予患者分次口服抗生素溶液，可起到局部抗感染作用。

（3）冲洗胃及食管：对进食后有滞留或反流者，术前 1 日晚遵医嘱予以生理盐水 100ml 加抗生素经鼻胃管冲洗食管及胃，可减轻局部充血水肿、减少术中污染、防止吻合口瘘。

（4）肠道准备：肠道代食管手术患者，术前 3 ～ 5 日口服肠道抗生素，术前 2 日进食无渣流食，术前晚行清洁灌肠或全肠道灌洗。

（5）置胃管：术日晨常规置胃管，通过梗阻部位时不能强行进入，以免戳穿食管。可置于梗阻部位上端，待术中直视下再置入胃中。

（二）术后护理

1．呼吸道护理　麻醉清醒后应半卧位，以利于呼吸。密切观察呼吸状态、频率和节律，听诊双肺呼吸音是否清晰，有无缺氧征兆。保持气道通畅。雾化吸入，湿化气道，鼓励患者深呼吸，咳嗽、排痰，促使肺膨胀。若痰多、咳痰无力，应给予吸痰。必要时行气管镜吸痰或气管切开吸痰。

2．胃管护理　术后胃管需持续胃肠减压，至肛门排气后方可拔除。保持胃管通畅，妥善固定，防止脱出。胃管的位置不可随意调整，一旦脱出，应严密观察病情，不应盲目再插入，以免戳穿吻合口，造成吻合口瘘。准确记录引流液的量和性质。术后 6 ～ 12 小时内胃管内引流物为血性，以后颜色逐渐变浅。术后早期若引出大量鲜血或血性液体，应立即报告医生并配合处理。引流不畅时，可用少量生理盐水低压冲洗并及时回抽。

3．饮食护理　术后早期吻合口充血水肿，需禁饮禁食 3 ～ 4 日。禁食期间持续胃肠减压，注意静脉补充营养。停止胃肠减压 24 小时后，若无吻合口瘘的症状，可开始进食。术后 3 周患者无特殊不适可进普通饮食，但仍注意少食多餐，防止进食过多、速度过快，避免生、冷、硬食物，以防晚期吻合口瘘。食管胃吻合术后的患者，可由于胃被拉入胸腔、肺受压而出现胸闷、进食后呼吸困难，建议患者少食多餐，1 ～ 2 个月后，症状多可缓解。术后患者可有反酸、呕吐等症状，平卧时加重。因此，嘱患者饭后 2 小时内不要平卧，睡觉时将枕头垫高。

4．胸腔闭式引流的护理　维持胸腔闭式引流通畅。观察引流液量、性状，并认真记录。注意有无胸腔内出血、食管吻合口瘘、乳糜胸等迹象。

5．胃造瘘术后的护理　观察造瘘周围的敷料有无渗出液或胃液漏出。胃液对皮肤刺激较大，应及时更换敷料并在瘘口周围涂氧化锌软膏或凡士林纱布保护皮肤，防止发生皮炎。

6．结肠代食管（食管重建）术后护理　保持置入结肠袢内的减压管通畅。如从减压管内吸出大量血性液或呕吐大量咖啡样液体，伴全身中毒症状，应考虑结肠袢坏死，应立即通知医生并配合抢救。因结肠液逆流进入口腔，患者常嗅到粪便气味，需向患者解释原因，并指导注意口腔卫生，一般此情况于半年后能逐步缓解。

7．并发症的观察与处理

（1）吻合口瘘：是食管癌手术后最严重的并发症，死亡率高达 50%。发生吻合口瘘的原因有：①食管本身的解剖特点，如无浆膜覆盖，肌纤维呈纵向走行，易发生撕裂；②食管血液供应呈节段性，易造成吻合口缺血；③吻合口张力太大；④感染、营养不良、贫血，低蛋白血症等。吻合口瘘多发生在术后 5 ～ 10 日，表现为呼吸困难、胸腔积液，全身中毒症状，包括高热、休克、白细胞计数升高。如出现上述症状，应立即通知医生并配合处理。包括：①嘱患者立即禁食；②行胸腔闭式引流；③加强抗感染治疗及营养支持；④严密观察生命体征，若出现休克症状，积极抗休克治疗；⑤需再次手术者，应积极配合医生完善术前准备。

（2）乳糜胸：是比较严重的并发症，多因伤及胸导管所致，乳糜胸多发生在术后 2 ～ 10 日，少数患者可在 2 ～ 3 周后出现。术后早期由于禁食，乳糜液含脂肪较少，胸腔闭式引流液可为淡血性或淡黄色液，但量较多。恢复进食后，乳糜液漏出量增多，大量积聚在胸腔内，可压迫肺及纵隔并使之向健侧移位。患者表现为胸闷、气促、心悸，甚至血压下降。由于乳糜液 95% 以上是水，并含大量脂肪、蛋白质、胆固醇、酶、抗体和电解质，如未及时治疗，可在短期内造成全身消耗，衰竭死亡。因此应积极预防和及时处理，即置胸腔闭式引流，及时排除胸腔内乳糜液使肺膨胀。采取负压持续吸引，利于胸膜形成粘连，同时采用肠外营养支持。

（三）健康教育

1．疾病预防　避免接触引起癌变的因素，如不吃腌制及霉变食物。补充多种维生素；积极治疗食管慢性炎症。避免过烫、过硬饮食等。

2．饮食指导　根据不同术式，向患者讲解术后进食时间，指导患者选择合理饮食。

3．活动与休息　保证充足睡眠，劳逸结合，逐渐增加活动量。

4．加强自我观察　若术后 3 ～ 4 周再次出现吞咽困难时，可能为吻合口瘘，应及时就诊。

5．定期复查，坚持后续治疗。

小　结

1. 病因及病理　本病发生可能与食物中亚硝胺、真菌污染，食物粗糙、进食过快、食物过热等长期慢性刺激有关。

2. 临床表现　进行性吞咽困难为中晚期食管癌的典型症状。食管脱落细胞检查阳性率可达90%，适用于普查。纤维食管镜检查是诊断食管癌的可靠方法。

3. 治疗原则　以手术治疗为主的综合治疗，食管癌切除后常用胃重建食管，有时利用结肠或空肠。

4. 护理措施　术前护理重点是营养支持、呼吸道准备及胃肠道准备。术后护理重点是呼吸道护理、胃管护理、饮食护理、胸腔闭式引流的护理及术后并发症的观察和护理。

思考题

T19-1

参考答案

女性，46岁，因进行性吞咽困难4个月收入院。患者于4个月前出现进食硬食时哽噎感、胸骨后烧灼样疼痛，症状逐渐加重。目前进食软食亦有哽噎感，4个月来，患者体重减轻约10kg。食管镜检查示：食管中段6cm长的管腔狭窄，黏膜中断，病理报告为鳞癌。查体：锁骨上未见肿大淋巴结。诊断为食管癌，拟行食管部分切除、食管胃吻合术。患者很担心自己的疾病，询问护士是不是手术后自己就可以像正常人一样吃东西了。

请问：

（1）该患者目前主要的护理诊断 / 合作性问题有哪些？

（2）该患者术后的饮食应如何恢复？要注意哪些问题？

（金三丽）

第二十章　心脏病患者的护理

学习目标

通过本章内容的学习，学生应能够：

◎ 识记

1．复述体外循环、先天性心脏病、后天性心脏病的定义。

2．描述先天性心脏病、后天性心脏病的病因及病理生理。

3．复述先天性心脏病、后天性心脏病的处理原则。

◎ 理解

1．比较不同类型先天性心脏病的临床表现。

2．转述心脏瓣膜病临床表现的异同。

3．比较不同类型冠心病的临床表现。

◎ 运用

评估心脏病患者并制订护理计划。

第一节　体外循环

体外循环（extracorporeal circulation，ECC）是将回心的静脉血从上、下腔静脉或右心房引出体外，在人工心肺机（artificial heart-lung machine）进行氧合和排出二氧化碳，经变温器调节温度，微栓过滤器过滤后，再由血泵即人工心将血液泵回体内动脉，以继续血液循环的生命支持方法。在心肺转流下，可阻断心脏血流，进行心内直视手术操作。

（一）人工心肺机的基本组成（图 20-1）

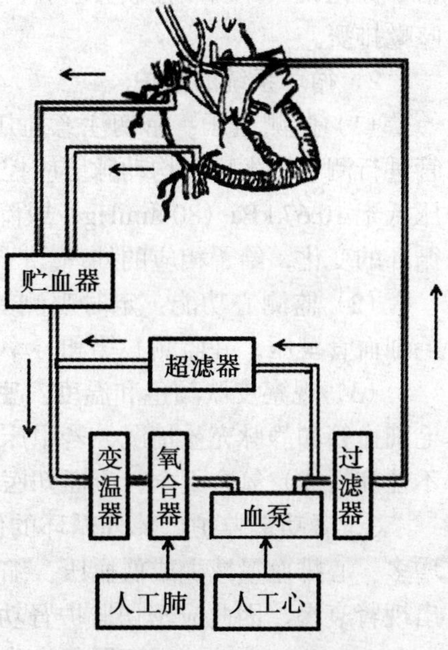

图 20-1　体外循环示意图

1．**血泵**　即人工心，是代替心脏排血功能的主要部件，驱动氧合器内的氧合血输回体内动脉，进行循环。

2．**氧合器**　即人工肺，代替肺进行气体交换，氧合血，排出二氧化碳，常用的有鼓泡式和膜式氧合器。

3．**变温器**　是利用循环水温和导热薄金属隔离板以降低或升高体外循环血液温度的装置。

4．**微栓过滤器**　用于滤除血液成分或气体等形成的微栓等。

5．**血液浓缩器**　又称人工肾或血液超滤器，是利用半透膜两侧的压力阶差，滤出水分和小于半透膜孔隙的可溶性中、小分子物质。

（二）体外循环前的准备

1．确定体外循环方案　术前灌注师应详细了解患者病情、身高、体重、体表面积、血细胞比容和血浆蛋白浓度等情况，根据患者体重或体表面积和体温来计算人工心肺机的转流量，充分理解手术方案对体外循环的要求，从而制订个体化的体外循环方案。

2．备好人工心肺机　选择适宜的部件，连接体外循环通路，确保人工心肺机处于良好的工作状态。预冲人工心肺机及其管道，预充液多采用晶体液、胶体液、渗透性利尿药和肝素。预充液能排除体外循环装置内气体，维持水、电解质和酸碱平衡，并能适当地进行血液稀释。

（三）体外循环后的生理改变

1．代谢改变　以代谢性酸中毒多见，与组织灌注不良有关。

2．电解质失衡　以低血钾为甚，与术前服利尿药和转流中尿量多有关。

3．血液改变　最明显的是红细胞破坏，溶酶激活，并常出现凝血机制紊乱，造成术后大量渗血。

4．肾、肺等器官功能减退　低血压、灌注，酸中毒，大量游离血红蛋白都影响肾的分泌功能。微栓、氧自由基等有害毒性物质的释放及炎性反应，引起间质水肿、出血和肺泡萎缩等导致呼吸功能不全，甚至呼吸衰竭。

（四）体外循环术后的监护

体外循环后处理原则是力求血流动力学稳定，维持血容量平衡；及时纠正水、电解质、酸碱平衡失调；辅助呼吸（机械通气）；应用抗菌药预防感染。主要监护内容如下。

1．呼吸功能监护　术后常规采用机械通气，目的是改善氧合、减少呼吸做功、降低肺血管阻力、促进心功能恢复。

（1）妥善固定气管插管：定时测量气管插管体外长度，以防止其脱出或移位。气管导管的气囊应定时放气，以防呼吸道黏膜缺血、坏死。

（2）密切观察呼吸状况：注意呼吸频率、节律、深浅和呼吸音。观察有无发绀、鼻翼扇动、点头状或张口呼吸等以及意识状况，发现异常及时处理。观察呼吸机与患者呼吸是否同步，随时监测动脉血气分析，根据其结果，调整呼吸机参数。

（3）保持呼吸道通畅：及时清理呼吸道分泌物和呕吐物，预防肺不张。气管插管拔管后，给予雾化吸入，以减轻喉头水肿、降低痰液黏稠度、防治呼吸道感染；指导患者深呼吸和有效咳嗽排痰。

2．循环系统的监护

（1）监测血压：密切注意血压变化，动脉测压比袖带式间接测压更精确，常经桡动脉插管进行测量。术后平均动脉压应控制在 9.3 ～ 12 kPa（70 ～ 90 mmHg），并保持平稳。若收缩压低于 10.67 kPa（80 mmHg）或降至原来数值的 2/3 时属于低血压，应结合意识、尿量和末梢循环的变化，给予相应的处理。

（2）监测心功能：定时观测并记录生命体征，监测左心房压、右心房压、肺动脉压和肺毛细血管楔压，并监测心律和心率变化。

（3）观察皮肤颜色和温度：密切观察患者的皮肤色泽、温湿度、动脉搏动、口唇、甲床、毛细血管和静脉充盈情况。若甲床由苍白变红润，提示组织灌注良好。若出现发绀，提示灌注不佳和（或）氧合不全，应通知医师及时处理。

3．肾功能监护　体外循环的低流量和低灌注压、红细胞破坏而致的血浆游离血红蛋白的增多、心排血量减少或低血压、缩血管药物应用不当或肾毒性药物的大量应用等，患者术后可出现肾衰竭。因此应密切监护肾功能：①术后留置尿管，监测尿量、尿 pH 和比重。②保持尿量在 1ml/（kg・h），观察尿色变化、有无血红蛋白尿等。③发生血红蛋白尿者，给予高渗性利尿或静脉滴注碳酸氢钠来碱化尿液，防止血红蛋白沉积在肾小管导致肾功能损害。④尿量减少时应找出原因，及时处理。⑤怀疑肾衰竭者，协助医师完成各项检查。严格记录出、入水量，限制水和电解质摄入。⑥停用肾毒性药物，若确诊为急性肾衰竭，应考虑做人工肾或透析治疗。

4．神经系统监护　①密切观察意识、瞳孔、运动和感觉有无异常。②若患者出现神志不清、烦躁，应考虑脑损害，若出现定位体征，则应及时通知医师，并做好开颅术前一切准备。

5．体温的监护　术后体温若低于35℃，应保暖复温；体温逐渐回升到常温时，应及时撤除保暖措施，并防止体温反跳；若体温升高至39℃以上，则可能是致热原或多肽物质所致的反应。高热使心率增快，心肌耗氧量增多。若术后体温升至38℃，应立即采取物理降温措施；若体温高达39℃以上，应及时通知医师，遵医嘱给予药物降温。

第二节　先天性心脏病

先天性心脏病（congenital heart disease，CHD）简称先心病，是胎儿心脏某一部分在母体内发育停滞和异常所造成的先天畸形，其病因主要与胎儿发育的宫内环境因素、母体情况和遗传基因有关。

先天性心脏病根据左、右两侧及大血管之间有无分流可分为3类：①非发绀型：血液左向右分流，肺血流量多，如动脉导管未闭、房间隔缺损和室间隔缺损等。②发绀型：血液右向左分流，肺血流量少，如法洛四联症和大动脉转位等。③无发绀型：血液无分流，如肺动脉狭窄和主动脉缩窄等。临床上常见的先天性心脏病有动脉导管未闭、房间隔缺损、室间隔缺损和法洛四联症。

【病理生理】

1．动脉导管未闭（patent ductus arteriosus，PDA）　主动脉血持续流向肺动脉，形成左向右分流，增加肺循环血量，左心容量负荷增加，导致左心室肥大，甚至左心衰竭。肺循环血量增加使肺动脉压力升高，并引发肺小动脉反应性痉挛，导致肺小动脉管壁增厚和纤维化，造成右心阻力负荷加重和右心室肥大。随着肺循环阻力持续升高，肺动脉压接近或超过主动脉压力，呈现双向甚至逆转为右向左分流，患儿可出现发绀、艾森曼格（Eisenmenger）综合征，最终可因肺动脉高压和右心衰竭而死亡。

2．房间隔缺损（atrial septal defect，ASD）　左心房血液经缺损向右心房分流，分流量取决于两心房压力差，缺损大小和左、右心室充盈阻力的大小。初生婴儿几乎无分流；随年龄增大，房压差增加，血液自左向右分流量增多，使右心负荷加重，造成右心房、右心室增大和肺动脉扩张；最终可因右心衰竭而死亡。

3．室间隔缺损（ventricular septal defect，VSD）　血液自左向右分流，分流量取决于左、右心室的压力阶差，缺损大小和肺血管阻力。缺损大、分流量大，右心负荷增大，肺动脉压力逐渐增高，早期肺小动脉痉挛，左向右分流减少，后期右心室压力超过左心室压力时，则右向左逆流，出现Eisenmenger综合征。

4．法洛四联症（tetralogy of Fallot，TOF）　主要包括肺动脉狭窄、室间隔缺损、主动脉骑跨和右心室肥厚4种解剖畸形。主动脉瓣口靠近室间隔缺损，左、右心室收缩期峰压相等，血液经室间隔缺损分流的方向和多少取决于肺动脉狭窄的程度。轻度狭窄时，心室水平左向右分流，肺循环血量超过体循环血量，发绀不明显；中度狭窄时，心室水平为双向分流，婴儿多在开始活动时才出现发绀；重度狭窄时，心室水平右向左分流，患者发绀明显，行动受限，常有蹲踞或晕厥现象。

案例 20-1A

患儿，男，5 岁，因自幼发现口唇发绀、心脏杂音入院。其母亲述患儿出生时即有轻度口唇发绀，随年龄增长进一步加重，喜蹲踞，活动后气促，偶有晕厥。

问题与思考：

该患者护理评估内容有哪些？

【护理评估】

（一）临床表现

1．动脉导管未闭

（1）症状：动脉导管细、分流量小者，无明显症状；动脉导管粗、分流量大者，可出现心悸、气促、咳嗽、乏力和多汗等症状。婴儿可出现喂养困难及生长发育迟缓等，易反复发生肺部感染、呼吸窘迫和心力衰竭。

（2）体征：在胸骨左缘第 2 肋间可闻及粗糙的连续性机器样杂音，向颈部和背部传导，局部可触及震颤。肺动脉高压者可闻及收缩期杂音，肺动脉瓣区第二心音亢进。左向右分流量大者，可闻及心尖部舒张中期隆隆样杂音。动脉舒张压降低，脉压增大，可出现颈动脉搏动加强、四肢动脉搏动处可触及水冲脉和股动脉闻及枪击音等周围血管征，随着肺动脉压力增高和分流量下降而逐渐消失。

2．房间隔缺损

（1）症状：继发孔房间隔缺损儿童期可无明显症状，常在体检时发现。青年期可出现劳力性气促、乏力、心悸等症状，易出现呼吸道感染和右心衰竭。原发孔房间隔缺损伴有严重二尖瓣关闭不全者，早期可出现心力衰竭及肺动脉高压等症状。严重肺动脉高压时，可引起右向左分流，出现发绀。

（2）体征：原发孔缺损心脏明显增大，左侧前胸廓略隆起。继发孔缺损可出现发绀、杵状指（趾）。心前区有抬举冲动感，心搏增强，少数可触及震颤。肺动脉瓣区可闻及Ⅱ～Ⅲ级吹风样收缩期杂音，伴第二心音亢进和分裂。肺动脉高压者出现相应体征。

3．室间隔缺损

（1）症状：缺损小、分流量小者无明显症状。缺损大、分流量大者，婴儿期即出现反复呼吸道感染、充血性心力衰竭、喂养困难和发育迟缓。度过婴幼儿期者则表现为活动耐力较同龄人差，劳累后气促、心悸。发展为进行性梗阻性肺动脉高压者，逐渐出现发绀和右心衰竭。

（2）体征：心前区轻度隆起；胸骨左缘 2～4 肋间闻及Ⅲ级以上粗糙响亮的全收缩期杂音，向四周广泛传导。心尖部可闻及柔和的功能性舒张中期杂音。

4．法洛四联症

（1）症状：发绀、喜爱蹲踞和缺氧发作是法洛四联症的主要症状。

（2）体征：生长发育迟缓，口唇、指（趾）甲床发绀，杵状指（趾）。缺氧越严重，杵状指（趾）越明显。胸骨左缘第 2～4 肋间可闻及Ⅱ～Ⅲ级喷射性收缩期杂音，肺动脉瓣区第二心音减弱或消失，严重肺动脉狭窄者可听不到杂音。

知识拓展

先天性心脏病相关性肺动脉高压临床分类

分类	临床表现
艾森曼格综合征	体-肺分流型 CHD 因肺血管阻力升高导致肺-体分流或双向分流，从而出现发绀、红细胞增多和多器官受累等症状
PAH* 合并体-肺分流	肺血管阻力增高，但仍存在体-肺分流，静息状态下无发绀
PAH 合并小型 CHD	存在小型缺损，但 PAH 严重，临床表现与特发性 PAH 相似
术后 PAH	先天性心血管畸形已手术矫正，无显著残余分流，但术后即刻数月或数年再次出现 PAH

*PAH：肺动脉高压（pulmonary arterial hypertension）

先天性心脏病相关性肺动脉高压分级

项目	正常	轻度	中度	重度
肺动脉收缩压（mmHg）	15 ~ 30	31 ~ 45	46 ~ 70	> 70
肺动脉平均压（mmHg）	10 ~ 20	26 ~ 40	41 ~ 55	> 55
肺血管阻力（dyn·s /cm^5）	≤ 250	251 ~ 560	561 ~ 800	> 800
肺循环 / 体循环压力（或阻力）比值	≤ 0.3	0.31 ~ 0.45	0.46 ~ 0.75	> 0.75

高伟，顾红，胡大一，等．2015 年先天性心脏病相关性肺动脉高压诊治中国专家共识．中国介入心脏病学杂志，2015，22（2）：61-69.

（二）辅助检查

1．动脉导管未闭

（1）心电图检查：分流量小者可呈正常心电图或电轴左偏；分流量大者表现为左心室高电压或左心室肥大；肺动脉高压明显者表现为左、右心室肥大。

（2）胸部 X 线检查：心影随分流量增加而增大，左心缘向左下延长；纵隔阴影增宽；主动脉结突出，可呈漏斗状；肺动脉圆锥平直或膨出；肺血管影增粗。

（3）超声心动图检查：左心房、左心室内径增大；二维切面可显示沟通主动脉和肺动脉未闭的动脉导管，并可测得其长度和内径；多普勒超声能发现异常血液信号。

2．房间隔缺损

（1）心电图检查：原发孔缺损者电轴左偏，P-R 间期延长，可有左心室高电压、肥大。继发孔缺损者电轴右偏，呈不完全性或完全性右束支传导阻滞、右心室肥大、P 波高大。

（2）胸部 X 线检查：可见右心增大，肺动脉圆锥突出，主动脉弓缩小，呈典型梨形心。原发孔缺损可见左心室扩大，肺门血管影增粗。

（3）超声心动图检查：继发孔缺损者显示右心房、心室增大，原发孔缺损可见右心、左心扩大，二尖瓣裂缺及其所致的二尖瓣反流。

3．室间隔缺损

（1）心电图检查：缺损小者心电图正常或电轴左偏；缺损大者左心室高电压、肥大，或左、右心室均肥大。重度肺动脉高压者，显示双心室肥大、右心室肥大或伴劳损。

（2）胸部X线检查：中度以上缺损者，心影轻到中度扩大，左心缘向左下延长，肺动脉段突出，肺血增多。重度梗阻性肺动脉高压时，肺门血管影明显增粗，肺外周纹理减少，甚至肺血管影呈残根征。

（3）超声心动图检查：示左心房、左心室内径增大。二维超声可明确缺损大小和部位。多普勒超声证实有左心室向右心室的分流。

4．法洛四联症

（1）实验室检查：红细胞计数和血红蛋白增高，且与发绀程度呈正比，动脉血氧饱和度降低。

（2）心电图检查：右心室肥大，电轴右偏。

（3）胸部X线检查：心影正常或稍扩大，肺动脉段凹陷，心尖钝圆，呈“靴状心”。升主动脉增宽，肺血流量减少，肺血管纹理纤细。

（4）超声心动图检查：二维左心室长轴切面显示升主动脉内径增宽，骑跨于室间隔上方。室间隔的连续性中断，右心室增大，右心室流出道、肺动脉瓣或肺动脉主干狭窄。多普勒超声可见心室水平右向左分流的血流信号。

（三）与疾病相关的健康史

询问家族心血管病的发病情况，分娩史。出生时发现心脏杂音的时间，已接受的检查等情况。出生后有无青紫、进食和呼吸困难、体重不增、易激动等情况。近期有无呼吸道感染及治疗情况。

（四）心理社会状况

患者通常年龄较小，因此，疾病给患者尤其家长带来严重的心理负担。手术前，年长患者常表现出对手术的恐惧，家长因担心孩子的生命受到威胁、手术后的恢复情况以及手术费用等感到焦虑。

（五）治疗原则

1．非手术治疗　室间隔缺损小、无血流动力学改变者，可自行闭合。其他类型先天性心脏病自行闭合可能性较小。

2．手术治疗

（1）动脉导管未闭：早产儿、婴幼儿反复发生肺炎、呼吸窘迫、心力衰竭或喂养困难者应及时手术治疗；无明显症状者，于3～7岁行择期手术。手术方式有外科手术单纯结扎术、导管前壁加垫结扎术、切断缝合术等，手术治疗可引起高血压、喉返神经损伤等并发症。

（2）房间隔缺损：适宜的手术年龄为2～5岁。原发孔房间隔缺损、继发孔房间隔缺损合并肺动脉高压者应尽早手术。手术方式有房间隔缝合术、房间隔修补术和介入性心导管术等。术后可出现急性左心衰竭、心律失常等并发症。

（3）室间隔缺损：缺损大和分流量大或伴肺动脉高压的婴幼儿，应尽早手术；缺损较小，已有房室扩大者需在学龄前手术；合并心力衰竭或细菌性心内膜炎者需控制症状后方能手术。手术方式为心内直视修补术；导管伞堵法创伤小，但远期效果尚需进一步评估。

（4）法洛四联症：肺动脉及左、右分支发育正常患儿应力争在1岁内行矫治术。生后病情发展严重、婴儿期严重缺氧、屡次发生呼吸道感染和晕厥者，或不具备手术医疗条件者可先行姑息手术，如锁骨下动脉-肺动脉吻合术和右心室流出道补片扩大术等。手术治疗可引起灌注肺、低心排血量综合征等。

案例 20-1B

体检：T 36.1℃，P 90 次 / 分，R 24 次 / 分 BP 90/60mmHg。口唇发绀，杵状指（趾），心前区隆起，双肺呼吸音清晰。胸骨左缘第 2 肋间闻及连续性机器样杂音，占据整个收缩期和舒张期，伴震颤。P_2 音消失，心律齐。

辅助检查：心电图示电轴右偏，右心室肥大；X 线显示心影呈“靴形”；多普勒超声显示右心室增大，室壁增厚。

该患者被诊断为法洛四联症，拟行手术治疗。

问题与思考：

该患者围术期护理措施有哪些？

【主要护理诊断 / 问题】

1．活动无耐力　与发绀、缺氧、手术和呼吸困难有关。

2．有感染的危险　与心脏疾病引起肺充血和机体免疫力低下有关。

3．低效性呼吸型态　与呼吸道分泌多、术后伤口疼痛等有关。

4．潜在并发症　高血压、喉返神经损伤、急性左心衰竭、心律失常、灌注肺、低心排血量综合征等。

【护理措施】

（一）术前护理

1．注意休息　尽量减少活动量，养成良好的起居习惯。

2．合理饮食　膳食应保证蛋白质、钾、铁、维生素及微量元素的摄入。

3．避免感染　保持室内空气新鲜，温度、湿度适宜，防寒保暖，预防感冒。

4．心理护理　向患儿及家属介绍心脏手术相关知识，介绍手术室和监护室的环境，消除恐惧心理。

（二）术后护理

1．充分给氧　予以间断或持续吸氧，提高肺内氧分压，利于肺血管扩张，增加肺的弥散功能，纠正缺氧。

2．预防感染　注意保暖，避免感冒。保持手术切口干燥、整洁。做好各种管道的护理，并严格执行无菌操作技术。遵医嘱合理使用抗生素。监测体温，出现体温升高，及时处理。

3．加强呼吸道管理　及时清理呼吸道分泌物。拔出气管插管后，鼓励患者深呼吸和有效咳嗽，预防肺不张。密切观察呼吸频率、节律、幅度和双肺呼吸音。

4．伤口及引流管护理　术后做好胸腔闭式引流、心包纵隔引流管的护理，保持通畅，固定导管，做好观察和记录，及时发现异常情况。

5．术后并发症的护理

（1）高血压：手术结扎导管后导致体循环血流量突然增大，术后可出现高血压，甚至持续增高致高血压危象，表现为烦躁不安、头痛、呕吐，有时伴腹痛。术后密切监测血压变化，控制液体入量。若血压偏高时，遵医嘱给予降压处理。

（2）喉返神经损伤：术后拔除气管插管后，鼓励患儿发声，密切观察患者发声情况。若术后 1 ～ 2 日出现单纯性声音嘶哑，则可能是术中牵拉、挤压喉返神经或局部水肿所致，告知患儿应禁声和休息。应用激素和营养神经药物，一般 1 ～ 2 个月后可逐渐恢复。

（3）急性左心衰竭：常见于年龄较大者，表现为呼吸困难、咳嗽、咳痰、咯血等急性肺水肿症状。应严格控制输液量及输液速度，出现呼吸困难、发绀、咳泡沫痰时，警惕急性肺水肿，立即通知医师，及时清理气道内分泌物，遵医嘱给予吗啡、强心药、利尿药、血管扩张药，采用呼气末正压辅助呼吸。

（4）心律失常：少数上腔型房间隔缺损术中可出现窦性或交接性心动过缓，常需安置心脏起搏器，术后按其护理常规维护即可。术后出现的房性心律失常或室性期前收缩一般经对症处理，及时使用抗心律失常药物均可恢复正常。

（5）灌注肺：表现为急性进行性呼吸困难、发绀、血痰和难以纠正的低氧血症。采用呼气末正压通气方式辅助通气，注意气道压力的变化，及时清理呼吸道内分泌物，遵医嘱及时补充血浆及白蛋白。

（6）低心排血量综合征：表现为低血压、心率快、少尿、多汗、末梢循环差、四肢湿冷等，遵医嘱给予强心、利尿药物，并注意保暖。

6．做好体外循环术后监护。

（三）健康教育

教会患儿合理饮食。注意休息，避免劳累，遵医嘱服药，做好病情自我监护或家属监护，出现不适，及时就诊。

第三节　后天性心脏病

后天性心脏病（acquired heart disease）是指出生后由于各种原因导致的心脏疾病。后天性心脏病是临床最常见的心脏病之一，约占我国心脏外科患者的30%，主要包括心脏瓣膜病和冠状动脉粥样硬化性心脏病。

一、心脏瓣膜病

常见的心脏瓣膜病包括二尖瓣狭窄（mitral stenosis，MS）、二尖瓣关闭不全（mitral insufficiency，MI）、主动脉瓣狭窄（aortic stenosis，AS）和主动脉瓣关闭不全（aortic insufficiency，AI）。

【病因】

主要由风湿性炎症、感染性心内膜炎等原因引起瓣叶穿孔、腱索断裂、乳头肌功能不全等。除外，主动脉瓣疾病还可由老年性主动脉瓣钙化所造成。此外，梅毒、感染性心内膜炎、马方综合征（Marfan syndrome）等可引起主动脉瓣关闭不全。

【病理生理】

1．二尖瓣狭窄　使左心房排血受阻，左心房容量及压力增高及肺静脉压升高，导致肺淤血、肺动脉高压，导致右心室肥厚、扩大，严重者可引起右心衰竭。

2．二尖瓣关闭不全　反流使左心房容量负荷明显增加，左心房压力增高，最终可导致左心衰竭。

3．主动脉瓣狭窄　左心室射血阻力增加，可致左心室肥厚。左心室舒张末压增高使左心房压力增高，肺淤血、水肿产生呼吸困难；射入主动脉内的血量减少，狭窄重者可出现心、脑供血不足症状。

4．主动脉瓣关闭不全　反流引发左心室容量负荷增加，致左心室肥厚、劳损及心力衰竭。主动脉舒张压降低，左心室舒张压升高，可引起心肌供血不足。

案例 20-2A

女性，38 岁，劳累后心悸、胸闷、气促 5 年，加重伴下肢水肿、不能平卧 8 天入院。既往风湿热病史 1 年，近 8 天来，出现咳嗽、口唇发绀、两颧暗红，半坐卧位，颈静脉充盈。

问题与思考：

该患者护理评估内容有哪些？

【护理评估】

（一）临床表现

1．二尖瓣狭窄

（1）症状：出现劳力性呼吸困难、咳嗽、咯血、端坐呼吸和夜间阵发性呼吸困难；还可出现心悸、头晕、乏力等心排血量不足的表现。

（2）体征：二尖瓣面容表现为口唇发绀、两颧暗红。右心衰竭者可见颈静脉怒张、肝大伴压痛、双下肢凹陷性水肿。多数患者左侧卧位时在心尖部可扪及舒张期震颤。右心室肥大者，心前区可扪及收缩期抬举样搏动。心尖部第一心音亢进，舒张期隆隆样杂音。在胸骨左缘第 3、4 肋间可闻及二尖瓣开瓣音。肺动脉高压和右心衰竭者第二心音亢进、轻度分裂。

2．二尖瓣关闭不全

（1）症状：早期可无自觉症状。病变较重或病程长者，表现为心悸、乏力和劳累后气促等，病情可在短时间内恶化。

（2）体征：心尖搏动增强，且向左下移位。心尖部可闻及全收缩期杂音，向腋部传导，第一心音减弱或消失，肺动脉瓣区第二心音亢进。晚期患者出现右心衰竭体征。

3．主动脉瓣狭窄

（1）症状：轻度无明显症状。中度以上者可出现乏力、眩晕、心绞痛、劳累后气促、端坐呼吸、急性肺水肿，还可并发感染性心内膜炎，甚至猝死。

（2）体征：胸骨右缘第 2 肋间可扪及收缩期震颤，并可闻及收缩期喷射性杂音，向颈部传导。第二心音延迟并减弱。重者血压偏低、脉压小和脉搏细弱。

4．主动脉瓣关闭不全

（1）症状：早期可无症状；重者常发生心绞痛、气促、阵发性呼吸困难、端坐呼吸或急性肺水肿。

（2）体征：心界向左下方增大，心尖部可见抬举性搏动，胸骨左缘第 3、4 肋间和主动脉瓣区可闻及叹息样舒张期杂音，向心尖传导。重度关闭不全者出现周围血管征。

（二）辅助检查

1．二尖瓣狭窄

（1）X 线检查：轻者无异常，中度以上者可见左心房和右心室扩大，心脏影呈梨形（二尖瓣型）。长期肺淤血者表现为肺门增大而模糊，有时可见肺间质水肿所致双肺下部的横向线条状阴影，称之为 Kerley 线。

（2）心电图：轻度者正常。中度以上者表现为电轴右偏，P 波增宽、呈双峰或电压增高，称为“二尖瓣型 P 波”。肺动脉高压者可出现右束支传导阻滞或右心室肥大。病程长者常显示心房颤动。

（3）超声心动图：二尖瓣前后叶活动异常，呈同向运动，形成城墙样的长方波。二维 / 切面可见瓣叶活动差、增厚和变形，二尖瓣口狭窄，左心室正常，其他房室均扩大。

2．二尖瓣关闭不全

（1）X线检查：左心房、左心室明显增大，晚期可见右心室增大、肺淤血。

（2）心电图：轻度者正常，重度出现电轴左偏、二尖瓣型P波，左心室肥大和ST段-T波改变。

（3）超声心动图：左心房、左心室扩大，二尖瓣活动度大且关闭不全。

3．主动脉瓣狭窄

（1）X线检查：早期心影无改变。病变加重后可见左心室增大，升主动脉扩张。晚期可有肺淤血。

（2）心电图：电轴左偏、左心室肥大及T波倒置。部分狭窄患者可出现左束支传导阻滞、房室传导阻滞或房颤。

（3）超声心动图：主动脉瓣叶开放振幅减小，瓣叶曲线增宽。二维/切面可见主动脉瓣增厚、变形或钙化，活动度减小和瓣口缩小等征象。

4．主动脉瓣关闭不全

（1）X线检查：心影外形呈靴形（主动脉型），左心室明显增大，向左下方延长。主动脉结隆起，升主动脉和弓部增宽，左心室和主动脉搏动幅度增大。左心衰竭可见肺淤血征象。

（2）心电图：电轴左偏、左心室肥大及T波倒置。

（3）超声心动图：主动脉关闭和开放速度均增快，舒张期血液反流入左心室时冲击二尖瓣，可见二尖瓣前叶快速高频振动，左心室扩大。二维/切面显示主动脉瓣叶在舒张期不能完全闭合。多普勒超声可估计反流程度。

（三）与疾病相关的健康史

询问家族中有无其他成员患瓣膜病或其他心脏病，儿童期是否出现过多发性关节炎、关节痛、皮下结节或红斑等风湿热的主要症状，是否经常感冒、上呼吸道感染及相关治疗情况，工作或生活环境是否湿冷。

（四）心理社会状况

随着病情对日常生活影响的加大，患者越来越担心自己的疾病，对手术治疗后是否能恢复正常生活表现出焦虑。

（五）治疗原则

1．非手术治疗 无症状或心功能Ⅰ级者。常用洋地黄类（如西地兰、地高辛等）强心，用呋塞米（速尿）、布美他尼（丁脲胺）等利尿，用卡托普利（开搏通）等扩血管治疗。

2．手术治疗

（1）适应证：心功能Ⅱ级以上且瓣膜病变明显者，需择期手术。心功能Ⅴ级、急性肺水肿、大咯血等，应积极内科治疗，病情改善后尽早手术。已有心房颤动者尽早手术。

（2）手术方法：①介入手术：狭窄病变可行经皮穿刺球囊瓣膜成形术。②直视手术：瓣膜成形术（包括瓣膜修复和放成形环）和瓣膜置换术（包括生物瓣、机械瓣、同种瓣、自体瓣置换）。

案例 20-2B

体检：两肺闻及湿啰音，心尖区舒张中期隆隆样杂音、第一心音亢进。

心电图显示异位节律，心房颤动，电轴右偏。X线示心影增大呈“梨形”。超声心动图可见左心房、右心室、右心房扩大。

案例 20-2B

该患者被诊断为二尖瓣狭窄，拟行手术治疗。

问题与思考：

该患者术后护理措施有哪些？

【主要护理诊断 / 问题】

1．低效性呼吸型态　与应用呼吸机、体外循环、术后伤口疼痛有关。

2．潜在并发症　出血、动脉栓塞等。

【护理措施】

（一）术前护理

注意休息，避免剧烈体力活动，控制钠盐摄入，预防感染。呼吸困难者避免诱发急性肺水肿的因素，改善心功能和全身状况，定期（6 ~ 12 个月）复查。

（二）术后护理

1．**加强呼吸道管理**　气管插管者及时吸痰、湿化气道。气管插管拔除后定期协助患者翻身、拍背，指导其咳嗽咳痰，保持气道通畅。

2．**加强病情观察和维持有效循环血容量**　密切监测血压、心率、CVP 的变化。观察有无血容量不足表现，一旦发生及时补足。对服用洋地黄者，注意观察其有无洋地黄中毒（心率慢、胃肠道不适、黄绿视等），一旦发生，立即通知医师。

3．**做好机械瓣置换术后的抗凝治疗护理。**

4．**做好体外循环术后监护。**

二、冠状动脉粥样硬化性心脏病

冠状动脉粥样硬化性心脏病（coronary atherosclerotic heart disease），简称冠心病（coronary heart disease，CHD），是由于冠状动脉粥样硬化导致心肌缺血、缺氧或坏死而引起的心脏病。

【病因】

病因尚未明确，主要危险因素有高脂血症、高血压、吸烟、糖尿病、肥胖、年龄、性别、高密度脂蛋白水平过低等。

【病理生理】

冠状动脉粥样硬化时，管腔狭窄，血流量减少，心肌供需氧失去平衡，加重心肌缺血、缺氧，可进一步导致心肌梗死。若梗死后 1h 内恢复再灌注，部分心肌细胞功能可恢复，超过 2 ~ 6h，则心肌梗死无法逆转，可引起心律失常、心源性休克、心力衰竭，甚至心室破裂。

【护理评估】

（一）临床表现

1．**心绞痛型**　情绪激动、体力劳动或饱餐等情况下，可因心肌需氧量增加而引起或加重心肌供血供氧不足，出现胸闷、胸骨后压榨样疼痛，常放射至左肩、左臂等部位。发作一般持续 3 ~ 5min。

2．**心肌梗死型**　心绞痛剧烈，持续时间长，休息和含服硝酸甘油片不能缓解，可伴恶心、呕吐、大汗、发热、发绀、血压下降、心律失常、心源性休克、心力衰竭，甚至猝死。

3．**心功能不全型**　心肌长期缺血、缺氧致心肌广泛变性和纤维化，引起心肌扩张，可出现以心功能不全为主的综合征，称为缺血性心肌病，预后较差。

（二）辅助检查

1．实验室检查 急性心肌梗死早期磷酸肌酸激酶及其同工酶的活性或质量、肌红蛋白、肌钙蛋白均出现异常改变。

2．冠状动脉造影术 可准确了解粥样硬化的病变部位、血管狭窄程度和狭窄远端冠状动脉血流通畅情况。

3．心电图 心肌缺血发生心绞痛时心电图以R波为主的导联中可见ST段压低、T波低平或倒置的心内膜下心肌缺血性改变，以及室性心律失常或传导阻滞。心肌梗死时，表现为坏死性Q波、损伤性ST段和缺血性T波改变。

4．其他检查 如平板运动试验、放射性核素试验等。

（三）与疾病相关的健康史

询问患者有无高血压、糖尿病，有无心绞痛和心梗发作史，药物治疗情况。日常生活中是否存在与冠心病发生有关的因素，如喜好高脂饮食、缺少体育锻炼、工作压力大等。

（四）心理社会状况

大多数患者有过心绞痛和心肌梗死病史，随着病情加重，以及手术治疗，患者及家属多表现出紧张、害怕、恐惧，有的患者常担心术后心绞痛复发。

（五）治疗原则

1．非手术治疗 使用冠状动脉扩张药，减缓冠状动脉病变的发展，尽快恢复心肌的血液灌注。

2．手术治疗

（1）适应证：药物治疗无效，狭窄病变大于70%、左冠状动脉主干狭窄和前降支狭窄、出现心肌梗死、经皮冠状动脉腔内成形术术后狭窄复发者。

（2）手术方式：①介入治疗：适用于单支或局限性血管病变以及急性心肌梗死时。主要有经皮冠状动脉腔内成形术和支架置入术。②直视手术：冠状动脉旁路移植术（coronary artery bypass graft，CABG），即取一段自体静脉血管移植到冠状动脉主要分支狭窄的远端，以恢复病变冠状动脉远端的血流量，改善心肌功能。术后可出现出血、肾衰竭等并发症。

【主要护理诊断 / 问题】

1．心排血量减少　与心脏疾病、心功能减退、血容量不足、心律失常等有关。

2．潜在并发症　心肌梗死、心律失常、血管再栓塞、出血等。

【护理措施】

（一）术前护理

注意休息，避免劳累。合理饮食，防便秘发生。伴有高血压、高血脂、糖尿病者，应采取措施控制。术前5～7d停用抗凝药物，防术中、术后凝血功能障碍。

（二）术后护理

1．做好体外循环术后监护。

2．患肢护理 观察取静脉的手术肢体足背动脉波动情况和足趾温度、肤色、水肿情况，抬高患肢15°～30°，术后2h手术肢体可以进行下肢、掌和足趾的被动功能锻炼。坐位时，避免足下垂。术后24h根据患者病情鼓励其下床运动，站立时间忌过久。根据患者耐受程度，逐渐进行肌肉压缩运动或股四头肌训练。

3．并发症的护理

（1）心律失常与心肌梗死：①遵医嘱应用扩张冠状动脉的药物，防止因术后冠状动脉痉挛而致心肌梗死。②密切观察心电图变化，以及时发现心律失常和心肌梗死的发生。③注意血压的波动，及时调节升压药速度和剂量。

（2）血管再次狭窄：手术早期因血管内膜的损伤，会出现血管旁路的急性闭塞和血栓形成，中、晚期也会出现因血管内膜的增厚，造成血管再次狭窄。术后应用肝素等进行抗凝治疗，但应密切观察凝血酶原时间和活动度，以防出血。

（3）出血：因术后应用阿司匹林等进行抗凝治疗，以防旁路移植的血管发生梗死，有发生局部和全身出血的可能。密切观察全身皮肤状况及凝血酶原时间。观察手术切口及下肢取血管处伤口有无渗血。观察并记录引流液的量及性质，判断有无胸内出血或心包压塞的预兆，发现异常及时通知医师并协助处理。

（4）肾衰竭：术后加强肾功能监护，密切观察尿量、尿比重、血钾、尿素氮和血清肌酐等变化。疑似肾衰竭者，限制水和钠的摄入，控制高钾食物的摄入，并停止使用肾毒性药物。对急性肾衰竭者，应遵医嘱做透析治疗。

（三）健康教育

1．合理饮食、控制体重　进食低盐、低脂肪、高蛋白质、富含维生素的饮食，少食多餐；养成定期锻炼的习惯，适当控制体重。

2．倡导健康生活方式　合理活动与休息，避免过度劳累。戒烟，少量饮酒。学会放松技巧缓解压力，避免情绪激动。

3．用药指导　介绍用药的目的，药物的名称、记录、用法、副作用及用药注意事项，告知患者及家属出现异常及时就诊。

4．自我保健　术后3个月内避免胸骨受到牵张、碰撞。身体直立或坐位时，尽量保持上身挺直，两肩后展。每天行肩部功能锻炼，避免肩部僵硬。腿部恢复期可穿弹力袜，以改善下肢血液供应，休息时脱去护袜，抬高下肢。心绞痛发作或心功能不全时应及时到医院就诊。

小　结

（一）先天性心脏病

1. 病因　先天性心脏病主要与胎儿发育的宫内环境因素、母体情况和遗传基因等有关。

2. 临床表现及治疗原则

（1）动脉导管未闭：左向右分流，分流量大时出现心悸、气促等症状，婴儿生长发育迟缓，宜3～7岁行择期手术治疗。

（2）房间隔缺损：左向右分流，青年期可出现劳累性气促、心悸等，易致呼吸道感染和右心衰竭，严重者出现发绀，宜2～5岁行择期手术治疗。

（3）室间隔缺损：左向右分流，分流量大者，婴儿期出现反复呼吸道感染、充血性心力衰竭、喂养困难等，严重者表现为发绀和右心衰竭，缺损小者可自行闭合，否则宜在学龄前行手术治疗，缺损大者应尽早手术治疗。

（4）法洛四联症：右向左分流，主要表现为发绀、喜爱蹲踞和缺氧发作，力争在1岁内行手术治疗。

3. 护理措施　术前护理包括注意休息、合理饮食、避免感染和心理护理。术后护理包括充分给氧、预防感染、呼吸道管理、术后并发症护理和体外循环术后护理。

（二）心脏瓣膜病

1. 病因　主要由风湿热所致。

2. 临床表现

（1）二尖瓣疾病：二尖瓣狭窄者出现劳力性呼吸困难、咳嗽、咯血、心悸、头晕等心排血量不足症状；二尖瓣关闭不全重者表现为心悸、劳累后气促等。

（2）主动脉瓣疾病：主动脉瓣狭窄中度以上者表现为心绞痛、劳累后气促、端坐呼吸等，甚至猝死；主动脉瓣关闭不全重者常发生气促、阵发性呼吸困难等。

3. 治疗原则　心脏瓣膜疾病，轻症时可行对症治疗，重症者行瓣膜置换术或瓣膜修补术。

4. 护理措施　术前护理包括注意休息、避免剧烈体力活动、预防感染、定期复查等，术后护理有呼吸道管理、病情观察和抗凝治疗护理。

（三）冠心病

冠心病主要危险因素有高脂血症、高血压、吸烟、糖尿病。其临床表现有心绞痛型、心肌梗死型和心功能不全型。轻症者可使用冠状动脉扩张药，非手术治疗无效时行直视手术或介入手术治疗。做好体外循环术后监护、患肢护理以及并发症的观察与护理。

思考题

T24-1

参考答案

男性，50岁，因劳累后胸闷及心前区不适3年，加重2周入院。查体：T 36.0℃，P 76次/分，HR 21次/分，BP 190/80mmHg，慢性病容，表情痛苦，神志清楚。自述近日来胸部压榨样不适，发作较前频繁，休息和含服硝酸甘油不能缓解。有高血压病史，吸烟20年。体检和影像学检查均提示前降支冠状动脉粥样硬化。该患者被诊断为“心肌梗死型冠心病”，拟行CABG手术治疗。医生要求该患者绝对卧床。患者向护士询问自己的手术方式，以及术后取静脉的手术肢体的恢复情况。

请问：

（1）该患者目前主要的护理诊断/合作性问题有哪些？

（2）如何指导患者促进术后患肢康复？

（邹立琴）

第二十一章　腹外疝患者的护理

学习目标

通过本章内容的学习，学生应能够：

◎ 识记

1．复述疝、腹股沟斜疝、腹股沟直疝的定义。

2．描述常见腹外疝的类型、临床表现和治疗原则。

◎ 理解

1．比较4种常见类型疝的临床特点。

2．比较腹股沟斜疝和直疝的异同点。

◎ 运用

评估腹外疝患者并为其制订护理计划。

第一节　概　述

体内脏器或组织离开其正常解剖部位，通过先天或后天形成的薄弱点或缺损、孔隙进入另一部位，称之为疝（hernia）。疝常以突出的部位命名，多发生于腹部，以腹外疝最多见。

腹外疝（abdominal external hernia）是腹腔内的脏器或组织连同壁腹膜，经腹壁薄弱点或孔隙，向体表突出所形成，是外科最常见的疾病之一。常见的有腹股沟疝、股疝、脐疝、切口疝等。

【病因】

1．腹壁强度降低　是疝发病的基本因素。

（1）先天性因素：最常见在胚胎发育过程中某些组织穿过腹壁的部位，如精索或子宫圆韧带穿过腹股沟管、股动静脉穿过股管等处。其他如腹白线发育不全等。

（2）后天性因素：手术切口愈合不良、外伤、感染造成的腹壁缺损，腹壁神经损伤、年老、肥胖、久病所致的肌肉萎缩等。

2．腹内压力增高　常见原因有慢性咳嗽、排尿困难、便秘、腹水、妊娠、婴儿经常啼哭、搬运重物、举重等。正常人虽有腹内压增高的情况，若腹壁强度正常，则不会发生疝。

【病理解剖】

典型的腹外疝由疝环、疝囊、疝内容物和疝外被盖组成。

1．疝环　是疝突向体表的门户，又称疝门，亦是腹壁薄弱区或缺损所在。临床上各类疝常以疝环部位作为命名依据，如腹股沟疝、股疝、切口疝、脐疝等。

2．疝囊　是壁腹膜自疝环突出的憩室样囊袋。一般呈梨形或半球形，由囊颈、囊体组成。疝囊颈是疝囊比较狭窄的部分，也是疝环所在的部位。

3．疝内容物　是进入疝囊的腹内脏器或组织，以小肠最为多见，大网膜次之。盲肠、阑尾、乙状结肠、横结肠，膀胱等也可进入疝囊，但较少见。

4．疝外被盖 是指疝囊以外的各层组织，一般为筋膜、皮下组织和皮肤。

【临床类型】

根据疝的可复程度和血供情况，腹外疝可分 4 种类型。

1．易复性疝（reducible hernia） 疝内容物很容易回纳入腹腔的疝。最常见。疝内容物与疝囊间无粘连。当患者平卧、休息或用手将肿块向腹腔推送时可回纳入腹腔。

2．难复性疝（irreducible hernia） 疝内容物不能回纳或不能完全回纳入腹腔，但并不引起严重症状。常见原因是疝内容物在疝囊颈处受摩擦损伤，产生粘连。少数病程较长、疝环大的腹外疝，因内容物进入疝囊时产生的下坠力量可将囊颈上方的腹膜逐渐推向疝囊，如盲肠、阑尾、乙状结肠或膀胱等均可随之下移而成为疝囊壁的一部分的滑动性疝（sliding hernia），也属难复性疝。

3．嵌顿性疝（incarcerated hernia） 疝环较小而腹内压突然增高时，疝内容物可强行扩张疝囊颈挤入疝囊，随囊颈的回缩，使其不能回纳成为嵌顿性疝，久而久之肠管静脉回流受阻，肠管和系膜淤血、水肿、增厚，大量黄色渗出液积聚疝囊内，使肠内容物回纳更为困难，嵌顿若及时解除，肠管尚能恢复正常。

4．绞窄性疝（strangulated hernia） 嵌顿如不能及时解除，疝内容物持续受压，以致发生血运受阻，称绞窄性疝。

嵌顿性疝和绞窄性疝实际上是一个病理过程的两个阶段，临床上很难截然区分。肠管坏死、穿孔是疝死亡的主要原因。

第二节 腹股沟疝

腹股沟疝（inguinal hernia）是指发生在腹股沟区的腹外疝。以男性多见，男女比例约为 15 ∶ 1，右侧较左侧多见。根据疝囊颈与腹壁下动脉的解剖关系，可分为腹股沟斜疝（indirect inguinal hernia）和腹股沟直疝（direct inguinal hernia）两种。前者疝囊经腹壁下动脉外侧的腹股沟管内环（深环）突出，向内、向下、向前斜行经过腹股沟管，再穿出腹股沟管外环（浅环），并可进入阴囊。后者疝囊经腹壁下动脉内侧的直疝三角区直接由后向前突出，不经过内环，也不落入阴囊。腹股沟斜疝是最常见的腹外疝，发病率约占全部腹外疝的 90%，占腹股沟疝的 95%，以婴幼儿及中年男性多见，直疝常见于年老体弱者。

【病因】

1．先天性异常 胚胎发育早期，睾丸位于腹膜后第 2 ～ 3 腰椎旁，以后逐渐下降，并带动内环处腹膜也逐渐下移，同时亦将腹膜向前推形成腹膜鞘突，其下段在婴儿出生后不久成为睾丸固有鞘膜，其余部分自行关闭。若腹膜鞘突未闭或闭锁不全，仍与腹腔相通，则可形成先天性斜疝。多发生在右侧，可能与右侧睾丸下降较慢有关（图 21-1）。

2．后天性腹壁薄弱或缺损 主要与腹股沟区肌肉、腹横筋膜发育不全或缺损等有关（图 21-2）。

案例 21-1A

男性，47 岁，右侧腹股沟区出现可复性肿块 3 年。6 小时前因剧烈咳嗽后出现肿块明显增大，不能回纳，伴恶心、呕吐。急诊入院。

问题与思考：

该患者护理评估内容有哪些？

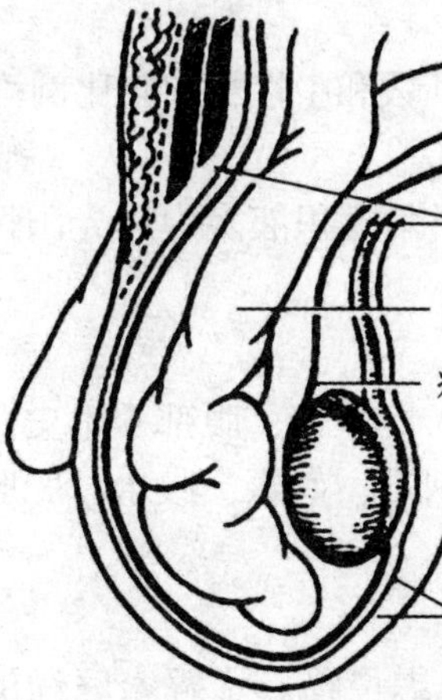

图 21-1　先天性腹股沟斜疝

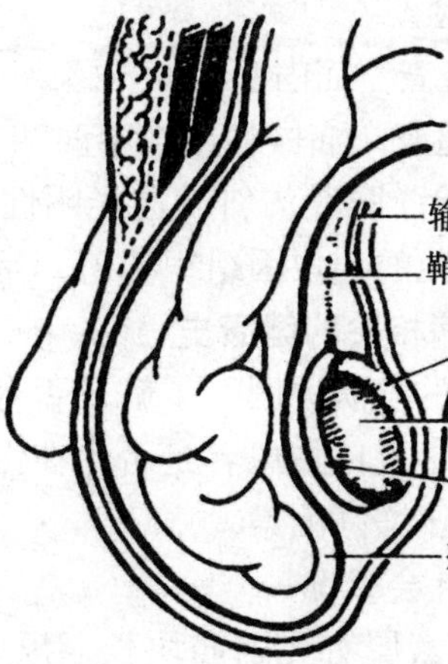

图 21-2　后天性腹股沟斜疝

【护理评估】

（一）临床表现

1．腹股沟斜疝

（1）易复性疝：除腹股沟部出现可复性肿块和偶有胀痛外，无其他症状。肿块在站立或腹部施压时明显，多呈梨形，可降至阴囊或大阴唇。用手按肿块同时嘱患者咳嗽，可有膨胀性冲击感。若平卧休息或用手推送，肿块可消失。复位后以手指自阴囊皮肤伸入扩大而松弛的外环内，嘱患者咳嗽，指尖有冲击感。用手指紧压腹股沟管内环，让患者站立并咳嗽，疝块并不出现，移去手指，疝块复出。

（2）难复性疝：主要特点是疝块不能完全回纳，常伴有坠胀感。

（3）嵌顿性疝　常于腹内压骤增时出现，疝块不能回纳，伴明显疼痛。嵌顿内容物若为肠袢，可有肠梗阻症状。

（4）绞窄性疝：临床症状多较严重，可并发感染，发生脓毒症。

2．腹股沟直疝　当患者站立时，腹股沟内侧耻骨结节外上方出现一半球形肿块，不伴疼痛或其他症状。肿块多能自行回纳腹腔而消失，极少发生嵌顿。腹股沟斜疝与腹股沟直疝的鉴别见表 21-1。

表21-1　斜疝与直疝的鉴别

鉴别点	斜疝	直疝
发病年龄	多见于儿童及青壮年	多见于老年
突出途径	经腹股沟管外突	由直疝三角突出
疝块外形	椭圆或梨形，上部呈蒂柄状	半球形，基底较宽
疝块位置	腹股沟区或阴囊	耻骨结节外上方，不进阴囊
回纳后压住深环	疝块不再突出	疝块仍可突出
疝囊与精索的关系	疝囊在精索内前方	疝囊在精索后方
疝囊颈与腹壁下动脉的关系	疝囊颈在腹壁下动脉外侧	疝囊颈在腹壁下动脉内侧
嵌顿与绞窄	常发生	极少发生

（二）辅助检查

1．实验室检查 疝内容物继发感染时，血常规检查白细胞计数和中性粒细胞比例均升高。

2．影像学检查 疝嵌顿或绞窄时X线检查可见肠梗阻征象。

3．透光试验 腹股沟斜疝透光阴性，因疝块不能透光。而鞘膜积液多为透光阳性，可以此相鉴别。但幼儿的疝块因组织菲薄，常能透光。

（三）与疾病相关的健康史

评估腹外疝的发病原因，了解是否存在腹壁肌肉薄弱或先天性缺损、腹部手术史及术后伤口愈合情况等，重点评估患者是否存在慢性咳嗽、便秘、排尿困难、妊娠、腹水、肥胖、婴儿经常啼哭等腹内压增高因素。

（四）心理社会状况

了解患者和家属有无因疝块长期反复突出而产生恐惧、焦虑情绪。了解家庭经济承受能力，患者和家属对疾病的认识及对手术的心理反应。

（五）治疗原则

1．非手术治疗

（1）1周岁以下婴幼儿可暂不手术。因婴幼儿腹肌可随躯体生长而逐渐强壮，疝有自行消失的可能。可用棉线束带或绷带暂时压迫腹股沟管深环，防止疝块突出。尽可能避免一切可能增大腹内压的因素，如哭闹、咳嗽等。

（2）对年老体弱或伴有其他严重疾病而禁忌手术者，应用疝带。方法：白天可在回纳疝内容物后，将医用疝带一端的软压垫对着疝环顶住，阻止疝块突出。但长期使用疝带可刺激疝囊颈增厚，易与疝内容物发生粘连，形成难复性疝和嵌顿性疝。

2．手术治疗 手术修补是治疗腹股沟疝最有效的方法。

（1）传统疝修补术：手术的基本原则是疝囊高位结扎、加强或修补腹股沟管管壁。

1）疝囊高位结扎术：显露疝囊颈，予以高位结扎，切去疝囊。仅适用于婴幼儿，以及绞窄性斜疝因肠坏死且局部有严重感染、暂不宜行疝修补术者。

2）疝修补术：加强或修补腹股沟管管壁，是最常用的治疗方法。成年腹股沟疝患者都存在程度不同的腹股沟管前壁或后壁薄弱或缺损，只有在疝囊高位结扎基础上，加强或修补薄弱的腹股沟管前壁或后壁，才有可能得到彻底的治疗。

Ferguson法是加强或修补腹股沟管前壁最常用的方法，适用于腹横筋膜无显著缺损、腹股沟管后壁尚健全的患者。加强腹股沟管后壁的方法：① Bassini法：是临床上加强腹股沟管后壁应用最广泛的方法。② Halsted法。③ McVay法：适用于后壁薄弱严重的患者，还可用于股疝修补。④ Shouldice法：与Bassini法基本相同，适用于较大的成人腹股沟斜疝和直疝。

髂腹下神经和髂腹股沟神经走行于腹外斜肌和腹内斜肌间，在疝修补时易损伤，出现所支配区域的肌萎缩、感觉障碍等。

（2）无张力疝修补术（tension-free hernioplasty）：是在无张力情况下，用人工高分子材料网片进行修补，具有术后疼痛轻、恢复快、复发率低等优点。

（3）经腹腔镜疝修补术（laparoscopic inguinal herniorrhaphy，LIHR）：有四种方法，即经腹膜前法、完全经腹膜外法、经腹腔补片植入技术、单纯疝环缝合法。具有创伤小、术后疼痛轻、恢复快、美观等优点。且随着腹腔镜技术的发展、手术器械的改进、疝修补材料的进步等，在临床中的应用越来越广泛。

3．嵌顿性和绞窄性疝的处理 原则上应立即手术，少数嵌顿时间在3～4小时以内，局部压痛不明显，也无腹膜刺激征者及年老体弱或伴有其他较严重疾病而估计尚未绞窄坏死者可试行手法复位。复位方法：让患者取头低足高卧位，注射吗啡等解痉止痛药物，松弛腹肌，然后托起阴囊，持续缓慢地将疝块还纳回腹腔。手法必须轻柔，切忌粗暴，损伤肠管。复位后还需严密观察腹部情况，如有腹膜炎或肠梗阻的表现，应立即手术探查。

嵌顿性疝和绞窄性疝手术前应做好必要的准备，如有水和电解质紊乱，应迅速补液予以纠正。手术的关键在于正确判断疝内容物的活力，然后根据患者病情确定处理方法。如肠管已坏死，应行肠切除术，不做疝修补，以免因感染而致修补失败。

知识拓展

腹股沟疝的围术期处理

1. 一般处理　①术前除常规的术前检查外，对老年患者需了解并检查心、肺、肾功能和血糖水平。②伴有慢性内科疾病的老年患者，应该在手术前对其危险性加以评估，尤其对伴呼吸和循环系统疾病者，需进行相关治疗和处理后再行手术。

2. 抗生素的使用　常规腹股沟疝手术是否预防性应用抗生素目前尚有争议。有证据表明，对高危人群预防性应用抗生素可降低感染率。如存在感染高危因素（包括高龄、糖尿病、肥胖、消瘦、多次复发疝、化疗或放疗后和其他可导致免疫功能低下的原因），预防性抗生素应在切开皮肤前 30min 至 1h 开始静脉给药。

——选自《成人腹股沟疝诊疗指南》（2014 年版）

案例 21-1B

体检：右侧腹股沟区可触及肿块，肿块降入阴囊。局部有压痛。透光试验阴性。该患者被诊断为右侧腹股沟嵌顿疝，急诊手术。

问题与思考：

该患者有哪些主要护理诊断 / 问题？手术前后应采取哪些护理措施？

【主要护理诊断 / 问题】

1．疼痛　与腹外疝嵌顿、绞窄有关。

2．潜在并发症　肠绞窄坏死、术后阴囊水肿。

【护理措施】

（一）非手术治疗的护理及术前护理

1．心理护理　向患者讲解腹外疝的病因及诱发因素、手术治疗的必要性及手术方法，消除顾虑。行无张力疝修补术者，还应介绍补片材料的特点等情况。

2．解除腹内压升高因素　保持排便通畅，禁止吸烟，避免受凉咳嗽。术前练习床上排大、小便，学会有效咳嗽的方法。

3．观察病情　密切观察腹部情况，应高度警惕嵌顿疝、绞窄性疝及肠梗阻的发生。如有应立即通知医生，并做好紧急手术准备。

4．备皮及肠道清洁　术前严格备皮，尤其对于会阴部、阴囊处，避免皮肤破损。术前晚灌肠，清除肠内积粪，以防术后腹胀及排便困难。术晨排空小便，以防术中误伤膀胱。

5．急症手术前准备　嵌顿性及绞窄性疝，特别是合并急性肠梗阻的患者，常有脱水、酸中毒及全身中毒症状，甚至发生感染中毒性休克，应紧急手术治疗。术前除一般护理外，应做好输液、抗感染、胃肠减压等护理。

（二）术后护理

1．体位与活动 术后平卧3日，膝下垫一软枕，使髋关节微屈，以降低腹内压力和切口张力，有利于切口愈合和减轻切口疼痛。传统疝修补术后3～5日可离床活动。采用无张力疝修补术的患者一般术后次日可下床活动。年老体弱、复发性疝、绞窄性疝、巨大疝患者可适当延迟下床活动时间。

2．饮食 术后6～12小时如无恶心、呕吐，可进流食、半流食，次日可进普通饮食。肠切除、肠吻合术的待肠功能恢复后方可进食。

3．防止腹内压力升高 注意保暖，避免受凉。如有咳嗽应及时治疗并指导患者在咳嗽时用手按压保护切口。保持大、小便通畅。

4．维持体液平衡 绞窄性疝行肠切除、肠吻合术后应继续禁食、禁水，给予静脉补液和支持治疗，以维持水、电解质及酸碱平衡，促进术后康复。

5．并发症的预防和护理 ①阴囊血肿：常发生在术后24小时内，表现为阴囊肿胀，呈暗紫色。术后用丁字带将阴囊托起，以预防阴囊血肿。有切口血肿时应予适当加压，一般不需放置沙袋压迫。②切口感染：手术前应做好阴囊及会阴部的皮肤准备，避免损伤皮肤。合理应用抗生素。及时更换并保持切口敷料干燥。密切观察切口愈合情况，一旦发现感染征象，应尽早处理。

（三）健康教育

1．避免受凉咳嗽，避免婴幼儿经常哭闹，保持大便通畅，防止便秘发生。

2．出院后注意适当休息，逐渐增加活动量，3个月内避免重体力劳动或提举重物。

3．应用疝带治疗者，在应用疝带时应经常检查压迫位置是否正确，随时调整松紧度，避免引起疝内容物受压。

4．积极预防和治疗相关疾病。若出现疝复发，应及早诊治。

第三节　其他常见腹外疝

一、股疝

疝囊经股环、股管向卵圆窝突出的疝，称股疝（femoral hernia），占腹外疝的3%～5%，多见于40岁以上经产妇。

1．病因 妊娠是腹内压增高引起股疝的主要原因。与女性骨盆较宽，股管上口较宽大松弛有关，多见于右侧。因股管几乎垂直向下，疝内容物进入股管，出卵圆窝后转向前，形成锐角，且股环本身较小，周围多为坚韧的韧带，故易发生嵌顿，并可迅速发展为绞窄疝。

2．临床表现 为腹股沟韧带下方卵圆窝处出现一半球形突起，疝块往往不大，平卧回纳后疝块有时不能完全消失，与疝囊外有很多脂肪堆积有关。易复性股疝的症状较轻，久站或咳嗽时感胀痛。若发生嵌顿，除引起局部明显疼痛外，常伴有较明显的急性机械性肠梗阻症状，严重者甚至可以掩盖股疝局部症状。

3．治疗原则 股疝一旦确诊，应及时手术治疗。对于嵌顿性或绞窄性股疝，应紧急手术。最常用的手术方式是McVay修补法。

二、切口疝

腹壁手术切口处形成的疝称切口疝（incisional hernia）。临床上较常见，占腹外疝的第3位。

1．病因

（1）解剖因素：最常发生切口疝的是经腹直肌切口。因除腹直肌外，腹壁各肌层及筋膜、鞘膜等组织的纤维大体上都是横行的，纵行切口势必切断这些纤维，缝线也易滑脱，已缝合的组织又经常受到横向牵拉，而且肋间神经也被切断，腹直肌强度降低。

（2）手术因素：①切口感染造成腹壁组织破坏，由此引起的腹部切口疝占50%左右；②手术后放置引流物过久；③切口过长使切断肋间神经过多；④腹壁切口缝合不严密；⑤张力过大。

（3）腹内压增高：术后腹部明显胀气、剧烈咳嗽、恶心、便秘等可致腹内压骤增，使切口内层断裂。

（4）其他：切口血肿、老龄、肥胖、糖尿病、营养不良或某些药物（如皮质激素）等导致切口愈合不良。

2．临床表现　腹壁切口处逐渐膨隆，出现大小不一的肿块。通常在站立或用力时肿块更为明显，平卧、休息则缩小或消失。疝块较大的有腹部牵拉感，伴食欲减退、腹胀、恶心、腹部隐痛、便秘等。切口疝多无完整疝囊，疝内容物易与腹膜外腹壁组织粘连而成为难复性疝。切口疝疝环一般较宽大，故很少发生嵌顿。

3．治疗原则　原则上需手术修补腹壁缺损。

三、脐疝

腹内器官经脐环突出，称为脐疝（umbilical hernia）。临床分小儿脐疝和成人脐疝两类，以小儿脐疝多见。小儿脐疝多因脐环闭锁不全或脐部瘢痕组织薄弱，在腹内压增高如经常啼哭和便秘时发生，仅脐部出现球形疝块，多属易复性疝，极少发生嵌顿和绞窄，2岁之前的儿童多采取非手术治疗。方法是：回纳疝块后，用一大于脐环、外包纱布的硬币或小木片压住脐环，再用胶布或绷带加以固定，防疝块突出，促进愈合。2岁后儿童，若脐环直径仍大于1.5 cm，应行手术治疗。成人脐疝为后天性，较少见，多发生在中年经产妇，在妊娠、肥胖、腹水等腹内压增高情况下即可发生。常在站立、咳嗽时脱出，安静平卧时消失。

成人脐疝因疝环狭小，发生嵌顿或绞窄者较多，应手术治疗。

小　结

1. 病因　腹壁强度降低，腹内压增高。

2. 临床表现　①斜疝：腹股沟区肿块呈梨形，可进入阴囊，回纳肿块后压深环肿块不再突出，多见儿童及成年人。②直疝：腹股沟区肿块呈球形，不进入阴囊，容易回纳，多见老年人。③股疝：腹股沟韧带下方卵圆窝处半球形肿块，肿块较小，不易回纳，最易嵌顿。④切口疝主要表现为腹壁切口瘢痕处逐渐膨隆，出现大小不一的肿块。⑤脐疝主要表现为脐部球形包块。

3. 治疗原则　手术治疗为主，疝囊高位结扎或修补术。

4. 护理　术前防治腹内压增高，警惕发生疝嵌顿，做好术前准备。术后继续防治腹内压增高，做好并发症的观察与护理。

思考题

T21-1

参考答案

男性，52 岁，8 年前发现右侧腹股沟区肿块，约 3cm × 2cm 大小，近 2 年来肿块逐渐增大至 8cm × 5cm，可进入阴囊。肿块突出时感下腹坠胀，隐痛。

体检：右腹股沟区肿块 8cm × 5cm 大小，质软，无压痛，回纳后压迫内环，不再出现。

患者为搬运工。便秘 10 余年，吸烟 30 余年。

请问：

（1）该患者最可能的诊断是什么？依据是什么？

（2）目前主要护理诊断 / 问题是什么？如何护理？

（田建丽）

第二十二章　急性化脓性腹膜炎患者的护理

学习目标

通过本章内容的学习，学生应能够：

◎ 识记

1．复述急性化脓性腹膜炎的定义及分类。

2．描述腹腔脓肿的定义。

◎ 理解

1．概括急性化脓性腹膜炎的临床表现和治疗原则。

2．比较膈下脓肿和盆腔脓肿的临床特点。

◎ 运用

评估急性腹膜炎患者并为其制订护理计划。

急性化脓性腹膜炎（acute suppurative peritonitis）是外科最为常见的急腹症。由细菌感染、化学性刺激或物理性损伤等引起的腹膜和腹膜腔的炎症。按发病机制可分为原发性和继发性两类，临床所称急性腹膜炎（acute peritonitis）多指继发性急性化脓性腹膜炎，约占腹膜炎的98%；按病因可分为细菌性和非细菌性两类；按临床经过可分为急性、亚急性和慢性三类；按累及的范围可分为弥漫性和局限性两类。

【病因与病理生理】

（一）病因

1．继发性腹膜炎（secondary peritonitis） 是最常见的腹膜炎。最常见的发病原因是腹腔空腔脏器穿孔（如胃十二指肠穿孔）和外伤引起的腹壁或内脏破裂（如肝、脾破裂）等。其次是腹腔内脏器官缺血及炎症（如急性阑尾炎、急性胰腺炎等）扩散。再次是其他因素，如手术时污染腹腔、胃肠道吻合口渗漏、产后感染等都可引起腹膜炎。致病菌以大肠埃希菌最多见，其次是厌氧类杆菌、链球菌等。多为混合性感染，毒性较强。

2．原发性腹膜炎（primary peritonitis） 又称为自发性腹膜炎，较少见。腹腔内无原发病灶，由细菌经血行播散、上行性感染，直接扩散、透壁性感染等途径播散至腹膜腔引起，占2%。病原菌多为溶血性链球菌、肺炎双球菌或大肠埃希菌。以儿童多见，多在机体抵抗力低下时（如肾病、肝硬化并发腹水、猩红热及营养不良状况下）发生。

（二）病理生理

腹膜具有润滑、吸收、渗出、防御和修复等生理功能。当胃肠内容物和细菌等进入腹腔后，刺激腹膜迅速充血、水肿、并渗出大量液体，以稀释腹腔内毒素。渗出液中含有大量中性粒细胞、吞噬细胞、坏死组织、细菌和凝固的纤维蛋白，使得渗出液变浑浊成为脓液。以大肠埃希菌为主的脓液呈黄绿色，常与其他致病菌混合感染而变得厚稠，有粪臭味。腹膜炎发生后，其转归取决于两方面：①患者全身的和腹膜局部的防御能力；②污染细菌的性质、数量、持续时间。若患者年轻体壮、抗病能力强、致病菌毒力弱、治疗措施得当，炎症可完全消散而痊愈。如炎性渗出液未能完全吸收而积聚于膈下、肠袢间、盆腔等处，则形成局限性脓肿。当机体抵抗力弱、致病菌毒力强、治疗措施不当时，可致中毒性休克，严重者可导致死亡。

案例 22-1A

男性，35岁，务工人员，有胃溃疡病史5年，未经正规治疗。2h前在劳动中无诱因突发上腹刀割样疼痛，迅速蔓延至全腹。急诊入院。

问题与思考：

该患者护理评估内容有哪些？

【护理评估】

（一）临床表现

1．症状

（1）腹痛：是最主要的临床表现。原发病不同，腹痛的性质、程度亦不相同。一般为持续、剧烈腹痛，常难以忍受。深呼吸、咳嗽、变换体位时疼痛加剧，故患者拒按腹部，不愿改变体位。疼痛以原发病灶处最为显著，随炎症扩散而延及全腹。

（2）恶心、呕吐：早期常见症状。腹膜受刺激后，可引起反射性恶心、呕吐，吐出物多为胃内容物。当发生麻痹性肠梗阻时，呕吐为溢出性，可吐出黄绿色胆汁，甚至棕褐色粪水样内容物。

（3）体温、脉搏变化：与炎症的轻重有关。开始时正常，后因毒素吸收常有发热、脉搏加快。年老体弱者体温可不升高，但脉搏多加快。若脉搏加快而体温下降，常是病情恶化的征象之一。

（4）感染中毒表现：可出现寒战、高热、脉搏加快、呼吸浅快、大汗、口干等全身感染中毒表现。有严重脱水时，可出现皮肤干燥、眼窝凹陷。中毒性休克时出现四肢厥冷、脉搏细速、呼吸急促、血压下降。

2．体征

（1）腹部体征：腹式呼吸减弱或消失。腹胀加重多提示病情恶化。腹部压痛、反跳痛、腹肌紧张是腹膜炎的标志性体征，称腹膜刺激征，尤以原发病灶所在处最明显。胃肠、胆囊穿孔引起的腹肌紧张可呈“木板样”强直，而幼儿、老年人、肥胖患者、晚期妊娠患者腹肌紧张多不明显，易被忽视。另外，空腔脏器穿孔可有肝浊音界缩小或消失；腹腔积液多时可出现移动性浊音；肠鸣减弱甚至消失。

（2）直肠指检：若有盆腔感染或盆腔脓肿，指检可发现直肠前窝饱满，有触痛。

（二）辅助检查

1．实验室检查 白细胞计数及中性粒细胞比例均有不同程度增高，可出现中毒性颗粒。

2．影像学检查

（1）X线检查：腹部X线检查可见小肠普遍胀气且有多个小液平面是肠麻痹征象。胃肠穿孔时多可见膈下游离气体。膈下脓肿时，患侧膈肌升高、肋膈角模糊或胸腔积液。

（2）B超检查：显示腹腔内有不等量的积液。但不能鉴别液体的性质。在超声引导下行腹腔穿刺抽液或腹腔灌洗可帮助诊断。

（3）CT检查：CT检查有助于对腹腔内实质性脏器病变的诊断，且对评估腹腔内液体量也有一定帮助。

（三）与疾病相关的健康史

继发性腹膜炎常继发于腹腔脏器穿孔、外伤、炎症、手术时污染、产后感染等。应详细询问患者相关疾病史、外伤史、手术史、妊娠史。原发性腹膜炎以儿童多见，与机体抵抗力下降有关，了解既往疾病史和身体状况，判断腹膜炎发生原因。

（四）心理社会状况

急性化脓性腹膜炎发病急、病情危重，且疼痛剧烈，应评估患者和家属的紧张、恐惧情绪，了解患者和家属对该病的认知程度和心理承受能力。

（五）治疗原则

1．非手术治疗 病情较轻或病程较长超过 24h，且腹部体征已减轻或有减轻趋势或伴有严重心、肺等脏器疾患不能耐受于术者，可采取非手术治疗。措施包括半卧位，禁食，持续胃肠减压，补液，纠正水、电解质紊乱，应用抗生素，补充热量和营养支持，镇静，止痛和吸氧等。

2．手术治疗 绝大多数继发性腹膜炎需要及时手术治疗。适用于病情严重或经非手术治疗 6 ~ 8h 后（一般不超过 12h）无效者。

(1) 处理原发病灶：如切除阑尾、切除坏死肠段等。

(2) 彻底清洁腹腔：吸净腹腔内的脓液及渗出液，清除食物残渣、粪便、异物等，并用甲硝唑及生理盐水冲洗腹腔至清洁等。

(3) 充分引流：术后在腹腔内放置引流物（如硅胶管、乳胶管或双腔引流管等），将残余液体和继续产生的渗液排出体外，以减轻腹腔感染和防止术后发生腹腔脓肿。

案例 22-1B

查体：全腹压痛，伴反跳痛、肌紧张。叩诊移动性浊音阳性，听诊肠鸣音减弱。白细胞计数及中性粒细胞均增高。腹部立位平片可见膈下游离气体。CT 检查见腹腔内有积液。

诊断为“胃溃疡穿孔、急性化脓性腹膜炎”。拟行手术治疗。

问题与思考：

该患者哪些表现符合急性化脓性腹膜炎？围术期护理措施有哪些？

【主要护理诊断 / 问题】

1．疼痛 与腹膜炎症刺激、毒素吸收引起的腹痛和腹胀有关。

2．体温过高 与腹腔感染大量毒素吸收等有关。

3．体液不足 与腹膜腔内大量渗出、高热或体液丢失有关。

4．潜在并发症 感染中毒性休克、腹腔脓肿。

【护理措施】

（一）非手术治疗的护理及术前护理

1．体位 无休克情况下，患者取半卧位，有利于引流和感染局限化，减少毒素吸收，预防膈下感染。使腹肌放松，膈肌下移，有利于改善呼吸和循环。休克患者可采取中凹卧位。鼓励患者经常活动下肢，以预防下肢深静脉血栓形成。

2．禁食和胃肠减压 胃肠道穿孔的患者必须禁食，并留置胃管持续胃肠减压，可减轻胃肠内积气，减少胃肠穿孔时消化道内容物流入腹腔，减轻对腹膜的刺激，促进胃肠道功能恢复。禁食期间应加强口腔护理。

3．补液及营养支持 建立静脉输液通道，遵医嘱补液，纠正水、电解质及酸碱失衡。病情严重者应输白蛋白、血浆或全血，以维持有效循环血容量。维持尿量每小时 30 ~ 50ml。长期禁食者采用胃肠外静脉高营养，以增加机体抵抗力，促进康复。

4．控制感染 继发性腹膜炎多为混合性感染，应根据细菌培养及药物敏感试验结果选择广谱抗生素。

5．镇静、止痛、吸氧 可减轻患者的痛苦和恐惧心理。对诊断不明或需进行观察的患者，暂不能用止痛药物，以免掩盖病情。

6．病情观察 定时监测生命体征、尿量等变化。观察腹痛、腹胀情况，多询问患者，若出现腹膜炎体征或原有病情加重迹象，应立即通知医生并协助处理。

7．心理护理 做好患者、家属的解释安慰工作，稳定患者情绪，讲解有关腹膜炎的病因、治疗和护理知识，以取得配合。

（二）术后护理

1．体位 全身麻醉清醒或硬膜外麻醉患者去枕平卧 6h、生命体征平稳后，可取半卧位。

2．病情观察 术后需严密监测生命体征变化，动态观察腹痛、腹胀及腹膜刺激征等变化。注意观察肠蠕动恢复情况及有无腹腔脓肿的表现，若发现异常，及时处理并加强护理。

3．禁食、胃肠减压 术后早期继续禁食并行持续胃肠减压。肠蠕动恢复，拔除胃管后，可先给患者流食，如进食后未出现恶心、呕吐、腹胀、腹痛情况，可逐渐增加饮食量及内容。对行胃肠切除吻合术者，进食时间应根据病情酌情推迟。禁食期间应加强口腔护理。

4．补液及营养支持 术后继续遵医嘱补液，并及早给予肠内、外营养支持，提高术后机体创伤修复及防御能力。继续合理应用抗生素，以有效控制腹腔内残余感染。

5．腹腔引流管的护理

（1）妥善固定：固定引流管和引流袋，防止引流管脱出、受压或扭曲。有多根腹腔引流管时，贴上标签标明各管位置，以免混淆。

（2）保持引流通畅：定时挤捏引流管，如发现引流量突然减少，患者感腹胀伴发热，要及时检查管腔有无阻塞或引流管脱落。

（3）观察记录引流情况：包括引流液的性状、颜色及量、气味等，准确记录 24h 引流量及每天引流液量和性质的动态变化。还应观察引流管周围皮肤有无红肿、破溃，引流液是否外漏或渗出。

（4）保持无菌：更换引流袋及敷料时，应严格无菌操作，每周更换引流袋 2 ~ 3 次，先消毒引流管口再接引流袋，并保持引流管、引流袋始终低于置管处，以防发生逆行性感染。

（5）拔管：一般术后 2 ~ 3d，引流液量 < 10ml/24h、颜色澄清、患者体温及白细胞计数恢复正常，无腹部症状和体征后，可考虑拔管。拔管后还观察局部有无渗液、渗血情况。

6．其他 及时给予止痛药减轻患者的不适。鼓励患者早期活动，以促进术后恢复，预防粘连性肠梗阻的发生。

知识拓展

腹腔引流管的护理

（一）评估和观察要点

1. 评估患者的病情及腹部体征。

2. 观察引流是否通畅，引流液的颜色、性质和量。

3. 观察伤口敷料处有无渗出液。

（二）操作要点

1. 引流管用胶布“S”形固定，防止滑脱，标识清楚。

2. 引流袋位置必须低于切口平面。

3. 定时挤捏引流管，保持引流通畅，防止引流管打折、扭曲、受压。

4. 观察引流液颜色、性质，发现引流量突然减少或增多、颜色性状改变，患者出现腹胀、发热、生命体征改变等异常情况应立即报告医生。

5. 准确记录24h引流量。

6. 定时更换引流袋。

（三）指导要点

1. 告知患者更换体位或下床活动时保护引流管的措施。

2. 告知患者出现不适及时通知医护人员。

（四）注意事项

1. 拔管后注意观察伤口渗出情况，渗出液较多应及时通知医生处理。

2. 观察有无感染、出血、慢性窦道等并发症。

——选自中国《临床护理实践指南》（2011版）

7．并发症的观察与处理

(1) 膈下脓肿（subphrenic abscess）：平卧时膈下部位处于最低位置，腹腔内的脓液易积聚于膈肌下、横结肠及其系膜上的间隙内，形成膈下脓肿。常继发于阑尾炎穿孔、胆囊炎穿孔、胃、十二指肠溃疡穿孔、肝脓肿破裂等。以右膈下脓肿多见。左膈下脓肿多发生于胃和脾切除术后感染（图22-1）。

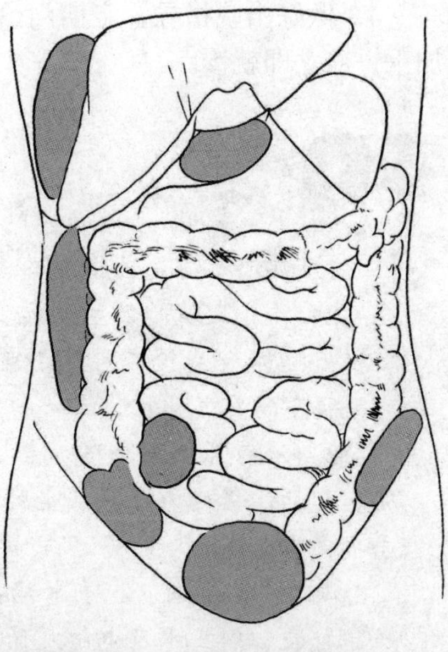

图22-1　腹腔脓肿的常见部位

其临床特点：全身症状明显而局部症状隐匿。全身表现：发热，起初为弛张热，脓肿形成后为持续高热或中等发热，体温39℃左右。脉率加快。逐渐出现乏力、消瘦、厌食。局部表现：肋缘下或剑突下可有持续性钝痛，当深呼吸或咳嗽时疼痛加重，可有颈肩部牵涉痛。脓肿刺激膈肌可出现呃逆。感染累及肺、胸膜时可出现咳嗽、气促、胸腔积液、胸痛等表现。检查患侧局部皮肤凹陷性水肿，肋间隙饱满，有叩击痛和压痛，叩诊肝浊音界扩大，听诊闻及呼吸音减低及干、湿啰音或胸膜摩擦音。

X线检查可见患侧膈肌升高，肋膈角模糊或积液，有时可见膈下气-液平面。B超及CT检查可明确脓肿部位和范围，并可协助定位行诊断性穿刺，以明确诊断。

感染早期，脓肿尚未形成或脓肿较小时，采用非手术治疗或穿刺抽脓。较大脓肿则定位后引流，多采用经皮穿刺置管引流术，创伤小，引流效果较好，约 80% 的膈下脓肿可治愈。也可根据脓肿所在位置行手术切开引流，经前腹壁肋缘下或后腰部，创伤较大。同时，用大剂量抗生素控制感染，加强营养，必要时输液、输血及血浆等支持治疗。以避免脓肿穿破膈肌造成脓胸或穿入腹腔引起弥漫性腹膜炎。

（2）盆腔脓肿（pelvic abscess）：盆腔处于腹腔最低位，腹膜炎时，腹腔内炎性渗出物或脓液积聚于此形成脓肿。盆腔脓肿常位于子宫直肠陷凹、膀胱直肠陷凹。多见于急性腹膜炎后期，阑尾炎穿孔，女性盆腔腹膜炎后及结、直肠手术后。

其临床特点：盆腔腹膜面积小，毒素吸收能力较低，故全身中毒症状较轻。阑尾穿孔或结直肠子宫手术后治疗过程中，患者出现体温升高、脉速，常伴有典型的直肠或膀胱刺激症状（如里急后重、有黏液便、大便频而量少、尿急、尿频、排尿困难等）时应考虑有盆腔脓肿的可能。腹部体检常无阳性发现。直肠指检有触痛，部分患者有波动感。B 超、CT 检查可明确脓肿的位置及大小。

盆腔脓肿未形成或较小时，多采用非手术治疗，如物理治疗、热水坐浴、温盐水保留灌肠等，并给予抗感染治疗。多数患者的炎症能消散、吸收。对脓肿较大者须手术治疗，经直肠前壁或已婚女性可经阴道穹后部切开引流。

（三）健康教育

1．加强疾病的预防宣传教育，提供疾病护理、治疗知识，向患者及家属说明非手术期间禁食、胃肠减压、半卧位的重要性。

2．解释腹部手术后肠功能恢复的规律，当病情许可进食后，指导其从流质饮食开始逐渐过渡到普通饮食，少量多餐，进食营养丰富易消化的高蛋白、高热量及高维生素食物，促进手术创伤的修复和切口愈合。

3．鼓励患者术后早期活动。卧床期间可进行床上变换卧位、活动肢体，待体力恢复后尽早下床活动，促进肠蠕动恢复，防止术后肠粘连。并注意观察有无膈下脓肿、盆腔脓肿等并发症的发生。

4．做好出院指导，定期门诊随访。若出现恶心、呕吐、发热、腹痛或原有消化系统症状加重，应立即就诊。

小　结

1. 病因　继发性腹膜炎最常见，腹腔空腔脏器穿孔和破裂是最常见的发病原因。

2. 临床表现　最主要症状为腹痛，恶心、呕吐是早期常见症状。典型体征为腹膜刺激征。腹部 X 线检查可见小肠普遍胀气且有多个小液平面是肠麻痹征象。胃肠穿孔时多可见膈下游离气体。

3. 治疗原则　消除病因、促使腹腔炎症消退和局限，引流腹腔渗液，改善机体情况。其具体措施为：取半坐卧位（休克者除外）、禁食、补液、胃肠减压、应用抗生素及手术剖腹探查。

4. 护理措施　非手术治疗护理和手术前护理主要包括半卧位、禁食、持续胃肠减压、补液、纠正水及电解质紊乱、控制感染、补充热量和营养支持、镇静、止痛、吸氧、进行术前指导。术后护理重点是腹腔引流管的护理及并发症（膈下脓肿、盆腔脓肿）的观察与处理，其他护理措施包括体位、病情观察、禁食、胃肠减压、补液及营养支持等。

思考题

T22-1

参考答案

女性，33岁，已婚。1年来感下腹隐痛不适。1天前患者出现脐周疼痛，12h前疼痛转移至右下腹，伴恶心、呕吐、发热，T 38.5℃。查体：全腹压痛，以麦氏点为重，伴反跳痛、肌紧张。查血常规：WBC 17×10^9/L，N 0.87，尿常规无异常。B超检查：腹腔内有积液。该患者被诊断为“急性阑尾炎并发腹膜炎”，拟行手术治疗。患者自述从未经历过手术，不知如何配合术前准备。

请问：

（1）该患者目前主要的护理诊断 / 问题有哪些？

（2）目前应采取哪些护理措施？

（田建丽）

第二十三章　腹部损伤患者的护理

学习目标

通过本章内容的学习，学生应能够：

◎ 识记

1．复述腹部损伤的病因和分类。

2．描述常见腹部损伤的致病因素。

◎ 理解

1．比较腹部实质性脏器和空腔脏器损伤临床表现的异同点。

2．概括腹部损伤的治疗原则。

◎ 运用

评估腹部损伤患者并为其制订护理计划。

腹部损伤（abdominal injury）是指由各种原因所致的腹壁和（或）腹腔内脏器官损伤，是常见外科急症。其发生率在平时占各种损伤的0.4% ～ 2.0%，战时高达50%左右。腹部损伤常伴有内脏损伤，严重的可危及生命。故早期诊断和及时处理是降低腹部损伤患者死亡率的关键。

【病因及分类】

根据腹壁有无开放性伤口，将腹壁损伤分为开放性和闭合性两大类。

1．开放性损伤（open injury）　常见于刀刺、弹片、枪弹等利器损伤或火器伤。开放性损伤穿破腹膜者为穿透伤（penetrating injury），多伴内脏损伤，无腹膜破损者为非穿透伤，偶伴内脏损伤。穿透伤中，有入口、出口者为贯通伤，仅有入口者称非贯通伤。

2．闭合性损伤（closed injury）　常由钝性暴力碰撞、坠落、冲击、挤压、打架斗殴、棍棒等钝性暴力所致。可能仅局限于腹壁，也可同时兼有内脏损伤，但体表无伤口，如颅脑损伤、胸部损伤、四肢骨折等。

案例 23-1A

女性，24岁，2h前上腹部受撞击。面色苍白、神志淡漠，脉搏120次/分，血压70/50mmHg，以“腹部损伤”急诊收治入院。

问题与思考：

该患者护理评估内容有哪些？

【护理评估】

（一）临床表现

1．单纯腹壁损伤　仅表现为局限性疼痛、压痛，或损伤局部肿胀和瘀斑，其程度随时间延长逐渐减轻。症状和体征都较轻，一般不会出现恶心、呕吐或休克的表现。

2．腹腔内脏器损伤 其临床表现取决于受损脏器的性质和受损程度。

（1）实质性脏器（脾、肝、肾、胰等）损伤：主要是腹腔内出血表现，包括面色苍白、出冷汗、脉率加快，严重时脉率微弱，血压不稳定甚至休克。腹痛多为持续性，不很剧烈。出血多者可有明显腹胀和移动性浊音。腹痛和腹膜刺激征常较轻。

1）脾破裂（splenic rupture）：可分为中央型破裂（脾实质深部）、被膜下破裂（脾实质周边部）和真性破裂（破损累及被膜）。真性破裂多见，约占85%。真性破裂一旦发生，往往出血量很大，患者可迅速发生休克，甚至死亡。被膜下破裂和中央型破裂，因脾被膜完整，出血量可受到限制而形成血肿，临床可无明显内出血征象而不易被发现。有些血肿可自行吸收，但有些血肿，尤其是被膜下血肿在某些微弱外力的作用下，即可突然发生破裂，导致严重后果。此种情况常发生在腹部外伤后1～2周，应予警惕。少数中央型血肿可因并发感染而形成脓肿。

2）肝破裂（hepatic rupture）：病理分型与脾破裂类似，类似于脾破裂有失血征象，因可能有胆汁溢入腹腔，故腹痛和腹膜刺激征较明显。肝破裂后的血液有时可能通过胆管进入十二指肠而出现黑粪或呕血。

（2）空腔脏器（胃、肠、胆道、膀胱等）损伤：主要表现为急性弥漫性腹膜炎，患者出现持续性剧烈腹痛，伴恶心、呕吐。腹膜刺激征明显，可有气腹征，肝浊音界缩小或消失，肠鸣音减弱或消失，稍后出现体温升高、脉快、呼吸急促等全身中毒表现，严重者可发生感染性休克。空腔脏器损伤也可有不同程度的出血，但出血量一般不大。如邻近的大血管有合并损伤则可出现呕血、黑便等。

1）小肠破裂（rupture of small intestine）：肠破裂后消化液和气体进入腹膜腔，早期即可产生明显的腹膜炎。少数患者可有气腹征。部分患者小肠裂口小，裂口可被食物渣、纤维蛋白甚至突出的黏膜堵塞，也可无弥漫性腹膜炎表现。

2）结肠破裂（rupture of colon）：因结肠内容物液体成分少而细菌含量多，故腹膜炎出现较晚，但较严重。低位损伤常伴有血便。位于腹腔内的结肠较大的损伤，腹腔感染重。

3）直肠破裂（rupture of rectum）：直肠上段在腹膜反折之上，下段在反折以下。如损伤在腹膜反折之上，其临床表现与结肠损伤基本相同。下段直肠损伤将引起严重的直肠周围间隙感染，而无腹膜炎表现。

（二）辅助检查

1．实验室检查 大量失血时红细胞、血红蛋白、血细胞比容等数值明显下降。胰腺损伤可有血、尿淀粉酶值升高。空腔脏器破裂而致腹膜炎时，白细胞计数和中性粒细胞明显升高。十二指肠损伤可有血淀粉酶值升高。尿常规检查发现血尿，常提示有泌尿系统损伤。

2．影像学检查

（1）X线检查：腹腔游离气体是胃、十二指肠和结肠等破裂的主要依据。胃、肠（特别是十二指肠）破裂时，腹部立位平片可见膈下新月形阴影。腹膜后积气可有典型的花斑状阴影，常见于腹膜后十二指肠或结、直肠穿孔。肝、脾破裂时X线可分别有右侧、左侧横膈抬高的表现，严重时肝、脾的正常外形改变。

（2）B超检查：主要用于实质脏器损伤的诊断，可提示有无损伤、损伤部位和程度以及周围积血、积液情况。若发现腹腔内积气，则对空腔脏器破裂或穿孔的诊断有帮助。

（3）CT检查：能清晰显示实质性脏器包膜是否完整，大小及形态结构是否正常以及有无出血或渗出等，比B超更准确。

3．诊断性腹腔穿刺术和腹腔灌洗术 诊断阳性率可达90%以上，对于判断腹腔内脏有无损伤及损伤的性质有很大帮助。

（1）诊断性腹腔穿刺术：患者向穿刺侧取侧卧5分钟，穿刺点多选择脐和髂前上棘连线的中、外1/3交界处或经脐水平线与腋前线相交处（图23-1）。在局部麻醉下缓慢进针，刺穿腹膜后有落空感，拔出针芯，把有多个侧孔的细塑料管经针管送入腹腔深处，进行抽吸。抽得液体后，应观察其性状（血液、浑浊腹水、胆汁、胃肠内容物或尿液），借以推断哪类脏器受损。必要时做液体涂片检查。①若抽出的血液迅速凝固，多为误穿血管或血肿所致。②若为不凝血，提示为实质性脏器或大血管损伤所致的内出血，因腹膜的脱纤维作用使血液不凝固。③若抽出浑浊液体或胃肠内容物时，提示有空腔脏器破裂。④胰腺或胃十二指肠损伤时，穿刺液中淀粉酶含量增高。对疑有内脏损伤而腹腔穿刺阴性者，应继续严密观察病情变化，必要时可重复穿刺或改行腹腔灌洗术。

（2）诊断性腹腔灌洗术：穿刺方法同诊断性腹腔穿刺，部位常为腹中线，在脐与耻骨联合连线上方处（图23-2）。经腹腔穿刺置入的细塑料管，向腹腔内缓慢灌入500～1000ml无菌生理盐水，借助虹吸作用使腹腔内灌洗液流回输液瓶，取瓶中液体肉眼或在显微镜下检查，必要时涂片、培养或检测淀粉酶含量，此法对诊断腹腔内少量出血更为可靠，有利于早期诊断并提高准确率。检查结果符合以下之一，即为阳性。①肉眼可见的血液，胆汁、胃肠内容物或证明是尿液；②显微镜下红细胞计数超过100×10^9/L或白细胞计数超过0.5×10^9/L；③淀粉酶超过100 Somogyi单位；④灌洗液涂片中发现细菌者。

4．腹腔镜检查　经上述检查仍不能确诊且疑有腹腔内脏器损伤时，考虑行腹腔镜检查，可直接观察损伤部位、性质及损伤程度，阳性率达90%以上。

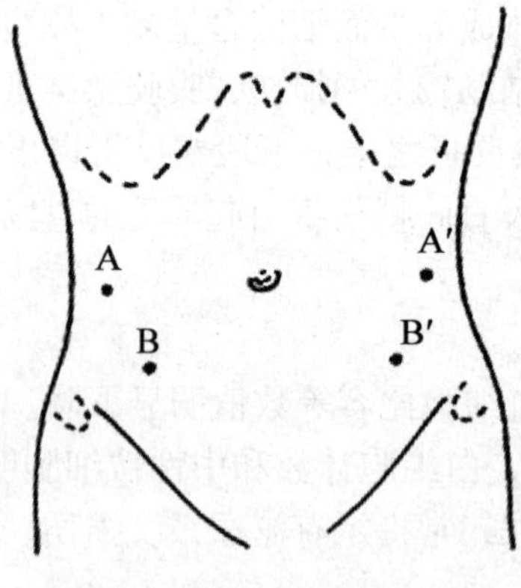

图23-1　腹腔穿刺术的进针点

A．A′经脐水平线与腋前线交点；B．B′髂前上棘与脐连线中、外1/3交点

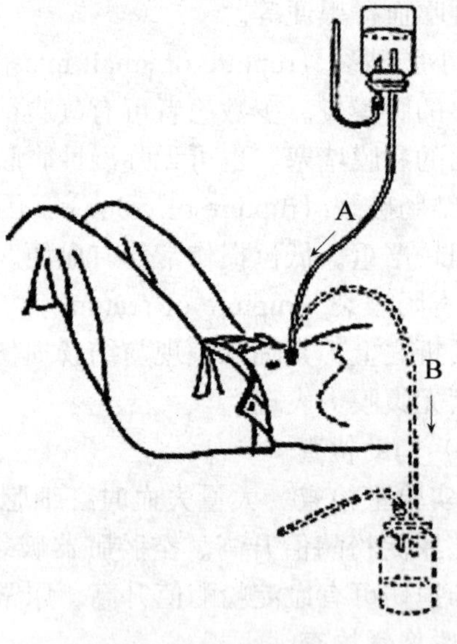

图23-2　腹腔灌洗术

A. 向腹腔内注入生理盐水；B. 腹腔内液体借虹吸作用流出

（三）与疾病相关的健康史

了解患者受伤的原因、时间、部位、姿势，致伤物的性质及暴力的大小和方向等。了解患者受伤前是否进食和排尿，受伤后的神志变化，有无腹痛、腹胀、呕吐、血尿、血便等异常表现。注意询问伤后病情变化及是否采取急救措施，效果如何。了解患者既往有无结核病、冠心病、糖尿病、高血压等，有无酗酒、吸烟等不良嗜好。如果伤者有意识障碍，可询问现场目击者及护送人员。

知识拓展

腹部钝性损伤的评估与管理流程图

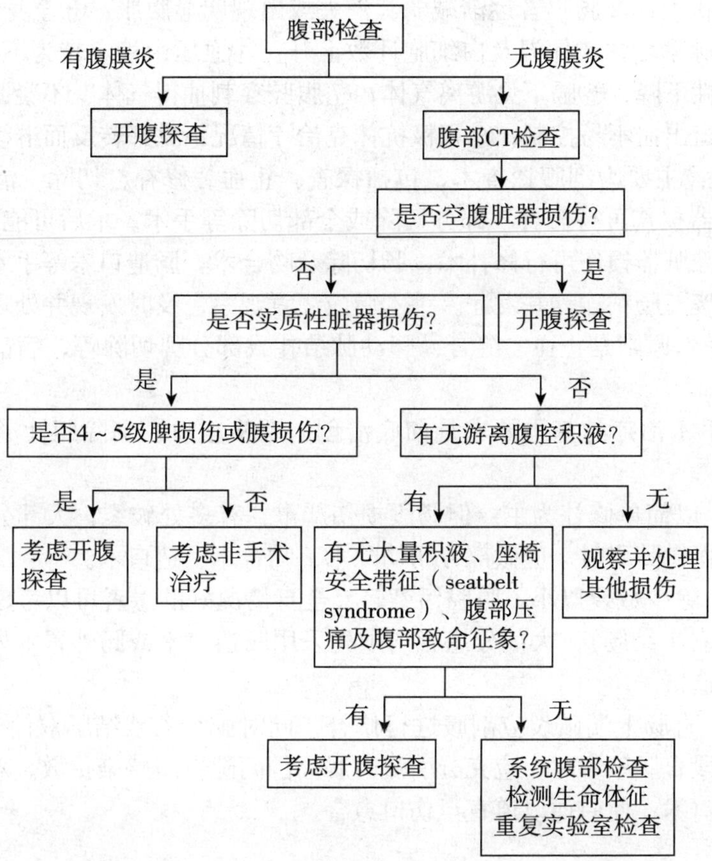

——（美）科特尼. 彭吉润，王杉主译 . 克氏外科学（19 版）. 北京：北京大学医学出版社，2015.

（四）心理社会状况

应评估患者和家属对突发的腹部损伤及可能伴有的出血、腹部疼痛、内脏脱出等的心理承受能力、经济承受能力，对其治疗及预后的了解程度。

（五）治疗原则

1．现场急救　首先处理威胁生命的因素（如窒息、心搏骤停）。其次控制明显的外出血、开放性或张力性气胸等。开放性损伤时，及时止血，初步包扎、固定伤口后迅速转送医院进行抢救。有内脏脱出的，用消毒或清洁器皿或用生理盐水浸湿的干净纱布覆盖保护，适当包扎后送医院抢救，切忌将脱出的肠管强行回纳腹腔，以免加重腹腔污染。

2．非手术治疗　适用于：①暂时不能确定有无腹腔内脏器损伤者；②已证实为轻度实质性脏器损伤，生命体征稳定者；③血流动力学指标稳定，收缩压在 90mmHg 以上，脉搏在 100 次 / 分以下；④无腹膜刺激征；⑤未发现其他内脏合并伤。治疗措施包括：密切观察病情变化，禁食、禁水，持续胃肠减压，止血，输血，输液防治休克，预防和控制感染。对腹痛剧烈的患者，已明确诊断的应用镇痛药治疗。对腹部损伤较严重的患者，在非手术治疗同时做好手术前准备。

3．手术治疗

（1）适应证：已确诊或高度怀疑腹腔内脏器破裂者，应尽快手术。非手术治疗者经观察仍不能排除腹内脏器损伤，或在观察期间出现以下情况者需剖腹探查：①腹痛和腹膜刺激征进行性加重或范围扩大；②肠鸣音逐渐减弱、消失或出现明显腹胀；③全身情况有恶化趋势，出现口渴、烦躁、脉率增快或体温及白细胞计数上升；④血压由稳定转为不稳定甚至下降者；⑤红细胞计数进行性下降；⑥膈下见游离气体；⑦腹腔穿刺抽得气体、不凝固血液、胆汁或胃肠内容物；⑧胃肠道出血不易控制；⑨积极抗休克治疗情况不见好转反而继续恶化。

（2）手术方式：主要为剖腹探查术，包括探查、止血、修补、切除、清除腹腔内残留液和引流。实质性脏器损伤可行修补、部分切除或全部切除等手术。术后可能发生腹腔内出血、感染等并发症。空腔脏器损伤可行修补术，肠切除及吻合术，肠造口术等手术。术后可能发生腹腔脓肿、吻合口瘘、肠粘连等并发症。手术后应注意观察，及时发现并处理。

1）脾破裂：手术原则是止血、缝合、脾动脉结扎或部分脾切除等，病情严重者需迅速实行脾切除术。

2）肝破裂：手术治疗的基本要求是彻底清创、严格止血、消除胆汁溢漏和建立通畅的引流。

3）小肠破裂：以简单修补为主。但肠段损伤严重、有多处破裂、大部分或完全断裂以及肠系膜损伤使肠管血供障碍时，应做部分肠切除术、吻合术、造口术。

4）结肠破裂：除少数裂口小、腹腔污染轻、全身情况好的患者可以考虑一期修补或一期切除吻合外（限于右半结肠），大部分患者均须先采用肠造口术或肠外置术处理，待3～4周后情况好转再关闭造口。

5）直肠破裂：直肠上端破裂应剖腹进行修补，同时施行乙状结肠双筒造口术，2～3个月后闭合造口。下段直肠破裂时，应充分引流直肠周围间隙以防感染扩散。对于这种患者，也应施行乙状结肠造口术，使粪便改道直至伤口愈合。

案例 23-1B

查体：全腹压痛，以左上腹为显。叩诊移动性浊音阳性，肠鸣音弱。

诊断性腹腔穿刺抽出15ml不凝固血液。血常规：红细胞2.4×10^9/L，血红蛋白76g/L。B超示脾周围积液。

诊断：脾破裂、失血性休克，急诊拟行剖腹探查术。

问题与思考：

该患者目前存在的主要护理诊断有哪些？应采取哪些护理措施？

【主要护理诊断/问题】

1．疼痛　与腹腔内器官破裂及消化液刺激腹膜有关。

2．体液不足　与损伤致腹腔内出血、严重腹膜炎症、呕吐及禁食有关。

3．潜在并发症　失血性休克、腹腔感染。

【护理措施】

（一）非手术治疗的护理及术前护理

1．休息与卧位　绝对卧床休息，如病情稳定，可取半卧位。

2．病情观察　①每 15 ～ 30 分钟测定血压、脉搏和呼吸一次；②注意腹膜刺激征的程度和范围，肝浊音界范围变化，有无移动性浊音等；③疑有腹腔内出血者，每 30 ～ 60 分钟测定红细胞数、血红蛋白和血细胞比容一次，以判断有无活动性出血；④必要时重复行 B 超、诊断性腹腔穿刺或灌洗术或血管造影等。

观察期间还应做到：①不随便搬动伤者，以免加重伤情；②禁用或慎用止痛药，以免掩盖伤情；③暂禁食、禁水、禁灌肠，以免万一有胃肠道穿孔而加重腹腔污染。对怀疑空腔脏器破裂或腹胀明显者应给予胃肠减压。禁食期间需补充血容量，并防止水、电解质及酸碱平衡失调。

若出现下列情况之一者，应高度警惕有腹内脏器损伤，要立即报告医生，并做好手术前准备：①受伤早期即出现失血性休克表现者；②持续性剧烈腹痛，进行性加重，伴恶心、呕吐者；③明显的腹膜刺激征；④肝浊音界缩小或消失，有气腹表现者；⑤腹部出现移动性浊音者；⑥便血、呕血或尿血者；⑦直肠指检：触痛明显、有波动感或指套染血者。

3．预防感染　遵医嘱合理使用抗生素，防治腹腔感染。

4．心理护理　向患者解释腹部损伤后可能出现的并发症和相关医疗、护理知识，消除其焦虑和恐惧，稳定情绪，积极配合各项治疗和护理。

5．术前准备　一旦确定手术，除常规准备外，还应包括：①交叉配血、备血；②留置胃管、导尿管；③术前用药。

（二）术后护理

1．病情观察　①定时监测生命体征。②观察并记录腹腔引流量和引流液性状，如引流量较多或有消化道瘘形成，应继续延长引流时间，并保持引流通畅。

2．禁食、输液　术后常规禁食、禁饮，静脉输液。对伤情较重，手术较大者，也常需输给全血、血浆、复方氨基酸和脂肪乳剂等，胃肠道功能恢复后，及时提供易消化、营养丰富的食物，以保证能量供给，有利于伤口愈合及机体康复。

3．防治感染　遵医嘱应用抗生素，直至腹膜炎症状体征消失，体温恢复正常后考虑停药。同时鼓励患者深呼吸，咳嗽排痰，防止肺部感染。

4．早期活动　患者病情好转后，鼓励早期离床活动，可减轻腹胀，促进肠蠕动恢复，防止肠粘连。

小　结

1. 病因　钝性或锐性暴力导致。

2. 临床表现　腹内实质脏器损伤以内出血或失血性休克为主，而空腔脏器以腹膜炎表现为主。

3. 治疗原则　腹部损伤（特别是伴内脏损伤）时，应禁食、胃肠减压、抗休克、抗感染和严密观察，并及早手术探查和修复脏器损伤。

4. 护理措施　术后护理应严密观察病情，保持引流通畅，注意体位、禁食、胃肠减压和饮食护理，应正确使用抗生素，防止并发症发生。

思考题

T23-1

参考答案

男性，42 岁，因被倒塌的墙体砸伤腹部伴腹部剧烈疼痛 2 小时入院。患者痛苦面容，查体：全腹压痛，伴反跳痛及肌紧张，肠鸣音消失。腹部立位 X 线检查见膈下游离气体。患者自述是家里的主要劳动力，受伤后很担心自己的病情和今后的身体状况。

初步诊断：急性弥漫性腹膜炎、小肠破裂？

请问：

（1）该患者目前的主要护理诊断 / 问题有哪些？

（2）目前主要护理措施有哪些？

（田建丽）

第二十四章　胃十二指肠疾病患者的护理

学习目标

通过本章内容的学习，学生应能够：

◎ 识记

复述胃十二指肠溃疡、胃癌的病因及病理。

◎ 理解

1. 解释胃十二指肠溃疡和胃癌的临床特点、治疗原则及术后并发症。
2. 解释胃十二指肠疾病常用的辅助检查方法。

◎ 运用

评估胃十二指肠疾病患者并为其制订护理计划。

第一节　胃十二指肠溃疡

胃十二指肠溃疡（gastroduodenal ulcer）是指发生于胃十二指肠的局限性圆形或椭圆形的全层黏膜缺损。因溃疡的形成与胃酸 - 蛋白酶的消化作用有关，故又称为消化性溃疡（peptic ulcer）。

【病因及病理】

（一）病因

胃十二指肠溃疡是多因素综合作用的结果。其中最为重要的是胃酸分泌异常、幽门螺杆菌（helicobacter pylori，HP）感染和黏膜防御机制的破坏。

1．胃酸分泌过多　胃溃疡只发生在经常与胃酸接触的黏膜处。胃酸过多的情况下，激活胃蛋白酶，可使胃十二指肠黏膜发生自身消化。十二指肠溃疡可能与迷走神经张力及兴奋性过度增高有关，亦可能与壁细胞数增多以及壁细胞对促胃液素、组胺、迷走神经刺激的敏感性增高有关。

2．幽门螺杆菌（helicobacter pylori，HP）感染　与消化性溃疡的发病密切相关。90% 以上的十二指肠溃疡与近 70% 的胃溃疡患者中检出 HP 感染，HP 感染者发展为消化性溃疡的累计危险率为 15% ~ 20%。HP 感染破坏了胃黏膜上皮细胞，影响碳酸氢盐分泌、胃血流、分泌促胃液素和生长抑素的细胞功能，损害了胃酸分泌调节机制，从而降低胃十二指肠黏膜屏障的完整性，最终导致胃十二指肠溃疡。

3．胃黏膜屏障损害　非甾体消炎药、肾上腺皮质激素、胆汁酸盐、乙醇等均可破坏胃黏膜屏障，引起胃黏膜水肿、出血、糜烂，甚至溃疡。

4．其他因素　包括遗传、吸烟、心理压力和咖啡因等。O 型血者患十二指肠溃疡的概率比其他血型者高，而胃溃疡多发生于 A 型血者。

（二）病理

胃溃疡多发生于胃小弯，以胃角多见。十二指肠溃疡主要发生在球部，球部以下的溃疡称为球后溃疡。典型的胃十二指肠溃疡可深达黏膜肌层，若溃疡向深层侵蚀，可引起穿孔或出血。十二指肠溃疡穿孔 90% 发生在壶腹部前壁，而胃溃疡穿孔 60% 发生在胃小弯。胃十二指肠溃疡患者因幽门管或幽门溃疡或十二指肠球部溃疡反复发作形成瘢痕狭窄，合并幽门痉挛、水肿可造成幽门梗阻。

案例 24-1A

男性，45 岁，突发左上腹部刀割样剧痛 6 小时，伴恶心、呕吐来院急诊。

问题与思考：

该患者护理评估内容有哪些？

【护理评估】

（一）临床表现

慢性、周期性、节律性上腹部疼痛是其主要特点。

1．胃溃疡 腹痛多于进餐后 0.5 ～ 1 小时开始，持续 1 ～ 2 小时后消失。进食后疼痛不缓解，有时反而加重，服用抗酸药物疗效不明显。除易发生大出血、急性穿孔等严重并发症外，约有 5% 溃疡可发生恶变。

2．十二指肠溃疡 多为餐后延迟痛（餐后 3 ～ 4 小时）、饥饿痛或夜间痛，进餐后腹痛可暂时缓解，服用抗酸药物能止痛。疼痛性质多为烧灼痛或钝痛。腹痛具有周期性发作的特点，秋冬季好发。

3．主要并发症表现

（1）急性胃十二指肠溃疡穿孔：是胃十二指肠溃疡的严重并发症。起病急、变化快，病情严重，若诊治不当可危及生命。穿孔多发生于夜间或饱食后。主要表现为突发性上腹部刀割样剧痛，并迅速波及全腹，以上腹为重，甚至出现休克症状。其后由于大量腹腔渗出液的稀释，腹痛略有减轻，继发细菌感染后，腹痛可再次加重，常伴恶心、呕吐。体检时，患者呈急性面容，表情痛苦，蜷缩位，不愿移动，腹式呼吸减弱或消失。全腹有明显的压痛和反跳痛，腹肌紧张呈“木板样”强直，尤以右上腹最明显。叩诊肝浊音界缩小或消失。听诊肠鸣音减弱或消失。

（2）胃十二指肠溃疡大出血：是上消化道大出血中最常见的原因，约占 50% 以上，其中 5% ～ 10% 要外科手术治疗。出血部位多在十二指肠球部后壁或胃小弯，呕血和排柏油样黑便是主要症状。多数患者只有黑便而无呕血，呕血前患者常有恶心，便血前多突然有便意。短期内失血量超过 400ml 时，患者可出现面色苍白、口渴、脉搏快速而有力、血压正常或略偏高的代偿征象。当失血量超过 800ml 时，可出现休克症状。

（3）幽门梗阻：患者主要表现为进食后上腹饱胀不适并出现阵发性胃痉挛性疼痛，伴嗳气、恶心、呕吐。反复呕吐是最为突出的症状，特点是呕吐量大，一次达 1000 ～ 2000ml。呕吐物物含大量宿食，带腐败臭味，不含胆汁，有腐败酸臭味。体检时，上腹部伴随着胃肠蠕动可见胃型和胃蠕动波，用手轻拍可闻及振水音。

（二）辅助检查

1．血常规检查 穿孔患者可有血白细胞计数及中性粒细胞比例增高。大出血的患者可有红细胞计数、血红蛋白、血细胞比容降低。

2．内镜检查　胃镜检查是确诊胃十二指肠溃疡及其并发症的首选检查方法，可明确溃疡部位，并直视下取活组织做幽门螺杆菌检测及病理学检查。若有溃疡出血可明确出血的原因和部位，出血24小时内胃镜检查的阳性率可达70%～80%，超过48小时则阳性率下降。可在胃镜下止血治疗。若见胃内有胃液和食物残渣潴留，则说明有幽门梗阻。

3．X线检查　钡餐检查可在胃十二指肠溃疡部位显示一周围光滑、整齐的龛影或见十二指肠壶腹部变形。穿孔患者在站立位X线检查时可见膈下新月状游离气体影。幽门梗阻患者可见胃扩大，24小时后仍有钡餐残留。

4．诊断性腹腔穿刺　穿孔患者行腹腔穿刺可以抽出胆汁和食物残渣。

（三）与疾病相关的健康史

评估患者的年龄、性别、饮食、生活习惯、性格特征、药物使用情况，特别是有无非甾体消炎药和皮质类固醇等药物服用史。

（四）心理社会状况

评估患者对胃十二指肠疾病及其治疗的知晓状况，亲属对患者的关心程度、支持力度，家人对手术的经济承受能力。

（五）治疗原则

1．非手术治疗

（1）胃十二指肠溃疡的内科治疗：包括生活规律、进餐定时、劳逸结合、避免过劳和精神紧张；应用根除HP、抑制胃酸分泌和保护胃黏膜的药物。

（2）胃十二指肠溃疡穿孔的保守治疗

1）适应证：①一般情况良好，症状较轻；②穿孔超过24小时，腹膜炎已局限；③胃十二指肠造影已证实穿孔封闭；④无出血、幽门梗阻及恶变并发症者。若经非手术治疗6～8小时后病情不见好转反而加重者，应立即改为手术治疗。

2）治疗措施：①禁食、持续胃肠减压；②输液和营养支持；③控制感染；④使用制酸药物（如H_2受体拮抗剂或质子泵抑制剂等）。严密观察病情，加重者立即改为手术治疗。

（3）胃十二指肠溃疡大出血的保守治疗

1）补充血容量：快速输液、输血。失血量达全身总血量的20%时，应输注右旋糖酐或其他血浆代用品，出血量较大时可输注浓缩红细胞，必要时输全血，应保持血细胞比容不低于30%。

2）禁食、留置胃管：用生理盐水冲洗胃腔，清除血细胞凝集块，直至胃液变清。可经胃管注入200ml含8mg去甲肾上腺素的生理盐水，每4～6小时1次。

3）药物的应用：静脉给予H_2受体拮抗剂（如法莫替丁）、质子泵抑制剂（如奥美拉唑）或生长抑素等。

4）胃镜下止血：胃镜检查明确出血病灶后同时施行电凝、激光灼凝、注射或喷洒药物、钛夹夹闭血管等局部止血措施。

2．手术治疗

（1）适应证：胃十二指肠溃疡非手术治疗无效或者并发穿孔、出血、幽门梗阻、癌变者。

（2）手术方式：胃大部切除术是治疗胃十二指肠溃疡的首选术式。原理是：①切除胃窦部，减少G细胞分泌的促胃液素所引起的体液性胃酸分泌；②切除大部分胃体，减少分泌胃酸、胃蛋白酶的壁细胞和主细胞数量；③切除溃疡本身及溃疡的好发部位。胃大部切除术的范围是胃远侧2/3～3/4，包括部分胃体、胃窦部、幽门和十二指肠壶腹球部的近胃部分。胃大部切除术后胃肠重建的基本方式包括胃十二指肠吻合或胃空肠吻合。消化道重建术式包括：

1）毕Ⅰ式胃大部切除术：即在胃大部切除后将残胃与十二指肠吻合，多用于胃溃疡（图24-1）。优点是重建后的胃肠道接近正常解剖生理状态，胆汁、胰液反流入残胃较少，术后因

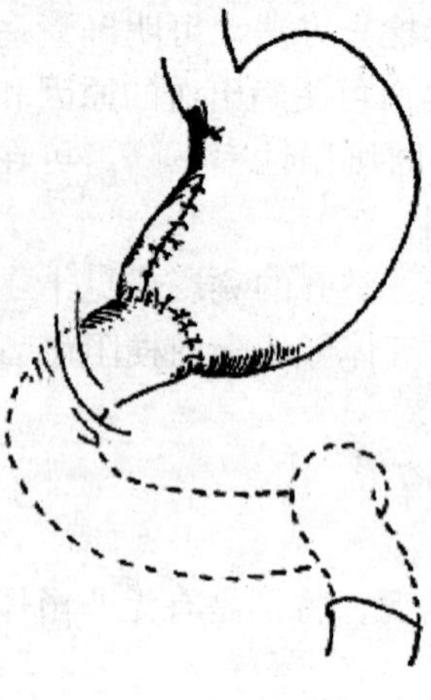

图 24-1 毕Ⅰ式胃大部切除术

胃肠功能紊乱而引起的并发症亦较少。缺点是有时为避免残胃与十二指肠吻合口的张力过大致致使切除胃的范围不够，增加了术后溃疡复发机会。

2）毕Ⅱ式胃大部切除术：即胃大部切除后残胃与空肠吻合，十二指肠残端关闭（图 24-2）。适用于各种胃十二指肠溃疡，特别是十二指肠溃疡者。十二指肠溃疡切除困难时可行溃疡旷置。该术式的优点是即使胃切除较多，胃空肠吻合口也不致张力过大，术后溃疡复发率低。缺点是吻合方式改变了正常的解剖生理关系，术后发生胃肠道功能紊乱的可能性比毕Ⅰ式多。

3）胃大部切除后胃空肠 Roux-en-Y 吻合术：即胃大部切除后关闭十二指肠残端，在距十二指肠悬韧带 10 ~ 15cm 处切断空肠，将残胃和远端空肠吻合，距此吻合口以下 45 ~ 60cm 处与空肠近侧断端吻合。此法临床使用较少，但有防止术后胆胰液进入残胃的优点。

胃大部分切除术后主要并发症：出血、感染、十二指肠残端破裂、胃瘫、吻合口瘘、吻合口溃疡、术后消化道梗阻、倾倒综合征等。

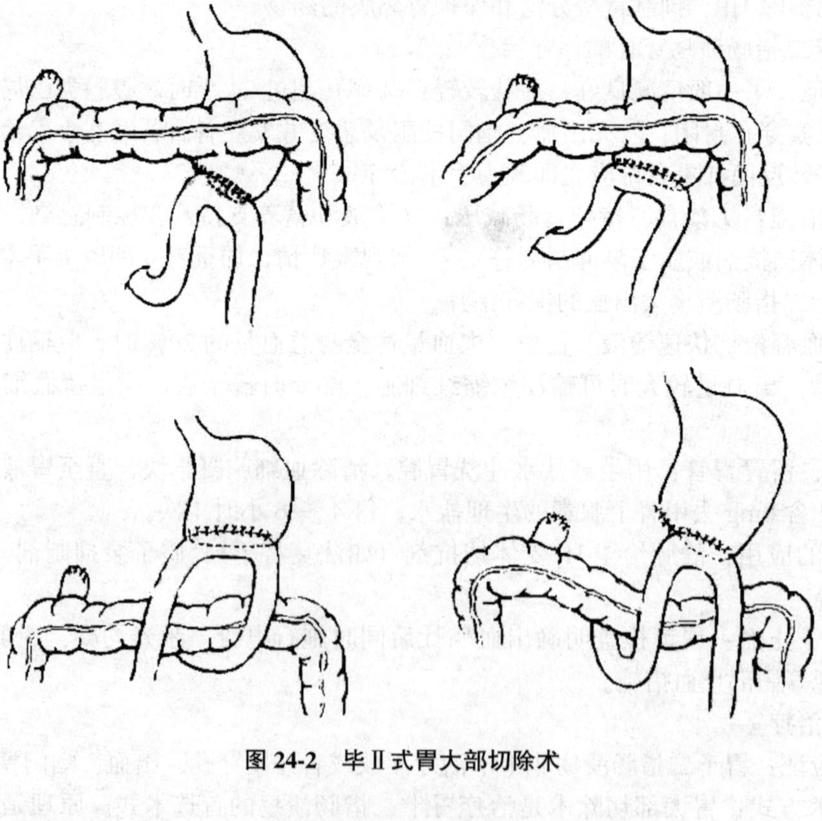

图 24-2 毕Ⅱ式胃大部切除术

【主要护理诊断 / 问题】

1．焦虑、恐惧　与突发胃十二指肠溃疡大出血有关。

2．疼痛　与胃十二指肠黏膜受侵蚀及酸性胃液的刺激、溃疡穿孔有关。

3．体液不足　与穿孔后消化液大量丢失、大出血致血容量降低、大量呕吐引起水及电解质的丢失有关。

4．营养失调（低于机体需要量）　与幽门梗阻致摄入不足、禁食等有关。

5．潜在并发症　出血、感染、十二指肠残端破裂、胃瘫、吻合口瘘、吻合口溃疡、术后消化道梗阻、倾倒综合征等。

案例 24-1B

体检：T 36.1℃，P 116 次 / 分，R 20 次 / 分，BP 85/65mmHg。急性面容，表情痛苦，蜷缩位，不愿移动。腹式呼吸减弱，全腹有明显的压痛和反跳痛，以上腹部最为明显，腹肌紧张呈“板状腹”，肝浊音界缩小，肠鸣音消失。

既往有十二指肠溃疡病史。

诊断为：十二指肠溃疡并急性穿孔。急诊行毕Ⅱ式胃大部切除术。

问题与思考：

该患者术后可能出现的并发症及预防措施有哪些？

【护理措施】

（一）非手术治疗的护理 / 术前护理

1．心理护理　针对患者所关心的问题及时解答，理解和关心患者，使患者积极配合治疗。

2．饮食护理　根据患者的营养状况积极行营养支持，给予高蛋白、高热量、富含维生素、易消化的饮食，忌酸、辣、生、冷、油炸、浓茶、烟、酒等刺激性食品。

3．完善术前准备　术前良好的胃肠道和呼吸道准备，有利于预防术后肺部感染和肺不张。术前应劝告吸烟者戒烟，指导患者进行有效咳嗽和深呼吸的训练。

4．穿孔患者的护理　患者禁饮食并行胃肠减压，取舒适体位，遵医嘱应用抗菌药。遵医嘱静脉输液，维持水、电解质及酸碱平衡。

5．出血患者的护理　安慰患者，减轻患者的焦虑与恐惧，及时为患者清理呕吐物。过于紧张者，可适当给予镇静药。严密观察生命体征，做好记录。患者取平卧位，卧床休息。有呕血者，头偏向一侧。建立多条畅通的静脉通路，快速输液、输血，必要时可行深静脉血管穿刺输液补充血容量。开始输液时滴速宜快，待休克纠正后减慢输液速度。患者暂禁饮食，出血停止后，可进流质或无渣半流质饮食。

6．幽门梗阻患者的术前护理　根据患者梗阻程度给予流质饮食或者禁食，禁食患者应行肠外营养支持，以纠正营养不良、贫血和低蛋白血症。合理安排输液，纠正脱水和低钾低氯性碱中毒。完全梗阻者术前 3 日每晚用 300 ~ 500ml 温生理盐水洗胃，减轻胃壁水肿和炎症，利于术后吻合口愈合。

（二）术后护理

1．病情观察　严密观察患者的生命体征，包括血压、脉搏、心率、呼吸、神志和体温的变化，另外注意观察尿量、切口渗液、引流液等情况。

2．体位　麻醉清醒后，若血压稳定，则取低半卧位，以利于腹腔渗出液积聚于盆腔，一旦感染，便于引流。

3．禁食和胃肠减压　胃肠蠕动未恢复之前患者需禁食，持续行胃肠减压，有效的胃肠减压可防止胃肠道内积液、积气，减轻胃肠内压力，有利于术后吻合口愈合和胃肠道功能的恢复。

（1）妥善固定胃管，防止滑脱。

（2）保持胃管通畅，注意维持有效负压，负压吸引力不宜过大。

（3）观察引流液的颜色、性质和量：正常胃液的颜色呈无色透明，混有胆汁时为黄绿色或草绿色，混有血液时多呈暗红色。术后 24h 内引流液一般不超过 300ml，2 ~ 3 天后逐渐减少。若胃管引流通畅而引流胃液量逐渐减少，则是胃肠蠕动恢复的标志。

(4) 加强口腔护理：预防口腔护理和呼吸道感染。

(5) 拔管：通常在术后 3 ~ 4 天胃肠引流量减少，腹胀消失，肠蠕动恢复，可闻及肠鸣音，肛门排气后可拔除胃管。

4．加强腹腔引流管的观察 术后放置腹腔引流管的目的是及时引流腹腔内的渗血、渗液，避免腹腔内液体积聚致继发感染和脓肿形成，术后密切观察引流液的量、颜色、性状，及时发现有无腹腔出血。

5．输液、应用抗菌药 禁食期间静脉补充液体，提供患者所需的水、电解质和营养素，应用抗菌药预防感染。

6．饮食 肠蠕动恢复后可拔除胃管，拔胃管后当日可少量饮水或米汤；第 2 日进半量流质饮食，每次 50 ~ 80ml；第 3 日进全量流质饮食，每次 100 ~ 150ml，以蛋汤、菜汤、藕粉为宜；若进食后无腹痛、腹胀等不适，第 4 日可进半流质饮食，如稀饭；第 10 ~ 14 日可进软食。少食产气食物，忌生、冷、硬和刺激性食物，注意少食多餐，逐步恢复正常饮食。

7．术后早期活动 术后早期协助患者在床上行肢体的伸屈运动，预防深静脉血栓形成。病情允许，鼓励患者下床活动，早起活动可促进肠蠕动，预防肠粘连，促进呼吸和血液循环，减少术后并发症。

8．术后并发症的观察和护理

(1) 胃出血：胃大部分切除术后，一般 24h 内不超过 300ml，且颜色逐渐变浅变清。若术后短期内从胃管不断引流出新鲜血液，24h 后仍未停止，甚至出现呕血和黑便，则为术后出血。术后密切观察患者生命体征，加强对胃肠减压引流液量、色的观察，遵医嘱应用止血药物和输新鲜血等，或用冰生理盐水洗胃。若经非手术治疗效果不明显则积极完善术前准备行手术止血。

(2) 十二指肠残端破裂：是毕Ⅱ式术后近期严重并发症，与十二指肠残端处理不当或胃空肠吻合口输入袢梗阻引起十二指肠腔内压力升高有关。多发生在术后 1 ~ 2 天，临床表现为突发性上腹部剧痛、发热和腹膜刺激征，白细胞计数增加，腹腔穿刺可抽得胆汁样液体。若发生十二指肠残端破裂，则积极行手术治疗，术后持续负压吸引，维持水、电解质和酸碱平衡，行营养支持，用氧化锌软膏保护引流管周围皮肤。

(3) 胃肠吻合口破裂或瘘：多与缝合不当、吻合口张力过大、组织血供不足有关，以贫血、低蛋白血症和伴组织水肿者易发生。胃肠吻合口破裂或瘘常发生在术后 3 ~ 7 天，表现为体温升高，上腹部疼痛和腹膜刺激征，胃管引流量突然减少腹腔引流管的引流量突然增加，引流管周围敷料可被胆汁浸湿。若经禁食、胃肠减压、肠外营养支持等措施治疗无效，则应积极手术处理。

(4) 胃排空障碍：也称胃瘫，常发生在术后 4 ~ 10 天，患者在改为进食半流质或不易消化的食物后发生上腹饱胀、钝痛和呕吐，呕吐物含食物和胆汁。消化道 X 线造影检查可见残胃扩张、无张力、蠕动波少而弱，且通过胃肠吻合口不畅。护理措施包括禁食、胃肠减压，肠外营养支持，维持水、电解质和酸碱平衡，应用促胃动力药物，也可用 3% 温生理盐水洗胃。经上述处理一般能缓解。

(5) 术后梗阻：根据梗阻部位可分为输入袢梗阻、输出袢梗阻和吻合口梗阻，前两者见于毕Ⅱ式胃大部切除术后。

1) 输入袢梗阻：分为急、慢性两类。急性完全性输入袢梗阻是由输出袢系膜悬吊过紧压迫输入袢，或输入袢过长穿入输出袢与横结肠系膜的间隙孔形成内疝所致，表现为上腹部剧烈疼痛、频繁呕吐，呕吐量少，多不含胆汁，呕吐后症状不缓解，且上腹有压痛性肿块，属闭袢性肠梗阻，易发生肠绞窄，病情不缓解者应紧急手术治疗。慢性不完全性输入袢梗阻多由于输入袢过长扭曲或输入袢过短在吻合口处形成锐角，使输入袢内胆汁、胰液和十二指肠液排空不畅而滞留。患者表现为进食后出现右上腹胀痛，喷射状大量呕吐，呕吐后症状缓解。呕吐物几乎不含食物，仅为胆汁。护理措施包括禁食、胃肠减压、营养支持等。若症状数月内不能缓解亦需手术治疗。

2）输出袢梗阻：是胃大部分切除术后胃肠吻合口下端输出袢因粘连、大网膜水肿、炎性肿块压迫所致的梗阻。表现为上腹饱胀，呕吐胆汁。非手术治疗无效则需手术解除梗阻。

3）吻合口梗阻：由吻合口过小或吻合口的胃肠壁内翻过多所致，亦可为术后炎症水肿所致的暂时性梗阻。患者表现为进食后出现上腹饱胀和呕吐，呕吐物为食物且不含胆汁。护理措施包括禁食，胃肠减压，肠外营养支持，维持水、电解质和酸碱平衡等。若非手术治疗无效，则需手术解除梗阻。

（6）倾倒综合征（dumping syndrome）：是由于胃大部分切除术后，失去对胃排空的控制，导致胃排空过速所产生的一系列综合征，可分为早期与晚期两种。

1）早期倾倒综合征：多在进食后 30 分钟内发生，患者以循环系统症状和胃肠道症状为主要表现，残胃越小越易发生，程度也重。多因餐后大量高渗性食物快速进入肠道致肠道内分泌细胞大量分泌肠源性血管活性物质，（如 5- 羟色胺、缓激肽样多肽、血管活性肽、神经紧张素和血管活性肠肽等），加上渗透作用使细胞外液大量移入肠腔，从而引起一系列血管舒缩功能紊乱和胃肠道症状。主要护理措施包括：①指导患者少食多餐，进低糖、高脂肪、高蛋白质饮食；②避免过甜、过咸、过浓的流质饮食；③用餐时限制饮水，进餐后平卧 20 分钟。多数患者可通过饮食调整，术后半年至 1 年内自愈。

2）晚期倾倒综合征：多在餐后 2 ~ 4h 出现，表现为头晕、心悸、出冷汗、脉搏细弱甚至虚脱等表现。主要因进食后，胃排空过快，含糖食物迅速进入小肠而刺激胰岛素大量释放，继之发生反应性低血糖，故又被称为低血糖综合征。出现症状时稍进饮食即可缓解，少量多餐可减少其发生。

（三）健康教育

1．告诉患者预防胃十二指肠溃疡的知识，指导患者自我调节情绪，注意劳逸结合，避免过度劳累。

2．饮食上要少量多餐，避免过冷、过烫、过辣的饮食及油煎、炸食物，戒烟，戒酒。

3．指导正确的服药方法，减少或避免服用对胃黏膜有损害的药物，如阿司匹林、吲哚美辛、皮质类固醇等。

4．定期门诊随访，若有不适及时就诊。

5．告知患者术后远期可能出现的并发症及相关处理方法。

（1）碱性反流性胃炎：碱性肠液反流至残胃，导致胃黏膜充血、水肿、糜烂，破坏了胃黏膜屏障。临床表现为胸骨后或上腹部烧灼痛，呕吐物含胆汁，体重减轻。一般抗酸药无效。多采用保护胃黏膜、抗酸、调节胃动力等综合措施。

（2）吻合口溃疡：胃大部切除术未能切除足够胃组织可造成溃疡复发。应先进行溃疡的正规非手术治疗，如出现并发症则选用相应处置方法。

（3）营养性并发症：胃大部切除术后由于残胃容量减小，消化、吸收功能受影响，患者常出现上腹部饱胀、贫血、消瘦等症状。治疗应调节饮食，少食多餐，选用高蛋白质、低脂肪饮食，补充维生素、铁剂和微量元素。

（4）残胃癌：胃大部切除术后 5 年以上，发生在残胃的原发癌。发生可能与残胃黏膜萎缩有关。临床症状为进食后饱胀伴贫血、体重减轻。胃镜检查可以确定诊断，需行手术治疗。

第二节 胃癌

胃癌（gastric carcinoma）是我国最常见的消化道肿瘤，2005 年胃癌死亡率居我国恶性肿瘤死亡率的第 3 位。其好发年龄在 50 岁以上，其男女发病率之比为 2 ∶ 1。

【病因与病理】

（一）病因

胃癌的病因目前尚不明确，可能与下列因素有关：

1．地域环境及饮食生活因素 胃癌的发病有明显的地域差别，中国、日本、俄罗斯、南非、智利和北欧国家和地区的发病率较高，而北美、西欧、印度的发病率则较低。我国东北与东部沿海地区胃癌的发病率比南方地区明显为高。长期食腌制、熏、烤食品者胃癌的发病率高，与上述食品中亚硝酸盐、真菌毒素、多环芳烃化合物等致癌物或前致癌物的含量高有关。

2．幽门螺杆菌感染 是引发胃癌的主要因素之一，胃癌高发区人群 HP 感染率高。幽门螺杆菌能促使硝酸盐转化成亚硝酸盐及亚硝胺而致癌。

3．癌前病变和癌前状态 前者是指易发生癌变的疾病或状态，后者是指较易转变成癌组织的病理组织学改变。胃癌的癌前病变有慢性萎缩性胃炎、胃息肉、胃溃疡及残胃炎，这些病变常伴有不同程度的长期慢性炎症过程、胃黏膜肠上皮化生或非典型增生。

4．遗传因素 胃癌有明显的家族聚集倾向，遗传素质使易感者对致癌物质更敏感。

（二）病理

约 50% 以上的胃癌好发于胃窦部，其次为贲门部，发生在胃体者较少。

1．大体分型 根据胃癌发展所处的阶段可分为早期和进展期胃癌。

（1）早期胃癌：胃癌仅限于黏膜和黏膜下层，不论病灶大小或有无淋巴结转移。癌灶直径在 5mm 以下称微小胃癌，10mm 以下称小胃癌，癌灶更小仅在胃镜黏膜活检时诊断为胃癌，但切除后的胃标本未见癌组织，称“一点癌”。早期胃癌根据病灶形态可分 3 型：Ⅰ型为隆起型，癌灶突向胃腔；Ⅱ型表浅型，癌灶比较平坦，没有明显的隆起与凹陷，Ⅱ型还分为三个亚型，即Ⅱa 浅表隆起型、Ⅱb 浅表平坦型和Ⅱc 浅表凹陷型；Ⅲ型凹陷型，为较深的溃疡。此外，还有混合型（Ⅱa＋Ⅱb＋Ⅱc＋Ⅲ等）。

（2）进展期胃癌：包括中、晚期胃癌。癌组织超出黏膜下层侵入胃壁肌层为中期胃癌，病变达浆膜层或是超出浆膜向外浸润至邻近脏器或有转移者为晚期胃癌。按 Borrmann 分型法分 4 型：Ⅰ型（息肉型，也叫肿块型），为边界清楚突入胃腔的块状癌灶；Ⅱ型（溃疡局限型），为边界清楚并略隆起的溃疡状癌灶；Ⅲ型（溃疡浸润型），为边界模糊不清的溃疡，癌灶向周围浸润；Ⅳ型（弥漫浸润型），癌肿沿胃壁各层全周性浸润生长，边界不清。若全胃受累胃腔缩窄、胃壁僵硬如革囊状，称皮革胃，恶性度极高，发生转移早。

2．组织学分型 WHO（1990）提出的国际分类法将胃癌归类为上皮性肿瘤和类癌两种，其中前者又包括：①腺癌（包括乳头状腺癌、管状腺癌、低分化癌、黏液腺癌及印戒细胞癌）；②腺鳞癌；③鳞状细胞癌；④未分化癌；⑤不能分类的癌。

3．扩散与转移

（1）直接浸润：贲门胃底癌易侵及食管下端，胃窦癌可向十二指肠浸润。胃癌可由原发部位向纵深浸润发展，穿破浆膜后，易扩散至大网膜、结肠、肝、脾、胰腺等邻近器官。

（2）淋巴转移：是胃癌的主要转移途径，早期胃癌可有淋巴转移，进展期胃癌的淋巴转移达 70% 左右。胃癌的淋巴结转移率与肿瘤浸润深度呈正相关。

（3）血行转移：最常见转移至肝，其他为肺、胰、肾、骨骼等处。

(4) 腹腔种植：当胃癌组织浸润穿透浆膜后，癌细胞可脱落种植于腹膜和脏器表面形成转移结节。癌细胞广泛播散时，可形成大量癌性腹水。

【护理评估】

（一）临床表现

1．症状　早期胃癌多无明显症状，部分患者可有上腹隐痛、嗳气、反酸、食欲减退等症状，无特异性。晚期常有上腹疼痛、食欲缺乏、呕吐、乏力、消瘦等症状。

2．体征　早期无明显体征，晚期可扪及腹部包块。若出现转移，可有肝大、腹水、锁骨上淋巴结肿大等表现。

（二）辅助检查

1．实验室检查　粪便隐血试验常呈持续阳性，胃液游离酸测定多显示胃酸缺乏或减少。

2．纤维胃镜检查　是诊断早期胃癌的有效方法，可直接观察胃黏膜病变的部位和范围，并可直接获取病变组织作病理学检查。

3．X 线钡餐检查　X 线气钡双重造影可发现较小而表浅的病变。

4．腹部超声　主要用于观察胃的邻近脏器（特别是肝、胰）受浸润和淋巴结转移的情况。

5．螺旋 CT　有助于胃癌的诊断和术前临床分期。

（三）与疾病相关的健康史

了解疾病史，有无慢性萎缩性胃炎、胃息肉、胃溃疡及残胃炎等疾病。询问患者饮食习惯，是否存在消化系统恶性肿瘤家族史以及长期居住地区是否为胃癌高发区等。

（四）心理社会状况

了解患者职业、文化程度，以及患者及家属对胃癌的看法、认识、反应及适应水平。胃癌不容易早期发现，一旦症状明显时往往已是晚期，许多患者难以接受现实，出现恐惧、焦虑等心理问题，甚至不能很好地配合治疗。另外，高昂的医疗费用也给患者及其家庭带来一定的经济负担。

（五）治疗原则

胃癌的防治主要依靠早期发现、早期诊断和早期治疗。手术治疗仍是治疗胃癌的首选方法。

1．手术治疗　外科手术是目前治愈胃癌的唯一方法。常用的手术方法有根治性手术、微创手术、姑息性切除术、短路手术。

(1) 根治性手术：按癌肿部位整块切除胃的全部或大部，以及大、小网膜和局域淋巴结，并重建消化道。切除端应距癌肿边缘 5cm 以上。若癌肿范围较大或已穿透浆膜并侵及周围脏器时，可采用胃癌扩大根治术或联合脏器（包括胰体、尾及脾在内）切除。

(2) 微创手术：近年来胃癌的微创手术已日趋成熟，包括胃镜下做胃黏膜癌灶切除和腹腔镜下做胃楔形切除、胃部分切除，甚至是全胃切除。

(3) 姑息性切除术：用于癌肿广泛浸润并转移、不能完全切除者。姑息性切除术可以解除症状，延长生存期。姑息性手术可分为姑息性胃切除术、胃肠吻合术等。

(4) 短路手术：晚期胃癌合并幽门梗阻或贲门梗阻已不能手术切除者，为解决其消化道梗阻，可行改道手术。手术方法有胃空肠吻合术、食管空肠吻合术等。

2．化疗　是最主要的辅助治疗方法，目的在于杀灭残留的微小癌灶或术中脱落的癌细胞，提高综合治疗效果。常用的胃癌化疗给药途径有口服、静脉、腹膜腔、动脉插管区域灌注给药等。常用的静脉化疗药物有氟尿嘧啶（5-Fu）、丝裂霉素（MMC）、顺铂（DDP）、多柔比星（ADM）、依托泊苷（VP-16）、亚叶酸钙（CF）等。为提高化疗效果，常选用多种化疗药联合应用。临床上常用的化疗方案有：FAM 方案（氟尿嘧啶、多柔比星、丝裂霉素）、MF 方案（丝裂霉素、氟尿嘧啶）、ELP 方案（亚叶酸钙、氟尿嘧啶、依托泊苷）。

3．**其他治疗** 包括放疗、热疗、免疫治疗、中医中药治疗等。

知识拓展

胃癌手术后临床路径

临床各项目	路径设定时间
拔除胃管	术后第1日
开始进水	术后第1日后
开始进食	从术后第2～4日开始摄入固体食物
预防性应用抗生素	手术当日
拔除硬膜外导管	术后第3日内
拔除留置导尿	术后第3日内
补液	术后第5～7日内
拔除引流管	有留置引流管的病例在术后第5日内拔除
出院	术后第8～14日

胡祥．2014年第4版日本《胃癌治疗指南》更新要旨．中国实用外科杂志，2015，35（1）：16-19.

【主要护理诊断 / 问题】

除与胃十二指肠溃疡患者类似护理诊断 / 问题外，还可存在以下护理诊断 / 问题与思考：

1．焦虑和恐惧 与疼痛、患者对癌症的恐惧、心理治疗效果和预后有关。

2．营养失调（低于机体需要量） 长期食欲减退、消化吸收不良及癌肿导致的消耗增加有关。

3．潜在并发症 化疗药不良反应。

【护理措施】

除与胃十二指肠溃疡患者类似护理措施外，还应注意以下问题：

1．**心理护理** 胃癌患者对癌症及预后有很大顾虑，常有悲观、消极情绪，应根据患者的个体情况提供信息，帮助其分析有利条件和因素，增强其对治疗的信心，使患者能积极配合治疗和护理。

2．**改善营养状态** 采用高维生素、高热量、易消化饮食，必要时可通过静脉补充营养，以纠正贫血、低蛋白血症。

3．**化疗药不良反应** 化疗药物常见的毒性反应有骨髓抑制、胃肠道反应、静脉炎、口腔炎，以及肝、肾功能损伤等。相关护理参见第九章肿瘤患者的护理。

4．**健康教育**

（1）胃癌的预防：积极治疗HP感染和胃癌的癌前疾病，如慢性萎缩性胃炎、胃息肉及胃溃疡。少食腌制、熏、烤食品，戒烟、酒。

（2）定期复查：对胃癌患者须定期门诊随访，检查肝功能、血常规等，注意预防感染。若出现腹部不适、胀满、肝区肿胀、锁骨下淋巴结肿大等，应随时就诊。

（3）胃癌治疗效果很不理想，因而早期发现、早期诊断是提高胃癌治愈率的关键。通过健康教育提高大众的自我保健意识。重视可疑患者，对下列情况应深入检查并定期复查：

1）原因不明的上腹不适、隐痛、食欲缺乏及消瘦，特别是中年以上者。

2）原因不明呕血、黑便或大便潜血阳性者。

3）原有长期胃病史，近期症状加重者。

4）中年患者既往无胃病史，短期出现胃部症状。

5）已确诊为胃溃疡、胃息肉或萎缩性胃炎者。

6）多年前因胃良性疾病做胃大部切除术，近年又出现消化道症状者。

小　结

（一）胃十二指肠溃疡

1. 病因　胃十二指肠溃疡病因较复杂，是多因素综合作用的结果。

2. 临床表现　主要表现为慢性节律性腹痛，胃溃疡和十二指肠溃疡的腹痛特点各异。穿孔患者主要有急性弥漫性腹膜炎表现，出血患者主要表现呕血和黑便，幽门梗阻患者表现为顽固性呕吐。

3. 治疗原则　以内科治疗为主，当出现并发症或者是内科治疗无效的顽固性溃疡则以手术治疗，主要术式为胃大部切除术。

4. 护理措施 术前应缓解患者情绪，改善营养状况，做好严重并发症患者的术前准备。术后护理包括营养支持、胃肠减压的护理和术后并发症的观察和护理。

（二）胃癌

1. 病因　不明确，可能与地域环境与饮食生活习惯、幽门螺杆菌感染、癌前病变及遗传和基因等因素有关。

2. 临床表现　早期胃癌患者多无明显症状，随病情进展，症状日益加重，常有上腹疼痛、食欲缺乏、呕吐、乏力、消瘦等症状。

3. 治疗原则　胃癌主要以手术治疗为主，辅以化疗、放疗、免疫治疗等综合治疗。

4. 护理措施　除与溃疡病术前及术后护理类似之外，应注意术后营养支持和定期复查。

思考题

男性，37岁，以十二指肠溃疡入院后，行毕Ⅱ式胃大部切除术，术后第5日，饮300ml果汁15分钟后，出现剑突下不适、心悸、乏力、出汗、头晕，伴恶心、呕吐，经平卧、吸氧、补液治疗后好转。

请问：

（1）患者可能出现了哪种并发症？其原因是什么？

（2）如何预防该并发症？

T24-1
参考答案

（尹崇高）

第二十五章　小肠疾病患者的护理

学习目标

通过本章内容的学习，学生应能够：

◎ 识记

描述肠梗阻和肠瘘的病因、分类和临床表现。

◎ 理解

1．解释肠梗阻和肠瘘的病理生理变化。

2．解释肠梗阻和肠瘘治疗原则的理论依据。

◎ 运用

评估小肠疾病患者并为其制订护理计划。

第一节　肠 梗 阻

肠梗阻（intestinal obstruction）指由于各种原因肠内容物不能正常运行、顺利通过肠道，是外科常见的急腹症之一。因其病情多变、发展迅速，需早期作出诊断、处理。诊治的延误不仅会引起肠坏死、腹膜炎等严重的情况，还可导致全身性的生理紊乱，甚至危及患者生命。

【病因与分类】

1．按肠梗阻发生的基本原因分类

（1）机械性肠梗阻（mechanical intestinal obstruction）：最常见，是各种原因导致的肠腔缩窄、肠内容物通过障碍。常见原因包括：①肠腔堵塞：如肠内息肉样肿瘤、肠套叠、寄生虫、大胆石、粪块、异物等。②肠管病变：如先天性肠道闭锁、炎症、肿瘤等。③肠管外受压：如粘连带压迫、嵌顿疝、肠扭转、腹腔脓肿或肿瘤等使肠管受压。

（2）动力性肠梗阻（dynamic intestinal obstruction）：较少见，是由于神经抑制或毒素刺激引起肠壁肌功能障碍，使肠蠕动丧失或肠管痉挛所致，肠壁本身没有病变。此类肠梗阻可分为麻痹性肠梗阻（paralytic ileus）和痉挛性肠梗阻（spastic ileus）。前者常见于急性弥漫性腹膜炎、腹部大手术后、腹膜后血肿、外伤或感染等，后者甚少见，可见于肠道功能紊乱和慢性铅中毒等引起的肠痉挛。

（3）血运性肠梗阻（vascular intestinal obstruction）：由于肠系膜血管栓塞或血栓形成致肠管血运障碍，继而发生肠蠕动障碍而使肠管失去蠕动能力，肠内容物停止运行而出现肠麻痹现象。但是它可迅速继发肠坏死，故在处理上与肠麻痹截然不同。随着人口老龄化，动脉硬化等增多，血运性肠梗阻现已不少见。

2．按肠壁有无血运障碍分类

（1）单纯性肠梗阻：只有肠内容物通过受阻，而无肠管血运障碍。

（2）绞窄性肠梗阻（strangulated intestinal obstruction）：伴有肠管血运障碍的肠梗阻。

3．**其他分类**　肠梗阻还可根据梗阻部位分为高位（如空肠上段）和低位肠梗阻（如回肠末段与结肠）；根据梗阻的程度分为完全性和不完全性肠梗阻；根据梗阻的发展过程分为急性和慢性肠梗阻。当发生肠扭转、结肠肿瘤等时，病变肠袢两端完全阻塞，称为闭袢性肠梗阻。

【病理生理】

1．局部改变

（1）肠腔积液、积气：在小肠梗阻的早期（< 12 小时），因吸收减少，水与电解质积存在肠腔内，24 小时后不仅吸收减少且分泌增加。吞咽的空气是肠梗阻时很重要的气体来源。

（2）肠蠕动增加：高位肠梗阻者 3 ~ 5 分钟 1 次，低位肠梗阻者 10 ~ 15 分钟 1 次。若梗阻长时间未解除，肠蠕动会逐渐变弱甚至消失，出现肠麻痹。

（3）肠壁充血、水肿、通透性增加：梗阻时肠腔内压力增加，肠壁静脉回流受阻，毛细血管和淋巴管淤积，引起肠壁充血、水肿、液体外渗。另外，由于缺氧，致使肠壁的通透性增加。

2．全身变化

（1）水、电解质和酸碱失衡：一方面因频繁呕吐、不能进食，可迅速导致血容量减少和血液浓缩；另一方面肠壁不断向肠腔内渗出液体，导致液体在第三间隙丢失。高位小肠梗阻时，因胃液的丢失多于小肠液，故有可能出现代谢性碱中毒。

（2）休克与脓毒症：肠梗阻患者如未及时进行治疗，可因大量体液丢失引起低血容量性休克。另外，肠黏膜屏障功能障碍，通透性增加，细菌与毒素可透过肠壁引起腹腔感染，并可继发全身性感染与感染性休克。

（3）呼吸和心脏功能障碍：肠梗阻时肠腔膨胀致腹压增高，膈肌上升，影响肺内气体交换。同时，因血容量不足、下腔静脉受压迫而下肢静脉回流量减少，致使心排血量减少。腹腔内压力> 20mmHg，可产生腹腔间隔综合征（abdominal compartment syndrome），累及心、肺、肾等功能。

案例 25-1A

男性，45 岁。饱餐后出现脐周阵发性疼痛，并伴有腹胀、呕吐，肛门停止排便、排气。

问题与思考：

该患者护理评估内容主要包括哪些方面？

【护理评估】

（一）临床表现

虽然肠梗阻发生的原因、部位、病变程度、发病急慢各有不同，但其共同的表现都是腹痛、呕吐、腹胀和停止自肛门排气、排便。

1．症状

（1）腹痛：机械性肠梗阻腹痛表现为阵发性绞痛，这是由梗阻部位以上肠管强烈蠕动引起的。疼痛多在中腹部，也可偏于梗阻所在部位。发作时可伴有肠鸣，患者自觉有“气块”在腹中窜动，并受阻于某一部位。若腹痛发作频繁，缓解时间缩短，腹痛呈持续性伴阵发性加重，则应警惕绞窄性肠梗阻出现的可能。麻痹性肠梗阻腹痛多不明显，呈持续性胀痛。

（2）呕吐：在肠梗阻早期为反射性呕吐，呕吐物为胃内容物（如食物、胃液等），进食或饮水均可引起呕吐。呕吐后腹痛可暂时缓解，而后再出现呕吐。高位肠梗阻时呕吐频繁，出现早，呕吐物主要为胃及十二指肠内容物。低位肠梗阻时呕吐出现较晚，次数少，呕吐物常为带臭味粪样物。若呕吐物呈棕褐色或血性，提示肠管有血运障碍。麻痹性肠梗阻呕吐多为溢出性。

（3）腹胀：腹胀一般出现较晚，梗阻发生一段时间以后出现，其程度与梗阻部位有关。高位肠梗阻腹胀不明显，但有时可见胃型。低位肠梗阻及麻痹性肠梗阻腹胀显著，遍及全腹。腹部隆起不均匀、不对称，为肠扭转等闭袢性肠梗阻的特征。

（4）停止自肛门排气、排便：完全性肠梗阻时，患者常无自肛门排气及排便，但发病早期，尤其是高位肠梗阻，因梗阻以下的肠腔内仍残留气体或粪便，可以自行或灌肠后排出。不完全性肠梗阻患者可有多次少量排气、排便。故不能因有少量排气、排便而否定肠梗阻的存在。绞窄性肠梗阻时，如肠套叠、肠系膜血管栓塞或血栓形成，患者可排出血性黏液便。

2．体征

（1）全身变化：单纯性肠梗阻早期，患者全身变化多不明显。梗阻晚期或绞窄性肠梗阻时，患者可有口唇干燥、眼窝凹陷、皮肤弹性消失、尿少或无尿等缺水表现，或脉搏细速、血压下降、面色苍白、四肢发凉等中毒和休克征象。

（2）腹部体征：视诊时，机械性肠梗阻可见腹胀、肠型和蠕动波，肠扭转时腹胀多不对称，麻痹性肠梗阻时腹胀均匀。听诊时，机械性肠梗阻时肠鸣音亢进，有气过水声或金属音，麻痹性肠梗阻时则肠鸣音减弱或消失。叩诊时，绞窄性肠梗阻腹腔内有渗液，移动性浊音可呈阳性。触诊时，单纯性肠梗阻因肠管扩张，腹部可有轻压痛，无腹膜刺激征。绞窄性肠梗阻时腹部可有固定性压痛和腹膜刺激征，压痛的包块常为受绞窄的肠袢。蛔虫性肠梗阻时可在腹中部触及条索状团块。

（二）辅助检查

1．实验室检查 单纯性肠梗阻早期变化不明显，随着病情的发展，由于缺水、血液浓缩，血红蛋白水平及血细胞比容升高，尿比重增高。绞窄性肠梗阻时多有明显白细胞计数增多及中性粒细胞比例增高，呕吐物及粪便检查见大量红细胞或潜血试验阳性。合并酸碱失衡、电解质紊乱及肾功能障碍时，可有血气分析，血清钠、钾、氯、尿素氮及肌酐的变化。

2．X线检查 一般在肠梗阻发生4～6小时后，腹部X线检查即显示出肠腔内气体，立位或侧卧位腹部X线检查可见肠管扩张、积气及多个液平面。但是，无上述征象者亦不能排除肠梗阻的可能。绞窄性肠梗阻时，可见孤立、突出、胀大的肠袢，其位置不因时间而改变。由于梗阻的部位不同表现亦不相同，如空肠黏膜环状皱襞可显示“鱼肋骨刺”状，回肠黏膜则无此表现。

（三）与疾病相关的健康史

1．既往史 了解既往有无腹部手术史（主要是下腹及盆腔手术史）、外伤史、腹膜炎病史，并了解患者既往是否有慢性肠梗阻症状或腹痛发作史。了解有无心脏病病史，严重动脉粥样硬化及风湿性心脏病合并心房颤动，可突发肠系膜血管栓塞。了解有无感染性肠病或憩室炎病史，因其可引起机械性肠梗阻。了解有无胆囊结石病史，因突发胆绞痛及阵发性腹部绞痛，有结石性肠梗阻可能。

2．年龄 新生婴儿肠梗阻以肠道先天性畸形多见。2岁以内小儿，肠套叠多见。蛔虫性肠梗阻常见于2～10岁儿童，多因发热、驱虫不当、蛔虫产生的毒素或机械刺激引起肠管痉挛所致。成人肠套叠多继发于肠息肉、肠肿瘤或肠道憩室等肠壁病变。小肠扭转多见于青壮年，常有饱食后剧烈运动等诱发因素。老年人肠梗阻多以肿瘤及粪块堵塞常见。乙状结肠扭转多见于老年人，患者常有便秘史。

3．其他 是否有肠道功能紊乱、暴食、过度活动等梗阻诱发因素。

（四）心理社会状况

肠梗阻多为急性发作，常因病情复杂多变、发展迅速，导致患者产生紧张、焦虑或恐惧心理。患者出现阵发性剧烈腹痛、呕吐、腹胀、停止自肛门排气及排便等症状也会使家属不知所措，希望医护人员及时作出诊断，尽快解除患者的病痛。

（五）治疗原则

治疗原则为纠正因肠梗阻所引起的全身性生理紊乱并解除梗阻。

1．非手术治疗　单纯性粘连性肠梗阻（特别是不完全性肠梗阻）、麻痹性或痉挛性肠梗阻、蛔虫或粪块堵塞引起的肠梗阻以及肠套叠早期等，均适用非手术治疗。在治疗期须密切观察病情变化，若症状加重，应手术治疗。

（1）胃肠减压：是治疗肠梗阻的主要措施之一。胃肠减压是利用负压吸引装置，通过导管将积聚于胃肠道内的气体和液体吸出，降低胃肠道内的压力和张力，改善胃肠壁血液循环，有利于炎症局限，促进胃肠功能恢复的一种治疗措施。通过有效吸引，促进肠腔恢复通畅，有利于改善局部病变及全身状况。

（2）纠正水、电解质紊乱及酸碱失衡：水、电解质紊乱及酸碱失衡是急性肠梗阻最突出的生理紊乱，应及早予以纠正。肠梗阻多为等渗性或低渗性缺水，合并代谢性酸中毒。输液所需种类及容量应根据呕吐情况、缺水体征、血液浓缩程度、尿排出量及比重，结合血清电解质、血气分析结果而确定。最常用的是静脉输注葡萄糖、等渗盐溶液。如肠梗阻发生时间长，特别是高位小肠梗阻以及呕吐频繁的患者，应注意补钾。单纯性肠梗阻晚期及绞窄性肠梗阻，需输给血浆、全血或血浆代用品，以补偿丢失于肠腔或腹腔内的血浆和血液。

（3）解除梗阻：可采用中药治疗、口服生植物油、针刺疗法、低压空气或钡灌肠等。

（4）防治感染和中毒：应用抗菌药对于防止细菌感染，减少毒素的产生有一定作用。早期单纯性肠梗阻，一般可不应用。但对于单纯性肠梗阻晚期、绞窄性肠梗阻以及手术治疗的患者应该使用。

（5）对症治疗：根据病情可应用镇静药、解痉药等一般对症治疗，但诊断不明确时应禁用止痛药。

2．手术治疗　适用于各种类型的绞窄性肠梗阻、非手术治疗无效的肠梗阻，以及先天性肠道畸形、肿瘤等引起的肠梗阻。因急性肠梗阻患者的全身情况常较严重，故手术原则为在最短的手术时间内用最简单的方法解除梗阻，恢复肠道的通畅。具体手术方式应根据病因、部位、性质及全身情况而定，主要包括：

（1）去除梗阻原因的手术：如肠粘连松解术、肠切开取异物、肠套叠或肠扭转复位术等。

（2）肠切除、肠吻合术：适用于肿瘤、炎症或局部肠袢坏死等。

（3）短路手术：适用于晚期肿瘤已浸润固定，或肠粘连成团与周围组织附着等引起肠梗阻的原因既不能简单解除，又不能切除时。

（4）肠造口术或肠外置术：适用于患者因局部病变所限，或情况极严重，不能耐受和进行复杂手术等。

案例 25-1B

查体：T 36.8℃，P 89 次/分，R 20 次/分，BP 90/60mmHg。面色苍白、唇舌干燥、眼窝凹陷、皮肤弹性差。全腹膨隆，可见肠型和蠕动波，中腹部压痛，无腹肌紧张和反跳痛，肠鸣音亢进。

实验室检查：血红蛋白、红细胞计数升高，血钾 2.7mmol/L。

患者半年前曾行阑尾切除术。

问题与思考：

对该患者目前应采取何种治疗措施？目前护理措施有哪些？

【主要护理诊断/问题】

1．疼痛　与肠内容物不能正常运行或通过障碍引起肠蠕动增加有关。

2．体液不足　与呕吐、腹腔及肠腔积液、胃肠减压等有关。

3．低效性呼吸型态　与肠梗阻腹胀使膈肌抬高及腹痛等有关。

4．潜在并发症　肠坏死、腹腔感染、休克等。

【护理措施】

（一）非手术治疗期间的护理/术前护理

1．胃肠减压的护理　留置胃肠减压期间应保持管道通畅、有效，按时做好口腔护理，减轻患者的不适感。观察引流液的颜色、性状，以协助判断梗阻的部位、程度，并记录引流量作为补液量的参考，以保证患者的出、入液量平衡。

2．腹痛的护理　遵医嘱使用解痉止痛药物，确定无肠绞窄或肠麻痹后，可使用阿托品类解痉药解除胃肠道平滑肌痉挛，以缓解腹痛。但禁用吗啡类止痛药物，以免掩盖病情而延误治疗。还可热敷腹部、针灸双侧足三里穴。如无绞窄性肠梗阻，可遵医嘱从胃管注入液状石蜡等方法来缓解腹痛。

3．体位　生命体征平稳者采取半卧位，以减轻腹痛、腹胀，并可使抬高的膈肌下降，有利于改善呼吸和循环功能。

4．呕吐的护理　患者呕吐时应将头转向一侧或坐起，以防呕吐物吸入气管，导致窒息或吸入性肺炎。呕吐后及时清除呕吐物，协助其漱口，保持口腔清洁。观察并记录呕吐物的 颜色、性状、量，以及呕吐的时间、次数等，及时告知医师。

5．输液的护理　根据病情、年龄以及出量的多少、性状，结合血气分析和血清电解质的结果补充液体及电解质，必要时输血，以维持水、电解质及酸碱平衡。并遵医嘱正确、按时使用抗菌药，以防治细菌感染，减少毒素吸收，减轻中毒症状。应注意药物不良反应及疗效观察。

6．饮食　肠梗阻患者一般禁食、补液，待病情好转，梗阻缓解（患者恢复排气及排便、腹痛腹胀消失）后方可试进少量流食，忌甜食和牛奶（以免引起肠胀气），逐步过渡到半流食和恢复正常饮食。

7．病情观察、及早发现绞窄性肠梗阻　严密观察患者的生命体征及腹痛、腹胀、呕吐等变化，是否存在口渴、尿少等缺水表现，以及有无呼吸急促、烦躁不安、面色苍白、脉率增快、脉压减小等休克前期症状。密切观察并准确记录出、入液量，包括胃肠减压量、呕吐物量、尿量以及输液总量。遵医嘱监测血常规、血清电解质及血气分析结果。观察患者的症状和体征。

病情观察期间，若出现下列表现，应考虑绞窄性肠梗阻的可能，需及早手术治疗：①腹痛发作急骤，开始即为持续性剧烈疼痛，或在阵发性加重之间仍有持续性疼痛。肠鸣音可不亢进。②呕吐出现早、剧烈而频繁。③病情进展迅速，早期出现休克，抗休克治疗后改善不显著。④腹部有局部隆起或触及有压痛的肿块，腹胀不对称。⑤腹部刺激征明显，体温上升、脉率增快、白细胞计数增多，中性粒细胞比例增高。⑥呕吐物、胃肠减压吸出物、肛门排出物为血性，或腹腔穿刺抽出血性液体。⑦经积极非手术治疗无效，症状和体征无明显改善。⑧腹部X线检查可见孤立、突出段大的肠袢，不因时间而改变位置，或有假肿瘤样阴影，或肠间隙增宽，均提示有肠缺血改变。此类患者病情危重，应在抗休克、抗感染的同时，积极做好术前准备。

（二）术后护理

1．病情观察　密切观察患者的生命体征、伤口敷料及引流液情况，了解腹部症状和体征变化，以便及时发现术后并发症。若出现腹部胀痛、持续发热、白细胞计数增高，腹壁切口处红肿，应警惕腹腔内或切口感染的可能。若腹腔引流管周围流出较多带有臭味的粪样液体，应怀疑肠瘘的可能，及时报告并协助医师予以处理。

2．引流管护理　术后患者一般留置胃肠减压和腹腔引流管，应妥善固定引流管，防止打折、受压、扭曲等影响有效引流，观察并记录引流液的颜色、性状及量。

3．**体位与活动**　患者血压平稳后取半卧位。术后早期即鼓励患者活动，以利于肠功能的恢复，防止发生肠粘连等并发症。

4．**饮食**　术后暂禁食，待肛门排气后，开始进食少量流质饮食，逐步过渡恢复至普通饮食。

5．**防治感染**　遵医嘱正确、按时应用抗菌药，并观察药物的副作用及疗效。

（三）健康教育

1．进食易消化的高蛋白、高热量和高维生素的食物。忌暴饮暴食，不要在餐后剧烈运动。避免进食不洁饮食，减少肠道寄生虫病。

2．劳逸结合，保证充足的休息和睡眠。

3．养成良好的排便习惯　老年及肠功能不全有便秘现象者，应及时给予缓泻剂，必要时遵医嘱灌肠，以协助其排便。

4．自我观察　如出现腹痛、腹胀、呕吐、伤口红肿热痛等不适，应及时就诊。

第二节　肠　瘘

肠瘘（intestinal fistula）是指肠管与体腔、体表或其他空腔脏器形成异常通道，肠内容物从此异常通道进入体腔，至体外或其他空腔脏器，导致体液丧失、内稳态失衡、感染、器官功能受损、营养不良等改变。

【病因】

1．**先天性畸形**　与胚胎发育异常有关，如脐肠瘘可在脐部形成肠外瘘，脐肠瘘而腹壁端已闭则形成梅克尔憩室（Meckel diverticulum），先天性肠瘘发生率极低。

2．**手术**　是造成肠瘘的主要原因，多为误伤所致。

3．**损伤**　肠损伤初步处理后，因感染或组织缺血，破损处或吻合口仍愈合不良形成瘘。放射治疗时也可引起肠道损伤致瘘。

4．**肿瘤及炎症**　如结肠肿瘤穿破成瘘，克罗恩病、Behcet 病、溃疡性结肠炎亦可溃破成瘘，肠结核及腹腔内一般化脓性感染可致肠壁坏死穿孔成瘘。

【分类】

1．**按肠腔是否与体表相通分类**

（1）肠外瘘：较多见，指肠腔通过瘘管与体表相通。肠外瘘又可根据瘘口的形态分为管状瘘及唇状瘘。前者常见，是指肠壁瘘口与腹壁外口之间存在一瘘管；后者为肠壁直接与皮肤黏着，瘘口处肠黏膜外翻成唇状。

（2）肠内瘘：指肠腔通过瘘管与腹内其他脏器或肠管的其他部位相通，如胆囊横结肠瘘、直肠膀胱瘘、空肠结肠瘘等。

2．**按肠道连续性是否存在分类**

（1）侧瘘：肠壁瘘口范围小，仅有部分肠壁缺损，肠腔仍保持其连续性。

（2）端瘘：肠腔连续性完全中断，其近侧端与体表相通，肠内容物经此全部流出体外，亦称为完全瘘。此类瘘很少见，多为治疗性瘘。

3．**按瘘管所在的部位分类**　①高位瘘：包括胃、十二指肠、空肠上段 100cm 范围内的瘘，如胃十二指肠瘘、十二指肠空肠瘘；②低位瘘：指空肠 100cm 以下段、回肠与结肠部位的瘘。

【病理生理】

肠瘘的病理变化因瘘部位的高低而异，通常高位肠瘘时水、电解质与营养丢失和紊乱较重，处理较困难，低位肠瘘时则感染较明显。

1．**水、电解质紊乱及酸碱失衡** 高位肠瘘时患者每日丧失的肠液量可达数千毫升，如未能及时补充液体及电解质，患者会很快出现缺水、低血容量性休克和循环衰竭等表现。若丢失的液体以酸性胃液为主，则主要是 H^+ 和 Cl^- 丢失，可出现低氯低钾性碱中毒。如丢失的液体以碱性肠液为主，则主要是 Na^+、K^+ 和 HCO_3^- 丢失，可致代谢性酸中毒。

2．**营养不良** 肠瘘患者由于消化液大量流失，影响消化道的消化、吸收功能，加之其内含有的大量消化酶和蛋白质丧失，以及炎症、创伤的额外消耗，均可导致蛋白质的分解代谢增加，引起负氮平衡以及多种维生素的缺乏。若无良好的营养支持，则患者会在瘘发生 2 ~ 3 周内出现蛋白质 - 能量不足型营养不良，其程度与肠瘘的位置和肠瘘的流出量有关。

3．**严重感染** 肠液内含有消化酶和细菌，高位肠瘘内含有较多的消化酶，低位肠瘘含有较多的细菌，大量肠液外溢而侵蚀瘘口周围皮肤，使其极易发生糜烂、感染和出血。感染是当前肠瘘患者死亡的主要原因。

案例 25-2A

女性，40 岁，阑尾炎术后 8 天出现腹部疼痛、恶心不适、手术切口处有粪液流出。

问题与思考：

该患者护理评估的内容有哪些？

【护理评估】

（一）临床表现

1．局部表现

（1）腹膜炎：无论是高位肠瘘还是低位肠瘘，患者均会有局限性或弥漫性腹膜炎。多数肠外瘘患者在病情发展期间还会出现膈下脓肿、肠袢间脓肿或瘘管周围脓肿等。

（2）腹壁瘘口：可有一个或多个，是肠外瘘的主要表现。多数是由腹腔内脓肿穿破切口或引流口所形成，可有脓液、消化液、气体或食物等由此流出。严重的情况下，可从此处直接观察到破裂的肠管和外翻的肠黏膜及大量肠内容物流出。

（3）瘘口周围皮肤受损：患者一旦发生肠外瘘，特别是高位肠外瘘，流出的肠液中就会含有大量的消化酶，对皮肤的刺激性很强，常会导致瘘口周围皮肤发红、肿胀或糜烂，有的患者会出现溃疡、感染、脓痂或出血，非常疼痛。

2．全身表现

（1）营养不良：主要表现为食欲减退、精神不振、消瘦、水肿等。

（2）严重的水、电解质紊乱和酸碱失衡。

（3）感染中毒症状：可有高热、寒战、脉率加快、呼吸急促等脓毒症表现。若不能得到及时处理和控制，最终会导致多器官功能衰竭。

（二）辅助检查

1．实验室检查

（1）血常规：可见白细胞计数增多和中性粒细胞比例升高，血红蛋白和红细胞计数下降。严重感染时出现含有中毒颗粒的白细胞，而血小板计数下降。

（2）肝功能检查：GPT、GOT、AKP，r-GT 和胆红素的值升高。

（3）血清电解质检查：可出现低钾血症、低钠血症。

（4）血清蛋白质和免疫指标：血清白蛋白、转铁蛋白、前清蛋白和总淋巴细胞计数等反映营养状况的指标下降。

2．影像学检查

（1）B超和CT检查：对于发现腹腔深部脓肿、积液和占位性病变有帮助。

（2）上消化道造影：有助于了解全消化道的情况，特别是瘘管远端肠管有无梗阻、占位性病变等。

（3）瘘管造影：适用于瘘管已形成的患者。为通过将稀释的造影剂直接注入瘘管内或插入瘘管的引流管内显示有关结构时摄片的方法，明确肠瘘的部位、长短、大小、走行及脓腔范围，同时还有助于了解与肠瘘部位相关的肠袢情况。

3．其他检查

（1）口服染料：让患者口服或胃管注入亚甲蓝、骨炭末等染料后，及时观察并记录染料从瘘口排出的时间和量，并以此来判断肠瘘的部位和瘘口大小。

（2）组织活检：进行瘘管的组织活检，明确有无肿瘤、结核等病变。

（三）与疾病相关的健康史

询问患者有无腹部手术或外伤病史，如为手术后并发症，则须进一步了解手术情况、肠瘘发生后的治疗经过和效果。

（四）心理社会状况

了解患者是否因病程时间长，使其学习、工作和生活受到影响而给家庭增加照护和经济负担，是否因治疗效果欠佳而失去治愈的信心及担心疾病的预后而感到焦虑，是否因肠内容物不断流出导致瘘口周围皮肤发红、肿胀或糜烂而感到非常疼痛。了解家庭成员心理支持状况。

（五）治疗原则

治疗包括纠正水、电解质紊乱和酸碱失衡、营养支持、控制感染等全身治疗，加强肠瘘的局部治疗，并维护重要器官的功能，防治并发症。

1．非手术治疗

（1）纠正水、电解质紊乱和酸碱失衡：根据流出液的量、性状及血清电解质和血气分析的结果，及时补充液体和电解质。

（2）营养支持：肠瘘早期以完全胃肠外营养为主。经瘘口流出肠液量减少、腹膜炎得到控制、肠功能恢复、无肠道梗阻时可逐渐给予肠内营养。

知识拓展

消化液回输

20世纪70年代初就有国外学者对消化液的再利用进行相关研究。消化液回输的作用和效果也越来越得到肯定。为了减少患者由于消化液流失所造成的水、电解质平衡失调和营养不良，尽早恢复期胃肠道功能，提高生活质量，临床常采用消化液回输的方法，已证实有良好的效果。目前临床已开展了胆汁、胰液、胃液、肠液在内的各类消化液的回输。

胆汁回输最佳时间在胆汁引流的6h以内，每4h输注1次。

肠液回输的时机在患者腹腔感染控制后，小肠功能恢复后可以开始肠液的回输，应每2h回输1次。

消化液回输可根据具体病情，采用精密引流袋、负压吸引瓶、肠造口袋收集和回输。收集消化液后要用双层纱布过滤，利用输液泵控制速度，并用加热器进行保温后再进行回输。回输过程中应严格无菌操作。

——选自《临床营养护理指南—肠内营养部分》2011版

(3) 控制感染：是挽救生命的关键，主要包括充分引流腹腔内肠液和渗液，全身应用抗菌药等防治腹膜炎、脓血症。

(4) 药物治疗：生长抑素制剂（如奥曲肽等）能显著降低胃肠分泌量，从而降低瘘口肠液的排出量，以减少液体丢失。

(5) 局部处理

1) 充分负压引流：可经手术或瘘管放入双套管并行负压引流，以促使局部炎症和水肿消退、瘘口逐渐收缩、组织修复，管状瘘多可愈合。

2) 堵塞瘘管：感染控制后，瘘管已形成，如果瘘以下肠管通畅、瘘口不再扩大，可采用外堵瘘管或在瘘管内放置硅胶片或乳胶片等，使肠液不再外流。患者可经口进食以补充营养，改善全身状况（图 25-1）。

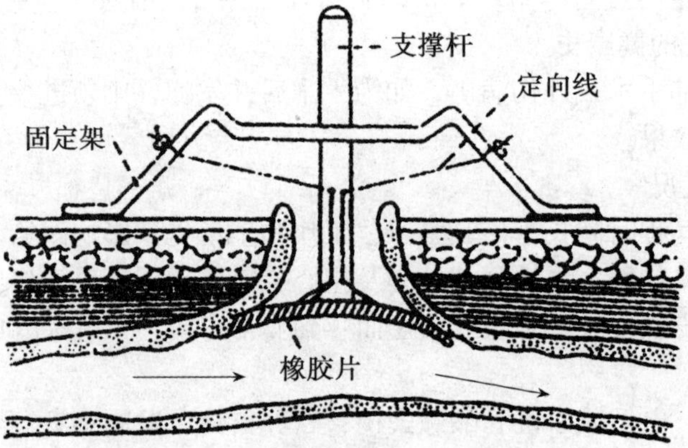

图 25-1　外固定式橡胶片内堵示意图

2. 手术治疗

(1) 手术适应证：①管状瘘已上皮化或瘢痕化；②唇状瘘伴有肠梗阻；③多个瘘存在；④特异性病变。

(2) 手术方式

1) 肠瘘局部楔形切除缝合术：适用于瘘口小、肠壁周围组织正常者。

2) 肠段部分切除吻合术：最常用，效果好，适用于空回肠和结肠部位的肠外瘘，可根治。

3) 肠瘘旷置术：适用于瘘口大、病情复杂、肠液流出量多、局部感染严重、肠内及肠外营养难以长期维持而又不能耐受一次性彻底手术者。将瘘管远端和近端肠段做短路手术，待患者状况好转后再手术切除旷置肠段。

4) 小肠浆膜补片覆盖修补术。

案例 25-2B

体检：T 37.5 ℃，P 86 次 / 分，R 22 次 / 分，BP 135/85mmHg。腹痛、肌紧张、肠鸣音减弱。

血气分析：HCO_3^- 16mmol/L，pH 7.1，PCO_2 40mmHg。

血清电解质：K^+ 3.2mmol/L。

血常规：WBC 14.3×10^9/L，中性粒细胞比例 0.61。

诊断为阑尾炎术后并发肠瘘，伴水、电解质严重失调。

问题与思考：

目前存在哪些护理诊断 / 问题？如何护理？

【主要护理诊断/问题】

1．体液不足　与肠液大量流失有关。

2．营养失调（低于机体需要量）　与肠内容物大量流失、炎症和创伤等所致的高能量消耗有关。

3．（有）皮肤完整性受损（的危险）　与消化液流出侵蚀瘘口周围皮肤有关。

4．潜在并发症　水、电解质紊乱和酸碱失衡，感染。

【护理措施】

（一）非手术治疗的护理/术前护理

1．心理护理　向患者和家属解释肠瘘的发生、发展过程和治疗方法及恢复需要的时间，消除其顾虑，增强对疾病的治疗信心，情绪稳定地配合医护工作。

2．营养支持　肠瘘患者一般禁食、肠外营养，待病情好转，经瘘口流出肠液量减少、腹膜炎得到控制、肠功能恢复、无肠道梗阻时可给予肠内营养，逐渐过渡到正常饮食。

3．体位　生命体征平稳者采取半卧位，有利于充分引流使炎症局限，改善呼吸和循环功能。

4．预防感染　根据瘘口创面与分泌物的细菌培养和药物敏感试验结果术前即给予抗菌药。

5．引流的护理　瘘管放入双套管并行负压引流，以促使局部炎症和水肿消退、瘘口逐渐收缩、组织修复，减少肠液对瘘口周围皮肤的侵蚀。

（1）引流管的放置：引流管的顶端应放置在肠壁内口附近，但不可放入肠腔内，妥善固定并覆盖引流管。

（2）保持管道通畅：若引流不畅，则及时清洗双套管的内套管并清除堵塞物，或缓慢顺时针旋转松动外套管。如果均无效，则应更换。

（3）调节有效负压：负压一般以 75 ～ 150 mmHg（10 ～ 20kPa）为宜。需根据肠液黏稠度、流出量进行调整，负压过小会致引流不充分，负压过大可致肠黏膜损伤、出血。

（4）调节冲洗的量与速度：冲洗的目的是保持管道内湿润，防止黏稠的分泌物结痂影响引流。一般冲洗的量为每日 3000 ～ 5000ml，速度为 40 ～ 60 滴/分。肠液稠厚、流出量多、刺激性强时，应加快冲洗速度。冲洗液以等渗生理盐水为主，若有脓腔形成或腹腔内感染严重，灌洗液中可加入敏感抗菌药。注意保持灌洗液的温度在 30 ～ 40℃，避免过冷对患者造成的不良刺激。

（5）观察并记录引流液的量、性状：作为补液量的参考，以保证患者的出入液量平衡。多发瘘时，应做好标记，以便分别观察和记录。若冲洗量大于引流量，常提示吸引不畅。

（6）堵塞瘘管的护理

1）外堵法：适用于经过充分引流、冲洗，已形成完整且管径直的瘘管。可用有盲端的橡胶管或塑料管、医用黏合胶和水压等方法将瘘管堵塞，使肠液不外溢，瘘口自行愈合。使用外堵法后，应注意观察外堵物是否合适，肠液是否继续外溢，瘘口周围组织有无红肿，患者有无主诉局部疼痛，以及生命体征有无变化等。

2）内堵法：适用于须手术才能治愈的唇状瘘和瘘管短且口径大的瘘。可用乳胶片或硅胶片放入肠腔内等方法将瘘口堵住，使肠液不外溢，瘘口自行愈合。使用内堵法后，应注意观察有无因堵片损伤周围组织而致炎症，堵片位置、质地、弹性是否合适，肠液是否继续外溢，瘘口周围组织有无红肿。听取患者的主诉并观察腹部体征，如有腹部疼痛、恶心、呕吐、腹胀、肠鸣音亢进等，需怀疑是否因堵片位置不合适引起机械性肠梗阻，并及时予以处理。

6．瘘口周围皮肤的护理　若有肠液外漏时，应及时清除外溢的肠液。敞露瘘口周围皮肤有肠液流出应及时吸净，保持瘘口周围清洁、干燥。局部涂抹具有收敛作用、附着力强、耐消化液腐蚀的复方氧化锌油膏保护瘘口周围皮肤。

7．术前护理 ① 皮肤准备：暴露局部皮肤，清洁瘘口周围皮肤。②肠道准备：术前3天开始禁食，口服肠道抑菌药，每晚从瘘口及肛门灌肠，术日晨清洁灌肠。

（二）术后护理

1．病情观察 密切观察患者的生命体征、伤口敷料及引流液情况。观察伤口局部有无红、肿、痛等感染征象。观察有无持续高热、腹痛、恶心、呕吐、腹胀、腹部压痛、腹肌紧张等腹腔内感染的征象。观察是否因肠道远端不通畅、功能失调、胃肠减压不充分或营养状况欠佳等，发生再次瘘，临床可能有“先胀后瘘”的表现。

2．饮食 术后禁食补液，留置胃肠减压，继续给予完全胃肠外营养。待肠功能恢复后，逐步恢复饮食。

3．引流管护理 术后患者留置各种引流管，应妥善固定，防止折叠、受压、扭曲等影响有效的引流，观察并记录引流液的颜色、性状及量。

4．并发症的观察及护理

（1）腹腔感染：密切观察患者腹部及全身情况，保持引流通畅，遵医嘱正确、按时应用抗菌药，并观察药物的副作用及疗效。

（2）胃肠道或瘘口出血：原因有①消化液腐蚀瘘管附近组织致血管破裂出血；②胃肠黏膜弥漫性糜烂出血；③应激性溃疡等所致出血。预防的有效措施是充分引流、有效控制感染。一旦发生出血，及时安慰患者，保持情绪稳定，并局部应用血管收缩药。

（三）健康教育

1．进食易消化的低脂肪、适量蛋白质、高热量和高维生素、低渣的食物，待肠功能恢复，再逐步增加蛋白质和脂肪的摄入量。忌暴饮暴食，不要在餐后剧烈运动。

2．劳逸结合，保证充足的休息和睡眠。

3．必要时遵医嘱灌肠，以协助其排便。

4．如出现腹痛、腹胀、呕吐，以及伤口红、肿、热、痛等不适，应及时就诊。

小 结

（一）肠梗阻

1. 病因 最常见的病因为机械性因素，如肠腔阻塞、肠管病变和肠外病变等。

2. 临床表现 各类肠梗阻的共性表现为不同程度的腹痛、呕吐、腹胀和停止排便。

3. 治疗原则 纠正全身性生理紊乱，经手术或非手术方法解除梗阻。对严重者需行手术治疗。

4. 护理措施 肠梗阻患者非手术治疗护理的重点是禁食，胃肠减压，纠正水、电解质紊乱及酸碱失衡，防治感染和中毒，对症护理，严密观察病情等，做好手术治疗者的术前后护理。

（二）肠瘘

1. 病因 手术并发症是造成肠瘘的主要病因。

2. 临床表现 高位肠瘘以水、电解质紊乱及营养丢失较为严重，低位肠瘘则以继发性感染较为明显。

3. 治疗原则 包括纠正水、电解质紊乱和酸碱失衡，营养支持，控制感染等全身治疗。加强肠瘘的局部治疗，并维护重要器官的功能、防治并发症。

4. 护理措施 肠瘘患者术前或非手术治疗护理的重点是瘘管引流的护理及堵管护理。术后护理的重点是加强术后并发症的观察和护理。

思考题

男性，58 岁，因阵发性上腹痛，腹胀，肛门无排气、排便 4 天入院。半年前曾行阑尾切除手术。

体检：T 38.7℃，P 112 次 / 分，R 18 次 / 分，BP 100/70mmHg。腹部膨隆、不对称，可见肠型蠕动波。腹部压痛及反跳痛，移动性浊音阴性，肠鸣音 7 次 / 分，有气过水声及金属音。

腹部 X 线检查示：中下腹部见小肠有数个液气平面，盲肠胀气。

请问：

（1）该患者最可能的疾病诊断是什么？导致该问题的最可能病因是什么？

（2）目前最佳的治疗方案是什么？

（3）患者的病情出现哪些情况时提示进一步加重？

（田　利）

T25-1
参考答案

第二十六章　阑尾炎患者的护理

学习目标

通过本章内容的学习，学生应能够：

◎ 识记

1．复述急性阑尾炎的病因。

2．描述急性阑尾炎的病理类型和临床表现。

3．描述慢性阑尾炎的临床表现和治疗原则。

4．描述特殊类型阑尾炎患者的护理重点。

◎ 理解

1．解释急性阑尾炎的治疗原则。

2．比较说明几种特殊急性阑尾炎的临床表现及治疗原则。

◎ 运用

评估阑尾炎患者并为其制订护理计划。

第一节　急性阑尾炎

急性阑尾炎（acute appendicitis）是外科常见的急腹症之一，可在各个年龄层发病，多发生于 20 ～ 30 岁的年轻人，男性发病率高于女性。

【病因】

1．阑尾管腔梗阻　是急性阑尾炎最常见的病因。造成阑尾管腔梗阻的原因有：①管壁黏膜下淋巴滤泡明显增生，使得管腔狭窄，约占 60%；②腔内异物、粪石、食物残渣、蛔虫等阻塞；③胃肠功能紊乱，反射性引起阑尾壁肌痉挛；④阑尾的解剖结构异常，如管腔细长、开口狭小，系膜短致阑尾卷曲；⑤炎症、狭窄、肿瘤，较少见。

2．细菌入侵　阑尾管腔梗阻后内容物排出受阻，腔内致病菌繁殖并分泌内毒素及外毒素，损伤黏膜上皮形成溃疡，细菌经溃疡面向下扩散，进入阑尾肌层加重感染。阑尾壁间质压力增高，影响动脉血流，造成阑尾缺血甚至坏疽。致病菌多为肠道内革兰氏阴性杆菌感染和厌氧菌。

【病理生理】

（一）病理类型

根据临床过程和病理解剖学变化，可将急性阑尾炎分为 4 种病理类型。

1．急性单纯性阑尾炎　炎症仅局限于黏膜及黏膜下层。阑尾轻度肿胀、充血，黏膜失去光泽，表面有少量纤维素渗出物。镜下见阑尾壁各层水肿及中性粒细胞浸润，黏膜表面有小溃疡及出血点。

2．急性化脓性阑尾炎　又称急性蜂窝织炎性阑尾炎，常由急性单纯性阑尾炎发展而来。

黏膜面溃疡可达肌层和浆膜层，阑尾肿胀明显，浆膜高度充血，表面覆有脓性渗出物。镜下可见阑尾壁各层有大量中性粒细胞聚集，各层均有小脓肿形成。

3．坏疽性及穿孔性阑尾炎　阑尾炎症进一步加剧，管腔严重阻塞，压力升高并发生血运障碍，阑尾管壁坏死，呈暗紫色或黑色。除此之外，大部分病例会发生阑尾根部或近端穿孔。若穿孔后局部未能被大网膜包裹，则感染扩散可引起急性弥漫性腹膜炎。本型属于重型阑尾炎，儿童和老年人多见。

4．阑尾周围脓肿　急性阑尾炎化脓、坏疽或穿孔时，大网膜和邻近肠管将阑尾包裹并形成粘连，即阑尾周围脓肿。

（二）转归

1．炎症消退　部分单纯性阑尾炎经及时药物治疗炎症可消退，但是大部分会转变为慢性阑尾炎。消退的阑尾炎症可能因为遗留的阑尾管腔狭窄，阑尾粘连扭曲而导致炎症复发。

2．炎症局限　部分化脓、坏疽或穿孔性阑尾炎被邻近肠管或大网膜包裹粘连后，炎症局限形成阑尾周围脓肿，经药物治疗后炎症可吸收，但较缓慢。

3．炎症扩散　阑尾炎症较重、未及时手术及未能被大网膜包裹局限均可导致炎症扩散而发展成弥漫性腹膜炎或化脓性门静脉炎，甚至导致感染性休克。

案例 26-1A

女性，30 岁，无明显诱因出现脐周疼痛 8h，3h 后疼痛转移至右下腹，呈持续性隐痛。患者入院时表情痛苦，弯腰行走并用手压住右下腹，无寒战、高热、恶心、呕吐，大、小便正常。现予以青霉素静脉滴注，疼痛有所减轻。B 超示回盲区于右髂腰肌前方可探及有盲端的管状低回声，声像图显示阑尾体积肿大，直径＞ 8mm，壁厚＞ 3mm。入院时患者情绪不稳、焦虑。

问题与思考：

该患者护理评估内容有哪些?

【护理评估】

（一）临床表现

1．症状

（1）转移性右下腹痛：是急性阑尾炎的典型症状。腹痛多开始于中上腹部或脐部，疼痛位置不固定，数小时后转移并固定于右下腹，70% ~ 80% 的急性阑尾炎患者具有此典型症状。仅少数患者病初即表现为右下腹痛。不同类型的阑尾炎患者腹痛呈现不同的特点：①单纯性阑尾炎患者仅有轻度腹部隐痛；②化脓性阑尾炎表现为阵发性胀痛和剧痛；③坏疽性阑尾炎则表现为持续性剧烈腹痛；④穿孔性阑尾炎患者因阑尾腔压力骤减而出现腹痛暂时缓解的现象，但是一旦并发腹膜炎则疼痛和全身中毒症状加重。不同位置的阑尾炎所致腹痛特点也不完全相同，如盆位阑尾炎者腹痛位于耻骨上区，肝下区阑尾炎者表现为右上腹痛，盲肠后位阑尾炎者腹痛在右侧腰部。

（2）胃肠道反应：部分患者早期可有轻度厌食和反射性恶心、呕吐，或有腹泻、便秘等胃肠道反应，但多不严重。盆位阑尾炎或盆腔积脓时，患者可出现大便次数增多、里急后重等直肠刺激症状。弥漫性腹膜炎时可导致麻痹性肠梗阻而引起腹胀以及排气、排便减少的症状。

（3）全身表现：患者早期有乏力，体温正常或轻度升高。当炎症加重时，如发生阑尾化脓、坏疽或穿孔，则可出现全身中毒症状，表现为心率增快、体温明显升高，甚至可能有心、

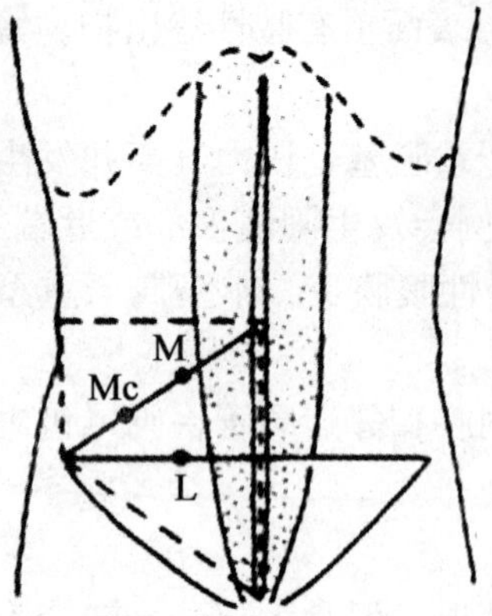

图 26-1　阑尾炎压痛点

Mc：McBurney 点；M：Morris 点；L：Lanz 点

肺、肾等器官功能不全的表现。若发生化脓性门静脉炎，则可引起轻度黄疸。

2．体征

（1）下腹固定压痛：是急性阑尾炎最常见的重要体征。常见的压痛部位有麦氏点（其体表投影相当于脐与右髂前上棘连线的中、外 1/3 交点处）、Lanz 点（左右髂前上棘连线的右、中 1/3 交点处）或 Morris 点（右髂前上棘与脐连线和腹直肌外缘交汇点）（图 26-1）。但对某一个患者来说，压痛点始终固定在一个位置上。压痛的程度取决于病变程度、阑尾位置深浅、腹壁厚度的影响。当炎症加重，阑尾坏疽穿孔时，压痛的程度加重，压痛范围随之扩大。

（2）腹膜刺激征：压痛、反跳痛、肌紧张、肠鸣音减弱或消失，是腹膜受炎症刺激出现的防御性反应。腹膜刺激征的范围、程度与阑尾炎症相平行。急性阑尾炎早期可无腹膜刺激征，右下腹出现腹膜刺激征时说明阑尾炎症加重，腹膜刺激范围扩大提示腹腔内有较多渗出，或阑尾伴发化脓、坏疽或穿孔。

（3）右下腹包块：部分阑尾周围脓肿患者右下腹可扪及边界不清、位置固定的压痛性包块。

（4）特殊试验阳性

1）结肠充气试验（Rovsing 征）：患者仰卧位，检查者一手压住下腹降结肠部，另一手反复按压其近端结肠，致使结肠内的气体传至盲肠和阑尾，引起右下腹疼痛则为阳性。

2）腰大肌试验（Psoas 征）：患者左侧卧位，右大腿用力向后伸，若出现右下腹疼痛即为阳性，提示阑尾位于盲肠后位或腰大肌前方。

3）闭孔内肌试验（Obturator 征）：患者仰卧位，右髋及右膝屈曲 90°，然后内旋大腿，右下腹疼痛则为阳性，提示阑尾位置靠近闭孔内肌。

（5）直肠指检：盆腔阑尾炎或阑尾穿孔、炎症波及盆腔时可有直肠右前方触痛。

（二）辅助检查

1．影像学检查　站立位腹部 X 线检查可见盲肠及回肠末端扩张、液平面。B 超有时也可发现肿大的阑尾或周围脓肿。诊断特别困难时可做 CT 检查，可以发现阑尾增粗及其周围的脂肪垂肿胀。

2．实验室检查　多数患者可见白细胞及中性粒细胞比例升高，也有患者无白细胞明显升高，多见于单纯性阑尾炎或老年患者。

（三）与疾病相关的健康史

评估患者年龄，是否是新生儿、小儿或老年人，成年女性有无停经、妊娠，既往有无炎症性肠病病史、类似疼痛发作史、药物过敏及腹部手术史。

（四）心理社会状况

评估患者和家属对急性腹痛及阑尾炎的认知、心理承受程度，家属对新生儿或小儿阑尾炎风险的认知及其应对方式，妊娠患者及家属对妊娠期阑尾炎风险的认知及其应对方式。

（五）治疗原则

1．非手术治疗　适用于：①不同意手术的单纯性阑尾炎患者；②发病时间已经超过 72h 或已经形成阑尾周围脓肿者；③接受手术治疗的前后或急性阑尾炎诊断尚未明确。主要措施包括：①应用抗菌药，如头孢类抗生素联合甲硝唑控制感染；②禁食、补液。

2．手术治疗　原则上一经确诊，应尽早手术切除阑尾，以防炎症加重引发并发症。目前腹腔镜阑尾切除手术在临床上已逐渐被广泛应用，其特点是损伤小，恢复快，但对设备要求高，且术者需经过专业腔镜手术训练。

（1）急性单纯性阑尾炎：阑尾切除术后Ⅰ期缝合。

（2）急性化脓性或坏疽性阑尾炎：阑尾切除术后因腹腔常伴有脓液，故根据病情放置乳胶管引流。

（3）急性阑尾炎伴穿孔：切除阑尾后清除腹腔脓液并根据需要放置乳胶管引流。

（4）阑尾周围脓肿：通常需先行非手术治疗，如抗感染治疗联合局部外敷药物，待肿块消失后3个月再行阑尾切除术。但若脓肿逐渐增加、全身中毒症状加重，则应手术引流以防脓肿破裂而造成感染扩散。

知识拓展

腹腔镜阑尾切除术的技术要点

麻醉：一般采用全身麻醉。

体位与穿刺点：自脐上导入腹腔镜后，于左、右侧腹根据习惯分别选取穿刺点导入器械。气腹压力维持在12mmHg左右，采取头低足高，左侧倾斜位，便于暴露阑尾。

探查腹腔并寻找阑尾：常规探查腹腔，按照肝、胆、胃、十二指肠、结肠、脾、膈肌、小肠、阑尾、腹股沟内环区的顺序依次探查，女性应探查子宫及附件。寻找阑尾时可沿结肠带寻找。当术中发现阑尾形态正常时，应着重探查寻找引起腹痛的其他原因。

处理阑尾系膜：于阑尾根部紧贴阑尾系膜处打孔，用丝线或血管夹结扎系膜根部后切断，或直接用超声刀离断。处理阑尾根部：处理好阑尾系膜后，提起阑尾，于阑尾根部使用血管夹夹闭阑尾，距血管夹上1cm上钛夹。于两者之间切断阑尾，阑尾残端用电凝灼烧黏膜，残端不需要包埋。也可以使用丝线套扎处理阑尾根部。

陈孝平，汪建平．外科学．8版．北京：人民卫生出版社，2014.

案例 26-1B

体格检查：体温38℃，脉搏78次/分，呼吸30次/分，血压115/70 mmHg，体重60kg。腹部压痛、反跳痛及肌紧张，腰大肌试验阳性。血常规检查示白细胞计数13×10^9/L。

患者被诊断为急性阑尾炎，次日行手术治疗。术后3～5日患者体温持续升高，诉腹胀、腹痛，大便次数增多，有里急后重感。

问题与思考：

该患者哪些表现符合阑尾炎的诊断？围术期护理措施有哪些？患者术后发生了什么病情变化？应如何护理？

【主要护理诊断/问题】

1．疼痛　与阑尾炎症刺激和手术创伤有关。

2．潜在并发症　腹腔内出血、切口感染、腹腔脓肿、阑尾残株炎等。

【护理措施】

（一）术前护理及非手术治疗的护理

1．体位 半卧位休息以减轻疼痛。

2．饮食 非手术治疗的患者，应在严密的病情观察下，进食清淡饮食，以防腹胀引发疼痛。拟手术治疗的患者予以禁食，必要时遵医嘱给予胃肠减压。

3．镇静止痛 对于诊断明确的剧烈疼痛患者，可遵医嘱给予解痉止痛药物，以缓解疼痛。

4．抗感染 遵医嘱给予有效的抗生素治疗，以控制感染，减轻疼痛，并有利手术进行。

5．病情观察 术前及非手术治疗期间应密切观察患者的腹部症状、体征及辅助检查结果变化。此阶段也应注意禁用泻药、禁灌肠，以免患者肠蠕动加快，肠内压增高，导致阑尾穿孔或炎症扩散。

（二）术后护理

1．休息和活动 术后患者麻醉清醒及生命体征稳定后可改为半卧位，以减轻腹壁张力和切口疼痛，有利于呼吸及腹腔引流。如病情许可，手术当日即可下床活动，以促进肠蠕动，防止肠粘连。

2．饮食 术后1～2日待胃肠功能恢复、肛门排气后进食流质饮食，以后逐渐过渡为半流质饮食，如无不适，4～6日后可进普通饮食。注意勿进食过多甜食，术后1周内忌牛奶及豆制品，以免引起腹胀。

3．切口和引流管护理 及时换药，保持切口敷料清洁、干燥，观察有无渗血、渗液。如置有腹腔引流管，则应注意引流管应妥善固定，保持通畅，观察并记录引流液的性质和量。

4．预防并发症

（1）腹腔内出血：较少见，但严重，常发生于术后24h内，多因阑尾系膜结扎线脱落所致。患者可表现为面色苍白、出冷汗、腹痛、腹胀、引流管内流出鲜血，严重者可致出血性休克。一旦发生，立即使患者平卧、给氧、输液、输血，必要时手术止血。

（2）切口感染：是阑尾炎术后最常见的并发症。常见于化脓性或穿孔性阑尾炎，常因手术污染、腹腔引流不畅等原因所致。表现为术后2～3日，切口部位红肿、压痛、波动感并伴体温升高。应配合医生拆除缝线，敞开引流或穿刺抽脓，并加强观察，定期伤口换药，全身使用抗菌药物。

（3）腹腔脓肿：常发生于化脓性或坏疽性阑尾炎术后，特别是阑尾穿孔并发腹腔感染，炎症渗出物可积聚于膈下、盆腔、肠间隙等处，从而形成脓肿。多发生于术后5～7日，主要表现为术后体温持续升高或体温下降后又升高，并伴有腹痛、腹胀、腹部包块、直肠膀胱刺激症状及全身中毒症状等。术后应加强腹部体征和体温的观察，及时发现腹腔脓肿。嘱患者半卧位，以利于腹腔内渗液积聚于盆腔，促进引流，避免形成腹腔脓肿。保持引流管通畅，促进有效引流。遵医嘱应用足量、敏感的抗菌药，以控制感染。腹腔脓肿一旦确诊，应配合医生做好超声引导下穿刺抽脓、冲洗或置管引流，必要时做好手术切开引流的准备。

（4）阑尾残株炎：常因切除阑尾时残端保留过长（超过1cm），术后复发炎症，再次出现阑尾炎症状。可采用X线钡剂灌肠检查明确诊断。症状严重时则需要再行手术切除阑尾残株。

（三）健康教育

1．保持良好的饮食及卫生习惯。

2．及时治疗胃肠道炎症或其他疾病，预防慢性阑尾炎急性发作。

3．告知阑尾周围脓肿患者抗感染治疗后3个月来院行阑尾切除术。

4．术后有消化道症状或腹部不适，或出现与本次发作类似症状者应及时就医。

第二节　其他常见类型的阑尾炎

（一）新生儿急性阑尾炎

本病很少见，但由于新生儿不能提供病史，早期无特征性表现，常仅表现为厌食、恶心、呕吐、腹泻和脱水等表现，发热和白细胞升高均不明显，因此诊断易于延迟，穿孔率高（50% ~ 85%）。应早期手术治疗。

新生儿体温调节中枢发育未完善，易发生低体温，术中可采用保温毯保温，维持体温在36.2 ~ 37℃。术后早期给予禁食、禁水、胃肠减压，待肠蠕动恢复后给予母乳或配方奶，以减少患儿哭闹及促进其营养的补充和术后恢复。另外，需注意保持患儿安静状态，患儿烦躁哭闹时护士及时予以安抚，从而避免腹压增加及切口裂开的发生。

（二）小儿急性阑尾炎

本病是儿童常见急腹症之一。小儿盲肠位置高，大网膜发育不全，难以移动包裹炎症区域，使得小儿阑尾炎呈现出以下特点：①病情发展快，全身反应重，早期即有高热、呕吐、腹泻等症状，易造成脱水、酸中毒。②右下腹体征不明显，不典型，少有明显压痛和肌紧张，此为诊断小儿阑尾炎的重要依据。③穿孔发生早，穿孔率较高（15% ~ 50%）。治疗原则为早期手术。护理时注意小儿常对生疏环境和陌生人缺乏安全感，对治疗护理产生恐惧心理，医护人员应经常接近、安抚患儿，使患儿消除恐惧。术后切口疼痛常使患儿不敢深呼吸、咳嗽、变换体位等，护士应向家长详细解释手术对胃肠道的影响，讲解术后早期下床活动的目的，与患儿家长一同开导、鼓励患儿。同时也需做好患儿家长的健康教育。指导家长注意合理喂养，平时注意培养小儿良好的饮食习惯，切忌暴饮暴食，不要在餐后剧烈运动。如有腹痛、腹胀、恶心、呕吐、发热等表现，应及时就诊。其他护理同急性阑尾炎患者。

（三）妊娠期急性阑尾炎

本病较常见。妊娠中期子宫增大较快，盲肠及阑尾均被增大的子宫推挤上移，压痛部位也随之升高，因此其临床表现为：①腹壁被抬高后炎症的阑尾常刺激不到壁腹膜，故压痛、反跳痛和肌紧张均不明显。②阑尾穿孔时，因子宫增大，大网膜不易包裹阑尾，易并发弥漫性腹膜炎，且炎症不易被局限而向上腹部扩散。③炎症刺激子宫易使子宫收缩而致流产或早产，威胁母子安全。治疗以阑尾切除术为主，并应尽早手术。尤其是妊娠后期腹腔感染难以控制，更应尽早手术。围术期要严密监测胎动和胎心音的情况。术后指导患者采取左侧半坐卧位以促进引流，减轻疼痛，促进胎儿氧供。护士应密切观察病情变化，防止腹腔和切口感染的发生，可在术后遵医嘱给予对母婴影响较小的抗生素进行抗感染治疗。其他护理同急性阑尾炎患者。

（四）老年人急性阑尾炎

本病较少见，但随着老龄人口的增加，患者数量也相应增多。老年人腹肌薄弱或萎缩，且对疼痛感觉迟钝，常伴发心、脑血管疾病，糖尿病，呼吸系统疾病等，因此其临床表现为：①主诉不强烈、体征不典型、临床表现轻而病理表现重，即使为坏疽性或穿孔性阑尾炎，腹膜刺激征也可不明显，体温和白细胞升高均不明显，易延误诊断和治疗。②常伴发血管硬化，易导致阑尾缺血、坏死或穿孔，加之其他并发症使得病情复杂多变。老年人各脏器功能恢复缓慢，代偿力差，故围术期应注意加强患者营养的补充，同时术前应正确评估患者各脏器的功能及对麻醉和手术的耐受性。对伴有高血压、糖尿病、肺源性心脏病等疾病的老年人，应积极术前准备，如戒烟、持续药物治疗，待上述疾病症状缓解控制后再行手术，以提高手术的安全系数。老年患者阑尾炎术后早期下床活动可预防肺炎、肺不张。其他同急性阑尾炎患者的护理。

（五）慢性阑尾炎

本病是发生在阑尾的慢性炎症变化，通常由急性阑尾炎转变而来，在某种情况下也可发生急性发作。主要病理改变是阑尾壁有不同程度的纤维化和慢性炎症细胞浸润。患者常有右下腹痛，但症状不重。有的患者表现为右下腹隐痛或不适，剧烈活动或饮食不洁可能诱发急性发作。主要体征为右下腹麦氏点、Lanz 点或 Morris 点局限性且位置固定的深压痛。可择期手术，也可在急性发作时行急症手术。术后护理同急性阑尾炎患者的护理。

小　结

（一）急性阑尾炎

1. 病因　主要病因为阑尾管腔阻塞和细菌入侵。

2. 临床表现　最常见的症状为转移性右下腹痛及右下腹固定压痛。

3. 治疗原则　绝大多数阑尾炎需行阑尾切除术。

4. 护理措施　非手术治疗护理和手术前护理主要包括禁食、应用抗菌药物、解痉止痛，必要时插胃管行胃肠减压。术后护理主要包括密切监测病情变化、早期下床活动、做好切口和引流管的护理、观察和预防并发症的发生。

（二）其他特殊类型阑尾炎

1. 新生儿急性阑尾炎　临床表现不典型，易于漏诊，穿孔率高。应早期手术治疗。术后注意安抚患儿，避免哭闹以防伤口裂开。

2. 小儿急性阑尾炎　早期常有恶心、呕吐、腹泻、高热等表现，右下腹体征常不明显，易误诊或漏诊。尽早手术治疗。安抚患儿，做好患儿及家属的解释工作，指导家属注意小儿的合理喂养。

3. 妊娠期急性阑尾炎　压痛点随子宫增大而上移，腹膜刺激征可不明显，大网膜不易包裹，故腹膜炎易在上腹部扩散，炎症易刺激子宫而引起流产或早产，威胁母子安全。应早期手术，尽量不用腹腔引流，全程密切监测胎心、胎动。

4. 老年人急性阑尾炎　临床表现轻而病理改变重，易导致阑尾缺血、坏死或穿孔。及早手术治疗，注意积极术前准备，如营养补充、基础疾病的调节与控制，术后早期下床活动。

5. 慢性阑尾炎　通常由急性阑尾炎转变而来。患者常有右下腹痛。可择期手术。

思考题

女性，72 岁，晨起开始右下腹部疼痛伴恶心、呕吐。入院时诉轻微腹痛。查体：T 37.2 ℃，P 110 次 / 分，BP 155/90mmHg。右下腹压痛，无肌紧张、反跳痛，肠鸣音减弱，WBC 9×10^9/L，中性粒细胞比例 60%。B 超检查示增粗的阑尾回声。诊断为老年人急性阑尾炎。入院 2h 后查房，患者诉腹痛较前明显减轻，有轻松感。查体：T 37.6℃，腹平软，轻压痛，以右下腹为著，肠鸣音减弱，腹肌紧张、反跳痛不明显。复查血常规：WBC 16.1×10^9/L，考虑急性阑尾炎已穿孔，拟行手术治疗。

T26-1
参考答案

请问：

（1）为什么考虑该患者阑尾炎已并发穿孔？

（2）该患者的术后护理重点是什么？

（靳英辉）

第二十七章　结、直肠和肛管疾病患者的护理

学习目标

通过本章内容的学习，学生应能够：

◎ 识记

1. 列举直肠肛管良性疾病及大肠癌的病因及发病机制。
2. 描述直肠肛管良性疾病及大肠癌的诊治要点。

◎ 理解

1. 解释直肠肛管良性疾病患者的临床表现。
2. 比较直肠癌及结肠癌不同的临床表现、手术方式及可能出现的不同并发症。

◎ 运用

1. 评估直肠肛管良性疾病患者并为其制订护理计划。
2. 评估大肠癌患者并为其制订护理计划。

大肠、肛管疾病是外科常见病。需要外科治疗的肛管疾病包括痔、直肠肛管周围脓肿、肛瘘、肛裂，大肠疾病主要为结肠癌和直肠癌。

第一节　直肠肛管良性疾病

一、痔

痔（hemorrhoid）是直肠下段黏膜或肛管皮肤下的静脉丛淤血、扩张和迂曲所形成的静脉团。痔是外科常见病及多发病，随年龄增长，发病率逐渐增高。

【病因】

痔的发病原因尚未完全明确，目前公认的学说有两个，分别为肛垫下移学说和静脉曲张学说。另外，长期饮酒和食入大量刺激性食物可使局部充血。肛周感染可引起静脉周围炎，致使肛垫肥厚。妊娠、前列腺增生、长期坐或立、便秘等都可诱发痔的发生。长期营养不良也可能使局部组织萎缩无力而诱发痔。

1. 肛垫下移学说　肛垫是直肠下端齿状线以上的唇状肉赘，由结缔组织、平滑肌纤维及静脉丛构成，肛垫起着协助括约肌以完全封闭肛门的作用。正常情况下，肛垫在排便时被推挤下移，排便后可自行回缩至原位。若患者存在妊娠、长期便秘、盆腔巨大肿瘤、腹水等腹内压增高的因素，则肛垫中纤维间隔逐渐松弛并向远侧移位，同时伴有静脉丛充血、扩张和移位，形成痔。

2. 静脉曲张学说　直肠静脉是门静脉的属支，其管壁薄、位置表浅、无静脉瓣。任何

可引起腹内压增高的因素均可致直肠静脉回流受阻、血液淤滞，甚至形成静脉曲张导致痔的形成。

【分类】

痔可根据其所在部位不同分为3类：内痔（internal haemorrhoid）、外痔（external haemorrhoid）和混合痔（mixed haemorrhoid）（图27-1）。

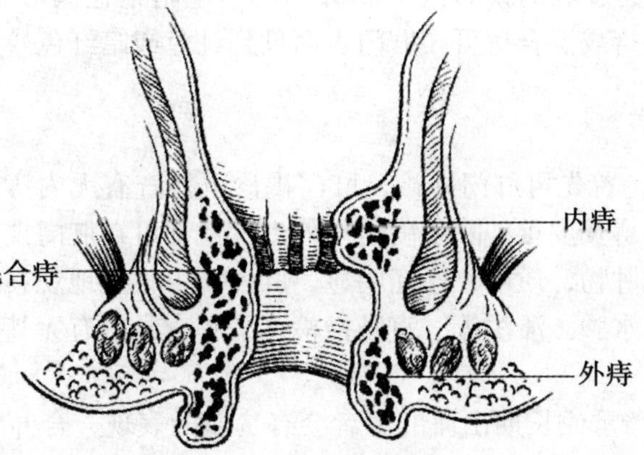

图27-1　痔的分类

1．内痔　临床上最常见。位于齿状线上方，表面被直肠黏膜所覆盖。根据痔脱出的程度可将内痔分成4度，Ⅰ度：只在排便时出血，痔块不脱出肛门外；Ⅱ度：排便时痔块脱出至肛门外，排便后自行还纳；Ⅲ度痔块脱出至肛门外，需用手辅助才可还纳；Ⅳ度：痔长期在肛门外，不能还纳或还纳后又立即脱出。

2．外痔　外痔位于齿状线下方，表面被肛管皮肤所覆盖，分为血栓性外痔、结缔组织性外痔、静脉曲张性外痔及炎性外痔。

3．混合痔　由内痔通过丰富的静脉丛吻合支和相应部位外痔相互融合而成，位于齿状线上、下，表面被直肠黏膜和肛管皮肤所覆盖。内痔发展到Ⅱ度以上时多形成混合痔。

混合痔逐步发展，周围组织被破坏和发生萎缩，肥大的肛垫逐渐下移脱出肛门外。当脱出的痔在肛周呈梅花状时，称为环状痔（annulus haemorrhoids）。若脱出的痔被痉挛的括约肌嵌顿以致发生痉挛、淤血甚至坏死，则成为嵌顿性痔或绞窄性痔。

案例27-1A

男性，48岁，反复排便后少量出血多年，血为鲜红色，覆盖在粪便表面。近2个月出血量增多，无便后疼痛，但有肿块突出，可回纳。

问题与思考：

该患者护理评估的主要内容是什么？

【护理评估】

（一）临床表现

1．症状

（1）内痔：主要表现为便血和痔块脱出。无痛性间歇性便后出鲜血是内痔早期的常见症状。因粪便擦破痔黏膜，患者大便时滴鲜血或便纸上带血，少数呈喷射状出血，长期出血患者可发生贫血。Ⅱ度、Ⅲ度、Ⅳ度内痔或混合痔患者可出现痔的脱出。单纯性内痔时无疼痛，内痔或混合痔合并血栓形成、感染或嵌顿时，患者常伴有肛门剧痛。

（2）外痔：表现为肛门异物感，肛门不适、潮湿、瘙痒，局部卫生状况改善时，症状可减轻或消失。血栓性外痔形成时，患者可感剧痛及局部肿胀，排便、咳嗽、行走时疼痛加重。外痔并发感染时，局部有红、肿、热、痛，或脓肿形成。

（3）混合痔：可兼有内痔和外痔的特点，严重时痔块可呈环状脱出肛门外，形成环状痔。

2．体征 内痔可通过肛门镜看到向肠腔凸起、呈暗紫色圆形或椭圆形的肿物，边界清楚，表面覆盖黏膜。外痔或混合痔可在肛门表面见到红色或暗红色痔团块，大小不一，表面覆盖黏膜或皮肤。

（二）辅助检查

1．肛门直肠检查 首先可肛门视诊，肛门视诊可检查有无内痔脱出，肛门周围有无静脉曲张性外痔、血栓性外痔及皮赘。除Ⅰ度内痔外，其他都可在肛门视诊时看到。血栓性外痔表现为肛周椭圆形暗紫色肿物，质硬，压痛明显。肛门镜可直观地观察痔块的情况，也可以观察到直肠黏膜有无充血、水肿、溃疡等。直肠指检可了解直肠内有无其他病变，如直肠癌、直肠息肉等。

2．血常规检查 严重或长期出血的患者会有贫血的表现，合并感染者可见白细胞和中性粒细胞比例升高。

（三）与疾病相关的健康史

了解患者有无便秘，肥胖，长期久坐、久站或其他导致腹内压增高的因素。了解患者有无长期饮酒的习惯，有无喜食刺激性食物或低纤维素饮食的习惯。了解患者有无肛窦、肛腺感染等病史。了解患者有无营养不良的病史。

（四）心理社会状况

了解患者及家属对疾病相关知识的认知程度，对治疗和护理的期望程度。了解患者有无因痔的反复而出现情绪反应或者因为较多出血及剧烈疼痛而产生恐惧心理。

（五）治疗原则

痔的治疗以保守治疗为主，主要治疗目标是减轻和消除症状而非根治。非手术治疗无效时才考虑手术治疗。

1．非手术治疗

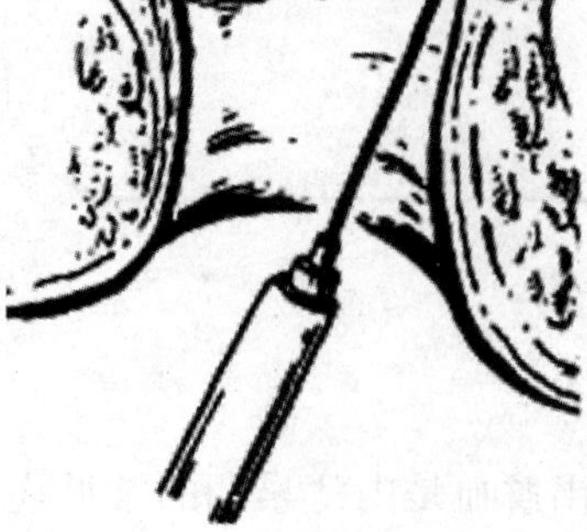

图 27-2　内痔注射疗法

（1）一般治疗：无症状的痔或痔的初期，只需增加膳食纤维的摄入，改变不良的大便习惯，保持大便通畅，不需特殊治疗。温水坐浴可改善局部血液循环。血栓性外痔有时经局部热敷及外敷消炎止痛药物后患者疼痛可缓解。嵌顿痔可用手轻轻将脱出的痔块推回肛门内。肛管内可注入油剂或抗生素油膏，以润滑肛管、促进炎症吸收。

（2）注射疗法（图 27-2）：治疗Ⅱ度、Ⅲ度出血性内痔效果较好，将硬化剂（如 5% 鱼肝油酸钠）注射于痔基底部的黏膜下层，使痔及其周围产生无菌性炎症反应，黏膜下组织纤维化使肛垫固定，痔块逐渐硬化和萎缩。

（4）红外线凝固疗法：与注射疗法相似，适用于Ⅰ度及Ⅱ度内痔，通过红外线照射，使痔发生纤维增生、萎缩。此法复发率高。

（5）胶圈套扎疗法（图 27-3）：适用于Ⅰ度、Ⅱ度、Ⅲ度内痔的治疗，是将特制的胶圈套入内痔的根部，利用胶圈弹性阻断痔的血运，达到使痔缺血、坏死、脱落的目的。

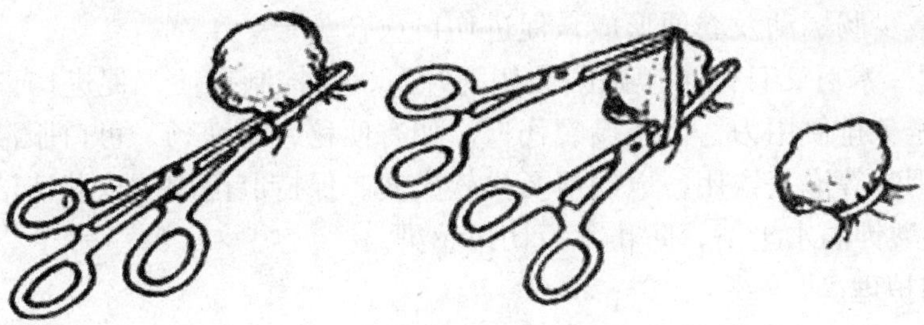

图 27-3　内痔胶圈套扎疗法

2．手术治疗　当非手术治疗效果不满意，痔脱出严重时，则有必要使用手术治疗。

（1）痔切除术：适用于Ⅱ度、Ⅲ度、Ⅳ度内痔和混合痔的治疗。通常采用痔块基底部两侧皮肤做“V”形切口进而分离痔块，再行止血钳底部钳夹，贯穿缝扎后切除痔核。

（2）吻合器痔上黏膜环形切除术：是用痔吻合器环形切除齿状线上 2cm 以上的直肠黏膜 2 ~ 3cm，使下移的肛垫上移固定。该方法具有术后疼痛轻，愈合快，并发症少，住院时间短等优点。传统的痔环形切除术严重破坏肛管正常结构，故已逐渐摒弃。

（3）血栓性外痔剥离术：用于治疗血栓性外痔。

案例 27-1B

体检：T 36.5℃，P 80 次 / 分，R 18 次 / 分，BP 100/70mmHg。贫血外貌。拟诊：内痔。

问题与思考：

该患者的内痔属于第几期？目前主要护理诊断 / 问题是什么？如何护理？

【主要护理诊断 / 问题】

1．疼痛　与血栓形成、痔块嵌顿或手术创伤有关。

2．便秘　与不良饮食或排便习惯及惧怕排便加剧疼痛有关。

3．潜在并发症　尿潴留、切口出血、肛门狭窄等。

【护理措施】

（一）非手术治疗的护理及术前护理

1．保持大便通畅　嘱患者改变不良的饮食习惯，多食蔬菜、水果及粗粮，少吃刺激、辛辣的食物。养成定时排便的习惯，避免引起便秘的因素。习惯性便秘的患者可每日服用适量蜂蜜或液状石蜡，必要时给予开塞露通便或灌肠。

2．肛门坐浴或外用药物　每晚睡前和便后温水坐浴可改善肛门局部血液循环，减轻疼痛，必要时可行 1∶5000 高锰酸钾坐浴。也可以坐浴后用氯己定痔疮栓等塞肛。

3．肠道准备　术前 3 日少渣饮食，同时可口服肠道杀菌剂及缓泻剂，术前 1 日进流食，术前晚口服 20% 甘露醇 250ml，饮水 1500ml 以清洁肠道。避免清洁灌肠，防止反复插肛管造成肛门皮肤黏膜的损伤。

（二）术后护理

1．病情观察　术后定期观察伤口敷料渗血情况及患者血压和脉搏，以及早发现内出血征象。

2．饮食护理　术后 1 ~ 2 天以流质饮食（如藕粉、稀粥等）为主，以后逐渐过渡为无渣或少渣饮食，以减少肠蠕动及粪便形成，促进伤口愈合。

3．排便护理 术后2日内可遵医嘱服用阿片酊，以控制排便，促进伤口愈合。之后注意保持大便通畅，避免排便用力，以防撕裂伤口。如有便秘，忌灌肠，可口服液状石蜡，也可选用中药大黄、番泻叶等泡茶饮用，以润滑及松软大便。保持肛门周围皮肤清洁，每次大便后可用1 ： 5000高锰酸钾温水坐浴，防止术后切口感染。

4．并发症的护理

（1）尿潴留：术后早期可因手术、麻醉、疼痛等原因引起尿潴留，故术后即鼓励患者自行排尿。若有困难可行诱导排尿，如温水冲洗会阴部、听流水声等。必要时行导尿处理。

（2）切口出血：表现为肛管内有血液排出、敷料渗血、肛门下坠，可伴面色苍白、出冷汗、脉率快等表现。应注意术后24小时患者可在床上活动四肢、翻身等，但不宜过早下床，以免引起伤口疼痛及出血。一旦发生伤口出血，应立即建立静脉通路快速补液，应用止血药物，必要时手术止血。

（3）肛门狭窄：多因术后瘢痕挛缩引起。术后应观察并询问患者有无排便困难、大便变细等现象。为防止肛门狭窄，应告知患者有便意时应立即排便。术后5 ~ 10日可指导患者每日一次用示指扩肛。

（三）健康教育

1．指导患者养成良好的饮食及排便习惯。如多食新鲜蔬菜、水果，少食辛辣、刺激的食物。生活起居规律，养成定时排便的习惯，保持大便通畅，排便时避免久蹲、久坐。出院后近期可坚持坐浴，以保持肛周清洁并有利于创面愈合。

2．告知患者伤口愈合后可恢复正常工作和学习，但应避免久坐或久站。

3．术后早期可坚持做提肛运动和用示指扩肛。注意一旦出现排便困难或大便变细等异常情况，应及时就诊。

二、直肠肛管周围脓肿

直肠肛管周围脓肿（perianorectal abscess）是指直肠肛管周围软组织内或周围间隙发生的急性化脓性感染，并形成脓肿。男性青壮年多见。

【病因】

大部分起自肛腺感染，少数可继发于外伤、肛裂或痔疮药物注射治疗。另外，炎症性肠病、血液病、艾滋病患者易发生直肠肛管周围脓肿。

【病理生理】

肛腺开口于肛窦内，肛窦呈袋状开口向上，排便时可被较硬的粪便擦伤，或反复腹泻、便秘时均可引发肛窦炎，继而累及肛窦底部的肛腺。肛腺形成脓肿后可蔓延至直肠肛管周围间隙，其间所含疏松结缔组织使得感染极易扩散，从而形成不同部位脓肿。如感染向上可达直肠周围，形成骨盆直肠窝脓肿，向下达肛周皮下，形成肛门周围脓肿，向外侧则形成坐骨直肠窝脓肿，向后可形成肛管后间隙脓肿或直肠后脓肿。多数脓肿在自行穿破或切开后形成肛瘘。

【护理评估】

（一）临床表现

1．肛门周围脓肿 肛门周围皮下脓肿最常见，位于肛门周围皮下，位置浅。患者全身症状不重，以疼痛、肿胀、局部压痛为主要表现，疼痛为搏动性，坐下、咳嗽或排便时加重。炎症初期病变处红肿有硬结，脓肿形成后可有波动感。

2．坐骨直肠窝脓肿 由于坐骨直肠窝较大，形成的脓肿也较大、较深，故患者全身感染

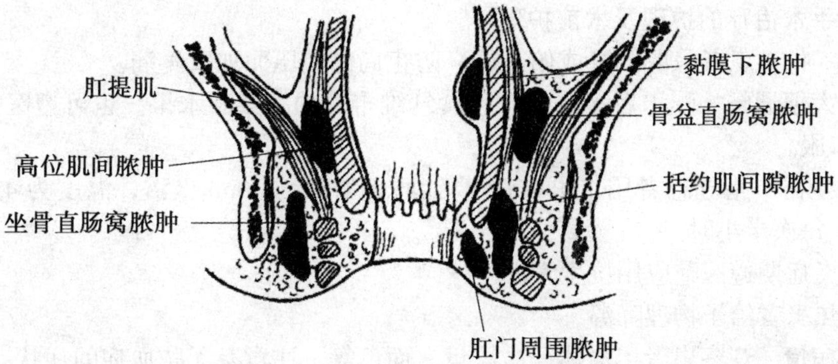

图 27-4　直肠肛管周围脓肿的位置

症状较重，可表现为寒战、乏力、食欲减退等。病变局部由持续性胀痛逐渐发展为明显跳痛，排便和行走时疼痛加重，可有排尿困难和里急后重，局部触诊或肛门指检患侧有深压痛，甚至波动感。较大的脓肿可穿入肛管周围间隙，并穿出皮肤，形成肛瘘。

3．**骨盆直肠窝脓肿**　较少见，但由于骨盆直肠窝空间较大且位置较深，故患者全身感染较重而局部症状不明显。肛周多无异常体征。患者早期就有全身中毒症状，如发热、寒战、全身疲倦不适。局部症状为会阴和直肠坠胀感及排便不尽感，有时伴排尿困难。

（二）辅助检查

1．**直肠指检**　病变位置较浅时，可触及压痛性肿块，甚至波动感，深部脓肿时患侧可有深压痛，有时可触及局部隆起。

2．**局部穿刺检查**　肛周皮肤进针穿刺抽出脓液可以确诊。

3．**影像学检查**　直肠超声检查可以协助诊断。MRI 对肛周脓肿的诊断也很有价值，可明确与括约肌的关系及有无多发脓肿，部分患者可观察到内口。

4．**实验室检查**　对有全身感染症状的患者进行血常规检查可见白细胞计数及中性粒细胞比例增高。

（三）与疾病相关的健康史

了解患者是否存在易引发肛腺感染的因素，如有无长期便秘史，或有无肛周外伤、肛裂、痔药物治疗史。

（四）心理社会状况

了解患者及家属对疾病相关知识的认知程度，对治疗和护理的期望程度。了解患者有无因疼痛引起焦虑的心理反应。

（五）治疗原则

1．**非手术治疗**　主要适用于脓肿未形成时。主要采取的方法有应用抗菌药控制感染，温水坐浴，局部理疗以促进炎症吸收，口服缓泻剂或液状石蜡以减轻排便时的疼痛。

2．**手术治疗**　脓肿形成后切开引流，留置胶管或油纱条引流，敷料包扎不宜太紧。注意切口要足够大，引流要彻底，以免引发肛瘘。

【主要护理诊断 / 问题】

1．疼痛　与炎症刺激和手术创伤有关。

2．便秘　与疼痛惧怕排便有关。

3．体温升高　与感染毒素吸收有关。

4．潜在并发症　肛瘘。

【护理措施】

（一）非手术治疗的护理及术前护理

1．体位 指导患者采取侧卧或俯卧位，防止局部受压而加重疼痛。

2．保持大便通畅 嘱患者多进食含膳食纤维丰富的蔬菜和水果。也可遵医嘱给予麻仁丸或液状石蜡口服。

3．热水坐浴 指导患者用1∶5000高锰酸钾溶液3000ml坐浴，温度为43～46℃，每日2～3次，每次半小时。

4．急性炎症期遵医嘱应用抗生素。

5．对高热患者给予物理降温。

6．观察病情 观察患者生命体征、尿量、面色等，注意有无脓血症的症状。

（二）术后护理

1．脓肿切开引流的护理 对脓肿切开引流者，应密切观察引流液的颜色、量、性状并记录。定时冲洗脓腔，保持引流通畅。当脓液逐渐变稀，引流液逐渐变少，每日小于50ml时，可考虑拔管。

2．抗感染 术后可应用引流出的脓液进行药物敏感试验，有针对性地应用敏感抗生素。

3．伤口护理 注意更换伤口敷料，可每日换药2次，防止切口感染。若脓肿长期换药不愈，应考虑肛瘘，按肛瘘予以治疗与护理。

（三）健康教育

嘱患者养成良好的饮食、排便及卫生习惯。教会患者坐浴的方法，并嘱其坚持坐浴。向患者讲解该病的发生和转归，使其明白积极治疗、防止肛瘘发生的意义。

三、肛瘘

肛瘘（anal fistula）是肛管或直肠与肛周皮肤相通的肉芽性管道，由内口、瘘管、外口三部分组成。

【病因及病理生理】

大部分肛瘘由直肠肛管周围脓肿引起，结核、溃疡性结肠炎、克罗恩病、恶性肿瘤、肛管外伤感染也可引起肛瘘，但较为少见。内口常位于直肠下部或肛管，多为一个。脓肿自行破溃或切口引流处形成外口，位于肛周皮肤上，可为一个或多个。由于外口生长较快，脓肿常假性愈合，导致脓肿反复发作破溃或切开，形成多个瘘管，并在肛周皮肤上形成多个外口，使单纯性肛瘘成为复杂性肛瘘。

【分类】

1．按瘘管部位分类

（1）低位肛瘘：瘘管位于外括约肌深部以下，包括低位单纯性肛瘘和低位复杂性肛瘘。

（2）高位肛瘘：瘘管位于外括约肌深部以上，可分为高位单纯性肛瘘和高位复杂性肛瘘。

2．根据瘘管与瘘口的数目分类

（1）单纯性肛瘘：只存在单一瘘管，即一个内口、一个外口、一个瘘管。

（2）复杂性肛瘘：有一个内口、多个外口、多个瘘管。

【护理评估】

（一）临床表现

1．症状

（1）局部表现：外口常有粪便，气体或少量脓性、血性、黏液性分泌物排出。分泌物的刺激使得肛门潮湿、瘙痒，甚至形成湿疹。当外口因假性愈合而暂时封闭时，可再次形成脓肿，出现直肠肛管周围脓肿的表现，脓肿破溃，脓液流出后，症状缓解，故反复形成脓肿是肛瘘的特点。

(2) 全身表现：外口愈合，瘘管中有脓肿形成时，患者可感明显疼痛，伴发热、寒战、乏力等全身症状。

2．体征　肛周皮肤上可见到单个或多个呈红色乳头状隆起的外口。直肠指检在内口处常有轻压痛或触到硬结样内口及索样瘘管。

（二）辅助检查

1．直肠指检　直肠指检对确定内口位置、明确肛瘘诊断非常重要。

2．肛门镜检查　有助于发现内口。

3．亚甲蓝染色检查　自肛瘘外口注入亚甲蓝溶液 1 ～ 2ml，然后观察填入肛管及直肠下端的白纱条的染色部位，以判断内口的位置。

4．瘘管造影检查　将碘油注入瘘管行 X 线检查，通过观察显影图像可明确瘘管走向。

5．血常规检查　当发生直肠肛管周围脓肿时，可见白细胞计数及中性粒细胞比例升高。

（三）与疾病相关的健康史

了解患者是否存在易引发肛腺感染的因素，如有无长期便秘史，或有无肛周脓肿病史，有无结核、溃疡性结肠炎等炎症性肠病以及肛周外伤等致病因素。

（四）心理社会状况

了解患者及家属对疾病相关知识的认知程度，对治疗和护理的期望程度。了解患者有无焦虑的心理反应。

（五）治疗原则

肛瘘难以自愈，不治疗则会反复发作并伴发直肠肛管周围脓肿。一般均需行手术治疗，原则是将瘘管切开，形成敞开创面，促进愈合。

1．肛瘘切开术　是将瘘管全部切开并保持开放，靠肉芽组织生长使伤口愈合。适用于低位肛瘘，因瘘管位于肛门括约肌深部以下，切开后只会损伤外括约肌皮下部和浅部，不会造成术后肛门失禁。

2．肛瘘切除术　切开瘘管并将瘘管壁全部切除至健康组织，创面不予缝合，使创面由底向外生长至愈合。适用于低位单纯性肛瘘。

3．挂线疗法（图 27-5）　适用于有内、外口的低位或高位单纯性肛瘘。利用橡皮筋或有腐蚀作用的药线的机械性压迫作用，缓慢切开肛瘘。此方法最大的优点是不会造成肛门失禁，被结扎的肌肉组织发生血运障碍而逐渐坏死、断开，炎症反应引起的纤维化使切断的肌肉与周围组织粘连，所以肌肉不会收缩过多，从而防止被切断的肛管直肠环回缩引起肛门失禁。挂线的同时也可引流瘘管，排出瘘管内的渗液，防止急性感染的发生。

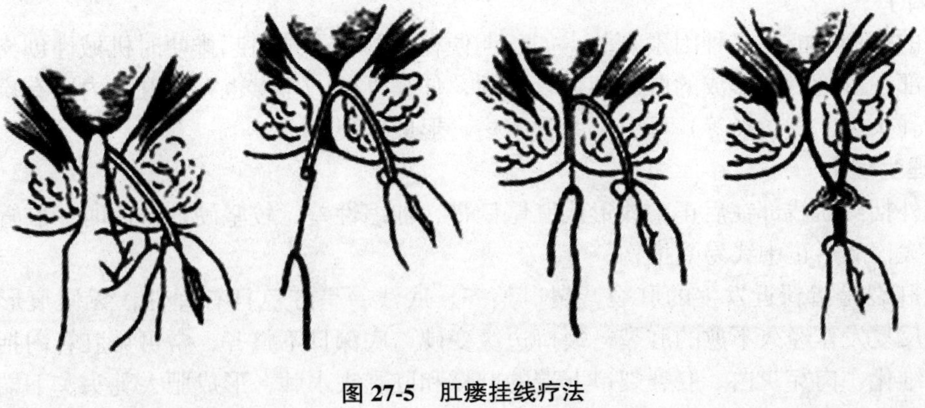

图 27-5　肛瘘挂线疗法

【主要护理诊断 / 问题】

1．皮肤完整性受损　与肛周瘙痒并伴一个或多个瘘管外口有关。

2．便秘　与疼痛惧怕排便有关。

3．潜在并发症　伤口感染、肛门狭窄、肛门失禁。

【护理措施】

（一）非手术治疗的护理及术前护理

1．**保持肛周皮肤清洁、干燥**　每次排便后用清水洗干净，勤换衣物、被褥。

2．保持大便通畅，多食新鲜蔬菜、水果，禁辛辣、刺激食物，养成定时排便的习惯。

3. **术前指导**　告知患者肛周皮肤瘙痒时不可搔抓，可遵医嘱应用外用消炎止痛药膏，手术前排空大、小便。

（二）术后护理

1．**温水坐浴**　术后第 2 日开始，每天早晚用 1∶5000 高锰酸钾坐浴，浴后擦干，涂以抗生素软膏，更换敷料。

2．**排便护理**　术后 3 日内可口服阿片酊控制排便，3 日后口服液状石蜡以软化粪便，防止便秘。

3．**挂线后护理**　嘱患者每 5 ～ 7 日至门诊收紧药线，直至药线脱落，一般 10 ～ 14 日瘘管可完全切开，橡皮筋自然脱落，脱落后局部涂以生肌散或抗生素软膏，促进伤口愈合。

4．**术后并发症的预防和护理**　每日行伤口换药，根据伤口的情况酌情放置引流条，保持引流通畅，及时更换引流条，遵医嘱应用抗生素预防感染。定期行直肠指检，观察伤口愈合情况。术后 5 ～ 10 日内可采用示指扩肛，每日一次，以防肛门狭窄。肛门括约肌松弛者，术后 3 日起可指导患者进行提肛运动。

（三）健康教育

1．指导患者改变以往不良的饮食习惯。保持正常排便，避免腹泻和便秘。适当活动，避免久坐、久卧。

2．注意肛门卫生，便后清洗肛门。保持肛门部清洁、干燥。勤换内裤。指导肛门坐浴的方法、作用和注意事项。

3．术后指导患者肛提肌训练方法。

4．出院后定期复诊。

四、肛裂

肛裂（anal fissure）是指齿状线以下肛管皮肤层裂伤后形成的缺血性溃疡，多发生在青年、中年，绝大多数肛裂位于肛管的后正中线，可分为急性肛裂和慢性肛裂。

【病因】

肛裂的病因可能与多种因素有关，如长期便秘、粪便干结引起排便时机械性创伤；肛管外括约肌浅部在肛管后方形成的肛尾韧带较坚硬，伸缩性差，血供也差；肛管内原有疾病（如肛窦炎、肛乳头炎、直肠炎等）可引发肛管溃疡，形成肛裂。

【病理生理】

肛管外括约肌浅部在后正中线形成肛尾韧带，伸缩性差，较坚硬。排便时，肛管后壁承受的压力最大，故后正中线易受损伤。

急性肛裂是指新近发生的肛裂，裂口整齐，底浅、呈红色且有弹性，无瘢痕形成。慢性肛裂是指反复发作经久不愈的肛裂，裂口边缘变硬，底深且不整齐，常可见肛管内括约肌，边缘增厚纤维化、肉芽灰白。肛裂裂口上端的肛瓣和肛乳头水肿，形成肥大乳头。下端皮肤因为炎症水肿及静脉、淋巴回流受阻，形成外观似外痔的袋状皮垂并突出于肛门外，称前哨痔。肛裂、前哨痔和肛乳头肥大常同时存在，称“肛裂三联征”（图 27-6）。

【护理评估】

（一）临床表现

1．症状　典型表现为反复发作的疼痛、便秘和出血。

（1）疼痛：疼痛有典型的周期性，表现为排便时和排便后肛门出现烧灼样或刀割样难以忍受的剧痛，持续几分钟到数小时。

（2）便秘：肛裂形成后患者因惧怕疼痛而不愿排便，使粪便更为干结，故而加重便秘导致恶性循环。

（3）出血：排便时常在粪便表面或便纸上见到少量血迹或滴鲜血，一般量不大。

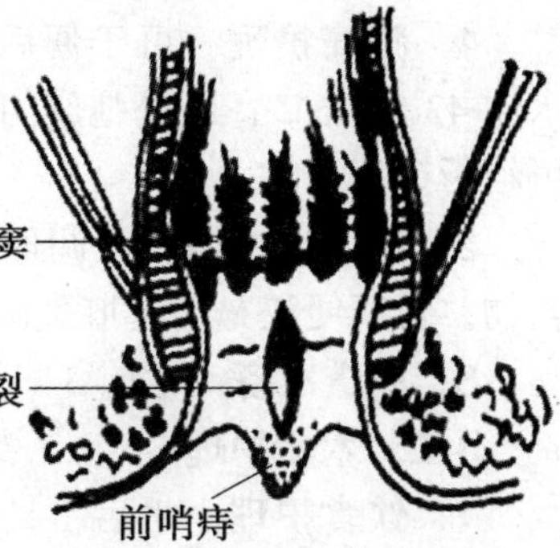

图 27-6　肛裂

2．体征　肛管后正中线发现单发、纵行的梭状裂口或溃疡。

（二）辅助检查

肛门检查发现肛裂三联征可以诊断。对已确诊为肛裂者，则不宜行直肠指检或肛镜检查，以免加重患者痛苦。

（三）与疾病相关的健康史

了解患者有无长期便秘的历史。评估患者是否有肛管内原有病变（如有无肛窦炎、直肠炎等）诱发肛管溃疡。

（四）心理社会状况

评估患者有无因疼痛、出血引起的情绪改变。了解患者对疾病知识的认识及对手术治疗的了解。

（五）治疗原则

急性肛裂多可自愈，急性或初发肛裂可采用润滑粪便、坐浴等方法。慢性肛裂可用润滑粪便、坐浴加以扩肛的方法。如经久不愈、保守治疗无效，则可采用手术治疗。

1．非手术治疗　原则是解除括约肌痉挛，止痛，帮助排便，中断恶性循环，促进局部愈合。

（1）肛门坐浴：排便后用 1 ∶ 5000 高锰酸钾温水坐浴，保持局部清洁。

（2）保持大便通畅：增加富含膳食纤维的食物，以纠正排便，保持大便通畅。口服缓泻剂或液状石蜡，使大便松软。

（3）扩肛治疗：患者侧卧位，局部麻醉后用示指和中指缓慢持续扩肛，维持 5 分钟，可持续扩张肛门括约肌，使之松弛，使疼痛消失，还可使创面扩大，促进引流通畅，有利于溃疡愈合。

2．手术治疗　适用于非手术治疗无效或经久不愈的陈旧性肛裂患者。

（1）肛裂切除术：切除全部增殖的肛裂边缘、前哨痔、肛乳头、深部不健康组织。术后敞开创面，保持引流通畅，更换敷料直至创面愈合。

（2）肛管内括约肌切断术：肛管内括约肌属不随意肌，它的痉挛收缩是引起肛裂患者疼痛的主要原因。手术分离内括约肌后予部分切断，同时切除肥大的肛乳头和前哨痔，数周后肛裂可自行愈合。该方法治愈率高，愈合快，但手术不当可导致肛门失禁。

【主要护理诊断 / 问题】

1．疼痛　与粪便刺激溃疡面神经末梢及肛管括约肌痉挛有关。

2．便秘　与惧怕排便引起的疼痛有关。

3．潜在并发症　切口出血、尿潴留、大便失禁。

【护理措施】

（一）非手术治疗的护理及术前护理

1．疼痛护理 可于便后或每日 2 ～ 3 次用 1∶5000 高锰酸钾或温水坐浴，每次半小时，水温 43 ～ 46℃，以松弛肛门括约肌，改善局部血液循环，减轻或缓解疼痛。对疼痛剧烈者也可给予镇痛药物。

2．保持大便通畅 调理饮食，如增加饮食中粗纤维食物的摄入，少食或忌食辛辣和刺激食物。长期便秘是引起肛裂的主要原因，指导患者养成每天定时排便的习惯。

3．肠道准备 术前 3 日进少渣饮食，术前 1 日进流质饮食，术前 1 日晚清洁肠道。

（二）术后护理

1．饮食护理 术后 1 日可进流质饮食，2 ～ 3 日后改进无渣或少渣饮食，逐渐恢复到正常饮食。

2．排便护理 术后 3 日内尽量避免排便，以减轻疼痛，促进伤口愈合。以后如有必要，也可采用服缓泻剂等，以保持大便通畅。

3．并发症的预防和护理

（1）切口出血：常见原因为术后便秘、猛烈咳嗽等导致创面裂开、出血，常发生在术后 1 ～ 7 日。术后更应注意保持大便通畅，防止便秘。尽量避免腹内压增高的因素。密切观察创面变化，一旦出现切口大量渗血，须紧急压迫止血，并报告医生，协助医生进行处理。

（2）尿潴留：肛裂手术后，由于疼痛、麻醉、心理等多种因素的影响，很容易引起膀胱逼尿肌的暂时性麻痹，或膀胱括约肌不同程度的痉挛，从而引发排尿困难和尿潴留。术前应加强对患者的健康宣传教育，告知可能发生的并发症。术后及时进行心理疏导，鼓励患者克服疼痛，尽早自行排尿。对排尿困难者可行诱导排尿，必要时可无菌导尿。

（3）大便失禁：多由于术中不慎切断肛管直肠环引起。术后护士需注意观察患者每天的排便次数、量及性状。若仅为肛门括约肌松弛，可于术后 3 日开始指导患者进行提肛运动。如为完全大便失禁，则需做好臀部皮肤护理，保持局部清洁、干燥，及时更换床单，避免压疮的发生。

（三）健康教育

指导患者养成良好的饮食及排便习惯，特别注意纠正便秘，保持大便通畅。出院后如有异常情况，及时就诊。

第二节 大肠癌

大肠癌是消化道常见的恶性肿瘤，包括直肠癌（carcinoma of rectum）和结肠癌（carcinoma of colon），发病比例约为 1.5 ∶ 1。男女发病比例差异不大。大肠癌的发病率随年龄增加而逐渐上升。在我国大肠癌发病率位于恶性肿瘤的第三位，死亡率 10.25/10 万，且年轻人患大肠癌的比例较高，＜ 30 岁者占 12% ～ 15%。近年来随着人们生活水平的提高及饮食结构的改变，结肠癌发病率逐年上升，直肠癌的发病率相对稳定。数据显示，中国大肠癌的发病率已由 20 世纪的 12/10 万增长到 56/10 万，年增速约为 4.2%，远高于 2% 的国际水平。

【病因】

大肠癌的病因尚不完全清楚，可能的因素有：

1．饮食 长期摄入高脂肪、高蛋白质、低膳食纤维饮食与大肠癌呈正相关，钙和维生素 D 摄入量与结直肠癌发病呈负相关。

2．结直肠的慢性炎症 如溃疡性结肠炎、血吸虫病使肠黏膜反复破坏及修复可能致癌变。

3．**遗传因素**　流行病学调查发现，有 20% ~ 30% 的大肠癌（如家族性多发性息肉病）患者存在家族史，其大肠癌的发生率远高正常人。在散发性结直肠癌患者的家族成员中，结直肠癌的发病率也高于一般人群。

4．**癌前病变**　腺瘤恶变是发生大肠癌最危险的因素之一，其中以绒毛状腺瘤恶变率最高。近年来，溃疡性结肠炎和克罗恩病已被列为癌前病变。

5．**其他**　以往曾患结直肠癌的人群再次患结直肠癌的风险较正常人高。曾患乳腺癌、卵巢癌和宫颈癌的女性患者发生结直肠癌的风险亦较正常人高。

【病理】

1．**大体分型**

（1）肿块型：肿瘤向肠腔内突出，呈菜花状。该型肿瘤生长缓慢、转移较迟、恶性程度低，预后较好。

（2）溃疡型：是结直肠癌最常见的类型。瘤体较小，早期即可发生溃疡，表面易糜烂、出血，向肠壁深层生长并向四周浸润，可穿透肠壁达邻近组织和器官，细胞分化程度低，恶性度高，预后差。

（3）浸润型：肿瘤组织沿肠壁各层环状浸润，易致肠腔狭窄或梗阻，此型细胞分化程度低，恶性度高，预后差。

2．**组织学分类**　可分为腺癌、黏液性癌及未分化癌等，腺癌为最常见的组织学类型，未分化癌易侵入小血管和淋巴管，预后最差。

3．**转移途径**　大肠癌的转移途径以淋巴转移最常见，其他还有直接浸润、血行转移或种植转移。大肠癌的种植转移常为腹腔内播散，最常见的是大网膜的结节和肿瘤周围壁腹膜的散在沙粒状结节。在女性卵巢种植生长的继发性肿瘤又称 Krukenberg 瘤。

4．**临床分期**　大肠癌的临床分期采用国际公认的 Dukes 分期：① A 期：癌肿局限于肠壁，未突出浆膜层；② B 期：癌肿侵及浆膜或浆膜外组织或器官，但未发生淋巴结转移，尚能整块切除；③ C 期：癌肿侵及肠壁任何一层，有淋巴结转移；④ D 期：已发生远处转移或腹腔转移，或广泛侵及邻近脏器。

案例 27-2A

男性，55 岁，不明原因腹泻、下腹隐痛及便血 2 个月。患者自述入院前 2 个月开始出现便血，呈暗红色，每次约 30ml。

问题与思考：

该患者护理评估内容有哪些?

【护理评估】

（一）临床表现

1．**结肠癌**　患者早期一般无特异性的临床表现，仅有腹胀、消化不良等表现，而后出现排便习惯改变，黏液便或黏液血便。也有患者早期表现为定位不确切的腹部不适或腹胀感。当癌肿生长到一定程度，依其生长部位的不同可有不同的临床表现。

（1）右半结肠癌

1）腹部包块：右半结肠肠腔较大，肠壁薄，扩张性好，癌肿多为肿块型，但一般不伴有肠梗阻。

2）腹痛：右半结肠癌患者 70% ~ 80% 有腹部隐痛。

3）贫血：因癌灶的坏死脱落，慢性失血可引起大部分右半结肠癌患者血红蛋白低于100g/L。

（2）左半结肠癌

1）70% 以上患者可出现便血及黏液血便。

2）腹痛：约 60% 患者出现腹部隐痛，当出现肠梗阻时可表现为腹部绞痛。

3）肠梗阻：左半结肠肠腔相对较小，癌肿以浸润型居多，易引起肠腔环状缩窄，故临床症状以肠梗阻多见，可表现为腹痛、便秘、腹胀。当发展为完全性肠梗阻时，可持续剧烈腹痛并伴呕吐，呕吐物可为粪汁样。

2．直肠癌

（1）黏液血便：为直肠癌患者最常见的临床症状，绝大多数患者早期即出现便血。癌肿破溃后，可出现血性或黏液样大便，严重感染时可有脓血便。

（2）梗阻症状：随癌肿增大，肠腔变窄，致大便变细或排便困难，或出现慢性肠梗阻的表现。

（3）直肠刺激症状：患者有频繁便意、排便不尽感，伴里急后重，晚期有下腹痛。

（4）转移症状：癌肿可穿破肠壁并可侵犯周围组织，引起相应的临床表现。侵及前列腺或膀胱时可出现尿频、尿急、尿痛及排尿困难。侵及骶前神经时则引起骶尾部、会阴部持续剧痛、坠胀感。女性直肠癌可侵及阴道后壁，引起白带增多、直肠阴道瘘等。

（二）辅助检查

目前结直肠癌最基本的检查手段是直肠指检与全结肠镜检查。

1．直肠指检 是诊断直肠癌最主要的方法，我国直肠癌中约有 70% 为低位直肠癌，大多数能在直肠指检中发现。

2．大便隐血检查 作为大规模人群普查或高危人群初筛手段，如为阳性，需进一步检查。

3．内镜检查 内镜检查除可以直观地看到病变部位外，还可以取病理组织活检明确病变性质，包括直肠镜、乙状结肠镜、结肠镜检查。

4．影像学检查 X 线钡剂灌肠检查是诊断结肠癌的重要方法，但对直肠癌诊断价值不大，可观察到结肠壁僵硬、皱襞消失、充盈缺损等。超声和 CT 检查有助于了解癌肿的部位、大小、浸润程度、淋巴结转移情况及远处转移情况。

5．肿瘤标志物 血清癌胚抗原（carcinoembryonic antigen，CEA）水平与癌肿分期呈正相关，但 CEA 对于诊断早期结直肠癌价值不大，主要用于监测复发。

（三）与疾病相关的健康史

1．饮食习惯 评估患者有无高蛋白质、高脂及低纤维素饮食习惯，是否有喜食腌制或熏烤类食物的饮食习惯。

2．结直肠的其他病变 评估患者是否有结直肠慢性病变，如溃疡性结肠炎或血吸虫性肉芽肿等。

3．家族史 评估患者家属中是否有结直肠癌患者或是否有家族性多发性息肉病。

4．自身癌症史 评估患者是否有结直肠或其他部位癌症史。

（四）心理社会状况

患者一旦得知自己被诊断为恶性肿瘤，常反复考虑是否接受手术治疗，疾病可能有的发展和转归，未来的工作、家庭以及治疗所需承担的经济费用等问题，这时往往会表现出悲观、焦虑、恐惧、绝望的不良心理。尤其是拟行永久性结肠造口的患者，治疗初期常存在抵触心理，常拒绝接受事实，不配合治疗护理。术后患者第一次看到自己的造口时也常会不安甚至抑郁，对未来的生活失去信心。护士需及时评估和掌握患者存在的各种心理问题，有针对性地进行心理护理。

（五）治疗原则

1．非手术治疗

（1）化疗：化疗是大肠癌综合治疗的一部分，也是手术治疗的重要辅助手段，有助于控制体内潜在的血行转移，提高 5 年生存率。对于无法手术或手术后复发者，化疗则是主要的治疗手段。化疗的给药途径常有区域动脉灌注、静脉给药、术后腹腔置管灌注给药等。

（2）放疗：放疗主要是针对根治术的辅助治疗。体外照射加近距离照射适用于有禁忌证或拒做手术的直肠癌患者。对晚期直肠癌患者，为缓解疼痛、改善症状，也可采用姑息性体外照射。

（3）分子靶向治疗：常用的靶向药物包括以表皮生长因子受体（EGFR）信号转导通路为靶点和以血管内皮生长因子（VEGF）为靶点的两类药物。对于晚期结直肠癌患者，靶向药物与化疗药物联合使用可以增加疗效。

（4）生物免疫治疗：仍处于临床研究阶段，在结肠癌的综合治疗过程中起着重要的辅助作用。

（5）中医药治疗：利用中药益气补血、调理脏腑，配合手术后或化疗后治疗以减轻其不良反应。

2．手术治疗

（1）根治性手术

1）结肠癌根治术：①右半结肠切除术：适用于盲肠、升结肠、结肠肝曲部癌。切除范围包括末端回肠、盲肠、升结肠、横结肠右半部和大网膜及其相应的系膜、淋巴结。回肠与横结肠行端端吻合或端侧吻合（图 27-7）。②左半结肠切除术：适用于结肠脾曲、降结肠癌。切除范围包括左半横结肠、降结肠和部分或全部乙状结肠及其所属系膜、血管、淋巴结，横结肠与乙状结肠或直肠行端端吻合（图 27-8）。③横结肠切除术：适用于横结肠癌，切除范围包括全部横结肠及其系膜、血管和淋巴结，升结肠与降结肠行端端吻合（图 27-9）。④乙状结肠切除术：根据肿瘤的位置调整切除范围。如癌肿位于乙状结肠上段，应切除乙状结肠及部分降结肠；如位于下段，则切除部分降结肠、乙状结肠及直肠上段，同时切除所属系膜、血管和淋巴结，结肠与直肠行端端吻合（图 27-10）。

2）直肠癌根治术：切除范围包括癌肿、足够的两端肠段、受侵犯的邻近器官的部分或全部、四周被浸润组织及全直肠系膜。①局部切除术：完整切除肿瘤及周围 1cm 的全层肠壁，多用于早期癌，即瘤体小、局限于黏膜或黏膜下层者。手术方式包括骶后径路局部切除术或肛门局部切除术。②经腹会阴直肠切除术（Miles 手术）：主要适用于腹膜反折以下的直肠

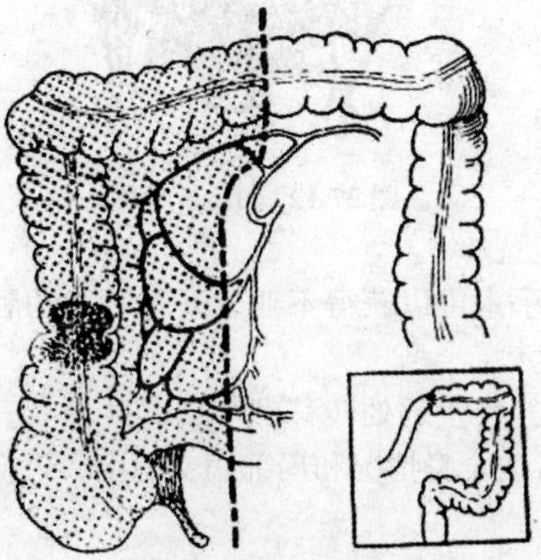

图 27-7　右半结肠切除范围

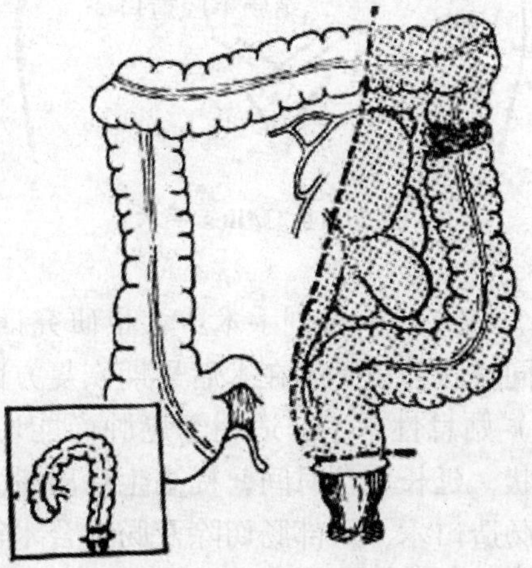

图 27-8　左半结肠切除范围

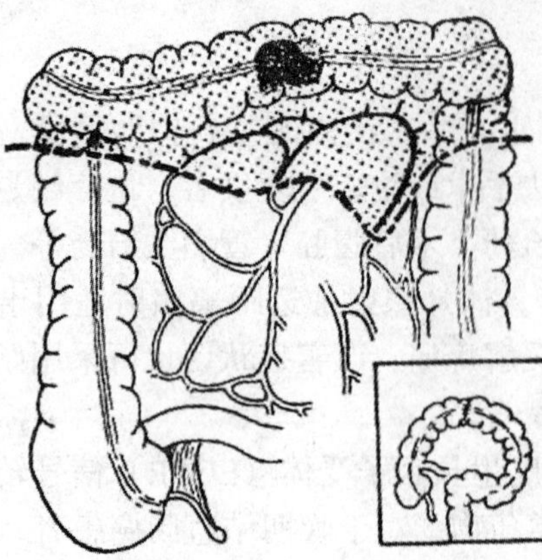

图 27-9　横结肠切除范围

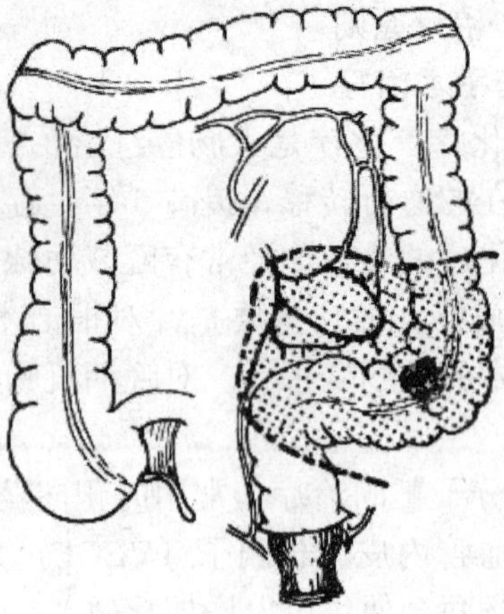

图 27-10　乙状结肠切除范围

癌。切除范围包括乙状结肠远端、全部直肠、肠系膜下动脉、全部直肠系膜及其区域淋巴结、肛提肌、坐骨直肠窝组织、肛管与肛周 5cm 直径的皮肤或皮下组织及全部肛门括约肌等。将乙状结肠近端拉出，于左下腹行永久性结肠造口（图 27-11）。③经腹直肠切除术（Dixon 手术）：是目前应用最多的直肠癌根治术，原则上适用于腹膜反折以上的直肠癌，一般要求癌肿下缘距齿状线 5cm 以上。需切除乙状结肠和大部分直肠，直肠和乙状结肠行端端吻合。此术式可以保留正常肛门和肛门括约肌（图 27-12）。④经腹直肠切除、近端造口、远端封闭术（Hartmann 手术）：适用于一般情况差，且无法耐受 Miles 手术或因急性肠梗阻不宜行 Dixon 手术的患者（图 27-13）。

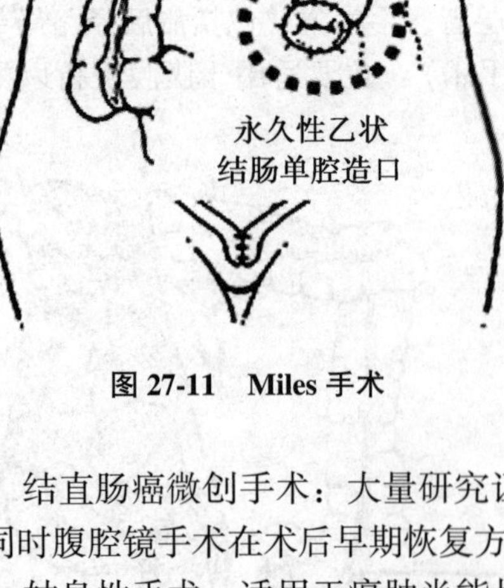

图 27-11　Miles 手术

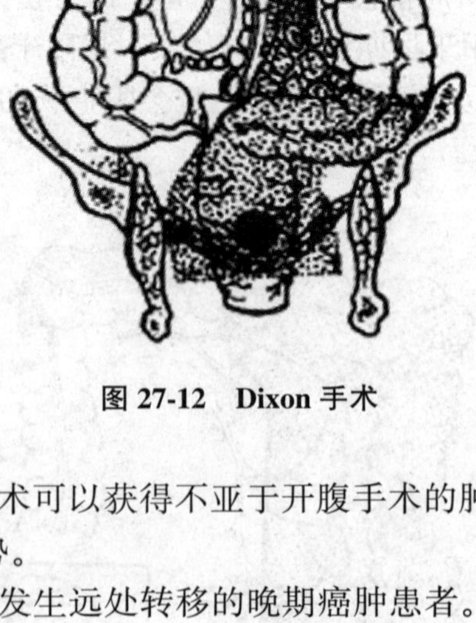

图 27-12　Dixon 手术

（2）结直肠癌微创手术：大量研究证明腹腔镜手术可以获得不亚于开腹手术的肿瘤根治效果，同时腹腔镜手术在术后早期恢复方面有明显优势。

（3）姑息性手术：适用于癌肿尚能切除，但已经发生远处转移的晚期癌肿患者。目的是缓解症状，延长生存时间，提高生活质量。根据患者的全身情况和局部病变程度，可行短路手术、结肠造口术、局部肠切除及肠吻合术等。

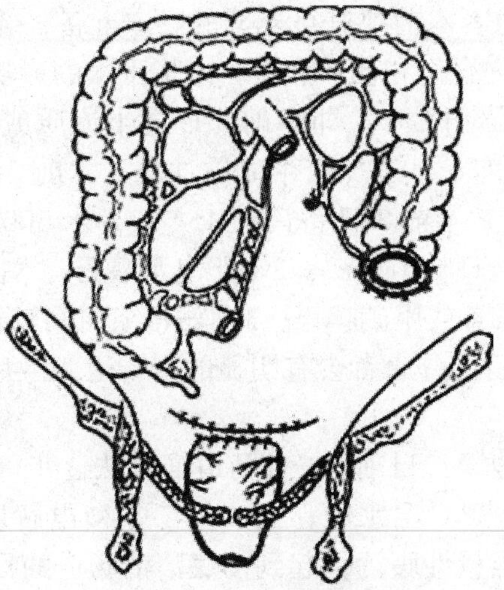

图 27-13　Hartmann 手术

案例 27-2B

体检可触及右下腹 3cm×4cm 肿块，中等硬度，表面光滑，无压痛。直肠指检未触及肿物，但指套染血。辅助检查：血常规示血红蛋白 78g/L，纤维全结肠镜检查进境 80cm 见一巨大不规则肿物，病理学检查示腺癌。

诊断为右半结肠腺癌，拟行手术治疗。

问题与思考：

目前存在的主要护理诊断 / 问题是什么？如何术前准备？

【主要护理诊断 / 问题】

1．焦虑　与对癌症的治疗缺乏信心及担心术后发生转移，或忧虑术后永久性人工肛门影响生活和工作有关。

2．营养失调（低于机体需要量）　与癌肿慢性消耗、手术创伤、放疗及化疗反应有关。

3．身体意象紊乱　与结肠造口后排便方式改变有关。

4．潜在并发症　切口感染、吻合口瘘、造口并发症等。

【护理措施】

（一）非手术治疗的护理及术前护理

1．心理护理　术前患者常有忧虑和恐惧，护士应评估患者的心理问题，并设身处地地为患者考虑，尊重、体贴患者，向患者讲解手术的重要性。对拟行造口术的患者可以通过幻灯片、录像等视听设备使其认识到造口只是排便途径的改变，只要掌握好造口护理方法，术后仍然可以过正常的生活。同时鼓励家庭成员的参与，良好的家庭支持对于患者尽快配合治疗与护理起着重要的作用。

2．营养支持　给予高热量、高蛋白质、高维生素、易消化及营养丰富的少渣饮食。对于贫血和低蛋白血症的患者，可以遵医嘱给予输血或血白蛋白输入。及时纠正患者存在的水、电解质及酸碱平衡紊乱。

3．肠道准备 对大肠癌患者术前要进行充分的肠道准备，才可以尽可能减少或避免术中污染及术后感染的发生，促进吻合口和伤口愈合，增加手术的成功率。

（1）传统的肠道准备法（3日法）：即术前3日进半流质或流质饮食，口服抗生素、导泻药及清洁灌肠等方法。①术前3日进少渣半流质饮食，术前2日起改为流质饮食，术前12小时禁食，术前4小时禁水；②术前3日番泻液15g加开水500ml泡茶饮（或术前2日口服15～20g硫酸镁导泻），术前2日晚用1%～2%肥皂水灌肠，术前1日晚清洁灌肠。肠道准备的同时口服肠道抗生素，如新霉素或甲硝唑等。3日法准备时间较长，易使患者常处于负氮平衡状态，且番泻叶、硫酸镁口服后部分患者会有明显的胃肠道刺激症状，可能会影响患者肠黏膜屏障功能。

（2）全肠道灌洗法（1日法）：目前，1日肠道准备法逐步取代了3日法，即将适量氯化钠、氯化钾、碳酸氢钠溶解于37℃温水中，配成等渗平衡电解质液达6000ml以上，于术前12～14小时开始口服，引起容量性腹泻，起到彻底清洁肠道的目的。起初口服灌洗液的速度应达到2000～3000ml/h，排便后可适当减慢速度至1000～1500ml/h，直至排出无渣清水样便为止。最后1000ml灌洗液中可加入甲硝唑等抗生素。1日法简便、易行，但也有损伤患者肠黏膜的可能性。适用于非肠梗阻性大肠癌患者，需注意严重心、肺、肾疾患及年老体弱者禁用。

（3）口服甘露醇肠道准备法：术前1日午餐后半小时至2小时内口服20%甘露醇250ml。甘露醇属于高渗液体，口服后可吸收肠壁水分，使肠蠕动明显增加，引起腹泻，达到清洁肠道的目的。但需注意甘露醇在肠腔可被细菌酵解而产生大量气体，术中使用电刀时有引起爆炸的危险。

（4）其他准备：术日晨常规留置胃管及导尿管。

案例27-2C

该患者在全身麻醉下行右半结肠切除术。术后给予一级护理，禁食，留置胃管持续胃肠减压，腹腔引流保持通畅，肠外营养治疗。术后第4日，患者肛门排气，遵医嘱拔除胃管，第4日晚开始进流质饮食，进食后无不适症状。腹腔引流管引流量逐日减少，引流液由血性逐渐转变为淡红色。

问题与思考：

目前存在的主要护理诊断/问题是什么？如何护理？

（二）术后护理

1．体位 麻醉未清醒时平卧位头偏向一侧。麻醉清醒，血压平稳后取半卧位，以利于呼吸及引流。结肠造口患者，造口开放后，应取造口侧卧位。

2．饮食 术后早期禁食、胃肠减压，经静脉补充液体或营养。待肛门排气、拔除胃管、造口开放后，可喂少许温水，如患者无腹胀、恶心、呕吐等不良反应，可进少量流质饮食（如瘦肉汤、稀米粥等）。注意观察患者进食后反应，如无不适可在术后1周左右改为少渣半流质饮食，术后2周左右可进少渣普通饮食。饮食应以高热量、高蛋白质、低脂及含丰富维生素为主。

3．引流管的护理

（1）留置导尿管的护理

1）术后导尿管一般放置1～2周，注意保持尿道口清洁。

2）观察尿液性质，如发现血尿或脓尿，应及时报告医生处理。

3）导尿期间注意保持导尿管通畅，避免受压、扭曲。

4）拔管前试行夹闭，每4～6小时有尿意时开放以训练膀胱舒缩功能，防止排尿功能障碍。

5）拔管后若有排尿困难，可行热敷、诱导排尿、针灸、按摩等处理。

（2）腹腔引流管及骶骨前引流管的护理

1）观察并记录腹腔引流管及骶骨前引流管的液量、颜色及性状，如果术后24h每小时引流液量超过100ml，呈鲜红色，伴血压下降、颜面苍白等表现，应高度怀疑腹腔内存在活动性出血，须立即通知医生进行有效处理。另外，骶骨前引流时还应注意如发现引流量多、颜色淡、有尿味，应考虑有尿道损伤，也应及时通知医生予以相应的处理。

2）保持引流通畅，避免管道受压、扭曲，妥善固定，防止脱出，如发现引流量少或无引流物，可能是血块或坏死组织堵塞引流管，应反复挤压引流管，或用生理盐水冲洗引流管，解除堵塞。

3）如为负压吸引，需根据引流液的量、性状及时调整负压大小，防止负压过小导致渗血或渗液不能及时被吸出，或负压过大损伤局部组织。

4）注意观察引流管周围皮肤，按需换药，防止感染。

4．术后并发症的护理

（1）切口感染：保持切口周围清洁、干燥，及时换药并严格无菌操作。监测患者体温变化及血常规检查情况，遵医嘱应用抗生素。会阴部切口可于术后4～7日用1∶5000高锰酸钾温水坐浴，每日2次。

（2）吻合口瘘：吻合口瘘多发生在术后7日左右，常因患者局部血供不良、肠道准备不充分、低蛋白血症引起。术后应注意密切观察患者腹部体征，有无腹痛、腹肌紧张、发热、脉速、里急后重等腹膜炎或盆腔脓肿的表现。还应注意观察切口处或引流管有无粪样物流出。一旦发生吻合口瘘，应在继续禁食、胃肠减压的同时给予盆腔持续滴注吸引，保持引流管通畅。如果腹膜炎或盆腔脓肿症状明显，上述措施效果不佳，大多需再行手术处理，清理腹腔，同时行瘘口肠段外置。

5．结肠造口的护理

（1）心理护理：造口手术的实施挽救了患者的生命，同时也给患者带来了身体和心理的创伤。造口患者在术后需要面对排便方式的改变，长期佩戴造口袋，心情压抑，甚至出现抑郁等心理障碍。护士要耐心了解患者的心理状态，安慰、支持和鼓励患者，使其尽早动手学习肠造口的护理方法，促进其心理康复，提高其重返社会的信心。同时联合家属一起做好患者的心理护理。

（2）饮食护理：饮食应以高热量、高蛋白质、含丰富维生素的食物为主。进食粗纤维食物要适量，以使大便干燥成形及大便量减少。避免使用导致便秘的食物。少食有刺激气味或易产气的食物，如大蒜、洋葱、豆类、山芋等。注意饮食卫生，防止腹泻。

（3）加强对造口的护理和观察：造口开放前，造口周围用凡士林或生理盐水纱布保护；造口开放后，及时清理瘘口排出物，并正确安装造瘘底盘及造瘘袋。

（4）肠造口本身并发症的护理：包括造口缺血及坏死、造口水肿、造口狭窄、造口脱垂、造口皮肤黏膜分离等的护理。

1）造口缺血、坏死：为最严重的早期并发症，常发生于术后24～48小时，主要原因是手术时损伤相应肠道血管、肠造口腹壁开口太小或缝合过紧有关。若外置肠管失去光泽、暗紫、变黑，分泌物恶臭，说明血运障碍并有肠管坏死可能。造口缺血、坏死重在预防，术中注意保护肠壁血管并充分考虑保证造口肠段的血供，同时注意腹壁切口不宜过小。

术后应严密观察造口血运，及时发现造口肠壁颜色变化。当肠造口外观开始变紫时，应立即通知医生。若只是部分肠黏膜变紫，则可能是肠造口边缘缝线太紧，可将变紫区缝线拆除

1～2针。造口缺血、坏死时勿粘贴两件式造口袋，因两件式造口袋的扣环会压迫肠造口周围皮肤表面的微血管而影响血液循环。严重时需手术治疗。

2）造口水肿：如果术后造口长时间隆起、肿胀和紧绷、黏膜发亮，则可能存在造口水肿，可予以10%氯化钠溶液湿敷。如为腹部皮肤切口相对过小致卡压引起的造口水肿，可局部麻醉下适当切开扩张造口。手术后应使用透明造口袋，方便护理与观察。造口底盘裁剪的开口比造口大4～5mm，避免挤压造口。

3）造口狭窄：常因手术不当引起，如手术时皮肤层开口太小或腹壁内肌层开口太小等原因所致。表现为造口口径缩小或指检时发现肠管周围组织紧缩，手指难以进入。患者常主诉腹痛或排便困难。

术后护士应指导患者进食富含纤维素的食物（如木瓜、香蕉等），以促进大便排出。术后7日左右或造口拆线愈合后指导患者及家属用示指和中指扩张造口，每周2次，每次5～10分钟。如已经发生造口狭窄，应每日扩张造口。

4）造口脱垂：是造口肠袢自腹部的过度突出，多发生在术后2～3个月，常因腹部肌肉薄弱、手术时腹壁造口处肌层开口过大等原因所致。指导患者日常护理时用腹带或束裤加以支撑固定，以防造口脱垂。对轻度脱垂者可手法复位并用弹性绷带对肠造口稍加压迫，对重者可采用硬化剂注射或手术固定。造口患者应保持大便通畅，避免用力排便、咳嗽等增加腹内压的因素。造口外敷油性软膏并以凡士林纱布包盖保护，防止肠黏膜破损或感染。勿使用两件式造口用品，因其底环易损伤脱垂的肠管。

5）造口皮肤黏膜分离：多因造口肠壁黏膜部分坏死、造口黏膜缝线脱落、腹压高、伤口感染等原因所致。处理时可将造口皮肤黏膜分离处彻底冲洗干净，然后填充海藻类敷料或抗菌愈合敷料。

（5）肠造口周围并发症的护理

1）造口周围皮肤问题：肠造口并发症中周围皮肤并发症的发生率最高。患者常出现造口周围皮肤溃烂、红肿、接触性皮肤炎等，多因造口底盘与皮肤紧密度差使得排泄物由造口底盘漏出刺激周围皮肤、造口用具选用或使用不当、以不正确的造口周围皮肤清洗方式、造口底盘粘贴过久所致。

护理时应注意及时评估造口周围皮肤状况，可用自然光或手电筒照亮造口周围皮肤，检查是否有红疹、破溃或感染。观察造口排泄物的颜色、性质、量等，判断造口周围皮肤问题是否为排泄物所致。指导患者正确选用和合理使用造口用具，撕除造口底盘时不可强行撕下，以免引起皮肤损伤。注意瘘口周围皮肤的清洁，可用生理盐水或蒸馏水每日清洗，晾干后涂以氧化锌软膏，如已发生溃疡可涂溃疡粉。另外，也可在每次更换造瘘底盘时在皮炎处撒上造口护肤粉或覆盖皮肤保护膜，一定程度上可起到保护皮肤免受粘胶损害的作用。

2）造口旁疝：常见原因有肠造口周围腹壁组织薄弱、持续性腹内压增高、肌膜切口过大导致腹壁肌开口扩大或裂开。如果患者造口处坠胀不适，造口基底部或周围膨隆，左、右腹部不对称，则可怀疑患者发生造口旁疝，严重者肠腔可由肠壁疝膨出，引起肠嵌顿或梗阻。护士应教育患者不可提举重物，指导患者咳嗽或打喷嚏时用手按压造口部位，并注意避免增加腹内压的因素（如提重物、慢性咳嗽、用力排便等）。造口旁疝常需手术治疗，非手术治疗期间应对可回纳的造口旁疝予平卧后回纳，选择医用造口腹带或束裤支持固定。

（三）健康教育

1．向患者讲解造口护理用品及术后并发症的发生和预防措施，教会患者人工肛门的护理方法。

2．指导患者合理膳食，适当运动。

3．嘱患者术后 3 ~ 6 个月复查一次。

4．对放疗及化疗的患者应定期检查血常规，监测白细胞和血小板变化。

5．告知患者和家属定期进行健康体检，积极预防和处理肠道的炎症疾病及癌前病变。

知识拓展

结直肠癌的术后监测

检查项目	检查时间及频次		
病史询问和体格检查	2 年内 （每 3 ~ 6 个月 1 次）	2 ~ 5 年内 （每 6 个月 1 次）	—
CEA 监测	2 年内 （每 3 ~ 6 个月 1 次）	2 ~ 5 年内 （每 6 个月 1 次）	5 年后不推荐
肠镜检查	术后 1 年第 1 次为 3 ~ 6 个月内（术前未进行肠镜检查）		
	肠镜检查显示晚期腺瘤，建议 1 年内重复肠镜检查	术后 3 年第 2 次	以后每 5 年 1 次
	发病年龄 < 50 岁，建议增加肠镜检查次数		
胸腔 / 腹腔 / 盆腔 CT 检查	5 年内（每年 1 次）（复发高风险的Ⅱ期及Ⅲ期患者）不推荐将 PET/CT 作为常规术后监测项目	5 年后不推荐	

NCCN Clinical Practice Guidelines in Oncology（Version2.2015）[EB/OL]-Colon cancer and Rectal cancer. Fort Washington：NCCN，2015[2014-12-19]. http：//www.nccn.org/）

小　结

（一）直肠肛管良性疾病

1. 痔　内痔表现为便血及痔块脱出。外痔并发感染时患者局部红、肿、热、痛症状明显，血栓性外痔患者有剧痛。混合痔常兼有内痔和外痔的特点。无症状的痔无需治疗，有症状的痔可采用调整饮食结构、坐浴、注射疗法、冷冻疗法等治疗。在非手术治疗无效且症状严重时，可行痔切除术、PPH 等手术方式。术后注意做好排便护理，保持大便通畅。另外，还应注意观察是否发生术后切口出血、肛门狭窄等并发症。

2. 直肠肛管周围脓肿　大多数起自肛腺的感染。肛门周围皮下脓肿最常见，表现为疼痛、肿胀、局部压痛，全身症状不重。坐骨直肠窝脓肿和骨盆直肠窝脓肿患者全身表现较重，局部常伴发直肠和膀胱刺激症状。穿刺抽出脓液可确定诊断，确诊后应切开引流。术后注意观察引流液的颜色、量、性状，保持引流通畅。

3. 肛瘘　大部分肛瘘由直肠肛管周围脓肿发展而来。反复形成脓肿，脓液由外口排出是肛瘘的典型特点。肛瘘难以自愈，需要手术治疗。对于挂线疗法者，护士注意嘱患者定期至门诊收紧药线。术后注意伤口感染、肛门失禁等并发症的预防。

4. 肛裂　大多位于肛管后正中线，表现为疼痛、便秘及出血。肛裂多能自愈。非手术治疗包括肛门坐浴、保持大便通畅、扩肛治疗。对久治不愈且症状较重者可行肛裂切除术或肛管内括约肌切断术。术后注意切口出血、尿潴留、肛门失禁等并发症的预防。

（二）大肠癌

1. 病因　可能与饮食习惯、遗传、癌前病变等因素有关。

2. 临床表现　大肠癌的早期表现常不典型，易被忽视。结肠癌进展期患者会有腹部包块、腹痛、肠梗阻、贫血、消瘦、乏力等全身症状，直肠癌患者可出现直肠刺激症状、肠腔狭窄、黏液血便等表现。

3. 治疗原则　手术是治疗大肠癌的主要方法。

4. 护理措施　术前注意患者的心理状态，给予必要的心理支持，同时术前也应给予足够的营养支持及积极的肠道准备。术后注意伤口的观察及引流情况，及时发现切口感染、吻合口瘘等并发症。对直肠癌不保留肛门的患者，应教会自我护理人工肛门，防止造口相关并发症的发生。

思考题

男性，50岁，工人，近2个月出现肛门下坠、排便不尽感及黏液血便，近2日自觉腹胀及恶心不适。直肠指检：肠道狭窄，指套带血，示指指腹可触及一团块样肿物。结肠镜检查示低位直肠癌，病理检查示中分化腺癌。全身麻醉下行Miles手术，于左下腹行永久性结肠造口。术后第2日发现造口周围皮肤黏膜部分分离，造口部分黏膜呈暗紫色、无光泽，肠黏膜深部为淡粉红色。护士告知患者造口情况，患者情绪失控，大哭。

T27-1

参考答案

请问：

（1）该患者目前主要的护理诊断/合作性问题是什么？

（2）患者的肠造口发生了什么问题，如何护理？

（靳英辉）

第二十八章　门静脉高压症患者的护理

学习目标

通过本章内容的学习，学生应能够：

◎ 识记

1. 复述门静脉高压症的概念。
2. 描述门静脉高压症的临床特点、处理原则。

◎ 理解

解释门静脉高压症时机体的病理生理改变。

◎ 运用

评估门静脉高压症患者并为其制订护理计划。

门静脉高压症（portal hypertension）是指门静脉血流受阻、血液淤滞，引起门静脉系统压力增高，导致脾大和脾功能亢进、食管胃底静脉曲张及破裂出血、腹水等一系列表现的疾病。门静脉主干由肠系膜上、下静脉和脾静脉汇合而成，其正常压力为 13 ～ 24 cmH_2O，平均值为 18 cmH_2O。

【病因与分类】

根据门静脉血流受阻的部位，可将门静脉高压症分为以下 3 种类型：

1．肝前型　常见的病因是肝外门静脉血栓形成、先天畸形和外在压迫。这种肝外门静脉阻塞患者肝功能多正常或轻度损害，预后较肝内型好。

2．肝内型　肝内型门静脉高压症又可分为窦前型、窦型、窦后型。窦前型门静脉阻塞的原因是血吸虫病；窦型和窦后型最常见，在我国常由肝炎后肝硬化引起，在西方国家常由酒精性肝硬化引起。

3．肝后型　各种原因导致主要肝静脉流出道被阻塞，常见病因包括巴德 - 吉亚利综合征（Budd-Chiari syndrome）、缩窄性心包炎、严重右心衰竭等。

【病理生理】

门静脉主干由肠系膜上静脉和脾静脉汇合而成，在肝门处分为左、右两支，分别入左、右半肝，其小分支和肝动脉小分支的血流汇合于肝小叶内的肝窦，然后流入肝小叶的中央静脉，再经肝静脉流入下腔静脉。门静脉无瓣膜，其压力通过流入的血量和流出阻力形成并维持。门静脉血流阻力增加常是门静脉高压症的始动因素。肝炎后肝硬化由于增生的纤维束和再生的肝细胞结节挤压肝小叶内的肝血窦，使其变窄或闭塞，导致门静脉血流受阻，门静脉压力也就随之增高。其次是由于位于肝小叶间汇管区的肝动脉小分支和门静脉小分支之间的许多动静脉交通支平时不开放，而在肝血窦受压和阻塞时大量开放，以致压力高的肝动脉血流直接注入压力较低的门静脉小分支，使门静脉压力进一步增高。血吸虫性肝硬化时血吸虫卵随门静脉血流抵达肝小叶间汇管区的门静脉小分支，引起这些小分支的虫卵栓塞、内膜炎及周围纤维化，以致门静脉血流受阻，门静脉压力增高。门静脉高压症时，压力大都增加至 25 ~ 50cmH_2O，并会引起下列变化：

1．脾大（splenomegaly）、脾功能亢进（hypersplenism） 门静脉血流受阻后，首先出现脾充血、肿大。脾窦长期充血使脾内纤维组织增生、脾髓细胞再生，可见单核 - 吞噬细胞增生和吞噬红细胞现象。

2．交通支扩张 门静脉系统位于两个毛细血管网之间：一端是胃、肠、脾、胰的毛细血管网，另一端是肝小叶内的肝窦（肝的毛细血管网）。门静脉系统与腔静脉系统之间存在 4 个交通支（图 28-1）：胃底、食管下段交通支，直肠下端、肛管交通支，前腹壁交通支，腹膜后交通支。这些交通支正常情况下很细，血流很少。肝内门静脉通路受阻时，为了使淤滞的门静脉血液回流，门静脉和腔静脉之间的交通支大量开放，显著扩张，以降低门静脉的压力。其中最主要的是胃底、食管交通支，它离门静脉主干和腔静脉主干均近，压力差最大，因而门静脉高压时发生静脉曲张最早且最显著。食管下段和胃底静脉曲张后，其表面黏膜变薄，易被粗糙食物或反流的胃酸腐蚀而被损伤。当发生恶心、呕吐、咳嗽、负重、用力排便等使腹腔内压突然升高的情况时，门静脉压力随之突然升高，易导致曲张的静脉破裂，引起急性大出血。其他交通支也可以发生曲张，如直肠上、下静脉丛扩张可引起继发性痔。脐旁静脉与腹壁上、下深静脉交通支扩张，可引起前腹壁静脉曲张。

3．腹水 与下列因素有关：①肝功能受损，血浆白蛋白合成减少，引起低蛋白血症、血浆胶体渗透压下降，促使血浆外渗，是腹水形成的主要原因。②门静脉压力升高，使门静脉系

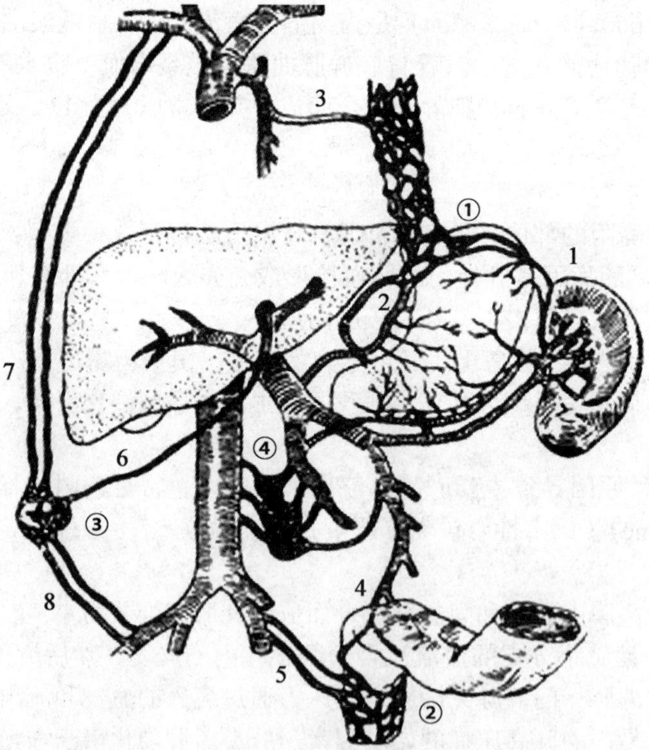

1．胃短静脉 2．胃冠状静脉 3．奇静脉 4．直肠上静脉 5．直肠下静脉、肛管静脉 6．脐旁静脉 7．腹上深静脉 8．腹下深静脉 ①胃底、食管下段交通支 ②直肠下端、肛管交通支 ③前腹壁交通支 ④腹膜后交通支

图 28-1 门静脉和腔静脉之间的交通支

统毛细血管床的滤过压增高，组织液重吸收减少并漏入腹腔。③肝窦和窦后阻塞时，肝内淋巴液生成增加，但输出不畅，因而促使大量肝内淋巴从肝包膜表面漏入腹腔而形成腹水。④肝功能损害时，醛固酮和抗利尿激素在肝内分解减少，血内水平升高，促使肾小管对水、钠重吸收增加，因而引起水、钠潴留。此外，门静脉高压症时虽然静脉内血流量增加，但中心血流量降低，继而刺激醛固酮分泌过多，导致水、钠潴留而加剧腹水形成。

案例 28-1A

男性，50 岁。进食后出现呕血、黑便 6h 入院。患者呕血共 2 次，约 500ml，内有血块，颜色鲜红。

问题与思考：

该患者的护理评估重点有哪些？

【护理评估】

（一）临床表现

1．脾大、脾功能亢进　门脉高压症患者早期即可有脾充血、肿大，程度不一，严重者脾下极可达盆腔。早期肿大的脾质软、活动，晚期脾内纤维组织增生、变硬，少数与周围粘连而活动受限，患者常伴有脾功能亢进的表现，白细胞计数降低。患者容易发生感染，血小板计数减少，表现为黏膜及皮下出血，逐渐出现贫血。

2．呕血和黑便　食管胃底曲张静脉破裂大出血是门静脉高压症最凶险的并发症，一次出血量可达 1000 ~ 2000ml。门静脉高压症患者由于肝功能损害，引起凝血酶原合成功能障碍，加上脾功能亢进使血小板计数减少，以致出血难以自止。出血经胃酸及其他消化液作用后，患者可排出柏油样黑便。大出血、休克、贫血可引起肝细胞缺氧，细菌分解肠道内积血可引起血氨升高，极易诱发肝性脑病。约 25% 的患者在第一次大出血时可直接因失血引起严重休克或因肝组织严重缺氧引起肝功能急性衰竭而死亡。1 ~ 2 年内，约半数患者可发生再次大出血。

3．腹水　约 1/3 的患者出现腹水，是肝功能严重受损的表现。呕血后常引起或加剧腹水的形成。有些顽固性腹水很难消退。

4．其他　部分患者可伴有肝大、黄疸、蜘蛛痣、腹壁静脉曲张、痔等。

（二）辅助检查

1．实验室检查

（1）血常规：脾功能亢进时外周血细胞计数减少，白细胞计数可降至 3×10^9/L 以下，血小板计数可降至（70 ~ 80）$\times10^9$/L 以下。

（2）肝功能检查：常表现为血浆白蛋白降低而球蛋白增高，白 / 球蛋白比例倒置，凝血酶原时间延长。肝炎后肝硬化患者血清转氨酶和胆红素增高。

2．影像学检查

（1）食管吞钡 X 线检查：在食管被钡剂充盈时，曲张静脉使食管的轮廓呈虫蚀状改变。食管排空时，曲张静脉表现为蚯蚓样或串珠状负影，阳性率 70% ~ 80%。

（2）B 超和多普勒超声：可了解肝和脾的形态、大小、质地，有无腹水及门静脉内有无血栓形成等。通过彩色多普勒超声可测定门静脉血流量、是向肝血流还是逆肝血流，对确定手术方案有重要参考价值。

（3）腹腔动脉造影（静脉相）或肝静脉造影：门静脉系统和肝静脉显影后，可确定静脉受阻部位及侧支回流情况，为选择手术方式提供参考。

（4）CT、MRI 和门静脉造影：如病情需要，可考虑这些检查。

3．胃镜检查 能确定静脉曲张程度，以及是否有胃黏膜病变或溃疡等。

（三）与疾病相关的健康史

详细询问患者健康史，包括年龄、性别、长期大量饮酒史等，既往有无慢性肝炎、肝硬化、肝大、黄疸及血吸虫病史，有无发病的诱因（是否进食粗硬、刺激性食物，是否有导致腹腔内压力骤升的因素），是否常有黏膜及皮下出血，是否贫血或易感染，有无呕血、黑便等。

（四）心理社会状况

了解患者对突然大量出血是否感到紧张、恐惧。了解患者有无因长时间、反复发病，工作和生活受到影响而感到悲观、失望。了解家庭成员能否提供足够的心理和经济支持。了解患者及家属对门静脉高压症的治疗、预防再出血等知识的了解程度。

（五）治疗原则

门静脉高压症外科治疗的主要目的是预防和控制食管、胃底曲张静脉破裂出血。解除或改善脾大及脾功能亢进。

1．非手术治疗 食管、胃底曲张静脉破裂出血时的处理方法包括：

（1）补充血容量：立即输血、输液。对肝硬化者宜输新鲜全血，因其含氨量低，且有凝血因子，有利于止血和预防肝性脑病。避免过量扩容，防止门静脉压力反跳性增高而引起再出血。

（2）药物止血：首选血管收缩药或与血管扩张药硝酸酯类合用。①加压素：可促使内脏小动脉收缩、血流量减少，从而减少门静脉血的回流量，降低门静脉压力，使曲张静脉破裂处形成血栓而达到止血作用。高血压和冠心病患者不适用。②生长抑素：能选择性地减少内脏血流量，尤其是门静脉血流量，从而降低门静脉压力，有效控制出血。

（3）内镜治疗：①经内镜将硬化剂直接注射到曲张静脉腔内，使曲张静脉闭塞。其黏膜下组织硬化，达到止血和预防再出血的目的。主要并发症是食管溃疡、狭窄或穿孔。②食管静脉曲张内镜结扎术，治疗后近期再出血率较高。食管静脉曲张内镜结扎术和硬化剂注射，对胃底曲张静脉破裂出血无效。

（4）三腔二囊管压迫止血：利用充气的气囊分别压迫胃底和食管下段的曲张静脉，达到止血的目的，以争取时间做紧急手术准备。

（5）经颈静脉肝内门体分流术（transjugular intrahepatic portosystemic shunt，TIPS）：采用介入放射方法，经颈静脉途径在肝静脉与门静脉的主要分支间建立通道，置入支架以实现门体分流，可显著降低门静脉压力，能治疗急性出血和预防再出血。适用于药物和内镜治疗无效、肝功能差的曲张静脉破裂出血患者，以及等待肝移植的患者。

2．手术治疗

（1）分流术：是通过手术吻合血管的方法，使压力较高的门静脉血液分流到压力较低的腔静脉内，以降低门静脉内压力。常用：①脾肾静脉分流术：切除脾后，将脾静脉近端与左肾静脉做端侧吻合，术后血栓形成发生率较高。②“限制性”侧侧门腔静脉分流术：将门静脉直接与下腔静脉做侧侧吻合。③肠系膜上静脉与下腔静脉桥式（“H”形）分流术：即在下腔静脉和肠系膜上静脉之间用人造血管或自体静脉旁路移植吻合。④远端脾肾静脉分流术（Warren 手术）：选择性门体分流术，即不切除脾，将脾肾静脉远端与左肾静脉做端侧吻合，同时离断门静脉 - 奇静脉侧支。

（2）断流术：在脾切除同时，阻断门静脉 - 奇静脉间反常血流。方式很多，其中以脾切除加贲门周围血管离断术最为有效，不仅离断了食管、胃底的静脉侧支，还保存了门静脉的入肝血流。适用于门静脉系统中无可供与体静脉吻合的通畅静脉、肝功能较差及不适合行分流术的患者。该手术结扎切断贲门周围的四组血管：①冠状静脉（胃支、食管支及高位食管支）；

②胃短静脉；③胃后静脉；④左膈下静脉。同时结扎切断与静脉伴行的同名动脉，才能彻底阻断门静脉与奇静脉间的反常血流，有效控制曲张静脉破裂出血。

(3) 脾大、脾功能亢进的外科治疗：多见于晚期血吸虫病患者，因其肝功能多较好，故单纯脾切除效果良好。若同时伴有食管胃底静脉曲张，应同时做贲门周围血管离断术。

(4) 顽固性腹水的外科治疗：有效的治疗方法是肝移植。其他疗法包括 TIPS 和腹腔 - 上腔静脉转流术。

案例 28-1B

查体：贫血貌，可见前胸蜘蛛痣、肝掌。腹平坦，腹壁静脉曲张，无胃肠型及蠕动波。上腹轻度压痛，无反跳痛、肌紧张。叩诊移动性浊音（+），肠鸣音弱。既往患酒精性肝硬化 3 年。

诊断：肝硬化，门静脉高压症，上消化道出血。

问题与思考：

目前如何治疗和护理？

【主要护理诊断 / 问题】

1．体液不足　与上消化道大量出血有关。

2．体液过多（腹水）　与肝功能损害导致低蛋白血症、血浆胶体渗透压降低及醛固酮分泌增加有关。

3．营养失调（低于机体需要量）　与肝功能损害、营养素摄入不足、消化及吸收障碍有关。

4．潜在并发症　上消化道大出血、术后大出血、肝性脑病、静脉血栓形成等。

【护理措施】

（一）非手术治疗护理

1．心理护理　护士应沉着、冷静，配合抢救的同时应稳定患者的情绪，减轻患者的焦虑，使其配合治疗。避免床边议论病情，帮助患者树立战胜疾病的信心。

2．急性大出血非手术治疗患者的护理

(1) 一般护理：将患者安置于有抢救设备的病房，平卧时头偏向一侧，以防出血或呕吐时误吸。给予吸氧，嘱患者绝对卧床休息。必要时遵医嘱给予镇静药，稳定患者的情绪，减少再出血。注意观察生命体征，监测中心静脉压，及时发现再出血先兆。

(2) 恢复血容量，纠正水、电解质平衡失调：迅速建立静脉通路。及时给予输血、输液，恢复血容量。输血宜选新鲜血，因其含氨量低，保存凝血因子较多，有利于止血和预防肝性脑病的发生。注意补钾，控制钠的摄入量，纠正水、电解质紊乱并预防过度扩容。

(3) 止血药物的应用与护理：①用冰生理盐水或冰生理盐水加血管收缩药（如肾上腺素）做胃内灌洗至回抽液清澈。低温灌洗液可使胃黏膜血管收缩，减少血流，降低胃分泌及运动而达到止血作用。②遵医嘱给予止血药，注意观察用药效果及药物的不良反应。

(4) 三腔二囊管压迫止血的护理：具体方法如下（图 28-2）。

1）插管前准备：置管前先检查三腔二囊管有无老化、漏气，向患者做必要的解释，告知患者应注意的事项及配合方法。将食管气囊注气 100 ~ 150ml，胃气囊注气 150 ~ 200ml，观察充盈后气囊是否膨胀均匀、弹性良好及有无漏气，然后抽空气囊，并分别做好标记备用。

2）插管方法：用液状石蜡润滑管壁，将管从患者一侧鼻孔或口腔轻轻插入，边插边嘱患者做吞咽动作，直至插入 50 ~ 60cm。从胃管内抽出胃液或血液，即证明已插入胃腔内。向

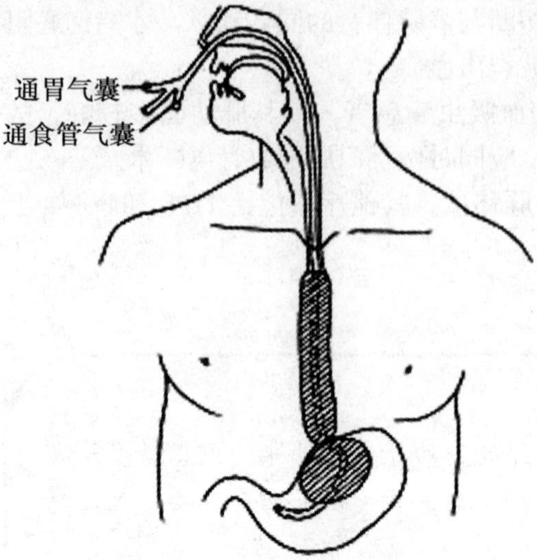

图 28-2 三腔二囊管压迫止血法

胃气囊注入 150 ～ 200ml 空气，用止血钳夹闭管口，将三腔二囊管向外提拉，当感到不再被拉出并有轻度弹力时，固定或用滑车装置在管端悬以 0.25 ～ 0.5kg 重物做牵引压迫，然后抽取胃液观察止血效果。若仍有出血，再向食管气囊注入 100 ～ 150ml 空气。置管后，胃管接胃肠减压器或用生理盐水反复灌洗，观察胃内有无新鲜血液吸出。若无出血，且脉搏、血压趋于稳定，说明出血已得到控制。

3）置管期间的护理：患者取侧卧位或头偏向一侧，及时清除患者口腔、鼻腔分泌物，防止吸入性肺炎。用液状石蜡润滑鼻腔，保持黏膜湿度。观察并调整牵引松紧度，防止鼻黏膜及口腔黏膜因长期受压发生糜烂、坏死。三腔二囊管压迫期间，应每 12h 放气 10 ～ 20min，暂时恢复胃黏膜局部血液循环。观察并记录胃肠减压引流液的量、颜色，判断出血是否停止，以决定是否需要施行紧急止血手术。若气囊压迫 48h 后，胃管内仍有新鲜血液抽出，表明压迫止血无效，应行紧急手术止血。床边备剪刀，当气囊破裂或漏气时，可使气囊上升阻塞呼吸道，引起呼吸困难，甚至窒息，此时须立即挤空气囊内气体或剪断三腔二囊管，去除牵引压力。

4）拔管：三腔二囊管放置时间不宜超过 3 日，以免食管、胃底黏膜长时间受压而缺血、坏死。如气囊压迫 24 ～ 48h，出血已停止，可考虑拔管。拔管时，先放松牵引，抽空食管气囊，再抽空胃气囊，继续观察 12 ～ 24h，若无出血，让患者口服液状石蜡 30 ～ 50ml，缓慢拔出三腔二囊管。

（5）预防肝性脑病：为减少肠道细菌的产生，避免胃肠道残余血液被分解产氨，诱发肝性脑病，可服用新霉素或链霉素等肠道不吸收抗生素或使用缓泻剂刺激排泄或生理盐水灌肠。

（6）做好术前准备：对非手术止血的患者应同时做好手术前的准备，以便非手术止血失败时能及时施行手术治疗。

（二）手术治疗患者的护理

1．术前护理

（1）协助医师完善各种检查，根据检查结果给予患者相应处理，使患者以较好身心状态迎接手术。

（2）改善营养状况，纠正凝血功能异常：①对肝功能尚好者，给予高蛋白质、高热量、高维生素、低脂饮食。对肝功能严重受损者，静脉补充支链氨基酸，限制芳香族氨基酸的摄入。②对贫血严重或凝血功能障碍者输注新鲜血和肌内注射维生素 K，改善凝血功能。对血浆白蛋白低下者，可静脉输白蛋白。

（3）保护肝功能：遵医嘱给予肌苷、乙酰辅酶 A 等保肝药物，避免使用红霉素、巴比妥类、盐酸氯丙嗪等有损肝功能的药物。

（4）预防上消化道出血：①患者应充分休息，适当活动，避免过于劳累，一旦出现头晕、心悸和出汗等不适，须立即卧床休息。②患者应禁烟、酒，少饮咖啡和浓茶。③避免进食粗糙、干硬、带骨、有渣或刺、油炸及辛辣食物，食物不宜过热，以免损伤食管黏膜而诱发上消化道出血。④避免引起腹内压升高的因素（如剧烈咳嗽、打喷嚏、用力排便等），以免引起腹内压升高而诱发曲张静脉破裂出血。⑤术前一般不放置胃管，必要时选用细而软的胃管并充分涂以液状石蜡，以免留置胃管过程中引起静脉破裂出血。⑥保持乐观、稳定的心理状态，避免精神紧张、抑郁等不良情绪。

知识拓展

肝病患者的肠内营养

当患者不能够通过正常饮食满足能量需求时，应及时给予肠内营养，通常建议经口补充；当经口摄入不能满足能力需求时，应采用管饲。中、重度营养不良肝病患者经口或肠内营养不能满足能量需求时，应立即开始肠外营养。对经口或肠内营养能够满足能量需求但必须禁食12小时以上（包括夜间禁食）者，应静脉注射葡萄糖2～3g/（kg·d）；如禁食超过72小时，应给予全胃肠外营养支持。肝硬化患者每日供给的热能要充足，以节约蛋白质的消耗。主要根据Harris-benedict公式计算基础能量消耗（basal energy expenditure，BEE）值，男性BEE（kJ/d）= 66.4+13.7W+5H−6.8A；女性BEE（kJ/d）= 65.5+9.6W+1.7H−4.7A。式中W代表体重（kg），H为身高（cm），A为年龄，并乘以1.2～1.4的矫正参数来计算。肝硬化患者处于负氮平衡状态，应当提供高能量、高蛋白饮食。ESPEN指南推荐对病情稳定的肝硬化患者，其能量摄入应为（35～40）kcal/（kg·d）[（147～168）kJ/（kg·d）]，其中糖类提供的能量应占非蛋白质能量的50%～60%，蛋白质的摄入量应为（1.2～1.5）g/（kg·d）。肝硬化患者常出现脂代谢异常，肝不能耐受大量脂肪摄入，应选用“ω-6不饱和脂肪酸”含量较低的中、长链脂肪乳剂。

——选自《欧洲肠外与肠内营养学会肝病患者的肠内营养指南》

（5）减少腹水形成：①注意休息：尽量取平卧位，增加肝、肾血流灌注。若有下肢水肿，应抬高患肢。②限制水和钠的摄入：少食含钠高的食物，每日钠摄入量限制在500～800mg（氯化钠1.2～2.0g），每日入液量约为1000ml。③测量腹围和体重：每日测腹围一次，每周测体重一次。标记腹围测量部位，每次在同一时间、同一部位测量。④遵医嘱使用利尿药：同时记录每日出、入液量，并观察有无低钾、低钠血症。

（6）分流术前准备：术前2～3日口服肠道抑菌药，以减少肠道氨的产生，预防术后肝性脑病。术前1日晚清洁灌肠，避免术后因肠胀气而致血管吻合部位受压。脾-肾分流术前要明确肾功能是否正常。行分流术的患者术前1日停高蛋白质饮食。

2．术后护理

（1）病情观察：密切观察患者特别是分流术患者的生命体征、神志、面色、尿量、胃肠减压和腹腔引流液的量、颜色等，判断是否发生内出血或低蛋白血症引起腹水。观察分流术患者术后是否出现肝性脑病症状。脾切除术后警惕静脉血栓形成。

（2）保护肝功能：缺氧可加重肝功能损害，因此术后应予吸氧。禁止用吗啡、巴比妥类、盐酸氯丙嗪等有损肝功能的药物。

（3）卧位与活动：分流术后48h内，患者取平卧位或15°低坡卧位，2～3日后改半卧位。手术后不宜过早下床活动，一般需卧床1周，以防血管吻合口破裂出血。翻身时动作要轻柔。TIPS术后4日可以进行床旁活动。

（4）做好伤口及引流管护理：对膈下置引流管者应保持负压引流的无菌与通畅。观察和记录引流液的性状与量。引流液逐日减少、色清淡、每日引流量少于10ml时可拔管。

（5）饮食：术后早期禁食，禁食期间予肠外营养支持，肛门排气后从流质饮食开始逐步过渡到正常饮食，保证热量供给。分流术后患者应限制蛋白质摄入，忌食进食粗糙和过热食物，禁烟、酒。根据血氨水平逐渐增加蛋白质摄入，必要时口服乳果糖。

（6）预防感染：遵医嘱使用抗菌药，注意预防病房内交叉感染。

（7）并发症观察与处理

1）出血：血管吻合口破裂、肝素使用过量等均可导致患者出血。除严格卧床休息、禁止过早下地活动外，还应注意保持大、小便通畅，严格按照剂量要求使用肝素。

2）肝性脑病：分流术后部分门静脉血未经肝解毒而直接进入体循环，因其血氨含量高，加之术前肝功能已有不同程度受损及手术对肝功能的损害等，术后易诱发肝性脑病。若发现患者有神志淡漠、嗜睡，应立即通知医师。遵医嘱测定血氨浓度，使用谷氨酸钾，降低血氨水平。限制蛋白质的摄入，减少血氨的产生。给予弱酸性溶液灌肠（忌用肥皂水），减少血氨的吸收。

3）静脉血栓形成：脾切除后血小板迅速增高，有诱发静脉血栓形成的危险。术后2周内每日或隔日复查一次血小板，若超过$600 \times 10^9/L$，应立即通知医师，协助抗凝治疗。应注意用抗凝药物前后的凝血时间变化。脾切除术后不用维生素K和其他止血药物，以防血栓形成。

（三）健康教育

（1）生活指导：适当活动，避免过度劳累，一旦出现头晕、心悸、出汗等不适，应卧床休息。避免进食粗糙、干硬、带刺、油炸、辛辣以及过热的食物，禁烟、酒，避免饮咖啡、浓茶等。避免引起腹内压增高的因素（如剧烈咳嗽、打喷嚏，用力排便、搬动重物等），以免诱发曲张静脉破裂出血。保持乐观、稳定的心理状态，避免精神紧张、抑郁等不良情绪。

（2）定期复诊：注意观察有无黑便，皮肤、牙龈出血征兆等，及早就医。

小 结

1. 病因　根据门静脉血流受阻的部位，可将门静脉高压症分为肝前型、肝内型、肝后型。

2. 临床表现　主要表现为脾大、脾功能亢进、呕吐、黑便、腹水、乏力、嗜睡、食欲下降等非特异性全身症状。早期即可扪及脾，后期有黄疸、腹水和前腹壁静脉曲张。胃底食管曲张静脉突然破裂发生大出血是门静脉高压症时最凶险的并发症。

3. 治疗原则　以内科综合治疗为重点。外科治疗主要是预防和控制食管胃底曲张静脉破裂出血，治疗脾功能亢进和顽固性腹水。

4. 护理措施　术前护理重点是避免上消化道出血，术后护理重点是并发症的观察。

思考题

老年男性，1个月前无明显原因出现皮肤、巩膜黄染，1周前出现呕血、黑便。查体：消瘦，皮肤重度黄染，肝、脾肋下可触及，质中等，腹部叩诊鼓音，移动性浊音可疑阳性，肠鸣音为3次/分。辅助检查：WBC $4.0 \times 10^9/L$，RBC $2.5 \times 10^{12}/L$，PLT $75.00 \times 10^9/L$。患者由于反复出现呕血、黑便，非常担心。

T20-1
参考答案

请问：

①患者目前出现何种问题？

②该患者目前主要的护理诊断 / 问题有哪些？

③主要的护理措施是什么？

（杨　萍）

第二十九章　肝脏疾病患者的护理

学习目标

通过本章内容的学习，学生应能够：

◎ 识记

1．复述肝脓肿和肝癌的类型、病因及病理特点。

2．描述肝脓肿和原发性肝癌的临床表现、辅助检查和治疗原则。

◎ 理解

解释肝脓肿和原发性肝癌患者常见的护理诊断和护理措施。

◎ 运用

评估肝脓肿和肝癌患者并为其制订护理计划。

第一节　肝 脓 肿

肝受感染后，因机体抵抗力下降和（或）未及时处理可形成脓肿，称为肝脓肿（liver abscess）。根据致病微生物不同分为细菌性肝脓肿和阿米巴肝脓肿。临床上细菌性肝脓肿较阿米巴肝脓肿多见。

一、细菌性肝脓肿

细菌性肝脓肿（bacterial liver abscess）主要由化脓性细菌引起，又称化脓性肝脓肿（pyogenic liver abscess）。

【病因与病理】

（一）病因

细菌性肝脓肿最常见的致病菌为大肠埃希菌和金黄色葡萄球菌。细菌入侵肝的常见途径有：

1．胆道　胆道蛔虫病、胆管结石等并发化脓性胆管炎时，细菌沿胆管上行，是细菌性肝脓肿的主要原因。

2．血行感染　肝接受肝动脉和门静脉双重血液供应。因此腹腔感染、肠道感染、脐部感染或痔感染时病原菌可经门静脉系统侵入肝。任何部位的化脓性疾病所致的菌血症、败血症或脓血症，病原菌可经肝动脉侵入肝。

3．直接蔓延或淋巴系统　胃十二指肠疾病并发穿孔、脓胸、膈下脓肿、右肾脓肿等邻近组织化脓性感染，可直接蔓延或经淋巴系统侵入肝而发生脓肿。

4．开放性损伤　细菌可直接经伤口进入肝，引起感染而形成脓肿。

5．隐源性　有些原因不明的肝脓肿，称为隐源性肝脓肿。常发生于免疫功能低下或全身代谢性疾病患者，约 25% 伴有糖尿病。

（二）病理

化脓性细菌侵入肝后，引起局部炎症反应，多数情况下可以自愈，部分发展为肝脓肿，形成单个或多个脓腔。直径在数毫米至数厘米之间，甚至更大。经适当治疗，小脓肿多能吸收机化。若未及时有效治疗，则感染扩散，小脓肿融合成一个或多个较大的脓腔。脓肿形成过程中，大量毒素吸收可引起严重的毒血症表现。肝脓肿可向膈下、腹腔或胸腔穿破而引起膈下脓肿、腹膜炎和脓胸等并发症。

案例 29-1A

男性，53 岁，1 周来感右上腹痛，伴发热，自行口服消炎药效果不佳。近 2 天右上腹及肝区疼痛加重，为持续性钝痛。患者自述乏力、食欲缺乏。2 年前患者被确诊患有胆总管结石，曾有 3 次胆管炎发作史，均经保守治疗而愈。

体检：T 39℃，P 102 次 / 分，R 20 次 / 分，BP 128/85mmHg。急性病容，精神萎靡。腹部平软，肝区叩痛，无其他阳性体征。

实验室检查：血常规 WBC 12.6×10^9/L。

问题与思考：

该患者护理评估内容有哪些？

【护理评估】

（一）临床表现

1．症状

（1）寒战、高热：最常见的早期症状，常反复发作。发热多呈弛张热，体温可达 39 ～ 40℃，伴大量出汗，脉率增快。

（2）肝区疼痛：肝区持续性钝痛或胀痛。炎症刺激横膈或向胸部扩散时可引起右肩牵涉痛或胸痛等。

（3）全身症状：主要表现为恶心、呕吐、食欲减退和乏力，少数患者可有腹泻、腹胀及顽固性呃逆。病程较长者，常有贫血、消瘦、恶病质等表现。

（4）并发症：肝右叶脓肿可向膈下间隙穿破形成膈下脓肿，也可向右胸穿破。向胸内破溃时，患者常伴剧烈胸痛、胸闷、气促、寒战、高热等症状。肝左叶脓肿偶可穿破心包，发生心包积液，严重者可致心包压塞。肝脓肿向腹腔破溃可引起腹膜炎，穿破血管壁可引起上消化道出血。

2．体征　肝区压痛、叩痛和肝大最为常见。肝右叶脓肿者多有右肋缘下压痛，肝左叶脓肿者可能有上腹部压痛。若脓肿靠近体表，其表面皮肤可能有红、肿、压痛。若脓肿位于肝前下缘比较表浅部位，可伴有右上腹肌紧张和局部明显触痛。巨大肝脓肿可致右季肋部或右上腹部饱满，甚至肝区有局限性隆起，局部皮肤出现凹陷性水肿。右叶肝脓肿可引起右侧反应性胸腔积液，表现为呼吸音减弱，肺底部啰音及摩擦音等。

（二）辅助检查

1．实验室检查　白细胞计数增高，中性粒细胞多在 90% 以上，有核左移现象及中毒颗粒。血清转氨酶、血清胆红素可增高。病程较长者可有贫血或低蛋白血症。

2．影像学检查　① X 线检查：有时可见肝阴影增大，右侧横膈抬高，可伴有反应性胸膜炎或胸腔积液。② B 超：为首选方法，可明确脓腔的部位、大小及距体表的深度。但超声检查难以发现＜ 1cm 的多发性肝脓肿。③ CT、MRI：对脓肿的定位与定性有很大诊断价值。

3．诊断性肝穿刺 在肝区压痛最明显处或在B超、CT引导下，行诊断性穿刺。脓液呈黄白色，可行细菌培养及药物敏感试验指导抗生素应用。

（三）与疾病相关的健康史

了解患者有无局部或全身性感染，尤其是腹腔感染，是否施行过肝侵入性诊疗操作或出现过腹部创伤。

（四）心理社会状况

评估患者和家属对细菌性肝脓肿的危害、治疗方法、康复知识及并发症的认知程度及家庭经济承受能力。

（五）治疗原则

1．非手术治疗 适用于急性期尚未局限的肝脓肿或多发性小脓肿者。

（1）积极处理原发病灶。

（2）药物应用：未确定病原菌之前先用广谱抗生素，然后根据细菌培养和药物敏感试验结果调整用药。

（3）全身支持治疗：①纠正水、电解质紊乱和酸碱失衡；②改善肝功能；③充分营养支持，给予维生素B、维生素C、维生素K，必要时输注红细胞、血浆等；④配合中医中药治疗，以清热解毒为主。

（4）脓肿穿刺引流：对单个较大的脓肿可在B超引导下经皮肝穿刺引流，也可反复冲洗后注入抗生素。穿刺可多次进行，必要时置管持续引流，待脓腔小于2cm后即可拔管。

2．手术治疗

（1）脓肿切开引流术：适用于胆源性肝脓肿、慢性肝脓肿或较大脓肿，可能穿破或已经穿破胸腔或腹腔并发脓胸、腹膜炎者。在抗生素治疗的同时，积极进行脓肿切开引流，放置2根引流管以便术后冲洗。常用的手术途径有经腹腔、经前侧腹膜外或经后侧腹膜外脓腔切开引流。

（2）肝部分肝切除术：适用于慢性厚壁肝脓肿切开引流术后长期不愈，或肝内胆管结石或肝胆管狭窄合并左外叶多发性脓肿，外伤性肝脓肿伴较多组织坏死者。

案例29-1B

B超：肝右前叶液性暗区5cm×6cm×6cm，胆总管壁增厚，内有结石。CT：肝右前叶低密度影，胆总管结石，肝外胆管扩张。诊断为肝脓肿。

问题与思考：

该患者哪些表现符合肝脓肿？造成肝脓肿的主要原因是什么？主要的护理措施有哪些？

【主要护理诊断/问题】

1．体温过高 与肝或全身感染有关。

2．疼痛 与肝脓肿致肝被膜张力增加有关。

3．营养失调（低于机体需要量）与疾病消耗和进食减少有关。

4．潜在并发症 腹膜炎、膈下脓肿、胸腔内感染、休克、心脏压塞。

【护理措施】

（一）术前护理

1．病情观察 加强生命体征和胸、腹部症状与体征的观察，注意肝脓肿是否破溃引起腹膜炎、胸腔内感染、膈下脓肿。肝脓肿继发急性化脓性胆管炎、脓毒症或感染性休克时，可危及生命，应立即通知医生并协助抢救。

2．高热的护理

（1）物理降温：保持病室内空气流通，室温 18 ~ 22℃，湿度 50% ~ 70%。根据病情给予乙醇溶液擦浴、头枕冰袋、冰冻输液或冷生理盐水（4℃）灌肠等。

（2）药物降温：物理降温的同时可配合使用解热镇痛药，以增强降温效果。

（3）观察降温效果：监测体温变化，出汗后及时更换衣服和被单。观察有无虚脱或高热、惊厥等症状。

（4）补充水分：鼓励患者多饮水，必要时经静脉补充液体。

3．用药护理　遵医嘱正确、合理应用抗生素，注意观察不良反应，尤其警惕伪膜性肠炎和继发二重感染。

4．营养支持　鼓励患者多食高蛋白质、低脂肪、高热量、富含维生素和膳食纤维的食物，保证摄入充足的水分。对贫血、低蛋白血症者输注血液制品。对进食差、营养不良者提供肠内、外营养支持，提高机体抵抗力。

5．疼痛护理　随时评估患者疼痛的程度及其对疼痛的耐受情况，协助患者采取舒适体位，必要时遵医嘱应用镇痛药。

（二）术后护理

1．病情观察　严密监测生命体征、腹部症状与体征的变化，观察有无脓液流入腹腔和出血等表现。若患者面色苍白、出冷汗、腹胀等，可能为创面出血。若术后患者出现呼吸困难、口唇发绀，则有可能损伤肺组织，应与医师取得联系并及时处理。

2．引流管护理

（1）妥善固定引流管，防止滑脱。

（2）半坐卧位，借重力作用充分引流。

（3）保持引流通畅，每日用生理盐水多次或持续冲洗脓腔，也可用抗生素溶液冲洗，观察并记录引流液的量、颜色、性质。

（4）每日更换引流袋，保持引流袋低于皮肤切口的位置，防止引流液逆流。

（5）每日脓腔引流液少于 10ml 时，可逐步退出并拔除引流条，适时换药，直至脓腔闭合。

3．肝叶切除护理　术后 24 小时内患者应卧床休息，避免剧烈活动。密切观察切口敷料有无渗血及腹腔引流管流出液的量、颜色、性质。注意患者有无腹部征象及生命体征变化，防止腹腔内出血。此外，术后应给予氧气吸入，保证血氧浓度，促进肝创面愈合。

4．其他护理　遵医嘱使用抗生素、营养支持和对症护理。

（三）健康教育

1．疾病知识指导　指导患者积极治疗原发疾病。向患者及家属介绍物理降温方法、发热时的饮食、饮水要求及用药常识。告知患者肝脓肿常见并发症的特点，发现异常及时就诊。

2．日常生活指导　指导患者卧床休息，避免劳累。鼓励患者进食高糖类、高维生素、低脂、易消化饮食，多饮水。

二、阿米巴肝脓肿

阿米巴肝脓肿（amebic liver abscess）是肠道阿米巴病最常见的并发症，大多为单发的大脓肿，好发于肝右叶，尤以右肝顶部多见。

【病因与病理】

溶组织阿米巴是唯一使人体致病的阿米巴。机体抵抗力降低时，阿米巴滋养体直接侵入肝或侵入肠壁形成溃疡，经肠壁破损处的静脉、淋巴管侵入肝。多数滋养体在肝内被消灭，少数存活并在门静脉内迅速繁殖播散，阻塞门静脉分支，造成局部缺血、坏死。此外，阿米巴滋养体不断分泌溶组织酶，导致肝细胞坏死、液化及脓肿形成。阿米巴肝脓肿的脓腔较大，典型的脓液为果酱色（或巧克力色），较黏稠，无臭味、无菌。滋养体在脓液中很难找到，但在脓肿壁上常能找到。

【护理评估】

（一）临床表现

1．症状　起病较缓慢，病程较长，患者出现高热或不规则发热、盗汗。患者右上腹持续隐痛，可伴右肩胛或右腰背部放射痛。患者可有食欲缺乏、恶心、呕吐、腹胀、腹泻，甚至痢疾等症状。贫血、消瘦、体重减轻也较常见。

2．体征　肝大显著，局部有明显压痛和叩痛。

（二）辅助检查

白细胞计数增高，嗜酸性粒细胞计数增高明显。血清阿米巴抗体检测阳性，粪便中可找到阿米巴滋养体，部分患者乙状结肠镜检、溃疡面刮片可找到阿米巴滋养体。

（三）与疾病相关的健康史

了解患者有无肠道阿米巴痢疾病史。

（四）心理社会状况

评估患者和家属对阿米巴肝脓肿的危害、治疗方法、康复知识及并发症的认知程度及家庭经济承受能力。

（五）治疗原则

1．非手术治疗　是阿米巴肝脓肿最主要的治疗方法。主要采用甲硝唑、氯喹、依米丁等抗阿米巴药物，必要时行B超定位穿刺抽脓及全身营养支持治疗。

2．手术治疗　①经皮肝穿刺置管引流术：适用于多次穿刺抽脓及抗阿米巴药物治疗而脓腔未缩小或高热不退者；②手术切开引流术：适用于经抗阿米巴药物治疗及穿刺引流后高热不退或脓肿破溃入胸腔及腹腔并发脓胸和腹膜炎者；③肝切除术：适用于慢性厚壁阿米巴肝脓肿和脓肿切开引流术后脓肿壁不塌陷、留有无效腔或窦道者。

【主要护理诊断／问题】

1．体温过高　与阿米巴肝脓肿或继发细菌感染有关。

2．营养失调（低于机体需要量）与疾病消耗、进食减少及肠道功能紊乱有关。

3．潜在并发症　继发细菌感染、腹膜炎、膈下脓肿、胸腔内感染、心包压塞。

【护理措施】

1．遵医嘱使用抗阿米巴药物，注意观察药物不良反应。甲硝唑的不良反应主要有消化道症状及神经系统症状，出现中枢神经中毒症状（如头痛、神经衰弱、运动失调等）时，应立即停药。氯喹的不良反应有皮肤病变、消化道症状及神经系统症状等，少数患者可有心律失常，有时可有白细胞减少，如白细胞减至4×10^9/L以下则应停药。依米丁毒性大，最严重的不良反应是心肌损害，用药患者必须卧床，并用心脏监护仪对其进行心电监测。当出现心前区痛、脉搏细弱、心律失常、心力衰竭等心脏不良反应表现及心电图变化时，应立即停药。

2．加强营养支持，做好对发热患者的护理。

3．密切观察病情变化，及时发现细菌感染征象。

4．脓腔闭式引流的护理

（1）引流管头端置于脓肿最低处。

（2）每日经引流管抽吸脓液后用甲硝唑冲洗，然后用生理盐水稀释的甲硝唑注入脓腔中保留。

（3）观察脓液颜色与量的变化。

（4）严格执行无菌操作，防止继发细菌感染。

5．健康教育　指导患者养成良好的卫生习惯，预防阿米巴感染。加强体育锻炼，提高机体抵抗力。指导患者如果在临床治愈后脓腔仍存在，应继续服用甲硝唑 1 个疗程。

第二节　原发性肝癌

肝癌分原发性肝癌（primary liver cancer）和继发性肝癌（secondary liver cancer）2 种。原发性肝癌发病年龄多在 45 ~ 55 岁，男性比女性高发，东南沿海地区高发，是我国常见的恶性肿瘤之一。

【病因与病理】

（一）病因

目前认为肝癌发病与病毒性肝炎、肝硬化、黄曲霉毒素、饮水污染、亚硝胺等因素密切相关。

（二）病理

1．按病理形态分型　分为巨块型、结节型和弥漫型。

2．按肿瘤直径大小分类　分为微小肝癌（直径 ≤ 2cm）、小肝癌（2cm ＜直径，≤ 5cm）、大肝癌（＞ 5cm ＜直径≤ 10cm）和巨大肝癌（直径＞ 10cm）。

3．组织学分型　可分为肝细胞型、胆管细胞型和混合型肝癌。肝细胞型肝癌在我国最常见，约占 91.5%。

4．按生长方式分型　分为浸润型、膨胀型、浸润膨胀混合型和弥漫型。

5．转移途径

（1）肝内转移：肝癌最早在肝内转移，易侵犯门静脉系统形成癌栓，脱落后在肝内形成多发转移灶。若阻塞门静脉主干，可引起门静脉高压的临床表现。

（2）肝外转移：①血行转移：最多见于肺，其次为骨、脑等；②淋巴转移：常转移至肝门淋巴结，其次为胰周、腹膜后、主动脉旁及锁骨上淋巴结；③直接蔓延：肿瘤可直接侵犯邻近脏器及横膈；④种植转移：癌细胞脱落可种植在腹膜、横膈、盆腔等处，引起血性腹水、胸腔积液。

案例 29-2A

男性，64 岁，右上腹持续性隐痛伴食欲减退、消瘦 2 个月。2 周前感右上腹肝区疼痛，呈持续性隐痛，有时为胀痛或刺痛，夜间或运动后加重。1 周来自感疲乏无力、不思饮食，伴恶心。近 1 个月体重减轻 3kg。饮酒史 30 余年，乙肝病史 10 余年。

问题与思考：

该患者护理评估内容有哪些？除上述信息外，还需评估哪些方面？

【护理评估】

（一）临床表现

肝癌早期缺乏特异性表现，临床症状明显者，病情多已进入中、晚期。

1．症状

（1）肝区疼痛：最常见，约半数以上患者以此为首发症状，多呈间歇性或持续性钝痛、刺痛，是由于肿瘤迅速生长，使肝包膜张力增加所致。左侧卧位时疼痛明显，夜间或劳累时加重。疼痛部位与肿瘤部位密切相关，右半肝顶部的癌肿累及横膈时疼痛可放射至右肩背部。如右上腹突发剧痛伴腹膜刺激征，甚至休克，可能为肝癌结节自发性破裂引起腹腔内出血。

（2）消化道症状：常表现为食欲减退、恶心、呕吐、腹胀或腹泻等，由于这些症状缺乏特异性，故易被忽视。

（3）全身症状：患者可有不明原因的持续性低热或不规则发热，抗菌药治疗无效。早期患者消瘦、乏力不明显，晚期体重呈进行性减轻，可伴贫血、出血、腹水、水肿等恶病质表现。如发生肺、骨、脑等肝外转移，还可出现相应部位的临床症状和体征。

（4）副肿瘤综合征（paraneoplastic syndrome）：肝癌组织本身代谢异常或癌肿引起内分泌或代谢紊乱的综合征，较少见。主要表现有低血糖、红细胞增多症、高胆固醇血症及高钙血症。

（5）并发症：肝性脑病、上消化道出血、癌肿破裂出血及继发性感染等。

2．体征　肝大及肿块是中、晚期肝癌的主要体征。肝质地较硬，表面高低不平，有明显结节或肿块。癌肿位于肝右叶顶部者，肝浊音界上移，有时膈肌固定或活动受限，甚至出现胸腔积液。晚期患者可出现黄疸和腹水。

（二）辅助检查

1．实验室检查

（1）血清甲胎蛋白（alpha-fetoprotein，AFP）测定：属肝癌血清标志物，可用于普查，有助于发现无症状的早期患者，但有假阳性，应动态观察。AFP ≥ 400μg/L 且持续 4 周，或 AFP ≥ 200μg/L 且持续 8 周，并排除妊娠、活动性肝炎及生殖胚胎源性肿瘤，可考虑为肝细胞癌。

（2）血清酶学检查：肝癌患者血清碱性磷酸酶、γ - 谷氨酰转酞酶、乳酸脱氢酶的某些同工异构酶可增高，但对肝癌的诊断缺乏特异性，早期患者阳性率极低，只能作为辅助指标。

2．影像学检查

（1）B 超：是目前肝癌定位、筛查的首选方法。可显示肿瘤的部位、大小、形态及肝静脉或门静脉内有无癌栓等。能发现直径 1 ～ 3cm 或更小的病变。

（2）CT 和 MRI：CT 分辨率比 B 超高，有助于制订手术方案。动态扫描与动脉造影相结合的 CT 血管造影，可提高微小癌的检出率。MRI 与 CT 相仿，对良、恶性肝内占位性病变，特别是与血管瘤的鉴别优于 CT。

（3）选择肝动脉造影：诊断肝癌的准确率最高，可达 95% 左右。但患者要接受大量 X 线照射且属有创操作，必要时才考虑。

3．肝穿刺活组织检查　B 超引导下行细针穿刺活检可获得肝癌的病理学确诊依据，具有确诊意义，但有出血、肿瘤破裂和肿瘤沿针道转移的危险，临床上不主张采用。

4．腹腔镜检查　对经各种检查未能确诊而临床高度怀疑肝癌者，可行腹腔镜检查，对位于肝表面的肿瘤有诊断价值。

（三）与疾病相关的健康史

了解患者是否居住于肝癌高发区及饮食和生活习惯，有无长期进食含黄曲霉毒素的食品或亚硝胺类致癌物接触史。了解家族中有无肝癌或其他肿瘤患者。了解患者有无肝炎、肝硬化及其他部位的肿瘤病史，有无其他系统伴随疾病等。

（四）心理社会状况

评估患者和家属对疾病本身、治疗方案及疾病预后的认知程度，以及由此产生的恐惧、焦虑程度和心理承受能力。评估家庭对疾病治疗的经济承受能力。

（五）治疗原则

1．手术治疗　早期手术切除是目前治疗肝癌最有效的方法，小肝癌的手术切除率高达80% 以上，术后 5 年生存率可达 60% ～ 70%。

（1）肝切除术：是目前治疗肝癌最有效的方法。根据肿瘤位置、大小、患者全身情况、肝硬化程度及肝功能代偿情况可行局部切除、肝段切除、肝叶切除、半肝切除。肝切除手术中至少要保留正常肝组织的 30% 或硬化肝组织的 50%，否则肝功能不易代偿。

（2）不能切除肝癌的外科治疗：可根据具体情况，术中行肝动脉结扎或肝动脉栓塞化疗及冷冻、射频或微波治疗等，均有一定的疗效。

（3）肝移植：可以获得较好的长期治疗效果。国际上大多按照米兰肝移植标准选择肝癌患者行肝移植（米兰标准：1 个肿瘤＜ 5cm，或 2 个或 3 个肿瘤，直径均＜ 3cm，无血管侵犯或肝外转移）。

2．非手术治疗

（1）肝动脉栓塞化疗（transcatheter hepatic arterial chemoembolization，TACE）：TACE 是一种介入治疗，即经股动脉达肝动脉做超选择性肝动脉插管，经导管注入栓塞剂和抗癌药物，是高龄、严重肝硬化等不能手术切除的中、晚期肝癌患者首选的治疗方法。经栓塞化疗后，部分中、晚期肝癌患者肿瘤缩小，可获得手术切除机会。常用的栓塞剂为碘油和吸收性明胶海绵。抗癌药物常选用氟尿嘧啶、丝裂霉素、多柔比星等。但对有顽固性腹水、黄疸及门静脉主干瘤栓的患者则不适用。

（2）局部消融治疗：在 B 超引导下经皮穿刺肿瘤行微波、射频、冷冻、无水乙醇注射等消融治疗。适用于不宜手术的肝癌患者，特别是术后早期肿瘤复发者。

（3）其他：包括放射治疗、生物和分子靶向药物治疗、中医中药治疗等，多以综合应用效果为好。

知识拓展

原发性肝癌的分子靶向治疗

索拉非尼是一种口服的多靶点、多激酶抑制剂，既可通过抑制血管内皮生长因子受体和血小板源性生长因子受体阻断肿瘤血管生成，又可通过阻断 Raf/MEK/ERK 信号转导通路抑制肿瘤细胞增殖，从而发挥双重抑制、多靶点阻断的抗肝细胞癌作用。多项国际多中心Ⅲ期临床研究证明，索拉非尼能够延缓肝细胞型肝癌的进展，明显延长晚期患者生存期，且安全性较好。同时，对不同地域、不同基线水平和不同预后因素的患者应用索拉非尼治疗都有临床获益，疗效相似。目前，索拉非尼已相继获得欧洲 EMEA、美国 FDA 和我国 SFDA 等批准，用于治疗不能手术切除和远处转移的肝细胞癌。其常规用法为 400mg，每日 2 次，口服。应用时需注意对肝功能的影响，要求患者肝功能为 Child-Pugh A 或相对较好的 B 级。肝功能情况良好、分期较早及早用药者的获益更大。索拉非尼与肝动脉介入治疗或系统化疗联合应用，可使患者更多地获益，已有一些临床观察和研究证实。

——选自《原发性肝癌诊疗规范》（2011 年版）

案例 29-2B

体检：T 36.7℃，P 76 次 / 分，R 18 次 / 分，BP 126/80mmHg。剑突下和右季肋下可触及肝约一横指，边缘钝，质稍硬，轻触压痛，表面呈小结节状。无其他阳性体征。

辅助检查：① AFP：400μg/L；② B 超示：肝右后叶实质性占位病变。

问题与思考：

该患者哪些表现符合肝癌诊断？患者存在哪些护理问题？如何对该患者进行护理？

【主要护理诊断 / 问题】

1．焦虑　与担忧手术效果、疾病预后和生存期限有关。

2．疼痛　与肿瘤迅速生长导致肝被膜张力增加或放疗及化疗后的不适有关。

3．营养失调（低于机体需要量）　与肿瘤消耗、放疗及化疗引起胃肠道不良反应等有关。

4．潜在并发症　肝癌结节破裂、消化道或腹腔内出血、肝性脑病、肺部感染。

【护理措施】

（一）肝动脉插管化疗患者的护理

1．化疗前准备　向患者解释肝动脉插管化疗的目的及注意事项。注意出血及凝血时间、血常规、肝功能、肾功能、心电图等检查结果，判断有无禁忌证。穿刺处皮肤准备，术前禁食 4h，备好一切所需物品及药品。

2．化疗后护理

（1）预防出血：术后嘱患者平卧，卧床 24 ～ 48 小时，穿刺处用沙袋加压 1 小时，穿刺侧肢体制动 6 小时。注意观察穿刺点有无出血现象，穿刺侧肢体皮肤的颜色、温度及足背动脉搏动情况。拔管后压迫穿刺点 15 分钟并局部加压包扎，卧床 24 小时防止局部出血。

（2）导管护理：妥善固定，避免滑脱。严格遵守无菌原则，注药前消毒导管，注药后用无菌纱布包扎，防止细菌沿导管逆行引起感染。注药后用肝素稀释液冲洗导管，以防堵塞。

（3）栓塞后综合征的护理：肝动脉栓塞化疗后部分患者出现肝区疼痛、发热、恶心、呕吐、白细胞计数下降等表现，称为栓塞后综合征。不良反应的观察与护理：

1）肝区疼痛：由肝动脉栓塞后，肝水肿、肝被膜张力增大所致。对轻度疼痛患者可不处理或给予少量对肝无损害的镇静药，一般 48 小时后腹痛可减轻或消失。对重度持续疼痛患者，考虑是否合并其他并发症，如胆囊动脉栓塞致胆囊坏死等。必要时可适当给予止痛药。

2）发热：是机体对坏死组织重吸收的反应。轻度发热有助于增强机体免疫力，不必处理。中度以上发热可加重患者消耗及肝负担，应给予物理降温或解热镇痛药、激素等。

3）恶心、呕吐：由抗癌药物对胃肠道黏膜的直接损害作用所致，多在术后 4 ～ 8 小时出现，24 小时后渐减轻。可给予止吐药物，注意避免误吸。

4）白细胞计数低于 4×10^9/L 时，应暂停化疗并应用升高白细胞计数药。

5）肝、肾功能监护：肝动脉栓塞后可致肝缺血、缺氧，术后应吸氧 3 日并给予保肝治疗。化疗药或栓塞物逆流及肝功能受损可影响肾功能，应注意尿量及肾功能变化。嘱患者大量饮水，以减轻化疗药物对肾的不良反应。

（二）手术治疗的护理

1．术前护理

（1）心理护理：鼓励患者表达自己的想法，疏导、安慰患者。解释各种治疗护理知识。

尊重和理解患者，让家属了解发泄的重要性。帮助患者正视现实，增强应对能力，积极参与和配合治疗。鼓励家属与患者共同面对疾病，互相扶持。

(2) 疼痛护理：指导患者控制疼痛的方法。安排舒适的环境，必要时遵医嘱按照三级止痛原则给予镇痛药，观察药物镇痛效果及不良反应。

(3) 改善营养状况：采用高蛋白质、高热量、高维生素、易消化的饮食，少量多餐。合并肝硬化有肝功能损害者，应当限制蛋白质摄入。肝功能不良伴腹水者，严格控制水、钠的摄入。必要时给予肠内、外营养支持，输注血浆或白蛋白，补充维生素 K 和凝血因子等。遵医嘱合理补液与利尿，注意纠正水、电解质紊乱。

(4) 保肝护理：嘱患者保证充分休息和睡眠，禁烟、酒。遵医嘱给予支链氨基酸，避免使用红霉素、巴比妥类、盐酸氯丙嗪等损害肝功能的药物。

(5) 预防感染：做好皮肤、口腔、会阴及各种导管护理，术前 2 日遵医嘱使用抗菌药，预防感染性并发症。

(6) 肠道准备：术前 3 日口服肠道抑菌药。术前 1 日灌肠，减少血氨来源，禁用肥皂水灌肠，宜用生理盐水或酸性液灌肠。

2．术后护理

(1) 饮食：术后禁食、胃肠减压，肠蠕动恢复后逐步给予流质、半流质饮食，直至恢复正常饮食。术后患者易发生低血糖，禁食期间应静脉补充葡萄糖溶液或营养支持。术后 2 周内适当补充白蛋白、血浆，以提高机体抵抗力。

(2) 疼痛护理：对术后疼痛剧烈者积极镇痛。指导患者减轻疼痛的方法，如分散注意力或病情许可时取半卧位，以降低切口张力。教会患者使用止痛泵，并注意观察药物效果及不良反应。

(3) 并发症的观察和护理

1) 出血：①病情观察：严密观察患者生命体征、神志、尿量，以及切口渗血、渗液情况。若引流液颜色鲜红、量持续性增加，应警惕腹腔内出血，及时通知医师采取措施；②体位与活动：术后血压平稳取半卧位，术后 1 ~ 2 日应卧床休息，协助患者翻身，避免过早活动、咳嗽、打喷嚏等，以免肝断面术后出血；③凝血机制障碍性出血：遵医嘱给予凝血酶原复合物、纤维蛋白原、新鲜血，纠正低蛋白血症；④短期内或持续引流大量血性液体，经输液及输血患者血压、脉搏仍不稳定时，应做好再次手术止血的准备。

2) 膈下积液与脓肿：是肝切除术后严重的并发症，因术后引流不畅或引流管拔除过早，使残肝旁积液、积血或肝断面坏死组织及渗漏的胆汁积聚引起，如继发感染可形成膈下脓肿。护理时应注意：①引流管护理：妥善固定，避免受压、扭曲和折叠，保持引流畅通。严格遵守无菌原则，每日更换引流袋，准确记录引流液的量、颜色、性质。若引流量逐日减少，可在术后 3 ~ 5 日拔管。②加强观察：密切观察体温变化，术后 1 周左右，若患者体温正常后再升高，或术后体温持续不降伴上腹部或右季肋部胀痛、呃逆、脉搏增快、白细胞增多、中性粒细胞达 90% 以上等表现，应怀疑膈下积液或膈下脓肿。③若已形成膈下脓肿，则应协助医师行 B 超引导下穿刺抽脓。对穿刺后置管引流者加强冲洗和吸引护理。④对高热者给予物理降温，必要时药物降温，鼓励患者多饮水。加强营养支持和抗菌药的应用护理。

3) 肝性脑病：术后间歇给氧 3 ~ 4 日，以增加对肝细胞的供氧量，利于肝功能的恢复。遵医嘱给予保肝药物。适当补充支链氨基酸，不可进食高蛋白质食物及增加血氨的药物，保持大便通畅。出现肝性脑病迹象，应及时报告医师处理。

（三）健康教育

1．疾病指导　不吃霉变食物。对有肝炎、肝硬化病史者和肝癌高发地区人群定期做 AFP 测定或 B 超检查，以期早发现。

2. 饮食指导 多进食高热量、优质蛋白质、富含维生素和纤维素的食物，以清淡、易消化为宜。

3. 定期复查 每1～2个月复查AFP、胸部X线和B超，以便早发现临床复发或转移迹象。出现水肿、体重减轻、出血倾向、黄疸、疲乏等症状时，及时就诊。

小 结

（一）细菌性肝脓肿

1. 病因 化脓性细菌侵入肝。

2. 临床表现 发病急，主要症状为寒战、高热、肝区疼痛、消化道症状。肝大、肝区压痛和叩痛为主要体征。

3. 治疗原则 处理原发病，防治并发症。

4. 护理措施 非手术治疗的护理主要包括病情观察、用药护理、营养支持及对症护理。术后护理主要包括病情观察、引流管护理、肝叶切除护理等。

（二）阿米巴肝脓肿

1. 病因 肠道阿米巴侵入肝。

2. 临床表现 起病缓慢，病程较长，呈弛张热或间歇热，伴畏寒、多汗。患者右上腹痛，有右肩胛或右腰背部放射痛，可有消化道和全身症状。病情比细菌性肝脓肿轻。

3. 治疗原则 以非手术治疗为主。

4. 护理措施 注意继发细菌感染征象，做好脓腔引流护理。

（三）原发性肝癌

1. 病因 与病毒性肝炎、肝硬化、黄曲霉毒素和亚硝胺等某些化学致癌物、水土因素等密切相关。

2. 临床表现 肝癌患者早期缺乏典型临床表现，中、晚期出现肝区疼痛、肝大、消化道及全身症状。

3. 治疗原则 多采用以手术切除为主的综合治疗。

4. 护理措施 术前护理主要包括减轻疼痛、营养支持、充分的术前准备、肝动脉插管化疗的护理等。术后护理主要包括病情观察、并发症的观察和护理。

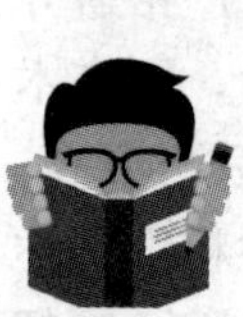

思考题

女性，36岁，慢性肝炎病史10年，肝区隐痛伴消瘦、乏力2个月。查体：巩膜轻微黄染，腹平软。辅助检查：CT检查发现肝内多个占位性病变。诊断为原发性肝癌。患者入院第2天突发剧烈右上腹痛，并扩散至下腹部，伴腹胀、面色苍白，血压88/56mmHg。

请问：该患者可能出现了什么并发症？应如何护理？

T29-1

参考答案

（薛晓燕）

第三十章　胆道疾病患者的护理

学习目标

通过本章内容的学习，学生应能够：

◎ **识记**

1．复述胆石症、胆道感染的临床表现和治疗原则。

2．复述胆道蛔虫病的典型临床表现。

3．描述胆囊癌、胆管癌的临床表现和治疗原则。

◎ **理解**

解释胆石症、急性胆囊炎、急性梗阻性化脓性胆管炎的病理生理。

◎ **运用**

1．评估胆石症和胆道系统感染患者并为其制订护理计划。

2．评估胆道肿瘤患者并为其制订护理计划。

第一节　胆 石 症

胆石症（cholelithiasis）是指发生于胆道系统的结石，包括胆囊和胆管的结石，是我国的常见病和多发病。我国胆石症的患病率为 0.9% ~ 10.1%，平均为 5.6%。女性发病明显多于男性。目前我国的胆结石已由以胆管内胆色素结石为主逐渐转变为以胆囊内胆固醇结石为主。

【分类】

1．按其化学组成成分不同分类

（1）胆固醇结石：以胆固醇为主要成分，外观为白黄、淡灰黄色或黄色，质硬，表面光滑，呈圆形、椭圆形或多面体，剖面可见放射状排列的条纹，X 线检查多不显影。

（2）胆色素结石：以胆色素为主要成分，外观为棕黑色或棕褐色，质地松软、易碎，呈粒状或长条状，大小不一，松软不易成型者称为泥沙样结石，剖面呈层状。X 线检查常不显影。

（3）混合性结石：主要由胆固醇、钙盐、胆红素等多种成分混合而成。因成分及比例不同，外观各异，结石剖面可呈层状，也有的中心呈放射状而外周呈层状。因其所含钙盐多，X 线检查常显影。

2．按结石的部位分类

（1）胆囊结石：多为胆固醇结石，大多数为多发。

（2）肝外胆管结石：多为胆色素混合性结石，多为原发性结石。胆结石自胆囊坠入胆总管者为继发性胆管结石，其成分与胆囊结石相同。

（3）肝内胆管结石：绝大多数为多发，均为胆色素混合性结石。

【病因与病理】

1．病因

（1）胆道感染：各种原因导致的胆汁淤积，细菌或寄生虫侵入胆道系统可引起感染。细菌产生的β-葡糖醛酸酶和磷脂酶能水解胆汁中的脂质，使可溶性的结合胆红素水解为游离胆红素，后者可与钙结合形成胆红素钙，促使胆红素结石形成。

（2）胆道异物：蛔虫、华支睾寄生虫虫卵或成虫尸体可作为结石的核心，促发结石形成。

（3）代谢改变：任何导致胆固醇和胆汁酸浓度比例失调的原因均可诱发结石，如回肠切除术后胆盐的肝肠循环破坏。胆汁内胆盐、卵磷脂、胆固醇浓度改变，胆固醇过饱和时析出结晶；胆汁中存在促成核因子，分泌大量黏液糖蛋白促使成核和结石形成。

（4）胆道梗阻：梗阻引起胆汁淤积，淤积胆汁中的胆色素在细菌作用下分解为非结合胆红素，形成胆色素结石。

（5）胆囊功能异常：胆囊收缩功能减退，胆囊内胆汁淤积也有利于结石形成。

（6）其他：如肥胖、雌激素、遗传等与结石的形成有关。

2．病理 感染、梗阻、结石三者之间关系密不可分，互相影响并加重。结石会造成胆道梗阻，可引起肝细胞损害，甚至导致肝细胞坏死或胆源性肝脓肿。梗阻后容易造成继发感染。若胆结石嵌顿于壶腹部，则可引起胰管阻塞，形成急、慢性胰腺炎。胆道长期受结石、炎症或胆汁中致癌物质的刺激，可能发生癌变。

案例 30-1A

女性，48 岁，因“反复右上腹疼痛 2 年，复发加重 3 天”入院。

问题与思考：

该患者的护理评估内容有哪些？

【护理评估】

（一）临床表现

临床表现取决于结石的大小、部位，是否合并感染或梗阻。无症状但在其他检查、手术或尸体解剖时偶尔被发现者，称为静止性结石。

1．胆囊结石

（1）症状

1）胆绞痛：是胆囊结石患者典型的首发症状，表现为右上腹或上腹部阵发性疼痛，或持续性阵发性加剧的绞痛，并可放射至右肩或右背部，常伴有恶心、呕吐。常发生于饱餐、进食油腻食物或睡眠中体位改变时。

2）上腹隐痛：多数患者仅在进食油腻食物、工作紧张或疲劳时感觉上腹或右上腹隐痛，或者有饱胀不适、嗳气、呃逆等，常被误诊为“胃病”。

（2）体征：常不明显，右上腹胆囊区可有压痛，有时可扪及肿大的胆囊。Mirizzi 综合征是特殊类型的胆囊结石，由于胆囊管与肝总管伴行过长或胆囊管与肝总管汇合位置过低，持续嵌顿于胆囊颈的结石或胆囊管结石压迫胆总管，引起肝总管狭窄或胆囊胆管瘘，以及反复发作的胆管炎、胆囊炎、梗阻性黄疸。

2．胆管结石 临床表现取决于有无感染及梗阻，其典型的临床表现被称为 Charcot 三联征，即腹痛，寒战与高热，黄疸。

（1）肝外胆管结石

1）腹痛：表现为剑突下或右上腹部阵发性绞痛，或持续性疼痛伴阵发性加剧，向右肩背部放射，伴恶心、呕吐。其原因主要是由于结石嵌顿在胆总管下端或壶腹部，反射性引起Oddi括约肌痉挛所致。

2）寒战与高热：常出现于剧烈腹痛之后，体温可达39～40℃，呈弛张热，是胆管梗阻继发感染引起的全身中毒症状。

3）黄疸：由胆管梗阻后胆红素逆流入血所致。黄疸的程度与结石梗阻的程度、是否继发感染有关。完全性梗阻患者，特别是合并感染的患者黄疸明显，可以出现进行性加深。出现黄疸时，患者可有尿色变黄、大便颜色变浅和皮肤瘙痒等症状。

（2）单纯性肝内胆管结石：患者可多年无症状或仅有上腹部不适，或有肝区和患侧胸背部持续性胀痛，合并感染时除Charcot三联征外，还可并发胆源性肝脓肿。反复感染发作会引起胆汁性肝硬化、门静脉高压、肝衰竭，甚至诱发胆管癌。

（二）辅助检查

1．实验室检查　合并感染时白细胞计数及中性粒细胞升高。肝细胞损害时，血清氨基转移酶及碱性磷酸酶增高。尿胆红素升高，尿胆原降低或消失，粪中尿胆原减少。

2．影像学检查

(1)B超：为首选方法，对结石的诊断率高达70%～90%。B超可示胆囊增大，囊壁增厚，大部分患者可见到胆囊结石强回声团。胆管结石时，可显示胆管内有结石影，近段扩张。

（2）CT、MRI、MRCP：可显示梗阻部位、程度及结石大小、数量等，并能发现胆管癌。

（3）其他检查：经皮经肝胆管造影（percutaneous transhepatic cholangiography，PTC）与内镜逆行胰胆管造影（endoscopic retrograde cholangiopancreatography，ERCP）为有创检查，仅用于诊断困难及准备手术的患者。

（三）与疾病相关的健康史

了解患者有无胆道感染、消化不良、胆道手术史，了解患者有无腹痛发作史，评估患者的饮食结构及妊娠情况等。

（四）心理社会状况

了解患者对胆石症的认知，无症状的结石患者常担心会突然发病或病情进一步发展。有症状者，对手术能否成功及术后能否正常饮食充满担心。了解患者家庭成员及社会支持系统对患病后精神和经济上的支持情况。

（五）治疗原则

1．胆囊结石

（1）手术治疗：胆囊切除术是最佳治疗方法。手术适应证：①结石反复发作引起临床症状；②结石嵌顿于胆囊颈或胆囊管；③慢性胆囊炎；④无症状，但结石已充满整个胆囊。

手术方式：腹腔镜胆囊切除术（laparoscopic cholecystectomy，LC）、开腹胆囊切除术（open cholecystectomy，OC）、小切口胆囊切除术（openmini cholecystectomy，MC），首选LC。

（2）非手术治疗：包括溶石治疗、体外冲击波碎石治疗、经皮胆囊碎石溶石等。对于无症状的静止结石，只需观察和随诊。

2．肝外胆管结石　以手术治疗为主，手术目的是取出结石，解除胆道狭窄和梗阻，去除感染病灶，术后保持胆汁引流通畅，预防胆石复发。常用的手术方法：

（1）胆总管切开取石术、“T”形管引流：为首选方法。此法可保留正常的Oddi括约肌功能。胆总管下端通畅者取石后放置“T”形管，其目的为：①引流胆汁和减压：防止胆汁排出受阻，致胆总管内压力增高、胆汁外漏引起腹膜炎；②引流残余结石：引流胆道内残余结石，尤其是泥沙样结石通过“T”形管排出体外，也可经“T”形管行造影或胆道镜检查、取石；③支撑胆道：防止胆总管切开处粘连、瘢痕狭窄等导致管腔变小。对合并感染者，首先采取非手术处理。

（2）胆肠吻合术：对胆总管下端严重狭窄或梗阻，狭窄段超过 2cm，无法用手术方法解除局部梗阻者，应行胆总管空肠 Roux-en-Y 吻合术，同时切除胆囊。该术式因废除了 Oddi 括约肌，临床应用逐渐减少。

（3）Oddi 括约肌成形术：适用于胆总管结石合并胆总管下端短段（< 1.5cm）狭窄或胆总管下端嵌顿结石的患者。

（4）微创外科治疗：ERCP 检查的同时行内镜括约肌切开、取石。合并胆道感染时，可临时在内镜下安置鼻胆管引流或支撑管，此法操作简便，创伤小。残余结石可在手术 6 周后用胆道镜取出。

3．肝内胆管结石 对无症状、无局限性胆管扩张的三级胆管以上的结石，一般不治疗。对反复发作胆管炎的肝内胆管结石，主要采用手术治疗。手术治疗的原则：取净结石、去除病灶、通畅引流、防止复发。手术方法包括肝切除术、胆管切开取石、胆肠吻合术、肝移植术。

案例 30-1B

体检：T 37.1℃，P 62 次 / 分，R 19 次 / 分，BP 108/71mmHg。腹部平软，右上腹有明显压痛、反跳痛，无肌紧张。肝、脾肋缘下未及，Murphy 征（+），肝区叩击痛（-），移动性浊音（-），肠鸣音 2 ~ 3 次 / 分。

B 超：胆囊大小正常，壁厚 4.5mm，囊内可见多个强回声光团，可随体位移动，最大如绿豆大小。胆管未见扩张。

遵医嘱给予补液、抗炎、支持治疗。

问题与思考：

目前主要护理诊断 / 问题有哪些？如何护理？

【主要护理诊断 / 问题】

1．疼痛 与胆道梗阻、感染或手术创伤有关。

2．体温过高 与术前感染、术后炎症反应有关。

3．潜在并发症 出血、胆瘘、高碳酸血症、肩背部酸痛等。

【护理措施】

（一）非手术治疗的护理 / 术前护理

1．病情观察 动态观察患者生命体征、腹部症状与体征的变化。若患者出现寒战、高热、腹痛、黄疸等情况，应警惕发生急性胆管炎，及时报告医生并积极协助处理。

2．饮食与补液 腹痛剧烈、梗阻未解除者，应禁食，禁食期间给予肠外营养支持。疼痛缓解、梗阻解除者，应进食高热量、高蛋白质、高维生素、低脂清淡饮食。积极补液，纠正水、电解质、酸碱平衡紊乱。

3．疼痛护理 根据腹痛的部位、性质、程度及诱因，采取相应的护理措施缓解疼痛。对于诊断和治疗方案明确者，可予消炎利胆、解痉镇痛药物。禁用吗啡，以免引起 Oddi 括约肌痉挛。

4．应用抗生素 遵医嘱应用针对革兰氏阴性杆菌敏感的抗生素。

5．**纠正凝血功能障碍** 对肝功能受损者肌内注射维生素 K_1 10mg，每日 2 次，纠正凝血功能障碍，预防术后出血。

6．**皮肤护理** 对于有黄疸者，告知患者引起黄疸的原因。指导患者剪指甲，不可抓挠皮肤，防止抓破。每天用温水擦洗皮肤，保持皮肤清洁。瘙痒剧烈者，可遵医嘱外用药物。

7．**其他** 完善术前各项准备，留置胃肠减压，交叉配血等。对于拟行胆肠吻合术者，严格肠道准备。

（二）术后护理

1．**病情观察** 观察患者生命体征、腹部症状及体征和引流情况。对于行胆囊切除术者，观察有无消化不良症状及脂肪性腹泻。对术前有黄疸者，观察大便颜色并监测血清胆红素变化。

2．**营养支持** 术后禁食、胃肠减压期间通过肠外营养途径补充足够的热量、氨基酸、维生素、水与电解质等。胃肠功能恢复后可给予流质饮食，以后逐渐给予低脂、高蛋白质、高维生素、易消化的饮食，禁食油腻食物。

3．**防治感染** 监测患者体温变化，遵医嘱合理应用抗生素。

4．**肩胛部疼痛** 腹腔镜胆囊切除术后由于 CO_2 刺激膈肌及胆囊创面引起。一般无需特殊处理，可自行缓解。

5．**“T”形管引流的护理**

（1）妥善固定：术后用缝线将“T”形管固定于腹壁，再用胶布将其固定于腹部皮肤，防止翻身、活动时脱出。

（2）保持引流通畅：防止引流管受压、扭曲或折叠。引流液中有血凝块、絮状物、泥沙样结石时要经常给予挤捏，防止管道堵塞。必要时用生理盐水冲洗或用注射器负压抽吸。

（3）观察并记录引流液的颜色、性质和量：正常成人胆汁每日分泌量为 800 ～ 1200ml，呈深黄色或棕黄色，清晰，无沉淀物。术后 24 小时引流量为 300 ～ 500ml，恢复饮食后可增加至 600 ～ 700ml，以后引流量逐渐减少。若术后早期胆汁引流量突然减少，可考虑引流管受压、扭曲、折叠、阻塞或脱出。如术后晚期引流量增多，提示胆道下端梗阻。

（4）防止感染：定期更换引流管与引流袋，注意无菌操作。引流管周围皮肤每日用 75% 乙醇溶液消毒，管周垫无菌纱布，防止胆汁浸润皮肤。在改变体位或活动时注意引流管的高度不要超过腹部切口的高度，以防胆汁逆流，造成感染。

（5）拔管：“T”形管留置时间与“T”形管材质、营养状况、年龄及病情有关。一般术后 12 ～ 14 日，无特殊情况，可拔除引流管。拔管适应证为：①黄疸消退，无腹痛、发热；②血象、血清总胆红素测定正常；③大便颜色正常，胆汁引流量减少，颜色呈透明黄色，无沉渣，无脓液、结石及絮状物，胆道造影或胆道镜证实胆管无狭窄、结石、异物，通畅良好，试行夹管 24 ～ 48 小时以上无不适，可考虑拔管。拔管后伤口局部用凡士林纱布填塞，1 ～ 2 日后自行闭合。

6．**并发症的观察与处理**

（1）出血：可为腹腔内出血和胆道出血，前者多发生于术后 24 ～ 48 小时内，可能由术中止血不彻底或结扎线脱落、肝断面渗血或凝血功能障碍导致。胆道出血多为结石或炎症反复刺激引起血管壁糜烂、溃疡或术中操作不当引起。护理措施：观察患者生命体征与腹部体征，如持续出现血压下降、脉搏细速、心率增快，腹腔引流管引流大量血性液体超过 100ml/h 时，提示腹腔内出血。胆道出血表现为“T”形管引流出血性胆汁或鲜血，粪便呈柏油样，可伴心率增快、血压下降等休克表现。出现上述表现，及时报告医师，防止发生低血容量性休克。

（2）胆瘘：由胆管损伤、胆总管下端梗阻、“T”形管脱出引起。患者若出现腹痛、体温增高、腹膜刺激征等急性腹膜炎的表现或腹腔引流液呈黄绿色胆汁样，提示可能发生胆瘘。护理措施：①引流胆汁：将漏入腹腔的胆汁充分引流出体外。②对长期大量胆瘘者，遵医嘱积极补液，维持体液平衡。③长时间胆汁丢失，可影响脂肪类食物的消化、吸收，引起营养失调和脂溶性维生素缺乏，应补充热量和维生素，并将引流出的胆汁通过肠造瘘回灌，以帮助消化。④防止胆汁刺激和损伤皮肤：及时更换引流管周围被胆汁浸湿的敷料，给予氧化锌软膏涂敷局部皮肤。

（3）高碳酸血症：由腹腔镜胆囊切除术后 CO_2 弥散入血引起。临床表现为呼吸浅慢，$PaCO_2$ 升高。为防止其发生，术后应给予患者低流量吸氧。深呼吸和有效咳嗽，促进体内 CO_2 的排出。

（三）健康教育

1．饮食宜选择低脂、高蛋白质、高热量、高维生素、易消化的饮食，避免暴饮暴食，养成良好的饮食和休息习惯。

2．向患者及家属介绍胆道疾病的相关知识，使其对健康有正确的认识。

3．带“T”形管出院者的指导　向患者及家属讲解带“T”形管的必要性。穿宽松舒适的衣服，防止管道受压。沐浴时用塑料薄膜覆盖置管处，以防感染。避免过量活动和提举重物，防止脱出。如发现脱出，应及时就医。

第二节　胆道感染

胆道感染是指胆道系统受细菌侵袭而引起的炎症反应。按其发生的部位可分为胆囊炎和胆管炎；按其发病急缓与病程分可分为急性、亚急性、慢性胆道感染。胆道感染常与胆结石并存，互为因果。

一、急性胆囊炎

急性胆囊炎（acute cholecystitis）是指发生于胆囊的急性细菌性和（或）化学性炎症，是一种常见急腹症，女性多见。根据患者是否合并胆囊内结石分为结石性胆囊炎和非结石性胆囊炎，以前者多见。

【病因与病理】

（一）病因

1．急性结石性胆囊炎

（1）胆囊管梗阻：结石可嵌顿或阻塞于胆囊管或胆囊颈，嵌顿的结石可直接损伤受压部位的黏膜而引起炎症，以致胆汁流出受阻，胆汁淤积、浓缩。高浓度的胆汁酸盐具有细胞毒性，从而引起细胞损害，加重受压部位黏膜的炎症、水肿甚至坏死。

（2）细菌感染：多为继发性感染，细菌可通过胆道逆行进入胆囊，或者经血液循环或淋巴途径进入，在胆汁淤滞，流出不畅时造成感染。致病菌主要是革兰氏阴性杆菌，以大肠埃希菌最为常见，厌氧菌感染也常见。

2．急性非结石性胆囊炎　多见于老年重病者（如创伤、烧伤、长期胃肠营养者），或者大手术后患者（如腹主动脉瘤或心肺旁路手术后患者）。此种患者胆囊炎较常发生胆囊坏死、积脓或穿孔。

（二）病理

根据胆囊内结石是否嵌顿、感染的程度不同，可有不同的病理变化。

1．急性单纯性胆囊炎　病变开始时胆囊管梗阻，胆囊内压力增高，胆囊肿大，黏膜充血、水肿，渗出增加，此时称为急性单纯性胆囊炎。

2．急性化脓性胆囊炎　如梗阻未解除或炎症尚未控制，则病变累及胆囊壁全层，出现胆囊壁增厚、血管扩张，甚至浆膜层也有纤维性和脓性分泌物覆盖，从而发展成为急性化脓性胆囊炎。

3．急性坏疽性胆囊炎　若梗阻仍未解除，胆囊内压力继续增高，血管受压导致血液循环障碍，引起胆囊缺血、坏疽，称为急性坏疽性胆囊炎。

4．胆囊穿孔　若胆囊壁缺血时间较长，可引起囊壁坏死、穿孔，导致胆汁性腹膜炎。

【护理评估】

（一）临床表现

1．症状

（1）腹痛：表现为突发性右上腹部阵发性绞痛，常由于进食油腻食物、饱食后引起胆囊收缩，加之结石梗阻，胆汁排出受阻，胆囊内压力增高所致。结石引起者呈阵发性剧烈绞痛，非结石引起者呈持续性疼痛。疼痛可放射到右肩、肩胛和背部。

（2）消化道症状：患者腹痛的同时常伴有恶心、呕吐、食欲缺乏、厌食油腻食物等消化道症状。

（3）发热：患者常有轻度发热，通常无畏寒，出现寒战、高热常提示病情加重，可能发展至胆囊化脓、坏疽、穿孔，或合并胆道感染。

（4）黄疸：急性胆囊炎患者很少出现黄疸，或仅有轻度黄疸。

2．体征

（1）Murphy 征阳性：用手压于右上肋下缘，嘱患者做腹式呼吸，如出现吸气突然暂停，为 Murphy 征阳性，是急性胆囊炎的典型体征。

（2）腹膜刺激征：早期可有右上腹压痛或叩痛。胆囊化脓、坏疽时，可扪及肿大的胆囊，压痛明显，范围增大，可出现反跳痛和肌紧张。

（二）辅助检查

1．实验室检查　血常规检查可见白细胞计数轻度升高，中性粒细胞比例增高，部分患者可出现血清胆红素、转氨酶或血清淀粉酶升高。

2．影像学检查　B 超为首选检查方法，可显示胆囊增大，胆囊壁增厚，胆囊周围有渗出液。CT 可获得与 B 超相似的效果。

（三）与疾病相关的健康史

评估患者有无不良饮食习惯，如喜油腻食物、长期饥饿、暴饮暴食、过度肥胖等，是否有类似腹痛发作史，既往有无胆囊结石病史。

（四）心理社会状况

急性胆囊炎发病急，腹痛明显，应了解患者有无对急性发病而表现出的担心、焦虑等心理状态。评估患者对本病的发展、治疗、护理及术后康复知识的了解程度。了解家庭的经济承受能力和支持程度。

（五）治疗原则

1．非手术治疗　既可作为术前准备，也可控制炎症发展。方法包括禁食、胃肠减压，解痉、止痛，输液、抗感染，全身支持疗法，纠正水、电解质及酸碱代谢失调等。经上述治疗，大多数患者胆囊管梗阻能解除，充血、水肿消退，症状缓解，可酌情行择期手术。

2．手术治疗　对非手术治疗病情无缓解，或已被诊断为急性化脓性胆囊炎、坏疽穿孔性胆囊炎者，需尽早手术治疗。急诊手术应力求安全、简单、有效。对年老体弱、合并多个重要脏器疾病者，选择手术方法更应慎重。手术方式包括胆囊切除术、胆囊造口术、超声或 CT 引导下经皮肝胆囊穿刺引流术（percutaneous transhepatic gallbladder puncture drainage，PTGD）。

知识拓展

急性胆囊炎治疗流程图

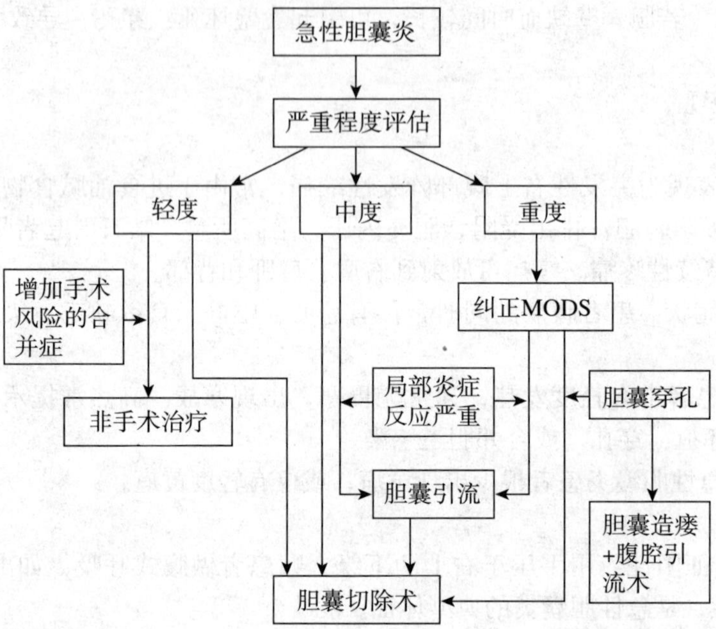

《急性胆道系统感染的诊断和治疗指南》(2011 版)

【主要护理诊断 / 问题】

1．疼痛　与结石突然嵌顿、胆汁排出受阻导致胆囊强烈收缩或继发感染有关。

2．体温过高　与胆囊炎症反应有关。

3．潜在并发症　胆囊穿孔。

【护理措施】

（一）非手术治疗护理 / 术前护理

1．**病情观察**　应密切观察患者生命体征和腹部症状、体征变化，如发现体温增高、腹痛加重，并出现腹膜刺激征，则应考虑胆囊穿孔或病情加重，须立即报告医师，及时处理。

2．**缓解疼痛**　嘱患者采取合适的体位，多卧床休息。禁食、胃肠减压可缓解疼痛。对于诊断明确且疼痛剧烈者，可遵医嘱给予解痉镇痛药（如阿托品），但不可使用吗啡，以免引起 Oddi 括约肌痉挛，加重疼痛。

3．**饮食与营养**　病情轻者，可进食低脂、清淡饮食。病情严重者，早期禁食，禁食期间遵医嘱静脉补充足够的水、电解质和维生素，以维持水、电解质和酸碱平衡。待病情缓解后进低脂流质饮食，逐渐过渡到清淡半流质饮食和普通饮食。

4．**控制感染**　遵医嘱及时合理应用抗菌药，以控制感染，减轻炎性渗出，降低胆囊内压力，预防胆囊穿孔。

（二）术后护理

1．**体位**　协助患者取舒适卧位，达到放松和缓解疼痛的目的。

2．**控制感染**　做好切口和引流管的护理，遵医嘱应用抗菌药。

3．并发症的观察与护理 观察腹部症状和体征，出现异常时应警惕胆瘘的发生。

（三）健康教育

1．休息 合理安排作息时间，避免过度劳累及精神高度紧张。

2．饮食 进食低脂饮食，忌油腻食物，避免暴饮暴食。

3．非手术治疗或行胆囊造口术的患者，遵医嘱服用消炎利胆药物，定时接受复查，出现腹痛、发热和黄疸等症状应及时就诊。

二、慢性胆囊炎

慢性胆囊炎（chronic cholecystitis）是急性胆囊炎反复发作的结果或长期存在胆囊结石的后果，大多数患者合并有胆囊结石。

由于结石和炎症的反复刺激，胆囊壁各层有明显结缔组织增生、增厚，与周围组织粘连，最终造成胆囊萎缩，完全失去功能。

【护理评估】

（一）临床表现

1．症状 常不典型，大多数患者有胆绞痛病史，并有厌油腻饮食、腹胀、嗳气等消化不良症状，也可有右上腹隐痛，但很少发热。

2．体征 右上腹胆囊区有轻度压痛和不适感。

（二）辅助检查

B超是诊断慢性胆囊炎最常用的检查方法，可显示胆囊缩小、壁厚、内存结石，胆囊收缩功能差。

（三）与疾病相关的健康史

评估患者有无胆囊结石及急性胆囊炎病史。

（四）心理社会状况

该病易反复发作，并出现消化不良症状，影响患者工作、生活，给患者造成很大的心理负担，因此应评估患者对该病的认识，有无因此而引起的烦躁、焦虑。了解家庭和社会对患者的支持状况。

（五）治疗原则

1．非手术治疗 对未伴结石、症状较轻、年老体弱或伴有重要器官器质性病变者，可采取非手术治疗，包括限制脂肪饮食、口服胆汁酸和利胆药物。

2．手术治疗 对伴有结石且症状明显者，应行胆囊切除术，首选腹腔镜胆囊切除术。

【主要护理诊断/问题】

腹胀 与慢性胆囊炎导致消化功能障碍有关。

【护理措施】

根据患者病情选择合适的饮食，以易消化及吸收、患者能耐受的食物为主，避免诱发胆囊炎发作的食物。遵医嘱应用消炎利胆药物。手术患者的护理与急性胆囊炎术前、术后护理相同。

三、急性胆管炎

急性胆管炎（acute cholangitis）是细菌感染引起的胆管系统的急性炎症，多在胆管梗阻的基础上发生。

【病因与病理】

1．病因 胆管结石是引起急性胆管炎的主要原因。胆道蛔虫、胆道肿瘤、胆管狭窄、胆肠吻合术及胆管造影也可引起。

2．病理 急性胆管炎后胆汁排出不畅及胆汁化脓使得胆管内压力升高，胆管扩张，胆管壁增厚，胆管黏膜充血、水肿，炎症细胞浸润，黏膜上皮糜烂形成溃疡。肝充血、肿大，肝细胞肿胀变性，胆小管内胆汁淤积。胆小管破裂形成胆小管门静脉瘘，引发多发性肝脓肿和胆道出血。

【护理评估】

（一）临床表现

1．症状 当结石阻塞胆管并继发感染时，患者可出现典型的胆管炎症状，即腹痛、寒战与高热、黄疸，称为 Charcot 三联征。

（1）腹痛：位于剑突下或右上腹，呈阵发性、刀割样绞痛，或持续性疼痛伴阵发性加剧。根据梗阻的部位不同，疼痛程度不同，肝外梗阻者明显，肝内梗阻者较轻。

（2）寒战、高热：剧烈腹痛后可出现畏寒、发热，严重时明显寒战，体温持续升高达 39 ～ 40℃。

（3）黄疸：结石堵塞胆管后，胆红素逆流入血，患者出现黄疸。肝内梗阻者黄疸较轻，肝外梗阻者较重。

（4）消化道症状：患者可出现恶心、呕吐等。

2．体征 剑突下及右上腹压痛，肝大和肝区叩击痛。肝外梗阻者有时可触及肿大的胆囊。

（二）辅助检查

1．实验室检查 白细胞计数及中性粒细胞比例升高，肝功能有不同程度损害，血清转氨酶和碱性磷酸酶增高。血清总胆红素和直接胆红素增高，尿胆红素升高。

2．影像学检查 B 超可见胆管扩张情况，必要时可行 CT、ERCP 等检查。

（三）与疾病相关的健康史

了解患者以往有无胆道结石病史，有无行胆肠吻合术、ERCP。了解患者有无进油腻食物史。

（四）心理社会状况

了解患者患病后的心理变化，患者及家属对术后康复知识的掌握程度，是否担心并发症和预后，社会支持情况如何。

（五）治疗原则

1．非手术治疗 对感染症状较轻者，可选择禁食、胃肠减压、积极补液、抗感染、解痉止痛等。待症状控制后择期手术。

2．手术治疗 对非手术治疗无效者行胆总管探查切开探查、“T”形管引流。

3．其他治疗 有条件的医院可行经皮经肝胆管引流（percutaneous transhepatic cholangial drainage, PTCD）和经鼻内镜胆管引流术（endoscopic nasobiliary drainage，ENBD），引流胆汁，减轻胆道内压力，控制感染。

【主要的护理诊断 / 问题】

1．疼痛 与胆管梗阻继发感染有关。

2．体温过高 与胆管梗阻并继发感染有关。

3．潜在并发症 胆道出血、胆瘘、感染性休克等。

【护理措施】

1．病情观察 密切观察患者病情变化，如出现寒战、高热、腹痛加重、血压下降、神志改变，应警惕急性梗阻性化脓性胆管炎的发生。

2．体位 急性期患者卧床休息，取半卧位。

3．营养支持 早期禁食，禁食期间遵医嘱积极补液并给予营养支持，病情缓解后进低脂流质饮食，逐渐过渡到清淡半流质饮食，直至恢复普通饮食。

4．缓解疼痛 遵医嘱使用解痉镇痛药物，禁用吗啡。

5．**抗感染**　遵医嘱应用对革兰氏阴性杆菌和厌氧菌敏感的抗生素。

6．**对症护理**　对体温过高者，采用物理或药物降温。皮肤瘙痒者，嘱患者勿抓挠，每日用温清水清洗皮肤，外用止痒药。对凝血功能障碍者，遵医嘱注射维生素 K_1。

7．术后应观察病情变化，防止并发症的发生。积极补液，抗感染，做好引流管的护理。

四、急性梗阻性化脓性胆管炎

急性梗阻性化脓性胆管炎（acute obstructive suppurative cholangitis，AOSC）大多是由于胆道梗阻持续存在，感染未被控制，病情进一步发展至胆道系统，脓液形成而致，是胆道感染疾病中严重的类型，又称急性重症胆管炎（acute cholangitis of severe type，ACST）。

【病因与病理】

1．病因

（1）胆道梗阻：引起胆道梗阻最常见的原因是胆管结石，其次为胆道蛔虫病和胆管狭窄。恶性肿瘤、先天性胆道解剖异常等也可引起。胆道发生梗阻，胆汁不能正常流入胆道，易造成细菌逆行感染，引起急性化脓性炎症。

（2）细菌感染：由于胆道梗阻，胆汁流出不畅，经胆汁清除细菌的能力下降，造成细菌大量繁殖而导致胆管炎或化脓性炎症。

2．**病理**　AOSC 基本病理改变是胆管梗阻和胆管内化脓性感染。胆管梗阻加之感染，使梗阻以上的胆管内压力增高，胆管扩张，胆管黏膜充血、水肿，炎症细胞浸润，黏膜上皮糜烂脱落，形成溃疡。肝充血、肿大，光镜下见肝细胞肿胀变性，病变晚期肝细胞发生大片坏死，胆小管破裂可形成胆小管门静脉瘘。胆管内脓性胆汁或脓液继续增多，使管腔内压力持续增高。当管内压力超过 30cmH_2O 时，肝细胞停止分泌胆汁，胆管内细菌和毒素逆行侵入肝窦，经肝静脉进入血液循环，可引起全身化脓性感染和 MODS 或多器官功能衰竭。

案例 30-2A

女性，43 岁，进油腻食物后右上腹部疼痛，向右肩放射，伴寒战、高热、恶心、呕吐，急诊入院。

问题与思考：

该患者护理评估内容有哪些？

【护理评估】

（一）临床表现

本病起病急骤，病情发展速度快，患者多有胆道疾病发作史和（或）胆道手术史。除有一般胆道感染的 Charcot 三联征（腹痛、寒战与高热、黄疸）外，还有休克、中枢神经系统抑制表现，即 Reynolds 五联征。

1．症状

（1）剑突下或右上腹剧痛或绞痛。

（2）寒战与高热：患者起病初期就可出现畏寒、发热，严重时明显寒战，体温持续升高达 39 ～ 40℃。

（3）黄疸：大多数患者出现明显的黄疸，肝内梗阻者黄疸较轻，肝外梗阻者较重。

（4）休克：患者可出现口唇发绀、呼吸浅快、脉搏快弱且达到 120 次 / 分以上、血压下降等症状。患者呈急性病容，可出现皮下瘀斑或全身青紫、发绀。

(5) 中枢神经系统抑制：主要表现为神志不清、淡漠、嗜睡，甚至昏迷，合并休克时可表现为躁动、谵妄等。

2．体征 剑突下和（或）右上腹部有不同程度和不同范围的压痛，可出现腹膜刺激征，可伴有肝大及肝区叩击痛、Murphy 征阳性，肝外梗阻者可扪及肿大的胆囊。

（二）辅助检查

1．实验室检查 白细胞计数升高，常大于 $20 \times 10^9/L$，中性粒细胞比例明显增高，胞质内可出现中毒颗粒，肝功能、肾功能受损，凝血酶原时间延长，可有低氧血症、低钠血症、酸中毒等。

2．影像学检查 可进行床旁 B 超检查，以便及时了解胆道梗阻部位、胆管扩张情况和病变性质等，必要时可行 CT、ERCP 等检查。

（三）与疾病相关的健康史

了解患者有无胆结石、急性胆管炎、胆道蛔虫病、胆道肿瘤等疾病，有无胆道手术史。了解患者饮食习惯等。

（四）心理社会状况

本病发病急，病情发展迅速，患者死亡率高，评估患者及家属对该病的认识，了解家庭经济状况以及亲属和社会对患者的支持情况。

（五）治疗原则

治疗原则是紧急手术解除胆道梗阻并引流减压，及早、有效降低胆管内压力。

1．非手术治疗 既是治疗手段，又可作为术前准备。主要内容包括：①抗休克：补液扩容，恢复血容量，对休克者使用多巴胺维持血压；②抗感染：联合应用有效、足量广谱抗生素；③维持营养，纠正水、电解质及酸碱平衡失调；④禁食、胃肠减压；⑤对症治疗：降温、解痉镇痛、营养支持。治疗无好转时可应用糖皮质激素。

2．手术治疗 手术主要目的是迅速解除梗阻，降低胆道压力，挽救患者生命。常采用胆总管切开减压、“T”形管引流。此外，还可行经皮肝胆管引流术（PTCD）、经鼻内镜胆管引流术（ENBD）、内镜胆汁内引流术等。

案例 30-2B

查体：神志淡漠，表情呆滞。面色苍白，手足发凉，口唇轻度发绀，出冷汗。体温 38.7℃，心率 118 次 / 分，呼吸 28 次 / 分，血压 70/48mmHg。腹式呼吸明显减弱，全腹压痛，肌紧张，肠鸣音减弱，移动性浊音（+）。

问题与思考：

该患者目前存在的护理问题有哪些？可采取哪些护理措施？

【主要的护理诊断 / 问题】

1．疼痛 与胆管梗阻继发感染有关。

2．体液不足 与呕吐、禁食、胃肠减压、“T”形管引流、感染性休克等有关。

3．体温过高 与胆管梗阻并继发感染有关。

4．潜在并发症 胆道出血、胆瘘、腹腔感染、多器官功能衰竭。

【护理措施】

1．维持体液平衡

(1) 观察患者的生命体征及循环情况，如血压、脉搏、尿量、皮肤的温度和颜色等，判断有无血容量不足表现。

（2）积极补液：根据患者失液情况，定量、定时补液，纠正水、电解质酸碱失衡。

2．降低体温　应用物理和药物降温方法降低患者体温。遵医嘱应用抗生素，控制感染，恢复体温。

3．缓解疼痛

（1）体位：非休克患者取半卧位，可使腹肌松弛，减少疼痛。

（2）禁食、胃肠减压：禁食可使消化液分泌减少，腹部胀痛减轻。胃肠减压可引出胃内容物，减轻胀痛。

（3）解痉止痛：对诊断明确者，遵医嘱应用消炎利胆药、解痉止痛药，以减轻腹痛。

4．密切观察病情变化　观察生命体征，腹部体征，引流液的颜色、性质和量，以及大便颜色等，警惕胆道出血和胆瘘的发生。如患者神志淡漠，尿量减少或无尿，肝、肾功能异常等，则应考虑多器官功能障碍。

第三节　胆道蛔虫病

胆道蛔虫病（biliary ascariasis）是由于各种原因导致的肠道蛔虫运动活跃，并上行钻入胆道后所引起的一系列临床表现，是常见的外科急腹症之一，多见于儿童和青少年，尤其是生活环境和卫生条件差的不发达地区多见。

【病因与病理生理】

蛔虫成虫寄生于中下段小肠内，有钻孔习性，喜碱厌酸。当其寄生的环境发生变化时（如腹泻、饥饿、饮食不洁、胃肠道功能紊乱、妊娠、发热、驱虫不当等情况），蛔虫可上行至十二指肠。如遇 Oddi 括约肌功能紊乱，有钻孔习性的蛔虫可侵入胆道，其机械性刺激可引起 Oddi 括约肌强烈痉挛收缩而诱发胆绞痛和急性胰腺炎。蛔虫经胆囊管进入胆囊，可引起胆囊穿孔。虫体从肠道内带入的细菌可引起胆道感染，严重者可以起急性梗阻性化脓性胆管炎、肝脓肿等。进入胆道的蛔虫大多死在胆道内，其残骸及残留的虫卵日后可成为形成结石的核心。

【护理评估】

（一）临床表现

本病的特点是症状与体征不相符，症状重、体征轻，即剧烈的腹部绞痛与轻微的腹部体征不相称。

1．症状　表现为突发剑突下阵发性“钻顶样”绞痛，可向右肩部或背部放射。疼痛发作时患者面色苍白、辗转不安、呻吟不止、大汗淋漓，可伴有恶心、呕吐或呕出蛔虫。疼痛可突然平息，亦可突然再发，无一定规律，疼痛时间长短不一。疼痛过后，患者可如常人般安静或者戏耍。合并胆道感染时，患者可出现寒战、高热。胆囊穿孔时，患者可出现腹膜刺激征症状，也可有合并急性胰腺炎的表现。

2．体征　本病的体征甚少或轻微，患者胆绞痛发作时，除剑突下方有深压痛外，无其他阳性体征，此为本病特点。患者体温多不高，少数患者可有轻微的黄疸。

（二）辅助检查

1．实验室检查　早期白细胞及中性粒细胞计数正常或轻度升高，合并感染时则显著增高，嗜酸性粒细胞比例明显增高。

2．影像学检查　B 超是本病的首选检查方法，可显示蛔虫体影。ERCP 可偶见胆管开口处有蛔虫。

（三）与疾病相关的健康史

了解患者的年龄、饮食习惯、生活习惯、卫生条件等状况，既往有无肠道蛔虫病史。了解患者近期有无使用驱虫药、胃肠道疾病史。

（四）心理社会状况

本病好发于儿童和青少年，评估发病对患者及家庭的影响，了解父母的心理承受能力及家庭经济压力，评估患者的社会支持系统情况等。

（五）治疗原则

以非手术治疗为主。当非手术治疗无效或合并严重并发症时，可考虑手术治疗。

1．非手术治疗　包括：①解痉、镇痛：当疼痛发生时可肌内注射解痉药（如阿托品、山莨菪碱），在诊断明确的前提下可应用强镇痛药（如哌替啶）。②利胆、驱虫：发作时可口服食醋、乌梅汤等使胆汁偏酸，增加胆汁分泌，抑制和麻痹虫体。症状缓解时应用驱虫药，常用驱虫净、哌嗪（驱蛔灵）或左旋咪唑。也可经胃管注入氧气驱虫。③控制感染：胆道感染多为大肠埃希菌感染，治疗时选择相应的抗生素预防和控制感染。④纤维十二指肠镜驱虫：可在ERCP检查时，用取石钳取出虫体。

2．手术治疗　手术适应证：①合并急性梗阻性化脓性胆管炎、胆囊炎，经非手术治疗无效且病情恶化者；②合并肝脓肿、胆道系统出血、腹膜炎、败血症、中毒性休克等并发症者；③合并急性胰腺炎或合并胆管结石者。手术治疗时可采用胆总管切开探查、“T”形管引流术。

【主要护理诊断 / 问题】

1．疼痛　与蛔虫机械性刺激引起Oddi括约肌痉挛有关。

2．潜在并发症　胆管炎、急性坏死性胰腺炎、胆汁性腹膜炎等。

【护理措施】

1．病情观察　在急性期时要密切观察患者神态、面色、生命体征等变化，如出现异常情况，应及时向医生报告并及时处理。

2．减轻和控制疼痛　注意观察疼痛的部位、性质、持续时间等，采取药物或非药物止痛方法，缓解患者疼痛。

3．正确使用驱虫药　驱虫药应于清晨或晚上睡前服用，并且剂量要足，服药后要注意观察排出的粪便中是否有蛔虫。

4．术前准备　积极完善术前各项准备工作，如心电图、血常规、凝血功能、肝功能、肾功能、交叉配血、禁食、留置胃肠减压等。

5．术后护理　应安置患者取合适体位，密切观察病情变化，及时发现并发症。对置“T”形管者，做好引流管的护理。

6．养成良好的饮食、卫生习惯　向患者讲述饭前便后洗手对预防和治疗蛔虫病的重要性，日常生活中注意饮食卫生，如不喝生水、蔬菜及瓜果洗净后食用等。

第四节　胆道肿瘤

一、胆囊息肉样病变

胆囊息肉样病变（polypoid lesions of gallbladder）是指胆囊壁向腔内呈息肉状生长的所有非结石性病变的总称，多为良性。

【病理】

胆囊息肉按病理改变分为两大类，即非肿瘤性息肉和肿瘤性息肉。其中非肿瘤性息肉包括胆固醇息肉、炎性息肉和腺肌性增生等；肿瘤性息肉主要包括腺瘤、腺癌、血管瘤、脂肪瘤、平滑肌瘤、神经纤维瘤等。因为手术前难以确诊病变的性质，所以统称为胆囊息肉样病变。

【护理评估】

1．临床表现 本病变一般无特殊的临床表现，部分患者可有右上腹部疼痛或不适感，或偶尔有恶心、呕吐、食欲减退等消化道症状，也有极个别患者可能会发生梗阻性黄疸、无结石性胆囊炎或者胆道出血等。

2．辅助检查 诊断本病的首选方法是B超，但也很难分辨病变的良、恶性。

3．与疾病相关的健康史 了解患者有无导致自身抵抗力下降的因素。

4．心理社会状况 胆囊息肉一经发现，患者及家属多担心其为恶性，并担心手术后对消化道功能的影响。

5．治疗原则 对有明显症状的患者，在排除精神因素、胃十二指肠和其他胆道疾病后，可行手术治疗。对没有症状的患者，有下列情况者需考虑手术治疗：①胆囊多发性息肉；②单发的息肉，其直径＞1cm；③胆囊有颈部息肉；④胆囊息肉伴有胆囊结石；⑤ 年龄＞60岁。对暂不手术者，需每6个月B超复查一次。对有手术适应证但无恶性变者行胆囊切除术。如果发生恶变，则需要按照胆囊癌处理。

【主要护理诊断/问题】

焦虑 与担心疾病的良、恶性及手术有关。

【护理措施】

1．减轻焦虑 评估引起患者焦虑的原因，鼓励患者表达内心的感受，主动关心患者。及时为患者提供有利于治疗及康复的信息，增强患者战胜疾病的信心。向患者说明手术的必要性，使患者积极配合治疗和护理。

2．对行胆囊切除者，术后密切观察生命体征、腹部症状和体征变化，做好引流管、切口等护理。

3．指导患者定期复查 对良性病变者，可定期随访，根据病情变化选择合适的治疗方法。

二、胆囊癌

胆囊癌（carcinoma of gallbaldder）是指原发于胆囊的恶性肿瘤，比较少见，但是在胆道系统的恶性肿瘤中是比较常见的一种。90% 患者发病年龄超过50岁，男女发病比例为1∶(3～4)。

【病因与病理】

1．病因 目前尚不清楚，流行病学调查显示大约80% 的患者合并有胆囊结石，这可能与胆囊黏膜受到结石的长期物理性刺激、慢性炎症及细菌代谢产物中的某些致癌物质等因素有关系。另外，致癌的可能性因素还有萎缩性胆囊炎、胆囊息肉样病变、胆管囊肿空肠吻合术后、完全钙化的“瓷化”胆囊或溃疡性结肠炎等。

2．病理 胆囊癌好发部位为胆囊体部和底部。病理大体分型为肿块型和浸润型。肿块型表现为胆囊管腔内大小不等的息肉样病变，浸润型可表现为胆囊壁增厚与肝紧密牢固粘连。组织学上可以分为腺癌、未分化癌、鳞状细胞癌以及腺鳞癌等，其中腺癌较为多见，约占85%。其转移方式主要是直接浸润肝实质及邻近的器官组织（如十二指肠、胰腺、肝总管及肝门总管），也可以通过淋巴结转移，但血行转移较为少见。

【护理评估】

（一）临床表现

本病的发病比较隐匿，患者早期无特异性症状。部分患者可因为胆囊结石切除胆囊时而被意外发现。胆囊癌合并胆囊结石或慢性胆囊炎者，早期大多表现为胆囊结石或胆囊炎症状。

当肿瘤侵及浆膜层或胆囊床时，患者出现右上腹部疼痛，可放射至肩背部，胆囊管阻塞时可能会触及肿大的胆囊。胆囊癌晚期，可在右上腹部触及肿块，患者可出现腹胀、体重减轻或消瘦、贫血、黄疸、腹水以及全身衰竭等。少数肿瘤可以穿透浆膜层，导致胆囊急性穿孔、急性浆膜炎及胆道出血等。

（二）辅助检查

1．实验室检查 在肿瘤标本的血清癌胚抗原（CEA）免疫组化研究报告中，胆囊癌患者的CEA阳性率为100%，但在早期诊断无价值。CA19-9、CA125、CA15-3等均可升高，但无特异性。

2．影像学检查 B超、CT检查均可见胆囊壁不同程度的增厚或者显示为胆囊内的新生物，也可以发现肝转移或淋巴结肿大。增强CT或MRI可以显示肿瘤的血供情况。在B超引导下做细针穿刺抽吸活检，可帮助诊断明确。

（三）与疾病相关的健康史

评估患者有无胆囊结石、胆囊炎病史。有无胆囊良性肿瘤等。

（四）心理社会状况

一旦确诊胆囊癌，患者可能经历否定、焦虑、抑郁等过程，担心疾病的预后，因此评估患者及家属对癌症的接受程度和不同时期的心理变化，了解患者家庭经济状况以及社会对患者的精神和经济支持情况。

（五）治疗原则

胆囊癌首选手术治疗，化学治疗及放射性治疗效果不明显。

1．单纯胆囊切除术 如肿瘤仅局限于黏膜层或浆膜下层，该法可达到根治的目的。这种情况常见于胆囊结石或胆囊息肉样病变施行胆囊切除术后发现的胆囊癌。

2．胆囊癌的根治性切除术或扩大的胆囊切除术 适用于肿瘤侵及胆囊肌层或全层，且伴有区域性淋巴结转移。切除范围包括胆囊、胆囊床外2cm的肝组织以及胆囊引流区淋巴结清扫。扩大的胆囊切除术范围还包括右半肝或右三叶肝切除、胰十二指肠的切除及肝动脉和（或）门静脉重建术。

3．姑息性手术 术前或术中探查确定肿瘤不能被切除，或已经有远处转移，应该采取非根治方法来缓解症状，包括：①减轻黄疸症状：如在胆管处置入内支撑管或金属支架。②止痛：阻滞神经节，以缓解疼痛并减少镇痛药用量。

知识拓展

胆囊癌的治疗

对术后病理检查发现的T_1a期胆囊癌，在观察基础上可考虑辅助治疗。对于出现黄疸的胆囊癌患者，如果可以手术治疗，建议术前行胆道引流。强调胆囊癌术后辅助化放疗对于淋巴结阳性患者生存有益。肝内胆管癌强调可将动脉内化疗作为不可手术患者的临床试验，对于术后残余局部病灶患者可将全身系统化疗和动脉内化疗作为临床试验。对不可手术的肝外胆管癌患者，如果伴随黄疸，应考虑化疗前胆管引流，强调只有在决定了移植可能后才考虑活检。

刘连新，李轲宇．2015年胆道肿瘤NCCN临床实践指南更新与解读．中国实用外科杂志．2015，35（3）：287-290

【主要护理诊断 / 问题】

1．疼痛　与肿瘤浸润、胆汁排出受阻有关。

2．营养失调（低于机体需要量）　与胆汁代谢障碍、肿瘤高代谢、进食减少等有关。

【护理措施】

加强营养护理、心理护理及其他症状护理。手术患者护理措施参见与胆石症、胆道感染患者的相关护理相同。

三、胆管癌

胆管癌（cholangiocarcinoma）是指发生于肝外胆管，即左、右肝管至胆总管下端的恶性肿瘤，多见于 50 ～ 70 岁男性。

【病因与病理】

1．病因　目前尚不明确，与胆囊癌有些相似，可能与胆管结石、胆管炎等疾病有关。胆管结石、华支睾吸虫、胆管囊性扩张症以及原发性硬化性胆管炎等被认为是该病发生的危险因素。

2．病理　胆管分为上段、中段和下段，上段胆管癌又称为肝门部胆管癌，位于左、右肝管到胆囊管的开口以上，占 50% ～ 70%；中段胆管癌位于胆囊管开口到十二指肠上缘，占 10% ～ 25%；下段胆管癌位于十二指肠上缘到十二指肠乳头，占 10% ～ 20%。大多数胆管癌属于腺癌，分化较好，少数是未分化癌、乳头状癌或鳞癌。肿瘤多数是小病灶，为扁平状纤维样硬化，呈同心圆状生长，会导致胆管阻塞，直接侵及邻近组织。向肝内、外胆管及其淋巴转移，并且沿肝十二指肠韧带内神经鞘浸润，这是胆管癌转移的特点。

【护理评估】

（一）临床表现

1．症状

（1）黄疸：进行性无痛性黄疸是主要症状，包括皮肤、巩膜黄染，尿呈黄色，大便为灰白色或陶土色，全身皮肤瘙痒等。

（2）腹痛：少数患者有上腹部饱胀不适、隐痛、胀痛或者绞痛。

（3）其他：患者可能会出现恶心、厌食、乏力、消瘦等症状，合并感染时会出现急性胆管炎的临床表现。

2．体征

（1）胆囊肿大：肿瘤发生在胆囊以下胆管时，常可以触及肿大的囊肿，Murphy 征可能阴性。肿瘤发生在胆囊以上的胆管和肝门部胆管时，胆囊经常缩小且不能触及。

（2）肝大：部分患者出现肝大、质硬，有触痛或者叩击痛。晚期上腹部可触及肿块，可伴腹水或下肢水肿。

（二）辅助检查

1．实验室检查　主要表现为梗阻性黄疸时的肝功能异常，血清总胆红素、直接胆红素和碱性磷酸酶显著增高，肿瘤标记物 CA19-9 也有可能升高。

2．影像学检查　B 超是首选的检查，可显示扩张的胆管，梗阻的部位，甚至肿瘤。MRCP 显示病变部位的效果比 B 超、PTC、CT 和 MRI 好，可清楚显示肝内、外胆管的影像。

（三）与疾病相关的健康史

评估患者有无胆管结石、原发性硬化性胆管炎、先天性胆管扩张、溃疡性结肠炎等病史，有无乙型肝炎、丙型肝炎等病史。

（四）心理社会状况

评估患者对胆管癌有无恐惧、沮丧、绝望等不良情绪，或者患者有无角色强化或缺如。了解患者及家属对此病的认知和社会支持系统情况。

（五）治疗原则

以手术治疗为主，化疗和放疗效果还未得到肯定。对中、上段胆管癌在切除肿瘤后可行胆管空肠吻合术，对下段胆管癌需做胰十二指肠切除术。对肿瘤晚期无法切除者，可做姑息手术，如胆管空肠 Roux-en-Y 吻合术、“U”形管引流术、PTCD 等。

【主要护理诊断 / 问题】

1．疼痛　与肿瘤浸润、局部压迫有关。

2．（有）皮肤完整性受损（的危险）　与胆汁排出受阻、皮肤瘙痒有关。

3．营养失调（低于机体需要量）　与肿瘤所致摄入减少、吸收障碍及高代谢状态有关。

【护理措施】

1．减轻疼痛　根据疼痛的程度，遵医嘱采取非药物或药物治疗方法止痛。

2．保持皮肤的完整性　黄疸可引起皮肤瘙痒，应协助患者修剪指甲，防止抓破皮肤。每天用温水清洗皮肤，保持皮肤清洁、干燥。穿舒适纯棉衣裤。对于瘙痒剧烈者，可外用药物止痒。

3．营养支持　创造良好的饮食环境，提供清淡、易消化饮食。对于食欲减退的患者，用餐前可以适当用药物控制，鼓励其尽量经口进食。对不能经口进食或营养摄入不足者，可给予肠内或肠外营养支持，增强患者对手术的耐受性，促进患者康复。

4．做好术后患者的护理　术后应密切观察患者病情变化，包括生命体征、腹部体征等变化。评估有无出血、胆瘘等并发症的发生。做好引流管的护理。

小　结

（一）胆石症

1. 病因　胆道感染为主要原因，胆道梗阻、代谢因素、胆囊功能异常、胆道异物等也与结石的形成有关。

2. 临床表现　胆囊结石典型症状为胆绞痛，大部分患者有消化不良症状。胆管结石的典型临床表现为 Charcot 三联征，即腹痛、寒战与高热、黄疸。

3. 治疗原则　以手术治疗为主。

4. 护理措施　术前护理以减轻疼痛、降低体温、保护皮肤为主。术后护理主要包括“T”形管引流的护理、病情观察及预防并发症。另外，还应指导患者合理饮食。

（二）胆道感染

1. 病因　主要为胆道梗阻，其次是细菌感染。

2. 临床表现　急性胆囊炎的典型症状为右上腹阵发性绞痛，典型体征是 Murphy 征阳性。AOSC 的典型临床表现为 Reynolds 五联征，即腹痛、寒战与高热、黄疸、休克及中枢神经系统抑制。

3. 治疗原则　急性胆囊炎先以非手术治疗为主，包括禁食、解痉止痛、抗感染、补液及营养支持，待病情缓解后再行择期手术。AOSC 的非手术治疗包括抗休克、抗感染、纠正水、电解质及酸碱平衡紊乱，对症治疗等。手术治疗以胆总管切开减压、“T”形管引流为主。

4. 护理措施　术前护理包括降温、抗感染、密切观察病情变化、维持体液平衡等。术后护理包括采取合适体位、病情观察、引流管的护理及并发症的预防。

（三）胆道蛔虫病

1. 病因　主要为肠道内环境改变和Oddi括约肌功能失调。

2. 临床表现　主要症状为突发剑突下钻顶样剧痛，体征甚少或轻微。症状和体征不一致是本病的主要特点。

3. 治疗原则　非手术治疗以解痉止痛、利胆驱虫、抗感染为主，手术以胆总管切开探查+“T”形管引流为主。

4. 护理措施　缓解疼痛、降温、抗感染、维持体液平衡，指导患者养成良好的饮食及卫生习惯。

（四）胆道肿瘤

1. 胆道息肉　为胆道的良性病变。本病常无特殊临床表现，部分患者有上腹部不适，偶有消化不良症状。对无症状者定期随访观察，有症状时需手术治疗，根据术中病理检查结果，确定具体的手术方式。

2. 胆囊癌　病因不明确。早期无特异性症状，晚期可触及肿大的胆囊，并出现腹胀、黄疸、腹水及恶病质的表现。根据胆囊癌分期不同，采取不同的手术方式。

3. 胆管癌　病因可能与胆管的良性疾病（如胆管结石、胆管炎症等）有关。临床表现为进行性无痛性黄疸，可有胆囊肿大和肝大等不同体征。治疗以手术切除为主，术后密切观察有无并发症发生、生命体征和腹部体征的变化，做好引流管的护理。

思考题

参考答案

女性，70岁，因“间断性右上腹部胀痛20天”入院。患者于20天前无明显诱因出现右上腹部胀痛，呈持续性，向右肩背部放射。疼痛持续约数小时后自行缓解，此后反复发作，程度轻重不等并逐渐加重，皮肤轻度黄染。腹部超声示胆囊大小12.5cm×5.3cm，壁厚0.5cm，欠光滑，内可见多个大小不等的强回声，较大者约1.6cm ×0.8cm，移动，后伴声影，胆总管通畅。

请问：

（1）考虑该患者的疾病诊断是什么？

（2）患者出现黄疸的可能原因是什么？

（3）该患者目前主要的护理诊断/问题有哪些？

（武江华）

第三十一章　胰腺疾病患者的护理

学习目标

通过本章内容的学习，学生应能够：

◎ 识记

1．复述急性胰腺炎、胰腺癌等疾病的定义。

2．描述急性胰腺炎及胰腺癌的病因与病理。

3．描述急性胰腺炎、胰腺癌的临床表现。

◎ 理解

1．解释急性胰腺炎及胰腺癌的治疗原则。

2．比较胰腺癌及壶腹部癌临床表现的异同点。

◎ 运用

运用护理程序为急性胰腺炎及胰腺癌患者提供护理。

第一节　胰 腺 炎

一、急性胰腺炎

急性胰腺炎（acute pancreatitis，AP）是胰腺分泌的胰酶对胰腺及其周围组织产生消化作用所引起的炎症性疾病。急性胰腺炎严重程度不一，轻型易于治疗，重型病情凶险，病死率高，是常见外科急腹症之一。

【病因与病理】

（一）病因

1．胆道疾病　是我国急性胰腺炎的主要病因，以胆囊炎、胆石症等最常见。胆总管下端结石，胆管蛔虫，胆管炎，Oddi 括约肌水肿、痉挛引起主胰管与胆总管“共同通道”梗阻，胆汁逆流入主胰管，反流胆汁中的细菌能使胆汁中的结合胆汁酸还原成游离胆汁酸，后者对胰腺有很强的损伤作用。

2．过量饮酒　是西方国家急性胰腺炎的主要病因。乙醇能直接损伤胰腺，大量乙醇可刺激胰液分泌、引起 Oddi 括约肌痉挛和胰管梗阻，使胰管内压力增高，甚至细小胰管破裂，胰液进入胰腺组织间隙，从而引起一系列酶性损害及胰腺自我消化。

3．十二指肠液反流　十二指肠乳头部病变导致十二指肠压力增高时，十二指肠内容物可反流入胰管引起胰腺炎。

4．高脂血症　机制尚未明确，可能是三酰甘油在胰酶作用下生成的游离脂肪酸对胰腺的直接损伤作用所致。高脂血症所致血黏稠度升高也可能加重胰腺病变和其他脏器功能损害。

5．其他因素　创伤、暴饮暴食、感染、妊娠、高钙血症、口服皮质激素和避孕药等都可导致急性胰腺炎。除上述原因外，少数找不到原因者，称特发性胰腺炎。

（二）病理

程度不同的水肿、出血和坏死是急性胰腺炎的基本病理变化。两种病理变化不能截然分开，后者是前者的发展。

1．急性水肿性胰腺炎　病变多局限于胰体尾部。病变胰腺水肿、肿胀，炎症细胞浸润，偶有轻度出血或局灶性坏死。此型胰腺炎占急性胰腺炎的绝大多数，约80%，其预后良好。

2．急性出血坏死性胰腺炎　病变以广泛的胰腺坏死、出血为特征。坏死灶呈散在或片状分布，病灶大小不等，呈灰黑色，后期坏疽时为黑色。腹腔内有血性腹水，内含大量的淀粉酶。镜下可见脂肪坏死和腺泡严重破坏，血管被消化，大片状出血，胰腺导管扩张，动脉内血栓形成。可见散在的黄白色皂化斑或小块脂肪坏死灶。晚期坏死组织合并感染可形成脓肿。

案例 31-1A

男性，48岁，因“腹痛24小时，伴恶心、呕吐6小时”入院。患者前一日晚餐饱食后即发生上腹部剧烈疼痛并渐进性加重，疼痛向腰背部放射，呕吐频繁，呕吐后腹痛无缓解。既往有胆石症5年。

问题与思考：

应从哪些方面评估患者？

【护理评估】

（一）临床表现

1．症状

（1）腹痛：是主要临床症状。腹痛剧烈，常突然发作，呈持续性、刀割样剧痛，位于上腹正中或偏左，因胰胆管梗阻和痉挛、胰腺被膜肿胀、腹腔内化学物质刺激及腹腔神经丛受压所致。后期病变累及全胰腺时疼痛呈束带状，并放射至腰背部。胆源性胰腺炎者腹痛始于右上腹，逐渐向左侧转移，并向左肩、左腰背部放射。急性胰腺炎多由进食油腻食物、饱餐、过量饮酒等诱发。

（2）恶心、呕吐：常与腹痛伴发，呕吐剧烈而频繁，呕吐物多为胃内容物，呕吐后腹痛并不减轻。

（3）腹胀：因肠管浸泡在含有大量胰液、坏死组织和毒素的血性腹水中发生肠麻痹或梗阻所致，一般较严重。

（4）发热：轻度急性胰腺炎患者可不发热或轻度发热，体位在38℃左右。如果合并胆道感染，患者常伴有寒战、高热。病情发展为出血坏死性胰腺炎时，患者持续高热。

（5）黄疸：胆道结石和胰头肿大压迫胆总管可引起黄疸，程度一般较轻。

（6）休克和器官功能障碍：重症胰腺炎患者可出现休克和器官功能障碍。早期以低血容量性休克为主，后期合并感染性休克。伴急性肺功能衰竭时患者可有呼吸困难和发绀。有胰性脑病时可引起中枢神经系统症状，如感觉迟钝、意识模糊甚至昏迷。

2．体征

（1）腹膜炎体征：轻型急性胰腺炎，患者上腹压痛多局限于中上腹；重症胰腺炎，患者腹部压痛明显，并有肌紧张和反跳痛，移动性浊音阳性，肠鸣音减弱或消失。

（2）皮下出血：腰部、季肋部和下腹部皮肤出现大片青紫色瘀斑，称Grey-Turner征；脐周皮肤出现蓝色改变，称 Cullen 征。见于少数严重急性坏死性胰腺炎患者，主要因胰液外溢至皮下组织间隙，溶解皮下脂肪，使毛细血管破裂出血所致。

（二）辅助检查

1．实验室检查

（1）血、尿淀粉酶测定：是主要诊断方法。血清淀粉酶在发病 2 小时后开始升高，24 小时达高峰，持续 4 ～ 5 日。尿淀粉酶在发病 24 小时后开始升高，48 小时达高峰，持续 1 ～ 2 周。胃肠穿孔、病毒性肝炎和异位妊娠等也可导致淀粉酶升高，因此，一般认为血、尿淀粉酶的测定值需超过正常上限的 3 倍才有诊断价值。

（2）血钙测定：血钙降低常发生于发病后 2 ～ 3 日，与脂肪组织坏死和组织内钙皂的形成有关。若血钙水平低于 2.0mmol/L，常预示病情严重。

（3）其他：急性胰腺炎可致血糖轻度升高、白细胞计数增高、肝功能异常、血气分析异常等。

2．影像学检查

（1）腹部 B 超：可显示胰腺弥漫性肿大。主要用于了解是否存在胆囊结石和胆道结石，有助于胆源性结石的诊断。

（2）CT、MRI 检查：是急性胰腺炎的主要诊断方法，能鉴别水肿性和坏死性胰腺炎。在鉴别胰腺坏死液化、胰腺囊肿和胰腺假囊肿时需结合临床或借助 MRI 加以判断。磁共振胆胰管造影（magnetic resonance cholangiopancreatography，MRCP）有助于判断胆管和胰管的情况。

（三）与疾病相关的健康史

评估了解患者是否有胆道疾病、酗酒和暴饮暴食、腹部外伤史、病毒感染及用药等诱因。

（四）心理社会状况

急性胰腺炎给患者带来很大痛苦，有严重并发症时甚至威胁患者生命，禁食期间患者可出现精神不振、烦躁等，都需要良好的社会支持系统和对疾病知识的掌握。了解患者有无焦虑、恐惧、失望等情绪，了解家属的配合情况及家庭经济承受能力，以帮助患者积极配合治疗，取得良好的治疗效果。

（五）治疗原则

1．非手术治疗　是急性胰腺炎的基础治疗，目的是减少胰液分泌、防止感染、防止向重症发展。主要措施包括：①禁食、胃肠减压；②输液、防治休克；③解痉、止痛；④抑制胰液分泌及应用胰酶抑制剂；⑤营养支持；⑥预防感染；⑦中药治疗。

案例 31-1B

体查：T 39℃，P 110 次 / 分，R 23 次 / 分，BP 92/60mmHg，急性病容，侧卧屈曲位，皮肤、巩膜无黄染。腹膨隆，腹胀明显，上腹部压痛（+），伴轻度肌紧张。左季肋区有青紫色瘀斑。

实验室检查：Hb 120g/L，WBC 22×10^9/L。血清淀粉酶 520U/dl（Somogyi 法）。

诊断为急性胰腺炎，拟行保守治疗。

问题与思考：

该患者有哪些主要护理诊断 / 问题？主要的护理措施有哪些？

2．手术治疗

（1）适应证：①不能排除其他急腹症；②胰腺和胰周坏死组织继发感染；③经非手术治疗，

病情继续恶化；④重症胰腺炎经24h非手术治疗，多器官功能障碍仍不能得到纠正；⑤伴胆总管下端梗阻或胆道感染；⑥合并肠穿孔、大出血或胰腺假囊肿。

（2）手术方法：最常用胰腺及胰周坏死组织清除引流术。若为胆源性胰腺炎，则应同时解除胆道梗阻，通畅引流。术后胃造瘘可引流胃液，减少胰液分泌。空肠造瘘可留待肠道功能恢复时提供肠内营养。对胰腺假性囊肿形成者，行内、外引流术，或经皮穿刺置管引流。手术治疗可引起出血、胰瘘、肠瘘等并发症。

【主要护理诊断 / 问题】

1．急性疼痛　与胆道梗阻、胰腺及其周围组织炎症有关。

2．有体液不足的危险　与炎性渗出、出血、呕吐、禁食等有关。

3．营养失调（低于机体需要量）　与呕吐、禁食和大量消耗有关。

4．体温过高　与胰腺坏死、继发感染或并发胰腺脓肿有关。

5．潜在并发症　出血、胰瘘、肠瘘、休克、感染、多器官功能衰竭等。

【护理措施】

（一）非手术治疗护理 / 术前护理

1．**疼痛护理**　遵医嘱使用抑制胰液分泌及抗胰酶药物。对疼痛剧烈者，予解痉、镇痛药。协助患者膝盖弯曲，放松腹肌以减轻疼痛。禁用吗啡止痛，以免引起Oddi括约肌痉挛。

2．**禁食、持续胃肠减压**　可减少胰液对胰腺及周围组织的刺激，减轻腹胀。

3．**维持水、电解质和酸碱平衡**　严密监测生命体征，准确记录24h出入液量，监测电解质及酸碱平衡情况。迅速建立静脉输液通路，及时补充液体、电解质。重症急性胰腺炎患者易发生低钾、低钙血症，应根据病情及时补充。

4．**营养支持**　禁食期间主要靠完全肠外营养。轻型急性胰腺炎患者一般1周后可开始进低脂流质，并逐渐过渡到低脂饮食。对重症急性胰腺炎患者待病情稳定、淀粉酶恢复正常、肠麻痹消失后，可通过空肠造瘘管行肠内营养支持，并逐渐过渡至经口进食。

5．**防治感染、降低体温**　遵医嘱使用能通过血胰屏障的敏感抗生素控制感染。对发热者给予物理或药物降温。

6．**心理护理**　出血坏死性胰腺炎患者病情危重，患者及家属均感到极度恐惧，心理失衡。因此，对患者及家属要热情周到，耐心细致，稳定其情绪，减轻其恐惧心理，使其树立战胜疾病的信心，积极配合治疗和护理，以提高疗效。

（二）术后护理

1．**引流管护理**　包括胃管、腹腔双套管、胰周引流管、空肠造瘘管、胃造瘘管及导尿管等护理。在引流管上标注管道名称及安置时间，分清引流管安置部位及作用。将引流管远端与引流装置紧密连接并妥善固定，定期更换引流装置。

（1）腹腔双套管灌洗引流护理：目的是冲洗脱落坏死组织、黏稠的脓液或血块。护理措施：①妥善固定引流管并保持持续腹腔灌洗：常用生理盐水加抗生素，冲洗速度为20～30滴/分。②保持管道通畅：持续低负压吸引，维持通畅，负压不可太大，以免损伤内脏组织和血管。若有坏死组织脱落、稠厚脓液或血块堵塞管腔，可用20ml生理盐水缓慢冲洗，无法疏通时，在无菌条件下更换内套。③观察引流液的颜色、量和性状：引流液开始为含血块、脓液及坏死组织的暗红色浑浊液体，2～3天后颜色逐渐变淡、清亮。若引流液呈血性，伴脉速和血压下降，应考虑大血管受腐蚀破裂，引起大出血，须及时通知医师并做好急诊手术准备。若引流液含有胆汁、胰液或肠液，应警惕胆瘘、胰瘘或肠瘘的发生。④预防感染：注意无菌操作，定期更换引流管与瓶（袋），防止逆行感染。引流液呈脓性时，可用三腔管或双腔管灌洗，及时清洗管内脓痂。⑤拔管适应证：体温正常且维持1天左右；周围血象正常；引流量每天少于5ml；引流液的淀粉酶测定值正常；经腹腔B超或CT检查后无脓腔形成可以停止灌洗和拔管。值得注意的是，过早停止灌洗和拔管可诱发胰腺、腹腔残余病灶的再感染而导致病情复发。

（2）空腔造瘘管护理：①妥善固定：将管道固定于腹壁，告知患者翻身、活动、更换衣服时避免牵拉，防止管道脱出。②保持管道通畅：营养液滴注前后使用生理盐水或温开水冲洗管道，持续输注时每4小时冲洗管道1次。出现滴注不畅或管道堵塞时，可用生理盐水或温水行“压力冲洗”或负压抽吸。③营养液输注注意事项：营养液现配现用，使用时间不超过24小时。注意输注速度、浓度和温度。观察有无腹胀、腹泻等并发症。

2．并发症的观察与护理

（1）出血：术后出血的原因包括手术创面的活动性出血、消化液腐蚀引起的腹腔大血管出血、感染坏死组织侵犯引起的消化道大出血或应激性溃疡出血等。护理措施：①密切观察生命体征、胃肠减压及腹腔引流管引流情况；②监测凝血功能，使用止血、抗酸药物；③大出血时需做好急诊手术止血的准备。

（2）胰瘘：患者出现腹痛、持续腹胀、发热、腹腔引流管或伤口流出无色清亮液体时，应警惕发生胰瘘。护理措施：①减少胰腺分泌：禁食、胃肠减压，使用生长抑素；②严密观察引流液体的颜色、量和性状；③取半卧位，保持引流通畅，必要时做腹腔灌洗引流；④保护腹壁瘘口周围皮肤。

（3）肠瘘：出现明显的腹膜刺激征，有粪便样液体或输入的肠内营养液流出，应考虑肠瘘。护理措施：①持续灌洗，低负压吸引，保持引流通畅；②纠正水、电解质紊乱，加强营养支持；③指导患者正确使用造口袋，保护瘘口周围皮肤。

3．全身主要器官功能的监护 在出血性急性胰腺炎的术后护理中，对主要器官功能的监护尤为重要。因此，应严密监测患者的心血管系统、呼吸系统功能和血液系统的状态。急性肾衰竭也是常见的器官功能损伤，尿量是反映肾功能的指标之一，要准确记录每小时尿量，连续动态地观察尿量的变化，进行尿中物质、尿比重和渗透压的检查。

知识拓展

急性胰腺炎的局部和全身并发症

急性胰腺炎的局部并发症包括急性胰周液体积聚、急性坏死物聚集、胰腺假囊肿、包裹物坏死和胰腺脓肿，其他局部并发症还包括胸腔积液、消化道瘘、腹腔出血、假性囊肿出血、脾静脉或门静脉血栓形成、坏死性结肠炎等。局部并发症并非判断急性胰腺炎严重程度的依据。

全身并发症主要包括多器官功能衰竭、全身炎症反应综合征、全身感染、腹腔内高压或腹腔间隔综合征、胰性脑病。

——选自《中国急性胰腺炎诊治指南》（2013）

（三）健康教育

1．减少诱因 治疗胆道疾病，嘱患者少量多餐，低脂肪饮食，勿暴饮暴食，忌食刺激、辛辣及油腻食物，戒酒。预防感染及正确服药等，以预防复发。

2．休息与活动 劳逸结合，保持良好心情，避免疲劳和情绪激动。

3．控制血糖及血脂 监测血糖和血脂，必要时使用药物控制。

4．定期复查 出现胰腺假囊肿、胰腺脓肿、胰瘘等并发症时，及时就诊。

二、慢性胰腺炎

慢性胰腺炎（chronic pancreatitis）是由多种原因引起的胰腺实质节段性或弥漫性、渐进性炎症与纤维性病变，常伴有胰管狭窄及扩张，以及胰管结石或胰腺钙化，表现为反复发作的上腹部疼痛，伴有不同程度的胰腺内、外分泌功能减退。

【病因与病理】

（一）病因

胆道疾病和慢性酒精中毒是导致慢性胰腺炎的主要病因。其他少见原因还有甲状旁腺功能亢进症、高脂血症、营养不良、急性胰腺炎造成的胰管狭窄、先天性胰腺畸形及遗传等因素。

（二）病理

慢性胰腺炎的主要病理改变是进行性大量纤维组织增生，取代了正常胰腺组织。早期仅限于外分泌腺，后期累及胰岛。肉眼见早期胰腺外表正常或体积略大，后期胰腺表面可见结节状或阶段性增厚，或全胰腺增厚及肿大，质较硬。剖面可见胰管扩张，管内可有结石形成，胰腺内可见小囊肿。显微镜下，可见胰腺小叶结构被破坏和纤维组织增生，导管上皮细胞坏死、纤维组织增生，管腔狭窄而呈串珠状。

【护理评估】

（一）临床表现

1．腹痛　是最常见的症状。平时为隐痛，发作时疼痛剧烈，呈持续性，但无阵发性加剧。常在饮酒、疲劳或暴饮暴食后发生，位于上腹正中或偏左，可向腰背部放射，呈束腰带状。

2．消瘦　患者体重明显减轻，与发作次数和持续时间有明显的关系。

3．消化不良　可有食欲缺乏、饱胀、嗳气、不耐油腻等。脂肪泻是疾病后期出现的症状，特点是粪便不成形，有油滴、恶臭。

4．糖尿病　疾病后期因胰岛大量被破坏，胰岛素分泌减少，患者可出现胰岛素依赖性糖尿病症状。

5．黄疸　少数患者因胰头纤维组织增生压迫胆总管下端而引起进行性黄疸。

（二）辅助检查

1．实验室检查　慢性胰腺炎急性发作时，早期患者血、尿淀粉酶可增高，后期不增高或增高不明显。显微镜下见粪便有脂肪滴，部分患者尿糖和葡萄糖耐量试验阳性。

2．影像学检查

（1）腹部 X 线检查：可显示胰腺钙化点或胰石影。

（2）B 超：可显示胰腺肿大或纤维化，局限性结节，胰管扩张或结石，胰腺囊肿等。

（3）CT、MRI：CT 能显示胰腺腺体的形态改变，有无钙化点，胰管有无扩张、狭窄或结石等。MRI 能更清楚显示胰腺内囊肿、胆胰管的形态及结构。

（4）ERCP：可见胰管有无阻塞、狭窄或囊状扩张，最典型的表现是胰管呈不规则的串珠状扩张。

（三）与疾病相关的健康史

评估了解患者是否有胆道疾病、酗酒和暴饮暴食、腹部外伤史、病毒感染及用药等诱发因素，有无急性胰腺炎等。

（四）心理社会状况

因病程迁延，持续疼痛等症状，给患者带来很大痛苦，有严重并发症时甚至威胁到患者生命，禁食期间患者可出现精神不振、烦躁等，都需要良好的社会支持系统和对疾病知识的知晓程度。了解患者有无焦虑、恐惧、失望等情绪，了解家属的配合情况及家庭经济承受能力，以帮助患者积极配合治疗，取得良好的治疗效果。

（五）治疗原则

治疗的目的是减轻疼痛，改善消化功能，促进胰液引流通畅，防止胰腺内、外分泌功能进一步减退。

1．非手术治疗 ①病因治疗：治疗胆道疾病，戒酒。②饮食控制：避免暴饮暴食，进食高蛋白质、高维生素、低脂饮食。③补充胰酶：消化不良，尤其是出现脂肪泻时，补充胰酶制剂助消化。④镇痛：应用长效抗胆碱药或镇痛药控制腹痛，必要时行腹腔神经丛封闭。⑤治疗糖尿病：血糖异常者按糖尿病饮食要求控制糖摄入，并采用胰岛素替代疗法。⑥营养支持：可短期间歇、有计划地采用肠外营养或肠内营养支持。

2．手术治疗 目的在于解除胰管梗阻，去除原发疾病和病因，减轻疼痛，延缓疾病进展，但不能根治。手术只适用于内科治疗无效的具有腹痛和胰管扩张（> 6cm）的慢性胰腺炎患者。方式：①胆道手术：适用于有胆管结石或Oddi括约肌狭窄者。胆道切开取石，去除病因。②胰管空肠侧侧吻合术：适用于胰管有多处狭窄者。③胰腺切除术：适用于胰腺纤维化严重但胰管未扩张者。④内脏神经破坏术：仅用于其他方法不能缓解的顽固性疼痛者，或作为其他手术方法的辅助手术。

【主要护理诊断／问题】

1．疼痛　与慢性胰腺炎有关。

2．营养失调（低于机体需要量）　与呕吐、呕吐、食欲减退和大量消耗有关。

3．潜在并发症　糖尿病、脂肪泻等。

【护理措施】

（一）非手术治疗护理／术前护理

1．心理护理 因病程迁延，反复疼痛等症状，患者常有消极、悲观的情绪反应。应关心、理解患者，及时了解其需要，尽可能满足患者日常生活需求，帮助患者树立战胜疾病的信心。

2．饮食指导 向患者说明合理饮食的重要性，指导患者严格戒酒、戒烟，限茶、咖啡、辛辣及过量饮食，保证热量摄入足够，进食低脂食物，如蔬菜、水果、粗粮等。指导糖尿病患者按糖尿病饮食要求进餐。

3．疼痛护理 对疼痛剧烈者，遵医嘱给予镇痛药物。但注意禁用吗啡和可卡因，以免引起Oddi括约肌收缩。

（二）术后护理

1．胆道手术 术后做好体位与卧位、饮食、伤口及引流管的护理。密切观察患者生命体征、腹部体征，注意有无胆瘘、肠瘘等并发症的发生。详见第三十章胆道疾病患者的护理。

2．胰腺切除术 术后患者可发生糖尿病、脂肪泻和体重减轻。患者需要终身注射胰岛素和口服胰酶抑制剂。

（三）健康教育

1．保留胰腺患者 减少诱发胆道疾病各种因素，如戒酒、预防感染、合理饮食等。合理应用镇痛药。定期复查，防止胰腺囊肿、胰瘘等并发症。

2．胰腺切除患者 注意监测血糖、血脂和体重，正确注射胰岛素及服用胰酶抑制剂等。

第二节　胰腺癌及壶腹部癌

胰腺癌（cancer of pancreas）是恶性程度很高的一种常见消化道肿瘤，近年来发病率有明显上升趋势。本病多发生在40 ~ 70岁的中老年人，男女发病比例为1.5 ：1，多发生于胰头部，其次为胰体尾部，全胰癌少。壶腹部癌（periampullary adenocarcinoma）指胆总管下段、Vater 壶腹部和十二指乳头的恶性肿瘤，又名 Vater 壶腹癌，比较少见，但其诊治措施与胰头癌有很多共同之处，故将二者统称为壶腹周围癌。

【病因与病理】

（一）病因

尚未确定。胰腺癌好发于高蛋白质、高脂肪摄入及嗜酒、吸烟者。长期接触某些金属、石棉、N- 亚硝基甲烷、β- 萘酚胺的人群及糖尿病、慢性胰腺炎患者，其胰腺癌的发病率明显高于一般人群。约 10% 的胰腺癌是通过遗传形成的。

（二）病理

以导管细胞腺癌多见，约占 90%，其次为腺泡细胞癌、黏液性囊腺癌和胰母细胞癌等。导管细胞腺癌致密而坚硬，浸润性强，切面呈灰白色或灰黄色，常伴有纤维化增生及炎症反应，与周围胰腺组织无明显界限。胰腺癌转移和扩散途径主要以局部浸润和淋巴转移为主，部分经血行转移至肝、肺、骨等处，也可发生腹腔种植转移。

【护理评估】

（一）临床表现

早期无特异性症状，仅有上腹不适、饱胀、食欲减退等消化不良症状，常被患者及医生忽视而延误诊治。

1．症状

（1）上腹疼痛：是最常见的首发症状。因胰管梗阻引起胰管内压力增高，甚至小胰管破裂，胰液外溢至胰腺组织呈慢性炎症所致，疼痛可向肩背部或腰背部放射。晚期胰腺癌患者出现持续性腹痛，疼痛多较剧烈，日夜不止，影响睡眠和饮食，患者常取膝肘位以求缓解，因为疼痛是由于癌肿侵及腹膜后神经所致。胰体尾部癌患者出现腹痛症状往往已属晚期。

（2）消化道症状：早期患者出现上腹饱胀、食欲缺乏、消化不良、恶心、呕吐、腹泻等症状。晚期癌肿浸润或压迫胃和十二指肠，患者可出现上消化道梗阻或消化道出血。

（3）黄疸：是胰头癌最主要的症状，见于约 80% 胰腺癌患者。黄疸多属阻塞性，呈进行性加深，伴有皮肤瘙痒、茶色尿，大便呈陶土色。25% 胰头癌患者表现为无痛性黄疸。黄疸伴无痛性胆囊增大称库瓦西耶征（Courvoisier sign），对胰头癌具有诊断意义。

（4）消瘦和乏力：是主要临床表现，随着病程进展，患者消瘦、乏力、体重减轻明显，常伴有贫血、低蛋白血症等。

（5）其他：患者可出现发热、胰腺炎发作、糖尿病、脾功能亢进及血栓性静脉炎等。

2．体征　可见皮肤黄染、肝大、胆囊肿大、胰腺肿块，可在左上腹或脐周闻及血管杂音。晚期可出现腹水或扪及左锁骨上淋巴结肿大。

（二）辅助检查

1．实验室检查

（1）血清生化检查：继发胆道梗阻或出现肝转移时，常有血胆红素升高，以直接胆红素升高为主，碱性磷酸酶和转氨酶多有升高。空腹或餐后血糖升高及糖耐量异常。血、尿淀粉酶一过性升高。

（2）免疫学检查：诊断胰腺癌常用的肿瘤标记物有糖链抗原（CA19-9）、癌胚抗原（CEA）和胰胚抗原（POA）。CA19-9 对胰腺癌敏感性和特异性较好，其结果优于 CEA 和 POA，还可用于判断疗效、术后随访、检测肿瘤复发及估计预后。

2．影像学检查

（1）B 超：是首选的检查方法，可发现直径 ≥ 2.0cm 的胰腺癌，可显示胆管、胰管扩张。超声诊断的准确性受到操作者技术、患者肥大的体形和胃肠道气体的限制。内镜超声（EUS）

能发现直径≤ 1.0cm 的小胰腺癌。

（2）CT、MRI：是诊断胰腺癌较为可靠的检查方法，能清楚显示胰腺形态、肿瘤部位、肿瘤与邻近血管的关系及后腹膜淋巴结转移情况。CT 增强扫描能发现直径＜ 2.0cm 的小胰腺癌。MRI 可显示胰胆管扩张、梗阻情况，具有重要诊断意义。

（3）内镜逆行胰胆管造影（ERCP）：可显示胆管或胰管狭窄或扩张，并进行活检，同时还可经内镜放置鼻胆管或内支架引流，以减轻胆道压力和黄疸。

（4）经皮肝穿刺胆囊造影（PTC）和经皮肝穿刺胆囊引流术（PTCD）：适用于深度黄疸且肝内胆管扩张者，可清楚显示梗阻部位、梗阻上方胆管扩张程度及受累胆管改变等。可用于术前减轻黄疸及引流。

（5）PET：可发现早期胰腺癌，并可显示肝及远处气管的转移，腹部可检测出小至 0.5cm 的转移淋巴结。

3．细胞学检查 做 ERCP 时逆行胰管插管收集胰液查找癌细胞，以及在 B 超或 CT 引导下用细针穿刺胰腺病变组织进行细胞学检查，是很有价值的诊断方法。

（三）与疾病相关的健康史

评估并了解患者的饮食习惯，是否长期进食高蛋白质、脂肪饮食，是否长期接触污染环境和有毒物质，有无吸烟史或（和）长期大量饮酒。评估患者既往史及有无糖尿病、慢性胰腺炎、胰腺肿瘤或其他肿瘤家族史。

（四）心理社会状况

评估患者有无焦虑、恐惧、悲观等心理反应，患者家庭经济承受能力，家属对患者的关心和支持程度。

（五）治疗原则

1．根治性手术治疗 是手术切除治疗胰腺癌最有效的方法。

（1）胰头十二指肠切除术（Whipple 手术）：是腹部外科最复杂的手术之一，对胰头癌患者可施行十二指肠切除术。手术切除范围包括胰头（含钩突部）、胆囊和胆总管、远端胃、十二指肠及空肠上段，同时清除周围淋巴结，再做胰、胆和胃肠吻合，重建消化道（图 31-1）。

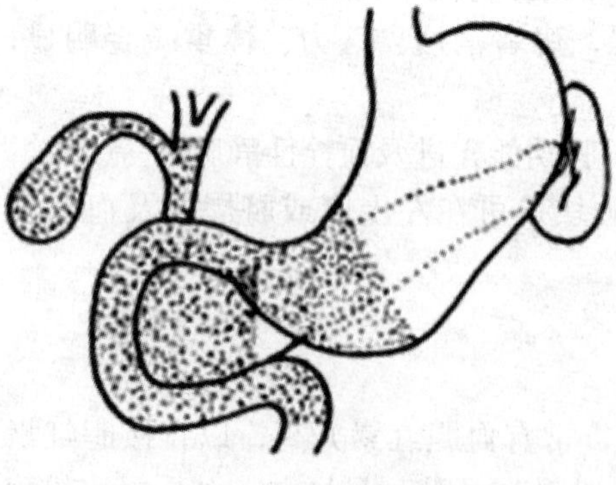

图 31-1 胰头十二指肠切除范围

（2）保留幽门的胰头十二指肠切除术（PPPD）：即保留全胃、幽门和十二指肠球部，其他切除范围同 Whipple 手术。适用于无幽门上、下淋巴结转移，十二指肠切缘无癌细胞残留的壶腹周围癌患者。此手术保留了胃的正常容量和生理功能，减少了手术创伤，避免了胃大部切除并发症，有利于改善术后患者营养状态。

（3）胰体尾部切除术：适用于胰体尾部癌，因确诊时多属晚期，故切除率很低。

手术治疗后可发生出血、感染、胰瘘、胆瘘等并发症。

2．姑息性手术 对不能手术切除的胰腺癌患者，可行胆 - 肠内引流术或经内镜安置内支架，以解除胆道梗阻性黄疸。对伴有十二指肠梗阻者可行胃 - 空肠吻合术，以保证消化道通畅。对不能切除者还可做区域性介入治疗。

3．辅助治疗 包括化疗、介入治疗、放射治疗、基因治疗及免疫治疗等。

【主要护理诊断 / 问题】

1．焦虑 与对癌症的诊断、手术治疗缺乏信心及担心预后有关。

2．疼痛　与胰管梗阻、癌肿侵犯腹膜后神经丛及手术创伤有关。

3．营养失调（低于机体需要量）　与食欲下降、呕吐及癌肿消耗有关。

4．潜在并发症　出血、胰瘘、胆瘘、感染、血糖异常等。

【护理措施】

（一）术前护理

1．心理护理　多数患者就诊时已处于中、晚期，得知病情后已出现否认、悲哀、畏惧和愤怒等不良情绪，对手术治疗产生焦虑情绪。护士应同情、理解患者，通过沟通了解其真实感受。根据患者对疾病知识的掌握程度，有针对性地进行健康指导，帮助患者树立战胜疾病的信心，使其配合治疗和护理，促进疾病的康复。

2．增强患者舒适感　对于疼痛剧烈者，使用镇痛药，并教会患者应用各种非药物止痛的方法，如采取舒适体位、转移注意力等。皮肤瘙痒者，注意勤洗澡更衣，不要用力抓挠，必要时用炉甘石洗剂。

3．改善营养状态　监测相关营养指标，如血清蛋白水平、皮肤弹性、体重等。指导并鼓励患者进食高热量、高蛋白质、高维生素、低脂饮食。对不能进食者可通过肠内或肠外营养途径改善患者的营养状态。

4．改善肝功能　遵医嘱给予保肝药、复合维生素 B 等。静脉输注高渗葡萄糖溶液加胰岛素和钾盐，增加肝糖原储备。对有黄疸者，静脉输注维生素 K_1，改善凝血功能。

5．做好肠道准备　术前 3 天开始口服抗生素抑制肠道细菌，预防术后感染。术前 2 天进流质饮食。术前晚清洁灌肠，以减少术后腹胀及并发症的发生。

6．其他措施　对血糖异常者，通过调节饮食和注射胰岛素控制血糖。对胆道梗阻并继发感染者给予抗生素控制感染。

（二）术后护理

1．病情观察　密切观察生命体征、腹部体征、伤口及引流情况，准确记录 24 小时出、入液量，必要时监测 CVP 及每小时尿量。

2．输液、营养支持　保持静脉通畅，补充水和电解质。术后早期禁食，禁食期间给予肠外营养支持，维持水、电解质平衡，必要时输注人血白蛋白。拔除胃管后予以流质、半流质饮食，逐渐过渡至正常饮食。术后因胰外分泌功能减退，患者易发生消化不良、腹泻等，应根据胰腺功能给予消化酶或止泻药。

3．引流管护理　术后引流管较多，有胃管、空肠造瘘管、胃造瘘管及导尿管等，要做好相应的引流管护理。

4．控制血糖　术后患者可出现血糖异常。应动态监测患者血糖、尿糖和酮体水平。对高血糖者，应调节饮食并遵医嘱注射胰岛素，将血糖控制在适当水平。对低血糖者，适当补充葡萄糖。

5．防治感染　术后注意观察患者有无高热、腹痛和腹胀、白细胞计数升高等。合理使用抗生素，加强全身支持治疗，预防肺部感染，及时更换伤口敷料，严格执行无菌操作技术。对形成腹腔脓肿者，可在 B 超引导下做脓肿穿刺置管引流术。

6．常见术后并发症的观察及护理　胰腺癌切除术后的主要并发症包括感染、胰瘘、胆瘘、出血。胰瘘是胰十二指肠切除术后最常见的并发症和死亡原因，其观察及护理参见急性胰腺炎患者护理相同，胆瘘及出血的观察和护理与胆道疾病患者护理相同。

（三）健康教育

1．自我监测　对 40 岁以上有下列任何临床表现的患者，均应怀疑有胰腺癌：①梗阻性黄疸；②近期出现无法解释的体重减轻超过 10%；③近期出现不能解释的上腹或腰背部疼痛；④近期出现模糊不清又不能解释的消化不良，而钡餐检查消化道正常；⑤突发糖尿病而又没有使之发病的因素，如家庭史，或者是肥胖；⑥突发无法解释的脂肪泻；⑦自发性的胰腺炎发作。如果患者是嗜烟者，应加倍怀疑，需行胰腺疾病的筛查。

2．按计划化疗 化疗期间复查血常规，对白细胞计数低于 $4\times10^9/L$ 者，暂停化疗。

3．定期复查 术后 3 ~ 6 个月复查一次，若出现贫血、发热、黄疸等症状，应及时就诊。

小结

（一）急性胰腺炎

1. 病因　胆道疾病、酗酒及暴饮暴食是最常见的病因。

2. 临床表现　腹痛、腹胀、恶心、呕吐、发热和黄疸为常见症状，并有腹膜炎体征。少数患者出现皮下出血，称 Grey-Turner 征或称 Cullen 征。

3. 治疗原则　非手术治疗是急性胰腺炎的基础治疗，对重症坏死性胰腺炎需行手术治疗。

4. 护理措施　做好非手术治疗的护理及术前护理，术后护理重点是管道护理及并发症的观察与护理。

（二）慢性胰腺炎

1. 病因　胆道疾病和慢性酒精中毒是主要病因。

2. 临床表现　主要症状为腹痛、消瘦、腹胀、脂肪泻、糖尿病和黄疸。

3. 治疗原则　目的是减轻疼痛，改善消化功能，促进胰液引流通畅，防止胰腺内、外分泌功能进一步减退。治疗包括非手术治疗与手术治疗。

4. 护理措施　做好非手术治疗的护理及手术前后患者的护理。

（三）胰腺癌及壶腹部癌

1. 病因　吸烟者、高蛋白质及高脂饮食者、糖尿病及胰腺炎等患者发生率较高。

2. 临床表现　黄疸是胰头癌最主要的症状，其他还包括上腹疼痛、消化道症状、黄疸、消瘦和乏力等。

3. 治疗原则　主要采取胰头十二指肠切除术，辅助放疗或化疗。

4. 护理措施　术前改善营养状态、控制血糖等，术后应注意引流管护理，防止胰瘘、胆瘘、出血、感染等并发症。

思考题

T31-1

参考答案

男性，52 岁，因上腹疼痛伴恶心、呕吐 10 小时入院。患者曾因胆囊炎、胆囊结石接受过治疗，发病前有饱餐史。

体检：T 38.7℃，P 112 次 / 分，R 30 次 / 分，BP 82/50mmHg，痛苦面容，全腹膨隆，全腹肌紧张，压痛、反跳痛（+）。

实验室检查：WBC $20\times10^9/L$，血清淀粉酶 3200U/L，怀疑“急性胰腺炎”。

请问：

（1）该患者目前主要的护理诊断 / 问题有哪些？

（2）目前主要护理措施有哪些？

（陈学政）

第三十二章　周围血管疾病患者的护理

学习目标

通过本章内容的学习，学生应能够：

◎ 识记

1. 复述血栓闭塞性脉管炎、闭塞性动脉硬化、下肢静脉曲张、深静脉血栓形成的定义和病因。
2. 复述周围血管疾病的临床表现、治疗原则及护理措施。

◎ 理解

1. 解释周围血管疾病患者的体位要求。
2. 解释肢体抬高试验、深静脉通畅试验、大隐静脉瓣功能试验、交通静脉瓣功能试验等辅助检查的方法。

◎ 运用

评估周围血管疾病患者并为其制订护理计划。

第一节　血栓闭塞性脉管炎

血栓闭塞性脉管炎（thromboangitis obliterans，TAO），又称 Buerger 病，是一种以周围血管炎症和闭塞为特点的慢性、持续性、进行性动脉和静脉节段性炎性病变，主要累及四肢中小动、静脉，以下肢为主。多发生于青壮年男性吸烟者。

【病因与病理】

（一）病因

血栓闭塞性脉管炎的病因至今尚不清楚，可能与下列因素有关。

1．吸烟　血栓闭塞性脉管炎患者中吸烟者占 80% ~ 95%，烟草浸出液可致实验动物的动脉发生炎性病变。戒烟能使血栓闭塞性脉管炎患者病情缓解，再度吸烟又可使病情恶化。吸烟可能是血栓闭塞性脉管炎发病的一个重要因素。

2．寒冷、潮湿、外伤　本病在寒冷和潮湿地区常见，部分患者有外伤史。可能这些因素引起血管痉挛和血管内皮损伤，并导致血管炎症和闭塞。

3．感染　大多数患者有反复皮肤真菌感染史。研究认为，人体对真菌的免疫反应可诱发血液纤维蛋白原增高和高凝状态，可能诱发血栓形成。

4．激素紊乱　绝大多数患者为青壮年男性。前列腺功能紊乱或前列腺液丢失过多，可使体内具有扩张血管和抑制血小板聚集作用的前列腺素减少，使周围血管舒缩功能紊乱，血栓形成。

5．免疫功能紊乱　自身免疫因素在血栓闭塞性脉管炎发病中所起的作用日益受到重视。研究发现血栓闭塞性脉管炎患者血清中 IgG、IgA 和 IgM 明显增加，并在患者血清和病变血管中发现抗动脉抗体和对动脉有强烈亲和力的免疫复合物。由此形成的免疫复合物沉积于患者的血管，导致血管炎症反应和血栓形成。

6．营养不良 许多国家的学者发现，血栓闭塞性脉管炎在经济收入和生活水平低下的人群中多见，蛋白质、维生素 B_1 和维生素 C 缺乏可能与本病有关，尤其是必需氨基酸。

7．遗传 少数患者有家族史。多数学者发现人类白细胞抗原（HLA）的某些特殊位点与血栓闭塞性脉管炎的发病有关。

（二）病理

病变主要发生在肢体的中、小动静脉，以下肢动脉为主。病变呈节段性分布，由远端向近端进展。病变为血管壁全层非化脓性炎症，血管内淋巴细胞广泛浸润，内皮细胞和成纤维细胞增生。早期血管内膜增厚，管腔内血栓形成。晚期血管壁和血管周围广泛纤维化，血栓造成血管闭塞的同时，侧支循环逐渐建立，但不能完全代偿组织缺血，使神经、肌肉及骨骼等出现缺血性改变。患肢的浅静脉也可有相应的病变。

案例 32-1A

男性，41 岁，长期居住于我国东北地区，吸烟 20 余年。患者左侧足趾发凉、麻木 5 年，行走一段路程后患侧足部和小腿胀痛，休息后症状缓解。疼痛加重 1 个月。

问题与思考：

该患者护理评估内容有哪些？

【护理评估】

（一）临床表现

起病隐匿，病程缓慢，呈周期性发作。

1．疼痛 是本病最突出的症状。病变早期，由于血管痉挛，血管壁和周围组织神经末梢受到刺激而使患肢（趾、指）出现疼痛、针刺、烧灼、麻木等异常感觉。随着病变进一步发展，肢体动脉狭窄逐渐加重，即出现缺血性疼痛。轻者行走一段路程以后，患肢足部或小腿胀痛，休息片刻疼痛即能缓解，再次行走后疼痛又会出现，这种现象称为间歇性跛行。重者肢体处于休息状态，疼痛仍不能缓解，称为静止痛。此时疼痛剧烈、持续，尤以夜间为甚。患肢抬高疼痛加重，下垂后则略有缓解。为减轻疼痛，患者常屈膝抱足而坐，或将患肢下垂于床缘下。一旦患肢发生溃疡、坏疽、继发感染，疼痛更为剧烈。

2．发凉、皮温降低 患肢发凉、怕冷，对外界寒冷敏感是常见的早期症状。随着病情的发展，发凉的程度加重，并可出现动脉闭塞远端的肢体皮肤温度降低。

3．皮肤色泽改变 患肢缺血常使皮肤颜色呈苍白色，肢体抬高后更为明显。

4．肢体动脉搏动减弱或消失 根据病变累及的动脉不同，可出现足背动脉、胫后动脉、腘动脉或尺动脉、桡动脉、肱动脉等动脉搏动减弱或消失。

5．游走性血栓性浅静脉炎 患者发病前或发病过程中可反复出现游走性血栓性浅静脉炎。急性发作时，肢体浅表静脉呈红色条索、结节状，伴有轻度疼痛和压痛。2 ～ 3 周后，红肿、疼痛消退，但往往留有色素沉着。经过一段时间，相同部位或其他部位又可重新出现。部分血栓闭塞性脉管炎患者在尚未出现肢体动脉搏动减弱和肢体慢性缺血征象时，已经存在反复发作的游走性血栓性浅静脉炎。因此，有人把游走性血栓性浅静脉炎看成是血栓闭塞性脉管炎的前驱表现。

6．肢体营养障碍 患肢缺血可引起肢体营养障碍，常表现为皮肤干燥、脱屑、皲裂，汗毛脱落、出汗减少，趾（指）甲增厚、变形、生长缓慢，肌肉萎缩，肢体变细。严重时可出现溃疡、坏疽。

根据临床表现的轻重，可将病程分为三期。

Ⅰ期（局部缺血期）：患肢麻木、发凉，轻度间歇性跛行短暂休息后可以缓解。患肢皮肤温度稍低，色泽较苍白，足背和胫后动脉搏动减弱，可反复出现游走性血栓性浅静脉炎。

Ⅱ期（营养障碍期）：上述症状日渐加重，跛行距离日渐缩短，直至出现持续性静止痛，夜间更剧烈。患肢皮肤温度明显降低，皮肤显著苍白，或出现紫斑。皮肤干燥、无汗，指甲增厚、变形，肌肉萎缩，动脉搏动消失。

Ⅲ期（坏死期）：症状继续加重，患肢趾（指）端发黑、干瘪、坏疽和溃疡形成。疼痛呈持续性静止痛，患者因疼痛剧烈难以入睡，常取屈膝抱足体位。若继发感染，干性坏疽变成湿性坏疽，患者出现高热、烦躁等全身中毒表现。

（二）辅助检查

1．体格检查

（1）指压试验：指压趾（指）端后观察局部皮肤或甲床毛细血管充盈情况，如果松压后5秒皮肤或甲床仍呈苍白或青紫色，表示动脉供血不足。

（2）肢体抬高试验（Buerger试验）：抬高肢体（下肢抬高70°～80°，上肢直举过头），持续60秒，如存在肢体动脉供血不足，则皮肤呈苍白或蜡白色。下垂肢体后，皮肤颜色恢复时间由正常的10秒延长到45秒以上，且颜色不均，呈斑片状。肢体持续处于下垂位时，皮肤颜色呈潮红或青紫色。

（3）静脉充盈时间：抬高患肢，使静脉排空、瘪陷，然后迅速下垂肢体，观察足背浅表静脉充盈情况。如果静脉充盈时间大于15秒，表示肢体动脉供血不足。此外，部分患者受寒冷刺激或情绪波动，可出现雷诺综合征，表现为指（趾）皮肤呈苍白、青紫、潮红间歇性改变。

2．影像学检查

（1）超声多普勒检查：可应用多普勒听诊器，根据动脉音的强弱，判断动脉血流的强弱。超声多普勒血流仪可以记录动脉血流波形，波形幅度降低或呈直线状，表示动脉血流减少或动脉已闭塞。

（2）动脉造影：可显示阻塞部位、范围、流出道和侧支情况。造影显示血管走行突然中断，或呈竹尖样变细，见不到虫蚀样缺损。血栓闭塞性脉管炎患者动脉造影有以下特点：①中、小口径的血管受累；②节段性阻塞性病变，病变动脉之间的血管正常；③远端血管病变严重；④侧支循环围绕阻塞部位；⑤近端血管正常；⑥无血管栓塞的影像学表现。

3．肢体血流图　现已少用。在动脉血供不足的部位，血流图的动脉波形显示峰值幅度降低，降支下降速度缓慢，其改变程度与患肢病变程度呈正比。

（三）与疾病相关健康史

询问患者居住地是否在寒冷的地区。青壮年男性、吸烟与本病发生有关，了解患者有无游走血栓性浅静脉炎的病史，有无高血压、高血脂、糖尿病、动脉硬化以及免疫系统疾病等。

（四）心理社会状况

疾病后期疼痛剧烈，止痛药物效果不佳，患者可能对吗啡、哌替啶等药物成瘾。旁路移植术可降低截肢平面，但有血栓形成的危险，治疗费用相对高，患者可产生急躁或焦虑心理。截肢患者可能会出现“幻肢痛”。经治疗病情继续恶化或截肢者，预后差，对未来生活缺乏信心。

（五）治疗原则

血栓闭塞性脉管炎的治疗原则是防止病变发展，改善患肢血供，减轻患肢疼痛，促进溃疡愈合。

1. 非手术治疗

(1) 药物治疗：主要适用于早期、中期患者。可使用血管扩张药、抑制血小板聚集药和改善微循环的药物等，也可根据中医辨证论治原则进行中药治疗。

(2) 高压氧疗法：在高压氧舱内通过提高血氧流量，增加肢体的血氧弥散，改善组织缺氧状况。

2. 手术治疗 手术目的是增加肢体血供和重建动脉血流通道，改善缺血引起的后果。主要手术方式有腰交感神经节切除术、动脉旁路移植术、动静脉转流术、大网膜移植术等。对肢端已发生坏疽的患者，应行截趾或截肢术。

案例 32-1B

体检：患肢肤色苍白，皮温降低，足背动脉和胫后动脉搏动均减弱。指压试验（+），Buerger 试验（+）。

初步诊断为血栓闭塞性脉管炎，给予药物治疗。

问题与思考：

对该患者还需要进一步做哪些辅助检查，以明确诊断？目前护理措施有哪些？

【主要护理诊断 / 问题】

1. 疼痛　与组织灌注不足有关。
2. (有) 皮肤完整性受损 (的危险)　与组织缺血及营养障碍有关。
3. 潜在并发症　出血、栓塞。

【护理措施】

(一) 非手术治疗护理 / 术前护理

1. 疼痛护理 保持环境安静、舒适。早期症状轻者，遵医嘱使用血管扩张药，缓解血管痉挛引起的疼痛，中晚期患者遵医嘱适当应用止痛药（如吗啡、哌替啶等）。选择合理体位，患者睡觉或休息时取头高足低位，避免长时间站位或坐位，坐位时避免双膝交叉，以免影响血液循环，加重疼痛。

2. 体位变动与足部运动 鼓励患者随时变换体位，以利于血液循环。进行足部运动（Buerger 运动），有助于促进患肢侧支循环建立，增加患肢血供。方法：嘱患者取平卧位，患肢抬高 45°，维持 1 ~ 2 分钟后坐起，患肢下垂床边 2 ~ 5 分钟，并做足部旋转、伸屈运动 10 次，然后将患肢放平休息 2 分钟。每次重复练习 5 次，每日练习数次。当腿部发生溃疡或坏疽时不能运动，以免增加组织代谢。

3. 患肢护理 注意保暖，避免冷刺激引起血管收缩而减少患肢血流。局部不宜热敷或理疗，以免加重组织缺氧、坏死。保持足部清洁和干燥。皮肤瘙痒时，避免用手抓挠，以免造成皮肤损伤或继发感染。因患部已有血液循环不良，即使轻微外伤也易引起组织坏死和溃疡形成，故须注意防止任何形式的外伤。对已有溃疡者加强局部创面换药，控制感染。

4. 饮食护理 以低热量、低糖、低脂及富含维生素的食物为主，宜食具有活血作用的食品，忌食辛辣、寒凉、生冷食物。

5. 心理护理 由于患者疼痛难忍，可能彻夜难眠，甚至对治疗和生活均失去信心，所以应给予情感支持，帮助患者和家属树立战胜疾病的信心，正面应对疾病的结局。

(二) 术后护理

1. 体位与活动 动脉手术后患肢平放；静脉手术后需要抬高患肢 30°，以利于静脉血液回流。动脉重建术后卧床制动 2 周；静脉重建术后应卧床制动 1 周。自体血管移植术后，患者如愈合较好，卧床制动时间可适当缩短。在卧床期间，应鼓励患者做足背伸屈运动，以利于小腿深静脉血液回流。

2．病情观察　密切观察患者生命体征、伤口有无渗血或血肿。注意观察肢体远端皮肤温度、色泽、感觉和脉搏强度，判断血管通畅情况。动脉重建术后若患者出现肢端麻木、疼痛、苍白、皮温降低、动脉搏动减弱或消失，或静脉重建术后出现肢体肿胀、皮色青紫、皮温降低或静脉怒张，应考虑重建部位发生痉挛或继发血栓形成，及时通知医生，必要时需再次手术。

3．防治感染　密切观察患者生命体征和伤口情况，合理使用抗生素。若发现伤口有红肿，应及时对症处理。

（三）健康教育

1．坚持戒烟　是血栓闭塞性脉管炎的治疗关键，告知患者吸烟的危害性，烟碱对血管的收缩作用，长期吸烟将会直接影响其预后。

2．患肢保暖　避免受寒，注意保暖，但不能过热，以免增加氧耗量。

3．感染预防　保持足部清洁、干燥，防止感染，注意防止任何形式的外伤。

4．功能锻炼　指导患者进行 Buerger 运动，工作时应随时变换体位，以利于血液循环。

5．饮食指导　宜食具有活血作用的食品，忌食辛辣、寒凉、生冷食物。

6．避免应用血管收缩药物。

第二节　闭塞性动脉硬化

闭塞性动脉硬化（arteriosclerosis obliterans，ASO）是全身性疾病，表现为动脉内膜增厚、钙化、继发血栓形成等导致动脉狭窄甚至闭塞的一组慢性缺血性疾病，多发生于 50 岁以上男性。动脉发生闭塞或狭窄后可以出现下肢慢性缺血表现。

【病因与病理】

（一）病因

尚未明确，但流行病学研究发现易患因素包括吸烟、糖尿病、高血压、高血脂、高凝血状态、高纤维蛋白原血症等。

（二）病理

动脉硬化病变起于动脉内膜，再延伸至中层，一般不累及外膜。血管内膜出现粥样硬化斑块，中膜变性或钙化，腔内继发血栓形成，使管腔狭窄，甚至完全闭塞。斑块表面若形成溃疡，碎屑脱落常栓塞远端细小的分支动脉，造成末端动脉床减少，指（趾）端缺血、坏死。根据病变范围可分为 3 型：主动脉 - 髂动脉型、主动脉 - 髂动脉 - 股动脉型、累及主动脉 - 髂动脉及其远侧动脉的多节段型，部分病例可伴有腹主动脉瘤。

案例 32-2A

女性，68 岁，因左下肢疼痛出现间歇性跛行 2 年，最近 2 周疼痛加重而彻夜难眠。患者既往有高血压、冠心病。

问题与思考：

该患者护理评估内容有哪些？

【护理评估】

（一）临床表现

根据患者症状的严重程度、动脉狭窄及侧支情况，本病可按 Fontaine 法分为 4 期。

第一期（轻微主诉期）：多数患者无明显临床症状，或仅有患肢怕冷、行走易疲劳等轻微症状。体格检查可扪及下肢动脉搏动，此时让患者行走一段距离再检查，常能发现下肢动脉搏动减弱甚至消失。

第二期（间歇性跛行期）：是 ASO 的特征性表现，以活动后出现间歇性跛行为主要症状。随着下肢动脉狭窄程度及阻塞的范围不断增大，病变动脉只能满足下肢肌肉组织静息状态下的血供。步行后下肢血供不足，患者被迫停下休息一段时间后再继续行走。休息片刻后，症状缓解继续行走，症状反复出现。

第三期（静止痛期）：以静止痛为主要症状。病变进一步发展，病变动脉供血严重不足，患肢因严重缺血而引起持续性疼痛，即使在休息时也感到疼痛，即静止痛，夜间更甚。疼痛时患者屈膝护足而坐，或辗转不安，或借助肢体下垂以求减轻疼痛。此期患肢常有营养性改变，表现为皮肤菲薄呈蜡纸样，患足下地时潮红，上抬时苍白，小腿肌肉萎缩等。静止痛是趋于坏疽的前兆。

第四期（溃疡和坏死期）：症状继续加重，患肢除静止痛外，还出现趾（指）端发黑、干瘪、坏疽或缺血性溃疡。如果继发感染，干性坏疽转为湿性坏疽，患者可出现发热、烦躁等全身毒血症状。侧支循环所提供的血流，已不能维持组织存活。

（二）辅助检查

1．实验室检查 检查血常规、凝血功能、红细胞沉降率、血脂、血糖和尿糖、糖化血红蛋白等。

2．Buerger 试验 阳性提示下肢供血不足。

3．影像学检查

（1）多普勒超声检查：应用多普勒听诊器，根据动脉音的强弱，判断动脉血流的强弱。超声多普勒血流仪可以记录动脉血流波形，波形幅度降低或呈直线状，表示动脉血流减少，或动脉已闭塞。同时还能做节段动脉压测定，了解病变部位和缺血严重程度。

（2）CT 血管造影（computed tomography angiography，CTA）和磁共振血管造影（magnetic resonance angiography，MRA）：具有无损伤、敏感性高、血管显影清晰等优点，已成为下肢闭塞性动脉硬化的首选检查方法。

（3）数字减影血管造影（digital subtraction angiography，DSA）：是诊断 ASO 的金标准。典型特征为：受累动脉严重钙化，血管伸长、扭曲，管腔呈弥漫性不规则“虫蚀状”狭窄或节段性闭塞。

4．下肢节段性测压 踝 / 肱指数（ankle/brachial index，ABI），即踝部动脉收缩压与同侧肱动脉收缩压的比值，是一种最简便的客观确定肢体缺血严重程度的方法。正常比值 $\geqslant 1$；ABI < 0.8，提示患者可能有间歇性跛行；ABI < 0.4，提示患者可能有静止痛发生。

（三）与疾病相关健康史

男性、中老年患者多见，一般吸烟、肥胖、糖尿病、高血压、高血脂、血液高凝状态等与本病相关。

（四）心理社会状况

本病为全身性疾病，治疗后可能继续发展，患者和家属对治疗失去信心。部分患者晚期需要截肢，尤其是糖尿病患者截肢率较高，应了解家庭和社会支持系统对患者的照顾和支持能力。

（五）治疗原则

1．非手术治疗 主要目的是降低血脂和血压，控制血糖，改善血液高凝状态，促进侧支循环形成。一般治疗包括绝对禁烟，适当锻炼，足部护理、避免损伤，遵医嘱应用止痛药，慎用易成瘾的药物。可使用血管扩张药、抗血小板药物和降血脂药物等。

2．手术治疗　目的是通过手术或血管腔内治疗方法，重建动脉通路。主要手术方法：经皮腔内血管成形术（percutaneous transluminal angioplasty，PTA）合并支架置入术，是目前治疗 ASO 的首选方法。此外，还有动脉旁路转流术、血栓内膜剥脱术、静脉动脉化和截肢术。

案例 32-2B

体检：患侧足部皮温降低，足背动脉搏动明显减弱；Buerger 试验（+），踝 / 肱指数为 0.4。

多普勒超声检查示左侧胫后动脉、足背动脉中膜增厚，内膜不光滑，连续性消失，管腔内斑块形成，管壁充盈缺损。

诊断为闭塞性动脉硬化，拟行手术治疗。

问题与思考：

目前主要护理诊断 / 问题有哪些？如何护理？

【主要护理诊断 / 问题】

1．疼痛　与组织灌注不足有关。

2．（有）皮肤完整性受损（的危险）　与组织缺血及营养障碍有关。

3．潜在并发症　出血、患肢缺血、血栓形成、感染等。

【护理措施】

（一）非手术治疗护理及术前护理

与血栓闭塞性脉管炎患者的非手术治疗护理及术前护理内容相同。

（二）术后护理

1．体位与活动　术后卧床，患肢平放，小角度床上翻身，预防压疮。在卧床期间，鼓励患者做足背伸屈运动，以利于小腿深静脉血液回流，预防下肢静脉血栓形成。

2．病情观察

（1）密切观察生命体征，准确记录出入量，维持水、电解质平衡。

（2）监测下肢股动脉、腘动脉、胫后动脉及足背动脉的搏动情况。观察皮肤温度、色泽、感觉及运动情况。

3．留置鞘管的护理　指导患者留置鞘管的肢体髋关节、膝关节禁止外展，保持直立位。严密观察穿刺部位有无渗血、皮下血肿，出现出血或血肿立即用消毒纱布压迫穿刺部位上方一指处的动脉，同时报告医生及时处理。

4．凝血功能监测　术后遵医嘱应用抗凝药物治疗，观察有无出血倾向，监测凝血功能。

5．并发症的观察

（1）穿刺部位或吻合口出血：密切观察伤口敷料有无渗血。血压明显下降、脉搏增快，应考虑可能发生出血，须立即通知医生处理。

（2）血栓形成或血管痉挛：若出现肢端麻木、疼痛、皮温降低、皮肤苍白或发紫、动脉搏动减弱或消失，则应考虑血栓形成或痉挛，须及时通知医生对症处理。

（3）假性动脉瘤形成：若出现手术部位局部疼痛，可触及动脉性搏动，应考虑是否为假性动脉瘤形成，须及时通知医生，确诊后遵医嘱做好术前准备。

（4）伤口感染：观察伤口有无渗血或血肿，有无红、肿、热、痛等局部感染征象。发现伤口有异常，应及时处理。

（三）健康教育

1．保护患肢 注意患肢保暖，教会患者日常生活中不应压迫皮下隧道处的人工血管，避免吻合口附近关节的过屈、过伸、扭伤或外伤。

2．药物指导 遵医嘱服用抗血小板聚集或抗凝、降血脂及降血糖等药物，定期复查凝血功能。

3．饮食指导 进食低热量、低糖、低脂饮食，忌食辛辣、寒凉、生冷食物。

4．戒烟 告知患者吸烟的危害性，戒烟以消除烟碱对血管的收缩作用。

第三节 下肢静脉曲张

下肢静脉曲张（lower extremity varicose veins）是指下肢浅静脉瓣膜功能不全致静脉血液反流、淤滞，下肢浅静脉伸长、扩张和蜿蜒屈曲，见于大隐静脉、小隐静脉及其分支，多发生于持久从事重体力劳动和站立工作者，或长期久坐者。单纯性下肢静脉曲张病情一般较轻，手术治疗可获得较好的效果。

【病因与病理】

（一）病因

1．先天性因素 静脉壁薄弱、静脉瓣膜关闭不全是全身支持组织薄弱的一种表现，与遗传因素有关。

2．后天性因素 肥胖、长期站立、从事负重劳动、慢性咳嗽、习惯性便秘、妊娠等多种原因引起腹腔内压力增高，使瓣膜承受过度的静脉压力，瓣膜逐渐关闭不全，影响下肢静脉血液回流，增加静脉曲张的可能性。

（二）病理

曲张静脉的病理变化主要发生在静脉壁的中层。由于下肢静脉压力增高，早期静脉壁弹性纤维和肌纤维代偿性增厚，后期弹性纤维和肌纤维萎缩、消失，并为结缔组织所取代，静脉壁变薄并失去弹性而扩张。静脉瓣发生萎缩、硬化、功能不全或消失。病变静脉周围组织的微循环发生障碍，引起营养不良，导致纤维细胞增生。因静脉血液淤滞、静脉压力增高和毛细血管壁通透性增加，血管内液体、白细胞、红细胞、蛋白质、代谢产物渗出至皮下组织，使皮肤纤维组织增生、脂质硬化、色素沉着。因局部组织营养不良，抵抗力降低，患者可出现皮炎、湿疹、溃疡及感染。

案例 32-3A

女性，52岁，长期站立后右侧小腿有酸胀和沉重感，小腿内侧浅静脉扩张、隆起10余年，卧床休息或抬高患肢后症状明显减轻。近几年症状加重，静脉迂曲成团块状，踝部皮肤色素沉着。

问题与思考：

该患者护理评估内容有哪些？

【护理评估】

（一）临床表现

1．症状 久站后患肢小腿有酸胀不适、沉重感及钝痛，患者易疲劳、乏力，平卧、肢体抬高可缓解。

2．体征　下肢浅静脉隆起、扩张、迂曲或呈团块状，以小腿内侧大隐静脉走行区明显。踝部、足背可出现轻微水肿，严重者小腿下段出现水肿。病程较长者出现皮肤营养不良，皮肤萎缩、脱屑、色素沉着，皮下组织硬结，湿疹和难愈性溃疡。

（二）辅助检查

1．体格检查

（1）大隐静脉瓣功能试验（Trendelenburg 试验）：嘱患者仰卧，抬高下肢，排空浅静脉内的血液，大腿根部扎止血带，随后嘱患者站立，解开止血带 10 秒内若出现自上而下逆向充盈，则提示大隐静脉瓣功能不全。同样原理在腘窝部扎止血带，可检测小隐静脉瓣的功能（图 32-1）。

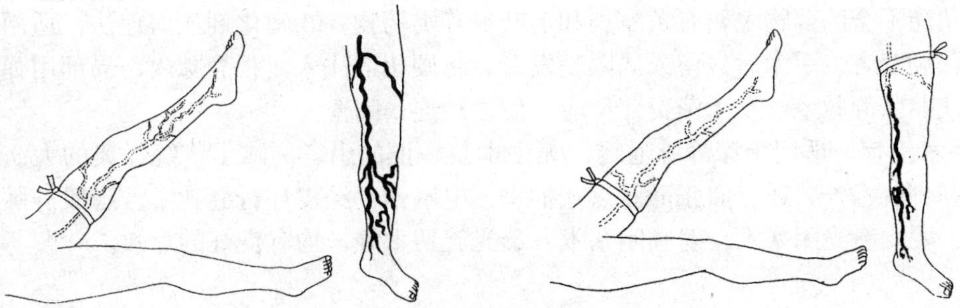

图 32-1　Trendelenburg 试验

（2）深静脉通畅试验（Perthes 试验，又称踢腿试验）：用止血带阻断大腿浅静脉主干，嘱患者用力踢腿或连续做下蹲动作 10 余次，观察静脉曲张程度的变化。若曲张静脉明显减轻或消失，表明深静脉通畅；反之，则表明深静脉不通畅（图 32-2）。

（3）交通静脉瓣功能试验（Pratt 试验）：患者平卧，抬高患肢，在大腿根部扎止血带，先从足趾向上至腘窝缠第一根弹力绷带，再自大腿根部止血带处向下缠第二根弹力绷带，一边向下解开第一根弹力绷带，一边向下继续缚缠第二根弹力绷带。若在两根弹力绷带之间的间隙内出现曲张静脉，提示该处有功能不全的交通静脉（图 32-3）。

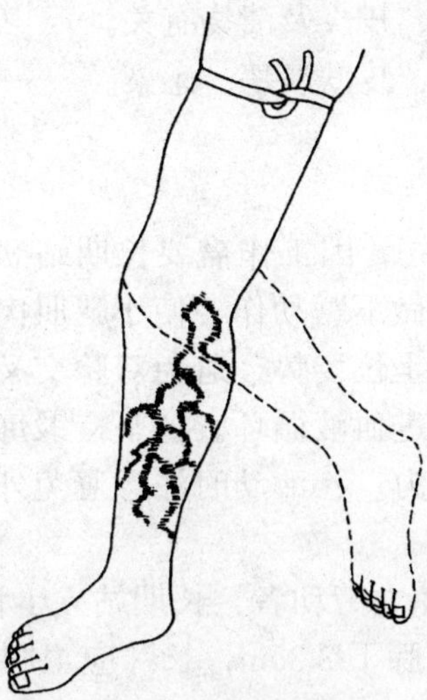

图 32-2　Perthes 试验

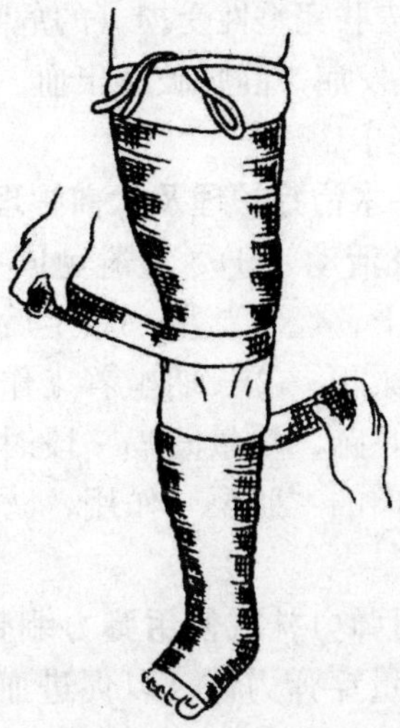

图 32-3　Pratt 试验

2．影像学检查 通过超声多普勒检查、下肢静脉造影等，可以准确判断病变性质。

（三）与疾病相关健康史

评估患者职业、年龄、家族史、下肢外伤史、深静脉炎或深静脉血栓形成史、妊娠次数。了解患者有无引起胸部或腹部压力增高的慢性疾病，如慢性咳嗽、习惯性便秘、盆腔肿物等。

（四）心理社会状况

本病为慢性病程，后期出现皮炎、溃疡等长期不愈，影响患者正常生活和工作，易使患者出现急躁心态。

（五）治疗原则

1．非手术治疗 适用于静脉曲张较轻而无症状者、妊娠期发病者、重要脏器功能不全而不能耐受手术者。主要措施：①弹力治疗：患肢穿弹力袜或用弹力绷带，借助弹力袜远侧压力高于近侧的特点，使曲张静脉处于萎瘪状态，适用于大多数患者，疗效肯定。②药物治疗：针对浅静脉功能不全的药物主要有黄酮类和七叶皂苷类药物。③硬化剂注射疗法：适用于小范围局限性曲张病变者、手术后残留或局限复发者。将硬化剂注入曲张静脉内，局部用弹力绷带包扎压迫，使曲张静脉壁继发无菌炎症反应，使之粘连、闭塞。

2．手术治疗 适用于深静脉通畅、无手术禁忌证的患者。除了传统经典的大、小隐静脉高位结扎和剥脱术外，还有曲张静脉点式抽剥、电凝术、经皮环行缝扎术、隐股静脉瓣膜替代或环缩术、腔内激光闭塞术、射频闭塞术、透光旋切术等，均有良好的疗效。

案例 32-3B

> 体检：右侧小腿大隐静脉走行区浅静脉明显迂曲成团块状。踝部和足背部皮肤色素沉着，呈灰紫色，轻度水肿。Perthes 试验（–），Trendelenburg 试验（+），Pratt 试验（–）。
>
> 诊断为右侧下肢静脉曲张，拟行手术治疗。
>
> **问题与思考：**
>
> 该患者哪些表现符合下肢静脉曲张？围术期护理措施有哪些？

【主要护理诊断 / 问题】

1．（有）皮肤完整性受损（的危险） 与患肢瘙痒、皮炎及溃疡有关。

2．潜在并发症 静脉破裂出血、深静脉血栓形成、皮肤溃疡、感染。

【护理措施】

（一）非手术治疗护理及术前护理

1．体位及活动 ①尽量避免同一个姿势长期站立，因工作需要长期站立者，可将重心轮流放在双腿上，经常踮足，做足后跟起落活动，或做下蹲动作，使小腿肌肉收缩，避免小腿静脉内血液淤积。②长期坐着工作者，保持正确的坐位姿势，避免双膝交叉过久。坐着时活动踝关节和足趾。尽量间隔一段时间站立行走，促进血液循环。③坚持锻炼行走，行走可以加强小腿肌肉的“肌泵”作用，防止血液倒流的压力。④活动时注意避免外伤引起曲张静脉破裂出血。

2．穿医用弹力袜或使用弹力绷带 长期从事重体力劳动者、长期站立工作者、肥胖者、孕期妇女等尽量穿弹力袜，以促进血液回流。短袜应膝下 3.3cm，长袜应至腹股沟下 3.3cm。穿弹力袜或使用弹力绷带时，应平卧抬高患肢，排空患肢静脉内血液后再穿。每日早晨下床之前，抬高下肢，排空静脉，从肢体的远端开始逐渐向上螺旋式缠绕。弹力绷带松紧度以能将一个手指伸入缠绕的圈内为宜。

3．患肢皮肤护理 观察患肢的皮温、色泽、肿胀、足背动脉搏动情况。做好皮肤湿疹和溃疡创面的处理，预防继发感染。

（二）术后护理

1．体位及活动 卧床期间抬高患肢，促进静脉回流。术后24h鼓励患者下床活动，应避免静坐或静立不动。早期进行踝泵运动及屈膝活动，以防深静脉血栓形成。

2．病情观察 密切观察患肢皮温、色泽、肿胀及足背动脉搏动情况。若患肢皮温升高、肿胀，应警惕下肢深静脉血栓形成。

3．保护患肢 术后使用弹力绷带加压包扎患肢，注意包扎松紧适宜。如包扎过紧，出现患肢疼痛，应及时松开弹力绷带，重新包扎。伤口愈合后穿医用弹力袜，促进下肢血液回流。

（三）健康教育

1．去除影响下肢静脉回流的因素 避免使用过紧的腰带和穿紧身衣物。平时应注意保持良好的坐姿，避免久站。坐时避免双膝交叉过久。

2．休息与活动 休息时适当抬高患肢，指导患者进行适当体育锻炼，增强血管壁弹性。

3．非手术治疗患者，应坚持长期使用弹力袜或弹力绷带，一般术后宜继续使用1～3个月。

第四节 深静脉血栓形成

深静脉血栓形成（deep venous thrombosis，DVT）是指血液在深静脉内异常凝结，阻塞静脉管腔，导致血液回流障碍。全身主干静脉均可发病，常发生于下肢静脉，多始发于腓肠肌静脉丛或髂静脉至股静脉段。若未及时治疗，患者可出现血栓形成后遗症，严重时可致残。急性期血栓脱落可导致肺动脉栓塞，引起呼吸困难、胸痛、咯血，甚至出现心搏、呼吸骤停。

【病因与病理】

（一）病因

静脉血流滞缓、静脉壁损伤和血液高凝状态是静脉血栓形成的三大因素。常见于长期卧床、长时间制动或久坐不动、术后、产后等。

（二）病理

静脉血栓分为红色血栓（或称凝固血栓）、混合血栓、白色血栓三种类型。血栓形成后可向主干静脉的近端和远端生长蔓延。其后，在纤溶酶的作用下，血栓被溶解消散，崩解断裂的血栓可成为栓子，随血液循环进入肺动脉引起肺栓塞。血栓形成后常继发静脉壁和静脉周围组织炎症反应，使血栓和静脉壁粘连，并逐渐纤维化，形成边缘粗糙、管径大小不等的再通静脉。

案例32-4A

女性，56岁，乳腺癌术后1个月，左侧小腿肿胀、疼痛、行走不适1天。怀疑可能有深静脉血栓形成。

问题与思考：

该患者护理评估内容有哪些？

【护理评估】

（一）临床表现

主要表现为血栓静脉远端回流障碍的症状，具体如下。

（1）患肢肿胀：下肢肿胀是最主要的症状。急性期患肢组织张力高，呈非凹陷性水肿。皮色泛红，皮温较健侧高，肿胀严重时，皮肤可出现水疱。血栓部位不同，肿胀也有差异。髂静脉－股静脉血栓形成者，整个患侧下肢肿胀明显；小腿静脉丛血栓形成者，肿胀仅局限于小腿；下腔静脉血栓形成者，双下肢均出现肿胀。

（2）疼痛与发热：是最早出现的症状。疼痛的原因主要有两方面：①血栓在静脉内引起炎症反应，使患肢局部产生持续性疼痛；②血栓堵塞静脉，使下肢血液回流受阻而出现患肢胀痛，直立时疼痛加重。压痛主要局限在静脉血栓产生炎症反应的部位，如股静脉或小腿处。小腿腓肠肌压痛又称 Homans 征阳性。急性期患者可出现低热。

（3）浅静脉曲张：浅静脉曲张是深静脉血栓形成后的继发性代偿反应。当主干静脉阻塞后，下肢静脉血通过浅静脉回流，浅静脉代偿性扩张。因此浅静脉曲张在急性期一般不明显，是下肢静脉血栓后遗症期的一个表现。

（4）股青肿：是下肢静脉血栓中最严重的一种情况。临床表现为剧烈疼痛，患肢皮肤发亮，伴有水疱或血疱，皮色呈青紫色，皮温低，足背动脉、胫后动脉不能扪及搏动。患者全身反应强烈，同时有高热、神志淡漠，有时有休克表现。

（二）辅助检查

1．实验室检查 D- 二聚体（D-dimer）检查，主要反映纤维蛋白溶解功能。机体血管内有活化的血栓形成及纤维溶解活动，D- 二聚体升高。对 D- 二聚体阴性者，可排除下肢深静脉血栓形成；对 D- 二聚体阳性者，需要进一步做影像学检查。

2．影像学检查

（1）超声多普勒：是确诊的首选检查方法，可显示静脉内有无血栓形成及其部位。

（2）静脉造影：是诊断下肢深静脉血栓形成的“金标准”，可直接显示下肢静脉的形态，有无血栓，血栓的形态、位置、范围和侧支循环。但其缺点为有创性检查。

（3）放射性核素检查：是一种无损伤检查方法，通过测定肺通气 / 血流比值，筛选有无肺栓塞的发生。

（4）阻抗血流图检查：通过暂时阻断静脉血流后，监测腓肠肌内回流的血量来判断。但此方法受原有患肢静脉回流障碍病变的影响。

（三）与疾病相关健康史

评估患者是否接受过盆腔、腹腔或骨科手术治疗，是否有外伤史、晚期肿瘤、血液高凝状态，是否因病长期卧床。

（四）心理社会状况

患者突发患肢剧烈胀痛，易出现焦虑和恐惧。一旦栓子脱落，则可引起肺栓塞，危及生命，严重者出现心搏、呼吸骤停。评估患者和家属对疾病预后和并发症的了解程度和应对能力。

（五）治疗原则

1．非手术治疗

（1）抗凝治疗：是最主要的治疗手段。对无禁忌证者，应即刻进行抗凝治疗。抗凝药物包括肝素、低分子量肝素、华法林等。抗凝疗法并不能溶解已形成的血栓，但能通过延长凝血时间，防止已形成的血栓继续增长和其他部位新血栓形成，有利于促进早期血栓的自体消溶。一般急性期使用肝素或低分子肝素，逐渐过渡到口服抗凝药物（如华法林）。

（2）溶栓治疗：一般适用于病程 72 小时内的患者，但急性近端深静脉血栓形成发病时间 2 周内，也可行溶栓治疗。通过溶栓治疗，可迅速恢复静脉回流，减轻疼痛，预防肺梗死，保护静脉瓣膜功能，但不能预防血栓再形成或继发血栓，因此溶栓治疗后应继续抗凝治疗。常用的溶栓药物有尿激酶、链激酶、纤维蛋白溶酶、组织型纤溶酶原激活剂等。

（3）祛聚疗法：抗血小板聚集治疗是深静脉血栓形成常用的辅助疗法，包括右旋糖酐、阿司匹林、丹参、双嘧达莫等药物。

知识拓展

下肢深静脉血栓形成诊断的临床特征评分

病史及临床表现	评分
肿瘤	1
瘫痪或近期下肢石膏固定	1
近期卧床 > 3 天或近 4 周内大手术	1
沿深静脉走行的局部压痛	1
全下肢水肿	1
与健侧相比，小腿周径增大 > 3 cm	1
DVT 病史	1
凹陷性水肿（症状侧下肢）	1
浅静脉侧支循环（非静脉曲张）	1
与下肢 DVT 相近或类似的诊断	–2

注：总分为各项之和。临床可能性评价：≤ 0 分为低度；1 ～ 2 分为中度；≥ 3 分为高度；若双侧下肢均有症状，以症状严重的一侧为准

——选自《深静脉血栓形成的诊断和治疗指南》（第 2 版），2012

2．手术治疗

（1）取栓术：深静脉血栓抗凝治疗无效，对有抗凝治疗禁忌或安全性低时，考虑手术治疗。髂静脉 - 股静脉血栓形成及下腔静脉血栓形成患者，病程不超过 48 小时，手术治疗效果显著。对严重的股青肿或股水肿患者常需要行取栓术。

（2）下腔静脉滤器置入术：对急性深静脉血栓形成患者，不建议常规置入下腔静脉滤器。对有抗凝治疗禁忌或抗凝治疗时仍发生血栓形成或肺栓塞者、既往有肺栓塞病史者、近端大块漂浮血栓者，建议行下腔静脉滤器置入术。

案例 32-4B

体检：体温 38.2℃，脉搏 96 次 / 分，左侧足踝部非凹陷性水肿，小腿有压痛。血液检查示 D- 二聚体升高；超声多普勒检查提示左侧小腿肌间静脉血栓形成。诊断为下肢深静脉血栓形成。

问题与思考：

该患者的治疗原则有哪些？相关护理措施有哪些？

【主要护理诊断 / 问题】

1．疼痛　与深静脉血栓形成有关。

2．（如厕）自理缺陷　与患肢疼痛、肿胀及肢体制动有关。

3．潜在并发症　肺栓塞、出血。

【护理措施】

（一）非手术治疗护理及术前护理

1．体位与活动　急性期卧床休息 10 ～ 14 日，抬高患肢，禁止按摩和热敷。病情稳定后，可进行轻微活动，下床活动时穿医用弹力袜。卧床期间做好生活护理，预防压疮的发生。

2．用药护理　严格按照医嘱给药，抗凝或溶栓治疗时，严密观察全身有无出血倾向，并监测患者的凝血功能，有异常及时通知医生处理。

3．病情观察　注意观察患肢疼痛的变化、皮温、色泽及动脉搏动情况，监测患肢不同平面的周径，并记录。若出现剧烈胸痛、呼吸困难、咳嗽、咯血、发绀、血压下降等情况，考虑可能发生肺动脉栓塞，应及时通知医生，并配合抢救。患者应取平卧位，减少搬动和翻身，给予高浓度氧气吸入，避免剧烈咳嗽。

4．饮食护理　以低脂肪、低热量、高纤维素饮食为宜，多食新鲜蔬菜、水果。

5．心理护理　由于病程长、痛苦大，下肢深静脉血栓形成患者易失去信心，应多鼓励患者，帮助患者树立战胜病魔的信心，使患者保持乐观心态，心情舒畅，生活规律，解除心理负担。

（二）术后护理

1．病情观察　严密观察远端肢体皮温、色泽、感觉及动脉搏动情况，注意观察患肢疼痛、水肿等病情变化。测量患肢周径与健侧对比，做好标记并记录。

2．体位与活动　术后卧床时抬高患肢，避免术后在小腿下垫枕，以影响小腿深静脉回流。鼓励患者及早活动（如踝泵练习），以促进下肢深静脉再通和侧支循环的建立。下床活动时遵医嘱穿医用弹力袜，指导患者逐渐增加活动量。

3．并发症的观察与护理

（1）出血：术后需要继续抗凝治疗，监测凝血功能，观察患者穿刺点和创口有无渗血、血肿。观察口腔、消化道、泌尿道黏膜有无出血倾向。一旦发现异常，应及时通知医生，遵医嘱给予维生素 K_1、鱼精蛋白等药物。

（2）肺动脉栓塞：观察患者出现剧烈胸痛、呼吸困难、咳嗽、咯血、发绀、血压下降等情况，提示可能发生肺动脉栓塞，应立即通知医生，并配合抢救。患者应取平卧位，减少搬动和翻身，避免深呼吸和剧烈咳嗽，给予高浓度氧气吸入。

（三）健康教育

1．保护患肢　保持患肢清洁。避免劳累、撞伤、砸伤、冻伤及刺激损害皮肤。鞋袜要宽松。注意防寒保暖。

2．活动指导　避免久坐、久站、久卧等姿势，防止血栓复发。坚持做适当活动，促进下肢血液循环，防止关节挛缩、肌肉萎缩。活动时穿医用弹力袜可改善疼痛和肿胀，抑制血栓增长并减少血栓后综合征。

3．药物指导　遵医嘱坚持服用抗凝药物，指导患者自行观察有无出血倾向，定期监测凝血功能。

4．饮食指导　进低脂、高纤维素、易消化的食物，多饮水。保持大便通畅，避免腹内压升高引起下肢静脉血液回流受阻。

5．戒烟　烟草中尼古丁可刺激血管引起收缩，影响血液回流，指导患者绝对戒烟。

小　结

（一）血栓闭塞性脉管炎

1. 病因　吸烟是血栓闭塞性脉管炎发病的重要因素，寒冷、潮湿、外伤、感染、营养不良、激素紊乱、遗传和免疫功能紊乱等因素可促进发病。

2. 临床表现　最典型的症状为间歇性跛行和静止痛，伴患肢怕冷、麻木。后期可出现足部坏疽和溃疡。

3. 治疗原则　防止病变发展，改善患肢血供，减轻患肢疼痛，促进溃疡愈合。对非手术治疗无效者可采用手术治疗，增加肢体血供和重建动脉血流通道，改善患肢缺血。

4. 护理措施　非手术治疗护理和术前护理主要包括减轻疼痛、体位变动与足部运动、患肢保暖、防止外伤等。术后护理主要包括体位与活动、病情观察、防治感染等。指导患者进行Buerger运动，鼓励戒烟及自我保护患肢。

（二）闭塞性动脉硬化

1. 病因　吸烟、糖尿病、高血压、高血脂、高凝血状态、高纤维蛋白原血症等因素可促进发病。

2. 临床表现　患肢怕冷、行走易疲劳，随着病情发展出现间歇性跛行和静止痛。皮肤温度降低，动脉搏动减弱或消失，Buerger征阳性，病变远端组织出现营养障碍。

3. 治疗原则　药物治疗，控制动脉硬化的进展。对症治疗，缓解患者疼痛。通过手术治疗，重建动脉血流，改善患肢缺血。

4. 护理措施　保守治疗期护理主要包括减轻疼痛、患肢护理、体位变动与功能锻炼等。术后护理主要包括体位与活动、病情观察、并发症预防等。指导患者保护患肢。

（三）下肢静脉曲张

1. 病因　静脉壁薄弱、静脉瓣膜结构不良及浅静脉内压力升高是引起浅静脉曲张的主要原因，引起腹腔内压力增高的因素可促进发病。

2. 临床表现　患肢浅静脉隆起、扩张、迂曲或呈团块状。患者下肢酸胀不适，伴沉重、乏力，轻度水肿，平卧或抬高肢体可缓解。病情进一步发展，可出现足靴区皮肤营养不良，重者出现湿疹、皮炎及溃疡。

3. 治疗原则　非手术治疗主要包括抬高患肢、卧床休息、加压治疗和药物治疗。对小范围局限性曲张病变者可采用硬化剂注射疗法。大、小隐静脉高位结扎和剥脱术是传统经典的手术方式，可有效治疗下肢静脉曲张。

4. 护理措施　护理主要包括体位护理，尽量抬高患肢30°～40°，穿医用弹力袜或使用弹力绷带加压包扎，保护患肢，重点观察患肢血液循环情况。指导患者穿医用弹力袜或使用弹力绷带加压包扎的方法。

（四）深静脉血栓形成

1. 病因　静脉血流滞缓、静脉壁损伤和血液高凝状态是静脉血栓形成的重要因素。

2. 临床表现　患肢肿胀、疼痛，浅静脉怒张或曲张，出现不同程度脉率增快、体温升高等全身反应。

3. 治疗原则　非手术治疗有抗凝、溶栓、祛聚治疗。深静脉血栓抗凝治疗无效或有禁忌、安全性低时，考虑取栓术。

4. 护理措施　主要包括体位和活动、监测凝血功能、观察病情、并发症预防等。指导患者保护患肢，告知抗凝药物治疗注意事项。

T32-1
参考答案

思考题

男性，73 岁，3 年前无明显诱因出现右侧小腿和足部怕冷、麻木，行走时出现疼痛、疲劳无力，休息后症状缓解。患者曾先后接受活血化瘀药物治疗和局部理疗，但症状无明显改善。近 1 个月，患者症状加重，在安静状态下右侧足部和小腿出现持续性疼痛，夜间加剧，常抱足而坐，彻夜不眠。患肢皮肤苍白，皮温降低，感觉减退，小腿变细。患者既往有糖尿病 20 余年，高血压、高血脂 30 余年，吸烟史 50 年。该患者诊断为“闭塞性动脉硬化”，拟行手术治疗。患者向护士询问手术治疗注意事项。

请问：

（1）该患者目前主要的护理诊断 / 护理问题有哪些？

（2）该患者可能的易患因素有哪些？

（3）目前主要护理措施有哪些？

（朴玉粉）

第三十三章　泌尿系统损伤患者的护理

学习目标

通过本章内容的学习，学生应能够：

◎ 识记

1．复述肾、膀胱、尿道损伤的病因。

2．列举肾、膀胱、尿道损伤的临床表现、辅助检查及治疗原则。

◎ 理解

描述肾、膀胱、尿道损伤的病理生理。

◎ 运用

评估泌尿系统损伤患者并为其制订护理计划。

泌尿系统损伤以男性尿道损伤最多见，肾、膀胱损伤次之，输尿管损伤最少见。由于其解剖位置隐蔽，不易受伤。泌尿系统损伤常是胸、腹、腰部或骨盆严重损伤的合并伤。泌尿系统损伤的主要表现是出血、血尿、尿外渗。严重出血可引起休克，血肿和尿外渗可继发感染、尿路梗阻，晚期还可能发生尿道狭窄或尿瘘。

第一节　肾 损 伤

肾位于腹膜后间隙内，受到腰大肌、脊柱、肋骨、腹壁及腹腔脏器的保护，加之本身有一定的活动度，故不易受伤。但肾质地脆，包膜薄，一旦受暴力打击，就易发生肾损伤（renal trauma）。

【病因与病理】

（一）病因

1．暴力因素　刀刃、枪弹、弹片等锐器直接贯穿致伤，导致开放性损伤，常伴有胸、腹部损伤，伤情复杂而严重。腰腹部受撞击、跌打、挤压或高处跌下时发生的对冲伤、突然暴力扭转、骨折片刺伤等也可致肾闭合性损伤。

2．病理性肾自发破裂　当肾积水、肾肿瘤、肾结核或肾囊性疾病时，在轻微外力作用下（如突然转变体位或腰部肌肉突然收缩），即可导致肾破裂。

3．医源性损伤　医疗操作中可造成肾实质损伤，如输尿管插入过深、肾盂造影注入过量造影剂、碎石等。

（二）病理

临床上以闭合性肾损伤为多见，根据肾损伤程度可分为以下类型（图 33-1）。

Ⅰ级：镜下或肉眼血尿，局限的包膜下血肿，无肾实质裂伤。

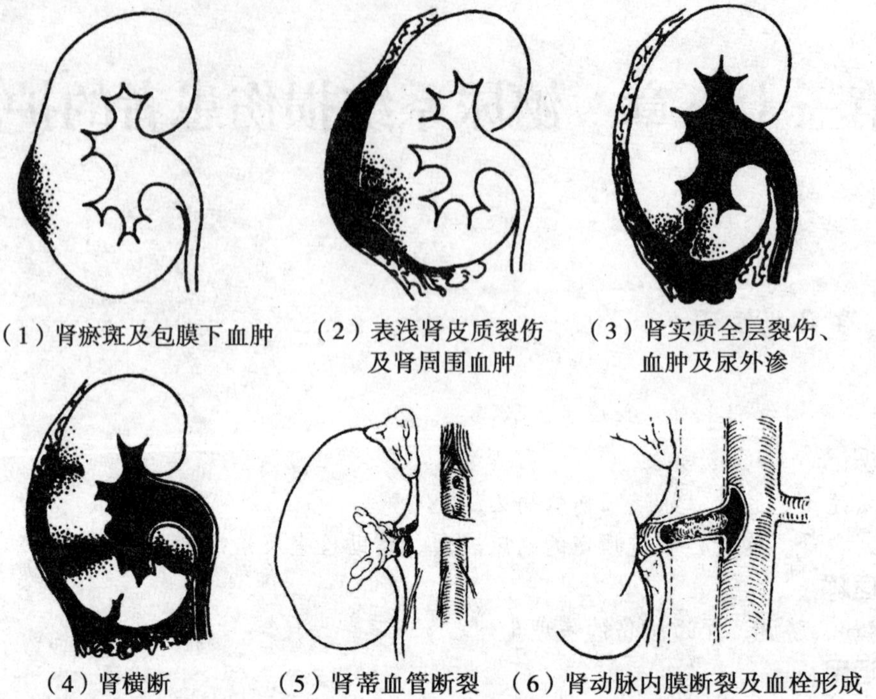

（1）肾瘀斑及包膜下血肿　（2）表浅肾皮质裂伤及肾周围血肿　（3）肾实质全层裂伤、血肿及尿外渗

（4）肾横断　（5）肾蒂血管断裂　（6）肾动脉内膜断裂及血栓形成

图 33-1　肾损伤的类型

Ⅱ级：肾周围血肿局限于腹膜后，肾皮质裂伤＜ 1cm，无尿外渗。

Ⅲ级：肾皮质裂伤＞ 1cm，无集合系统破裂或肾实质损伤与集合系统不相通，无尿外渗。

Ⅳ级：肾实质全层裂伤，与肾集合管系统相通。主要的肾动脉、静脉内膜损伤导致出血或血栓。

Ⅴ级：肾实质多处全层裂伤、肾碎裂伤、肾门撕脱伤、肾蒂断裂伤。

肾损伤可导致输尿管狭窄，最终形成肾积水，肾功能受损或丧失，肾蒂损伤可导致血管内膜撕裂形成血栓，严重者肾失去功能。

案例 33-1A

青年男性，建筑工人，在工地工作时右腰背部受到混凝土块撞击后出现腰背部疼痛、明显肉眼血尿，到当地医院就诊。

问题与思考：

该患者的主要护理评估内容有哪些？

【护理评估】

（一）临床表现

肾损伤因损伤程度不同，临床表现差异较大，在合并其他器官损伤时，轻度的肾损伤症状常被忽视。

1．休克　严重肾裂伤、肾蒂损伤或合并其他脏器损伤时，因创伤和失血常发生休克，甚至危及生命。

2．血尿　血尿是肾损伤最直接的证据，多数患者有血尿。肾挫伤时血尿轻微，肾裂伤累及肾盂、肾盏、输尿管时可有明显肉眼血尿。但血尿与损伤程度不一定呈比例，血块堵塞输尿管、肾盂或输尿管断裂、肾蒂血管断裂、肾动脉血栓形成时，血尿可不明显，甚至全无血尿。

3．疼痛　肾包膜下血肿、肾周血肿及尿外渗，可引起患侧腰、腹部疼痛。严重程度与渗出量有关。血块堵塞输尿管时可发生肾绞痛。血液或尿液渗入腹腔或合并腹内脏器损伤时，出现全腹疼痛和腹膜刺激症状。

4．腰部肿块　出血和尿外渗至肾周围组织，可致腰部肿胀，局部形成肿块，患者有明显触痛和肌强直。

5．全身症状　血肿及尿外渗可继发感染，形成肾周围脓肿或腹膜炎，患者可出现发热，甚至出现全身中毒症状。

（二）辅助检查

1．实验室检查　尿常规检查可见多量红细胞。血红蛋白与血细胞比容持续降低表明有活动性出血。血白细胞计数增多提示有感染。

2．影像学检查　根据病情轻重，可有选择地应用以下检查。

(1) B 超检查：可了解肾损伤部位及程度，有无血肿和尿外渗，并有助于了解对侧肾情况。

(2) CT：首选检查为增强 CT，具有较高的敏感性和特异性，可清晰显示肾实质损伤、血肿和尿外渗及其范围，了解肾与周围组织和腹腔内脏器的关系。还可初步了解双侧肾功能，对需要切除患侧肾者更有帮助。

(3) 静脉肾盂造影：可同时显示双侧肾显影情况，造影剂外溢可提示肾损伤。

(4) 肾动脉造影：当 CT 怀疑肾动脉损伤时可用肾动脉造影，同时可行栓塞治疗进行止血。

(5) MRI：与 CT 作用相似，但对血肿的显示更清楚。

（三）与疾病相关的健康史

了解受伤原因、受伤经过以及现场处理情况，判断肾损伤程度。了解既往有无肾病及以往肾功能情况。

（四）心理社会状况

肾损伤大多在意外情况下突然发生，焦虑和紧张是患者和家属发现血尿后的常见心理反应。血尿是肾损伤的常见症状，患者的焦虑、紧张随血尿的多少而变化，常对能否保住肾而担忧。另外，因肾实质损伤及肾包膜膨胀所致的疼痛，特别是肾绞痛的发生会引起患者对病情的担忧，从而产生焦虑。

（五）治疗原则

1．紧急处理　对大出血、休克者，应迅速给予输血、复苏，并确定其有无合并其他脏器损伤，做好手术探查准备。

2．非手术治疗　适用于轻度肾挫伤或肾部分裂伤肾周血肿局限，无扩大趋势者。患者绝对卧床休息 2 ~ 4 周，密切观察生命体征、血尿颜色和腰腹部肿块的变化，定期检测血红蛋白及血细胞比容。补充血容量，应用止血药物，应用广谱抗菌药预防感染，镇静、止痛等。3 个月内不宜从事体力劳动。

3．手术治疗　对严重肾裂伤、肾碎裂、肾蒂损伤及肾开放性损伤者，应尽早施行探查手术。非手术治疗期间发生以下情况，需施行手术治疗：①经积极抗休克治疗后生命体征未见改善；②血尿进行性加重；③血红蛋白和血细胞比容继续降低；④腰、腹部肿块明显增大；⑤有腹腔脏器损伤可能。

手术方式包括肾缝合修补、肾部分切除、肾蒂血管修补术或肾切除术，肾切除术应严格掌握手术适应证，对侧肾缺如或肾功能不全时禁忌做肾切除。出血或尿外渗引起肾周脓肿时则行肾周引流术。

案例 33-1B

体检：右肾区触痛明显。CT检查：右肾轮廓清，肾周血肿明显。诊断为“右肾部分裂伤”。医嘱给予非手术治疗。

问题与思考：

该患者非手术治疗病情观察的要点是什么？主要的护理措施有哪些？

【主要护理诊断/问题】

1．组织灌注量改变　与肾损伤及周围组织损伤引起大出血有关。

2．疼痛　与肾实质损伤、肾被膜膨胀有关。

3．（有）便秘（的危险）与医嘱要求长期卧床有关。

4．潜在并发症　低血容量性休克、感染。

【护理措施】

（一）非手术治疗护理及术前护理

1．**心理护理**　向患者和家属介绍肾损伤的治疗方法，目前采取的相关措施及目的，解释相关治疗的必要性和重要性，解除患者和家属思想顾虑，以取得配合。

2．**休息**　腰部活动可加重疼痛，并可能进一步引起肾出血。患者应卧硬板床，绝对卧床休息2～4周，严禁坐起及不必要的翻动。送患者进行检查时，应将患者平抬至平车上。即使血尿消失，患者仍需继续卧床休息至预定时间。过早离床活动，有可能再度出血。卧床期间满足患者日常生活需求，避免长期卧床导致的并发症，如压疮、肺部并发症、泌尿系感染、便秘、下肢静脉血栓形成等。

3．**密切观察病情变化**　①每2～4小时留取尿液于试管内，观察血尿颜色深浅变化，若颜色逐渐加深，说明出血加重。②准确测量并记录腰、腹部肿块的大小，观察腹膜刺激症状的轻重，以判断渗血、渗尿情况。若肿块逐渐增大，说明有进行性出血或尿外渗。③定时检测血红蛋白和血细胞比容，以了解出血情况及其变化。④定时观察体温和血白细胞计数，以判断有无继发感染。

4．**补充血容量**　及时输液，保持排尿量足够，在病情允许的情况下鼓励患者经口摄入。根据病情及时补充血容量，预防休克发生。

5．**减轻疼痛**　对腰腹部疼痛明显者，可给予止痛、镇静药，以减轻疼痛、避免躁动而加重出血。

6．**预防感染**　遵医嘱应用抗菌药物，若患者出现高热，应及时给予物理或药物降温。

（二）术后护理

1．**病情观察**　出血情况，因解剖位置深，组织脆，血供丰富，部分患者切除术后早期，可因腹内压增高导致肠线吸收脱落而出血，应注意观察生命体征、引流量及颜色、血尿情况。对肾全切除患者应注意尿量观察，若术后6小时无尿或24小时尿少，提示健侧肾功能不良，应及时通知医师处理。术中由于刺激后腹膜，患者可出现腹胀，应及时处理。

2．**体位及活动**　患者取患侧卧位或半卧位，以利于引流，防血肿和感染，肾修补及部分切除患者，卧床7～14天，避免过早活动引发出血。肾全切除患者应早期下床活动，以减轻腹胀。

3．做好伤口及引流管护理。

（三）健康教育

1．出院后3个月内不可参加体力活动。遵医嘱定期复查，进行尿液及肾功能检查，以便及时发现并发症。

2．对肾全切除患者注意保护健侧肾，避免肾损害药物。

3．损伤后高血压是晚期常见并发症，应嘱患者注意血压变化，及时就诊检查。

知识拓展

常见肾损害药物

1. 抗菌、抗病毒药物

（1）氨基糖苷类：新霉素、卡那霉素，庆大霉素毒性作用最强。

（2）β-内酰胺类抗生素：第一代头孢菌素肾毒性较第二、三代强，第四代头孢菌素肾毒性最低。

（3）磺胺类药物：磺胺噻唑、磺胺嘧啶等药物。

（4）抗真菌类药物：两性霉素B的肾毒性较强。

（5）抗病毒类药物：阿昔洛韦引起肾损伤的报道最多。

（6）抗结核类药物：利福平、异烟肼。

2. 抗肿瘤药物　如顺铂等。

3. 非甾体消炎药　阿司匹林（乙酰水杨酸）、吲哚美辛等。

4. 抗排斥药物（免疫抑制剂）　如环孢素A。

5. 造影剂　2、4、6-三碘苯甲酸的衍化物。

6. 中草药　主要有马兜铃、雷公藤、青木香、鸦胆子、昆明山海棠、木通、益母草等。

——摘自2012年12卷7期《现代生物医学进展》

第二节　膀胱损伤

膀胱位于骨盆内，受到周围筋膜、肌肉、骨盆及其他软组织的保护。膀胱空虚时位于骨盆深处，一般不易损伤。膀胱充盈时，可伸展至下腹部，且壁薄，此时易发生膀胱损伤。

【病因与病理】

（一）病因

1．暴力因素　锐器或子弹贯通可致开放性膀胱损伤（bladder trauma），易形成腹部尿瘘、膀胱直肠瘘或膀胱阴道瘘。膀胱充盈时，下腹部遭撞击、挤压，骨盆骨折时骨折片也可刺破膀胱壁，导致闭合性损伤。

2．医源性因素　如膀胱镜检查、下腹部手术、尿道扩张或尿道手术等可损伤膀胱颈部、三角区。

3．自发性膀胱破裂　可见于病理性膀胱，如膀胱结核患者由于膀胱过度膨胀，可发生自发性破裂，通常在半夜或清晨发生。

（二）病理

1．膀胱挫伤　仅伤及黏膜层或肌层，无全层损伤，膀胱壁未穿破，局部出血或形成血肿，可出现血尿。

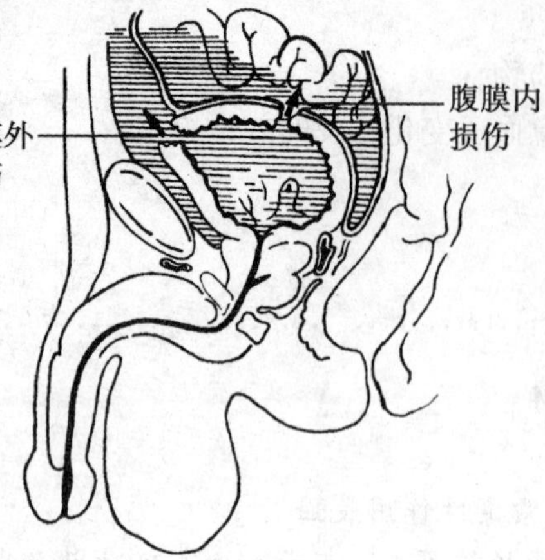

图 33-2　膀胱损伤

2．膀胱破裂　膀胱全层损伤，可导致尿外渗，分为腹膜内型与腹膜外型（图 33-2）。

（1）腹膜内型：膀胱壁破裂伴腹膜破裂，尿液流入腹腔，引起腹膜炎，多见于膀胱顶部和后壁损伤。

（2）腹膜外型：膀胱壁破裂，但腹膜完整。尿液外渗到膀胱周围组织及耻骨后间隙，亦可沿盆筋膜达盆底或沿腹膜后间隙至肾周，引起腹膜外盆腔炎或脓肿。大多因膀胱前壁的损伤引起，常伴骨盆骨折。

【护理评估】

（一）临床表现

1．休克　骨盆骨折合并大出血，膀胱破裂致尿外渗或腹膜炎，患者常发生休克。

2．腹痛　腹膜内型膀胱破裂时，患者出现腹膜炎表现。腹膜外型膀胱破裂时，下腹部疼痛、压痛及肌紧张。直肠指检可触及直肠前壁饱满感。

3．血尿和排尿障碍　由于尿液外渗到腹腔、膀胱周围或血块堵塞，患者可感尿意但无尿或有少量血尿。

4．尿瘘　开放性损伤时膀胱破裂与体表、直肠或阴道相通，可引起伤口漏尿、膀胱直肠瘘或膀胱阴道瘘。

5．继发感染或脓肿　尿外渗可继发感染，病情严重者还可出现全身中毒症状，甚至出现感染性休克。

（二）辅助检查

1．导尿试验　先导尿排空膀胱，后经导尿管注入无菌生理盐水 200 ml 至膀胱，随后抽出，若液体进出量差异明显，提示膀胱破裂。

2．X 线检查　腹部 X 线检查可显示骨盆骨折。经导尿管向膀胱注入造影剂后摄片，若有造影剂外溢，则表明有膀胱破裂。

（三）与疾病相关的健康史

了解患者有无下腹部或骨盆外伤史，受伤当时情况以及既往疾病情况。

（四）心理社会状况

血尿、排尿困难可使患者及家属出现紧张、焦虑心理。腹痛及腹膜刺激征更易加重其紧张心理。

（五）治疗原则

1．紧急处理　对严重损伤、出血导致休克者，积极抗休克治疗，如输血、输液、镇静、止痛。对膀胱破裂者应尽早应用抗生素预防感染。

2．非手术治疗　膀胱挫伤或轻微膀胱破裂，膀胱造影时仅有少量尿外渗，可留置导尿管持续引流尿液 1 ~ 2 周，破口可自愈。

3．手术治疗　对较严重的膀胱破裂者须尽早手术清除外渗尿液，修补膀胱裂口，在腹膜外做耻骨上膀胱造口术（suprapubic cystostomy），充分引流膀胱周围尿液。

4．并发症的处理　盆腔血肿应尽量避免切开，以免再次引发大出血。出血难以控制时，可行选择性盆腔血管栓塞术。

【主要护理诊断 / 问题】

1．有感染的危险　与血肿、组织坏死、尿外渗有关。

2．疼痛　与膀胱损伤、尿外渗有关。

3．潜在并发症　低血容量性休克、感染。

【护理措施】

1．病情观察　密切观察生命体征、尿量及尿色变化，及时发现休克、感染、尿道堵塞等迹象。

2．做好留置导尿管患者的护理。

3．做好膀胱造瘘患者的护理。

（1）妥善固定引流管，避免脱出。

（2）保持引流管通畅，必要时可用无菌生理盐水冲洗。

（3）及时换药，避免尿液逆流，鼓励患者多饮水，定期更换引流袋，避免感染。

（4）通常放置2周方可拔管，以免尿液外漏引起感染。拔管前先行夹管试验，证明尿道排尿通畅，方可拔管。必要时应先间断夹管，训练膀胱排尿、储尿功能，避免发生膀胱肌无力。拔管后注意排尿情况。若造瘘口不愈合，可行手术清创、修整、缝合。

4．其他　止血、补液、止痛、抗感染等，具体措施参见本章第二节肾损伤患者的护理。

第三节　尿道损伤

尿道损伤（urethral injury）在泌尿系统损伤中最为常见，多见于男性。在解剖上男性尿道以尿生殖膈为界，分为前、后两段。前尿道包括球部和阴茎部，后尿道包括前列腺部和膜部。前尿道损伤多发生在球部，而后尿道损伤多在膜部。

【病因与病理】

（一）病因

1．暴力因素　弹片、锐器伤可致开放性损伤。会阴部骑跨伤以及骨盆骨折等可致闭合性损伤，前者将尿道挤向耻骨联合下方，引起尿道球部损伤；后者引起尿生殖膈移位，产生剪切力，使膜部尿道撕裂或撕断。

2．医源性损伤　如经尿道器械操作不当可引起球部交界处损伤。

（二）病理

1．尿道挫伤　尿道内层损伤，阴茎筋膜完整，仅有水肿和出血，可以自愈。

2．尿道裂伤　尿道壁部分或全层断裂，引起尿道周围血肿和尿外渗，愈合后可引起瘢痕性尿道狭窄。

3．尿道断裂　尿道完全离断，断端退缩、分离，血肿和尿外渗明显，可致尿潴留。

尿道损伤可致尿外渗（urinary extravasation），尿外渗可导致广泛皮肤及皮下组织坏死、感染及脓血症。不同部位损伤、尿外渗的范围各异：①前尿道损伤时，如阴茎筋膜尚完整，外渗仅限于阴茎及会阴部；若同时伴有阴茎筋膜破裂，尿液可渗入阴囊筋膜，扩展至阴囊皮下、会阴部，向上达下腹部皮下（图33-3）。②后尿道损伤时，尿液沿前列腺和膀胱外渗到耻骨后间隙和膀胱周围（图33-4）。

【护理评估】

（一）临床表现

1．休克　特别是骨盆骨折合并后尿道损伤时，可引起损伤性或失血性休克。

2．疼痛　尿道球部损伤时，患者会阴部肿胀、疼痛，排尿时加重。后尿道损伤表现为下腹部疼痛，局部肌紧张、压痛。伴骨盆骨折者，移动时疼痛加剧。

3．尿道出血　前尿道破裂时可见尿道外口流血，后尿道破裂时可无尿道口流血或仅有少量血液流出。

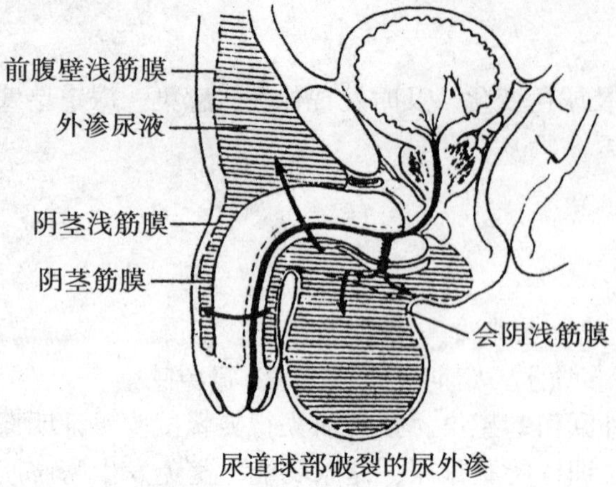

图 33-3 前尿道损伤的尿外渗

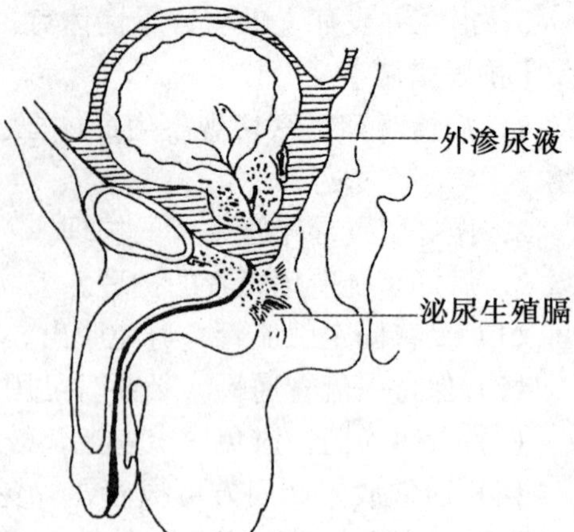

图 33-4 后尿道损伤的尿外渗

4．**排尿困难** 尿道挫裂伤后因局部水肿或疼痛性括约肌痉挛，可发生排尿困难。尿道断裂时，则可发生尿潴留。

5．**血肿及尿外渗** 球部尿道损伤后，用力排尿时尿液可从裂口处渗入周围组织，形成尿外渗，致会阴、阴茎、阴囊部出现肿胀及血肿，并发感染时则出现脓血症。膜部尿道损伤致尿生殖膈撕裂时，会阴、阴囊部出现尿外渗及血肿。

（二）辅助检查

1．**直肠指检** 有助于明确有无直肠损伤。后尿道损伤时可触及前列腺飘浮感，直肠前壁肿胀、触痛等。

2．**导尿** 可以检查尿道是否连续、完整。严格无菌条件下轻缓插入导尿管，若顺利进入膀胱，说明尿道连续而完整。若一次插入困难，不应勉强反复试插，以免加重损伤和导致感染。后尿道损伤伴骨盆骨折时一般不易插入导尿管。

3．**X 线检查** 骨盆前后位 X 线检查可显示骨盆骨折。必要时从尿道口注入造影剂，可确定损伤部位及造影剂有无外溢。

（三）与疾病相关的健康史或生活史

了解患者受伤过程及损伤程度。

（四）心理社会状况

患者及家属除有与肾损伤、膀胱损伤类似的心理反应外，还可能担心损伤是否会影响今后生活，是否会有后遗症。

（五）治疗原则

1．**紧急处理** 对损伤严重伴出血性休克者，需采取输血、输液等抗休克措施。骨盆骨折患者须平卧，勿随意搬动，以免加重损伤。对尿潴留不宜导尿或未能立即手术者，可行耻骨上膀胱穿刺，吸出膀胱内尿液。

2．**非手术治疗** 尿道轻度挫伤及轻度裂伤者症状较轻，尿道连续性存在。对无排尿困难者，可给予止血药、抗菌药，嘱患者多饮水，保证尿量。对存在排尿困难，但导尿成功者，可留置导尿管 1 周。

3．**手术治疗** 对尿道部分裂伤，有排尿困难且不能插入尿管以及尿道完全断裂者，应手术治疗。

（1）前尿道损伤：行会阴尿道修补术或断端吻合术，留置导尿管 2 ～ 3 周。对病情严重、会阴或阴囊形成大血肿及尿外渗者，施行耻骨上膀胱穿刺造瘘术，3 个月后再修补尿道。

（2）后尿道损伤：可行尿道会师复位术恢复尿道连续性。若全身情况差，可先行膀胱造瘘，3 ～ 6 个月后再做尿道修补术。

4．并发症处理

（1）尿道狭窄：后尿道损伤常并发尿道狭窄，为预防术后尿道狭窄，先每周做 1 次尿道扩张，持续 1 个月后可定期行尿道扩张术。对晚期发生的尿道狭窄，可用腔内技术经尿道切开或切除狭窄部的瘢痕组织，或于受伤 3 个月后经会阴部切口切除尿道瘢痕组织，做尿道断端吻合术。

（2）合并直肠损伤：应立即修补，并做暂时性结肠造瘘。若并发尿道直肠瘘，应等待 3 ～ 6 个月后再施行修补手术。

（3）尿外渗：在尿外渗区做多个皮肤切口，深达浅筋膜下，彻底引流外渗尿液。

【主要护理诊断 / 问题】

1．疼痛　与尿道损伤、尿外渗等有关。

2．尿潴留　与尿道断裂、损伤引起的血肿等有关。

3．潜在并发症　休克、感染、尿道狭窄等。

【护理措施】

1．病情观察　及时发现休克及感染迹象。

2．预防感染　做好伤口及引流管的护理。保持敷料清洁、干燥，及时换药，避免敷料污染。做好留置导尿管及膀胱造瘘的护理。

3．尿道扩张患者的护理　协助医师选择合适的尿道探子，并记录本次所用探子的型号。操作过程中注意无菌、动作轻柔。术后嘱患者多饮水，注意观察排尿情况。

4．合并损伤的护理　如骨盆骨折患者的护理，参见第三十九章相关内容。

小　结

（一）肾损伤

1. 病因　包括暴力因素、病理性肾自发破裂、医源性损伤。

2. 临床表现　常见的临床表现是血尿、疼痛、腰腹部肿块，肾损伤严重时会出现休克。

3. 治疗原则　轻度肾挫伤或肾部分裂伤可采用非手术治疗。严重肾裂伤、肾破裂、肾蒂损伤及肾开放性损伤，应尽早施行探查手术。

4. 护理措施　非手术治疗护理及术前护理的护理措施包括心理护理、休息、密切观察病情变化、补充血容量、减轻疼痛、预防感染。术后护理包括病情观察、体位及活动、伤口及引流管护理。

（二）膀胱损伤

1. 病因　包括暴力因素、医源性因素、自发性膀胱破裂。

2. 临床表现　常见的临床表现是腹痛、血尿和排尿障碍，开放性膀胱损伤患者可出现尿瘘，尿外渗可引起继发感染或脓肿，合并骨盆骨折时会出现休克。

3. 治疗原则　膀胱挫伤或轻微膀胱破裂可采用非手术治疗，较重的膀胱破裂须尽早手术治疗。

4. 护理措施　包括病情观察、留置导尿管患者的护理和膀胱造瘘患者的护理。

（三）尿道损伤

1. 病因　包括暴力因素和医源性因素。

2. 临床表现　常见的临床表现是疼痛、尿道出血、排尿困难、血肿及尿外渗。

3. 治疗原则　尿道轻度挫伤及轻度裂伤可采用非手术治疗，尿道裂伤严重时应及时手术治疗。

4. 护理措施　包括病情观察、预防感染、尿道扩张患者的护理和合并损伤的护理。

思考题

T35-1
参考答案

男性青年，不慎从高处跌下，骑跨在硬物上，立即出现局部剧烈疼痛并伴有尿道出血、排尿困难，下腹部、会阴区皮肤青紫、肿胀。

请问：

（1）该患者可能损伤的部位是什么？受伤原因是什么？

（2）目前主要的护理诊断/问题是什么？

（3）主要的护理措施有哪些？

（杨　萍）

第三十四章　尿石症患者的护理

学习目标

通过本章内容的学习，学生应能够：

◎ **识记**

复述尿石症的定义和病因。

◎ **理解**

1．解释尿石症的临床特点及病理生理特点。

2．解释尿石症的预防措施和治疗原则。

◎ **运用**

能运用护理程序为尿石症患者提供整理护理。

尿石症（urolithiasis）又称尿路结石，是泌尿系统的常见疾病之一。尿路结石可发生于泌尿道的各个部位，按结石发生的部位可分为上尿路结石和下尿路结石。上尿路结石是指肾和输尿管结石（renal & ureteral calculi）。下尿路结石是指膀胱及尿道结石。

【病因与病理生理】

（一）病因

尿石症的形成机制尚未完全明确，目前有多种学说。其中肾钙化斑、成核基质学说、结石基质和晶体抑制物质学说是尿路结石形成的三种最基本学说。

1．流行病学因素　①年龄、性别：上尿路结石好发于青壮年，好发年龄为 30 ~ 50 岁，男女之比为（2 ~ 3）：1。②地理环境和气候：尿石症在某些地区多发，如生活在山区、沙漠、热带及亚热带地区的人群呈现高发病率。在我国尿石症的分布也有一定的地区性，南方地区比北方更为多发。③职业、种族：高温作业、飞行员、办公室工作人员等尿石症的发病率高，有色人种发病率比白种人相对低。④营养、活动和饮食：饮食中动物蛋白质、精制糖增多，纤维素减少，能够促使上尿路结石形成。营养状况差、动物蛋白质摄入过少时容易形成膀胱结石。相对高温环境及活动减少、出汗多、尿液浓缩、水和饮食中含有过多的矿物质成分（如草酸盐、尿酸盐等），易引起结石的发生。⑤疾病：有些尿路结石的形成与遗传性疾病（如胱氨酸尿症、遗传性黄嘌呤尿症等）有关。

2．尿液因素　①尿中形成结石晶体盐类超饱和，尿中抑制晶体形成物质不足和核基质的存在，是形成结石的主要因素；②尿液酸碱度的改变：在酸性尿中易形成尿酸结石和胱氨酸结晶，在碱性尿中易形成磷酸盐结石及磷酸镁铵结石；③尿液浓缩：尿中盐类和有机物质的浓度增高。

3．泌尿系局部因素　①尿液淤滞：解剖结构异常（如尿路梗阻），导致晶体或基质在引流较差部位沉积，尿液滞留继发尿路感染，有利于结石形成；②尿路感染：泌尿系统感染时，细菌、感染产物及坏死组织等均可成为结石的核心；③尿路异物：尿路异物（如外科缝线、血凝块及其他异物等）可成为结石的核心，尿中晶体盐类可沉积于其上，逐渐形成结石。

（二）病理生理

大多数尿路结石的晶体成分为混合性，单一成分者较少。尿路结石在肾和膀胱内形成，绝大多数在排出过程中停留在输尿管和尿道。输尿管结石常停留或嵌顿在 3 个生理狭窄处，即肾盂输尿管连接处、输尿管跨越髂血管及输尿管膀胱壁段，其中以输尿管下 1/3 处最多见。尿道结石常停留在前尿道膨大部位。

泌尿系各部位的结石均可造成不同程度的尿路梗阻，梗阻以上部位可形成积水。位于肾盏的结石可使肾盏颈部梗阻，引起局部积液或积脓，进一步导致肾实质萎缩，甚至发展为肾周围感染。肾盏结石进入肾盂或输尿管后可自然排出，或停留在泌尿道任何部位。当结石堵塞肾盂输尿管连接处或输尿管时，可引起完全性或不完全性尿路梗阻。结石引起的完全性尿路梗阻往往导致肾积水，使肾实质受损、肾功能不全。

尿路结石以草酸钙结石最常见，磷酸盐、碳酸盐次之，胱氨酸结石罕见。上尿路结石以草酸钙结石多见，膀胱结石及尿道结石以磷酸镁铵结石多见。

案例 34-1A

女性，48 岁，1 年前无明显诱因出现腰部胀痛不适，疼痛以左侧较重，不伴随发热、恶心及呕吐现象，今日疼痛加剧，并伴恶心、呕吐、出冷汗、排淡红色尿液，由家属送来医院就诊。经尿常规、影像学检查确诊为单侧输尿管结石、双肾结石。

问题与思考：

该患者护理评估内容有哪些？

【护理评估】

（一）临床表现

1．上尿路结石

（1）疼痛：疼痛性质与结石部位、大小、活动及有无损伤、感染、梗阻等有关。结石大、移动小的肾盂、肾盏结石患者平日可无明显临床症状，或于活动后出现轻微腰部胀痛、钝痛，疼痛常位于肋脊、腰腹部，呈阵发性或持续性。较小而活动的结石可嵌顿于输尿管狭窄处造成急性完全性梗阻，导致肾盂或输尿管的平滑肌强烈痉挛而出现肾绞痛。典型的肾绞痛为突然发生的腰部或上腹部阵发性、刀割样剧痛，沿输尿管向下腹部、会阴部和股内侧放射。患者常伴有恶心、呕吐、面色苍白、出冷汗、坐卧不安，甚至休克。肾绞痛常见于结石活动并引起输尿管梗阻的情况。

（2）血尿：尿路结石患者常有血尿，血尿以镜下血尿为主。有时活动后出现镜下血尿是上尿路结石的唯一临床表现。有部分患者在疼痛后出现肉眼血尿。

（3）膀胱刺激征：下段输尿管结石或伴感染时，可出现尿频、尿急、尿痛等症状。

（4）感染症状：继发急性肾盂肾炎或肾积脓时，可有发热、寒战等全身症状。长期梗阻或感染致出现肾积水时，可出现腰部包块。双侧尿路结石导致上尿路完全性梗阻时，可导致无尿、肾功能丧失或尿毒症。

2．下尿路结石

（1）膀胱结石：典型症状为患者排尿突然中断并自觉疼痛，疼痛可放射至远端尿道及阴茎头部，伴有排尿困难及膀胱刺激症状，在跑跳或改变排尿姿势后，症状缓解可继续排尿。患者常有终末血尿。并发感染时，膀胱刺激症状加重并有脓尿。

（2）尿道结石：多见于男性，多位于前尿道。主要表现为排尿困难、费力，可呈滴沥状，有时会出现尿流中断及尿潴留。患者排尿时有明显的疼痛，可放射至阴茎头部。女性尿道憩室结石，常有膀胱刺激征及脓尿、血尿。男性尿道结石除尿道有分泌物及尿痛外，在阴茎的下方还可出现一逐渐增大且较硬的肿块，有明显压痛但无排尿梗阻症状。尿道结石并发感染者尿道可有脓性分泌物。

（二）辅助检查

1．实验室检查 尿常规检查可见镜下血尿，是诊断本病的重要线索，血尿常伴随绞痛发作或在剧烈活动后出现，伴随感染时可有脓尿。对反复发生结石的患者可酌情测定血钙、血磷、尿酸、胱氨酸等。此外，还应做肾功能检查。

2．影像学检查

（1）X线：是诊断尿石症的重要依据。①X线平片：95%以上的尿路结石可在X线平片上显影。草酸钙结石在X线平片上的致密度最高，但纯尿酸结石、基质结石在X线平片上常不显影，又称阴性结石。②排泄性尿路造影：可显示结石所致的肾结构和功能改变，透X线的尿酸结石表现为造影剂充盈缺损。③逆行性肾盂造影：常用于其他方法不能确定结石部位或结石以下尿路系统病情不明时。

（2）B超、CT、MRI：B超可发现X线检查不能显示的小结石及透过X线的结石，并了解有无肾积水、肾实质萎缩情况，还可同时发现膀胱憩室、良性前列腺增生等病因。CT很少作为结石患者首先的诊断方法，但能发现以上检查不能显示的或较小的输尿管中、下段结石。MRI可显示尿路解剖，对于静脉尿路造影不显影者，可帮助显示尿路状况。

（3）放射性核素肾显像：用于评价治疗前肾功能的受损情况和治疗后肾功能的恢复情况。

3．内镜检查 包括肾镜、输尿管镜和膀胱镜检查。通常用于泌尿系X线检查未显示的结石，排泄性尿路造影有充盈缺损而不能确诊时，借助于内镜可明确诊断和进行治疗。

4．直肠指检 可扪及较大的膀胱结石及后尿道结石。

（三）与疾病相关的健康史

了解患者的年龄、性别、职业、居住地、生活习惯、饮食特点及饮水习惯等。了解患者既往是否有结石史，有无黄嘌呤尿症等遗传性疾病，有无泌尿系统感染、梗阻性疾病，有无甲状旁腺功能亢进症、痛风、肾小管酸中毒、长期卧床病史。了解患者止痛药物的使用情况。

（四）心理社会状况

由于尿石症的高复发率特点，应了解患者对尿石症病因、治疗方法、饮食特点等相关知识的了解状况，了解患者相关社会、经济、心理承受能力等，这些也会在治疗过程中影响治疗效果，成为疾病预后的重要影响因素。

（五）治疗原则

1．上尿路结石

（1）非手术治疗

1）保守治疗：适用于结石直径＜0.6cm、表面光滑、无尿路梗阻、无感染、纯尿酸或胱氨酸结石患者。治疗包括大量饮水、加强运动、解痉止痛、控制感染、调节尿pH、调整饮食、排石药物治疗等。

2）体外冲击波碎石（extracorporeal shock wave lithotripsy，ESWL）：是目前治疗肾、输尿管结石的首选方法。采用X线或B超定位，利用高能冲击波聚焦作用于结石，使之粉碎后排出。主要适用于结石直径＜2.5cm、结石部位以下输尿管通畅无梗阻、肾功能良好、未发生感染的上尿路结石患者。必要时可重复治疗，但再次治疗间隔时间不得少于7日。对伴有结石远端梗阻、严重心脑血管病、急性尿路感染、出血性疾病、妊娠者不宜使用此法。

（2）手术治疗

1）非开放式手术：①经皮肾镜取石或碎石术（percutaneous nephrolithotomy，PCNL）：

适用于直径＞2.5cm 的肾结石、部分肾盏结石及鹿角形结石患者。②输尿管镜取石或碎石术（ureteroscopic lithotomy or lithotripsy，URL）：适用于因肥胖、结石梗阻、停留时间长而用 ESWL 困难者。③腹腔镜输尿管取石术（laparoscopic ureterolithotomy）：适用于直径＞2cm 的输尿管结石，原考虑采用开放式手术或经 ESWL、输尿管镜手术失败者。

2）开放式手术：因腔内泌尿外科及 ESWL 的普遍开展，上尿路结石大多数已不再采用开放式手术。手术方式主要包括肾盂切开取石术、肾实质切开取石术、肾部分切除术、肾切除术、输尿管切开取石术。

2．下尿路结石

（1）膀胱结石：主要采用手术治疗，并且同时治疗病因。对结石直径＜2 ~ 3cm 者，可采用经尿道膀胱镜取石或碎石。较大的结石需采用超声、激光或气压弹道碎石。对结石过大、过硬或合并膀胱憩室者，行耻骨上膀胱切开取石术。

（2）尿道结石：前尿道结石，麻醉后压迫结石近端尿道，经尿道外口注入无菌液状石蜡，然后轻轻向尿道远端推挤或用取石钳取出。后尿道结石，则将结石推入膀胱内，按照膀胱结石处理，也可选择腔内治疗，经尿道激光碎石或气压弹道碎石等。

案例 34-1B

体检：左侧肾区有叩击痛。X 线检查显示左侧输尿管结石、双肾结石，拟行经皮肾镜碎石术，并配合中药排石。

问题与思考：

患者目前有哪些护理诊断 / 问题？护理措施有哪些？

【主要护理诊断 / 问题】

1．疼痛　与结石刺激、炎症、损伤及平滑肌痉挛有关。

2．潜在并发症　出血、感染、尿潴留、“石街”形成。

【护理措施】

（一）非手术治疗的护理

1．大量饮水、多活动　每日饮水 2000 ~ 4000ml，保持尿量多于 2000ml。在患者体力可以承受的情况下，可适当进行跳跃等活动，促进结石的排出。

2．使用药物　对肾绞痛患者应遵医嘱输液及给予解痉镇痛药物，以缓解疼痛。对有感染者应先行抗感染治疗。注意患者排尿次数及疗效的观察。

3．调整尿液 pH　遵医嘱测尿液 pH，对尿酸和胱氨酸结石患者给予口服枸橼酸钾、碳酸氢钠以碱化尿液。若需要酸化尿液，则遵医嘱口服氯化铵。

4．病情观察　观察尿液的颜色与性状、体温、尿中白细胞数，及早发现感染征象。观察结石排出情况，对排出结石可进行成分分析，以指导治疗与预防。

（二）体外冲击波碎石的护理

1．治疗前护理　术前 3 日忌进易产气的食物，术前 1 日服缓泻剂，当日清晨禁食、禁水。教会患者练习 ESWL 配合体位，嘱患者治疗过程中勿任意变换体位，以确保碎石定位的准确性。

2．治疗后护理

（1）饮食：若患者无药物反应（如头晕、恶心、呕吐等），则可正常进食。可嘱患者适度多饮水，以增加尿量，促进结石排出。

（2）体位：ESWL 治疗后卧床休息 6 小时。若患者无全身反应及明显疼痛，可适当活动、变换体位，以增加输尿管蠕动、促进碎石排出。大多上尿路结石采取 ESWL 治疗后可取侧卧位或半卧位，以利引流。肾盏结石患者可采用头低位，适度叩击背部加速排石。巨大肾结石碎石后因短时间内大量碎石突然充填输尿管而发生堵塞，可引起"石街"形成和继发感染，严重者引起肾功能改变，因此，碎石后应取患侧在下的侧卧位，以利结石随尿液逐渐排出。

（3）病情观察：严密观察和记录碎石后患者排尿及排石情况。可用纱布过滤尿液，收集结石碎渣进行成分分析。定时行腹部 X 线检查，观察结石排出情况。若需再次治疗，间隔时间不少于 7 日。

（4）并发症观察与处理：①血尿：体外冲击波碎石治疗后绝大多数患者可出现 2 ~ 3 次肉眼血尿，严重者出现 2 ~ 3 日血尿，一般可自行消失。②发热：感染性结石患者，由于结石内细菌播散而引起尿路感染，往往会有发热。应严格遵医嘱使用抗生素，对高热者予以降温处理。③疼痛：结石碎石后出现结石碎片刺激输尿管，可造成肾绞痛，一般不做特殊处理，结石通过狭窄后疼痛即会消失。如果疼痛难忍，可遵医嘱给予解痉药物。④"石街"形成："石街"形成是 ESWL 常见且较严重的并发症之一，ESWL 后过多碎石聚集于输尿管内，可引起"石街"形成，患者表现为腰痛或不适感，可继发感染和脏器受损等，需立即经输尿管镜取石或碎石。

（三）内镜碎石术的护理

1．术前护理

（1）病情观察：术前需了解双侧肾功能，观察尿液颜色、性状，体温及尿液检查结果。

（2）心理护理：术前做好访视，向患者讲解手术的必要性和优越性，消除患者的疑虑和恐惧心理。

（3）体位训练：患者在术中可取截石位、俯卧位，需指导患者练习这两种体位，以提高患者的耐受性。

（4）肠道及皮肤准备：术前 1 日备皮、配血，术前晚行肠道清洁。

2．术后护理

（1）病情观察：观察患者生命体征，尿液颜色、性状。对碎石治疗的患者，嘱其将每次尿液排在指定的容器内，了解结石排出的情况。

（2）伤口及引流管护理：术后常见的引流管有伤口引流管、导尿管、肾盂造瘘管、输尿管支架管、膀胱造瘘管等，应做好相应护理。

1）肾盂造瘘管：①妥善固定造瘘管，记录体外部分的长度，严防脱落，尤其是患者翻身及变换体位时。②鼓励患者多饮水，确保引流管通畅，原则上不冲洗肾盂造瘘管，但管道阻塞时，可低压、少量、多次用无菌生理盐水冲洗，每次冲洗量小于 5 ~ 8ml。③观察并记录引流液的量及性质。④定期更换引流袋，注意引流装置无菌，保持瘘口局部皮肤干燥、清洁。⑤通常管道放置 2 周左右，拔管前先明确下尿路通畅情况，先行夹管 1 ~ 2 日，观察有无腰腹部疼痛、漏尿、肿胀、发热等不良反应，膀胱排尿量增多，开放后肾盂残余尿不多，并常规行造影检查，确认肾盂输尿管的通畅程度。拔管后患者取健侧卧位，防止尿液自瘘口流出影响愈合。通常瘘口 1 ~ 2 日自愈。

2）输尿管支架管：碎石术后在输尿管内放置双"J"管以起到内引流、内支架的作用，还可扩张输尿管，有助于小结石的排出，防止输尿管内"石街"形成。护理：①嘱患者取半卧位，多饮水、勤排尿，避免膀胱过度充盈而引起尿液反流。②早期下床活动，但应避免剧烈活动、过度弯腰、突然下蹲等动作，以免引起导管滑脱或移位。③一般导管留置 4 ~ 6 周，经复查 B 超或腹部 X 线检查确定无结石残留后，可经膀胱镜取出。

（3）并发症的观察与护理

1）出血：PCNL 之后早期，肾造瘘管引流出血性尿液，一般 1 ~ 3 日内尿液颜色转清，不需特殊处理。若术后短时间内造瘘管引出大量鲜红色血性液，须警惕为出血。应安慰患者，嘱其卧床休息，并及时报告医生处理。除应用止血药、抗感染等处理外，还可再次夹闭造瘘管 1 ~ 3 小时，造成肾盂内压力增高，达到压迫性止血的目的。经止血处理后，患者生命体征平稳，再重新开放肾造瘘管。

2）感染：术后应密切观察患者体温变化。遵医嘱应用抗生素，嘱患者多饮水。保持各引流管通畅，对留置导尿管者做好尿道口与会阴部的清洁。

（四）健康教育

1．尿石症的预防　完全去除结石，消除其病因是最好的预防方法。但大多数尿石症的病因难于根除，因此需长期注意预防。

（1）饮食预防：嘱患者多饮水。根据结石成分和尿液分析结果选择食物。含钙结石者应合理摄入钙量，适当减少牛奶、奶制品、豆制品、巧克力、坚果等含钙量高的食物。草酸盐结石患者应限制浓茶、菠菜、番茄、芦笋、花生等食物。尿酸结石者不宜食用含嘌呤高的食物，如动物内脏、豆制品、啤酒。避免大量摄入动物蛋白质、精制糖和动物脂肪。

知识拓展

尿石症患者饮食中钙的含量

饮食钙的含量低于 800 mg（20mmol）就会引起体内负钙平衡。低钙饮食虽然能够降低尿钙的排泄，但是可能会导致骨质疏松和增加尿液草酸的排泄。摄入正常钙质含量的饮食、限制动物蛋白质和钠盐的摄入比传统的低钙饮食具有更好的预防结石复发的效果。正常范围或者适当程度的高钙饮食对于预防尿路含钙结石的复发具有临床治疗价值。但是，饮食含钙以外的补钙对于结石的预防可能不利，因为不加控制的高钙饮食会增加尿液的过饱和水平。通过药物补钙来预防含钙结石的复发仅适用于肠源性高草酸尿症，口服 200 ~ 400 mg 枸橼酸钙在抑制尿液草酸排泄的同时，可以增加尿液枸橼酸的排泄。

推荐多食用乳制品（牛奶、干酪、酸乳酪等）、豆腐和小鱼等食品。成人每天钙的摄入量应为 1 ~ 1.2g。

推荐吸收性高钙尿症患者摄入低钙饮食，不推荐其他患者摄入限钙饮食。

——选自《尿石症诊断治疗指南》（2014 版）

（2）药物预防：根据结石成分，血液及尿液钙、磷、胱氨酸、尿酸和尿 pH 检查结果，采用药物降低有害成分、碱化或酸化尿液，预防结石复发。

（3）解除局部因素：尽早解除尿路梗阻、感染、异物等因素，可减少结石形成。

（4）预防骨脱钙：对于伴甲状旁腺功能亢进者，摘除腺瘤或增生组织。鼓励长期卧床者进行功能锻炼，防止骨脱钙，减少尿钙排出。

2．双“J”管的自我观察与护理　部分患者行碎石术后带双“J”管出院，期间若出现排尿疼痛、尿频、血尿，多为双“J”管膀胱端受刺激所致，一般经多饮水和对症处理后均能缓解。嘱患者术后 4 周回院复查并拔除双“J”管。

3．复查　定期行尿液检查、X 线或 B 型超声检查，观察有无复发、残余结石情况。若出现腰痛、血尿等症状，应及时就诊。

小　结

1. 病因　尿石形成机制尚未完全清楚，有多种学说及影响因素，如流行病学因素、尿液因素、泌尿系统局部因素等。

2. 临床表现　上尿路结石主要表现为疼痛与血尿，运动后血尿是上尿路结石的主要特点。膀胱结石主要表现为排尿突然中断并自觉疼痛，可伴有排尿困难及膀胱刺激症状。尿道结石主要表现为排尿困难、费力，可呈滴沥状，有时会出现尿流中断及尿潴留。

3. 治疗原则　尿路结石的主要治疗包括病因治疗、非手术治疗、体外冲击波碎石、内镜碎石及开放式手术等。

4. 护理措施　非手术治疗的护理包括大量饮水、多活动、使用药物、调整尿液 pH 等，ESWL 治疗前心理护理、肠道准备等，治疗后饮食、病情观察、并发症观察与护理等。体外冲击波碎石术后应做好体位排石、观察结石排出、并发症观察与护理等。内镜碎石术后应做好引流管（造瘘管、双“J”管）护理。尿路结石的预防非常重要，包括大量饮水、注意饮食、服用药物等措施。

思考题

男性，50 岁，农民。该患者于半年前出现右中下腹阵发性疼痛，因逐渐加重并伴有血尿来医院就诊。

查体：患者痛苦面容，腹软，无包块，肠鸣音正常，右中下腹疼痛，肾区叩击痛。听诊心、肺无异常改变。

B 超显示：右输尿管扩张，内径为 0.7cm，于右输尿管第二狭窄处可见一大小为 0.9cm × 0.7cm 的强回声，后方有声影。X 线检查发现盆腔内右中下部相当于右侧输尿管第二狭窄处有一黄豆粒大小的密度增高阴影，边缘较清晰。右输尿管膀胱入口处有一黄豆粒大小的密度增高阴影。

诊断：右侧输尿管结石。

请问：对该患者初步可采取哪些治疗措施？相应护理措施有哪些？

T34-1
参考答案

（关持循）

第三十五章　泌尿系统梗阻患者的护理

学习目标

通过本章内容的学习，学生应能够：

◎ 识记

复述泌尿系统梗阻和良性前列腺增生的病因。

◎ 理解

1．解释肾积水、良性前列腺增生的临床特点。

2．解释良性前列腺增生的病理特点。

◎ 运用

运用护理程序为泌尿系统梗阻患者提供整体护理。

第一节　概　述

泌尿系统起自肾小管，经肾盏、肾盂、输尿管、膀胱直至尿道，均为管道，是尿液排出的通路。发生自肾至尿道口任何部位的梗阻都将影响尿液的排出，此现象称为泌尿系统梗阻，又称尿路梗阻（obstruction of urinary tract）。尿路梗阻影响尿液的分泌和排出，各部位梗阻若不及时解除，则会导致肾积水、肾功能损害，甚至肾衰竭。

【病因与病理生理】

（一）病因

泌尿系统的各种疾病以及邻近尿路其他脏器的病变，都可在尿路的不同部位造成梗阻。

1．上尿路梗阻　梗阻发生在输尿管膀胱开口以上。①肾脏病变：肾结石、肾盂肿瘤、肿瘤出血形成的血块阻塞、肾盂输尿管交界处的先天性狭窄等。②输尿管病变：输尿管结石、肿瘤、外伤、手术时被误结扎、腹膜后广泛纤维性病变等。

2．下尿路梗阻　梗阻发生在膀胱、尿道。①膀胱病变：前列腺增生、前列腺肿瘤、膀胱颈肿瘤、膀胱颈挛缩、膀胱结石、膀胱内血块阻塞等均可造成膀胱出口梗阻。②尿道病变：尿道及尿道口狭窄、尿道损伤、尿道异物、尿道结石等均可造成尿道梗阻。

（二）病理生理

尿路梗阻的病理过程可分为3个阶段：①梗阻受损阶段：尿路梗阻发生初期，梗阻近端的管腔扩张、充血，出现微小破损；②管道肌层肥厚代偿阶段：梗阻以上的管道肌层收缩加强、增厚、扩张；③代偿衰竭阶段：管道肌层的增厚已不能增加蠕动及肌张力，出现肾、输尿管积水，肾功能损害。

1．上尿路梗阻　尿路梗阻后肾功能的变化主要表现为肾小球滤过率降低、肾血流量减少、尿浓缩，梗阻持续存在，肾盂内压力持续增高，压迫肾组织，肾实质逐渐发生缺血性萎缩，肾容积增大，肾功能逐步丧失。急性完全性梗阻时，肾积水常不明显，但肾实质很快萎缩，功能丧失。慢性不完全性尿路梗阻时，可导致巨大肾积水。

2．下尿路梗阻　下尿路梗阻时，为克服阻力，膀胱逼尿肌逐渐增生、膀胱壁肥厚、膀胱肌小梁形成，严重时膀胱壁变薄、膨出，形成憩室。梗阻持续存在，膀胱逼尿肌代偿功能不足而产生残余尿，最终使膀胱呈弛缓性扩大，尿液反流至输尿管，导致出现双侧肾积水、肾功能损害。

尿路梗阻所致的尿潴留是尿路感染的重要条件。在梗阻近端，由于尿潴留，细菌较易生长、繁殖，引起感染（如肾盂肾炎、肾周围炎和膀胱炎等），同时也有利于尿路结石的形成，结石本身又可引起和加重尿路梗阻，二者互为因果。

第二节　肾积水

由于泌尿系统梗阻等原因导致的尿液从肾盂排出受阻、蓄积后肾内压力升高，肾盂、肾盏扩张，肾实质萎缩，肾内尿液积聚，称为肾积水（hydronephrosis）。成人肾积水超过1000ml、小儿超过24h正常尿量，称为巨大肾积水。积水程度有轻、中、重之分。

【病因】

造成肾积水最主要的病因是肾盂输尿管交界处梗阻，如肾盂输尿管交界处或上段输尿管节段性肌缺如或发育不全，结石和外伤及外伤后的输尿管狭窄或粘连、扭曲。下尿路的各种疾病（如前列腺增生、膀胱颈挛缩、尿道狭窄、肿瘤、结石等）也都会造成上尿路排空困难而导致梗阻，从而形成肾积水。

如潴留的尿液发生感染，则称为感染性肾积水。当肾组织因感染坏死而失去功能，肾盂充满脓液时，称为肾积脓或脓肾。

案例 35-1A

男性，46岁。主诉腰部持续性胀痛3日，无尿频、尿急、尿痛及血尿，无发热，今日来院就诊。

问题与思考：

应如何对该患者进行评估？

【护理评估】

（一）临床表现

1．腰部疼痛　患者往往长时期无症状，中、重度肾积水患者可出现腰部胀痛感，疼痛一般较轻。间歇性肾积水患者（由异位血管压迫或肾下垂引起）可出现肾绞痛，疼痛剧烈，多伴有恶心、呕吐、腹胀、少尿。

2．腹部包块　肾积水至严重程度时，可出现腹部包块。包块多在无意中或体检中被发现，一般有囊性感。

3．并发症　肾积水并发感染，则有脓尿和全身中毒症状（如寒战、发热、头痛等），有的患者以尿路感染为最初症状。胀大的肾较易受外伤影响，轻微损伤即可能引起肾破裂和出血。尿路梗阻引起的肾积水若长时间不能解除，或双侧肾、孤立肾完全梗阻，患者可出现肾功能减退，甚至肾衰竭。

4．**原发病症状** 上尿路结石致急性梗阻时，患者可出现肾绞痛、恶心、呕吐等。下尿路梗阻时，主要表现为排尿困难和膀胱排空障碍等。

（二）辅助检查

1．**实验室检查** ①尿液检查：尿常规、尿细菌培养、结核分枝杆菌检查等。②血液检查：血常规及生化检查，了解有无感染、氮质血症等。

2．**影像学检查**

（1）B超：可明确判断增大的肾是实质性还是肾积水，并可确定肾积水的程度，是首选的检查方法。

（2）X线：可见肾积水下增大的肾轮廓及结石影。必要时可行逆行肾盂造影。

（3）CT、MRI：CT可显示肾积水程度和肾实质萎缩情况。MRI可代替逆行肾盂造影和肾穿刺造影。

3．**利尿性肾图** 对明确有无肾积水、判定肾积水是否需要手术治疗及肾功能损害情况均有帮助。

（三）与疾病相关的健康史

了解患者排尿情况，既往是否有尿潴留、尿失禁、尿频、尿急等情况。了解患者排尿困难程度，是否伴发血尿等情况。了解患者全身状况，是否有腰部疼痛、发热、消瘦等状况。

（四）心理社会状况

评估患者是否有焦虑、生活不便，评估患者及家属对疾病的了解程度、对治疗的接受程度，以及患者的社会经济状况等，这些都将会影响到疾病的治疗与康复。

（五）治疗原则

早期去除病因，最大限度恢复患肾功能。

1．**针对病因** 对肾盂输尿管交界处异常、狭窄者，行肾盂成形-肾盂输尿管吻合术。对肾、输尿管结石者，行碎石或取石术。

2．**肾造瘘术** 对肾积水合并感染，肾功能损害较严重、不允许做大手术者，可在B超引导下行肾造瘘术，将尿液直接引流出来，以利于感染的控制和肾功能的恢复。待感染控制、肾功能改善后，再针对病因治疗。

3．**肾切除术** 严重肾积水、肾功能丧失或肾积脓时，若对侧肾功能良好，可切除患侧肾。

案例35-1B

查体：左肾区叩击痛，其余无阳性体征。

血、尿常规及肾功能正常，超及CT显示左肾盂输尿管交界处狭窄、左肾积水、左肾结石。

该患者拟接受切开取石、肾盂输尿管吻合术。

问题与思考：

对采取手术治疗的该患者，除针对结石成因、结石排出方面进行护理外，还应注意哪些护理要点？

【主要护理诊断/问题】

1．有感染的危险 与长期尿路梗阻或导尿有关。

2．疼痛 与尿路梗阻、手术有关。

3．排尿型态异常 与尿潴留、排尿减少或无尿有关。

4．潜在并发症　肾脓肿、肾衰竭。

【护理措施】

（一）非手术治疗的护理及术前护理

1．缓解疼痛　观察患者疼痛性质、部位、程度等，及时发现肾绞痛等异常情况，可视患者疼痛状况遵医嘱给予解痉止痛药物。

2．排尿障碍的护理　嘱患者注意清淡、少盐饮食，适度减少水的摄入。记录每日的出入水量，量出为入，并严密观察病情，及时发现、处理肾衰竭。

（二）术后护理

1．病情观察　严密观察患者体温、肾功能、腹部肿块大小变化和膀胱刺激症状，及早发现肾积水并发感染征象。

2．预防切口感染　观察切口有无渗血、渗液，及时更换切口敷料，保持切口清洁、干燥。

3．遵医嘱合理使用抗生素。

4．引流管护理　腰部勿做剧烈运动，妥善固定各引流管、保持引流管通畅，观察并记录引流液的量、颜色、性状。

（三）健康教育

1．嘱患者进食低盐、低蛋白质、高热量食物，忌食豆制品。

2．出现腰部疼痛、尿量、性质异常等表现时，应及时就诊。

第三节　良性前列腺增生

良性前列腺增生（benign prostatic hyperplasia，BPH）简称前列腺增生，俗称前列腺肥大，是引起老年男性排尿障碍原因中最为常见的一种良性疾病，其发病率随年龄递增，城镇发病率高于乡村。

【病因与病理】

（一）病因

关于前列腺增生的发病机制研究颇多，但其病因至今仍未能阐明。目前已知前列腺增生必须具备有功能的睾丸和年龄增长两个重要的发病条件。男性在35岁以后前列腺可有不同程度的增生，多在50岁以后出现临床症状。此外，受体激素的调控，前列腺间质细胞、腺体上皮和基质的相互影响，各种生长因子的作用，随年龄增长而出现的睾酮、双氢睾酮以及雌激素水平的改变和失去平衡是前列腺增生的重要因素。

（二）病理

前列腺增生主要发生于前列腺尿道周围移行带。增大的腺体压迫尿道，使之弯曲、伸长、变窄，尿道阻力增加，进而引起排尿困难。此外，前列腺内，尤其是围绕膀胱颈部的平滑肌内含丰富的α肾上腺素能受体，这些受体的激活使该处平滑肌收缩，可明显增加前列腺尿道的阻力。

为克服膀胱出口梗阻所致的排尿阻力，逼尿肌增强其收缩力，主要是代偿性肥大，加之长期膀胱内高压，膀胱壁黏膜面出现小梁、小室或假性憩室。如膀胱容量较小，逼尿肌退变，顺应性变差，出现逼尿肌不稳定收缩，患者有明显尿频、尿急和急性尿失禁。如逼尿肌失代偿，可导致膀胱不能排空而出现残余尿，严重时膀胱收缩无力，则出现充溢性尿失禁。长期排尿困难使膀胱高度扩张或膀胱内高压，可引起尿液的膀胱输尿管反流，最终引起肾积水和肾功能损害。梗阻引起膀胱尿潴留，易继发感染和结石。

案例 35-2A

男性，60 岁。主诉下腹部胀痛，同时伴尿频、尿不尽、尿痛、尿等待、尿流变细、阴茎勃起功能差半年，来院就诊。

问题与思考：

如何评估该患者？

【护理评估】

（一）临床表现

前列腺增生多在 50 岁以后出现症状，其症状与梗阻程度、病变发展速度、是否合并感染相关，症状时轻时重。

1．尿频、尿急 尿频是前列腺增生患者最常见的早期症状。患者起初为夜尿次数增加，但每次尿量不多。随梗阻加重，膀胱逼尿肌失代偿，残余尿量增多，膀胱有效容量减少，尿频更加明显，且常伴有尿痛。

2．排尿困难 进行性排尿困难是前列腺增生患者最重要的症状，但发展缓慢。随着腺体增大，尿道阻力增加，患者排尿起始延缓，排尿时间延长，射程不远，尿流变细而无力，尿流分叉，有排尿不尽的感觉。如梗阻进一步加重，患者排尿困难加重，出现尿流中断及淋漓，患者必须增加腹压以帮助排尿。

3．尿失禁、尿潴留 当残余尿量增大，膀胱过度膨胀且压力高于尿道阻力时，尿液便自行从尿道溢出，称为充溢性尿失禁。在前列腺增生的任何阶段，受凉、饮酒、憋尿、服用药物或有其他原因，可使前列腺充血、水肿而突然发生急性尿潴留。患者因不能排尿，膀胱胀满，下腹疼痛难忍，常需要医院急诊处理。

4．其他 前列腺黏膜上毛细血管充血、小血管扩张，受到增大腺体的牵拉或与膀胱摩擦，当膀胱收缩时可引起镜下或肉眼血尿。患者出现尿潴留时可继发上尿路感染，出现发热、腰痛及全身中毒症状。长期梗阻存在，输尿管反流、肾积水可导致肾功能破坏。长期排尿困难者可并发腹股沟疝、膀胱结石、内痔、脱肛等。

（二）辅助检查

1．直肠指检 直肠指检是前列腺增生简单且重要的诊断方法。指检时多数患者可触及增大的腺体，根据表面光滑度、质地、弹性、边缘可作出初步诊断。

2．B 超 经直肠及经腹超声检查可观察前列腺的大小、形态及结构，判断增生腺体是否突入膀胱，还可测定膀胱残余尿量。

3．尿流动力学检查 通过尿流动力学检查可较完整地对排尿功能做出客观评价，其中最大尿流率为重要的诊断指标。检查过程中排尿量为 250 ~ 400ml 者为本项检查的最佳尿量，150 ~ 200ml 者为最小尿量。对多数 50 岁以上男性而言，最大尿流率达到 15ml/s 即属正常。最大尿流率＜ 15ml/s 表示排尿不畅，如＜ 10ml/s 则提示梗阻严重，常为手术适应证之一。测定尿流率时，同步进行膀胱测压有助于判断逼尿肌功能及其损害程度，以准确掌握手术时机。

4．血清 PSA（前列腺特异性抗原） 对排除前列腺癌，尤其前列腺有结节或质地较硬时十分有必要。血清 PSA 正常值为 4ng/ml。PSA 敏感性高，但特异性有限。

（三）与疾病相关健康史

了解患者年龄、生活习惯，是否有长期吸烟、嗜酒史。了解患者有无定时排尿习惯，既往是否有尿潴留、尿失禁、腹股沟疝、内痔等情况。了解患者排尿困难程度，是否伴发血尿、膀胱刺激征，有无肾积水及肾功能损害等情况。

（四）心理社会状况

评估患者是否有焦虑、生活不便，患者及家属对疾病的了解程度、对治疗的接受程度，患者的社会经济状况等，这些都将影响到疾病的治疗与康复。

（五）治疗原则

1. 非手术治疗

（1）观察随访：对症状轻微者无需治疗，但需门诊定期随访。

知识拓展

国际前列腺症状（I-PSS）评分表

在过去1个月内，您是否有以下症状？	在5次中						症状评分
	无	少于1次	少于半数	大约半数	多于半数	几乎每次	
1. 是否经常有尿不尽感？	0	1	2	3	4	5	
2. 两次排尿时间是否经常小于2小时？	0	1	2	3	4	5	
3. 是否经常有间断性排尿？	0	1	2	3	4	5	
4. 是否有排尿不能等待的现象？	0	1	2	3	4	5	
5. 是否经常有尿线变细现象？	0	1	2	3	4	5	
6. 是否经常需要用力及使劲才能开始排尿？	0	1	2	3	4	5	
7. 从入睡到晨起一般需要起来排尿几次？	没有	1次	2次	3次	4次	5次	
	0	1	2	3	4	5	

评分标准：0～7分（轻度）、8～19（中度）、20～35分（重度），8分以上者应引起注意

生活质量（QOL）评分表

	高兴	满意	大致满意	还可以	不太满意	苦恼	很糟
如果在您今后的生活中始终伴有现在的排尿症状，您认为如何？	0	1	2	3	4	5	6

生活质量评分（QOL）=QOL评分（0～6）评估患者受下尿路症状困扰程度及忍受程度

——选自《良性前列腺增生诊断治疗指南》（2014版）

（2）药物治疗：适用于有刺激症状和代偿早期的前列腺增生患者。① 5α- 还原酶抑制剂：5α- 还原酶是睾酮向双氢睾酮转变的重要酶，双氢睾酮在前列腺增生中有一定的作用，因此采用 5α- 还原酶抑制剂可以对前列腺增生有一定的抑制作用。临床上常用的药物有非那雄胺（保列治）、依立雄胺等。② α- 受体阻滞药：此类药物可以改善尿路动力性梗阻，使阻力下降以改

善症状，常用药有坦索罗辛、特拉唑嗪、哌唑嗪等。③抗雄激素药：此类药物能抑制雄激素的细胞结合和核摄取，或抑制 5α- 还原酶而干扰双氢睾酮的形成。孕酮类药中有甲地孕酮、醋酸氯地孕酮、已酸孕诺酮等。④其他：M 受体拮抗剂、植物制剂、中药等。

2．手术治疗 手术为前列腺增生的重要治疗方法。对前列腺增生梗阻严重、下尿路梗阻、残余尿量较多、尿流动力学检查已明显改变，身体能够耐受者，应考虑手术治疗。对有长期尿路梗阻，肾功能已有明显损害，严重尿路感染或已发生急性尿潴留的患者，应先留置导尿管解除梗阻，待感染得到控制，肾功能恢复后再行手术。手术方式有经尿道前列腺切除术、经尿道前列腺气化切除术等。

3．其他治疗 对尿道梗阻较重又不能耐受手术者，可采取微波治疗、激光治疗、射频消融术等疗法。

案例 35-2B

直肠指检前列腺Ⅱ度肿大，质中等，表面光滑，边界清，中央沟浅。

B 超：前列腺大小为 3.5cm×5.0cm×4.2cm，回声欠均匀，排尿后测残余尿量约为 168ml。

初步考虑为良性前列腺增生。

拟先采用药物抗感染治疗，待感染控制后，拟行手术治疗。

问题与思考：

应如何对该患者进行护理?

【主要护理诊断 / 问题】

1．排尿型态异常　与膀胱出口阻塞、逼尿肌损害，留置导尿管和手术刺激有关。

2．疼痛　与手术、导尿管刺激引起的膀胱痉挛有关。

3．潜在并发症　出血、膀胱痉挛、TUR 综合征、尿失禁。

【护理措施】

（一）非手术治疗的护理及术前护理

1．心理护理 前列腺增生患者由于尿频、尿急，尤其夜尿频多给生活带来很大影响，严重影响患者休息和睡眠，排尿困难与尿潴留也给患者带来极大身心痛苦。护士应多理解、关心患者，积极做好术前健康宣传教育，耐心解释前列腺增生的主要治疗方法，使患者增加对疾病的了解，鼓励患者树立战胜疾病的信心。

2．急性尿潴留的预防与护理

（1）预防：①饮食：忌酒、少食辛辣和刺激性食品，多摄入粗纤维食物。酒及辛辣、刺激性食品，既可导致性器官充血，又会使痔、便秘症状加重，压迫前列腺，加重排尿困难。②多饮水、勤排尿：多饮水、勤排尿可有利于对尿路的冲洗，防止尿液浓缩形成结石。另外，憋尿会造成膀胱过度充盈，膀胱逼尿肌张力减弱，排尿发生困难，易诱发急性尿潴留，因此，指导患者一定要做到有尿就排。③避免久坐及受凉：经常久坐会加重会阴部充血，寒冷往往会使病情加重。另外，患者应避免过度劳累。

（2）护理：对急性尿潴留者应及时留置导尿管，以引流尿液、恢复膀胱功能、预防肾功损害。插导尿管时，若普通导尿管不容易进入，可选择细而稍弯的前列腺导尿管。如无法插入导尿管，可行耻骨上膀胱穿刺或造瘘以引流尿液。同时做好留置导尿管或膀胱造瘘管的护理。

3．药物治疗护理 观察患者用药后排尿困难等症状的改善情况，并及时观察药物副作用。α- 受体阻滞药副作用主要有头晕、直立性低血压等，用药期间应监测血压。药物尽量在睡前服用，用药后卧床休息，如需起床如厕，应有家属或护士陪护，以防跌倒。5α- 还原酶抑制剂起效较为缓慢，需要在服药 4 ～ 6 个月后才能有明显效果，告知患者应坚持长期服药。

4．术前准备　术前 1 周停用抗血凝药物，保证手术顺利进行。协助做好心、脑、肝、肺、肾等重要器官功能的检查，以评估其对手术的耐受力。术前指导患者有效咳嗽方法。术前晚灌肠，防止术后便秘。

（二）术后护理

1．病情观察　患者多为中老年人，常伴有其他慢性病，麻醉对心、肺等脏器会有不同程度的影响，加之术中及术后用大量冲洗液冲洗膀胱，患者会出现血压波动及肺、脑、肾水肿等一系列病理或生理变化，应严密监测生命体征等变化。如发现患者出现烦躁不安、恶心、呕吐、血压升高、脉搏慢、呼吸困难等情况，应及时准备好抢救物品，并立即报告医生，给予相应处理。

2．饮食　术后 6 小时无恶心、呕吐者，即可进流质饮食，并逐步恢复至普通饮食。患者宜进食易消化、富含营养与纤维的食物，以防止便秘。留置导尿管期间，鼓励患者多饮水，以稀释尿液、预防感染。

3．膀胱冲洗的护理　前列腺术后会出现渗血，应用生理盐水持续冲洗膀胱 3 ～ 7 日，以防止血凝块形成导致导尿管堵塞。护理：①引流固定、通畅：注意导尿管保持通畅，勿使导尿管扭曲、受压及脱落。②观察并记录引流液颜色、量：术后患者均有不同程度肉眼血尿，颜色随冲洗时间延长而逐渐变浅。应注意尿液颜色变化，及时发现活动性出血，并准确记录尿量、冲洗量和排出量。③冲洗速度及温度：根据引流液颜色调节冲洗液速度，一般 80 ～ 100 滴 / 分，液柱以高 60cm 为宜，色深则适度加快冲洗速度。如有堵塞现象，应加快或加压冲洗，直至引流出的液体呈清澈或粉红色。温度控制在 25 ～ 30℃，可有效预防膀胱痉挛的发生。

4．膀胱痉挛的护理　前列腺切除术后患者可因逼尿肌不稳定、导尿管刺激、血块堵塞冲洗管等，引起膀胱痉挛。患者表现为强烈尿意、肛门坠胀、下腹部痉挛性疼痛、膀胱冲洗速度减慢，甚至发生逆流，冲洗液血色加深，尿道及膀胱区疼痛难忍等症状。护理：①及时安慰患者，缓解其紧张、焦虑情绪；②对术后留置硬脊膜外麻醉导管者，按需定时注射小剂量吗啡有良好效果；③也可口服硝苯地平、丙胺太林、地西泮，或用维拉帕米加入生理盐水内冲洗膀胱。

5．并发症的观察与护理

（1）TUR 综合征：术中因大量冲洗，大量冲洗液被吸收，血容量急剧增加，引起稀释性低钠血症，患者可在几小时内出现烦躁不安、恶心、呕吐、血压升高、脉搏慢、呼吸困难等情况，称为 TUR 综合征。术后应严密监测，注意电解质变化。

（2）尿失禁：患者在拔除导尿管后尿液不随意流出。术后尿失禁的发生与尿道括约肌功能受损、膀胱出口梗阻和逼尿肌不稳定等因素相关。为减轻拔除导尿管后出现尿失禁或尿频现象，一般在术后 2 ～ 3 日嘱患者进行呼吸时收缩腹肌、肛提肌及肛门括约肌练习，也可配合针灸或理疗。

（3）出血：出血常在术后 24h 内发生，术后早期应避免灌肠或者肛管排气，并持续监测血压，引流液的颜色、性质，估计出血量，认真做好记录。保持排便通畅，防止腹内压增高引起出血。

（4）感染：由于患者留置导尿管持续膀胱冲洗，易引起尿路感染，因此，术后除了应用抗生素预防感染外，每日还应用 0.5% 聚维酮碘消毒尿道口 2 次，及时更换尿袋，更换尿袋及倾倒尿液时严格无菌操作。保持床铺整洁，保持腹部、臀部、会阴部皮肤清洁、干燥。对耻骨上膀胱造瘘的患者需定期更换造瘘口处敷料，预防感染。

（三）健康教育

1．生活指导 ①嘱患者戒烟、戒酒，忌食辛辣、刺激食物，注意营养调配，保持正常的生活规律，注意休息，适当运动，增强机体抵抗力，防止感冒。②预防便秘，多食水果、蔬菜及粗纤维食物，多做下蹲、仰卧屈髋动作，并定期按摩腹部，预防腹内压增高。③预防泌尿系感染，不憋尿，多饮水（夜间少饮）。注意会阴部卫生，防止逆行感染。④常做缩肛运动，以锻炼膀胱括约肌的功能。⑤术后3个月内禁房事，不提重物，不骑自行车，避免久坐，防止盆腔充血引起创面大面积脱痂出血。

2．自我观察 指导患者观察、记录排尿次数及颜色、尿流粗细，并定期复查。出现尿流变细，排尿费力时及时就诊。长期留置导尿管患者，注意尿道口清洁卫生，每周更换尿袋一次，每月更换导尿管一次。

3．定期复查 定期复查B超、尿流动力学、残余尿量测定等，及时发现术后并发症，使之能得到及时治疗。

小 结

（一）肾积水

1. 病因 肾盂输尿管交界处梗阻，输尿管狭窄或粘连、扭曲。下尿路的各种疾病造成上尿路排空困难。

2. 临床表现 常见临床表现有腰部疼痛、腹部包块、感染、肾衰竭等并发症症状。

3. 治疗原则 肾积水的治疗以去除病因、恢复患肾功能为主要治疗原则。

4. 护理措施 感染、肾衰竭的观察与预防。

（二）良性前列腺增生

1. 病因 老龄和有功能的睾丸是前列腺增生发病的两个重要因素。

2. 临床表现 尿频常为前列腺增生的早期症状，进行性排尿困难是典型症状，也可伴有尿痛、尿急、尿等待、尿失禁等。长期梗阻可引起严重肾积水、肾功能损害，并发腹股沟疝、膀胱结石、内痔或脱肛。

3. 治疗原则 包括等待观察、药物治疗、手术治疗等。若患者无明显症状或症状较轻，一般无需治疗，但需门诊随访。如症状加重，再采取其他处理方法。

4. 护理措施 对非手术治疗者应注意预防急性尿潴留、观察药物副作用。对手术治疗者做好重要器官功能的检查，术后应严密观察病情，做好膀胱冲洗的护理、膀胱痉挛的护理、并发症的观察与护理。健康教育应指导患者避免饮酒、受凉、劳累、便秘等诱发急性尿潴留的因素。

思考题

参考答案

男性，75岁，尿频、尿急、排尿不畅10余年，未接受特殊治疗。患者近期症状加重，遂来院就诊，经医生诊断，患者梗阻症状严重，前列腺增生，在医生建议下接受经尿道前列腺切除术。

请问：

（1）术后 16 小时，患者出现烦躁不安、恶心、呕吐、血压升高、脉搏慢、呼吸困难等情况，应警惕患者可能出现了什么并发症？请解释该并发症的发病原因。

（2）作为护士，除以上提到的并发症外，还应该注意其他哪些并发症的发生？

（关持循）

第三十六章　泌尿、男性生殖系统结核患者的护理

学习目标

通过本章内容的学习，学生应能够：

◎ 识记

1．列出肾结核、男性生殖系统结核的病因。

2．复述男性生殖系统结核的临床表现和治疗原则。

◎ 理解

解释肾结核的病理、临床表现及治疗原则。

◎ 运用

评估泌尿、男性生殖系统结核患者并为其制订护理计划。

泌尿生殖系统结核（tuberculosis of genitourinary system）是全身结核病的一部分，大多起源于肺结核，其次是骨关节、淋巴及肠道结核。泌尿系结核含肾、输尿管、膀胱和尿道结核，最常见的是肾结核。结核分枝杆菌自原发感染灶经血行播散引起肾结核。输尿管、膀胱和尿道结核多继发于肾结核，由结核分枝杆菌随尿液下行播散引起；男性生殖系统结核可以继发于肾结核，也可以直接通过血行播散发生。

第一节　肾 结 核

肾结核（renal tuberculosis）是由结核分枝杆菌引起的慢性、进行性、破坏性病变。本病约 90% 发生在单侧，好发于 20 ～ 40 岁的青壮年，男性与女性发病率之比为 2∶1。老人和儿童发病较少，儿童发病多在 10 岁以上，5 岁以下少见。

【病理】

结核分枝杆菌由原发病灶经过血行播散进入肾皮质肾小球周围毛细血管丛内，形成多发性微小结核病灶。若患者免疫状况良好，可完全愈合，临床上常不出现症状，也无影像学改变，仅可在尿中查到结核分枝杆菌，此时称为病理肾结核。若患者免疫力较低，细菌数量大或毒力较强，肾皮质结核病灶则不愈合，可以逐渐扩大，发展为肾髓质结核。若继续穿破肾乳头，即可发展为结核性肾盂肾炎，出现临床症状和影像学改变，即为临床肾结核。

病理改变主要是结核结节、溃疡、干酪样坏死、空洞、纤维化等。早期是肾皮质的多发性结核结节，病灶进入肾髓质时不能自愈，可进行性发展。多个结核结节融合形成干酪样脓肿，经肾乳头破入肾盏、肾盂，发生空洞性溃疡、干酪样坏死，病变可蔓延扩散累及全肾。纤维化

可使肾盏颈或肾盂出口狭窄，形成局限的闭合性脓肿或无功能的结核性脓肾。结核钙化可以是愈合的结核病灶，散在分布，也可弥漫性分布为全肾钙化。

结核病变经肾盂表面黏膜、黏膜下层和含有结核分枝杆菌尿液的直接接触扩散至输尿管、膀胱和尿道。纤维化的输尿管呈僵硬条索样，管腔狭窄，可导致肾积水，甚至发展为结核性脓肾，肾功能完全丧失。有时输尿管完全闭合，含菌的尿液不能直接进入膀胱，膀胱病变反而好转，膀胱刺激症状缓解，尿中亦无明显改变，即为临床上所谓“肾自截”（autonephrectomy），此时病灶内有大量活菌，可成为病原体而导致复发，不可忽视。

案例 36-1A

男性，41 岁，近 1 个月来感右侧腰部酸痛乏力，食欲缺乏，尿频、尿急、尿痛，并伴脓尿入院。初步考虑为肾结核。

问题与思考：

该患者护理评估内容有哪些？

【护理评估】

（一）临床表现

肾结核症状取决于病变范围及输尿管、膀胱继发结核病变的严重程度。通常病灶在肾，症状在膀胱。患者早期多无表现，随病情发展，可有下列明显表现。

1．膀胱刺激症状　是肾结核患者最重要、最主要、最早出现的症状，表现为尿频、尿急、尿痛。尿频常最早出现，起初是含结核分枝杆菌的脓尿刺激膀胱所致，之后膀胱结核病变引起溃疡，尿频加重，并同时有尿急、尿痛，尿痛为排尿终末时尿道或耻骨上膀胱区的烧灼样感觉。膀胱病变越严重，此类现象越显著。晚期因为膀胱挛缩，尿频更为严重，每日排尿可达数十次，甚至出现急迫性尿失禁。

2．血尿　部分患者可以血尿为初发症状，是肾结核患者的重要症状，多在膀胱刺激症状发生后出现，多为终末血尿。常因结核性膀胱炎、溃疡出血所致。当肾血管被破坏时也可为全程血尿。

3．脓尿　是常见症状。临床表现为不同程度的显微镜下脓尿至肉眼脓尿，甚至呈洗米水状，并有碎屑或絮状物。脓尿可与血尿同时出现，或者脓尿中混有血丝。

4．腰痛和肿块　腰痛一般不明显。结核性脓肾较大时可出现腰部肿块、腰痛。若对侧出现肾积水，患者也会出现相应的腰部症状。输尿管被血块、干酪样物质堵塞时可出现腰部绞痛。

5．全身症状　常不明显。晚期肾结核患者可有典型的结核症状，如发热、盗汗、贫血、虚弱、消瘦、食欲减退和红细胞沉降率增快等。双侧肾结核或肾结核对侧肾积水时，患者可出现恶心、呕吐、水肿、贫血、少尿或无尿等慢性肾功能不全的表现。

（二）辅助检查

1．尿液检查　尿呈酸性，尿常规检查可见脓细胞、少量蛋白及红细胞。连续 3 次留 24h 尿或晨尿，尿沉渣涂片可找到抗酸杆菌，清晨第一次尿液检查的阳性率最高，但可能含有其他抗酸杆菌（如包皮垢杆菌、枯草杆菌），故不应作为诊断的唯一依据，收集尿液时应洗净外阴及尿道口，避免污染。尿普通细菌培养常为阴性，即所谓“无菌性脓尿”。尿结核分枝杆菌培养需 4 ~ 8 周，阳性结果对诊断肾结核有决定性意义。

2．影像学检查

⑴ X 线检查：尿路平片（KUB）可见到患侧肾钙化，呈局灶或斑点状分布，甚至可呈广

泛性全肾钙化。静脉肾盂造影（IVP）可了解分侧肾功能、病变程度与范围，是早期肾结核最敏感的检查方法，也是选择治疗方案必不可少的依据。逆行性肾盂造影可显示患侧肾空洞性破坏、输尿管僵硬、管腔节段性狭窄且边缘不齐等。

（2）B 超：对早期肾结核诊断意义不大，可初步确定病变部位，明确对侧肾有无积水、膀胱是否挛缩。

（3）CT 和 MRI：泌尿系统造影不清晰时采用。CT 可清晰显示中晚期肾结核病变，MRI 水成像对了解上尿路积水有帮助。

3．膀胱镜检查 早期可见膀胱内黏膜充血、水肿、结核结节等，后期可见结核性溃疡、瘢痕等，检查时易出血，以膀胱三角区、患侧输尿管口为显著，必要时取膀胱壁组织检查。当膀胱挛缩容积减小少于 50ml 或并发急性膀胱炎时，则应禁忌行膀胱镜检查。

（三）与疾病相关的健康史

注意年龄、性别、发病时间，尤其既往有无肺结核、骨关节结核病史。

（四）心理社会状况

患者及家属常担心能否保留患侧肾，关心疾病是否影响患者今后的生活和工作，尤其是儿童患病时，家长担忧更多。另外，肾结核的治疗时间较长，患者及家属可产生畏难心理，不能坚持治疗。

（五）治疗原则

根据患者肾病变和全身状况，选择治疗方案。由于肾结核是全身结核病的一部分，还应注意结核病的全身治疗，如休息、避免劳累、营养、环境等方面。

1．药物治疗 适用于早期肾结核，病变轻或局限，无空洞性破坏及结核性脓肿患者。原则：早期、联合、适量、规律、全程。常用药物有异烟肼、利福平、吡嗪酰胺、链霉素、乙胺丁醇等。最好采用 3 种药物联合服用的方法，并且药量要充分、疗程要足够长，早期病例用药 6 ～ 9 个月，有可能治愈。

知识拓展

泌尿男性生殖系统结核的随访

肾切除手术后应注意对侧肾功能和形态的变化及结核性膀胱炎的改善状况。附睾切除术后要注意泌尿系统及对侧睾丸、附睾的变化，有少数患者术后仍有复发。

治疗期间，每月复查尿常规、尿结核分枝杆菌、红细胞沉降率。对单纯药物治疗患者 3 ～ 6 个月做静脉肾盂造影 1 次。注意泌尿生殖系统结核的变化。通过详细询问病史、体检及定期进行各种有关检查，达到疾病痊愈标准才可考虑停止治疗。

停药后，仍需强调长期随访观察，定期做尿液结核分枝杆菌检查至少 3 ～ 5 年。

诊疗的早晚、全身情况、泌尿系统外的结核病活动状况、膀胱结核的严重程度、对侧肾有无结核病变和功能情况，是影响肾结核预后的重要因素。

——选自《泌尿男性生殖系统结核诊断治疗指南（2014 版）》

2．手术治疗 适用于正规药物治疗无效、肾结核破坏严重者。手术前服用抗结核药物治疗不少于 2 周，术后继续服药。

（1）肾切除术：适用于肾结核破坏严重，对侧肾功能正常或病变轻，并且经过药物治疗一段时间后。肾结核对侧肾积水、肾功能不良应引流肾积水，挽救肾功能，然后再切除结核患侧肾。

（2）保留肾组织的肾结核手术：随着抗结核药物的有效使用，近年已较少采用。一般若药物治疗 3 ~ 6 个月无效，可根据病变情况采用结核病灶清除术、部分肾切除术。

（3）挛缩膀胱的手术治疗：肠膀胱扩大术适用于结核患侧肾切除、膀胱结核已愈合、无尿道结核的患者。尿流改道手术（输尿管皮肤造口术、回肠膀胱术等）适用于合并尿道梗阻的挛缩膀胱患者。

术后可出现出血、感染、尿瘘、肾衰竭、肝功能受损等并发症。

案例 36-1B

血、尿常规检查未见异常，IVP 检查右侧肾不显影。CT 检查显示右侧肾结核。诊断为右侧肾结核，拟行手术治疗。

问题与思考：

该患者哪些表现符合肾结核？围术期护理措施有哪些？

【主要护理诊断 / 问题】

1．排尿障碍　与结核性膀胱炎、膀胱挛缩有关。

2．营养失调（低于机体需要量）　与肾结核慢性消耗有关。

3．潜在并发症　出血、感染、尿瘘、肾衰竭、肝功能受损。

【护理措施】

（一）术前护理

1．心理护理　肾结核为进行性疾病，病程长，通常不能自愈。应向患者讲明全身治疗可增强抵抗力，合理的药物治疗和必要的手术治疗可消除病灶、缩短病程。消除患者的焦虑情绪，帮助患者建立与疾病长期斗争的信心。

2．营养与休息　鼓励患者进营养丰富、富含维生素的饮食，改善并纠正全身营养状况。多饮水以减轻结核性脓尿对膀胱的刺激。合理安排生活，进行日光浴，保证休息，适度活动，避免劳累。

3．药物治疗的护理　用药要坚持联合、规律、全程，不可随意间断或减量、减药。定期协助患者做好尿常规和尿结核分枝杆菌的检查、泌尿系统造影，以观察药物治疗效果。用药期间须注意药物副作用，定期复查肝、肾功能，测听力、视力等，若出现恶心、呕吐、耳鸣、听力下降等症状，及时就诊。

4．完善术前准备　对于拟行肾切除的患者，应配合医师明确健侧肾功能。对拟行肠膀胱扩大术患者，应做好肠道准备。

（二）术后护理

1．病情观察　每小时测量患者的血压、脉搏，注意有无术后出血的发生。出现下列表现提示有内出血的可能，应尽快通知医师并协助处理：①肾部分切除或肾病灶切除的患者出现大量血尿；②肾切除患者伤口内引流血性液体 24h 未减少，每小时超过 100ml，并达到 300 ~ 500ml；③术后 7 ~ 14 日因咳嗽、便秘等情况突然出现虚脱、血压下降、脉搏加速等。

2．体位　肾切除患者血压平稳后可取半卧位，避免过早活动，卧床 1 周。保留肾组织的手术患者，应卧床 7 ~ 14 日，减少活动，避免继发性出血。

3．饮食　因手术刺激后腹膜，患者多有腹胀，待肛门排气后开始进易消化、营养素全面的食物。

4．引流管的护理　观察并记录各引流管引流液的量、性质、颜色的变化。

5．观察健侧肾功能 准确记录24h尿量，若手术后6h仍无排尿或24h尿量较少，说明健侧肾功能可能有障碍，应通知医师处置。

6．预防感染 遵医嘱应用抗生素，保持切口敷料整洁、干燥，保持引流通畅。观察患者体温、术后切口及敷料情况，及时发现感染的发生。

（三）健康教育

1．术后继续抗结核治疗6个月以上，防止结核复发。

2．勿用或慎用对肾有损害的药物，如氨基糖苷类、磺胺类抗菌药物等，尤其对双侧肾结核、孤立肾结核、肾结核对侧肾积水的患者更应注意。

3．对单纯药物治疗者必须重视尿液检查和泌尿系统造影的变化。术后每月检查尿常规和尿结核分枝杆菌，连续半年尿中无结核分枝杆菌称为稳定转阴，5年不复发可认为治愈。

4．对肾结核并发挛缩膀胱的患者应在肾切除后继续抗结核治疗3～6个月，待膀胱结核治愈后，再行膀胱手术。

第二节　男性生殖系统结核

男性生殖系统结核主要来源于其他部位结核灶的血行感染，少数继发于泌尿系统结核。50%～70%泌尿系统结核合并男性生殖系统结核。附睾、前列腺和精囊结核可同时存在。

【病理】

基本病理改变为结核结节、干酪样坏死、空洞和纤维化。前列腺和精囊纤维化改变较重，可形成坚硬肿块，其分泌功能极度减退，严重时精液仅为1～2滴脓性液体。输精管结核可致管腔堵塞，输精管粗硬，呈串珠样改变。附睾病变常从尾部开始，逐渐向体、头部扩张，甚至扩散至睾丸，即睾丸结核。由于附睾尾部血运丰富，也容易经血行感染。附睾结核常侵犯鞘膜和阴囊壁，脓肿破溃后形成经久不愈的窦道。双侧附睾结核精液内无精子，常导致不育。

【护理评估】

（一）临床表现

1．前列腺、精囊结核 症状常不明显，患者偶感会阴和直肠内不适。病变严重患者可表现为精液减少、脓血精、不育、性功能障碍等。直肠指检触及前列腺、精囊有硬结，但无压痛。

2．附睾结核 阴囊部肿胀不适或下坠感，附睾发生无痛性结节，生长缓慢，结节逐渐肿大形成寒性脓肿，与阴囊皮肤粘连，破溃形成窦道经久不愈，流出稀黄色脓液。病变侧输精管变粗，呈串珠样小结节。

（二）辅助检查

1．实验室检查 尿液检查异常者很少，偶尔有患者尿液检查可见红、白细胞。前列腺液或精液中有时可发现结核分枝杆菌。

2．影像学检查 B超可发现附睾肿大。尿道造影可见前列腺部变形或扩大，严重者有空洞破坏。精囊造影可显示输精管、精囊病变，但意义不大，极少应用。

（三）与疾病相关的健康史

注意评估既往有无肺结核、骨关节结核或肾结核等病史。

（四）心理社会状况

此病引发会阴部不适甚至造成不育，可导致患者出现焦虑、抑郁等心理反应。另外，结核治疗时间较长，应评估患者及家属是否有足够心理准备。

（五）治疗原则

对前列腺、精囊结核患者多用抗结核药治疗，通常不需要手术。附睾结核病变稳定、无脓肿者经服用抗结核药多可治愈。对有脓肿或有窦道形成者，应用药物并配合手术治疗，应尽量保留睾丸组织，切除病变睾丸、附睾。

【主要护理诊断 / 问题】

1．疼痛　与附睾结核局部肿胀、继发感染有关。

2．潜在并发症　不育、感染。

【护理措施】

1．**心理护理**　解释疾病发展带来的并发症会随结核的治愈而避免，缓解患者对预后的担心。年轻患者出现不育时，应积极协助医师予以治疗，开导患者可以采用辅助生育技术。

2．**药物治疗的护理**　遵医嘱服药，注意观察不良反应。

3．**对症处理**　适当托起阴囊，以减轻局部不适。

4．**伤口护理**　对附睾结核形成窦道者应做好伤口护理，及时更换敷料，遵医嘱应用抗生素预防继发感染。

小　结

（一）肾结核

1. 临床表现　病灶在肾而症状在膀胱，主要表现为膀胱刺激征，即尿频、尿急与尿痛。

2. 治疗原则　早期肾结核主要进行抗结核治疗。对抗结核治疗 6 ~ 9 个月无效，肾结核破坏严重者，应在药物治疗的配合下行手术治疗。

3. 护理措施　术前做好用药护理、营养支持、术前准备。术后护理包括病情观察、引流管护理、保护建侧肾功能、预防感染等。

（二）男性生殖系统结核

主要来源于其他部位结核灶的血行感染，少数继发于泌尿系统结核。患者疼痛不明显，附睾结核临床多见，可形成串珠样小结节。治疗原则主要为抗结核药物治疗及手术切除病变部位。

思考题

男性，25 岁，4 个月前出现尿频、尿急、尿痛，在当地诊所先后 3 次接受抗生素治疗，效果均不明显。体检：腹部平软，肝、脾未触及，右肾区有轻微叩痛。膀胱区无压痛。血常规：RBC 3.9×10^{12}/L，WBC 9.1×10^{9}/L。尿常规：pH 为 6.8，脓细胞（++），红细胞（++），蛋白（+），2 次尿细菌培养均为阴性。静脉尿路造影显示右肾不显影。拟诊为右肾结核。医生经进一步检查决定在抗结核治疗的基础上行患侧肾切除术。患者得知需要手术很担心，不知道该如何进行术前准备。

T36-1
参考答案

请问：

（1）该患者术前护理措施有哪些？

（2）术后应如何进行病情观察？

（尹　兵）

第三十七章　泌尿、男性生殖系统肿瘤患者的护理

学习目标

通过本章内容的学习，学生应能够：

◎ 识记

复述肾癌、膀胱癌和前列腺癌的病因、辅助检查。

◎ 理解

说明肾癌、膀胱癌和前列腺癌的临床表现和治疗原则。

◎ 运用

评估泌尿、男性生殖系统肿瘤患者并为其制订护理计划。

泌尿及男性生殖系统肿瘤多为恶性。最常见的是膀胱癌，其次是肾癌。在我国，以往较少见的前列腺癌有明显增长趋势，而阴茎癌现已很少见。

第一节　肾　癌

肾细胞癌（renal cell carcinoma）又称肾腺癌，简称肾癌（renal carcinoma），是最常见的肾恶性肿瘤，高发年龄为 50 ~ 70 岁，男女发病比例约为 2 ∶ 1。在发病率上，发达国家高于发展中国家、城市高于农村，有逐年增高的趋势。

【病因与病理】

1．病因　病因不清。目前认为与吸烟、肥胖、职业暴露（如石油工业、皮革、石棉、印刷等）、抑癌基因缺失（如 *VHL* 基因）、家族遗传等因素有关。

2．病理　肾癌多数起源于肾近曲小管上皮细胞，少数起源于远曲小管、集合管等部位。透明细胞是肾癌的主要组成部分，细胞分化低，恶性程度低，以梭形细胞为主的肿瘤恶性程度高，约半数肾癌同时可见 2 种细胞。肾癌组织学分类多样，最常见的是肾透明细胞癌。绝大多数肾癌发生于一侧肾，常为单个瘤体，遗传性肾癌常为双侧、多个瘤体。瘤体为近似球形，外有假包膜，切面呈黄色，有时呈多囊性，含有透明液体，可有出血、坏死和钙化。肿瘤穿透假包膜后可向外侵及肾周筋膜和邻近器官组织，向内侵及肾盂、肾盏，还可以癌栓形式沿肾静脉转移，其次是淋巴转移。

案例 37-1A

男性，56 岁，10 天前于当地医院 B 超检查发现右肾占位病变，无腰痛、血尿，无发热，无咳嗽、咯血。患者自发病以来体重无明显减轻。

问题与思考：

该患者的护理评估内容有哪些？

【护理评估】

（一）临床表现

早期无明显临床症状。典型的“肾癌三联征”（血尿、肿块和腰痛）发生率不足 15%，且已经为晚期，多数患者仅有其中一项或两项，不少患者以副肿瘤综合征或转移灶症状而就诊。

1．血尿　约半数患者可出现不同程度的血尿，以间歇无痛肉眼全程血尿为常见，表明肿瘤已侵犯肾盂或肾盏黏膜。有时可见条索状血块，因血块通过输尿管时形成。有时肾癌也表现为持久的镜下血尿。

2．肿块　肿瘤较大时可在腹部或腰部发现肿块，质坚硬，不易活动。

3．腰痛　常为钝痛或隐痛，因肿瘤生长使肾包膜膨胀所致。若肿瘤侵犯周围脏器和腰肌，疼痛较重且为持续性。若肾癌血块堵塞输尿管，可产生肾绞痛。

4．副肿瘤综合征（即肾外表现）　约 1/3 患者出现，也可能是最早或唯一表现，容易导致误诊。常见的表现有低热、高血压、红细胞沉降率快，其他还有红细胞增多、肝功能异常、高钙血症等表现。若肿瘤压迫精索内静脉或癌栓阻塞肾静脉，可致精索静脉曲张。

5．转移灶症状　约有 10% 患者因转移灶症状（如病理性骨折、神经麻痹、咳嗽、咯血等）就医。

（二）辅助检查

1．B 超检查　简单易行，是肾肿瘤筛查的主要手段，也是诊断肾肿瘤最常用的检查方法。可作为常规体检项目，经常能发现临床上尚未出现症状、尿路造影未出现改变的早期肿瘤。能鉴别肾实质性肿块与囊性病变，可显示肾肿瘤的大小、部位、范围、与周围的关系、有无淋巴结转移等。近年来发展的超声造影提高了肾肿块的良、恶性鉴别诊断率。

2．X 线检查　尿路平片可见肾外形增大、不规则，偶有钙化影。静脉肾盂造影可见肾盏、肾盂因受肿瘤挤压而有不规则变形、狭窄、拉长或充盈缺损。排泄性尿路造影不显影时，可行逆行性肾盂造影。

3．CT、MRI　对肾肿瘤诊断、分期判断的准确率高。CT 是目前诊断肾癌最可靠的影像学方法。MRI 在显示邻近器官有无受累、肾静脉或下腔静脉有无癌栓方面优于 CT。

4．其他　肾动脉造影诊断可靠，但因其有创性，现已少用，但对某些情况可在肾动脉造影同时行栓塞治疗。经股动脉穿刺，插入导管经腹主动脉插入一侧肾动脉，即可行非选择性或选择性肾动脉造影。由于 PET 或 PET-CT 较昂贵，多用于发现远处转移病灶、评定放疗及化疗效果。

（三）与疾病相关的健康史

评估患者家族史、生活及工作环境、嗜好等，了解其既往身体状况，有无高血压、肾病等。

（四）心理社会状况

肾癌缺乏早期表现，不易引起患者及家属的重视，容易延误治疗或漏诊。随着症状的不断加重，疾病逐渐引起患者的紧张与不安。确诊后患者往往精神、心理压力极大，接受治疗的心情迫切，但又对预后十分担心，此时患者对周围的一切都很敏感，希望得到他人的帮助。

（五）治疗原则

1．手术治疗 根治性肾切除是肾癌唯一公认的根治方法，范围包括肾周围筋膜及脂肪、肾门淋巴结。对于无法或不必要进行肾切除的患者，可采用保留部分肾手术，包括肾部分切除术、肾楔形切除术和肿瘤剜除术等。手术可选用开放性或腹腔镜手术进行。

2．介入治疗 适用于晚期无法切除的肾癌患者。阻断病肾血液供应，达到栓塞性肾切除。术前行肾动脉栓塞治疗，用于肿瘤较大、出血较多或手术困难的病例。

3．其他 放射治疗及化学治疗均不敏感。免疫治疗、基因治疗、分子靶向治疗等已经收到了良好的效果。

案例 37-1B

B 超示左肾上极有一 5cm×6cm 的不均质回声占位。CT 示左肾上极 5.4 cm×6.6 cm×6.2cm 的肿物，提示为左肾癌。

诊断为左肾癌，拟在全身麻醉下行左肾癌根治术。

问题与思考：

该患者术后观察和护理的要点是什么？

【主要护理诊断 / 问题】

1．急性 / 慢性疼痛 与癌肿生长使肾包膜膨胀或手术创伤有关。

2．营养失调（低于机体需要量） 与肿瘤高代谢以及代谢产物影响中枢神经系统导致食欲差有关。

3．潜在并发症 出血、感染、肾衰竭、气胸等。

【护理措施】

（一）术前护理

1．心理护理 患者对肾癌缺乏相关知识，精神压力较大。应结合患者的接受能力，有针对性地进行疾病知识的宣传教育，增强治疗的信心。

2．加强营养 给予高热量、高蛋白质、高维生素饮食，改善患者食欲，加强营养，增强机体抵抗力。

3．病情观察及对症处理

（1）血尿：注意患者尿液颜色的变化，有无条索状凝血块及突然大量血尿的发生。

（2）疼痛：注意观察患者疼痛性质，有无突然发生肾绞痛及腰部持续疼痛发生。疼痛明显时给予止痛处理。

（3）贫血：保证营养的摄入，必要时少量多次输血。

4．术前肾动脉栓塞患者的护理 术前晚禁食，做碘过敏试验，腹股沟区和会阴部备皮。术后穿刺点加压包扎、术侧肢体制动，防止出血和血肿形成。观察足背动脉搏动情况及肢体感觉、温度、颜色等，以观察有无股动脉血栓形成。观察患者的尿量和生命体征，发现异常及时通知医师。栓塞后患者还可出现腰痛、发热、恶心、呕吐、腹胀等并发症，应注意观察并及时予以对症处理。

（二）术后护理

1．病情观察 密切观察患者生命体征、有无出血。术中出血过多或暂时结扎下腔静脉取癌栓等情况，可影响肾功能，故应注意监测肾功能情况，记录 24h 尿量，动态观察尿比重、尿蛋白、肾功能，防止肾衰竭。

2．遵医嘱补液、应用抗菌药物。

3．饮食与活动　术后禁食，待肠蠕动恢复后开始进食，需加强营养。根治性肾切除术后生命体征平稳患者取半卧位，一般卧床 3 ～ 5 日。肾部分切除术后患者应卧床 1 ～ 2 周，以免出血和肾下垂。若下腔静脉切开取栓，患者需平卧 10 天。

4．并发症的观察与护理

（1）出血：监测血压、脉搏、引流液的颜色及量等变化，若发现患者引流液量较多且颜色鲜红、血压下降、脉搏增快、伤口敷料渗血、腰腹部饱满等情况，往往提示急性出血，应立即通知医师。护理措施包括：建立静脉通路，遵医嘱使用止血药物，必要时输血。若止血效果不佳，应积极做好术前准备。

（2）感染：观察体温、引流液颜色，保持引流通畅及切口敷料整洁，遵医嘱使用抗生素，防止感染的发生。

（3）气胸：术中处理肾上极时容易引起胸膜破裂，引发气胸。注意观察患者的呼吸频率、节律，有无憋气、呼吸困难等。若发现气胸应吸氧，协助医师排出胸腔内气体，必要时行胸腔闭式引流。

（三）健康教育

1．鼓励患者接受综合治疗，定期复查。

2．出现血尿、乏力、消瘦、疼痛、肿块，应及时就诊。

3．戒烟，加强营养，适度锻炼，加强腰腹肌力量，增强机体抗病能力。创造良好的休养环境，保持乐观的精神，树立康复的信心。

4．嘱患者慎用对肾功能有损害的药物，避免高蛋白质、高钠饮食。注意个人卫生，预防尿路感染。

第二节　膀胱癌

膀胱癌（carcinoma of bladder）是泌尿系统最常见的肿瘤。高发年龄为 50 ～ 70 岁，男女发病比例约为 4 ∶ 1。

【病因与病理】

（一）病因

1．职业接触　研究发现在染料、橡胶塑料、油漆等工业或生活中长期接触苯胺类化学物质（如 β- 萘胺、联苯胺、4- 氨基双联苯），容易诱发膀胱癌。

2．吸烟　也是膀胱癌的重要致癌因素，且吸烟量与膀胱癌的发生有密切相关性，这可能与烟草中含有多种芳香胺的衍生致癌物有关。

3．膀胱慢性炎症与异物刺激　膀胱结石、膀胱憩室等也可能是膀胱癌的诱因。

4．其他　长期服用镇痛药非那西丁、长期使用环磷酰胺、内源性色氨酸代谢异常可引起膀胱癌。

（二）病理

1．组织学类型　上皮性肿瘤占 95% 以上，其中多数为移行细胞癌，鳞癌和腺癌各占 2% ～ 3%。

2．分化程度　根据肿瘤细胞大小、形态、排列、染色、核改变及核分裂象等将细胞分化程度分为三级：Ⅰ级，分化良好，属低度恶性；Ⅲ级，分化不良，属高度恶性；Ⅱ级，分化居Ⅰ级与Ⅲ级之间，属中度恶性。

3．**生长方式** 按生长方式可分为原位癌、乳头状癌和浸润性癌。移行细胞癌多为乳头状，鳞癌和腺癌常有浸润。

4．**浸润深度** 是肿瘤临床和病理分期的依据，可分为：①原位癌为Tis；②乳头状癌无浸润为Ta；③限于固有层内为T_1，浸润浅肌层为T_2，浸润深肌层或已穿透膀胱壁为T_3，浸润前列腺或膀胱邻近组织为T_4。

5．**扩散与转移** 肿瘤扩散以直接向深部浸润为主。淋巴转移常见，晚期可经血行转移到肝、肺、骨和皮肤等处。肿瘤细胞分化不良者容易发生浸润和转移。

案例 37-2A

男性，56岁，间断全程肉眼血尿1个月余，尿中伴有血丝。

问题与思考：

该患者目前护理评估内容有哪些？

【护理评估】

（一）临床表现

1．**血尿** 是最常见和最早出现的症状。临床表现为间歇、无痛性肉眼血尿，多为全程血尿，终末加重。出血量多少不等，严重时有血块，可堵塞膀胱出口而引起排尿困难。血尿与肿瘤大小、数目、恶性程度并不一致。血尿可自行停止，容易造成“治愈”或“好转”的错觉。

2．**膀胱刺激症状** 常因肿瘤瘤体较大或侵入肌层较深所致，肿瘤坏死、溃疡和合并感染时更明显，属晚期症状。

3．**排尿困难和尿潴留** 肿瘤或血块等可堵塞膀胱出口引起排尿困难、尿潴留。肿瘤浸润输尿管开口，造成梗阻可引起肾积水。

4．**其他** 晚期有贫血、水肿、腹部肿块等表现。

（二）辅助检查

1．**尿脱落细胞检查** 新鲜尿液中易找到肿瘤细胞。检查简便、易行，阳性率高，可用于血尿的初步筛查。

2．**影像学检查**

（1）B超检查：可发现直径0.5cm以上的膀胱肿瘤，也可作为初筛手段。经尿道超声扫描可了解肿瘤浸润范围及深度。

（2）X线检查：排泄性尿路造影可了解肾盂、输尿管有无肿瘤、肾积水，显影差提示肿瘤浸润输尿管开口。膀胱造影可见充盈缺损。

（3）CT、MRI：可了解肿瘤浸润深度及局部转移病灶。

3．**膀胱镜检查** 是最重要的确诊手段，能直接观察肿瘤位置、大小、数目、形态、浸润范围等，并可取活组织检查，有助于确定诊断和治疗方案。

（三）与疾病相关的健康史

了解患者的工作和生活环境，是否吸烟，有无泌尿系统炎症、结石等。

（四）心理社会状况

膀胱癌是泌尿系统最常见的恶性肿瘤，若早期发现，则治疗效果好，但保留膀胱的患者术后复发率较高，疾病治疗时间长，患者可能会失去治疗信心。另外，部分患者可能行尿流改道手术，对患者及家属的生活和工作造成极大的影响，使其出现一系列的心理变化，应注意了解患者及家属的心理反应，了解术后适应状况，评估患者的社会支持情况。

（五）治疗原则

1．手术治疗 根据肿瘤的病理及患者全身情况选择手术方法。原则上对 Ta、T_1 和局限的 T_2 期肿瘤，可采用保留膀胱的手术；对较大的、多发的、多次复发以及 T_2、T_3 期肿瘤，应行膀胱全切术。主要有四种术式：①经尿道膀胱肿瘤电灼或电切术（transurethral resection of bladder tumor，TURBt）用于 T_1、T_2 期及单个或多发的肿瘤。②膀胱切开肿瘤电灼或电切术。③膀胱部分切除术。④膀胱全切、尿流改道术，常用非可控性回肠膀胱切除术或结肠膀胱切除术，对年轻患者考虑行可控性尿流改道术，以提高患者术后生活质量。对年老体弱者也可做输尿管皮肤造口术。

膀胱肿瘤易复发，而复发者仍有可能治愈。凡行保留膀胱的各种手术，术后 2 年内 50% 以上可能复发，且多数是新生肿瘤。故应将复查作为治疗的一部分，严密随诊，每 3 个月复查膀胱镜。对 2 年无复发者，每半年复查一次。

2．化疗 采用多疗程、联合化疗，有一定疗效。为减少术后复发机会，常采用膀胱内灌注化疗药物，常用药物有羟喜树碱、丝裂霉素、阿霉素等。每周 1 次，6 ~ 8 周后，每个月 1 次，持续 2 年。

3．放疗 目前治疗效果不肯定，通常用于晚期无法手术者。

4．免疫疗法 采用卡介苗（BCG）膀胱内灌注治疗对肿瘤复发有一定预防作用。

案例 37-2B

体格检查：T 36.5℃，P 80 次 / 分，R 20 次 / 分，BP 140/80mmHg，腹部平坦，膀胱区无压痛、反跳痛，肾区无叩痛，肝区无叩痛，Murphy 征阴性。

膀胱检查：膀胱顶壁有 2 个直径 0.8cm 的菜花样肿块。病理检查结果示：膀胱移行细胞癌。

尿常规：尿潜血（+++），尿红细胞 44.4 个 /μl。

诊断为膀胱癌，完善相关检查后在硬膜外阻滞麻醉下行膀胱肿瘤电切术，术后留置导尿管。

问题与思考：

目前主要护理诊断 / 问题有哪些？如何护理？

【主要护理诊断 / 问题】

1．营养失调（低于机体需要量） 与肿瘤高代谢有关。

2．身体意象紊乱 与膀胱全切、尿流改道有关。

3．潜在并发症 出血、感染、高氯性酸中毒、肾功能损害等。

【护理措施】

（一）术前护理

1．心理护理 向患者介绍手术方式以及手术治疗的必要性，介绍配合手术治疗和护理的注意事项，解除患者的焦虑和恐惧心理，减轻心理负担，减轻应激反应。

2．改善营养状况 评估患者营养状况，给予高热量、高蛋白质、多维生素饮食，必要时行肠内、肠外营养支持，以提高患者对手术的耐受力。

3．保留膀胱者，术前不排尿，以免术中误伤。

4．对膀胱全切肠道代膀胱者的常规肠道准备，方法与大肠手术肠道准备相同。对输尿管皮肤直接造口者，应彻底清洁皮肤，防止术后感染。

5．其他　对拟行造口的患者，协助医师或造口治疗师行造口定位。

（二）术后护理

1．营养及活动　进食应根据肠功能恢复情况，嘱患者多饮水。视情况早期下床活动。

2．各种引流管的护理

（1）经尿道电切术后：常规留置三腔导尿管行膀胱冲洗，应保持导尿管通畅，并根据尿液颜色进行膀胱冲洗，防止血块阻塞导尿管。术后血尿停止后，可拔除导尿管。

（2）膀胱部分切除术后：通常留置气囊导尿管、膀胱造瘘管以及耻骨后间隙引流管，应做好相应护理。导尿管及膀胱造瘘管用于引流尿液，其护理参见相关章节。耻骨后间隙引流管可引流手术部位渗血、渗液，术后2～3日引流液减少时可拔除，应注意保持无菌、通畅、固定，并观察和记录引流液的量和颜色。

（3）膀胱全切、尿流改道：术后留置管道较多，应注意标记，分别观察、记录。

1）左、右输尿管支架管：可将尿液直接引流出体外，对输尿管吻合口起支撑和保护作用，术后2周拔除。保持支架管通畅，必要时用生理盐水或1：5000呋喃西林溶液20～30ml冲洗。注意观察各引流管引出的尿量，并分别记录。

2）代膀胱内引流管：用于引流代膀胱内肠液及可能漏入的尿液，一般2周左右拔除，换用造口袋。术后早期因肠管分泌肠液，可用碳酸氢钠溶液冲洗，每日3～4次，每次20～30ml，必要时可增加冲洗次数，防止黏液堵塞导管。若冲洗不能解除堵塞，可更换导管。

3）可控性膀胱术后：可在术后2～3周开始进行代膀胱的训练，间断夹闭输出引流管，每次1～4小时，1周左右完成，30～40日拔除导尿管。若患者出现腰部胀痛、发热等，应延长功能锻炼的时间。

4）其他：如胃管、耻骨后间隙引流管等，做好相应护理。

3．造口护理

（1）造口局部观察：行尿管造口、肠代膀胱术时做好造口部位的观察及护理，尤其应注意造口并发症的观察，如血运障碍、回缩、狭窄等。

（2）造口袋使用：根据患者的具体情况，选择合适的造口袋，并指导患者使用。

（3）保护造口局部的皮肤：每次更换造口袋时，应用棉球或纱布蘸温水清洗造口周围皮肤，不可使用乙醇溶液或肥皂，以免皮肤损伤（如过敏、炎症、溃疡等）。

4．可控性膀胱术后患者，因尿液可潴留在代膀胱内，增加了肠道黏膜对尿液电解质的重吸收，可造成高氯性酸中毒，故术后应定期监测电解质变化，及时纠正。

5．膀胱灌注药物的护理　对膀胱保留术后能憋尿者，即可行膀胱灌注BCG或化疗药物，以预防或推迟肿瘤复发。方法是先插入导尿管排空膀胱，再向膀胱内灌注用蒸馏水或等渗盐溶液稀释的药物，嘱患者保留2h，每15分钟俯卧、左侧卧、右侧卧更换体位，然后排尿。不良反应有发热、膀胱刺激症状、出血性膀胱炎等。灌注后嘱患者多饮水，增加尿量，以减少药物对局部刺激。

（三）健康教育

1．对于密切接触致癌物质的职业者应加强劳动保护，嘱其及早戒烟，以预防或减少肿瘤的发生。

2．对保留膀胱术后患者坚持膀胱灌注，以减少或推迟肿瘤的复发。

3．定期复查膀胱镜。若再次出现血尿，应及时就诊。

4．尿流改道患者应学会自我护理，避免造口袋边缘压迫造口，保持清洁，定期更换尿袋。可控性膀胱术后，开始每2～3小时导尿一次，逐渐延长间隔时间至每3～4小时一次。导尿时要注意保持清洁，定期用生理盐水或温开水冲洗造口袋，清除黏液及沉淀物。定期复查电解质、肾功能。

知识拓展

膀胱癌患者的生活质量与预后

膀胱癌患者的生活质量评估应包含身体、情绪、社会活动方面的内容以及相关的并发症（如排尿问题、尿瘘、皮肤问题、性功能问题等）。生活质量测评主要通过适宜的量表来完成。目前膀胱癌研究中应用较多的生活质量测评量表包括FACT-G、EORTC QLQ-C30、SF-36、FACT-BL、FACT-VCI。非肌层浸润性膀胱癌患者的生活质量研究主要集中于术后灌注HCG的患者。肌层浸润性膀胱癌患者的生活质量研究的焦点是全膀胱切除术后接受不同尿流改道术式者相互之间的比较以及与正常人群之间的比较。

非肌层浸润性膀胱癌的预后与肿瘤分级和分期、肿瘤大小、肿瘤复发时间和频率、肿瘤数目以及是否存在原位癌等因素有关，其中肿瘤的病理分级和分期是影响预后的最重要因素。对于晚期膀胱癌患者，身体状况和内脏转移是影响预后的重要因素。

——选自我国《膀胱癌诊断治疗指南》2014版

第三节 前列腺癌

前列腺癌（carcinoma of prostate）在欧美国家发病率极高，我国比较少见，但随着人均寿命的延长，近年发病率迅速增高。本病多见于老年男性。

【病因与病理】

1．病因 尚不清楚，可能与种族、环境、遗传、饮食、性激素等有关。有家族发病倾向者，发病年龄也较轻。高脂肪饮食习惯也是前列腺癌的危险因素之一。

2．病理 前列腺多数起源于前列腺的外周带，98%为腺癌。我国将前列腺癌分为四期。A（Ⅰ）期为前列腺增生手术标本中偶然发现的小病灶，多数分化良好。B（Ⅱ）期为局限于前列腺包膜内。C（Ⅲ）期为癌已穿破包膜，可侵犯周围脂肪、精囊、膀胱颈或尿道。D（Ⅳ）期为局部淋巴结或远处转移。前列腺癌大多数为雄激素依赖型。转移途径有局部播散、淋巴转移和血行转移。

【护理评估】

（一）临床表现

早期无明显临床症状，有些在直肠指检或前列腺增生手术标本中偶然发现。当肿瘤较大时，患者可出现与前列腺增生相似的症状，如排尿困难、尿潴留、血尿等。晚期，患者可出现骨痛、病理性骨折或脊髓受压等转移灶的病症。部分患者以转移症状而就医。

（二）辅助检查

1．实验室检查 前列腺癌患者常伴血清PSA升高，极度升高提示有转移病灶。

2．影像学检查 经直肠B型超声检查可发现前列腺内低回声癌结节，并可测量肿瘤体积。CT及MRI对诊断前列腺癌的范围有意义。全身放射性核素骨扫描可发现骨转移病灶。

3．前列腺活检 经直肠前列腺穿刺活组织检查是前列腺癌的确诊方法。

（三）与疾病相关的健康史

了解患者年龄、饮食习惯、嗜好、家族史以及生活环境等。

（四）心理社会状况

此病早期常无症状，常在体检中发现 PSA 增高，或因排尿困难，甚至尿潴留而就诊，患者和家属常无心理准备，易出现紧张、焦虑心理，担心疾病预后不良。若采用去势治疗，患者可能在心理上不能接受。故应注意评估患者及家属对疾病的认知程度和接受程度。

（五）治疗原则

1．手术治疗 根治性前列腺切除术是治疗前列腺癌的最佳方法，但仅适用于年龄较轻，能耐受手术的患者。

2．内分泌治疗 前列腺癌大多数为激素依赖型，其发生与雄激素关系密切。T_3、T_4 期的前列腺以内分泌治疗为主，可行睾丸切除术，配合抗雄激素制剂（如氟他胺等）。每月皮下注射一次促黄体素释放素类似物缓释剂（如醋酸割舍瑞林、醋酸亮丙瑞林等），可达到手术切除睾丸的效果。

3．放射治疗 有内放射和外放射 2 种。内放射是使用放射性核素粒子（如 ^{125}I）植入治疗，主要适用于 T_2 期以内的前列腺癌。外放射适用于内分泌治疗无效的患者。

4．化学治疗 主要用于内分泌治疗失败的患者。

【主要护理诊断 / 问题】

1．营养失调（低于机体需要量） 与癌肿消耗、手术创伤、早期骨转移有关。

2．身体意象紊乱 与去势治疗有关。

3．潜在并发症 出血、感染、尿失禁、尿道吻合口狭窄、内分泌治疗不良反应等。

【护理措施】

（一）术前护理

1．改善营养 前列腺癌早期无症状，患者有症状就医时多属中晚期，且多有不同程度的机体消耗。对这类患者在有效治疗疾病的同时，需给予营养支持，告知患者保持丰富的膳食营养，尤其多食富含多种维生素的食物，多饮绿茶。必要时给予肠内、外营养支持。

2．减轻焦虑和恐惧 多与患者沟通，解释病情，前列腺癌恶性程度属中等，经有效治疗后疗效尚可，5 年生存率较高。让患者充分了解自己的病情，如手术创伤不大、恢复快等，从而减轻思想压力，稳定情绪，消除恐惧、焦虑心理。对于拟行睾丸切除术及害怕术后引起性功能障碍等患者，充分理解患者的顾虑，向患者解释手术治疗的重要性及术后药物等治疗对上述情况的改善等。

3．肠道准备 术前 3 日进少渣半流质饮食，术前 1 ～ 2 日进无渣流质饮食，口服肠道抑菌药物，术前晚及术日晨进行肠道清洁。

（二）术后护理

1．一般护理 患者术后卧床约 2 日后可下床活动。待肛门排气后可进食流质饮食，逐渐过渡到普通饮食。膀胱冲洗及膀胱痉挛的护理同良性前列腺增生患者的护理。

2．并发症观察与护理

（1）出血：根治手术后有继发出血的可能，若血压下降，脉搏增快，引流管内引出鲜血且立即凝固，每小时量超过 1000ml 以上，提示继发出血，应立即通知医师处理。

（2）感染：加强各项基础护理措施，保持切口清洁，敷料渗湿须及时更换，保证引流管通畅且固定牢靠。应用广谱抗菌药物预防感染。发现感染迹象须及时通知医师处理。

（3）尿失禁：术后尿失禁是因为尿道括约肌的损伤或牵拉，患者可出现永久性尿失禁或暂时性尿失禁。对拔除导尿管后出现暂时性尿失禁患者，应使其有充分的心理准备。指导患者进行盆底肌锻炼，改善控制排尿能力。

（三）健康教育

1．康复指导　适当锻炼，加强营养，增强体质。避免高脂肪饮食，特别是进食动物脂肪、红色肉类是前列腺癌的危险因素。豆类、谷物、蔬菜、水果、绿茶对预防本病有一定作用。

2．用药指导　雌激素、雌二醇氮芥、缓退瘤或拮抗剂去势、放射治疗对抑制前列腺癌病情进展有作用，但也有较严重的心血管、肝、肾、肺的不良反应，如贫血、骨质疏松等，用药期间应严密观察。

3．定期随诊复查　定期检测 PSA 可作为判断预后的重要指标。若患者有骨痛，应立即进行骨扫描检查，对确定有骨转移者可加用放射治疗。

小　结

（一）肾癌

1. 病因　目前病因不明，肾癌多起源于近曲小管上皮细胞，肾透明细胞癌最常见。

2. 临床表现　主要有血尿、肿块和腰痛，有的患者以副肿瘤综合征或转移灶症状而就诊。B 超是主要筛查手段。

3. 治疗原则　根治性肾切除术是最常用、最有效的治疗方法。

4. 护理　术前应加强营养、对症护理，做好肾动脉栓塞术患者的护理。术后监测肾功能情况。做好出血、感染、气胸等并发症的观察和护理。避免早期活动。出院后注意加强营养、复查，观察有无血尿，保护肾功能。

（二）膀胱癌

1. 病因　膀胱癌是泌尿系统最常见的肿瘤，发病与多种危险因素有关。

2. 临床表现　常见间歇、无痛性肉眼血尿，晚期可有膀胱刺激症状。尿脱落细胞检查可进行血尿的初步筛查，膀胱镜可确诊膀胱癌。

3. 治疗原则　采用以手术治疗为主的综合治疗。

4. 护理措施　术前改善营养，观察血尿情况。做好术前准备，对膀胱全切、肠道代膀胱患者术前进行肠道准备，对输尿管皮肤直接造口者应彻底清洁皮肤。术后做好各种引流管的护理，对输尿管皮肤造口者做好造口的护理，对膀胱保留术后患者行膀胱灌注化疗药物。

（三）前列腺癌

1. 病因　尚不清楚，可能与种族、环境、遗传、饮食、性激素等有关。

2. 临床表现　患者早期无明显临床症状，随肿瘤增大可出现与前列腺增生相似的症状。PSA 检查可作为前列腺癌的筛查手段。

3. 治疗原则　根据分期采用不同的治疗方法。

4. 护理措施　术前护理主要包括心理护理、营养护理及肠道准备。术后护理应注意并发症观察与护理。

思考题

男性，62 岁，因“间歇性、无痛性肉眼血尿 1 周”入院，诊断为膀胱癌，在全身麻醉下行“膀胱全切、尿流改道术”。术后第1天，患者诉伤口疼痛，且不能自己洗漱、进餐等。

请问：

（1）该患者目前主要的护理诊断/问题是什么？

（2）该患者目前主要的护理措施是什么？

T37-1

参考答案

（尹 兵）

第三十八章　肾上腺疾病患者的护理

学习目标

通过本章内容的学习，学生应能够：

◎ 识记

列出皮质醇增多症、原发性醛固酮增多症、儿茶酚胺症的病因。

◎ 理解

1. 解释皮质醇增多症的病理与临床表现。
2. 总结原发性醛固酮增多症、儿茶酚胺症的临床表现。

◎ 运用

评估肾上腺疾病患者并为其制订护理计划。

第一节　皮质醇增多症

皮质醇增多症（hypercortisolism）又称库欣综合征（Cushing syndrome，CS），由于机体长期处于过高糖皮质激素的作用而出现了一系列典型的综合征。发病年龄多在 20 ~ 40 岁，男女比例为 1 ：（2 ~ 8）。

【病因与病理】

1．ACTH 依赖性皮质醇增多症

（1）库欣病：病变在垂体或下丘脑，占 70% ~ 80%，由于腺瘤或增生组织分泌过量的促肾上腺皮质激素（adrenocorticotropic hormone，ACTH），刺激肾上腺皮质增生。

（2）异位 ACTH 综合征：占皮质醇增多症的 10% ~ 20%。由于某些疾病（如肺癌、胰腺癌、胸腺癌、支气管腺瘤或嗜铬细胞癌等），导致异位分泌过多的 ACTH 刺激肾上腺皮质增生。

案例 38-1A

女性，35 岁，因高血压 3 年入院。患者 3 年前出现高血压，血压最高 180/110mmHg，降压药物治疗效果不佳，伴有满月脸、水牛背、头面部皮肤痤疮。

问题与思考：

该患者护理评估内容有哪些？

2．非 ACTH 依赖性皮质醇增多症

（1）肾上腺皮质肿瘤：肾上腺皮质腺瘤或腺癌由于分泌大量皮质醇所致，因血中皮质醇水平高，反馈性抑制垂体分泌 ACTH，导致肿瘤以外的肾上腺皮质萎缩。

（2）结节性肾上腺增生：是一种特殊类型，这些结节具有自主分泌皮质醇的能力，病因不明。

【护理评估】

（一）临床表现

皮质醇增多症的典型表现主要由糖皮质激素分泌增多引起，常见的临床表现有：①典型的向心性肥胖，表现为满月脸、水牛背、悬垂腹、颈短、四肢肌肉萎缩，相对消瘦；②皮肤菲薄，下腹壁、大腿内侧、腋下皮肤可见紫纹，皮肤可见痤疮和多毛；③高血压和低血钾；④糖尿病和糖耐量减低；⑤性功能紊乱，女性表现为月经不调，男性表现为性欲减退；⑥精神神经异常，如失眠、注意力不集中、记忆力减退，甚至抑郁、躁狂和精神分裂症；⑦其他症状：骨质疏松、生长发育障碍、多血质、免疫反应延迟。

（二）辅助检查

1．实验室检查 ①血浆游离皮质醇增高，昼夜分泌节律消失；② 24 小时尿游离皮质醇含量升高；③血浆 ACTH ＞ 50pmol/L 提示为 ACTH 依赖性疾病。

2．特殊检查

（1）小剂量地塞米松试验：用于鉴别皮质醇增多症和单纯肥胖症。患者 23：00 ～ 24：00 顿服地塞米松 1mg（或 1.5mg），次日晨 8：00 抽血，测定血浆游离皮质醇，与试验前比较下降超过 50%，可诊断为单纯性肥胖症。

（2）大剂量地塞米松试验：用于判断皮质醇增多症的病因。23：00 ～ 24：00 顿服地塞米松 8mg，次日晨 8：00 抽血，测定血浆游离皮质醇。与试验前相比，下降（或抑制）超过 50%，提示为垂体性皮质醇增多症，而肾上腺皮质肿瘤或异位 ACTH 综合征者血浆游离皮质醇不被抑制。

知识拓展

血浆皮质醇测定

血浆皮质醇是肾上腺皮质束状带分泌的糖皮质激素。正常人血浆皮质醇的分泌受促肾上腺皮质激素的调节，有一定的昼夜节律。一般于午夜分泌量最少，血浆含量最低，凌晨 4 点分泌开始增加，至早 6 ～ 8 点分泌最多。8 点以后分泌量逐渐减少，下午 4 点左右分泌量较清晨最高值下降 50% 或以上。由于皮质醇呈脉冲式分泌，故应分别测早 8 点、下午 4 点及午夜 0 点值，以观察昼夜节律的改变。皮质醇增多症患者可表现为 24 小时检测量升高且正常的昼夜节律变化消失，即午夜的皮质醇浓度仍明显增高，不低于清晨的浓度。

彭吉润，王杉，译．克氏外科学（19 版）．北京大学医学出版社，2014 年．

3．影像学检查 ① B 超可发现肾上腺部位肿瘤；② CT 与 MRI 可发现垂体肿瘤，也可发现肾上腺部位肿瘤；③静脉尿路造影适用于体积较大的肾上腺腺癌和怀疑癌肿者；④ ^{131}I-19-碘化胆固醇肾上腺放射性核素显像对肾上腺肿瘤诊断率较高，但不作为常规检查。

（三）与疾病相关健康史

评估患者性别、年龄、饮食和生活习惯，有无生长发育障碍、月经异常或性功能减退、记忆力减退、抵抗力降低等现象，既往有无高血压、糖尿病、骨质疏松症等。

（四）心理社会状况

了解患者有无因自身形象改变而自卑。

（五）治疗原则

1．药物治疗　包括皮质醇合成抑制剂和直接作用于下丘脑-垂体的药物，用于预防术后复发及无法切除的肾上腺皮质癌的辅助治疗。常用药物有米托坦、氨鲁米特、酮康唑、赛庚啶、溴隐亭及米非司酮等。

2．手术治疗　①手术切除垂体瘤为治疗库欣病的首选方法；②肾上腺肿瘤摘除术可治疗肾上腺良性肿瘤或结节性增生；③肾上腺切除术是肾上腺皮质癌的主要治疗方法；④异位ACTH综合征，如病变部位确定，可行手术切除。如无法确定，可行肾上腺切除以减轻症状。术后除出血、感染等并发症外，患者还可发生肾上腺皮质功能不全，严重者可出现肾上腺危象。此外，经腰部肋间隙入路者还可能出现气胸。

案例 38-1B

体检：下腹壁、大腿内侧皮肤可见紫纹，皮肤多毛、痤疮。

实验室检查：血浆游离皮质醇浓度升高，8：00 时 650.4nmol/L，16：00 时 321.3nmol/L。

CT 检查提示垂体瘤。

诊断为皮质醇增多症，拟行手术治疗。

问题与思考：

该患者围术期护理措施有哪些？

【主要护理诊断／问题】

1．身体意象紊乱　与糖皮质激素分泌过多引起的形象改变有关。

2．有受伤的危险　与骨质疏松、低钾血症、高血压急性发作有关。

3．潜在并发症　肾上腺危象、气胸、出血、感染。

【护理措施】

（一）术前护理

1．心理护理　向患者耐心解释病情，告诉患者形象的改变是体内糖皮质激素分泌过多的结果，经过积极治疗，形象可以恢复。

2．预防受伤　遵医嘱服用降压药，适当补钾、补钙，监测血压和血钾。指导患者避免情绪波动及剧烈活动，防止跌倒／坠床、外伤、骨折等意外伤害。

3．激素的应用与护理　由于大量皮质醇激素的长期作用，下丘脑-垂体-肾上腺轴的功能被抑制，为预防手术后发生肾上腺危象，患者需要补充皮质激素。遵医嘱分别于术前 12h 和 2h 肌内注射醋酸可的松 100mg，并准备好用于术中静脉滴注的盐酸可的松带入手术室。

（二）术后护理

除常规护理外，术后护理的重点还有并发症的观察与护理。

1．肾上腺危象　观察患者是否有血压下降、心率加快、呼吸急促、恶心、呕吐、腹痛、腹泻、高热，甚至昏迷、休克等情况。应避免使用吗啡、巴比妥类药物，遵医嘱使用肾上腺皮质激素继续补充治疗。若发生肾上腺危象，应遵医嘱静脉补充肾上腺皮质激素，并纠正水、电解质失衡及低血糖等情况。

2．气胸　应密切观察患者呼吸状况，发现气胸的表现须及时协助医师处理。

3．出血　若患者术后引流量较多、颜色鲜红，同时伴血压下降、脉搏增快，常提示有出血，须立即通知医师处理。

4．**感染** 若患者体温升高，伤口处疼痛并伴有血白细胞计数和中性粒细胞比例升高，多提示有感染，须及时通知医师并协助处理。

（三）健康教育

1．**自我护理** 避免情绪激动，防止外伤，预防感染。

2．**饮食指导** 选用高蛋白质、高钾、高钙、低钠、低脂肪饮食，避免刺激性食物，戒烟、戒酒等。

3．**用药指导** 指导患者按时、按量服用皮质激素，不可自行停药或调整药物剂量。双侧肾上腺全切患者应终生服药。

4．**定期复查** 术后定期复查B超，监测血皮质醇水平，以判断有无复发。

第二节 原发性醛固酮增多症

原发性醛固酮增多症（primary hyperaldosteronism，PHA）简称原醛症，是由于体内分泌过多的醛固酮所致，典型的表现为高血压、高血醛固酮、低血钾、低血肾素、碱中毒、肌无力或周期性瘫痪等。

【病因及分类】

1．**特发性醛固酮增多症**（idiopathic hyperaldosteronism，IHA） 最常见，约占原发性醛固酮增多症的80%。其发病机制可能是由某种肾上腺外的可兴奋醛固酮分泌的因子引起，对血管紧张素敏感。

2．**肾上腺皮质腺瘤**（adrenocortical adenoma） 以肾上腺单个肿瘤多见，醛固酮分泌不受肾素及血管紧张素Ⅱ的影响。

3．**原发性肾上腺皮质增生** 少见，患者内分泌生化测定结果类似于皮质腺瘤。

4．**肾上腺皮质腺癌** 患者除分泌大量醛固酮外，还可分泌糖皮质激素和性激素，从而出现相应临床表现。

5．**家族性醛固酮增多症** 临床罕见，病因未明，可能与17α羟化酶缺乏有关。患者一般有家族史，可出现高血醛固酮及类似原发性醛固酮增多症表现，需终身服用地塞米松。

6．**异位分泌醛固酮的肿瘤** 极罕见，仅见于少数肾癌和卵巢癌的报告。这些肿瘤具有分泌醛固酮的功能，但对ACTH和血管紧张素不反应。

【护理评估】

（一）临床表现

主要表现为高血压和低血钾。几乎所有原发性醛固酮增多症患者均有高血压，以舒张压升高为主；低血钾在约70%的患者中呈持续性，其余约30%患者为间歇性。患者表现为肌无力，甚至周期性瘫痪。由于长期缺钾，可引起心肌损害，出现心室肥大。肾浓缩功能下降，表现为多尿、烦渴、夜尿增多。

（二）辅助检查

1．**实验室检查** ①低血钾、高血钠、碱中毒。②尿钾排出增多，24h排出量超过25～30mmol/L。③血、尿醛固酮含量升高。④血浆肾素活性降低，激发试验往往无反应。

2．**特殊检查** 包括螺内酯（安体舒通）试验、体位试验以及钠钾平衡试验。

3．**心电图** 心电图呈低血钾表现。

4．**影像学检查** ①B超能显示直径大于1cm的肾上腺肿瘤；②CT能显示直径为0.8～1.0cm的肾上腺肿瘤；③MRI分辨率低于CT，可用于CT造影剂过敏者；④^{131}I-19-碘化胆固醇肾上腺放射性核素显像对腺瘤、癌和增生的鉴别有帮助。

（三）与疾病相关的健康史

评估患者既往有无高血压病史、肾病史，评估患者的饮食、饮水及排便情况。

（四）心理社会状况

由于此病病程长，病情复杂，患者及家属心理压力较大，而且有些患者血压控制效果欠佳，患者迫切希望治愈疾病，同时又对即将进行的手术充满担忧。

（五）治疗原则

1．药物治疗　适应证包括进行术前准备、特发性肾上腺皮质增生、不能切除的肾上腺皮质腺瘤、糖皮质激素可控制的原发性醛固酮增多症。常用药物有螺内酯、氯胺吡咪、氨苯蝶啶、卡托普利等。

2．手术治疗　需用药物纠正高血压、低血钾及碱中毒后方可手术。肾上腺皮质腺瘤，单纯切除后可望完全恢复，腺瘤以外的腺体有结节性改变时宜将该侧肾上腺切除。单侧原发性肾上腺皮质增生可行同侧肾上腺次全切除或全切除。肾上腺皮质腺癌及异位分泌醛固酮的肿瘤应尽量切除原发病灶。随着腹腔镜技术的发展，肾上腺皮质腺瘤等可行腹腔镜手术。

【主要护理诊断 / 问题】

1．体液过多　与醛固酮增多引起的水、钠潴留和高血压有关。

2．体液不足　与术后激素突然减少引起血管扩张，水、电解质平衡紊乱有关。

3．有跌倒的危险　与低钾性肌麻痹引起的软瘫及服用降压药物引起体位性低血压等有关。

【护理措施】

（一）术前护理 / 非手术治疗护理

1．心理护理　告知患者疾病相关知识。耐心解释疾病的治疗与护理方案，鼓励患者积极配合。及时进行心理疏导，并给予患者生活上的关心与体贴。

2．纠正水、电解质及酸碱失衡　①控制水和钠的摄入，增加钾盐摄入，指导进食低钠高钾食物；②遵医嘱使用排钠保钾药物，以促使水、钠排出，提高血钾浓度；③监测血清中钠、钾浓度及血 pH 值。

3．预防跌倒　低钾性肌麻痹引起的软瘫、降压治疗期间引起的体位性低血压，均可致患者跌倒，需要向患者耐心解释，加强防护，预防跌倒。

（二）术后护理

术后盐皮质激素突然减少，钠离子排出的同时也排出大量水分，会出现体液相对不足的情况。大量钾离子随尿液排出，患者容易发生低血压及低钠、低钾。应密切监测血压、尿量、血清电解质等检查结果，遵医嘱补充液体，纠正水、电解质及酸碱失衡。

（三）健康教育

1．自我护理　注意个人卫生，适当锻炼，合理饮食。

2．按医嘱服药　若术后血压未降至正常水平，需继续遵医嘱服用降压药。

3．定期复查　定期复查 B 超，检测血醛固酮、血钾，以判断疾病的治疗效果及康复情况。

第三节　儿茶酚胺症

儿茶酚胺症（catecholaminism）包括嗜铬细胞瘤（pheochromocytoma）和肾上腺髓质增生症（adrenal medulla hyperplasia）。两者临床特征相似，并与儿茶酚胺分泌过多有关。严重病例发作时可致死亡，而及时治疗效果较好。

【病因与病理】

1．嗜铬细胞瘤　来源于肾上腺髓质及交感神经系统的嗜铬细胞，肾上腺嗜铬细胞瘤约占

85%，其中10%为双侧性。肿瘤有完整包膜，呈圆形或椭圆形，表面光滑，多数为良性肿瘤，恶性肿瘤发生率不足10%。嗜铬细胞瘤能自主分泌儿茶酚胺，包括肾上腺素、去甲肾上腺素，作用于肾上腺素受体，影响相应的组织器官，引起一系列临床表现。

2．肾上腺髓质增生症 病因不明，表现为双侧肾上腺体积增大，可不对称，有时可见肾上腺结节样改变。此病较少见。

【护理评估】

（一）临床表现

1．高血压 表现为阵发性高血压和持续性高血压，或持续性高血压阵发性发作。高血压发作可由突然的体位变化、取重物、咳嗽、情绪波动等因素诱发，表现为剧烈头痛、面色苍白或潮红、四肢厥冷、恶心、呕吐、大汗、心动过速、视物模糊等。严重者可因心力衰竭、肺水肿、脑出血而死亡。持续性高血压阵发性发作时，由于血管高度收缩，血压极度升高，甚至用一般血压计不能测得。

2．代谢紊乱 大量儿茶酚胺分泌可引起多种代谢紊乱。由于肝糖原分解加速和胰岛素分泌受抑制，患者可出现高血糖、尿糖、糖耐量异常。由于脂肪代谢加速可使血胆固醇升高。

（二）辅助检查

1．实验室检查

（1）肾上腺髓质激素及其代谢产物测定：①儿茶酚胺，包括肾上腺素、去甲肾上腺素和多巴胺，24h尿内儿茶酚胺含量升高2倍以上即有临床意义。②24h尿VMA（香草扁桃酸）测定，VMA是肾上腺素和去甲肾上腺素的代谢产物，随尿液排出体外，通常需送检24h尿标本3次。③血儿茶酚胺测定，尤其在高血压发作时测定有重要意义。

（2）酚妥拉明试验：酚妥拉明为α受体阻滞药，可使因儿茶酚胺水平升高引起的高血压迅速下降。

2．影像学检查

（1）B超：肿瘤检出率高，操作简便，在肾上腺占位性病变中可作为初始检查手段。

（2）CT与MRI：检查确诊率可达90%以上，已成为诊断肾上腺疾病的首选方法。

（三）与疾病相关的健康史

了解患者性别、年龄，既往有无高血压、糖尿病、高血脂。

（四）心理社会状况

由于分泌大量肾上腺素、去甲肾上腺素，患者常处于易兴奋、恐惧、烦躁不安、精神紧张的应激状态，而情绪激动、休息不好等可诱发高血压发作，因此要重视患者的情绪管理，并注意避免诱发因素。

（五）治疗原则

治疗主要为手术治疗。嗜铬细胞瘤和肾上腺髓质增生症均可采用腹腔镜肿瘤或肾上腺切除。由于治疗过程中患者血压波动及血容量减少所引起的血流动力学改变复杂且凶险，故应加强围术期处理，包括充分的术前准备及严密的术后监测。

【主要护理诊断/问题】

1．体液不足 与术中激素分泌突然减少引起的血管扩张，水、电解质紊乱有关。

2．潜在并发症 低血压或高血压、出血、感染。

【护理措施】

（一）术前护理

1．控制高血压 遵医嘱应用肾上腺素受体阻滞药控制血压，常用药物有酚苄明、硝苯地平等，对心率快的患者可加用β受体阻滞药（如普萘洛尔）。告知患者在血压较高时注意休息，避免情绪激动和过量活动。

2．扩充血容量　护士应充分了解儿茶酚胺症患者术前血管处于长期收缩状态，血容量低，切除肿瘤或增生腺体后可引起血压急剧下降，术中及术后可出现难以纠正的低血容量性休克。因此，术前应遵医嘱进行扩容治疗。

（二）术后护理

1．严密监测血压　术后患者若出现顽固性低血压，除遵医嘱补充液体外，还需应用去甲肾上腺素增加血管壁张力以升高血压。

2．预防术后出血　严密观察病情，定时测量血压、脉搏，观察引流物的性状和量。若患者出现血压下降、脉搏增快、引流管内引流液为鲜红色，每小时引流量超过100ml，则提示有出血，应立即通知医生处理。

3．预防感染　加强基础护理，保持手术切口清洁、干燥，保持引流通畅，预防性应用广谱抗生素。

（三）健康教育

1．心理指导　告诉患者儿茶酚胺症是由于内分泌作用而引起的多系统改变，向患者介绍相关知识，使其认识到保持稳定情绪、坚持长期配合在治疗中的重要性。

2．自我护理　阵发性高血压患者应尽力避免诱发因素，如突然的体位变化、取重物、咳嗽、情绪波动等。

3．用药指导　某些手术后需接受肾上腺皮质激素替代治疗者应坚持遵医嘱服药，不要擅自停药或增减药量。

4．定期复查　术后定期复查血儿茶酚胺等指标，了解病情变化。

小　结

（一）皮质醇增多症

1. 病因　分为ACTH依赖性皮质醇增多症和非ACTH依赖性皮质醇增多症。

2. 临床表现　主要包括典型的向心性肥胖、皮肤菲薄、皮肤痤疮和多毛、高血压、低血钾、糖尿病和糖耐量减低、性功能紊乱、精神神经异常等。

3. 治疗原则　包括药物治疗及手术治疗。

4. 护理措施　术前护理包括心理护理、预防受伤、激素的应用与护理。术后护理主要是并发症的观察与护理，可能的并发症有肾上腺危象、气胸、出血、感染。

（二）原发性醛固酮增多症

1. 病因　由于体内分泌过多的醛固酮所致，病因不明。

2. 临床表现　主要为高血压和低血钾。

3. 治疗原则　包括药物治疗及手术治疗。

4. 护理措施　术前护理包括纠正水、电解质及酸碱失衡，预防跌倒及心理护理。术后护理应注意密切监测血压、尿量、血清电解质等检查结果，遵医嘱补充液体，纠正水、电解质及酸碱失衡。

（三）儿茶酚胺症

1. 病因　与儿茶酚胺分泌过多有关。

2. 临床表现　以高血压和代谢紊乱为主。

3. 治疗原则　主要为手术治疗。

4. 护理措施　术前护理包括控制高血压、扩充血容量。术后护理包括严密监测血压、预防术后出血和感染。

T38-1

参考答案

思考题

女性，32岁，因“发现高血压5年”入院。患者于5年前发现血压升高，最高达220/100mmHg，平素有头晕，伴恶心，时常感到乏力，无其他不适。血压180/100mmHg。血清电解质：Na^+ 151mmol/L，K^+ 2.8mmol/L，Cl^+ 102mmol/L。血、尿醛固酮含量升高。CT检查提示：右侧肾上腺皮质腺瘤。诊断为原发性醛固酮增多症。

请问：该患者目前主要的护理诊断/问题有哪些？目前主要护理措施有哪些？

（金三丽）

第三十九章　骨折患者的护理

学习目标

通过本章内容的学习，学生应能够：

◎ 识记

1. 复述骨折的定义、病因和分类。
2. 复述骨折患者的临床表现、急救方法和治疗原则。

◎ 理解

1. 比较常见四肢骨折的临床表现特点。
2. 解释脊柱骨折、脊髓损伤、骨盆骨折和断肢再植的临床表现。

◎ 运用

评估骨折患者并为其制订护理计划。

第一节　概　述

骨折（fracture）即骨的完整性和连续性中断。

【病因与分类】

（一）病因

骨折可以由创伤和骨骼疾病所致，创伤是骨折的主要原因，如交通事故、坠落或摔倒等。

1. 直接暴力　暴力直接作用于受伤部位而发生的骨折，常伴有不同程度的软组织损伤。例如车轮碾压小腿，可以在碾压处造成胫腓骨骨折。

2. 间接暴力　暴力通过传导、杠杆、旋转作用或肌肉收缩使肢体远端发生骨折。如跌倒时以手掌撑地，暴力向上传导，可以导致桡骨远端骨折或肱骨髁上骨折。

3. 肌肉牵拉　肌肉突然强烈收缩时，可造成肌肉附着部位骨折。

4. 积累性劳损　长期、反复、轻微的暴力可致使肢体某一特定部位骨折，又称疲劳骨折，常发生在第 2、3 跖骨和腓骨下 1/3 处。

5. 病理性骨折　由于骨骼疾病导致骨质破坏，在轻微外力作用下即可发生骨折，称为病理性骨折，如骨质疏松症、骨髓炎、骨肿瘤等引起的骨折。

（二）分类

1. 根据骨折处皮肤、筋膜或骨膜的完整性分类

（1）开放性骨折（open fracture）：骨折处皮肤及筋膜或骨膜破裂，骨折断端与外界相通。例如合并膀胱或尿道破裂的耻骨骨折，合并直肠破裂的骶尾骨骨折。

（2）闭合性骨折（closed fracture）：骨折处皮肤及筋膜或骨膜完整，骨折断端不与外界相通。

2．根据骨折的程度和形态分类

（1）完全骨折：骨的完整性和连续性全部中断。按照骨折线的方向及形态又可分为（图39-1）：

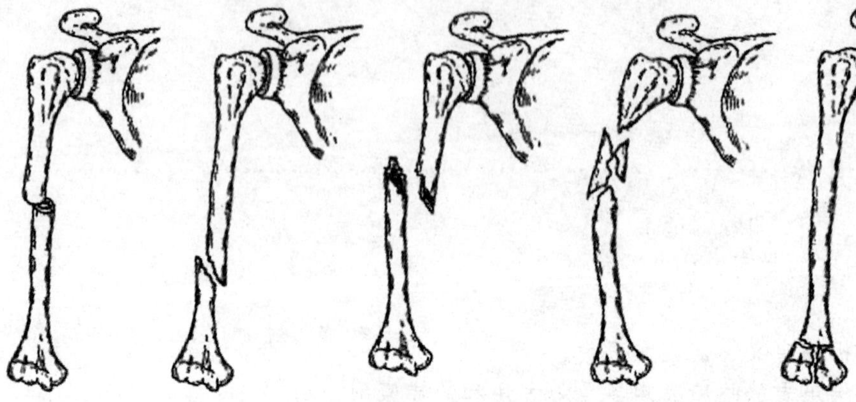

图 39-1　完全骨折

A．横行骨折；B．斜行骨折；C．螺旋骨折；D．粉碎骨折；E．“T”形骨折

1）横行骨折：骨折线与骨干纵轴接近垂直。

2）斜行骨折：骨折线与骨干纵轴呈一定角度。

3）螺旋骨折：骨折线呈螺旋状。

4）嵌入骨折：骨折片相互嵌插，骨密质端嵌插入骨松质端内。

5）粉碎骨折：骨碎裂成3块或3块以上。骨折线呈“T”形或“Y”形者又称“T”形骨折或“Y”形骨折。

6）压缩骨折：骨质因压缩而变形，多见于骨松质，如椎骨和跟骨。

7）骨骺分离：经过骨骺的骨折，骨骺的断面可带有数量不等的骨组织。

（2）不完全骨折：骨的完整性或连续性部分中断，如颅骨、肩胛骨的裂缝骨折，儿童的青枝骨折等。

3．根据骨折断端稳定程度分类

（1）稳定性骨折：在生理外力作用下，骨折断端不易发生移位的骨折，如裂缝骨折、青枝骨折、嵌入骨折、横行骨折、压缩骨折等。

（2）不稳定性骨折：在生理外力作用下，骨折断端易发生移位的骨折，如斜行骨折、螺旋骨折、粉碎骨折等。

【骨折的愈合过程】

1．血肿炎症机化期　骨折后，骨膜、骨质和骨髓等组织损伤或断裂，同时损伤骨骼周围的小血管，引起血管破裂、出血，形成血肿。新生的毛细血管、成纤维细胞和吞噬细胞侵入骨折断端及其血肿内，逐渐形成纤维组织连接骨折两端，约需2周可达纤维连接。

2．原始骨痂形成期　骨折2周后，骨内、外膜增生，新生血管长入，成骨细胞大量增生，6～12周内骨痂和外骨痂形成，继之形成桥梁骨痂，此期在成人需12～24周。

3．骨痂改造塑形期　原始骨痂内新生骨小梁逐渐增加，排列逐渐规则和致密。骨折断端的坏死骨经破骨和成骨细胞的侵入，完成死骨清除和新骨形成的爬行替代过程。原始骨痂被板层骨所替代，使骨折部位形成坚强的骨性连接，这一过程需1～2年。

【护理评估】

（一）临床表现

大多数骨折只引起局部症状，严重骨折和多发性骨折可导致全身反应。

1．全身表现

（1）休克：骨折后休克的主要原因是出血，特别是骨盆骨折、股骨骨折和多发性骨折，出血量多者可达2000ml以上（图39-2）。严重的开放性骨折或并发重要内脏器官损伤时亦可导致休克。

（2）发热：骨折后患者体温一般正常，出血量较大的骨折（例如股骨骨折、骨盆骨折等）患者，血肿吸收可出现低热，但一般不高于38.0℃。开放性骨折患者出现高热时，应考虑感染的可能。

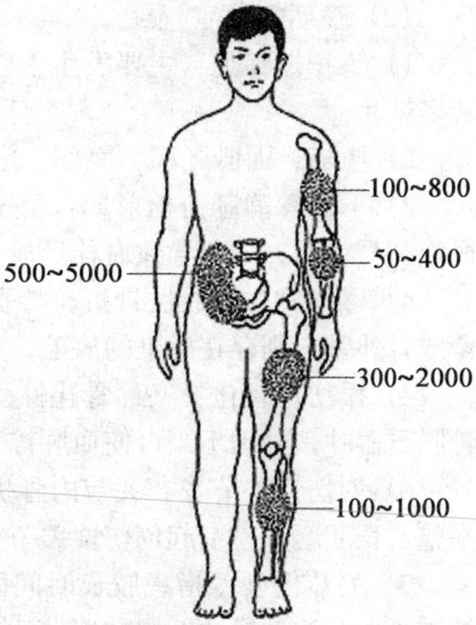

图39-2 各部位骨折的失血量（ml）

2．局部表现

（1）一般表现：包括局部疼痛、肿胀和功能障碍。骨折时，骨髓、骨膜及周围软组织血管破裂出血后在骨折处形成血肿，加之软组织损伤所致水肿，致使患肢严重肿胀，甚至出现张力性水疱和皮下瘀斑。骨折局部剧烈疼痛，特别是患肢移动时加剧，伴明显压痛。局部肿胀和疼痛使患肢活动受限。若是完全骨折，可使患肢活动功能完全丧失。

（2）特有体征

1）畸形：骨折移位后，可使患肢外形改变，表现为短缩、成角或旋转畸形。

2）反常活动：正常情况下肢体不能活动的部位，骨折后出现不正常的活动。

3）骨擦音或骨擦感：骨折断端相互摩擦时，可产生骨擦音或骨擦感。

具有以上3个骨折特有体征之一者，即可初步诊断为骨折。值得注意的是，有些骨折（如裂缝骨折、嵌入骨折）患者可不出现上述3个典型的骨折特有体征，仍应常规进行X线检查，以便确诊。

3．并发症

（1）早期并发症

1）休克：常由于严重创伤、骨折引起大出血或重要脏器损伤所致。

2）脂肪栓塞综合征（fat embolism syndrome，FES）：成人多见，多发生于粗大的骨干骨折，如股骨干骨折。由于骨折处髓腔内血肿张力过大，骨髓被破坏，脂肪滴进入破裂的静脉窦内，可引起肺、脑、皮肤脂肪栓塞。通常发生于骨折后48小时内，典型表现有进行性呼吸困难、发绀、烦躁不安、嗜睡、皮下瘀斑，甚至昏迷和死亡。

3）重要内脏器官损伤：骨折可导致肝、脾、肺、膀胱、直肠、尿道等损伤。

4）重要周围组织损伤：骨折可导致重要血管、周围神经、脊髓等损伤。

5）筋膜间隔综合征（facial compartment syndrome）：即由骨、骨间膜、肌间隔和深筋膜形成的筋膜内肌肉和神经因急性缺血而产生的一系列早期综合征。最多见于前臂掌侧和小腿，常由于创伤、骨折血肿和组织水肿使筋膜内容物体积增加或外包扎过紧、局部压迫使筋膜容积减小而导致筋膜内压力增高所致。当压力达到一定程度（前臂65mmHg，小腿55mmHg）时，可使供应肌肉的小动脉关闭，形成缺血-水肿-缺血的恶性循环。怀疑患者出现筋膜间隔综合征时，应注意评估“5P”征：疼痛（pain）、苍白（pallor）、感觉异常（paresthesia）、麻痹（paralysis）及脉搏消失（pulseless）。若筋膜间隔压力＞30mmHg，应早期行筋膜切开减压手术。

(2) 晚期并发症

1) 坠积性肺炎：主要发生于因骨折长期卧床不起的患者，以年老、体弱或伴有慢性疾病者多见。

2) 压疮：因骶尾部、髋部、足跟部等骨突处受压时，局部血液循环障碍所致。

3) 下肢深静脉血栓形成：由于下肢长时间制动，静脉血液回流缓慢，以及因创伤导致的血液高凝状态，均可导致血栓形成。

4) 感染：对开放性骨折，特别是污染较重的软组织损伤者，若清创不彻底，坏死组织残留或骨外露，则存在感染的风险，严重者可发生化脓性骨髓炎。

5) 损伤性骨化：又称骨化性肌炎。由于关节扭伤、脱位或关节附近骨折，骨膜剥离形成骨膜下血肿，处理不当可使血肿扩大、机化并广泛骨化，造成严重关节活动功能障碍。

6) 创伤性关节炎：关节内骨折，关节面遭到破坏，又未能准确复位，骨愈合后关节面不平整，长期磨损易引起创伤性关节炎，致使关节活动时出现疼痛。

7) 关节僵硬：指患肢长时间固定，导致静脉和淋巴回流不畅，关节周围出现纤维渗出、纤维蛋白沉积，导致纤维粘连，致使关节活动障碍。

8) 缺血性骨坏死：骨折段的血液供应被破坏，导致该骨折段缺血、坏死。如股骨颈骨折后股骨头缺血性坏死。

9) 缺血性肌挛缩：是骨折最严重的并发症之一，是骨筋膜室综合征的严重后果。一旦发生则难以治疗，可造成典型的爪形手或爪形足。

10) 急性骨萎缩：是骨折所致关节附近的痛性骨质疏松，又称反射性交感神经性骨营养不良。

(二) 辅助检查

1. 实验室检查 常规术前检查血常规、凝血功能、血生化、尿常规等。骨折导致大量出血患者可出现血红蛋白和血细胞比容降低。开放性骨折患者合并感染时可导致白细胞升高。在骨折愈合阶段，血钙、磷水平常升高。脂肪栓塞综合征时，尿液中可出现脂肪滴。

2. 影像学检查

(1) X线：明确骨折的部位、类型、移位和畸形。

(2) CT：可以发现结构复杂的骨折和其他组织损伤程度，如椎体、颅骨骨折情况。

(3) MRI：可发现CT未能发现的隐匿性骨折并确定骨挫伤的范围。

(4) 骨扫描：有助于确定骨折的性质和并发症，如有无病理性骨折、合并感染、缺血性坏死、延迟愈合及不愈合。

(三) 与疾病相关的健康史

了解患者受伤的原因、部位及时间，受伤时的体位和环境，外力作用的方式、方向和性质，伤后患者功能障碍及伤情发展情况，急救处理经过等。了解患者的职业特点、运动爱好、日常饮食、有无酗酒等，以便指导骨折的治疗护理。此外，应重点评估影响骨折愈合的因素，主要包括：

1. 全身因素 ①年龄：儿童生长活跃，骨折后愈合快，老年人骨折愈合较慢。②健康状况：糖尿病、营养不良、恶性肿瘤以及钙、磷代谢紊乱者，骨折愈合时间明显延长。

2. 局部因素 ①骨折部位的血液供应：是重要的影响因素，血液供应好者愈合快。②骨折的类型：骨折断面接触面大，愈合较快；骨折断面接触面小，愈合较慢。③软组织损伤程度：严重的软组织损伤，可直接损伤骨折断端附近的肌肉、血管和骨膜，破坏其血液供应，影响骨折的愈合。④软组织嵌入：肌肉、肌腱等软组织嵌入骨折断端之间，阻碍骨折断端的对合及接触，骨折难以愈合甚至不愈合。⑤感染：开放性骨折时，局部感染可导致化脓性骨髓炎，导致软组织坏死和死骨形成，严重影响骨折愈合。

3．影响治疗方法的因素　反复多次手法复位、切开复位过多剥离骨膜、持续牵引时牵引力过大、骨折固定不牢固、过早或不恰当的功能锻炼均可影响骨折愈合。

（四）心理社会状况

患者的心理状况取决于损伤的范围和程度，以及治疗后的功能恢复情况。多发性损伤患者多需住院和手术治疗，由此形成的压力可影响患者与家庭成员的心理状况和相互关系。因此，应评估患者和家属的心理状况、家庭经济情况和社会支持系统。

（五）治疗原则

对于骨折，特别是严重的骨折，其现场急救仍属首要。骨折急救的目的是用最简单、有效的方法抢救生命、固定患肢、迅速转运，以便尽快妥善处理。

骨折治疗有三大原则，即复位、固定和康复治疗。

1．复位　是将移位的骨折段恢复正常或接近正常的解剖关系，重建骨的支架作用，是骨折固定和康复治疗的基础。复位标准包括解剖复位和功能复位，解剖复位指骨折段恢复了正常的解剖关系，对位（两骨折端的接触面）和对线（两骨折段在纵轴上的关系）完全良好。功能复位指骨折段虽未恢复正常的解剖关系，但骨折愈合后对肢体功能无明显影响。临床上根据骨折的部位和类型，选用合适的方法给予复位。

（1）手法复位：应用手法使骨折复位，称为手法复位。应注意，反复多次手法复位可能会导致骨折断端损伤骨折局部的血管、神经及周围组织。

（2）切开复位：手术切开骨折部位的软组织，暴露骨折段，在直视下将骨折复位，称为切开复位。切开复位较手法复位恢复快，但可能会发生手术和麻醉意外。

2．固定　即将骨折维持在复位后的位置，使其在良好对位情况下达到牢固愈合，是骨折愈合的关键。常用的方法有外固定和内固定。

（1）外固定：常用的方法有小夹板、石膏绷带、持续牵引和外展支具等。

1）小夹板：利用具有一定弹性的柳木板、竹板或塑料板制成，在骨折部肢体的外面固定骨折。主要适用于四肢管状骨骨折者。其优点是一般不包括骨折的上、下关节，便于及早进行功能锻炼，防止关节僵硬，并发症少，治疗费用低。缺点是易导致骨折再移位、压迫性溃疡、缺血性肌挛缩等并发症。

2）石膏绷带：石膏绷带是将熟石膏粉洒在特制的稀孔纱布绷带上，用木板刮匀，卷制而成。近年来采用树脂绷带固定者日渐增多。石膏绷带可根据肢体形状和骨折类型选择石膏托、石膏管型、石膏背心或髋部“人”字形石膏。因固定范围一般须超过骨折部的上、下关节，无法进行关节活动，故易引起关节僵硬和肌萎缩。

3）持续牵引：牵引既有复位作用，也是外固定。牵引方法包括皮牵引、骨牵引和兜带牵引3种。

A．皮牵引：又称间接牵引，指借助胶布贴于伤肢皮肤上或用海绵牵引带包压伤肢皮肤，利用肌肉在骨骼上的附着点，将牵引力传递到骨骼。皮牵引重量一般为体重的1/10。下肢皮牵引时不能压迫腓骨头，以免损伤腓总神经，导致足下垂。

B．骨牵引：又称直接牵引，指将不锈钢针插入骨骼的坚硬部位，通过牵引钢针直接牵引骨骼。下肢牵引重量一般是体重的1/7 ~ 1/10。骨牵引是有创牵引方式，有导致牵引部位感染和组织损伤的可能。

C．兜带牵引：指利用布袋或海绵兜带兜住骨突出部位并施加牵引力。枕颌带牵引重量一般不超过5kg，牵引时避免压迫两耳及头面两侧。若压迫气管，则可能导致呼吸困难、窒息。

4）头颈及外展支具：前者主要用于颈椎损伤，后者用于肩关节周围骨折、肱骨骨折及臂丛神经损伤等。患肢处于抬高位，有利于消肿，且可避免肢体重量的牵拉，产生骨折分离移位。

（2）内固定：主要在切开复位后将骨折段固定在解剖复位的位置。内固定物包括钢针、螺丝钉、接骨板、髓内钉、加压钢板、假体、自体或异体植骨片等。成功内固定后可早期活动，预防长期卧床引起的并发症，尤其适合老年患者。

3．**康复治疗** 骨折后的康复治疗是防止发生并发症和及早恢复功能的重要保证。应在医护人员指导下，遵循动静结合、主动与被动运动相结合、循序渐进的原则，鼓励患者早期进行康复治疗，促进骨折愈合，消除肿胀，减少肌萎缩，防止骨质疏松、关节僵硬等并发症的发生。

临床愈合是骨折愈合的重要阶段，骨折临床愈合标准为：①局部无压痛及纵向叩击痛；②局部无异常活动。③X线检查显示骨折处有连续性骨痂，骨折线已模糊。④拆除外固定后，如为上肢，能向前平举1kg重物持续达1分钟。如为下肢，不扶拐能在平地上连续步行3分钟，并不少于30步。⑤连续观察2周骨折处不变形。此时患者已可拆除外固定，通过功能锻炼，逐渐恢复患肢功能。

【主要护理诊断/问题】

1．急性疼痛 与骨折、软组织损伤、肌痉挛和水肿有关。

2．有外周神经血管功能障碍的危险 与骨和软组织创伤、石膏固定不当有关。

3．（进食、如厕、沐浴）自理缺陷 与骨折后患肢功能丧失或医嘱制动有关。

4．潜在并发症 休克、脂肪栓塞、感染、肌肉萎缩、关节僵硬及深静脉血栓形成等。

【护理措施】

1．**急救护理**

（1）抢救生命：首先抢救危及患者生命的紧急情况，如心搏和呼吸停止、开放性气胸、休克、大出血、颅脑损伤等。

（2）止血和包扎：开放性骨折时可采用绷带加压包扎止血，合并大血管损伤时也可扎止血带止血。对于露出伤口的骨折端不应轻易回纳，以免将污物带入伤口导致感染。

（3）妥善固定：采用专用夹板、树枝、木棍、木板等固定受伤肢体。在找不到任何固定材料的情况下，可利用患者的躯干或肢体进行固定，如将受伤的上肢绑在胸部，将受伤的下肢与健侧捆绑在一起。对脊柱骨折者，应多人联合将患者平托于硬板上，并保持脊柱伸直。对颈椎骨折者，还应安排专人扶持头部。

（4）安全转运：搬运时应保护患者，避免加重或引起新的损伤。运送途中应观察患者全身和受伤局部情况，若发现危及生命的征象，应及时处理。

2．**体位护理** 应根据骨折的部位、程度、治疗方式、有无合并其他损伤等采取不同的体位。

3．**病情观察** 观察患者生命体征以及患肢疼痛、肌力、感觉、活动和血运较术前是否改善。开放性骨折是否发生感染，骨牵引或外固定架的穿刺部位是否有感染征象，及时发现和预防并发症。

4．**消除肿胀及疼痛** 观察患者疼痛原因和程度，患肢制动，局部进行冰敷，抬高骨折的患肢，促进静脉回流，消除患肢肿胀，遵医嘱使用止痛药物。

5．**预防早期并发症** ①休克：密切观察患者的意识、体温、脉搏、血压、呼吸、尿量和末梢循环情况，如毛细血管充盈时间、患肢骨折远端脉搏情况、有无肿胀及感觉和运动障碍，及时处理出血和休克，根据医嘱输液、输血。②脂肪栓塞综合征：观察患者的呼吸、血氧饱和度、血气分析、意识、前胸和后背皮肤有无出血点，及时给予吸氧和呼吸支持。③重要内脏器官损伤：观察患者有无腹痛、腹胀、血尿、呼吸困难，及时发现重要内脏器官损伤并报告医生积极处理。④周围神经损伤：与骨折断端对神经的牵拉损伤、石膏或夹板包扎过紧、手术牵拉有关，注意观察患者的肢体活动、肌力、感觉，并进行双侧对比，出现异常应立即查找原因并积极处理。

6．石膏绷带固定术的护理

（1）石膏干固前

1）标记：石膏绷带包扎完毕，应在石膏上标记固定日期和预定拆石膏的日期。

2）开窗：石膏未干时，为便于局部检查或伤口引流、更换敷料等，可在相应部位石膏上开窗。对已开窗的石膏须用棉花填塞后包好，或将石膏盖复原后，用绷带加压包扎，以防软组织向外突出。

3）正确托扶：在石膏未干时，不应改变肢体位置，特别是关节部位，以免折断。搬动患者时不可用手指按压，应用手掌平托，以免石膏向内凸起，压迫局部组织。

4）体位：潮湿的石膏容易变形，因此需维持石膏固定的位置直至石膏完全干固。患者需卧硬板床，用软枕垫好石膏。术后 8 小时内患者勿翻身。抬高患肢，以利于静脉回流。

5）保暖：寒冷季节注意保暖，石膏干固前需覆盖毛毯时可使用支被架。

（2）石膏干固后

1）保持石膏清洁、干燥：髋部“人”字形石膏或石膏背心固定者，大、小便后应及时清洁臀部和会阴，注意石膏有无潮湿、污染、变形或断裂，轻度污染时可用布蘸少许洗涤剂擦拭，断裂、变形和严重污染的石膏应及时更换。

2）保持有效固定：行石膏管型固定者，因肢体肿胀消退或肌萎缩可导致原石膏失去固定作用，必要时应及时更换。

3）并发症的观察及护理

A．筋膜间隔综合征：对前臂和小腿石膏固定的患者应注意评估筋膜间隔综合征的“5P”征。若患者出现不能缓解的疼痛、皮温下降、脉搏减弱、感觉异常等肢体血液循环受阻或神经受压的征象时，应立即放平肢体，并全层剪开固定的石膏，严重者需拆除，甚至行筋膜切开减压术。

B．压疮：多因石膏塑形不好，石膏干固前搬运或放置不当等致石膏凹凸不平。另外，行石膏固定术患者多需长期卧床，容易发生骨突部位的压疮。注意翻身时避免剪切力、摩擦力损伤。

C．石膏综合征：躯干部石膏固定患者因上腹部包裹过紧，影响进食后胃容量和扩张功能，进食后可能出现反复呕吐、腹痛甚至呼吸窘迫、面色苍白、发绀、血压下降等表现，称为石膏综合征。因此对躯干部石膏固定者，应注意是否有呼吸受阻、腹胀、恶心、呕吐等情况。石膏不能过紧，上腹部应充分开窗。嘱患者少食多餐，避免过快、过饱及进食产气多的食物。发生轻度石膏综合征可通过调整饮食、充分开窗等处理。对严重者应立即拆除石膏，予禁食、胃肠减压、静脉补液等处理。

D．皮肤破损并感染：石膏固定一般需 4 ~ 6 周，患肢固定石膏后，由于透气性差，再加上无法清洗，皮肤干燥、瘙痒，部分患者将异物伸入石膏内搔抓导致皮肤破损。主要表现为局部持续性疼痛、形成溃疡、有恶臭和脓性分泌物流出或渗出石膏，应及时开窗检查和处理。

E．关节僵硬：由于肢体长期固定、缺乏功能锻炼，导致关节内纤维粘连致关节僵硬。因此石膏固定期间，应加强肢体的功能锻炼。

7．牵引的护理

（1）保持有效牵引：①检查皮牵引时胶布绷带、海绵有无松脱，扩张板位置是否正确，若出现移位、松脱，应及时调整。②骨牵引时，每班检查牵引弓，并拧紧螺母，防止牵引弓脱落。③保持对抗牵引力，颅骨牵引时，应抬高床头；下肢牵引时，抬高床尾 15 ~ 30cm。身体不可抵住床头或床尾，以免失去反作用力。④保持牵引重锤悬空，不可随意放松牵引绳，不可随意增减牵引重量，力量过小达不到矫正和复位的目的，力量过大可因过度牵引而导致骨折不愈合。⑤定期检查牵引绳是否脱离滑轮的滑槽、滑轮是否光滑灵活；避免被褥等压住牵引绳而影响牵引效果。⑥告知患者及家属牵引期间保持正确位置，牵引方向与肢体长轴应成直线。

（2）局部皮肤护理：注意观察胶布牵引患者胶布边缘有无水疱、溃疡、压疮和皮炎。在可能发生压疮的部位放置棉垫、气圈、减压贴，保持床单位整洁、干燥，定时翻身。

（3）预防并发症

1）牵引针眼感染：骨牵引时，应每日用75%乙醇溶液消毒皮肤针孔处，以无菌敷料覆盖。及时擦去针眼处分泌物或痂皮。牵引针两端套上软木塞或胶盖小瓶，以防伤及他人或挂钩被褥。牵引针若向一侧偏移，应报告医生严格消毒后调整。对发生感染者应充分引流，严重时拔去钢针，改变牵引位置。

2）血管和神经损伤：密切观察患肢远端感觉、血运和运动情况。若患者出现肢端疼痛、麻木伴皮温下降、皮肤发绀，远端动脉减弱，毛细血管充盈减慢，被动活动指（趾）时出现剧痛，应立即检查局部包扎是否过紧或牵引重量是否过大，并给予积极处理。骨牵引后密切观察创口敷料渗血、肢体末梢血运及肢体活动情况，对颅骨牵引患者还应注意关注其意识、神经系统检查等。下肢皮肤牵引时，膝关节外侧腓骨小头长期受压，易引起腓总神经损伤，导致足下垂，因此行下肢水平牵引时，应用足底托板将足底托起于功能位，在膝外侧垫棉垫，防止压迫腓总神经。若病情许可，应定时做踝关节旋转、背伸、背屈活动，预防足下垂。

3）牵引针、弓脱落：多因牵引针打入太浅、螺母未拧紧或术后未定期拧紧所致。护士每班应检查牵引针的位置是否移位，一旦出现牵引针、弓脱落，应立即报告医生，消毒后重新拧紧或更换牵引位置。

8．指导功能锻炼 早期功能锻炼可以促进骨折愈合和预防并发症，有助于损伤部位功能的恢复。

（1）骨折初期：骨折后1～2周内，功能锻炼的目的是促进患肢血液循环，消除肿胀，防止肌萎缩。功能锻炼以患肢肌肉主动舒缩活动为主，如下肢骨折主要进行股四头肌肌肉收缩锻炼。

（2）骨折中期：骨折2周以后，患肢肿胀已消退，局部疼痛减轻，骨折处已有纤维连接，切口已愈合。此期可在器械或健肢辅助下逐渐增加活动强度和范围，以防肌萎缩和关节僵硬。

（3）骨折后期：骨折已达临床愈合，外固定已拆除。此期是康复治疗的关键时期，特别是初期、中期康复治疗不足的患者，应加强关节活动范围和肌力的锻炼，并辅以物理治疗和外用药物熏洗，促进关节活动范围和肌力的恢复。

第二节　常见四肢骨折

一、肱骨髁上骨折

肱骨髁上骨折是发生在肱骨干与肱骨髁交界处的骨折，多发生于10岁以下儿童。

【病因与分类】

肱骨髁上骨折多为间接暴力引起。根据暴力类型和骨折移位方向，可分为伸直型和屈曲型，其中伸直型骨折占85.4%。

1．伸直型 多因间接暴力引起，如跌倒时肘关节呈半屈或伸直位，手掌着地，导致暴力经前臂向上传递，导致肱骨干与肱骨髁交界处骨折。

2．屈曲型 较少见。跌倒时肘关节屈曲，肘后部着地，暴力传导致肱骨下端导致骨折。

案例 39-1A

患儿，男，8 岁，1 小时前在玩耍时不慎被同伴推到，右侧手掌着地，伤后肘部剧烈疼痛、肿胀，患儿哭闹，不敢活动患肢，被家人急送医院。患儿既往身体健康。

问题与思考：

对该患儿的护理评估内容有哪些?

【护理评估】

（一）临床表现

1．症状 受伤后肘关节出现肿胀、压痛和功能障碍。

2．体征 局部压痛明显、肿胀，有骨擦音和反常活动。肘部可扪及骨折断端，肘后三角关系正常。若合并正中神经、桡神经和尺神经损伤，可导致手臂感觉异常和运动功能障碍。伸直型骨折易损伤肱动脉，从而导致前臂缺血，出现剧痛、手部皮肤苍白、发凉、麻木，被动伸指疼痛，桡动脉搏动减弱或者消失等表现（图 39-3）。由于肘后方软组织较少，骨折端锐利，所以屈曲型骨折端可刺破皮肤，形成开放性骨折。

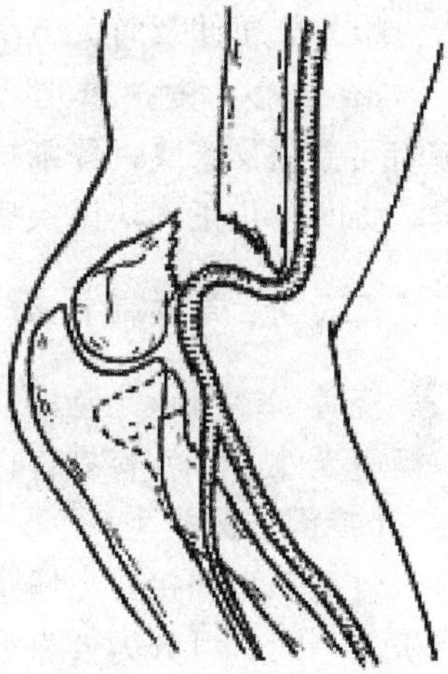

图 39-3 肱骨骨折致肱动脉损伤

（二）辅助检查

肘部正、侧位 X 线检查可确定骨折的部位、类型和移位情况。

（三）与疾病相关的健康史

了解受伤和急救过程，患者是否曾有患肢重要神经、血管损伤史，以及患肢正常情况下的活动能力等。

（四）心理社会状况

患者多为幼儿，不能清楚描述主观感受，由于受到惊吓和局部疼痛而哭闹不止。家属迫切希望尽快解除患儿疼痛，并对骨折进行积极、有效的处理，担心影响患肢功能。

（五）治疗原则

1．手法复位外固定 对受伤时间短，局部肿胀轻，没有血液循环障碍者，可行手法复位外固定。复位后用石膏托固定 4 ~ 6 周，伸直型骨折固定肘关节屈曲 90° ~ 100° 位，屈曲型骨折固定肘关节屈曲 40° 位。

2．手术治疗 对手法复位失败者或合并神经、血管损伤者应行手术复位。

案例 39-1B

体检：右肘部肿胀、畸形，可扪及骨折端，局部压痛明显，肘关节活动障碍，肘后三角关系正常，右侧桡动脉搏动较左侧弱，右手各指活动正常，毛细血管充盈时间 1s，皮肤红润，感觉正常。

X 线检查：右侧肱骨髁上骨折（伸直型）。

问题与思考：

该患儿可能会出现什么并发症？应如何进行病情观察和护理？

【主要护理诊断 / 问题】

1．有外周神经、血管功能障碍的危险　与骨折合并软组织损伤或骨折固定不当有关。

2．不依从行为　与患儿年龄小、缺乏对健康的正确认知有关。

【护理措施】

1．加强病情观察　患者受伤后应严密观察前臂肿胀程度及手的感觉运动功能，若出现高张力肿胀，手指主动活动障碍，被动活动剧烈疼痛（剧烈疼痛是诊断骨筋膜室综合征的主要临床表现），手部皮肤苍白、发凉、麻木，感觉异常，桡动脉搏动减弱或消失，即应确定骨筋膜室高压存在，应立即解除外固定，通知医生，做好切开减压手术的准备。

2．指导功能锻炼　对于手术切开复位，内固定稳定的患者，术后2周即可开始肘关节活动。对于手法复位外固定的患者，伤后第1周，患侧肢体避免活动；1周后逐渐开始握拳、伸指、腕关节屈伸及肩关节活动；4～6周在去除外固定后，开始进行肘关节主动屈伸锻炼。

3．关心、爱护患儿　对待患儿态度和蔼、亲切，及时给予生活上的照顾。患儿哭闹时，应询问患儿及家属，仔细检查患肢情况，查明原因并及时处理。促进患儿家属学习疾病相关知识，协助患儿正确认识疾病。

二、桡骨远端骨折

桡骨远端骨折是指距桡骨远端关节面3cm以内的骨折。该部位是松质骨与密质骨交界处，一旦遭受外力，就容易骨折。常见于有骨质疏松的中老年患者。

【病因与分类】

骨折多为间接暴力所致。跌倒时，手部着地，暴力向上传导，导致桡骨远端骨折。根据受伤机制不同，可分为伸直型和屈曲型，临床上以伸直型多见。

1．伸直型（Colles骨折）　跌倒后，手掌着地，腕关节背伸，前臂旋前而导致骨折。

2．屈曲型（Smith骨折）　跌倒后，手背着地，腕关节屈曲而导致骨折。

【护理评估】

（一）临床表现

1．症状　腕关节肿胀明显，疼痛，功能障碍及局部瘀斑。

2．体征　Colles骨折移位明显时，侧面观腕关节呈“餐叉”畸形，正面观呈“枪刺刀”畸形（图39-4）。Smith骨折者伤后腕部呈下垂畸形。

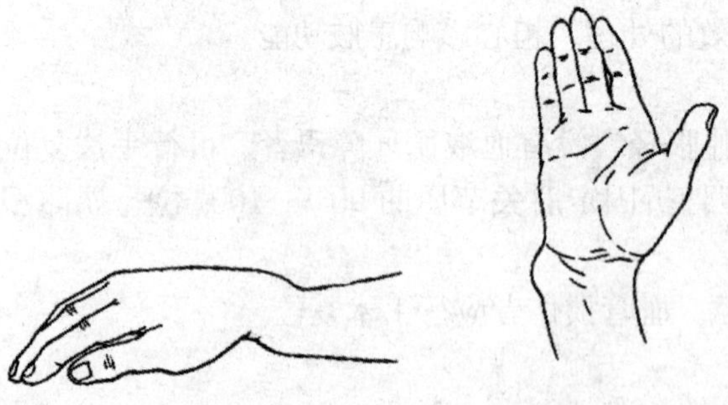

（1）“餐叉”畸形　　（2）“枪刺刀”畸形

图39-4　伸直型桡骨远端骨折后的畸形

（二）辅助检查

X线检查可见典型移位，伸直型骨折可见骨折远端向背侧和桡侧移位，屈曲型骨折可见骨折远端向掌侧和桡侧移位。

（三）与疾病相关的健康史

评估患者年龄、性别和工作性质，是否有骨质疏松病史等。

（四）心理社会状况

患者多为中老年女性，担心骨折会影响工作和家务劳动。年轻患者希望解剖复位以保持外形美观。

（五）治疗原则

1．手法复位外固定　Colles骨折手法复位后，在旋前、屈曲、尺偏位用石膏托、特制小夹板或超腕关节石膏固定2周。水肿消退后，可在腕关节中立位更换石膏托或前臂管型石膏固定 2 周。Smith 骨折复位手法与 Colles 骨折相反，复位后保持背伸固定。

2．手术治疗　对严重的粉碎骨折移位明显、手法复位失败或复位后外固定不能维持复位者，可行切开复位内固定。

【主要护理诊断 / 问题】

（进食、如厕、卫生）自理缺陷　与骨和软组织损伤有关。

【护理措施】

1．局部制动　防止腕关节旋前、旋后。用吊带或三角巾将患肢托起，避免患肢下垂引起的静脉回流障碍。

2．生活护理　桡骨远端骨折患者多为中老年女性，为家务劳动的主力，骨折后进食、如厕、卫生等自理能力均会受到影响，护士应在患者入院后即指导患者正确面对病情，必要时使用辅助用具协助生活护理。

3．功能锻炼　无论手法复位或切开复位，术后患者均应早期进行手指屈伸和用力握拳活动，并进行前臂肌肉收缩运动。4 ~ 6 周后可去除外固定，逐渐开始腕关节活动。

三、股骨颈骨折

股骨颈骨折（fracture of the femoral neck）多发于中老年人，以女性多见，约占成人骨折的 3.6%，常出现骨折不愈合（15%）或股骨头缺血性坏死（20% ~ 30%）。

【病因与分类】

股骨颈骨折多数发生在中老年人，特别是女性，与骨质疏松导致的骨质量下降有关，加之髋周肌群退变，在走路滑倒时，身体发生扭转倒地，间接暴力传导至股骨颈而致骨折。青壮年股骨颈骨折较少见，常需较大暴力才会引起。

1．按骨折线部位分类　①股骨头下骨折；②经股骨颈骨折；③股骨颈基底骨折（图 39-5）。前两者属于关节囊内骨折，由于股骨头的血液供应大部分中断，因而骨折愈合较难，容易造成股骨头缺血性坏死。基底骨折由于骨折端的血供良好而较易愈合。

2．根据骨折线方向分类　①内收骨折：Pauwels 角大于 50°（股骨颈骨折线与两髂棘连线所成角度，即为 Pauwels 角），属于不稳定骨折，②外展骨折：Pauwels 角小于 30°，属于稳定骨折（图 39-6）。

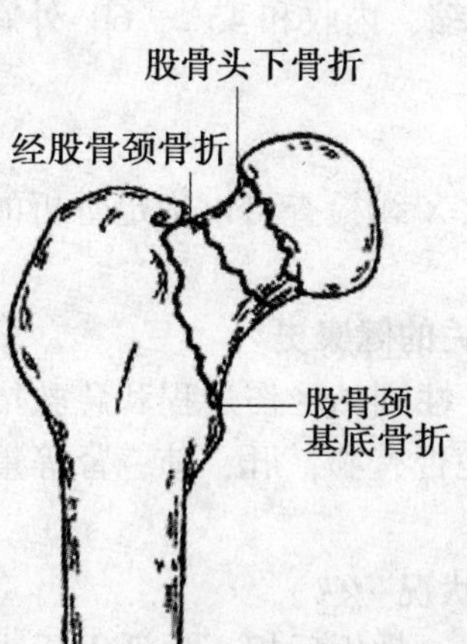

图 39-5　股骨颈骨折按骨折线部位分类

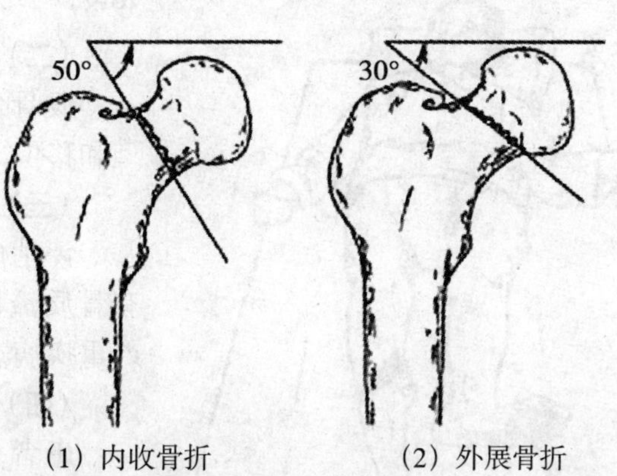

图 39-6　股骨颈骨折按骨折线方向分类

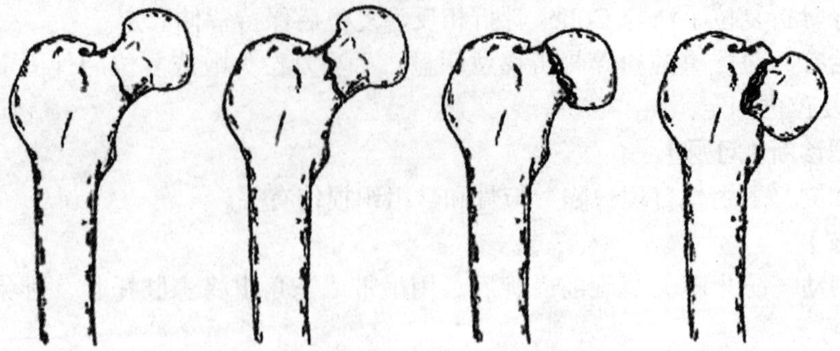

图 39-7　股骨颈骨折按移位程度分类——Garden 分型

3．按移位程度分类常采用 Garden 分型　可分为 4 型（图 39-7）：①Ⅰ型，不完全骨折，骨的完整性部分中断；②Ⅱ型，完全骨折但不移位；③Ⅲ型，完全骨折，部分移位；④Ⅳ型，完全骨折，完全移位。

案例 39-2A

女性，68 岁，1 小时前下公共汽车时摔伤，伤后感右髋部疼痛，不敢站立和行走。

问题与思考：

对该患者的护理评估内容有哪些?

【护理评估】

（一）临床表现

1．症状　患者有摔倒受伤史，伤后感觉髋部疼痛，下肢活动受限，不敢站立和行走。外展嵌插骨折的患者受伤后仍能行走或骑自行车，数日后髋部疼痛加重，活动后更明显，提示可能由无移位的稳定骨折发展为移位的不稳定骨折。

2．体征　患侧大转子突出，髋部压痛和纵向叩击痛，较少出现髋部肿胀和瘀斑。内收型骨折患者可有患肢短缩、内收和 45° ~ 60° 外旋畸形（图 39-8）。

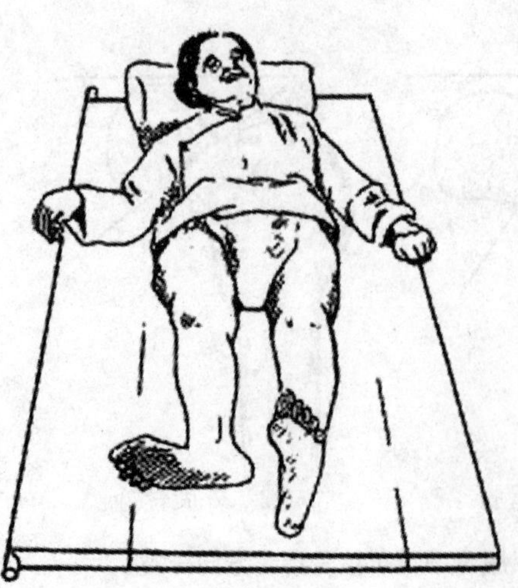

图 39-8　股骨颈骨折伤肢的外旋畸形

（二）辅助检查

股骨颈正、侧位 X 线检查可以确定骨折的部位、类型和移位方向。

（三）与疾病相关的健康史

评估患者年龄、性别，受伤过程和急救措施，是否有骨质疏松病史，是否有心、肝、肺、肾等重要脏器的严重疾病。

（四）心理社会状况

患者多为老年人，骨折后担心生活上无人照顾或给子女添麻烦。评估患者是否有充足的社会支持系统和经济实力，对功能锻炼方法和日常生活注意事项的需求和掌握程度。评估患者的家居环境是否对骨折后的生活造成影响。

（五）治疗原则

1．非手术治疗　年龄过大，全身情况差或合并有严重心、肺、肝、肾等功能障碍不能耐受手术者，可选择非手术治疗。穿防旋鞋，下肢骨牵引或皮肤牵引 6 ~ 8 周。3 个月后可逐渐扶双拐下地，患肢不负重行走。

2．手术治疗　适用于内收型或有移位的骨折，65 岁以上老年人的股骨头下型骨折者。可采取闭合复位内固定、切开复位内固定、人工股骨头或全髋关节置换术等手术方式。

案例 39-2B

体检：一般情况好，右下肢缩短 2cm，右足无外旋畸形，右髋部压痛，右下肢纵向叩击痛阳性。

X 线检查示：右股骨颈中段骨折。

该患者被明确诊断为右股骨颈骨折，拟行人工关节置换手术。

问题与思考：

目前主要护理诊断 / 问题有哪些？如何护理？

【主要护理诊断 / 问题】

1．疼痛　与骨折、软组织损伤、手术有关。

2．躯体活动障碍　与骨折、牵引或手术有关。

3．潜在并发症　骨折移位、人工关节脱位、人工关节感染、人工关节松动或磨损等。

【护理措施】

（一）非手术治疗的护理 / 术前护理

1．体位护理　患肢制动，穿防旋鞋固定，卧床时双腿之间放一枕头，使患肢呈外展中立位，防止髋关节外旋或脱位。卧硬板床休息，更换体位时应避免患肢内收、外旋或髋关节屈曲，防止骨折移位，6 个月内避免患侧卧位。尽量避免搬运患者，必须搬运时，注意将髋关节与整个患肢托起，防止骨折端移位造成新的损伤。

2．皮牵引的护理　对进行下肢皮肤牵引治疗的患者应注意皮套有无松脱和移位、足跟部有无压疮和溃疡、腓总神经有无受压、是否保持有效牵引，在足跟部、膝关节外侧等骨突部位使用厚棉垫防止压疮。

（二）术后护理

1．体位护理　内固定治疗卧床期间避免内收、内旋。人工髋关节置换术后为避免人工髋关节脱位，术后卧床期间可使用外展枕保持患肢外展中立位。侧卧时应健肢在下，患肢在上，双腿间夹厚枕头。3 个月内避免屈髋超过 90° 和下肢内收、内旋，因此应避免深蹲、坐矮凳和软沙发、使用蹲厕、过度弯腰拾物、盘腿、跪姿、交叉腿站立、跷二郎腿等动作。上楼时应健肢先上，下楼时患肢先下。在床上大、小便使用矮便盆，如厕时使用加高的坐便器。

2．并发症的预防　若手术后关节持续疼痛，伤口有异常液体溢出，局部皮肤发红、肿胀，应警惕关节感染的发生。关节感染虽然少见，但是最严重的并发症。若患者摔倒或体位不当后出现髋部不能活动、疼痛、双下肢不等长，则可能出现了人工髋关节脱位，应立即报告医生，进行患髋 X 线检查，给予手法或手术复位。若人工关节置换术多年后出现关节疼痛、跛行、髋关节功能减退，可能为关节松动或磨损。

3．功能锻炼　内固定治疗若骨折复位良好，患者早期即可扶助行架下床活动，逐渐增加负重量，X 线检查证实骨折愈合后可弃拐负重行走。骨水泥型假体置换者术后第 1 日，即可遵医嘱进行床旁坐、站立及扶双拐练习行走。生物型假体置换者一般于术后 1 周开始逐步练习行走。具体功能锻炼计划应根据患者具体情况制订。

（三）健康教育

1．保护人工髋关节 出院后避免有损人工关节的活动，如登山、爬楼梯和跑步等。避免在负重状态下反复做髋关节屈伸活动，或做剧烈跳跃和急停、急转活动。肥胖患者应控制体重，预防骨质疏松，避免过度负重。

2．循序渐进地进行功能锻炼 根据个体情况不同，制订个性化康复计划，如果活动后感到关节持续疼痛和肿胀，说明练习强度过大。

3．定期复诊 3 个月内每月复诊 1 次，6 个月、1 年各复诊 1 次，以后每年复诊 1 次。出现异常情况应随时复诊。

四、股骨干骨折

股骨干骨折（fracture of shaft of femur）是指股骨转子以下、股骨髁以上部位的骨折，约占成人骨折的 4.6%，多见于青壮年。

【病因】

股骨干是人体最粗、最长、承受应力最大的管状骨，因此需遭受强大暴力才会发生骨折。重物直接打击、车轮碾压等直接暴力可引起股骨干横断或粉碎骨折，高处坠落伤、机器扭转伤等间接暴力可引起股骨干的斜行或螺旋骨折。股骨干骨折可分为上 1/3、中 1/3 和下 1/3 骨折。

【护理评估】

（一）临床表现

1．症状 受伤后患肢肿胀、疼痛，远端肢体异常扭曲，不能站立和行走。

2．体征 患肢明显畸形，可出现反常活动、骨擦音。患者可因出血量大出现休克表现。股骨干下 1/3 骨折可能损伤腘动脉、腘静脉、胫神经或腓总神经，可出现远端肢体相应的血液循环、感觉和运动功能障碍。

（二）辅助检查

股骨正、侧位 X 线检查可明确骨折的准确部位、类型和移位情况。

（三）与疾病相关的健康史

患者多在严重的交通事故或高处坠落后受伤，评估患者是否有贫血史，有无心、肝、肺、肾等重要脏器疾病等。

（四）心理社会状况

重大应激事件的刺激，加上骨折后伤口剧痛、出血和手术打击等因素，使患者情绪难以平静，身心俱疲。年轻患者担心骨折会影响工作和学习，害怕康复后不能进行剧烈运动。

（五）治疗原则

1．非手术治疗

（1）皮牵引：对儿童的股骨干骨折多采用手法复位、小夹板固定，持续皮肤牵引等方法治疗。对 3 岁以下儿童则采用垂直悬吊皮肤牵引。

（2）骨牵引：对成人股骨干骨折，经闭合复位后可采用 Braun 架固定持续牵引，或 Thomas 架平衡持续牵引，牵引可持续 8 ~ 10 周，牵引重量一般为体重的 1/10 ~ 1/7。

2．手术治疗 对成人股骨干骨折，近年来多采用手术内固定治疗。对于严重的开放性骨折可用外固定架治疗。

【主要护理诊断 / 问题】

1．躯体活动障碍　与骨折或牵引有关。

2．潜在并在症　低血容量性休克、脂肪栓塞。

【护理措施】

1．休克的观察与护理　由于股骨干骨折失血量大，应观察患者有无脉搏增快、皮肤湿冷、血压下降等低血容量性休克表现。观察患者足背动脉搏动和毛细血管充盈情况，同时与健侧比较。一旦出现异常，应及时报告医生积极处理。

2．脂肪栓塞的观察与护理　股骨干骨折患者由于骨折后骨髓被破坏，脂肪滴进入破裂的静脉窦，可引起脂肪栓塞。若栓塞在皮下，双肩前部、锁骨上部、前胸部、腹部等皮肤疏松部位出现皮下出血点。若栓塞于肺部，则出现呼吸困难、咳嗽、咳痰。若栓塞于脑部，则出现头痛、不安、失眠、兴奋、谵妄、错乱、昏睡、昏迷、痉挛、尿失禁等临床表现。因此在患者骨折后 2 ～ 3 天内应密切观察其有无出现上述临床表现，并及时采取抢救措施。

3．牵引护理　对 3 岁以下儿童股骨干骨折采用双下肢垂直悬吊皮肤牵引时，应注意牵引重量以臀部悬离床面为患儿 1 拳大小的距离为宜（图 39-9）。其余牵引护理内容参见本章第一节相关内容。

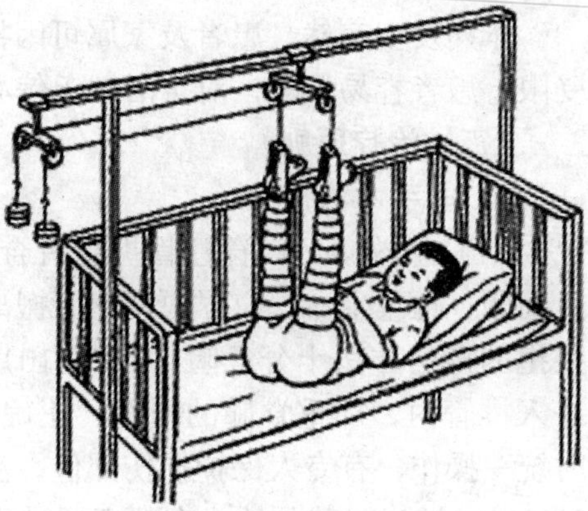

图 39-9　儿童垂直悬吊皮肤牵引

4．指导功能锻炼　患肢手术后即可练习股四头肌的等长舒缩运动，以促进静脉回流，减轻水肿，防止肌萎缩和关节僵硬。术后 1 ～ 2 周，指导患者进行膝关节屈伸练习。术后 6 ～ 8 周，由不负重行走到逐渐增加负重训练。

第三节　脊柱骨折与脊髓损伤

一、脊柱骨折

脊柱骨折（fracture of the spine）十分常见，约占全身骨折的 6.4%，胸腰段脊柱骨折多见。脊柱骨折往往伤情较重且复杂，最常见的合并症是脊髓损伤（spinal cord injury），特别是颈椎骨折及脱位合并有脊髓损伤者，能严重致残甚至失去生命。

【病因】

多数脊柱骨折因间接暴力引起，少数为直接暴力所致。间接暴力多见于从高处坠落时，头、肩、臀或足部着地，地面对身体的阻挡使身体猛烈屈曲，所产生的垂直应力可导致椎体压缩骨折，水平应力较大时则可同时发生脊椎脱位。直接暴力所致的脊柱骨折，多见于战伤、爆炸伤、直接撞伤等。

【护理评估】

（一）临床表现

1．症状

(1) 局部疼痛、站立及翻身困难：颈椎骨折的患者可有头颈部疼痛，不能活动。胸腰椎损伤因腰背部肌肉痉挛、局部疼痛，患者无法站立，或站立时腰背部无力，疼痛加重。

(2) 腹胀、腹痛：高处坠落、挤压、车祸等所致下段脊柱骨折可能损伤腹膜后血管，从而导致腹膜后血肿。血肿刺激腹腔神经节，使肠蠕动减慢，患者常出现腹痛、腹胀甚至肠麻痹症状。

2．体征 患者脊柱活动受限，胸腰段脊柱骨折常可看见或扪及后凸畸形。从上至下逐个按压或叩击棘突，损伤部位有明显压痛。如合并脊髓损伤，则表现为四肢或双下肢感觉、运动、反射等功能障碍。

（二）辅助检查

X线是首选的检查方法，可明确骨折的部位、类型和移位情况。CT可显示椎体的骨折情况、椎管内有无出血和碎骨片。MRI可观察和确定脊髓、神经、椎间盘损伤的程度和范围。

（三）与疾病相关的健康史

了解患者是否有骨质疏松症、脊柱结核或肿瘤，肢体运动、感觉和反射等功能是否正常。评估患者有无烟、酒嗜好，有无心、肝、肺、肾等重要脏器疾病等。

（四）心理社会状况

本病发生突然，患者及家属可因担心遗留后遗症而产生焦虑情绪。病情稳定后，由于活动受限，患者容易烦躁，对生活缺乏信心，甚至不配合治疗和康复锻炼。

（五）治疗原则

1．非手术治疗

（1）急救搬运：脊柱骨折患者合并颅脑、胸腔、腹腔脏器损伤或休克时，应优先处理紧急问题，抢救生命。应尽快将患者搬离现场，避免重复或加重损伤。一人抬头，一人抬脚或用搂抱的搬运方法十分危险（图39-10），因这些方法会增加脊柱的弯曲，有可能将碎骨片向后挤入椎管内，加重脊髓的损伤。正确的方法是采用担架、门板或木板运送。搬运时需三人同时统一操作，有专人保护损伤部位，注意保持伤者身体呈一直线，避免扭曲、移位和震动（图39-11）。转运时戴颈托或在颈旁置砂袋予以制动。

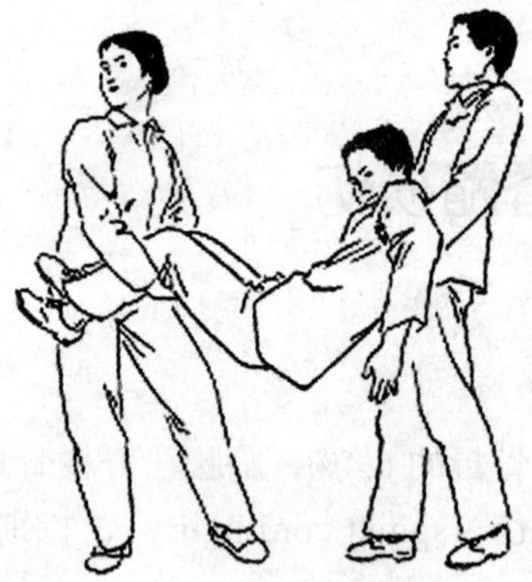

图39-10 脊柱骨折患者不正确搬运法

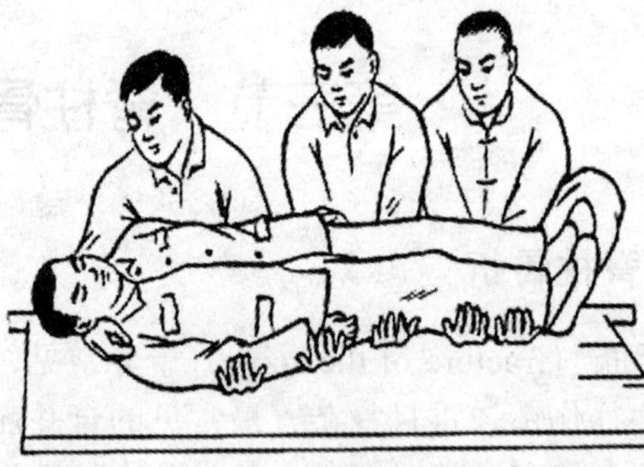

图39-11 脊柱骨折患者正确搬运法（三人法）

（2）卧硬板床：胸腰椎单纯压缩骨折时，若椎体压缩不到1/5或患者年老体弱，可仰卧于硬板床上，骨折部位垫厚枕，使脊柱过伸。

（3）复位固定：对于稳定的颈椎骨折可采用枕颌带卧位牵引复位，牵引重量3kg。对于明显压缩移位的颈椎骨折可采用持续颅骨牵引复位，牵引重量3～5kg。对于寰椎、枢椎骨折，也可采用Halo架固定8～12周进行治疗。

2．手术治疗 对于移位严重、保守治疗无效的脊柱骨折，可采取颈椎骨折内固定、植骨融合或椎管减压术。

【主要护理诊断/问题】

1．（进食、如厕、卫生）自理缺陷 与躯体活动功能丧失或医嘱制动有关。

2．潜在并发症　脊髓损伤。

【护理措施】

1．病情观察　观察患者肢体感觉、运动、反射和括约肌功能。若发现脊髓损伤征象，应及时报告医师处理。

2. 生活护理　协助患者进食、沐浴和排便，满足基本生活需要。注意观察肢体感觉、运动和肌力的变化，鼓励患者做力所能及的自理活动。

3．体位护理　患者受伤后应平卧硬板床，翻身时采用轴线翻身法或滚动法：胸腰段骨折者双臂交叉放于胸前，两护士分别托扶患者肩背部和腰腿部翻至侧卧位，始终保持脊柱中立位；颈段骨折者还需一人托扶头部，沿纵轴向上略加牵引，使其与肩部同时翻动。患者自行翻身时应先挺直腰背部再翻身，以利用紧绷的躯干肌肉形成天然内固定夹板。侧卧时，患者背后从肩到臀用枕头抵住，以免胸腰部脊柱扭转，上腿屈髋屈膝，下腿伸直，两腿间垫枕以防髋内收。颈椎患者不可随意低头、抬头或转动颈部。

4．指导功能锻炼　脊柱骨折后长期卧床可导致关节僵硬和肌萎缩，因此应根据骨折部位、程度制订康复治疗计划，指导患者早期活动和进行功能锻炼。单纯压缩骨折患者卧床 3 日后开始腰背肌锻炼，1 个月后可戴胸腰骶支具（腰围）下床活动，第 3 个月可以去除胸腰骶支具（腰围）下地少量活动，以卧床休息为主。

5．预防腹胀　腹胀是胸腰椎骨折患者常见的并发症，指导患者进食富含膳食纤维的食物（如萝卜粥、山楂类、玉米、绿叶蔬菜等），适量进食水果（如火龙果、香蕉、猕猴桃），饮用适量酸奶。鼓励患者多饮水，每日 2000 ~ 2500ml/d。避免食用盐腌、辛辣、油腻等易产气及不易消化的食物。

二、脊髓损伤

脊髓损伤（spinal cord injury）是脊柱骨折脱位最严重的并发症，由于椎体的移位和碎骨片突出于椎管内，使脊髓或马尾神经产生不同程度的损伤，多发生于颈椎下部和胸腰段。胸腰段损伤使下肢的感觉与运动产生障碍，称为截瘫（paraplegia），而颈段脊髓损伤后，双上肢也有神经功能障碍，为四肢瘫（quadriplegia），简称“四瘫”。脊髓损伤多由外伤所致，直接暴力和间接暴力均可导致脊髓损伤。

案例 39-3A

女性，45 岁，20 分钟前和丈夫吵架后从 5 楼窗台跳下。地面为平坦硬土地。伤后患者立即被其丈夫送到医院。入院后患者自诉腰部剧烈疼痛，双下肢不能活动，无昏迷，无呕吐，问话能正确对答，面部和双手有小面积擦伤，身体其他部位未见外伤，裤子被尿湿。患者既往健康。

问题与思考：

该患者护理评估内容包括哪些？应如何进行紧急处理？

【护理评估】

（一）临床表现

脊髓损伤患者可因损伤部位和程度不同而有不同的表现。

1．脊髓震荡　临床上表现为损伤平面以下感觉、运动、反射及括约肌功能丧失。常在数小时或数天内可完全恢复，不留任何神经系统后遗症。

2．不完全性脊髓损伤

（1）脊髓半切综合征：又名 Brown-Séquard 征。损伤平面以下同侧肢体的运动和深感觉消失，对侧肢体痛觉和温觉消失。

（2）前脊髓综合征：颈段脊髓前方受压严重，有时可引起脊髓前中央动脉闭塞，导致四肢瘫痪，下肢瘫痪重于上肢瘫痪，但下肢和会阴部位置觉和深感觉存在，有时甚至还保留有浅感觉。

（3）脊髓中央管周围综合征：多发生于颈椎过伸性损伤。颈椎管因颈椎过伸而发生急剧容积变化。脊髓受黄韧带皱褶、椎间盘或骨刺的前后挤压，使脊髓中央管周围的传导束受到损伤，表现为损伤平面以下的四肢瘫，上肢重于下肢，没有感觉分离。

3．完全性脊髓损伤　脊髓实质完全性横贯性损害，损伤平面以下的最低位骶段感觉、运动功能丧失，包括肛门周围的感觉和肛门括约肌的收缩运动丧失，称为脊髓休克（spinal shock）。2 ~ 4 周后逐渐演变成痉挛性瘫痪，表现为肌张力增高，腱反射亢进。颈段脊髓损伤表现为四肢瘫，胸段脊髓损伤表现为截瘫。$T_{1\sim2}$ 骨折脱位导致的高位颈髓损伤，如该处生命中枢直接受压并超过其代偿限度，患者多立即死亡。T_3 以下的颈髓损伤不仅可导致四肢瘫痪，还可引起胸式呼吸消失或者反常呼吸（因肋间肌瘫痪）。

4．脊髓圆锥损伤　正常人脊髓终止于第 1 腰椎体的下缘，因此第 1 腰椎骨折可发生脊髓圆锥损伤，表现为会阴部（鞍区）皮肤感觉缺失，括约肌功能丧失，致大、小便不能控制和性功能障碍，双下肢的感觉和运动仍保留正常。

5．马尾神经损伤　马尾神经起自第 2 腰椎的骶髓，一般终止于第 1 骶椎下缘。马尾神经损伤很少为完全性的。表现为损伤平面以下弛缓性瘫痪，感觉和运动功能障碍，括约肌功能丧失，腱反射消失，没有病理性锥体束征。

脊髓损伤严重程度分级可作为脊髓损伤的自然转归和治疗前后对照的观察指标。依据脊髓损伤的临床表现进行分级，目前较常用的是截瘫指数和美国脊柱损伤协会 ASIA 神经功能分级（表 39-1）。截瘫指数是指脊髓损伤后由于损伤程度不同，瘫痪的表现也有差异。截瘫指数是将瘫痪程度量化，截瘫指数分别用 0、1、2 表示，0 代表没有或基本没有瘫痪，1 代表功能部分丧失，2 代表完全或者接近完全瘫痪。一般记录肢体的自主运动，感觉及大、小便的 3 项功能，最后数量相加即为该患者的截瘫指数。ASIA 神经功能分级按照损伤程度将脊髓损伤分为 A、B、C、D、E5 级。

表39-1　脊髓损伤ASIA神经功能分级

分级	功能状况
A	完全性损伤，在骶段（$S_4 \sim S_5$）无任何感觉及运动功能保留
B	不完全性损伤，在神经损伤平面以下包括骶段（$S_4 \sim S_5$）存在感觉功能，但无任何运动功能。
C	不完全性损伤，在神经损伤平面以下存在运动功能，且大部分关键肌肌力 $<$ 3 级
D	不完全性损伤，在神经损伤平面以下存在运动功能，且大部分关键肌肌力 $\geqslant$ 3 级
E	正常，感觉和运动功能正常

（二）辅助检查

1．实验室检查　除围术期准备（如血常规、红细胞沉降率、出凝血时间等）外，还应注意检查患者的血气分析，以明确患者因脊髓损伤或脊髓水肿所导致的缺氧情况。

2．影像学检查

（1）X 线检查：是首选的检查方法，可明确骨折的部位、类型和移位情况。

（2）CT：可显示椎体的骨折情况、椎管内有无出血和碎骨片。

（3）MRI：可观察和确定脊髓、神经、椎间盘损伤的程度和范围。

3．其他检查　如超声检查腹膜后血肿，电生理检查双下肢神经情况等。

（三）与疾病相关的健康史

评估患者受伤史，既往肢体运动、感觉和反射等功能是否正常。了解患者从事的工作和日常生活方式等。

（四）心理社会状况

本病发生突然，多见于年轻人，患者及家属难以接受，担心遗留后遗症而影响正常生活。患者有强烈丧失感，可出现骂人、打人或摔东西等攻击行为，或疼痛时哭泣或有幼稚动作等退化行为，或有抑郁、悲观、厌世等情绪反应。治疗和康复的巨额费用也给患者家属带来沉重的负担。应注意评估患者及家属对疾病的了解程度和社会支持系统。

（五）治疗原则

1．非手术治疗　伤后6h内是关键时期，24h内为急性期，应抓住早期治疗时机。

（1）固定和制动：一般先行枕颌带牵引或颅骨牵引，防止因损伤部位移位而导致脊髓再损伤。

（2）甲泼尼龙冲击疗法：每千克体重按30mg剂量一次给药，15min内静脉注射完毕，休息45min，在以后的23h内以5.4mg/（kg·h）剂量持续静脉滴注，本法只适用于受伤8小时以内者。其作用为减轻脊髓水肿和继发性损害，促进新陈代谢和预防神经纤维变性。

（3）高压氧治疗：高压氧治疗能改善脊髓缺氧、缺血，一般于伤后4～6h内应用。

2．手术治疗　手术治疗只能解除对脊髓的压迫和恢复脊柱的稳定性，目前还无法使损伤的脊髓恢复功能。手术的途径和方式视骨折的类型和致压物的部位而定。

案例 39-3B

体检：患者后背部疼痛，腰部活动受限，腹胀，无腹痛，第10～11胸椎棘突有明显压痛。尿失禁。双下肢不能活动，双下肢股四头肌及小腿各群肌力为0级，被动活动正常。躯干于脐以下痛觉消失，腹壁反射中下部消失，肛门括约肌反射消失，膝和跟腱反射消失。

X线检查：第11胸椎椎体压缩成楔形，压缩高度为原高度的1/3。胸腰段MRI示：第11胸椎压缩骨折，脊柱后凸畸形，脊髓受压。

明确诊断为第11腰椎椎体压缩骨折伴脊髓损伤。拟行甲泼尼龙冲击疗法＋手术治疗。

问题与思考：

该患者目前的主要护理问题是什么？如何进行护理？

【主要护理诊断／问题】

1．低效性呼吸型态　与脊髓高位损伤致呼吸肌麻痹有关。

2．排尿障碍　与脊髓损伤致逼尿肌无力、尿潴留有关。

3．有体温失调的危险　与脊髓损伤、自主神经系统功能紊乱有关。

4．有便秘的危险　与脊髓损伤、液体摄入不足、饮食和活动受限有关。

【护理措施】

（一）非手术治疗的护理 / 术前护理

1．心理护理 脊髓损伤患者由于突发的肢体功能丧失以及对预后的未知，患者和家属的心理压力大。护士应帮助患者和家属掌握正确的应对技巧，鼓励患者积极参与康复，提高自我护理能力。可协助患者加入脊髓损伤互助协会，建立有效的社会支持系统。

2．并发症的预防与护理 脊髓损伤一般不直接危及生命，但它的并发症是导致患者死亡的主要原因。截瘫患者常见的并发症有呼吸衰竭与呼吸道感染、高热和低体温、泌尿系统感染和结石、便秘和压疮等。

（1）呼吸衰竭与呼吸道感染：这是颈段脊髓损伤的严重并发症。人体有胸式和腹式呼吸两组肌肉，胸式呼吸由肋间神经支配的肋间肌管理，腹式呼吸由膈肌管理。膈神经由 $C_{3\sim5}$ 组成，其中 C_4 是主要成分。颈髓损伤时，肋间肌完全麻痹，胸式呼吸消失，患者能否生存，主要取决于腹式呼吸是否存在。$C_{1、2}$ 损伤的患者往往在现场已经死亡，$C_{3、4}$ 损伤由于影响到膈神经，患者也常因早期呼吸衰竭而死亡，即使是 $C_{4、5}$ 以下的损伤，也会因脊髓水肿的蔓延，波及呼吸中枢而引起呼吸功能障碍，因此只有下颈椎损伤才能保住腹式呼吸。

呼吸道感染是脊髓损伤患者晚期死亡常见原因。由于患者呼吸肌力量不足，呼吸道分泌物不易排出，使呼吸道阻力增加，久卧者又易发生坠积性肺炎。患者一般在 1 周内即可发生呼吸道感染，吸烟者更是提前发生，其结果是伤者常因呼吸道感染难以控制或痰液堵塞气管窒息而亡。为保持患者呼吸道通畅，常需行紧急气管插管或气管切开。

护理时应注意维持有效呼吸，防止呼吸道感染。

1）病情观察：颈髓损伤者 48h 内因脊髓水肿可造成呼吸抑制，故需密切观察患者的呼吸情况，做好抢救准备。对于无自主呼吸或呼吸微弱的患者，应立即行气管插管或气管切开，用呼吸机维持呼吸。对于气管切开者，按气管切开术后常规护理。

2）给氧：给予氧气吸入，根据血气分析结果及血氧饱和度的情况调整吸氧浓度、量和持续时间，以改善机体缺氧状态。

3）减轻脊髓水肿：遵医嘱给予地塞米松、甘露醇、甲泼尼龙等进行脱水治疗，避免脊髓水肿蔓延而进一步影响呼吸功能。

4）呼吸道管理：预防因气道分泌物阻塞而并发坠积性肺炎或肺不张。①翻身叩背：每 2h 协助患者翻身、叩背一次，促进痰液排出。②辅助咳嗽排痰：患者咳嗽排痰有困难时给予辅助排痰，护士将两手放在患者上腹部两侧肋缘下，嘱患者深吸气，在其呼气时向上推，以加强膈肌向上反弹的力量，促使咳嗽与咳痰。③吸痰：患者不能自行咳嗽、咳痰或有肺不张时，可用导管插入气管，吸出分泌物。必要时协助医生通过支气管镜进行肺灌洗，同时给予吸痰。④雾化吸入：根据医嘱在雾化吸入液中加入抗生素、地塞米松等药物，以协助稀释分泌物并排出。⑤深呼吸训练：指导患者练习深呼吸，防止呼吸活动受限引起的肺部并发症，每 2 ～ 4h 用呼吸锻炼器进行一次呼吸锻炼。

（2）体温异常：颈髓损伤后，自主神经系统功能紊乱，受伤平面以下皮肤不能出汗，机体对气温的变化丧失了调节和适应能力，常导致高热（可达 40.0℃以上）或低体温（35.0℃以下）。护理方法：①将患者安置在空调房内；②物理降温，如冰敷、冰水灌肠、乙醇溶液擦浴；③药物疗法，输液和冬眠药物。

（3）泌尿系统感染和结石：排尿的脊髓反射中枢在 $S_{2\sim4}$，位于脊髓圆锥内。圆锥以上脊髓损伤者由于尿道外括约肌收缩，不能放松，因而可出现尿潴留；圆锥以下脊髓损伤者则因尿道外括约肌放松，出现尿失禁。脊髓损伤患者因需长期留置导尿管，容易发生泌尿系感染与结石，男性患者还会发生附睾炎。主要护理措施包括：

1）留置导尿：截瘫早期（脊髓休克期）可给予留置导尿管，持续引流尿液并记录尿量，以防膀胱过度膨胀。

2）间歇导尿（intermittent catheterization，IC）：待病情稳定（伤后 2 ~ 3 周），可教会患者遵循严格无菌操作法，自行插导尿管进行间歇导尿，白天每 4h 导尿 1 次，晚间每 6h 导尿 1 次，以预防泌尿系感染和膀胱萎缩。

3）鼓励患者多饮水：每天 3000ml 左右，以稀释尿液，增加尿量，起到局部冲洗的作用。

（4）便秘：脊髓损伤后 72h 内易发生麻痹性肠梗阻或腹胀。指导或协助患者在餐后 30min，取坐位或卧位，做腹部按摩，从右到左，沿大肠走行的方向，以刺激肠蠕动。部分患者可采用指力刺激肛门括约肌，逐渐建立起反射性排便习惯。必要时戴手套徒手掏出硬结大便，对顽固性便秘者可遵医嘱给予灌肠或缓泻剂。

知识拓展

间歇导尿

早期进行间歇导尿是脊髓损伤膀胱训练的一种重要方式，是协助膀胱排空的“金标准”。膀胱间歇性充盈与排空，有助于膀胱反射的恢复。对急性脊髓损伤患者应尽早开始间歇导尿。

间歇导尿包括无菌间歇导尿和清洁间歇导尿（clean intermittent catheterization）。无菌间歇导尿更有助于减少泌尿系感染和菌尿的发生，因此对急性期脊髓损伤患者采用无菌间歇导尿。

对于出现排尿功能障碍的早期脊髓损伤患者，应首先排除泌尿系器官的损伤（如膀胱破裂、尿道损伤等），在患者生命体征稳定后，如果不存在间歇导尿禁忌证，应尽早开始间歇导尿。间歇导尿的前提条件包括：①患者有足够的膀胱容量，规律饮水，保持 24h 尿量 1500 ~ 2000ml；②每 4 ~ 6h 导尿 1 次，可以根据导出的尿量进行适当增减，每次导出的尿量不超过 500ml；③患者病情稳定，不需要抢救、监护治疗或大量的输液治疗。

间歇导尿的要点包括：①选择适当尺寸的导尿管，推荐使用 12 ~ 14 Fr 的导尿管（女性可以选用 14Fr 或 16Fr）；②无菌操作，尿道外口消毒后，经尿道无菌插管；③充分润滑尿道，使用润滑剂以避免发生尿道损伤等并发症；④轻柔操作，缓慢插入导尿管，避免损伤尿道黏膜；⑤完全引流尿液后，轻微按压耻骨上区，同时缓慢拔出导尿管，导尿管完全拔出前夹闭导尿管末端，完全拔出导尿管，防止尿液反流。

廖利民，吴娟，鞠彦合，等. 脊髓损伤患者泌尿系管理与临床康复指南. 中国康复理论与实践，2013，19（4）：301-317.

（二）术后护理

1．体位 瘫痪肢体保持关节于功能位，防止关节屈曲、过伸或过展。可穿矫正鞋或足踝托，以防足下垂。

2．观察感觉和运动功能 脊髓受手术刺激易出现水肿反应，术后严密观察躯体及肢体感觉、肌力、运动情况。当出现瘫痪平面上升、肢体麻木、肌力减弱、运动功能下降时，应立即通知医生，及时处理。

3．功能康复 对于截瘫肢体应每日做被动的全范围关节活动和肌肉按摩，防止肌萎缩和关节僵硬。对于未瘫痪部位，可通过举哑铃和拉力器等方法加强肌肉力量，通过挺胸和俯卧撑等练习背部力量，为日后的自理活动做准备。

（三）健康教育

1．患者出院后需继续康复锻炼，并预防并发症的发生。

2．指导患者练习床上坐起，使用轮椅、助行器等上下床和行走的方法，注意安全，谨防跌倒。

3．指导患者及家属进行间歇性清洁导尿，预防长期留置导尿管而引起泌尿系感染。

4．告知患者如有任何并发症出现，需及时返院检查和治疗。

第四节　骨盆骨折

在躯干骨损伤中，骨盆骨折（fracture of the pelvic）的发生率仅次于脊柱损伤，常合并静脉丛和动脉大量出血，以及盆腔内脏器的损伤。

【病因】

骨盆骨折多由强大的暴力所致。年轻人骨盆骨折主要是由于交通事故和高处坠落引起，老年人最常见的原因是摔倒。

【护理评估】

（一）临床表现

1．症状　患者髋部肿胀、疼痛，不敢坐起或站立。有大出血或严重内脏损伤者可有面色苍白、出冷汗、脉搏细速、烦躁不安等低血压和休克早期表现。

2．体征

（1）骨盆分离试验与挤压试验阳性：检查者双手分开两髂嵴，使骨盆前环产生分离，如出现疼痛即为骨盆分离试验阳性。检查者用双手挤压患者的两髂嵴，出现疼痛即为骨盆挤压试验阳性。

（2）肢体长度不对称：测量胸骨剑突与两髂前上棘之间的距离，骨盆向上移位的一侧长度变短。也可测量脐孔与两侧内踝尖端的距离。

（3）会阴部瘀斑：是耻骨与坐骨骨折的特有体征。

（二）辅助检查

X线检查可显示骨折类型和骨折块移位情况，但骶髂关节情况以CT检查更为清晰，CT三维重建可更加立体、直观地显示骨折类型和移位情况。

（三）与疾病相关的健康史

评估患者受伤史，了解患者从事的工作和日常生活方式等。

（四）心理社会状况

本病发生突然，多见于年轻人，病情严重且变化快。患者可出现躁动、焦虑或恐惧等情绪反应。年轻女患者还可能担心治愈后是否会影响生育。

（五）治疗原则

1．非手术治疗

（1）卧床休息：骨盆边缘性骨折、骶尾骨骨折和骨盆环单处骨折时无移位，卧床休息3～4周疼痛可逐渐消失。

（2）牵引：对单纯性耻骨联合分离且较轻者，可用骨盆兜带悬吊牵引。对于耻骨联合分离＞2.5cm者，目前大都主张手术治疗。

2．手术治疗　对于骨盆环双处骨折伴骨盆环断裂者，多主张手术复位及内固定，必要时辅以外固定支架固定。

【主要护理诊断 / 问题】

1．组织灌注不足　与骨盆损伤、大出血有关。

2．潜在并发症　出血性休克、腹膜后血肿、膀胱损伤、尿道损伤、直肠损伤、神经损伤、脂肪栓塞和静脉栓塞。

【护理措施】

（一）非手术治疗的护理 / 术前护理

1．急救处理　有危及生命的并发症时应先抢救生命，对休克患者进行抗休克治疗，监测患者血压和脉搏，快速建立输血、补液通道。

2．并发症的观察和护理

（1）腹膜后血肿：骨盆骨主要为松质骨，邻近又有许多动脉、静脉丛，血液供应丰富。骨折可引起广泛出血，巨大血肿可沿腹膜后疏松结缔组织间隙蔓延至肠系膜根部、肾区与膈下，患者可出现腹痛、腹胀等腹膜刺激征。若诊断性腹腔穿刺抽出不凝血，提示有腹腔内脏器损伤的可能，应嘱患者禁食，密切观察腹痛、腹胀症状，遵医嘱补液。

（2）盆腔内脏器损伤：包括膀胱、后尿道和直肠损伤，尿道损伤远比膀胱损伤多见。耻骨支骨折移位易引起尿道损伤、会阴部撕裂。嘱患者排尿，若尿液清澈，表示泌尿道无损伤；血尿者表示有肾或膀胱损伤。尿道口流血，导尿管难以插入膀胱内提示有后尿道断裂，可行耻骨上膀胱造瘘术。若患者出现直肠损伤，应嘱患者严格禁食，遵医嘱静脉补液，合理应用抗生素。

（3）神经损伤：主要是腰骶神经丛与坐骨神经损伤。注意观察患者是否有括约肌功能障碍，下肢某些部位感觉减退或消失，发现异常及时报告医生。

（4）脂肪栓塞与静脉栓塞：盆腔内静脉丛破裂可引起脂肪栓塞，其发生率可高达35% ~ 50%，有症状性肺栓塞率为2% ~ 10%。注意观察患者是否出现胸闷、血氧饱和度下降、呼吸困难等肺栓塞症状，并及时处理。

3．体位护理

（1）不影响骨盆环完整的骨折：如髂前上、下棘撕脱骨折可于屈髋、屈膝位固定3 ~ 4周。坐骨结节撕脱骨折，在卧床休息时采用大腿伸直、外旋位。髂骨翼骨折、骶尾骨骨折和骨盆环单处骨折时无移位，卧床休息3 ~ 4周，仰卧与侧卧交替（健侧在下）。

（2）影响骨盆环完整的骨折：如骨盆环双处骨折伴骨盆环断裂者，需绝对卧床休息，不可随意搬动患者。条件许可情况下可使用翻身床。

（二）术后护理

1．外固定支架护理

（1）外固定针眼护理：外固定针眼处每日用75%乙醇溶液消毒1次，及时擦去针眼处分泌物和血痂。若针眼处出现红、肿、热、痛等感染迹象，应使用聚维酮碘消毒处理，严重时需送手术室拆除外固定支架。

（2）维持固定：骨盆外固定术后，协助患者转身或移位时避免牵拉外固定支架，以防外固定松脱、移位。

2．功能锻炼

（1）不影响骨盆环完整的骨折：①单纯一处骨折，无合并伤，又不需复位者，早期在床上做上肢伸展运动、下肢肌肉收缩以及足部的活动。②伤后1周后半卧及坐位练习，并做髋关节、膝关节的伸屈运动。③伤后2 ~ 3周，如全身情况尚好，可下床站立并缓慢行走，逐渐加大活动量。④伤后3 ~ 4周，不限制活动，练习正常行走及下蹲。

（2）影响骨盆环完整的骨折：①伤后无合并症者，卧硬板床休息，并进行上肢活动。②伤后第2周开始半坐位，进行下肢肌肉收缩锻炼，如股四头肌收缩等活动。③伤后第3周在床上进行髋、膝关节的活动，应逐渐由被动活动转为主动活动。④伤后第 6 ~ 8 周，拆除牵引固定，扶拐行走。⑤伤后第 12 周逐渐锻炼，并弃拐负重步行。

（三）健康教育

1．饮食指导　指导患者进食富含营养的食物，适当增加粗纤维食物，以促进骨折愈合，防止便秘。嘱患者戒除烟、酒，以免导致骨折不愈合。

2．功能锻炼　鼓励患者出院后继续进行功能锻炼。

3．复诊　嘱患者出院 1 个月、3 个月复查。

第五节　断肢（指）再植

外伤所致肢（指）断离，没有任何组织相连或虽有受伤失活组织相连，但在清创时必须切除的，称为完全性断肢（指）。肢（指）体骨折或脱位、断面相连的软组织少于断面总量的 1/4，主要血管断裂，若不修复血管，远端肢（指）体将发生坏死的称为不完全性断肢。主要由外伤所致，包括切割伤、碾压伤、撕脱伤等。

1963 年我国陈中伟等首次报道断肢再植（limb replantation）成功，1965 年又成功开展了断指再植（digital replantation）。时至今日，断肢（指）再植技术已相当成熟，在国内外也已广泛开展，我国取得了一系列突破性进展，长期处于国际领先地位。

【护理评估】

（一）临床表现

1．症状　肢体剧烈疼痛，局部出血，肢（指）体断离。有大出血者可有面色苍白、出冷汗、脉搏细速、烦躁不安等低血压和休克早期表现。

2．体征　离断肢（指）体功能全部或部分丧失。

（二）辅助检查

1．实验室检查　检验血型、血常规，并配好同型血 1000 ~ 2000ml，做好围术期准备。

2．影像学检查　X 线检查主要评估肢（指）体骨折或脱位的情况。

（三）与疾病相关的健康史

了解患者的年龄、工作性质、受伤时间、受伤原因、受伤后断肢（指）的保存、肢体创面的处理等情况，有无断肢再植的适应证。既往有无血管性疾病及高血压、糖尿病、冠心病等病史。

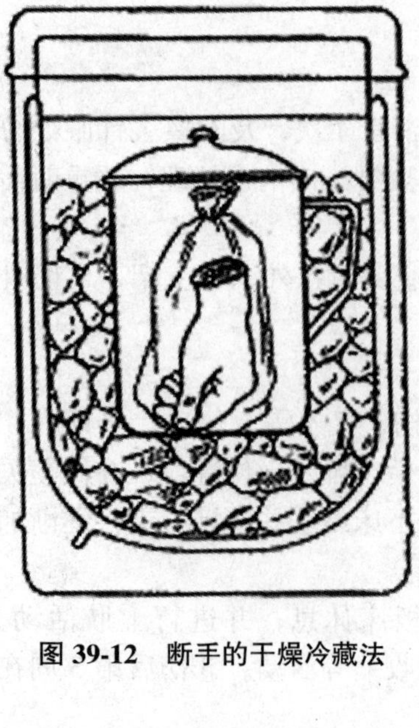

图 39-12　断手的干燥冷藏法

（四）心理社会状况

断肢（指）多为突发事件，多数患者较为年轻，既往身体健康，对意外受伤及可能伤残缺乏心理准备。应评估患者及家属对疾病和治疗效果的认知，以及对护理的了解和期望程度。

（五）治疗原则

1．非手术治疗

（1）急救处理：包括止血、包扎、固定、离断肢（指）体保存，迅速转运。

（2）断肢（指）保存：离断肢（指）断面用无菌敷料或清洁布类包扎，以减少污染。如受伤现场离医院较远，对离断肢（指）应采用干燥冷藏法保存（图 39-12），即将断肢（指）用无菌或清洁敷料包裹，置入塑料袋密封，再放于加盖的容器内，外周加冰块保存。切忌离断肢（指）浸泡于任何液体中。到达医院后，检查断肢（指），用无菌敷料包裹，放于无菌盘中，置入4℃冰箱内。若为多个手指，应分别予以标记，按手术程序逐个取出，以缩短缺血时间。

2．手术治疗　断肢（指）再植是创伤外科各种技术操作的综合，要求手术者必须具备良好的外科基础和娴熟的显微外科技术，以确保肢（指）体再植成活。基本原则和程序包括：①彻底清创。②重建骨的连续性。③缝合肌腱。④重建血液循环。⑤缝合神经。⑥闭合创口。⑦包扎。

（1）断肢（指）再植适应证

1）全身情况：良好的全身情况是再植的必要条件。若有重要器官损伤，应先抢救生命，将断肢（指）置于4℃冰箱内，待生命体征稳定后再植。

2）肢（指）体损伤程度：与损伤性质有关，锐器切割伤断面整齐、污染轻、重要组织挫伤轻，再植成活率高；碾压伤局部组织损伤严重，若损伤范围不大，切除碾压部分后将肢（指）体一定范围短缩再植成活率仍可较高；撕脱伤组织损伤广泛，血管、神经、肌腱从不同平面撕脱，再植成功率低，功能恢复差。

3）断肢（指）离断平面与再植时限：断肢（指）再植手术越早越好，一般以外伤后6～8小时为限。早期冷藏或寒冷季节可适当延长。再植时限与离断平面有密切关系。断指对全身情况影响不大，可延长至12～24小时，而高位断肢缺血后易释放有毒物质引起全身毒性反应，因此再植时间应严格控制在6～8小时内。

（2）断肢（指）再植禁忌证：有下列情况之一，禁忌再植：①患全身性慢性疾病，不允许长时间进行手术或出血倾向者；②断指伴有多发性骨折或严重软组织损伤者；③断肢（指）经刺激性液体或其他消毒液长时间浸泡者；④高温季节，断肢（指）未经冷藏者；⑤患者精神不正常、本人无再植要求且不能合作者。

【主要护理诊断/问题】

1．组织灌注不足　与血管痉挛、血管栓塞有关。

2．焦虑　与突发事件、担心术后效果有关。

3．潜在并发症　感染、休克、急性肾衰竭、断肢（指）再植失败。

【护理措施】

（一）非手术治疗的护理/术前护理

1．心理护理　由于创伤引起肢（指）体离断，多为突发事件，短时间内患者及家属都难以接受现实，产生焦虑、恐惧的心理，同时担心断肢（指）再植后，能否回到正常状态及再植不成功后将造成终身残疾。入院后应适时给予引导，讲解情绪与手术成功间的因果关系，并用成功的病例进行宣传教育，减轻患者的顾虑，帮助其树立信心，从而保持良好的情绪，积极配合治疗。

2．术前准备　术前了解实验室异常指标，备血，常规给予破伤风抗毒素治疗。入院即禁食、禁饮水，留置导尿管，遵医嘱术前用药。

3．环境准备　保持室温20～25℃，病室应安静、通风，限制人员探视。

（二）术后护理

1．防治血管痉挛的护理　保持室温20～25℃，抬高患肢处于心脏水平。局部用60W落地灯照射，照射距离30～50cm。卧床10～14天，严禁寒冷刺激，切忌患者及他人在室内吸烟，防止血管痉挛。

2．全身情况观察与处理　一般低位断肢和断指再植术后全身反应较轻，高位断肢再植，特别是缺血时间较长的高位断肢再植，除了注意因血容量不足引起休克和再植肢体血循环不良外，还应注意因长时间低血压、肢体挤压伤、断离肢体缺血时间长、清创不彻底等原因导致的急性肾衰竭。患者早期表现为少尿或无尿、尿比重降低。严密观察患者尿量，若每日排尿量< 500ml 或每小时尿量< 30ml，应及时通知医生予以处理。

3．及时发现和处理血管危象 再植肢（指）体一般术后 48h 内易发生动脉供血不足或静脉回流障碍，因此应每 1 ~ 2h 观察一次再植肢（指）体血液循环，与健侧对比，做好记录。正常情况下再植肢（指）体指腹饱满、皮肤颜色红润、皮温较健侧稍高，毛细血管回流试验良好，指腹末端侧方切开，1 ~ 2s 有鲜红色血液流出。若皮肤苍白、皮温下降、毛细血管回流消失、指腹干瘪，指腹侧方切开不出血，则表示动脉血供中断，即动脉危象，常因血管痉挛或血管吻合口血栓所致。一旦发现应解开敷料，解除压迫因素，遵医嘱应用止痛、解痉药物和高压氧治疗，经短时间观察仍未见好转应立即送手术室探查，取出血栓，以确保再植肢（指）体存活。若指腹由红润变成暗紫色，且指腹张力高，毛细血管回流加快，皮温逐渐下降，指腹切开立即流出暗紫色血液，则是静脉回流障碍，即静脉危象。应首先解除压迫，指腹切开放血，必要时手术探查。

（三）健康教育

1．向患者解释吸烟与断肢再植的利害关系，说明吸烟的危害，劝导患者绝对禁烟。

2．告知患者调节好情绪，尽量保持安静，强化再植肢体的功能锻炼，争取达到最大限度的功能恢复。

3．加强饮食营养，注意增加高蛋白质、高热量、高维生素、易消化食物的摄入，以增强机体免疫力。限制刺激性食物的摄入，减少引起血管痉挛的因素。

小 结

（一）概述

1. 病因 骨折的病因主要是直接暴力和间接暴力，其次是积累性劳损和病理性骨折。

2. 临床表现 较大骨折或多发性骨折患者会出现休克和低热等全身表现，骨折局部有疼痛、肿胀、瘀斑、功能障碍。骨折的专有体征包括畸形、反常活动、骨擦音或骨擦感。

3. 治疗原则 骨折的三大治疗原则包括复位、固定、康复治疗。

4. 护理措施 主要包括体位护理、消除肿胀疼痛、病情观察、预防并发症、指导功能锻炼等。

（二）常见四肢骨折

1. 肱骨髁上骨折 多由间接暴力引起，10 岁以下儿童多见。伸直型容易损伤肱动脉而导致前臂缺血，首选手法复位。护理时应注意观察患者有无肱动脉损伤及上肢神经功能损伤。

2. 桡骨远端骨折 多由间接暴力引起，中老年女性多见。Colles 骨折侧面观腕关节呈“银叉”畸形，正面观呈“枪刺刀”畸形，首选手法复位。护理时注意局部固定，早期进行手指屈伸活动。

3. 股骨颈骨折 多由间接暴力引起，中老年女性多见。骨折后患肢呈短缩、外旋畸形，可出现髋部压痛和纵向叩击痛，首选手术治疗。股骨颈骨折行人工髋关节置换术后注意保持患肢外展中立位，为预防人工髋关节脱位，3 个月内避免屈髋超过 90° 和下肢内收、内旋，上楼时健肢先上，下楼时患肢先下。

4. 股骨干骨折　常由强大的直接暴力导致，青壮年多见。骨折后因出血量大可出现休克表现。治疗首选手术治疗。护理时应注意观察患者有无出现休克及脂肪栓塞，并及时报告处理。

（三）脊柱骨折和脊髓损伤

1. 病因　脊柱骨折和脊髓损伤多数因间接暴力引起，少数为直接暴力所致。

2. 临床表现　脊柱骨折患者会出现局部疼痛、站立及翻身困难，下段脊柱骨折会出现腹膜后血肿引起腹胀、腹痛。脊柱骨折合并脊髓损伤时，还会出现损伤平面以下的感觉、运动、反射障碍。

3. 治疗原则　脊柱骨折和脊髓损伤患者更换体位时躯干保持一条直线，避免脊柱扭曲。脊髓损伤患者伤后 8 小时内可应用甲泼尼龙冲击疗法减轻脊髓水肿和继发性损害。

4. 护理措施　脊柱骨折和脊髓损伤患者采用轴线翻身法。注意动态评估患者肢体运动、感觉、肌力和反射情况并及时和医生沟通。注意呼吸衰竭与呼吸道感染、高热和低温、泌尿系统感染和结石、便秘等并发症的观察和护理。

（四）骨盆骨折

1. 病因　骨盆骨折多由强大的暴力所致。

2. 临床表现　骨折后患者容易因大出血而出现休克。骨盆分离试验与挤压试验阳性、肢体长度不对称、会阴部瘀斑均为骨盆骨折患者的临床体征。

3. 治疗原则　对骨盆边缘性骨折、骶尾骨骨折、骨盆环单处骨折和耻骨联合分离 < 2.5cm 者可采取非手术治疗，对骨盆环双处骨折伴骨盆环断裂者多主张采取手术治疗。

4. 护理措施　对于出现休克的骨盆骨折患者，应快速建立补液通道，进行抗休克治疗和护理。骨盆骨折后应注意腹膜后血肿、膀胱和尿道损伤、直肠损伤、神经损伤、脂肪栓塞和静脉栓塞等并发症的观察和护理。

（五）断指再植

1. 病因　主要由外伤所致。

2. 临床表现　患者肢体剧烈疼痛，离断肢（指）体功能全部或部分丧失。

3. 治疗原则　先进行止血、包扎、固定、离断肢（指）体保存等急救处理，对离断肢（指）应采用干燥冷藏法保存。在伤后 6 ～ 8 小时内进行断肢（指）再植手术治疗。

4. 护理措施　术后应密切观察再植肢（指）体指腹张力、皮肤颜色、皮温、毛细血管回流试验等，及时预防和处理再植肢（指）体动脉危象和静脉危象。

思考题

女性，85 岁。因“跌倒致左髋疼痛畸形、活动受限 10h”入院。患者在家冲凉时滑倒，左髋部着地，当时即觉左髋疼痛剧烈，不能站立行走，无头晕、头痛，无恶心、呕吐，无昏迷，次日由家人送急诊科就诊。行急诊 X 线检查示“左股骨颈骨折”。入院时患者神志清楚，精神可，平车入院，左下肢屈曲外旋畸形，左髋疼痛，疼痛评分为 6 分，活动受限。左下肢末端血运、感觉良好。左下肢屈曲外旋畸形，左腹股沟中点压痛（+），纵向叩击痛（+），左下肢股四头肌、髂腰肌肌力约 4 级，右侧股四头肌肌力、髂腰肌肌力约 4 级，末端血运及感觉良好。

T39-1

参考答案

拟在腰硬联合麻醉下行全髋关节置换术。该患者反复念叨，担心本次骨折的损伤大，预后不良，且担心术后康复时间长，给儿女增添照顾负担。

请问：该患者目前主要的护理诊断/问题有哪些？术后可能会出现哪些并发症？如何预防和护理？

（罗翱翔）

第四十章　关节脱位患者的护理

学习目标

通过本章内容的学习，学生应能够：

◎ 识记

1．复述关节脱位的定义、分类。

2．描述肩关节、肘关节、髋关节脱位的临床表现及治疗原则。

◎ 理解

解释关节脱位的主要护理措施。

◎ 运用

评估关节脱位患者并为其制订护理计划。

第一节　概　述

关节脱位（articular dislocation）俗称“脱臼”，是指由于直接或间接暴力作用于关节，或关节有病理性改变，使骨与骨之间相对关节面失去正常的对合关系。关节面部分失去正常的对合关系，称关节半脱位，多见于青壮年和儿童，老年人少见。常见的脱位关节有肩关节、肘关节及髋关节。

【病因与分类】

1．按脱位发生原因分类

（1）创伤性脱位：最多见，外来暴力作用于正常关节所引起的脱位。

（2）先天性脱位：胚胎发育异常而致关节先天性发育不良，出生后即发生脱位，如先天性髋关节脱位。

（3）病理性脱位：病变使关节结构遭到破坏而发生脱位，如髋关节结核或类风湿性关节炎所致的脱位。

（4）习惯性脱位：创伤性脱位后，关节囊及韧带松弛或在骨附着处被撕脱，使关节存在不稳定因素，轻微外力即可导致反复多次再脱位，如习惯性颞下颌关节脱位、习惯性肩关节脱位。

2．按脱位发生的时间分类

（1）新鲜脱位：脱位时间在3周内。

（2）陈旧性脱位：脱位时间超过3周。

3．按脱位后关节腔是否与外界相通分类

（1）闭合性脱位：局部皮肤完好，脱位处与外界不相通。

（2）开放性脱位：脱位关节腔与外界相通。

【护理评估】

（一）临床表现

1．症状 一般无明显全身症状。局部一般症状主要包括关节疼痛和压痛、肿胀、功能障碍。

2．特有体征

（1）畸形：脱位后关节处明显畸形，可出现旋转、内收或外展、变长或缩短。

（2）弹性固定：脱位后由于关节周围韧带牵拉，使患肢固定在异常的位置，被动活动时感到弹性抗力。

（3）关节盂空虚：触诊可发现关节头所在的部位有空虚感。

3．并发症

（1）早期并发症

1）骨折：多发生在骨端关节面或关节边缘部，少数可合并同侧骨干骨折。

2）神经损伤：较常见。多因压迫或牵拉引起，如肩关节脱位可合并腋神经损伤，肘关节脱位可引起尺神经损伤等。

3）血管损伤：多因压迫或牵拉引起，如肘关节脱位可有肱动脉受压，膝关节脱位可使腘动脉受牵拉和压迫。

（2）晚期并发症

1）骨化性肌炎：多见于肘关节和髋关节脱位后。

2）骨缺血性坏死：髋关节脱位后可引起股骨头缺血性坏死。

3）创伤性关节炎：如脱位合并关节内骨折、关节软骨伤、陈旧性脱位、骨缺血性坏死等，晚期都可发生创伤性关节炎。

（二）辅助检查

X 线检查可确定有无脱位，脱位的方向、程度，有无合并骨折等。必要时，可应用 CT 或 MRI 检查，以判断有无合并其他周围组织（如血管、神经）损伤。

（三）与疾病相关的健康史

创伤性关节脱位患者都有跌倒、高处坠落或车祸等明确外伤史。先天性脱位者以婴幼儿多见，病理性脱位者发病前有骨或关节疾病，习惯性脱位者有明确关节脱位病史，在同一部位多次复发，此 3 种脱位都在轻微外力下即可出现。

（四）心理社会状况

患者多担心损伤愈合后关节活动受到影响，常有焦虑和烦躁情绪。也有患者由于担心关节愈合不良而过于谨慎，不敢做任何锻炼。部分患者不能理解为何患肢需要固定。由于肿瘤等骨骼疾病导致的关节脱位，肢体功能可暂时或永久性丧失，常使患者产生悲观、失望情绪，甚至产生轻生的念头。

（五）治疗原则

1．复位 以手法复位为主，最好在伤后 3 周内进行，早期复位容易成功，功能恢复好。若脱位时间较长，关节周围组织粘连，空虚的关节腔被纤维组织充填，手法复位难以成功，则采用手术切开复位。

2．固定 复位后一般将关节固定 2 ～ 3 周，使损伤的关节囊、韧带和肌肉等组织得以修复愈合。陈旧性脱位手法复位后，固定时间适当延长。

3．功能锻炼 在固定期间，要进行关节周围肌肉的等长运动和其他未固定关节的主动活动，防止肌萎缩及关节僵硬。解除固定后，逐渐扩大创伤关节的活动范围，同时配合热敷、理疗或中药熏洗等治疗，促使关节功能恢复。锻炼应循序渐进，不可粗暴牵拉肢体，以免加重损伤。

【主要护理诊断 / 问题】

1．疼痛　与关节周围组织和韧带撕裂、神经损伤受压有关。

2．躯体移动障碍　与关节脱位、疼痛、制动有关。

3．潜在并发症　肌萎缩、血管或神经损伤、神经根粘连等。

【护理措施】

1．**减轻疼痛**　关节脱位 24h 内可局部冷敷，以减轻肿胀。24h 后局部热敷，促进血液循环，以减轻肌痉挛引起的疼痛。移动患者时，帮助患者托扶患肢，动作轻柔，疼痛严重时可遵医嘱给予止痛药，适当采用心理暗示、转移注意力或松弛疗法等缓解疼痛。

2．**复位和固定的护理**　向患者及家属讲解复位后固定的目的、方法、意义及注意事项。在固定期间，观察患者肢体位置是否处于功能位，观察患肢颜色、温度、感觉和运动功能，牵引和固定是否有效，牵引和石膏固定部分皮肤的色泽和温度，评估关节愈合和患肢功能恢复等情况。若患肢末端肿胀、麻木、青紫、发凉并伴有剧烈疼痛，说明有血液循环障碍，应及时报告医师做相应处理。

3．**功能锻炼**　向患者及家属讲解关节脱位后康复锻炼的重要性及必要性，指导患者按计划正确地进行功能锻炼。在锻炼过程中，以患者主动锻炼为主，切忌被动手法强力拉伸关节，以免加重关节损伤。固定期间进行肌肉的舒缩练习，其他关节可进行正常的活动。解除固定后，逐渐增加脱位关节的活动范围，但不宜强行大范围活动，以免造成二次损伤。

第二节　肩关节脱位

肩关节脱位（dislocation of the shoulder joint）最常见，约占关节脱位的 50%，与肩关节的解剖生理特点有关，由于此处的关节盂面小而浅，肱骨头相对大而圆，关节囊和韧带松弛，周围韧带较薄弱，关节结构不稳定等。肩关节脱位多发生于青壮年，男性多见。

【病因与分类】

1．**病因**　当身体侧位跌倒时，上肢呈外展、外旋位，手或肘部着地，或患者向后跌倒时肱骨后方撞击于硬物上，均可使肱骨头向前下方脱出。

2．**分类**　肩关节脱位分为前脱位、后脱位、下脱位和盂上脱位 4 种，但以前脱位最多见。前脱位分为喙突下脱位、下脱位和锁骨下脱位 3 种，其中以喙突下位最常见。

案例 40-1A

男性，35 岁，上班途中骑摩托车摔倒，肩关节着地，现患侧肩部疼痛、肿胀，活动受限，出现方肩畸形。

问题与思考：

该患者护理评估内容有哪些？

【护理评估】

（一）临床表现

1．**症状**　肩关节疼痛、肿胀，伴有活动受限。

2．**体征**　肩关节脱位后，关节盂空虚，肩峰突出，失去正常的膨隆外形，可出现方肩畸形（图 40-1）。将患侧手掌搭到健侧肩部，则肘部不能贴近胸壁。或将患侧肘部紧贴胸壁，则

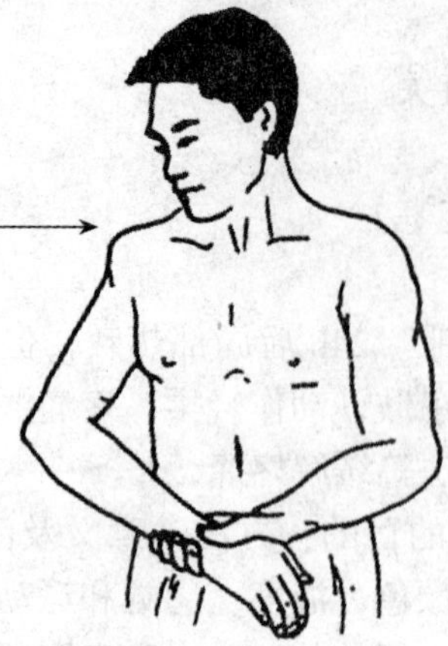

图 40-1　肩关节前脱位

手掌搭不到健侧肩部，为搭肩试验（Dugas 征）阳性。

（二）辅助检查

X 线检查可明确脱位类型和是否合并骨折。

（三）与疾病相关的健康史

患者多有侧方跌倒上肢撑地或肩部受强烈碰撞等病史，了解其既往有无习惯性肩关节脱位。

（四）心理社会状况

关节脱位发生突然，复位时的疼痛、长时间的肩部固定和对预后的担心使患者容易产生烦躁或焦虑情绪。

（五）治疗原则

1．**复位**　多在局部麻醉下行手牵足蹬法（Hippocrates 法）或悬垂法（Stimson 法）（图 40-2、3）。

2．**固定**　对单纯肩关节脱位者，用三角巾悬吊上肢于屈肘 90° 位约 3 周，腋窝处垫海绵垫。若合并肱骨大结节骨折，则应延长 1 ~ 2 周。

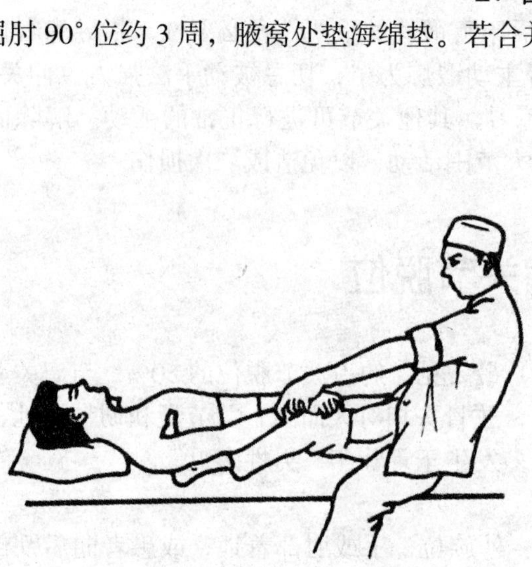

图 40-2　手牵足蹬法（Hippocrates 法）

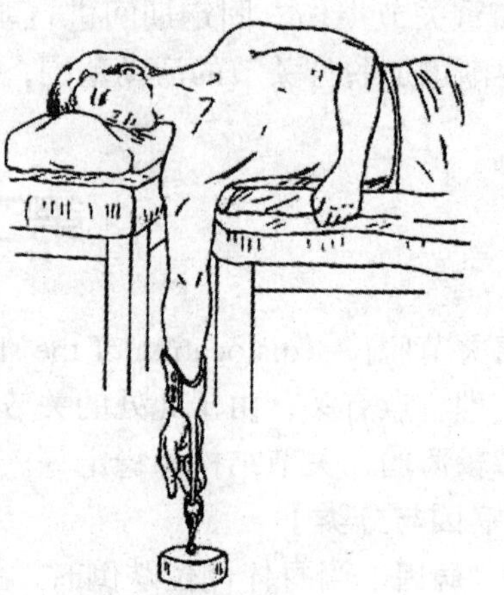

图 40-3　肩关节脱位 Stimson 法复位

案例 40-1B

体检：搭肩试验（Dugas 征）阳性。X 线检查示肩关节前脱位。

诊断：肩关节前脱位。

问题与思考：

该患者的护理诊断 / 问题有哪些？应给予哪些护理措施？

【主要护理诊断 / 问题】

1．疼痛　与肩关节脱位引起局部组织损伤有关。

2．(进食、卫生、如厕）自理缺陷　与肩关节脱位疼痛、方肩畸形有关。

【护理措施】

1．**观察患肢血运及感觉情况**　固定期间观察患者肢体位置是否处于功能位，观察患肢颜色、温度、感觉和运动功能，固定是否有效。若患肢末端肿胀、麻木、青紫、发凉并伴有剧烈疼痛，说明有血液循环障碍，应及时报告医师做相应处理。

2．功能锻炼　固定期间活动腕部和手指。疼痛、肿胀缓解后，指导患者用健侧手缓慢推动患肢进行外展和内收活动。解除固定后，进行肩关节各方向的锻炼，如手指爬墙外展、爬墙上举、滑车带臂上举、举手摸顶锻炼等，使肩关节功能完全恢复。

第三节　肘关节脱位

肘关节脱位（dislocation of the elbow）发病率次于肩关节脱位，好发于青壮年、成人和儿童，脱位后局部肿胀明显，若不及时复位，易导致前部缺血性痉挛。常见类型为肘关节后脱位或后外侧脱位。

【病因】

肘关节脱位多数由间接暴力所致。患者跌倒时肘关节伸直，前臂旋后位，暴力传递至尺、桡骨近端，使其脱向肱骨远端后上方而发生肘关节后脱位，此类最多见。若肘关节受到后方直接暴力作用，可产生尺骨鹰嘴骨折和肘关节前脱位，较少见。

【护理评估】

（一）临床表现

1．症状　肘部疼痛、肿胀，活动受限，肘部和上肢变粗。

2．体征　患者以健侧手托患侧前臂，肘关节弹性固定于半伸直位。可触到肘后空虚感，尺骨鹰嘴后突明显。肘后三点失去正常关系。脱位后，肿胀明显会压迫周围血管和神经。若正中神经损伤，形成典型的猿手畸形。若尺神经损伤，形成爪状手畸形。若压迫动脉，会出现血液循环障碍。

（二）相关检查

X 线检查有助于明确脱位的类型、移位情况及有无合并骨折。

（三）与疾病相关的健康史

患者多为青壮年，在跌倒后手掌撑地或肘部撞击时损伤。

（四）心理社会状况

患者多年轻，活动较多，患肢固定后对肢体功能影响较大，可出现烦躁或紧张等情绪，或者不愿配合执行肘部固定。

（五）治疗原则

1．复位　以手法复位为主，必要时可切开复位。

2．固定　用长臂石膏托固定肘关节于屈曲 90° 位，再用三角巾悬吊前臂于胸前，一般持续 2 ~ 3 周。

【主要护理诊断 / 问题】

1．疼痛　与肘关节周围组织受损、神经损伤受压有关。

2．（进食、卫生、如厕）自理缺陷　与肘关节脱位、疼痛、制动有关。

3．潜在并发症　患肢血供障碍。

【护理措施】

1．复位和固定的护理　向患者及家属讲解复位后固定的目的、方法、重要意义及注意事项。在固定期间，观察患者肢体位置是否处于功能位，观察患肢颜色、温度、感觉和运动功能，固定是否有效，石膏固定部分皮肤的色泽和温度，评估关节愈合和患肢功能恢复等情况。若患肢末端肿胀、麻木、青紫、发凉并伴有剧烈疼痛，说明有血液循环障碍，应及时报告医师做相应处理。

2．**功能锻炼**　固定期间指导患者进行固定部位肌肉的等长舒缩锻炼及手指、腕部、肩关节活动。解除固定后进行全方位的肘关节功能锻炼，如肘部屈伸、前臂旋转、提物、推墙等。

第四节　髋关节脱位

髋关节是人体最大的关节，由髋臼与股骨头构成，为典型的杵臼关节。由于髋臼深而大，周围有坚强的韧带与强壮的肌群，结构相对稳定，所以髋关节脱位（dislocation of the hip joint）发生率低。

【病因与分类】

髋关节脱位多由强大暴力引起。根据脱位后股骨头的位置分为前脱位、后脱位和中心脱位，以后脱位最为常见，占 85% ～ 90%。当患者膝关节和髋关节处于屈曲内收、内旋时，若膝部受到前方来的暴力，股骨头就从髋关节囊的后下部薄弱区脱出。此外，外力由后方作用于骨盆，可使股骨头向后方脱位。

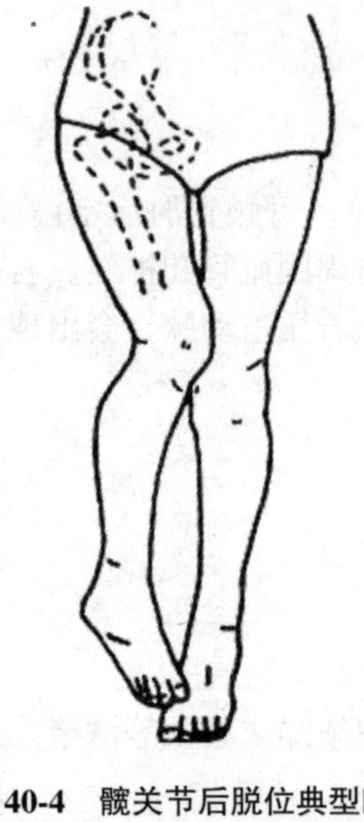

图 40-4　髋关节后脱位典型畸形

【护理评估】

（一）临床表现

1．症状　髋关节疼痛明显，关节功能障碍明显，但肿胀不明显。

2．体征　患肢缩短，髋关节呈内收、内旋、屈曲畸形（图 40-4），伤肢有弹性固定，股骨大粗隆上移明显，臀部可能触及脱位的股骨头。若压迫神经，则会出现足部感觉消失或肌瘫痪。

（二）相关检查

X 线检查有助于了解脱位情况及有无合并其他骨折。

（三）与疾病相关的健康史或生活史

大部分髋关节脱位是因为交通事故，评估患者受伤史和伤后急救措施。

（四）心理社会状况

患者及家属担心伤愈后遗留下肢残疾，容易出现烦躁、焦虑甚至预感性悲哀等情绪。有的患者可因担心患处愈合不良而不愿活动下肢，或因担心再次受伤而在伤愈后仍不敢弃拐行走。

（五）治疗原则

1．**复位**　争取在 24 小时内复位，24 小时后复位十分困难。常用方法为提拉（Allis 法）（图 40-5）或旋转法（Bigelow 法）。对手法复位失败或合并骨折者应采用切开复位加内固定。

2．**固定**　复位后持续皮牵引或穿丁字鞋固定，保持患肢处于外展中立位 2 ～ 3 周，禁止患者坐起。

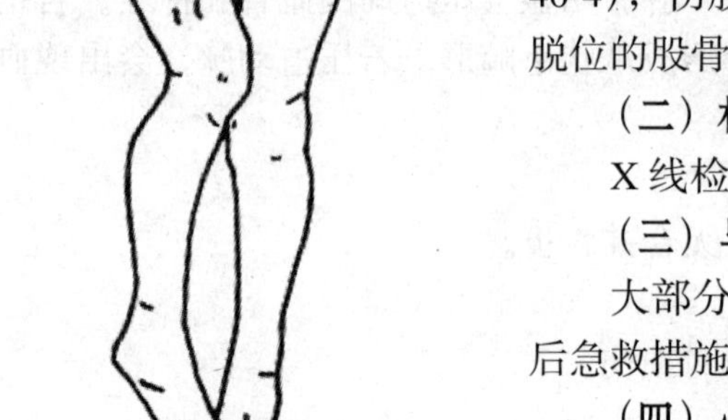

图 40-5　Allis 法复位

【主要护理诊断 / 问题】

1．躯体移动障碍　与关节脱位、疼痛、制动有关。

2．潜在并发症　肌萎缩、血管或神经损伤、神经根粘连等。

【护理措施】

1．**减轻疼痛**　适当采用心理暗示、转移注意力或松弛疗法等缓解疼痛。疼痛严重时可遵医嘱给予止痛药。

2．复位和固定的护理　向患者及家属讲解复位后固定的目的、方法、重要意义及注意事项。保持患肢处于功能位，观察足背动脉的搏动情况，保持皮牵引有效。若患肢末端肿胀、麻木、青紫、发凉并伴有剧烈疼痛，说明有血液循环障碍，应及时报告医师做相应处理。

3．功能锻炼　卧床期间做股四头肌收缩运动，3周后进行关节的锻炼，4周后指导患者扶双拐离床活动。3个月后X线检查股骨头的血运情况，对血液循环良好者，可尝试去拐行走。

知识拓展

Harris髋关节功能评分标准

Harris评分是一个广泛应用于评价髋关节功能的方法，常用来评价保髋和关节置换的效果。满分为100分，90分以上为优良，80～89分为较好，70～79分为尚可，小于70分为差。

项目	得分	项目	得分
Ⅰ疼痛		2. 功能活动	
无	（44）	（1）上楼梯	
轻微	（40）	正常	（4）
轻度，偶服止痛药	（30）	正常，需扶楼梯	（2）
轻度，常服止痛药	（20）	勉强上楼	（1）
重度，活动受限	（10）	不能上楼	（0）
不能活动	（0）	（2）穿袜子，系鞋带	
Ⅱ功能		容易	（4）
1. 步态		困难	（2）
（1）跛行		不能	（0）
无	（11）	（3）坐椅子	
轻度	（8）	任何角度坐椅子，大于1小时	（5）
中度	（5）	高椅子坐半小时以上	（3）
重度	（0）	坐椅子不能超过半小时	（0）
不能行走	（0）	上公共交通	（1）
（2）行走时辅助		不能上公共交通	（0）
不用	（11）	Ⅲ畸形	
长距离用1个手杖	（7）	具备下述四条：	（4）
全部时间用1个手杖	（5）	a. 固定内收畸形＜10º	
用拐杖	（4）	b. 固定内旋畸形＜10º	
用2个手杖	（2）	c. 肢体短缩＜3.2cm	

知识拓展

续表

项目	得分	项目	得分
用 2 个拐杖	（0）	d. 固定屈曲畸形 < 30°	
不能行走	（0）	Ⅳ活动度（屈 + 展 + 收 + 内旋 + 外旋）	
（3）行走距离		210° ～ 300°	（5）
不受限	（11）	160° ～ 209°	（4）
1km 以上	（8）	100° ～ 159°	（3）
500m 左右	（5）	60° ～ 99°	（2）
室内活动	（2）	30° ～ 59°	（1）
卧床或坐椅	（0）	0° ～ 29°	（0）

小结

1. 病因　由外伤、关节病变或先天性因素等引起，临床上以创伤性脱位最多见。

2. 临床表现　脱位的特有体征包括畸形、关节盂空虚、弹性固定。肩关节脱位以方肩畸形为特征，Dugas 征为阳性。肘关节脱位以肘后三角关系失常为特征。髋关节脱位以后脱位常见，其特征为髋关节弹性固定于屈曲、内收、内旋位，患肢短缩畸形。

3. 治疗原则　关节脱位治疗原则包括复位、固定、功能锻炼。肩关节脱位常用手牵足蹬法复位。肘关节脱位常用手法复位。髋关节脱位一般采用提拉法复位。

4. 护理措施　有效指导患者进行功能锻炼，密切观察并预防固定及锻炼期间相关并发症的发生。

思考题

男性，42 岁，因车祸急诊入院。患者现腿部疼痛剧烈，膝关节屈曲，大腿内收、内旋，活动受限，且患侧腿短于左腿，足尖触及健侧足背，未出现肿胀，大、小便正常，下肢感觉正常。X 线提示髋关节后脱位。

请问：

（1）该患者主要护理诊断 / 问题有哪些？

（2）目前护理措施有哪些？

（郭　闯）

T40-1
参考答案

第四十一章　腰腿痛与颈肩痛患者的护理

学习目标

通过本章内容的学习，学生应能够：

◎ 识记

1. 复述腰椎间盘突出症、颈椎病的定义和病因。
2. 描述腰椎间盘突出症、颈椎病的临床表现、辅助检查和治疗原则。

◎ 理解

1. 解释腰椎间盘突出症患者出现腰腿痛的原因和预防措施。
2. 比较不同类型颈椎病患者的临床表现特点及其原因。

◎ 运用

评估腰腿痛患者和颈肩痛患者，并为其制订护理计划。

第一节　腰椎间盘突出症

腰椎间盘突出症（hernia of the lumbar intervertebral disc）是指腰椎间盘变性、纤维环破裂和髓核突出，刺激或压迫神经根和马尾神经所引起的一种综合征。本病好发于 20 ～ 50 岁，男女发病比例为（4 ～ 6）：1。

【病因与病理生理】

1．椎间盘退行性变　是基本原因。椎间盘位于脊柱各椎体之间，由上、下软骨板，中心的髓核及四周的纤维环组成（图 41-1）。髓核具有弹性和膨胀性，运动时可缓冲和减轻对脊柱和颅脑的震荡，并参与和增加脊柱活动幅度。随着年龄增长，纤维环和髓核内的含水量、蛋白多糖和胶原等生化成分会发生较大改变，造成髓核弹性下降，椎间盘变薄、结构松弛，抗负荷能力减弱。纤维环在横断面上呈同心圆状排列，前方及两侧较厚，后外侧薄且缺乏后纵韧带支持，属于薄弱处。因此纤维环后外侧更容易产生裂隙甚至破裂，导致髓核突出。由于此处也是神经根离开硬膜囊进入椎间孔的部位，故椎间盘突出可使硬膜囊和神经根受到压迫和刺激，产生下肢放射性疼痛。

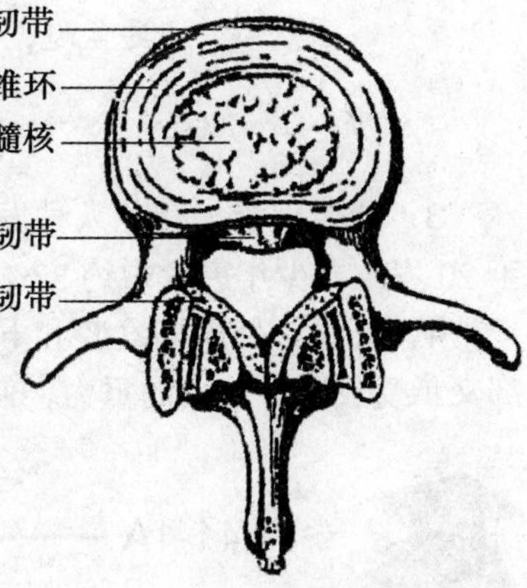

图 41-1　腰椎间盘横断面

2．损伤　腰椎间盘突出症是在退行性变基础上受到积累伤力所致，而积累伤又是加速退变的重要原因。由于纤维环由粗大胶原纤维以 45° 附着于椎体边缘，且相互呈 90° 交织，故承受纵向压力的能力较强，但易于受反复扭转应力而撕裂。因此，腰部急、慢性损伤，尤其是反复弯腰和扭转动作最易引起髓核后移，纤维环破裂，导致椎间盘突出。当人直立活动时，各种负荷应力均集中在腰骶段，尤其是两个生理弯曲交界处，因此椎间盘突出多发生在 $L_{4,5}$ 和 L_5S_1 间隙，占 90% ~ 96%。

知识拓展

腰椎间盘的压力

正常腰椎间盘在人体处于休息状态时，由于脊柱韧带的张力和腰背肌的作用其压力约为 1.5N/m^2，使椎间盘内压力保持在 105N/m^2。当增加外在负荷时，椎间盘内压力为躯干重量垂直负荷量的 1.5 倍。瑞典 Nachemson 在离体及活体上做了大量的椎间盘测压工作。L_3 椎间盘压力，站立位时承受应力近似于体重，而当仰卧位时下降约 50%。人体取不同姿势、做不同运动和承受不同的负荷，椎间盘承受的应力不同，椎间盘内压值亦各异。

表　70kg 人在不同姿势或运动时，L_3 椎间盘近似负荷量（N）

姿势或运动	负荷（N）	姿势或运动	负荷（N）
仰卧	250	前屈 40°	1000
仰卧并牵引	0	携重 20kg 前屈 20°	1200
仰卧，头高足低倾斜 50°	400	携重 20kg 前屈 20° 及旋转 20°	2100
仰卧，上肢运动	500	仰卧起坐	1200
端坐	700	仰卧双腿抬高	800
站立	500	屈膝、直腰举重 10kg	1700
咳嗽	600	弯腰举重 10kg	1900
前屈 20°	600	双上肢前举伸直携重 5kg	1900

吴孟超，吴在德 . 黄家驷外科学 . 7 版 . 北京：人民卫生出版社，2008.

3．**遗传因素**　有色人种发病率低，如印第安人、爱斯基摩人和非洲黑人等少见。年龄小于 20 岁的青少年患者中约 32% 有阳性家族史。

4．**妊娠**　妊娠期盆腔和下腰部组织充血明显，各种结构相对松弛，腹内压增加，而腰骶部又承受较平时更大的重力，使椎间盘易于膨出。

案例 41-1A

女性，48 岁，无诱因反复腰痛 4 年，左下肢放射痛 8 个月，绝对卧床休息后好转。1 周前患者再次发病，腰部疼痛剧烈，左下肢疼痛放射至小腿，伴麻木感。

问题与思考：

该患者护理评估内容有哪些？

【护理评估】

（一）临床表现

1．症状

（1）腰痛：最常见。有的无明显诱因突然发生，有的在某次较明显的腰部外伤后出现。主要原因是突出的髓核压迫纤维环外层及后纵韧带，刺激神经纤维而引起。早期患者仅有腰痛，表现为急性剧痛或慢性隐痛，前者多因纤维环突然全部或大部分破裂，髓核突出，后者多因纤维环尚完整。病程长的患者仅能短距离行走，且行走时疼痛难忍。患者在弯腰、咳嗽、排便等用力时均可使疼痛加剧，当髓核突破纤维环和后纵韧带，腰痛反而可以减轻。

（2）坐骨神经痛：见于 $L_{4\sim5}$、L_5S_1 椎间盘突出。坐骨神经由 L_4、L_5 和 S_1 神经根共同组成，走行于臀后部和大腿后方，当坐骨神经受压时就会出现其走行区域的疼痛。典型坐骨神经痛是从下腰部向臀部、大腿后方、小腿外侧，直至足背或足外侧的放射痛，并可伴麻木感。咳嗽、排便或打喷嚏时腹内压增高，患肢疼痛可加剧。因椎间盘突出多在一侧，故患者多表现为单侧疼痛。中央型椎间盘突出症可有双侧坐骨神经痛，表现为双侧大腿及小腿后侧疼痛。

（3）马尾神经受压：中央型突出的髓核或脱垂游离的椎间盘组织可压迫马尾神经，引起双侧大腿和小腿、足跟后侧及鞍区感觉迟钝，大、小便功能障碍。

2．体征

（1）腰椎侧凸：是缓解神经根受压和减轻疼痛的姿势性代偿畸形。若髓核突出在神经根外侧，腰椎凸向患侧可松弛受压的神经根。若髓核突出在神经根内侧，腰椎则凸向健侧。

（2）腰部活动受限：几乎所有患者都有各方向不同程度的活动受限，由于前屈位时促髓核向后移位并增加对受压神经根的牵张，因此以前屈受限最明显。

（3）压痛及骶脊肌痉挛：病变间隙的棘突间有压痛，其旁侧 1cm 处有深压痛和叩痛，并可引起沿坐骨神经的下肢放射痛。约 1/3 的患者有腰部骶脊肌痉挛，使腰部固定于强迫体位。

（4）直腿抬高试验及加强试验阳性：正常人神经根有 4mm 滑动度，下肢抬高到 60°～70° 才开始感到腘窝不适。本病患者神经根受压或粘连，使活动度减少或消失。当患者仰卧，被动直腿抬高患肢时，抬高在 60° 以内即出现坐骨神经痛，称直腿抬高试验阳性。在直腿抬高试验阳性时，缓慢降低患肢高度，待放射痛消失，再被动背屈踝关节以牵拉坐骨神经，如又出现坐骨神经痛，称为加强试验阳性（图 41-2）。

（5）神经系统表现：80% 的患者有感觉异常，70%～75% 有肌力下降，约 71% 有反射改变。$L_{4\sim5}$ 椎间盘突出压迫 L_5 神经根，出现小腿前外侧及足背内侧痛、触觉减退，踝和拇背伸力减弱。L_5S_1 椎间盘突出压迫 S_1 神经根，出现外踝附近及足外侧痛、触觉减退，趾及足跖屈力减弱，跟腱反射减弱或消失。如马尾神经受压，则为肛门括约肌张力下降及肛门反射减弱或消失。

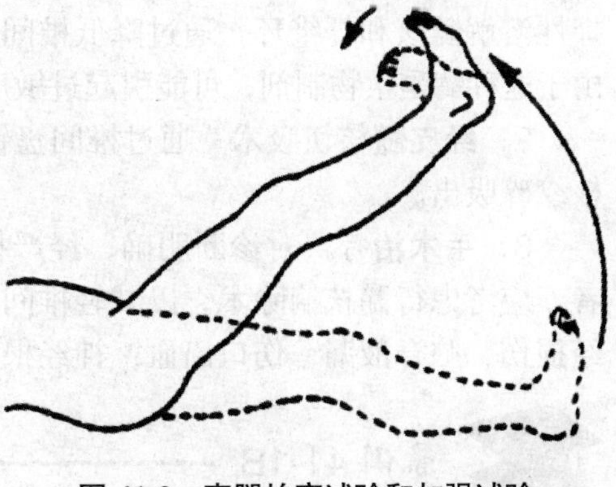

图 41-2　直腿抬高试验和加强试验

（二）辅助检查

单纯 X 线检查不能直接作出诊断，但有重要的鉴别诊断意义。CT 和 MRI 对本病有较大的诊断价值，但是当多个椎间隙有不同程度的椎间盘退变和突出时，这两种检查方法均难以确定症状由何处病变引起。

（三）与疾病相关的健康史

评估患者性别和年龄，是否有腰部急性或慢性损伤病史，生活和工作中是否经常久坐、负重或搬运重物等，有无类似疾病家族史，是否为妊娠期等。

（四）心理社会状况

长时间的急、慢性腰腿疼痛和下肢感觉障碍，给患者带来很大痛苦，严重时导致生活能力下降，影响正常生活与工作，并由此产生一系列不良情绪。另外，由于本病非手术治疗的时间较长，患者往往难以坚持，因此良好的社会支持系统和对疾病知识的掌握程度可以帮助患者积极配合治疗，以保证取得良好的治疗效果。

（五）治疗原则

1．非手术治疗 目的是使椎间盘突出部分和受到刺激的神经根的炎性水肿加速消退，从而减轻或解除对神经根的刺激或压迫。对绝大部分患者可经非手术治疗治愈，适用于：①年轻、初次发作或病程较短者；②休息后症状可自行缓解者；③X线检查无椎管狭窄。

（1）卧硬板床：当症状初次发作时，立即卧床休息，卧床时间长者应注意进行四肢伸屈活动。此法可缓解脊柱旁肌肉痉挛所引起的疼痛，椎间盘承受的压力比站立时下降50%。一般卧床3～4周，或至症状缓解后戴围腰下床活动，3个月内不做弯腰持重物动作，酌情进行腰背肌锻炼。此法简单、有效，但较难坚持。

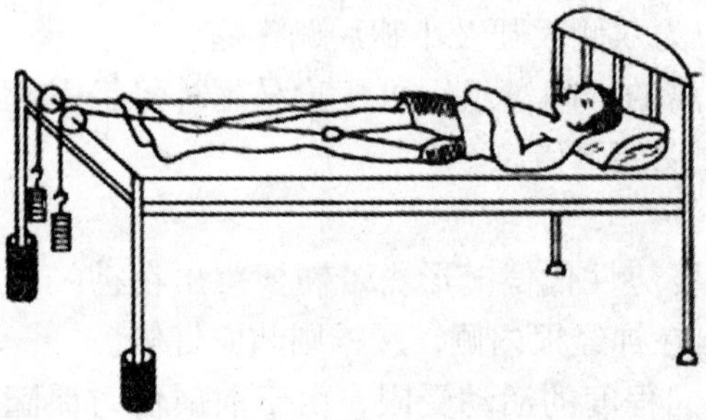

图41-3 骨盆牵引

（2）骨盆牵引：骨盆牵引可使椎间隙增宽，减少椎间盘内压和肌肉痉挛，使早期突出的间盘部分还纳，从而减轻对神经根的刺激或压迫（图41-3）。牵引重量一般为7～15kg，抬高床腿做反牵引，持续约2周。也可用间断牵引法，每日2次，每次1～2小时，但效果不如前者。孕妇、高血压和心脏病患者禁用。

（3）理疗、推拿和按摩：若方法选择正确，则效果较好，可使痉挛的肌肉松弛，减轻椎间盘压力。但中央型椎间盘突出不适宜。

（4）硬膜外注射皮质激素：为长效抗炎药，可减轻神经根周围的炎症和粘连。常用醋酸泼尼松龙1.75ml，加2%利多卡因4ml行硬膜外注射，每周1次，3次为一个疗程。现已少用。

（5）髓核化学溶解法：将胶原酶注入椎间盘内或硬脊膜与突出的髓核之间，利用这种酶选择性溶解髓核和纤维环，通过降低椎间盘内压力或缩小突出的髓核而达到缓解症状的目的。但由于这种酶是生物制剂，可能引起过敏反应、局部刺激出血、粘连，再次影响神经根功能等。

2．经皮髓核切吸术 通过椎间盘镜或特殊器械在X线监视下直接进入椎间隙，将部分髓核绞碎吸出。

3．手术治疗 对诊断明确，经严格非手术治疗无效，或中央型椎间盘突出压迫马尾神经者，应考虑行髓核摘除术，以减轻椎间盘内压力和缓解症状。手术治疗可引起椎间盘感染、神经损伤、脑脊液漏、伤口出血、神经根粘连和肌肉萎缩等并发症。

案例41-1B

体检：腰背肌痉挛，$L_{4\sim5}$和S_1椎旁压痛，向前弯腰活动受限，左腿直腿抬高试验和加强试验（+）。

X线检查和CT检查均提示$L_{4\sim5}$和L_5S_1椎间盘突出压迫神经根。

诊断为腰椎间盘突出症，拟行手术治疗。

问题与思考：

该患者围术期护理措施有哪些？

【主要护理诊断 / 问题】

1．疼痛　与肌肉痉挛、突出椎间盘压迫和刺激神经根等有关。

2．（进食、如厕、卫生）自理缺陷　与腰背部疼痛、医嘱卧床有关。

3．躯体移动障碍　与腰背部肌肉痉挛和疼痛有关。

4．潜在并发症　椎间盘感染、脊髓或神经损伤、脑脊液漏、伤口出血、神经根粘连、肌肉萎缩等。

【护理措施】

（一）非手术治疗的护理及术前护理

1．减轻疼痛

（1）绝对卧床：有利于减少脊柱前凸，放松背部肌肉。侧卧位时屈髋、屈膝，双腿分开，上腿下垫枕，避免脊柱弯曲的“蜷缩”姿势。仰卧位时可在膝、腿下垫枕，垫起肩，避免头前倾、胸部凹陷的不良姿势。俯卧位时可在腹部及踝部垫薄枕，以使脊柱肌肉放松。

（2）骨盆牵引护理：在牵引带压迫的髂缘部位加垫以预防压疮。观察患者体位、牵引力线及重量是否正确，皮肤有无疼痛、发红或压疮等。牵引期间加强生活护理，满足患者基本生活需要。

（3）用药和理疗护理：对疼痛严重者可遵医嘱给予非甾体消炎药，如双氯芬酸钠扶他林25mg，每日 3 次。热敷等理疗措施可促进局部血液循环，减轻肌肉痉挛，也可缓解疼痛。

2．活动与功能锻炼

（1）侧身起床和卧床：指导患者把身体移向床边，抬高床头，将腿放在床的一侧，用上肢支撑身体起来，把足放在地上，利用腿部肌肉收缩，使自己由坐位到站位。按相反顺序卧床。

（2）功能锻炼：急性期过后开始指导患者进行腰背肌练习。锻炼可依患者年龄、体力不同而不同，由简到繁，由轻到重。常用锻炼方法包括三点式、五点式和飞燕点水等，可锻炼腹肌、背肌和臀肌，以增强脊柱的稳定性。若患者不能进行主动锻炼，则应在医务人员帮助下进行肢体的被动活动，以促进血液循环，预防肌肉萎缩和关节僵直。

3．术前指导　指导患者采用正确的翻身、床上排便及术后功能锻炼方法，练习俯卧位，以适应术中和术后治疗需要。

（二）术后护理

1．搬运　三个搬运人员均位于患者的外侧，分别托肩背部、腰臀部及下肢，保持患者身体轴线平直，将其平托至床上。另有一人扶持输液肢体。

2．体位和翻身　术后平卧硬板床，2 小时后开始轴线翻身，至少每 2 小时一次。翻身时可指导患者双手交叉于胸前，双腿屈曲，然后帮助患者翻到辅助翻身的护士一侧。单纯性椎间盘切除拔出引流后可带围腰下床。腰椎内固定术后患者要适当延长卧床时间。

3．病情观察　观察患者生命体征，下肢皮肤颜色、温度、感觉及运动功能，伤口恢复情况，及时发现椎间盘感染、神经损伤征象。引流管一般 24 ～ 48 小时内拔除，注意观察引流液的颜色、性质和量，观察有无脑脊液漏或者活动性出血。

4．预防并发症　常见并发症为神经根粘连和肌肉萎缩。手术后 24 小时开始指导患者做直腿抬高练习，以防止神经根粘连。5 ～ 7 日后开始腰背肌练习，防止肌肉萎缩，坚持锻炼半年以上。术后戴围腰 3 个月，在此期间避免弯腰。腰椎有破坏性病变、年老体弱、心脏和肺功能差、内固定物植入及手术后早期者不宜进行腰背肌锻炼，锻炼后症状加重者应停止。颈椎有病变者不宜用三点式方法锻炼。

（三）健康教育

1．有脊髓受压者应戴围腰 3 ～ 6 个月，直至神经压迫症状解除。

2．指导正确姿势

（1）日常生活中保持良好姿势

1）站立：应尽量使腰部伸直，收腹提臀。过于紧张的站姿可加大腰椎前凸度，过于松弛的站姿可加大胸椎后凸度。

2）坐姿：最好坐高度合适、有扶手的靠背椅，膝与髋在同一水平，身体靠向椅背，并在腰部衬一靠垫。

3）卧位：参考绝对卧床期间的姿势。

4）行走：应抬头、挺胸、收腹，腹肌收缩有助于支持腰部。

5）跳落地面：着地前就应做好屈髋、屈膝和足趾屈姿势，并以此姿势着地。

（2）经常变换体位：避免长时间用同一体位。避免长时间穿高跟鞋站立或行走，长期坐位工作者需定时改变姿势，常弯腰者应定时做伸腰、挺胸活动。

（3）避免损伤：由于积累伤力既是腰椎间盘突出症的主要原因，又是诱因，故减少积累伤就显得非常重要。需搬运重物时，应注意正确应用人体力学原理，以节省体力，保护腰背部肌肉不受损伤。腰部劳动强度大者，应戴宽腰带以保护腰部。参加剧烈运动时，应注意做准备活动和加强保护措施，切忌活动突起突止。

3．增强腰背肌力量 长期使用围腰而不锻炼腰背肌，反而可因失用性肌萎缩带来不良后果。因此，应在医务人员指导下坚持锻炼，同时加强营养，减缓肌体组织器官的退行性变（图41-4）。

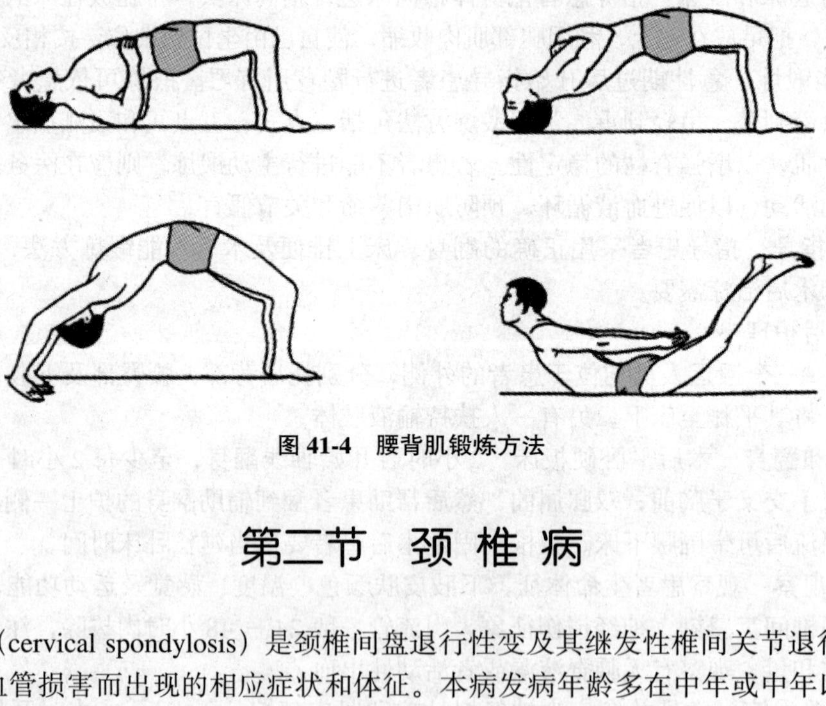

图 41-4 腰背肌锻炼方法

第二节 颈椎病

颈椎病（cervical spondylosis）是颈椎间盘退行性变及其继发性椎间关节退行性变所致脊髓、神经、血管损害而出现的相应症状和体征。本病发病年龄多在中年或中年以上，男性居多，好发部位依次为 $C_{5\sim6}$、$C_{4\sim5}$ 和 $C_{6\sim7}$。

【病因】

1．颈椎间盘退行性变 是最基本原因。颈椎活动度大而且多，随年龄增长，椎间盘退变使椎间隙狭窄，关节囊和韧带松弛，脊柱活动时稳定性下降。脊柱不稳定又加速了椎体、椎间关节、钩椎关节、黄韧带、前纵韧带后纵韧带等的变性、增生、钙化。二者形成恶性循环，最后压迫或刺激脊髓、神经或血管。

2．损伤 急性损伤可使原已退变的椎体和椎间盘损害加重而诱发颈椎病。慢性损伤可加速已退变颈椎的退变过程，使症状提早出现。但暴力伤致颈椎骨折、脱位所并发的脊髓或神经根损害则不属于颈椎病范畴。

3．发育性颈椎管狭窄　脊髓有三个生理性膨大，以下颈段的颈膨大为最大，且颈膨大的左右径约为前后径的2倍，这使椎管变得相对狭窄，容易受到外来因素压迫。若胚胎或发育过程中椎弓根过短，使颈椎管的矢状内径小于正常（14～16mm），即使退行性变比较轻，也可产生脊髓、神经或血管受压迫或受刺激的临床表现。

案例 41-2A

女性，58岁，颈肩痛伴左手麻木1年，咳嗽时加重，疼痛向左上肢放射，左手握力减退，用筷子夹菜、系扣子等精细动作困难。

问题与思考：

该患者的护理评估内容有哪些？

【护理评估】

（一）临床表现

颈椎病临床表现多样，基本有以下4种类型，也可有2种或2种以上类型同时存在，称为混合型。

1．神经根型　发病率最高，占50%～60%，主要是由于椎间盘向后外侧突出，钩椎关节或关节突关节增生、肥大，刺激或压迫神经根所致。患者多先有颈肩痛，短期内加重并向上肢放射，以单侧为多，咳嗽、打喷嚏及活动时加重。上肢皮肤可有麻木或过敏等感觉异常。可有上肢肌力下降，手指动作不灵活。当头部或上肢姿势不当，或突然牵、撞患肢时即可发生剧烈的放电样锐痛。

检查可见患者患侧颈部肌肉痉挛，故头喜偏向患侧，且肩部上耸。颈肩部压痛，颈部和肩关节活动可有不同程度受限，有颈神经根受累的相应神经定位体征。

上肢牵拉试验：又称臂丛牵拉试验。检查者一手扶患者患侧颈部，另一手握患侧腕部外展上肢，双手反向牵引臂丛神经，诱发已经受压的神经根出现放射痛和麻木感，为上肢牵拉试验阳性。

压头试验：患者端坐，头后仰并偏向患侧，检查者用手掌在其头顶加压，出现颈痛并向患肢放射，为压头试验阳性。

2．脊髓型　发病率次之，占10%～15%，主要由于后突的髓核、椎体后缘的骨赘、肥厚的黄韧带及钙化的后纵韧带压迫或刺激脊髓而引起。脊髓受压早期，由于压迫来自脊髓前方，侧束和椎体束损害表现最明显。此时颈痛不明显，而最先出现四肢乏力和步态不稳。患者手部发麻，精细活动失调，握力减退；下肢发麻，行走有踩棉花样感觉；躯体有感觉障碍平面，躯干有紧束感。随病情加重发生自下而上的上运动神经元性瘫痪，即行走困难，大、小便困难，尿潴留，全身肌张力增加，肌力下降和病理反射阳性等。

3．椎动脉型　颈椎横突孔增生狭窄，上关节突增生、肥大，颈椎退行性变，颈椎失稳可直接刺激、牵拉或压迫椎动脉；颈椎退变后稳定性降低，在颈部活动时椎间关节产生过度移动而牵拉椎动脉；或颈交感神经兴奋，反射性地引起椎动脉痉挛等均是本病病因。当患者患有动脉硬化等血管病时则更易发生本病。常见的临床表现有：①眩晕，为本型的主要症状，为旋转性、浮动性或摇晃性眩晕，头部活动时可诱发或加重；②头痛，由椎-基底动脉供血不足而侧支循环血管代偿性扩张引起，为发作性胀痛，以枕部、顶枕部为主，也可放射到颞部；③视觉障碍，突发性弱视或失明、复视，短期内自行恢复，由大脑后动脉及脑干内脑神经核缺血所致；④猝倒，由椎动脉受到刺激痉挛引起，多在头部快速旋转或屈伸时四肢突然无力而跌倒，倒地后再站起即可继续正常活动，患者意识清楚。

4．交感神经型 临床表现复杂，主要由颈椎不稳定刺激颈交感神经所引起。可表现为：①交感神经兴奋症状，如头痛或偏头痛、头晕；恶心、呕吐等胃肠道症状；视物模糊、视力减退、畏光、流泪、瞳孔扩大或缩小、眼睑下垂或眼后部胀痛；心率加快、心律失常、心前区疼痛和血压升高；头颈及上肢出汗异常、面部麻木；耳鸣、听力减退、发声障碍等。②交感神经抑制症状，主要为头晕、眼花、流泪、鼻塞、心动过缓、血压下降以及胃肠胀气等。

（二）辅助检查

正、侧位，左、右斜位和前屈、后伸位 X 线检查对诊断有重要参考价值，必要时可辅以脊髓造影、椎动脉造影、CT 和 MRI 等。仅有影像学改变而无临床表现者，不能诊断为颈椎病，只可视为颈椎退行性变，因正常人也可存在一定的退行性变。

（三）与疾病相关的健康史

患者往往有颈肩部急、慢性损伤史，经常伏案工作，或者有其他颈部不良姿势习惯。

（四）心理社会状况

由于长时间疼痛及肢体功能障碍，患者在身体和心理上承受很大痛苦，影响其生活质量。患者及家属若对手术、术后康复过程和可能出现的后遗症等不了解，可能产生焦虑、恐惧等情绪反应。

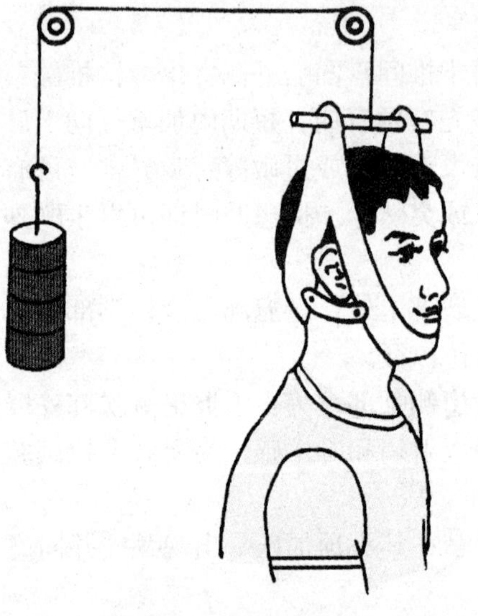

图 41-5 颌枕带牵引

（五）治疗原则

1．非手术治疗 原则是去除压迫，消炎止痛，恢复颈椎稳定性。

（1）颌枕带牵引（图 41-5）：可解除肌痉挛、增大椎间隙、降低椎间盘内压力，使嵌顿于小关节内的滑膜皱襞复位，减轻对神经根的压迫和对椎动脉的刺激。患者取坐位或卧位，头微屈，牵引重量 2 ~ 6 kg，牵引时间以项背肌能耐受为限，每日 1 ~ 2 次，每次 1 小时。也可行持续牵引，每日 6 ~ 8 小时，2 周为一疗程。对脊髓型颈椎病患者一般不宜采用此方法。

（2）颈托或围领：限制颈椎过度活动而不影响行动。

（3）推拿、按摩：减轻肌肉痉挛，改善局部血液循环。此项治疗应到正规机构由专业人士进行，手法应轻柔，以免造成进一步损伤。对脊髓型颈椎病患者禁用此方法。

（4）理疗：可改善颈肩部血液循环，加速炎性水肿消退和松弛肌肉。可用热疗、磁疗、超声疗法或电刺激等。

（5）药物治疗：目前尚无特效药物，所用非甾体消炎药、肌肉松弛药和镇静药等均为对症治疗。颈椎病为慢性病，如长期用药可产生一定副作用，故宜在症状明显、严重影响生活及睡眠时短期、交替使用。

2．手术治疗 对非手术治疗无效的神经根型、椎动脉型和交感神经型颈椎病患者，或脊髓型颈椎病症状进行性加重者，适宜手术治疗。根据途径不同，手术可分前路手术、前外侧手术及后路手术 3 种。

（1）前路及前外侧手术：适合于切除突出的椎间盘、椎体后方骨赘及钩椎关节骨赘，以解除对脊髓、神经根和椎动脉的压迫。同时可进行椎体间植骨融合术，以稳定脊柱。

（2）后路手术：主要是通过椎板切除或椎板成形术达到对脊髓的减压。在椎板切除不多即能达到减压目的时，也可辅以后方脊柱融合术。

案例 41-2B

体检：颈部活动受限，左拇指及前臂桡侧感觉减退。X 线检查显示颈椎曲度变直，MRI 显示 $C_{4\sim6}$ 椎间盘向椎管内突出，压迫左侧神经根。

诊断为神经根型颈椎病，拟行颈椎前路手术。

问题与思考：

1. 术后可能会出现哪些并发症？
2. 如何观察和护理？

【主要护理诊断 / 问题】

1. 疼痛　与颈部肌痉挛、脊神经根受压迫或刺激有关。
2. 有受伤的危险　与步态不稳、椎动脉供血不足引起的眩晕有关。
3. （卫生、进食、如厕）自理缺陷　与颈肩部疼痛、活动受限或手指精细动作失调有关。
4. 潜在并发症　脊髓损伤、伤口出血、呼吸困难。

【护理措施】

（一）非手术治疗护理及术前护理

1. 心理护理　颈椎病的恢复是个长期而慢性的过程。患者的病程、年龄、脊髓神经受压程度、脊神经是否变性、颈椎管狭窄程度等均可影响手术疗效，二次手术或颈椎病合并外伤致脊髓损伤者一般效果较差。手术后部分患者感到症状立刻减轻，但绝大多数患者需要数月甚至更长时间才能恢复，所以一般应在手术 1 年后观察疗效。使患者对此有思想准备，坚持治疗和康复锻炼才能获得最大限度的康复。

2. 缓解疼痛　遵医嘱给予局部制动、牵引、理疗、封闭，必要时使用药物缓解疼痛。

3. 选择和佩戴围领　合适的围领可维持颈椎于中立位，防止颈髓或神经根的进一步损伤，尤其适用于颈椎不稳定者。围领应上缘抵下巴，下缘达胸骨，保证颈部不能伸屈活动。帮助患者分别取立位、卧位检查围领是否合适，以免术后不舒适。嘱患者起床活动时戴上围领，卧床可不戴。

4. 预防外伤　保持房间地面干燥，减少障碍物，有痉挛步态或颈性眩晕的患者行走时应有人陪伴，并提供手杖、步行器等帮助。

5. 鼓励自理　在病情允许的情况下，指导患者练习精细动作，如穿针、系衣扣、拿筷子和握笔等。同时可以相应改变生活方式，如衣服改用搭扣，用勺进餐，用吸管饮水等，以鼓励和帮助患者生活自理。

6. 术前训练　术前患者均应严格戒烟，并进行以下训练以适应术中操作。

（1）前路手术：术前 3 ~ 5 天进行气管、食管推移训练，右手拇指将气管自右向左推过中线，开始为每次 15 ~ 20 分钟，以后逐渐增至每次 30 ~ 60 分钟。

（2）后路手术：练习俯卧位，要求收下颌，胸下垫枕 20 ~ 30cm，头部顶书本样硬物，以坚持 3 小时为宜。

（二）术后护理

1. 颈部制动　对行植骨固定椎体融合术者的制动十分重要。在送患者回病房时应有专人陪伴，用围领固定颈部。搬运时一人专门保护颈部，另有三人搬运患者。回病房后颈部两侧垫枕以制动。患者咳嗽、打喷嚏时最好用手轻按颈前部。一般术后 12 周去除围领或遵医嘱执行。

2. 病情观察 密切观察患者生命体征和四肢运动，观察敷料有无渗血，颈部有无明显肿胀，引流条或引流管有无脱出，引流是否通畅，一般 24 ~ 48 小时拔除引流管。对行前路手术者注意观察有无声音嘶哑、饮水呛咳和呼吸困难等并发症。呼吸困难是前路手术最危急的并发症，多发生在术后 1 ~ 3 天，处理不当患者可死亡。常见原因有：①切口内出血压迫气管，常因骨面渗血或术中止血不彻底，引起引流不畅致窒息；②喉头水肿，如术前未做推拉气管练习，术中牵拉过度或持续时间过长，可使气管黏膜受损而水肿；③术中损伤脊髓，易发生在刮匙刮除上、下椎体后缘骨赘时，刮匙进入过深；④植骨块松动脱落，压迫气管。患者可表现为呼吸困难、张口状急迫呼吸和发绀等。此时应对因、对症处理，必要时剪开缝线，清除血肿，或者做气管切开和再次手术。因此颈椎手术患者床旁常规放气管切开包。

3. 卧位和活动 手术后去枕平卧，可将躯干连同头部抬高 10° ~ 15°。为防止压迫引流管，肥胖者以侧卧位为佳，但也应头部垫枕与肩高一致。卧床时应轴线翻身。术后 3 天应侧身坐起或卧床，以免颈部受力。

4. 拆线 前路手术颈部一般 5 天拆线，髂骨取骨处 11 天左右拆线，后路手术颈部一般 12 天拆线。拆线后行颈椎侧位 X 线检查，检查时去掉围领，但颈部保持不动。若无特殊情况，拆线后即可出院。

5. 功能锻炼 术后功能锻炼不仅可促进脊髓功能恢复，而且可改善血液循环，增强肌肉力量，维持颈椎稳定性。在围领保护下，术后第 1 天开始练习上肢肩、肘、腕活动和握拳。下肢练习勾足尖、股四头肌舒缩和直腿抬高。1 个月以后在围领保护下做头向后顶墙，或者双手放在头后向前推，同时头向后用力，用力每次 5 秒，休息 5 秒，每回 20 ~ 30 次，每次 2 小时，坚持长期锻炼。

（三）健康教育

1. 避免颈部损伤 颈椎病患者遵医嘱戴围领活动。避免猛力转头动作。乘坐高速行驶的汽车时，为预防急刹车时颈部剧烈摆动，不面对正前方或正后方，而应与行驶方向垂直而坐，或平卧车上并弯腿。

2. 保持良好颈部姿势

(1) 纠正头、颈、肩部的不良姿势，保持颈部平直。

(2) 日常生活中主动加大头、颈部活动范围，避免颈部固定在一种姿势时间过长。长期伏案工作者应定期远视，缓解颈部肌肉的慢性劳损。

(3) 睡眠时枕头宜中间低两端高，透气性好，长度超过肩宽 10 ~ 16 cm，高度以头颈部压下后与一侧肩宽相平为宜，不让头部过伸或过屈。

3. 锻炼项背肌 可先慢慢向一侧转头，至最大屈伸旋转度处停留数秒，然后缓慢转至中立位，再转向对侧，每日重复数十次。也可做前屈、后伸、侧屈和侧转活动。也可背靠墙，头枕部用力顶墙，持续 5 秒后放松 1 次，每 2 小时做 1 次，每次做 20 ~ 30 次此动作。

小　结

（一）腰椎间盘突出症

1. 病因与病理　腰椎间盘退行性变是基本病因，损伤、遗传和妊娠等因素可促进发病。

2. 临床表现　最常见的症状为腰痛和坐骨神经痛，部分患者会有马尾神经受压的表现。主要体征为腰椎侧凸、腰部活动受限、压痛和肌痉挛、直腿抬高试验和加强试验阳性、相应神经系统表现等。

3. 治疗原则　以非手术治疗为主，包括绝对卧硬板床、骨盆牵引、理疗、推拿和按摩、硬膜外注射皮质激素、髓核化学溶解法等。对无效者可采用经皮髓核切吸术或手术治疗。

4. 护理措施　非手术治疗护理和手术前护理主要包括减轻疼痛、活动和功能锻炼、进行术前指导。术后护理主要包括搬运患者、体位和翻身、病情观察、预防并发症等。护士还应指导患者适当佩戴围腰，日常生活中保持正确姿势以及增强腰背肌力量。

（二）颈椎病

1. 病因与病理　颈椎间盘退行性变是基本病因，损伤和发育性颈椎管狭窄等因素可促进发病。

2. 临床表现　神经根型颈椎病最常见，患者多先有颈肩痛，逐渐加重并向上肢放射，可有上肢牵拉试验和压头试验阳性。脊髓型颈椎病患者颈肩痛不明显，而以四肢乏力和步态不稳最先出现，继而出现上运动神经元性瘫痪。椎动脉型颈椎病患者可能出现眩晕、头痛、视觉障碍和猝倒等表现。交感神经型颈椎病表现复杂，患者可以有交感神经兴奋或抑制症状。

3. 治疗原则　非手术治疗方法包括颌枕带牵引、颈托或围领、推拿和按摩、理疗和药物治疗等。对非手术治疗无效者可采用前路、前外侧或后路手术治疗。

4. 护理措施　非手术治疗护理和手术前护理主要包括心理护理、缓解疼痛、选择和佩戴围领、预防外伤、鼓励自理和术前训练等。术后护理重点是颈部并发症，尤其是呼吸困难并发症的观察和护理，以及颈部功能锻炼。护士还应指导患者和健康人群预防颈椎病的发生。

思考题

1．男性，52 岁，1 天前搬重物时不慎扭伤腰部，当时腰背部疼痛剧烈，并有右下肢放射性疼痛伴麻木感，不能平卧，咳嗽、打喷嚏和排便时加重，大、小便正常。该患者为旅游大巴司机，自述既往有慢性腰痛多年，否认有腰椎疾病家族史。体检和影像学检查均提示 $L_{4\sim5}$ 椎间盘突出压迫神经根。该患者被诊断为“腰椎间盘突出症”，拟行非手术治疗。医生要求该患者绝对卧床，口服非甾体消炎药以减轻疼痛。患者向护士询问自己的发病原因，以及如何配合非手术治疗。

T41-1

参考答案

请问：

（1）该患者目前主要的护理诊断 / 合作性问题有哪些？

（2）该患者可能的发病因素有哪些？

（3）如何配合非手术治疗？

2．女性，52 岁，从事会计工作 30 年，经常伏案工作。近 2 年来患者感觉四肢麻木无力，行走稍不稳，写字、持筷稍不灵活。近 3 个月来患者病情加重，只能走 1000 米，伴双手指尖麻木。诊断为脊髓型颈椎病，拟行颈椎后路手术治疗。

请问：

（1）该患者哪些临床表现符合脊髓型颈椎病的临床表现特点？

（2）护士应指导该患者进行何种术前体位训练？具体如何操作？

（3）该患者出院前，护士应对其进行哪些颈椎康复方面的健康指导？

（庞　冬）

第四十二章　骨与关节感染患者的护理

学习目标

通过本章内容的学习，学生应能够：

◎ 识记

1．复述化脓性骨髓炎的感染途径、病因和病理。

2．描述化脓性关节炎的临床表现和治疗原则。

3．复述骨与关节结核的好发部位、临床表现、治疗原则。

◎ 理解

1．比较急性骨髓炎和慢性骨髓炎的临床特点和治疗原则。

2．解释化脓性骨与关节感染的病理生理变化。

3．解释骨与关节结核的病理改变。

◎ 运用

评估化脓性骨髓炎、化脓性关节炎、骨与关节结核患者并为其制订护理计划。

第一节　化脓性骨髓炎

化脓性骨髓炎（suppurative osteomyelitis）是由化脓性细菌感染引起的骨膜、骨质及骨髓的炎症，好发于长骨的干骺端。本病的感染途径：①血源性感染：最常见，身体其他部位化脓性病灶中的细菌经血液循环播散至骨骼，称血源性骨髓炎；②创伤后感染：开放性骨折发生感染或骨折手术后出现了感染，称创伤后骨髓炎；③邻近感染灶蔓延：邻近软组织感染直接蔓延至骨骼，称外来性骨髓炎。化脓性骨髓炎按照发病缓急分为急性和慢性两种，临床上以急性血源性骨髓炎最多见。

【病因】

1．急性血源性骨髓炎（acute hematogenous osteomyelitis）　最常见的致病菌是金黄色葡萄球菌，其次为链球菌，儿童要注意流感嗜血杆菌感染。致病菌经血源性播散，患者发病前大多有身体其他部位的感染灶。儿童血液供应比成人丰富，干骺端有许多终末动脉形成血管袢，血流缓慢，致病菌易在此处沉积而致病。原发病灶处理不当或机体抵抗力降低可引起感染。因此，儿童长骨干骺端为好发部位。另外，局部外伤造成干骺端附近血肿，利于细菌生长，外伤可能是本病的诱因。

2．慢性血源性骨髓炎（chronic hematogenous osteomyelitis）　多因急性骨髓炎治疗不及时或不彻底转变而成。少数为低毒性细菌感染，患者在发病时即有慢性骨髓炎表现。

【病理】

1．急性血源性骨髓炎　早期以骨质破坏和坏死为主，晚期以新骨形成为主，可形成骨性包壳。大量细菌停滞在长骨的干骺端，阻塞小血管，迅速导致骨坏死，并形成局限性脓肿。脓液沿哈弗斯管蔓延至骨膜下间隙，掀起骨膜成为骨膜下脓肿，致骨密质外层缺血、坏死。脓液若穿破骨膜沿筋膜间隙流注，则成为深部脓肿，若穿破皮肤流出体外，则成为窦道。脓液进入骨髓腔，破坏骨髓组织、骨松质及内层骨密质的血液供应，形成大片死骨。在死骨形成过程中，病灶周围的骨膜因炎性充血和脓液的刺激而产生新骨，包围在骨干的外层，形成“骨性包壳”。若干骺端位于关节内，脓液可进入关节内，引起化脓性关节炎。因骨骺板具有屏障作用，故脓液进入邻近关节比较少见（图 42-1）。

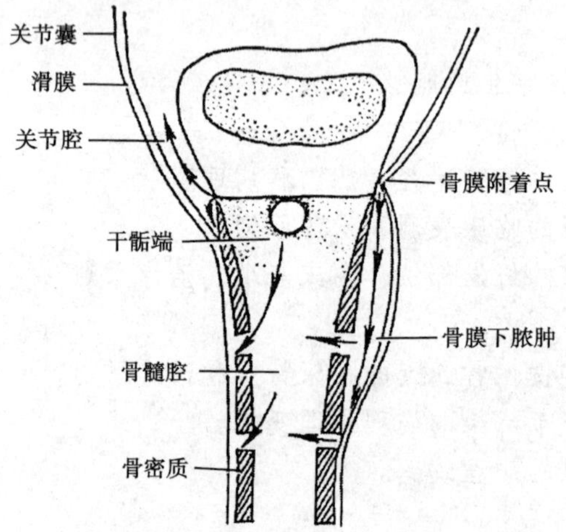

图 42-1　急性血源性骨髓炎的扩散途径

2．**慢性血源性骨髓炎**　基本病理改变是病灶区内遗留无效腔、死骨、窦道。若急性期感染未能有效控制，因骨质的破坏、坏死和吸收，局部形成无效腔，腔内含有死骨、脓液、坏死组织和炎性肉芽组织，腔外包有新生骨的“包壳”，局部形成慢性窦道。此时，感染转为慢性过程。有时死骨、脓液经窦道排出后，窦道可暂时闭合，但因无效腔的存在，炎症难以得到彻底控制，当机体抵抗力降低时，炎症又急性发作。窦道周围皮肤受炎性分泌物的长期刺激，出现色素沉着，也可发生癌变。

案例 42-1A

患儿，男，10 岁，半个月前有跌伤史，伤后左膝上部疼痛，但患肢仍可自由活动。今日因发热伴左膝上部疼痛 4 天入院。

问题与思考：

该患儿的护理评估内容有哪些?

【护理评估】

（一）临床表现

1．症状

（1）急性血源性骨髓炎：起病急骤，患者早期即有寒战、高热、头痛、食欲减退等全身中毒症状。儿童可有烦躁、呕吐、惊厥，重者有昏迷与感染性休克。局部症状以疼痛为主，早期患肢剧痛，呈半屈曲状。骨膜下脓肿形成时，局部肿胀、皮肤紫红，疼痛加剧、若脓肿穿破骨膜，疼痛反而减轻，但局部红、肿、热更为明显。若脓液扩散至骨髓腔，则整段肢体疼痛和肿胀更加剧烈。若整个骨干均受破坏，在外力作用下可发生病理性骨折。

（2）慢性血源性骨髓炎：病变静止期可无症状，急性发作期可有疼痛、发热，窦道流脓，有时可见小的死骨片排出。

2．体征

（1）急性血源性骨髓炎：早期患肢局部皮温升高，有固定的局限性压痛。当形成骨膜下脓肿或软组织深部脓肿时，压痛明显。

（2）慢性血源性骨髓炎：骨骺受炎症刺激可使患肢增长或缩短，肢体局部增粗变形，肌萎缩，邻近关节畸形、僵硬、运动障碍。局部可见经久不愈的瘢痕和窦道，窦道肉芽组织突出。

（二）辅助检查

1．实验室检查　急性血源性骨髓炎患者白细胞计数增高，中性粒细胞比例增加。但在起病急骤，患儿抵抗力极低的情况下，白细胞计数可不升高。

2．影像学检查

（1）X 线检查：急性血源性骨髓炎早期检查常无异常，2 周后才出现骨质破坏、死骨形成等改变，对早期诊断意义不大。慢性血源性骨髓炎显示骨质增厚、硬化、包壳形成，有死骨或无效腔存在。

（2）CT、MRI 检查：CT 检查急性血源性骨髓炎可较早发现骨膜下脓肿，慢性血源性骨髓炎时可清楚显示脓腔与较小死骨。MRI 检查有助于早期发现骨内的炎性病灶，观察病灶范围，有无脓肿形成，具有早期诊断价值。

（3）核素骨显像：急性血源性骨髓炎发病 48 小时后即可发现感染灶放射性核素浓聚，但只能显示病变部位，不能定性诊断。

（4）窦道造影检查：慢性血源性骨髓炎经窦道插管注入造影剂以显示窦道脓腔情况。

3．局部脓肿分层穿刺　在压痛最明显部位穿刺，边抽吸边深入，不可一次穿入骨内，以免将单纯软组织脓肿的细菌带入骨内。抽出液及时送检，涂片中多为脓细胞或细菌，可明确诊断。同时做细菌培养和药物敏感试验。

（三）与疾病相关的健康史

本病常见于儿童和体质虚弱者，评估其发病前是否有其他部位的感染病灶，如疖、痈、扁桃体炎、咽炎或中耳炎等，有无局部外伤史。

（四）心理社会状况

本病起病急，病情发展迅速，并伴疼痛、肢体肿胀，患儿和家属可有紧张或不知所措等表现。当演变为慢性血源性骨髓炎时，病程长，反复发作，加之畸形、残障等，患者有急躁、悲观、绝望等情绪。经济状况不佳者可因昂贵的医疗费用而放弃治疗。

（五）治疗原则

1．急性血源性骨髓炎　治疗的关键是控制感染，防止炎症扩散和发展成慢性骨髓炎。

（1）非手术治疗

1）抗感染：早期联合足量应用针对革兰氏阳性球菌的抗生素，然后根据细菌培养和药物敏感试验结果，进行相应调整。抗生素持续用至局部症状和体征消失后 3 周左右。

2）支持治疗：降温、补液，维持水、电解质和酸碱平衡。增加营养摄入，必要时少量多次输新鲜血、血浆或球蛋白，增强患者抵抗力。

3）局部制动：患肢可做皮牵引或石膏固定于功能位，以减轻疼痛，防止关节挛缩、畸形及病理性骨折。

（2）手术治疗：局部分层穿刺抽得脓液或非手术治疗 2 ～ 3 日炎症未得到控制即应手术

治疗。手术方法有局部钻孔引流或开窗减压术（图 42-2）。术后需做闭式灌洗引流者，在钻孔或开窗的骨腔内留置冲洗管和引流管各 1 根做闭式冲洗引流，经冲洗管滴注抗生素液，引流管持续负压引流。对脓液不多者可做单纯闭式引流，骨腔内放单根引流管接负压吸引瓶，每天经引流管注入少量高浓度抗菌药液。术后也可暂不缝合伤口，填充碘仿纱条，待 5 ~ 10 日后视伤口情况做延迟缝合。

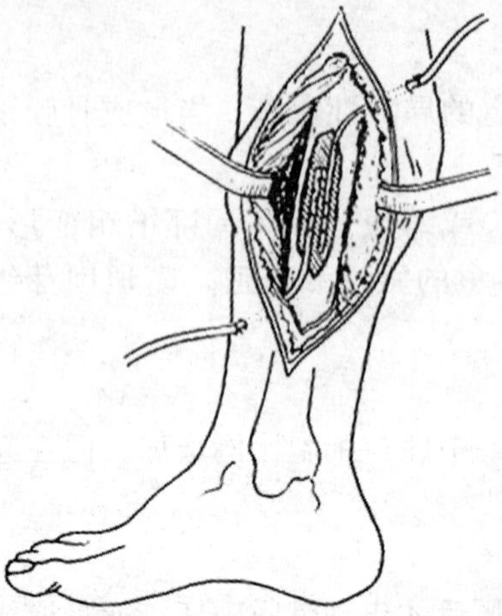

图 42-2　急性骨髓炎的开窗引流术

2．慢性血源性骨髓炎　以手术治疗为主，原则是清除死骨和肉芽组织、消灭无效腔和切除窦道。

（1）病灶清除术：切口沿窦道壁周围正常组织显露，切除窦道。在骨壳上开窗，进入病灶，吸出脓液、清除死骨及炎性肉芽组织。

（2）消灭无效腔

1）碟形手术：适用于无效腔不大、削去骨量不多的病例。方法是病灶清除后，削去一部分骨腔边缘，使创面呈浅碟状，利于周围组织向腔内填充而消灭无效腔。

2）肌瓣填塞：适用于无效腔较大者。病灶清除后，用邻近带蒂肌瓣填塞封闭骨腔。

（3）闭式灌洗引流：仅适合小儿。儿童生长旺盛，骨腔容易闭合，清除病灶后，用含抗生素的溶液进行闭式灌洗引流。

（4）庆大霉素骨水泥珠链填塞：庆大霉素粉剂与骨水泥混合，制成直径 5 ~ 7mm 的小珠，每珠约含 4.5mg 庆大霉素，用不锈钢丝串起后填塞于骨腔，留一粒小珠在皮肤外。珠链可持续释放庆大霉素，维持骨腔内抗生素浓度稳定约 2 周，随着基底肉芽组织的生长逐步拔出串珠，对大型无效腔可在拔除珠链后再次手术植骨。

案例 42-2B

体检：T 39.0℃，左大腿下端明显肿胀，局部皮温增高，有压痛。

实验室检查：WBC 18.5×10^9/L，N 85%。

局部分层穿刺检查：在骨膜下抽出淡黄色浑浊液体。

明确诊断为左股骨急性血源性骨髓炎，应用大剂量抗生素治疗 3 天仍不见好转，拟行手术治疗。

问题与思考：

该患者目前存在的主要问题是什么？应采用哪些护理措施？

【主要护理诊断 / 问题】

1．体温过高　与急性感染有关。

2．疼痛　与局部炎症和手术创伤有关。

3．潜在并发症　感染性休克、病理性骨折。

【护理措施】

（一）非手术治疗的护理及术前护理

1．病情观察　严密观察患者生命体征，定时监测体温、脉搏。患者出现烦躁、嗜睡或昏迷时，应考虑是否有感染性休克发生，立即通知医师，并按危重患者护理。

2．维持正常体温　患者高热期间应卧床休息，保护患肢、减少消耗。及时降温，观察意识状态，防止中枢神经系统功能紊乱。遵医嘱合理使用抗生素，控制感染和发热。保证液体输入顺利，纠正水、电解质紊乱，维持酸碱平衡。

3．缓解疼痛　局部制动，维持患肢功能位，减轻疼痛，促进局部病灶修复，防止关节畸形和病理性骨折；移动患肢时，动作轻稳，做好支撑或支托，避免患处产生应力而致疼痛或骨折。必要时遵医嘱给予止痛药物缓解疼痛。

4．避免意外伤害　密切观察病情变化，对出现惊厥、谵妄、昏迷等中枢神经系统功能紊乱症状的患者，应用床栏、约束带等保护措施，必要时遵医嘱给予镇静药物。

（二）术后护理

1．闭式引流护理　对骨腔冲洗者，应妥善连接冲洗管和引流管。入水管应高于伤口60 ~ 70cm，引流袋低于伤口50cm，以防引流液逆流。保持入水管通畅、出水管负压状态。每日24小时连续滴入含抗菌药的溶液1500 ~ 2000ml，术后12 ~ 24h内应快速滴入，以后根据引流液的性状调节滴速。若连续冲洗时间达到3周或患者体温恢复正常，引流液清亮，连续3次细菌培养结果阴性，应做好拔管准备。

2．功能锻炼　为防止长期制动导致肌萎缩及关节内粘连，急性期患者可做患肢的等长运动。待炎症消退后，关节未明显破坏者可进行关节功能锻炼。

（三）健康教育

1．康复指导　指导患者每日进行患肢等长舒缩练习及关节被动活动或主动活动，预防患肢功能障碍。教会患者使用辅助器材（如拐杖、助行器等），减轻患肢负重。X线检查证实病变已恢复正常时才能负重，以免发生病理性骨折。

2．治疗指导　出院后继续按医嘱应用抗生素治疗，持续用药至症状消失后3周，以巩固疗效，防止转为慢性骨髓炎。遵医嘱进行X线检查，观察治疗效果。

第二节　化脓性关节炎

化脓性关节炎（suppurative arthritis）指关节腔内的化脓性感染，多见于儿童，成年人创伤后感染多见，好发于髋关节和膝关节，多为单侧。

【病因】

最常见的致病菌为金黄色葡萄球菌，其次为白色葡萄球菌、淋球菌、肺炎球菌及大肠埃希菌等。细菌进入关节内的途径有：其他部位感染病灶经血液循环进入关节，关节附近病灶直接侵入，细菌通过开放性伤口直接进入关节引起感染，关节手术或关节穿刺等医源性感染途径。

【病理生理】

根据病变的发展过程可分为3期，这3期有时演变缓慢，有时发展迅速而难以区分。

1．浆液性渗出期　关节腔内有浆液性渗出物，内含白细胞。病变最早在滑膜，滑膜充血、水肿，关节软骨未被破坏，病理改变为可逆性。若治疗及时，关节功能可完全恢复。

2．浆液纤维素性渗出期　病变进一步发展，渗出物增多、浑浊，内含大量白细胞及纤维蛋白。纤维蛋白沉积影响软骨代谢，白细胞释放溶酶体破坏软骨基质，导致修复后的关节粘连、功能障碍。本期部分病理改变已为不可逆性。

3．脓性渗出期　关节腔内渗出液为脓性，滑膜和关节软骨都已破坏，关节周围亦有蜂窝织炎。本期病变为不可逆性，修复后关节重度粘连、强直，关节功能障碍严重。

【护理评估】

（一）临床表现

1．**症状** 起病急骤，病变关节疼痛剧烈、功能障碍。患者有寒战、高热等症状，体温可达39℃以上，严重者出现谵妄与昏迷，小儿可有惊厥。

2．**体征** 病变关节常处于半屈曲位，以使关节腔内的容量最大，松弛关节囊以缓解疼痛。膝、肘和踝等浅表关节有局部红、肿、热和关节积液表现。关节腔内积液在膝部最明显，髌上囊隆起，浮髌试验可为阳性。深部关节病变，局部表现不明显，脓肿穿破皮肤形成瘘管，关节常处于屈曲、外展、外旋位。患病和患肢固定时间长者可有肌萎缩和关节僵硬。

（二）辅助检查

1．**实验室检查** 白细胞计数升高，中性粒细胞比例升高，红细胞沉降率加快。血培养可检出病原菌。

2．**影像学检查** X线检查早期可见关节周围软组织肿胀、关节间隙增宽。中期可见周围骨质疏松。后期关节间隙变窄或消失，关节面毛糙。CT及MRI检查比X线检查更早、更清晰地显示病灶。

3．**关节液检查** 关节液早期为淡黄色澄清的浆液性液，中期黄色浑浊的纤维蛋白液，后期为黄白色脓性液。镜检：早、中期只有红细胞、白细胞、纤维蛋白，可无细菌。晚期可见大量脓细胞和细菌。

（三）与疾病相关的健康史

了解患者年龄，评估患者有无外伤史或手术史，有无全身其他部位或邻近关节化脓性病灶，有无急、慢性骨髓炎病史，或其他骨及关节疾病史。

（四）心理社会状况

长时间的关节疼痛和功能障碍，影响患者正常生活与工作。关节穿刺检查或治疗给患者造成巨大痛苦，并由此使患者产生一系列不良情绪。评估患者及家属对检查和治疗的心理承受能力，家属对患者的态度、家庭经济情况和支持度等。

（五）治疗原则

1．**全身治疗** 早期、足量应用敏感抗生素。加强全身支持治疗，改善营养状况，提高机体抵抗力。

2．**关节腔内注射抗生素** 关节穿刺抽出关节液后注入抗生素，每日1次，连续3～4次。若局部症状缓解，抽出液逐渐变清，说明有效，可继续用至关节积液消失、体温正常，否则及时改为灌洗或切开引流。

3．**关节镜灌洗** 在关节镜直视下反复冲洗关节腔，清除脓性渗液、脓苔与组织碎屑，灌洗结束后在关节腔内留置敏感抗生素，可望减轻症状。

4．**关节腔持续灌洗** 适用于表浅的大关节（如膝关节）感染者。在关节部位两侧穿刺，经穿刺套管置入灌洗管和引流管，退出套管。每日经灌洗管滴入含抗生素的溶液2000～3000ml，直至引流液清亮，细菌培养阴性后停止灌流。再引流数日至无引流液吸出、局部症状和体征消失后拔管。

5．**关节切开引流** 适用于较深的大关节，穿刺插管不易成功者，如髋关节感染者。手术彻底清除关节腔内的坏死组织、纤维素性沉积物并用生理盐水冲洗后，在关节腔内置入两根硅胶管，缝合，进行关节腔持续灌洗。

6．**关节矫形术** 适用于关节功能严重障碍者，常用关节融合术或截骨术。

V42-1
关节腔冲洗

【主要护理诊断/问题】

1．体温过高 与关节腔感染有关。

2．疼痛 与关节腔感染、炎性渗出、关节腔内压力增高有关。

3．焦虑　与躯体不适、担心术后康复及预后等有关。

4．潜在并发症　肌萎缩、关节僵硬。

【护理措施】

1．维持正常体温　参见本章第一节化脓性骨髓炎患者的护理。

2．缓解疼痛　急性期适当抬高患肢，保持功能位，以防止感染扩散、减轻肌肉痉挛和疼痛，防止畸形和病理性脱位，减轻关节软骨面的压力及软骨破坏。对不能避免发生强直者，可将肢体固定于功能位。

3．功能锻炼　卧床期间做肌肉等长运动，为后期活动做准备。在局部治疗后可将肢体置于肢体功能训练器上，做 24h 持续性被动活动，也可用石膏托或皮牵引固定，以防止或纠正肌萎缩和关节僵硬，直至急性炎症消退。一般 3 周后即可进行肢体主动活动，如关节伸屈、内旋、外旋等。

4．心理护理　根据患者的心理状态，解除患者的顾虑。给患者及家属讲解化脓性关节炎的有关知识，使其对疾病有充分的了解，正确面对现实，保持情绪稳定，积极配合治疗和护理。

5．手术前后护理　参见本章第一节化脓性骨髓炎患者的护理。

第三节　骨与关节结核

骨与关节结核（tuberculosis of bone and joint）是结核分枝杆菌侵入骨或关节而引起的慢性化脓性破坏性病变。本病好发于儿童与青少年，以脊柱结核最多见，其次为膝关节、髋关节和肘关节，病灶大多单发。

【病因】

本病是一种继发性疾病，原发病常为肺结核或消化道结核，结核分枝杆菌经血循环到达骨与关节部位。骨与关节结核可出现在原发病活动期，但大多发生于原发病灶已静止，甚至痊愈多年以后，当机体抵抗力下降时被诱发。如机体抵抗力加强，潜伏的结核分枝杆菌可被抑制甚至消灭。

【病理】

骨与关节结核的最初病理变化是单纯滑膜结核或单纯骨结核，病变局限于滑膜或骨组织，关节软骨完好，如能控制病情，则关节功能不受影响：病变进一步发展，结核分枝杆菌侵及关节腔，破坏关节软骨，即为全关节结核，可遗留各种关节功能障碍。全关节结核未被控制，则出现继发性感染或窦道，关节完全损毁（图 42-3）。

1．脊柱结核（tuberculosis of the spine）　多为椎体结核，附件结核少见。发病部位以腰椎发生率最高，其次为胸椎、颈椎、骶尾部。椎体结核病理变化有两种类型。

（1）中心型：多见于 10 岁以下儿童，好发于胸椎。病变始于椎体骨松质，以骨质破坏为主，易产生小死骨和空洞，空洞内充满脓液和干酪样物质，椎体可被压缩成楔形。病变多侵犯一个椎体，也可穿透椎间盘而累及邻近椎体。

（2）边缘型：多见于成人，好发于腰椎。病变局限在椎体上、下缘，以溶骨性破坏为主，死骨较少，邻近椎间盘破坏是此型的特征。病灶处聚集脓液、结核性肉芽组织、死骨和干酪样坏死物质，由于缺乏红、热等急性炎症反应，称为寒性脓肿。寒性脓肿有两种表现形式。

1）椎旁脓肿：脓液积聚在椎体旁骨膜下将骨膜掀起，沿韧带间隙蔓延，使多个椎体边缘出现骨破坏。还可向后方进入椎管，压迫脊髓和神经根。

2）流注脓肿：椎旁脓肿压力增高，可穿破骨膜沿肌筋膜间隙或神经血管束流注至远离病

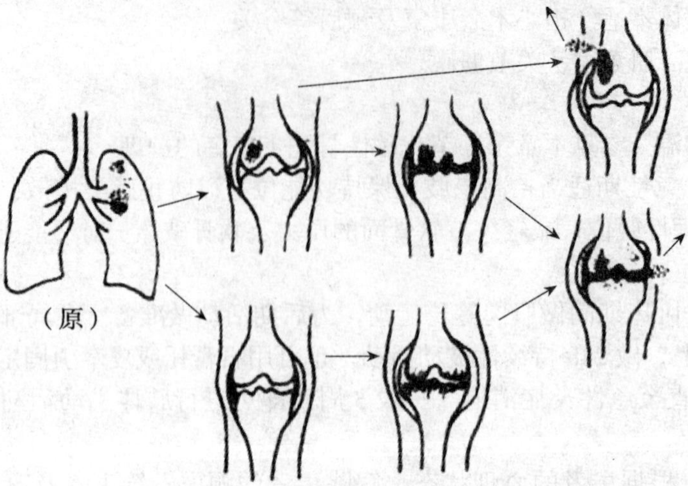

图 42-3 骨与关节结核临床病理过程示意图

灶的部位而出现脓肿。常见的流注途径：①颈椎结核可见咽后壁脓肿，易流注到锁骨上窝；②胸椎结核多表现为椎旁脓肿，可流注到背部；③胸腰段结核可同时有椎旁和腰大肌脓肿；④腰椎结核脓液积聚在腰大肌鞘内，可流注到腹股沟部、小转子甚至腘窝部，形成脓肿；⑤腰骶段结核可有腰大肌脓肿和骶前脓肿。脓肿破溃后形成窦道。

2．髋关节结核（tuberculosis of hip joint） 多为单侧性病变。早期单纯滑膜结核多见，后期脓肿侵入髋关节腔，形成全关节结核。脓液可向前内方髋关节囊的薄弱点突出于腹股沟的内侧方，或向后方流注形成臀部脓肿，也可穿过骨盆内壁形成盆腔内脓肿。由于关节组织受损，可发生病理性髋关节脱位。

3．膝关节结核（tuberculosis of knee joint） 起病时以滑膜结核多见，表现为膝关节肿胀和积液。随之滑膜附着处的病灶侵蚀骨骺，软骨面受破坏而形成全关节结核。至晚期，脓液破溃形成慢性窦道，关节韧带破坏产生病理性半脱位或脱位。病变静止后，产生膝关节纤维性强直，有时还伴有屈曲挛缩。儿童骨骺破坏造成肢体短缩畸形。

案例 42-2A

患儿，男，14 岁，出现髋部疼痛，活动后加重 2 周，偶感低热。

问题与思考：

该患儿的护理评估内容有哪些？

【护理评估】

（一）临床表现

1．症状

（1）全身症状：起病缓慢，可有低热、盗汗、食欲缺乏、消瘦、乏力和贫血等症状。儿童往往起病急骤，伴高热及毒血症表现。

（2）疼痛

1）脊柱结核：疼痛出现较早，局部隐痛或钝痛，活动、劳累、咳嗽时加重，休息后减轻。随着病情发展疼痛加重，夜间疼痛为重，儿童常有“夜啼”。疼痛可放射至其他部位，如胸椎结核者有背痛，可沿肋间神经向腹部放射。颈椎结核者除颈部疼痛外，疼痛还可向枕部和上肢放射。

2）髋关节结核：早期髋部疼痛，可放射至膝部。随病程延长疼痛加重，患者可有跛行。

3）膝关节结核：早期关节呈弥漫性肿胀，患者轻度跛行。全关节结核时有明显的关节肿胀、疼痛和功能障碍。

（3）寒性脓肿和窦道：部分患者因发现寒性脓肿才来就诊。颈椎结核患者有咽后壁或食管后脓肿时，影响呼吸和吞咽。髋关节结核后期，腹股沟内侧与臀部出现寒性脓肿。膝关节结核寒性脓肿常见于腘窝和膝关节两侧。脓肿破溃后形成慢性窦道，易造成混合感染。

（4）肢体功能障碍或截瘫：截瘫是脊柱结核的严重并发症。脓液、死骨和坏死的椎间盘可压迫髓核，造成部分或完全截瘫，导致相应肢体感觉、运动异常和括约肌功能障碍。

2．体征

（1）脊柱结核

1）姿势异常：疼痛导致椎旁肌痉挛，脊柱活动受限，致患者姿势异常。颈椎结核患者常表现为斜颈、头前倾、颈缩短和双手托下颌。胸腰椎或腰骶椎病变者可有挺胸凸肚。腰椎结核患者弯腰拾物时需挺腰屈膝屈髋下蹲，表现为拾物试验阳性。

2）脊柱畸形：椎体病变塌陷后，脊柱可呈局限性成角后凸畸形，以胸段多见。脊柱侧凸较少见。

3）压痛和叩击痛：受累脊柱棘突处可有压痛和叩击痛。

（2）髋关节结核

1）畸形和脱位：早期髋关节肿胀不明显，患肢屈曲、外展、外旋畸形。随着病情发展，表现为屈曲、内收、内旋畸形，并可引起髋关节半脱位或全脱位，通常为后脱位，患肢缩短。

2）“4”字试验阳性：检查髋关节屈曲、外展或外旋运动。患者仰卧，患肢屈髋、屈膝，将外踝置于健侧髌骨上方，检查者下压患侧膝部，若因疼痛而致膝部不能接触床面即为阳性。

3）托马斯征阳性：检查髋关节有无屈曲畸形。患者仰卧，检查者将其健侧髋、膝关节屈曲，使膝部尽可能贴近前胸，若患侧下肢不能伸直，则为阳性。

（3）膝关节结核

1）关节积液：早期髌上囊肿大，浮髌试验阳性。后期因持续积液和失用性肌萎缩使膝部呈典型的梭形肿胀。

2）畸形和脱位：全关节结核时患者疼痛而呈屈曲畸形，逐渐演变为屈曲挛缩、半脱位或膝外翻。严重时髋关节强直、跟腱挛缩，患肢呈现屈髋屈膝足下垂畸形，足尖着地。

（二）辅助检查

1．实验室检查　轻度贫血，白细胞计数一般正常，有混合感染时则增高。结核活动期红细胞沉降率增快。

2．影像学检查

（1）X线检查：早期改变不明显，2个月后可显示病变。可见骨质破坏或增生，关节间隙变窄或消失，关节脱位与畸形等。

（2）CT：可发现X线检查不能发现的病灶，清晰显示病骨、死骨和寒性脓肿。

（3）MRI：具有早期诊断价值，脊柱MRI检查还可观察脊髓受损情况。

（4）B超：可探查寒性脓肿的位置和大小。

（5）关节镜检查及滑膜活检：对诊断滑膜结核有一定价值。

（三）与疾病相关的健康史

评估患者年龄，有无结核病史或与结核病患者密切接触史，有无外伤、营养不良、过度劳累等引起抵抗力下降的因素。了解抗结核药物的用药史等。

（四）心理社会状况

本病治疗时间长，机体消耗大，病情严重者出现肢体畸形，甚至截瘫，影响患者的形象和自理能力。患者及家属可产生焦虑、悲观等不良情绪。评估患者及家属的心态、对长期治疗的心理承受程度和期望，家庭的经济承受能力等。

（五）治疗原则

1．非手术治疗

（1）全身支持治疗：注意休息、改善营养，对贫血严重或反复发热不退者可少量多次输血。混合感染时应用抗生素。

（2）抗结核药物治疗：常用的抗结核药物有异烟肼、利福平、吡嗪酰胺、链霉素与乙胺丁醇。一般主张 2 ~ 3 种药物联合应用，用药时间不少于 1 年。

（3）局部制动：目的是保持关节功能位，防止病理性骨折，预防与矫正患肢畸形。制动的方法有夹板、石膏绷带和牵引等。一般小关节固定 4 周，大关节固定 12 周左右。

（4）局部注射抗结核药物：常用药物为异烟肼。此法用药量小、局部药物浓度高、副作用小。适用于单纯滑膜结核及寒性脓肿穿刺抽脓后，但寒性脓肿反复穿刺注药有诱发混合感染和窦道的可能，不主张反复进行。

2．手术治疗

（1）脓肿切开引流：适用于寒性脓肿有混合感染、中毒症状明显或全身情况差，不能耐受病灶清除者。但应注意切开引流后易形成慢性窦道。

（2）病灶清除术：手术将脓液、死骨、结核性肉芽组织与干酪样坏死等病变彻底清除。因手术可能造成结核分枝杆菌的血源性播散，故术前应全身抗结核治疗 2 ~ 4 周。

（3）矫形手术：根据病情可行关节融合术、关节成形术、截骨矫形术等，以改善关节功能。

案例 42-2B

体检：体温 37.5℃，髋关节屈曲、内收、内旋畸形，活动受限，腹股沟区有肿物，局部无发红、发热表现。

X 线检查：髋骨骨质不规则破坏，关节间隙变窄。

局部穿刺：抽出灰白色脓液。

明确诊断为髋关节结核，拟进行手术治疗。

问题与思考：

该患者目前存在的主要问题是什么？应采用哪些护理措施？

【主要护理诊断 / 问题】

1．营养失调（低于机体需要量）　与结核长期消耗有关。

2．疼痛　与骨与关节结核和手术创伤有关。

3．（卫生、进食、如厕）自理缺陷　与体质虚弱或医嘱制动有关。

4．潜在并发症　抗结核药物副作用、截瘫。

【护理措施】

（一）非手术治疗的护理及术前护理

1．加强营养　给予高热量、高蛋白质、高维生素饮食，注意膳食结构的均衡。对经口摄入不足者，可遵医嘱提供肠内或肠外营养支持。对严重贫血、低蛋白血症患者，根据医嘱分次输新鲜血或白蛋白等，保持血红蛋白在 100g/L 以上。

2．休息与制动　嘱患者注意休息。疼痛严重者，卧床休息，局部予以制动，以减轻疼痛，防止病理性骨折、关节畸形和截瘫的发生及发展，并做好相应的生活护理。

3．生活护理　患者常有多汗、乏力和活动困难等表现，特别是脊柱结核伴有截瘫者生活自理能力下降。因此应加强基础护理，经常给患者擦身、更衣和按摩受压部位，保持床铺干燥、平整。

4．抗结核药物治疗的护理

（1）观察药物的效果：用药后是否体温下降、食欲改善、体重增加、局部疼痛减轻以及红细胞沉降率正常或接近正常，如有上述改变，说明药物治疗有效。

（2）观察药物不良反应：用药期间，注意药物的副作用，如异烟肼可引发末梢神经炎、肝损害和精神症状，利福平、吡嗪酰胺可导致胃肠道反应和肝损害，链霉素损害肾和前庭蜗神经，乙胺丁醇偶致视神经炎。用药过程中若出现眩晕、口周麻木、听力异常、肢端麻木、胃部不适、肝区疼痛、黄疸、尿常规改变等，及时通知医师调整药物。

（二）术后护理

1．病情观察　监测生命体征，观察肢端温度、色泽、皮肤弹性和尿量等。胸椎结核术后，若患者出现胸闷、术侧呼吸音减弱，叩诊呈鼓音，则考虑胸膜损伤，应立即报告医生处理。

2．体位　麻醉清醒、血压平稳后，调整适当体位。脊柱结核术后，改侧卧位或俯卧位，保持脊柱伸直，避免扭曲。髋关节术后，患肢外展 15°、伸直中立位。膝关节术后，下肢抬高、膝关节屈曲 10° ～ 15°。

3．用药护理　术后继续抗结核治疗 3 ～ 6 个月。无混合感染者用广谱抗生素 1 周左右，有混合感染者用抗生素 2 ～ 3 周，直至切口愈合。

4．卧床期间护理　结核手术后卧床时间较长，对术后脊柱不稳者必要时还需局部制动，以免导致病灶复发或截瘫等，其间应为患者提供生活护理。对脊柱结核合并截瘫者，术后按截瘫患者常规护理，预防肺部感染、压疮、泌尿系统感染等长期卧床并发症。

5．功能锻炼　在病情许可情况下，鼓励和协助患者进行功能锻炼。如腰椎结核术后，第 2 日可进行直腿抬高练习，活动下肢各关节，防止关节粘连、强直。对合并截瘫或脊柱不稳制动者，鼓励做抬头、扩胸、深呼吸和上肢活动。活动量视病情和体力而定，循序渐进，持之以恒。

（三）健康教育

1．用药指导　说明骨与关节结核有复发可能，必须长期用药，没有医嘱不得随意停药。讲解抗结核药物的剂量、用法、不良反应及其表现特点，并教会患者自我观察。用药过程中定期到医院复诊，若出现耳鸣、听力改变、肢端麻木等，须立即停药并及时复诊。

2．自我保健　骨与关节结核是全身性感染的局部表现，机体抵抗力下降和卫生习惯不良易导致发病，因此应引导患者保持良好心态，加强营养，充分休息，做好个人卫生，及时治疗身体其他伴发疾病，减少发病的可能性。

小　结

（一）化脓性骨髓炎

1. 病因　本病好发于长骨干骺端。急性血源性骨髓炎最常见的致病菌为金黄色葡萄糖球菌，外伤为本病的诱因。若治疗不及时或不彻底，则可转变为慢性骨髓炎。

2. 临床表现　急性血源性骨髓炎起病急骤，患者有全身感染中毒症状，疼痛出现早。慢性骨髓炎病变静止期可无症状，急性发作期可有急性骨髓炎表现。病程长者可有患肢变形、窦道、病理性骨折等。

3. 治疗原则　急性血源性骨髓炎早期足量应用抗生素药物，给予支持治疗，患肢制动，手术减压，做闭式灌洗引流。慢性骨髓炎切开引流，若病情反复发作、有无效腔、死骨或窦道，则需手术治疗。

4. 护理措施　关注患者的心理反应，对高热患者予以降温，缓解疼痛，避免意外伤害。术后做好闭式灌洗引流的护理和功能锻炼。

（二）化脓性关节炎

1. 病因　最常见的致病菌是金黄色葡萄球菌。

2. 临床表现　起病急骤，病变关节疼痛剧烈、功能障碍。

3. 治疗原则　全身支持治疗，关节腔内注射抗生素、关节腔灌洗、切开引流等。

4. 护理措施　同化脓性骨髓炎患者的护理。

（三）骨与关节结核

1. 病因　本病为继发性结核，脊柱结核最常见。

2. 临床表现　全身结核中毒症状，局部表现为疼痛、关节肿胀、畸形、功能障碍、寒性脓肿及窦道。

3. 处理原则　全身支持治疗、抗结核治疗及局部固定，配合手术治疗。

4. 护理措施　术前加强营养，适当活动，缓解疼痛，注意用药护理，预防药物副作用的发生。术后做好病情观察，继续用药和功能锻炼。

思考题

T42-1

参考答案

1．患儿，男，6岁。主诉：突发畏寒、高热39.5℃，头痛、咽痛3天，右小腿上端持续性剧烈疼痛，不能活动1天。体检：右小腿上端轻度肿胀、压痛阳性。实验室检查：白细胞WBC 21×10^9/L，N 0.85。分层穿刺抽出脓液。诊断为急性血源性骨髓炎。

请问：

（1）该患儿目前主要的护理诊断 / 问题有哪些？

（2）针对该患儿应采取哪些非手术治疗措施？

（3）目前的主要护理措施有哪些？

2．女性，36岁。胸背部疼痛4个月，体温37.6℃，夜间盗汗。体检：棘突叩击痛，X线检查显示$T_{9\sim10}$椎体溶骨性破坏，椎间盘受累。诊断为$T_{9\sim10}$椎体结核。

请问：

（1）针对该患者应采取哪些治疗措施？

（2）目前主要的护理措施有哪些？

（王艳波）

第四十三章　骨肿瘤患者的护理

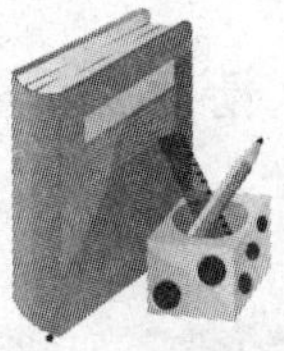

学习目标

通过本章内容的学习，学生应能够：

◎ 识记

1．复述骨肿瘤的临床表现、处理原则、护理要点。

2．复述骨软骨瘤、骨巨细胞瘤、骨肉瘤、骨髓瘤的临床表现。

◎ 理解

说出骨肿瘤截肢手术后并发症产生的原因。

◎ 运用

评估良性和恶性骨肿瘤患者，并为其制订护理计划，实施恰当的护理措施。

第一节　概　述

骨肿瘤是指发生在骨或其附属组织的肿瘤，包括良性和恶性肿瘤。良性骨肿瘤易根治，预后良好，但也可恶变。恶性骨肿瘤包括原发性或继发性肿瘤，发展迅速，预后不佳，死亡率高。骨肿瘤的发病与年龄有关，骨肉瘤多见于儿童和青少年，骨巨细胞瘤多见于成年人，骨髓瘤多见于老年人，软骨肉瘤和纤维肉瘤好发于11～50岁。多发骨软骨瘤可恶变为软骨肉瘤。骨肿瘤好发于长管状骨的干骺端，如股骨下端、胫骨上端、肱骨上端。

【病因】

骨肿瘤病因复杂，不完全清楚。内因有基因学说、内分泌学说等。外因有化学物质和内外照射慢性刺激学说、病毒感染学说等。

【护理评估】

（一）临床表现

1．局部表现

（1）疼痛与压痛：疼痛为恶性骨肿瘤的主要症状，早期呈间歇性，随病情的进展，疼痛可逐渐加重，发展为持续性疼痛，并有压痛。多数患者夜间疼痛加剧而影响睡眠。发生在脊柱的肿瘤可引起放射痛，依部位不同可导致颈肩痛、肋间神经痛和腰腿痛。良性肿瘤多无疼痛和压痛，或疼痛轻微。

（2）肿胀或肿块：良性肿瘤以肿块为首发症状，常偶然被发现，生长缓慢，对周围关节功能影响不大。恶性肿瘤局部肿块和肿胀发展迅速，可触及骨膨胀变形。如肿瘤穿破到骨外，可产生固定的软组织肿块，表面光滑或者凹凸不平，局部皮肤发热，浅静脉怒张。

（3）压迫症状：良、恶性肿瘤肿块巨大时，可压迫血管、神经、肌肉，引起相应的症状。脊柱肿瘤可压迫脊髓而导致截瘫。向颅腔和鼻腔内生长的肿瘤，可导致脑受压和呼吸不畅的症状。盆腔肿瘤可压迫直肠与膀胱，导致排便及排尿困难。

（4）功能障碍：发生在长管状骨干骺端的肿瘤，因疼痛、肿胀导致邻近关节功能障碍，可伴有相应部位肌萎缩。肿瘤压迫可导致压迫器官的功能障碍。

（5）畸形：因肿瘤影响肢体骨骼的发育及坚固性，易导致畸形，以下肢为著。

（6）病理性骨折：轻微外力易引起骨折，骨折部位肿胀、疼痛剧烈。脊椎病理性骨折常合并截瘫。

2．全身表现 由于肿瘤的消耗、疼痛、毒素刺激，可导致失眠、食欲缺乏、精神萎靡、进行性消瘦、贫血、恶病质等。

（二）辅助检查

1．实验室检查 检测血钙、血磷、碱性磷酸酶和酸性磷酸酶的变化，如广泛溶骨，血钙则升高。成骨性肿瘤（如骨肉瘤）患者血清碱性磷酸酶明显增高。

2．影像学检查 是骨肿瘤检查的重要方法。① X 线检查：良性骨肿瘤形态规则，密度均匀，多为外生性生长，与周围正常骨组织界限清楚，无骨膜反应。恶性骨肿瘤形态不规则，边缘模糊不清，溶骨现象明显，骨质破坏、变薄、断裂，如骨肉瘤患者常出现骨膜反应，可见“Codman 三角”和“日光射线征”。② CT 和 MIR 检查：能较早发现病变组织，诊断率高。③放射性核素检查：可用于骨转移瘤的早期诊断。

3．病理学检查 是确定肿瘤性质最可靠的诊断方法，包括切开活检和穿刺活检。

4．通过现代生物技术检测 通过电子显微镜技术、免疫组化技术、流式细胞技术可了解骨肿瘤的分化程度，良、恶性，疗效及预后等。

（三）与疾病相关的健康史

评估患者的年龄、发病部位，有无原发性肿瘤史及肿瘤家族史等。

（四）心理社会状况

评估患者有无因肿瘤、疼痛、截肢而引起焦虑、恐惧等负性情绪和身体意象紊乱等问题。评估患者对疾病的认知和家庭支持情况。

（五）治疗原则

1．良性肿瘤 多以手术治疗为主，包括病灶刮除植骨术及外生肿瘤切除术。

（1）病灶刮除植骨术：局部病灶刮除，并植入自体骨或生物活性骨修复材料填充。一般不复发，愈后良好。

（2）外生肿瘤切除术：对骨软骨瘤和骨样骨瘤等外生性骨肿瘤，在肿瘤基底部正常骨质处完整切除。

2．恶性肿瘤 以手术治疗为主，辅以化疗、放疗和生物治疗等综合治疗。

（1）手术治疗：包括截肢、关节离断术和保肢手术。①截肢、关节离断术：适用于晚期骨质破坏广泛及对其他辅助治疗无效的患者。掌握手术的适应证，并要考虑术后假肢安装等情况。②保肢手术：近年来采取保留肢体的“局部广泛切除加功能重建”辅以化疗等措施，如瘤骨骨壳灭活再植术、异体骨半关节移植术、人工假体置换术等。

（2）化学治疗：术前进行 6 ~ 8 周化疗，术后再进行 4 ~ 6 个月的化疗，术前及术后大剂量化疗是治疗原发性恶性骨肿瘤的标准治疗模式。还可采用动脉内持续化疗及区域灌注化疗药物，常用的药物有多柔比星及大剂量甲氨蝶呤等。

（3）放射治疗：术前及术后配合放疗可控制病变和缓解疼痛，降低局部复发率。对病变广泛不能手术者可单独放疗。尤因肉瘤对放疗敏感，骨肉瘤对放疗不敏感。

（4）其他疗法：血管栓塞治疗是应用血管造影技术，施行选择性或超选择性血管栓塞达到治疗的目的。恶性肿瘤的温热 - 化学疗法可以起到热疗与化疗的叠加作用。

【主要护理诊断 / 问题】

1．焦虑 / 恐惧 / 预感性悲哀　与担心疾病预后或肢体缺失有关。

2．疼痛　与肿瘤浸润生长、手术伤口有关。

3．身体意象紊乱　与截肢有关。

4．（卫生、如厕、进食）自理缺陷　与伤口疼痛、卧床或截肢有关。

5．潜在并发症　病理性骨折。

【护理措施】

（一）非手术治疗护理或术前护理

1．心理护理　①做好解释工作，尤其恶性骨肿瘤患者多有恐惧、悲观等心理反应，应关爱、安慰患者，消除患者的顾虑。②对接受综合治疗者，要向患者及其家属说明化疗的重要性，使其接受治疗。③帮助截肢患者接受手术后肢体残缺的事实。

2．控制疼痛　为提高恶性肿瘤患者的生活质量，减轻患者痛苦，遵循 WHO 推荐的癌性疼痛三阶梯疗法，根据医嘱实施镇痛措施。

3．观察病情　观察肿瘤的变化，若肿块在短时间内增长迅速、出现疼痛或疼痛加重，应及时通知医生进行处理。

4．营养支持　对于恶性骨肿瘤患者和进行化疗的患者，应给予高热量、高蛋白质和高维生素饮食，摄入足够的水分，必要时可采用肠外营养支持。

5．预防病理性骨折　下肢肿瘤患者易发生病理性骨折，应避免下肢负重，活动时注意保护患部。

6．功能锻炼　对下肢手术者，术前 2 周开始指导患者做股四头肌等长收缩锻炼，为手术后的康复打下基础。

7．化疗护理

（1）观察化疗效果：如疼痛减轻、肿块缩小、局部活动改善或恢复正常，影像学检查见瘤体缩小，骨肉瘤患者实验室检查碱性磷酸酶降至正常，说明化疗效果较好。

（2）不良反应观察及护理：化疗不良反应常有恶心及呕吐等胃肠道反应、骨髓抑制、肝和肾功能损害、脱发、血管及皮肤组织损伤等，具体护理措施详见第九章肿瘤患者的护理相关内容。

（二）术后护理

1．病情观察　①观察患肢有无疼痛及疼痛性质的变化；②观察伤口和肢体远端肿胀程度，感觉、运动、皮肤温度和血运情况；③观察有无术后并发症的发生，发现异常及时报告医生。

2．引流管护理　保证引流管固定牢固，保持引流管通畅，观察引流液的性质，并记录引流量。

3．体位　术后应抬高患肢，促进血液回流，减轻肢体肿胀。

4．生活护理　①因伤口疼痛、医嘱卧床或截肢，可影响患者的生活自理能力，护理人员应协助患者进食、排便等；②创造良好的条件，促进患者休息和睡眠；③对不能下床活动的患者，可用轮椅将其推到户外活动。

5．功能锻炼　①术后 48h 开始进行肌肉收缩锻炼，以改善血液循环，防止关节粘连，减少肌肉失用性萎缩；②术后 3 周可进行手术部位远、近侧关节的轻度活动，但不可负重；③术后 6 周可进行全身活动，利用拐杖、轮椅等助行器或在他人的帮助下下床活动。

（三）健康教育

1．保持身心健康，提高生活质量　鼓励患者树立战胜疾病的信心，消除消极情绪，积极锻炼身体，增强自理能力，提高生活质量。

2．正确使用拐杖　当下肢不能负重时必须用双拐杖，教会患者根据身高和上臂长度调节拐杖，在患者直立或行走时，对身体起到支撑作用。对初次下床活动的患者要防止其失去重心发生跌倒。

3．**复诊** 定期到医院检查并进行化疗，若发现病情变化，应随时复诊。

第二节 常见骨肿瘤

一、骨软骨瘤

骨软骨瘤（osteochondroma）是最常见的良性骨肿瘤，多见于 11 ～ 20 岁青少年，好发于长骨干骺端，尤以股骨下端、胫骨上端最为多见，其次为肱骨上端。

【病理】

肿瘤结构包括正常骨组织和表面覆盖的软骨帽，中间为髓腔，其骨组织由软骨帽逐渐骨化而成。肿块随着人体发育而增大，当骨骺线闭合后，生长停止。骨软骨瘤有单发性和多发性，单发性骨软骨瘤也称外生性骨疣，最多见。多发性骨软骨瘤也称骨软骨瘤病，多数有家族遗传史，具有恶变倾向。

【护理评估】

（一）临床表现

患者可长期无症状，多无意中发现骨性包块。若肿瘤压迫周围组织或表面滑囊发生炎症，则产生疼痛。如果肿块体积迅速增大，软骨帽增厚至 1cm 以上，则须考虑恶变的可能。

（二）辅助检查

X 线检查在干骺端可见皮质突向软组织的骨性凸起，其皮质与骨松质以窄小或宽广的蒂与正常骨相连，彼此髓腔相通，突起表面为软骨帽，厚薄不一，有时可呈不规则钙化影。

（三）与疾病相关的健康史

评估患者既往是否有骨和关节的炎症、结核、损伤等，有无多发性骨软骨瘤家族史。

（四）心理社会状况

评估患者是否对病变的性质有怀疑和担心，产生焦虑、恐惧等负性情绪。评估患者对疾病的认知和家庭支持情况。

（五）治疗原则

一般不需治疗。对生长较快、有疼痛和影响关节活动者或有压迫症状者，应手术治疗。

【主要护理诊断 / 问题】

1．疼痛 与肿瘤压迫周围组织或发生炎症有关。

2．潜在并发症 病理性骨折。

【护理措施】

1．**缓解疼痛** 观察肿块的变化，有无在短时间内迅速增长压迫周围组织而产生疼痛的现象。若疼痛较轻，可通过转移患者注意力的方法缓解，必要时可遵医嘱给予止痛药物。

2．**活动与休息** 注意保护患部，可适当活动，但避免下肢负重，防止发生病理性骨折。

二、骨巨细胞瘤

骨巨细胞瘤（giant cell tumor of bone）是一种常见的骨肿瘤，有潜在恶性或介于良、恶性之间的溶骨性肿瘤，多见于 20 ～ 40 岁青壮年，好发于下肢长骨的干骺端。

【病理】

肿瘤组织可能起源于骨髓结缔组织间充质细胞，以单核细胞和多核巨细胞为主要结构。按细胞分化程度分为三级：Ⅰ级偏良性；Ⅱ级为侵袭性；Ⅲ级为恶性。基质细胞越多，核分裂象越多，多核巨细胞数量越少，则肿瘤恶性程度越高。

【护理评估】

（一）临床表现

主要症状为疼痛和压痛，局部肿胀。若侵及关节软骨，则可有运动受限，其程度与肿瘤生长速度有关。当肿瘤增大而使表面骨皮质膨胀变薄时，压之有捏乒乓球样感觉。

（二）辅助检查

X 线检查可见病灶呈偏心位溶骨性破坏，无骨膜反应。病灶区骨皮质膨胀变薄，呈“肥皂泡样”改变。血管造影显示肿瘤血管丰富，并有动静脉瘘形成。

（三）与疾病相关的健康史

评估患者既往是否有骨和关节的疾病史，了解病变局部近期是否有肿胀、疼痛或关节活动受限等异常情况。

（四）心理社会状况

评估患者是否因疾病存在潜在恶性、放疗及化疗、手术而产生恐惧心理。评估患者对疾病的认知和家庭支持情况。

（五）治疗原则

以手术治疗为主。采用切除术加灭活处理，植入自体或异体骨或骨水泥，但易复发。对于复发者应做节段切除术或截肢术。对难以手术者可放疗，但照射后可有恶变可能。

【主要护理诊断 / 问题】

1．焦虑 / 恐惧　与担心疾病恶变有关。

2．疼痛　与肿瘤生长速度快压迫周围组织有关。

3．潜在并发症　病理性骨折。

【护理措施】

1．**心理护理**　若患者担心肿瘤恶变，可向其介绍疾病相关知识，让其了解肿瘤恶变可能出现的临床表现、治疗方法和预后等，以稳定患者情绪，减轻焦虑。

2．**控制疼痛**　帮助患者取舒适体位，转移注意力或应用止痛药减轻疼痛。

3．**观察病情**　观察肿瘤的变化，有无压迫周围组织而产生疼痛等症状。

4．**预防病理性骨折**　活动时保护患肢，避免下肢负重，防止发生病理性骨折。

三、骨肉瘤

骨肉瘤（osteosarcoma）是原发性骨恶性肿瘤中最常见、恶性程度最高的肿瘤，多发生在骨骼生长发育的旺盛时期，多见于 11 ~ 20 岁，其次为 21 ~ 30 岁，年龄越大，发病率越低。好发部位为长骨干骺端，依次为股骨远端、胫骨近端、肱骨近端的干骺端。

【病理】

肿瘤常形成梭形瘤体，可累及骨膜、骨皮质及髓腔，病灶切面呈鱼肉状，棕红或灰白色。肺转移发生率较高。

案例 43-1A

男性，26 岁，3 个月前无明显诱因出现右膝关节疼痛，但并未引起重视。近 1 个月来其右膝关节疼痛加重，走路时出现跛行。

问题与思考：

该患者护理评估内容有哪些？

【护理评估】

（一）临床表现

1．局部表现 以局部疼痛为主要症状。早期为间歇性，逐渐发展为持续性剧痛伴明显压痛。在肢体疼痛部位触及肿块，肿块增长迅速，表面皮温增高，浅静脉怒张。下肢疼痛可导致跛行，邻近关节活动受限和肌肉萎缩，易导致病理性骨折。

2．全身表现 一般状况较差，表现为发热、体重减轻、贫血、恶病质。肿瘤增长迅速者，早期可发生肺转移，致全身状况恶化。

知识拓展

病理性骨折的风险预测

Mirels 评分系统

变量	评分（Score）		
	1	2	3
病灶位置	上肢	下肢	转子周围
疼痛程度	轻度	中度	重度
病变性质	成骨型	混合型	溶骨型
病变范围	小于 1/3	1/3 ～ 2/3	大于 2/3

Mirels 评分系统以量化预测病理性骨折的风险。评分中 4 个变量分别为：病灶位置、疼痛程度、病变性质、病变范围（即骨皮质破坏程度），分别计 1 ～ 3 分，总分为 12 分。如小于或等于 7 分表明病理性骨折风险较低（小于 4%），8 分表明骨折风险为 15%，9 分表明骨折风险达 33%，大于 9 分表明骨折风险较高，应进行预防性内固定，防止病理性骨折发生。

来源：美国国家综合癌症网站（National Comprehensive Cancer Network，NCCN）

（二）辅助检查

X 线检查典型的表现为溶骨性破坏。X 线检查分为 3 种类型：①硬化型：由肿瘤骨化及钙化软骨组成。②溶骨型：骨质破坏，无明显肿瘤骨形成。③混合型：有硬化型和溶骨型的表现。骨膜反应明显，呈侵袭性发展，在骨皮质骨膜掀起形成三角形的新生骨，称“Codman 三角”；或从骨皮质发出与骨干纵轴垂直或放射状的新生骨，呈现具有特异性的放射状骨密度增高影，称“日光射线征”（图 43-1）。

（三）与疾病相关的健康史

评估患者有无骨、关节疾病史，了解局部疼痛、肿胀发生时间、进展速度等情况，有无关节活动受限等异常情况。

（四）心理社会状况

评估患者是否因病情重，发展快或因采取截肢手术而产生恐惧、绝望、预感性悲哀等情绪反应。评估患者能否正视和接受身体残缺。评估患者对疾病的认知和家庭支持情况。

（五）治疗原则

以手术治疗为主。根据肿瘤浸润范围采用根治性瘤段切除术、灭活再植或植入假体的保肢

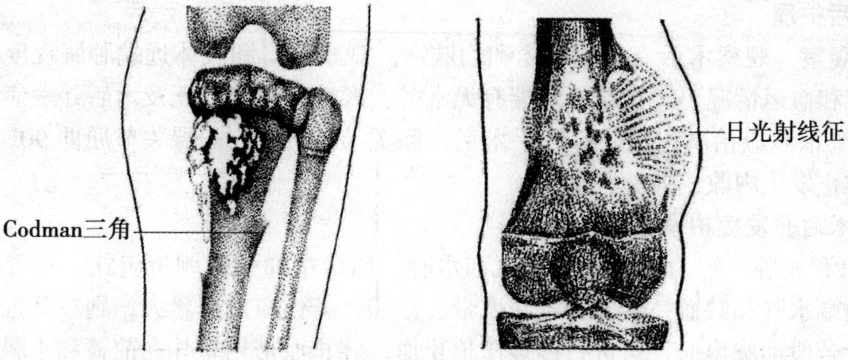

图 43-1　骨肉瘤 X 线表现

手术或截肢术，手术可能引发肢体残端出血、幻肢痛、关节挛缩、神经瘤等并发症。术前、术后进行化疗，也可通过导管介入化疗。近年来，因早期诊断和化疗的迅速发展，5 年存活率提高至 50% 以上。对于不能手术者，可采用放射治疗。

案例 43-1B

体检：右膝关节上方有一包块，局部皮肤发红，皮温升高，压痛明显。

X 线检查：右股骨干骺端见层状骨膜反应。

CT 检查：右股骨干骺端见"日光射线征"。

明确诊断为骨肉瘤，拟行手术治疗。

问题与思考：

该患者手术前后的护理内容主要有哪些？

【主要护理诊断 / 问题】

1．焦虑 / 恐惧 / 预感性悲哀　与担心疾病预后或肢体缺失有关。

2．疼痛　与肿瘤浸润生长、手术伤口有关。

3．(沐浴、如厕、进食）自理缺陷　与肢体疼痛、截肢术后行动不便、医嘱要求卧床等有关。

4．身体意象紊乱　与截肢有关。

5．潜在并发症　病理性骨折、肢体残端出血、幻肢痛、关节挛缩、神经瘤等。

【护理措施】

（一）非手术治疗护理或术前护理

1．心理护理　做好解释工作，使患者认识到截肢手术的安全性、治疗效果及对挽救生命的意义。帮助患者接受截肢术后肢体残缺的现实，说明假肢安装对身体形象的弥补和修饰作用。

2．控制疼痛　①帮助患者取舒适体位，鼓励其参加娱乐活动以转移注意力。②在疼痛开始或加重前给予止痛药，如阿司匹林等非阿片类止痛药。若无效，可加用可待因或布桂嗪等药物，仍无效时再使用阿片类制剂，如吗啡和哌替啶。

3．生活护理　因肢体疼痛、截肢或医嘱卧床影响患者的生活自理能力。应协助患者完成洗漱、进食、排便等日常活动，也可借助辅助行走工具帮助其尽快恢复正常生活。

（二）术后护理

1．病情观察 观察术后有无残肢痛和幻肢痛。观察伤口和肢体远端肿胀程度，感觉、运动、皮肤温度和血运情况。注意肢体残端有无水肿、渗液、皮肤坏死及术后并发症等征象。

2．体位 术后应抬高患肢，膝部手术后，膝关节屈曲 15°，踝关节屈曲 90°，髋关节外展中立位，防止发生内收、外旋脱位。

3．截肢术后并发症护理

（1）出血和血肿：①为避免残端积血和水肿，用棉垫加弹性绷带包扎，不可在残肢近端加压，以免远端水肿和缺血。②床旁备止血带、沙袋，若伤口出血量大，则在其近端结扎。髋关节离断术者若股动脉出血，可进行沙袋压迫止血。③止血带切忌扎在前臂和小腿，防止止血效果不佳。④引流物一般于术后 48 ~ 72 小时取出，若取出引流物后出现残端血肿，可在无菌条件下穿刺抽吸并加压包扎。对严重出血或反复产生血肿者需手术止血。

（2）幻肢痛：是患者感到已切除的肢体仍然有疼痛或其他异常感觉。幻肢痛属精神因素性疼痛，药物治疗虽有止痛和暗示作用，但效果不明显。护理人员术后引导患者注视残端，感到疼痛时让其轻轻敲打残端肢体，以确认残肢，消除幻肢痛。尽早使安装临时性假肢患者下床活动，对残肢进行热敷和间歇性加压刺激，一般数月后可安装永久性假肢，幻肢痛有望自然消失。顽固性患肢痛者除给予止痛药、心理治疗和物理治疗外，还可行神经切断术。

（3）神经瘤：是因被切断的神经断端再生神经纤维而形成。瘤体一旦被触碰即可产生针刺样痛，且沿神经放射，此时应及时用镇痛药和镇静药。术后理疗、热敷、按摩、加强运动和适当变动假肢套筒可减轻疼痛，对顽固性疼痛者可切除局部瘢痕组织和神经瘤，使神经断端回缩到正常的肌肉间隙中。

（4）关节挛缩：由于残端疼痛、感染、肌肉痉挛、残肢肌力不平衡、患肢固定于功能位、未进行关节功能锻炼等，可导致残肢上方的关节发生挛缩，严重影响假肢安装。①术后应及时给予镇痛药，解除痉挛，并注意预防残端感染。②下肢截肢者抬高残肢不可超过 2 日，及时使残肢维持在伸展位或功能位。③大腿截肢者应防止髋关节屈曲外展挛缩；小腿截肢者，要避免膝关节屈曲挛缩。④关节轻、中度挛缩可通过强化肌肉力量运动，使关节的伸屈和平衡活动得到改善。⑤对严重者进行手术治疗。

（三）健康教育

1．加强功能锻炼 指导患者进行残肢锻炼，增加关节伸屈、灵活性及负重能力，为安装假肢做好准备。一般残端在伤口完全愈合后可开始锻炼，过早锻炼会引起疼痛。

方法：①用弹性绷带进行均匀压迫包扎，每天数次，促进软组织收缩；②可对残端按摩或拍打，用残端蹬踩柔软物品，逐渐过渡到蹬踩较硬物体；③鼓励患者使用扶车、拐杖、手杖和吊架等辅助设备进行肌肉强度、关节活动性和平衡训练。

2．促使残端成熟 是指经过早期锻炼负重，残端水肿消除，脂肪和肌肉不断萎缩，接受腔不断变大、变松，以利假肢安装。方法：在截肢手术后，立即用石膏绷带在残端敷料外缠绕，或伤口拆线后在残端制作临时假肢，以促使残端成熟。此过程通常在 3 个月内完成。为适应变小萎缩的残端，大腿接受腔可不断填充石膏末，小腿残端可增加穿戴袜套的层数。如果连续 3 周以上接受腔不再变大、变松，则说明残端已经成熟，可考虑安装永久性假肢。

3．假肢安装和使用 ①说明假肢和辅助行走工具可以对身体形象和肢体功能有一定的弥补作用，帮助患者修饰仪表等，使其逐渐接受肢体残缺的现实，尽快恢复正常生活。②安装临时假肢并进行训练，术后 3 个月后可考虑安装永久性假肢。半年未配假肢，也要经过残端锻炼和临时假肢训练，坚持到安装永久性假肢为止。

小　结

（一）概述

1. 病因　骨肿瘤病因复杂，目前不完全清楚。骨肿瘤包括良性和恶性肿瘤。骨肿瘤好发于长管状骨的干骺端，如股骨下端、胫骨上端、肱骨上端。

2. 临床表现　以局部表现为主，常有局部疼痛与压痛、肿胀或肿块、压迫症状、功能障碍、局部畸形，轻微外力易引起病理性骨折。恶性肿瘤患者晚期可有进行性消瘦、贫血、恶病质等。

3. 治疗原则　良性肿瘤多以手术治疗为主。恶性肿瘤以手术治疗为主，辅以化疗、放疗和生物治疗的综合治疗。

4. 护理措施　非手术治疗护理或术前护理主要包括控制疼痛、心理护理、观察肿瘤的变化、加强营养支持、预防病理性骨折，做好术前准备。术后护理包括病情观察、引流管护理、生活护理、功能锻炼、指导患者正确使用拐杖等辅助器具。

二、常见骨肿瘤

1. 骨软骨瘤　患者多在无意中发现骨性包块，若肿瘤压迫周围组织或发生炎症，则产生疼痛。一般不需治疗，对生长较快、有疼痛和影响关节活动者或有压迫症状者，应手术治疗。护理措施包括观察肿块的变化，活动时注意保护患部，避免下肢负重，防止发生病理性骨折。

2. 骨巨细胞瘤　临床表现主要为局部疼痛和压痛，局部肿胀，肿瘤增大压之有乒乓球样感觉。X 线检查示病灶有溶骨性破坏，呈“肥皂泡样”改变。以手术治疗为主。护理措施主要包括控制疼痛、观察病情变化、心理护理、预防病理性骨折发生。

3. 骨肉瘤　是最常见、恶性程度最高的肿瘤。疼痛是常见症状，肿块增长迅速，皮温增高，邻近关节活动受限和肌肉萎缩，易发生病理性骨折。病情严重者可发生远处转移。X 线检查见溶骨性破坏，骨膜反应呈“Codman 三角”或“日光射线征”。以手术治疗为主。护理措施主要包括控制疼痛、心理护理、病情观察及截肢术后并发症护理，指导患者加强功能锻炼，促使残端成熟，为假肢安装和使用做准备。

思考题

男性，20 岁，3 个月前不明原因出现右膝疼痛，活动后疼痛加重伴跛行。查体：右小腿上段有 4cm × 6cm 大小包块，边界不清，有压痛，局部皮温略高，右膝关节活动尚可。X 线检查：右胫骨干骺端见不规则骨质破坏，可见层状骨膜反应。CT 显示：右胫骨上段骨结构异常，可见不规则破坏区及高密度影，周围可见放射状骨针，即“日光射线征”。该患者被初步诊断为右胫骨中上段骨肉瘤。

T43-1
参考答案

请问：

①哪些资料信息符合骨肉瘤的诊断？

②目前存在哪些主要护理诊断 / 问题？

③如对患者行截肢术，可能发生哪些并发症？

（邹继华）

中英文专业词汇索引

K

L

R

S

T

W

X

主要参考文献

1．陈孝平，汪健平．外科学．8 版．北京：人民卫生出版社，2013．
2．李乐之，路潜．外科护理学．5 版．北京：人民卫生出版社，2012．
3．党世民．外科护理学．2 版．北京：人民卫生出版社，2011．
4．李乐之，路潜．外科护理学实践与学习指导．北京：人民卫生出版社，2012．
5．路潜，韩斌如．外科护理学．3 版．北京：北京大学医学出版社，2015．
6．路潜，李建民．外科护理学．北京：北京大学医学出版社，2006．
7．曹伟新，李乐之．外科护理学．4 版．北京：人民卫生出版社，2006．
8．王宇，姜洪池．外科学．3 版．北京：北京大学医学出版社，2014．
9．李向农，陈明清．外科学（案例版）．北京：科学出版社，2010．
10．庄一平，杨玉南．外科护理学（案例版）．北京：科学出版社，2013．
11．路潜．外科护理学．北京：北京大学医学出版社，2015．
12．科特尼．彭吉润，王杉，译．克氏外科学．19 版．北京：北京大学医学出版社，2015．
13．王深明．血管外科学．北京：人民卫生出版社，2011．
14．王兴华，李平．外科护理学．上海：同济大学出版社，2013．
15．谭鸿雁．现代周围血管外科手术学．北京：人民军医出版社，2003．
16．陈孝平．外科学．2 版．北京：人民卫生出版社，2010．
17．冯艺．临床麻醉系列丛书——麻醉基本操作分册．北京：北京大学医学出版社，2012．
18．郭曲练，姚尚龙．临床麻醉学．3 版．北京：人民卫生出版社，2011．

推荐阅读文献

1．Spasovski G，Vanholder R，Allolio B，et al. Clinical practice guideline on diagnosis and treatment of hyponatraemia[J] Nephrology Dialysis Transplantation，2014，29（suppl. 2）：ii1-ii39.
2．张颐，蒋朱明．营养筛查、评定与干预是成人营养诊疗的关键步骤：美国肠外肠内营养学会（ASPEN）2011 年临床指南．中华临床营养杂志，2012，20（5）：261-268.
3．王春耀，杜斌．2014 年欧洲危重病医学会休克及血流动力学监测共识．中华急诊医学杂志，2015，24（2）：139-141.
4．中华医学会重症医学分会．中国严重脓毒症 / 脓毒性休克治疗指南（2014）．中华危重病急救医学，2015，27（6）：401-426.
5．Lambert E，Carey S. Practice Guideline Recommendations on Perioperative Fasting：A Systematic Review. Journal of Parenteral and Enteral Nutrition，http: //pen.sagepub.com/content/early/2015/01/07/0148607114567713.full.pdf+html，2015-01-09.
6．中华医学会麻醉学分会．2014 版中国麻醉学指南与专家共识．北京：人民卫生出版社，2014.7-12.
7．中华医学会麻醉学分会．2014 版中国麻醉学指南与专家共识．北京：人民卫生出版社，2014.187-192.
8．中华医学会麻醉学分会．2014 版中国麻醉学指南与专家共识．北京：人民卫生出版社，2014.193-197.
9．中华医学会麻醉学分会．2014 版中国麻醉学指南与专家共识．北京：人民卫生出版社，2014.305-310.
10．中华医学会麻醉学分会．2014 版中国麻醉学指南与专家共识．北京：人民卫生出版社，2014.311-318.
12．中华医学会麻醉学分会．麻醉手术期间液体治疗专家共识（2014）．北京：2014.
13．冷希圣，韦军民，刘连新，等．普通外科围手术期疼痛处理专家共识．中华普通外科杂志，2015，30（2）：166-173.
14．中华医学会重症医学分会．中国严重脓毒症 / 脓毒性休克治疗指南（2014）. 中华内科杂志，2015，54（6）：557-581.
15．中华人民共和国国家卫生和计划生育委员会．抗菌药物临床应用指导原则（2015）.http: //www.nhfpc.gov.cn/ewebeditor/uploadfile/2015/08/20150826165222335.pdf，2015-07-24.
16．柴家科，夏照帆，胡大海，等．烧伤患者白蛋白使用专家共识．解放军医学杂志，2012，37（10）：925.8-2
17．中华医学会创伤学分会．中国区域性创伤救治体系建设的专家建议．中华外科杂志，2015，53（8）：571-573.
18．中华医学会烧伤外科学分会，中国医师协会烧伤科医师分会．烧伤康复治疗指南（2013 版）．中华烧伤杂志，2013，29（6）：497-504.
19．姚咏明，王大伟，林洪远．美国烧伤学会烧伤休克复苏指南概要．中国危重病急救医学，2009，21（5）：259-262.
20．编辑委员会中华烧伤杂志．成人烧伤疼痛管理指南（2013 版）. 中华烧伤杂志，2013，29(3)：

225-231.
21. 中国抗癌协会临床肿瘤学协作专业委员会．肿瘤化疗所致血小板减少症诊疗中国专家共识（2014版）．中华肿瘤杂志，2014，36（11）：876-879.
22. 中国抗癌协会癌症康复与姑息治疗专业委员会（CRPC），中国临床肿瘤学会抗肿瘤药物安全管理专家委员会（ASMC）．肿瘤治疗相关呕吐防治指南（2014版）．临床肿瘤学杂志，2014，19（3）：263-273.
23. 中华医学会器官移植学分会，中华医学会外科学分会移植学组，中国医师协会器官移植医师分会．中国心脏死亡捐献器官评估与应用专家共识．中华移植杂志（电子版），2014，8（3）：117-122.
25. 卫生部脑死亡判定标准起草小组．脑死亡判定技术规范（成人）（修订稿）．实用器官移植电子杂志，2014，2（1）：1-6.
26. 中华医学会神经病学分会神经重症协作组．神经重症监护病房建设中国专家共识．中华神经科杂志，2014，47（4）：269-273.
27. 中国神经创伤专家委员会中国医师协会神经外科医师分会．中国颅脑创伤颅内压监测专家共识．中华神经外科杂志，2011，27（10）：1073-1074.
28. 曾实，王昊，许民辉，等．颅脑冲击伤临床诊疗规范（建议）．中华创伤杂志，2014，30（11）：1067-1069.
29. 中华神经外科分会神经创伤专业组，中华创伤学会分会神经创伤专业组．颅脑创伤后脑积水诊治中国专家共识．中华神经外科杂志，2014，30（8）：840-843.
30. 中国医师协会神经外科医师分会神经重症专家委员会．重症脑损伤患者镇痛镇静专家共识．中华危重病急救医学，2013，25（7）：387-393.
31. 国家卫生计生委脑卒中防治工程委员会．中国缺血性脑卒中血管内治疗指导规范．http: //www.cnstroke.com/upload/acce/2015-07/20150709093856532З.rar，2015-07-06.
32. 中华医学会神经病学分会神经康复学组，中华医学会神经病学分会脑血管病学组，卫生部脑卒中筛查与防治工程委员会办公室．中国脑卒中康复治疗指南（2011完全版）．中国康复理论与实践，2012，18（4）：301-318.
33. 中国吞咽障碍康复评估与治疗专家共识组．中国吞咽障碍康复评估与治疗专家共识（2013年版）．中华物理医学与康复杂志，2013，35（12）：916-929.
34. 中华医学会神经外科学分会神经介入学组．颅内动脉瘤血管内介入治疗中国专家共识（2013）．中华医学杂志，2013，93（39）：3093-3103.
35. Thompson BG，Brown RD，Amin-Hanjani S，et al. Guidelines for the Management of Patients With Unruptured Intracranial Aneurysms. Stroke，2015，46（8）：2368-2400.
36. 中华医学会内分泌学分会，中华医学会外科学分会内分泌学组，中国抗癌协会头颈肿瘤专业委员会，等．甲状腺结节和分化型甲状腺癌诊治指南．中华内分泌代谢杂,2012,28(10)：779-797.
37. 中国医师协会外科医师分会甲状腺外科医师委员会．甲状腺手术中甲状旁腺保护专家共识．中国实用外科杂志，2015，35（7）：731-736.
38. 中国抗癌协会乳腺癌专业委员会．中国抗癌协会乳腺癌诊治指南与规范（2013版）．中国癌症杂志，2013，23（8）：637-684.
39. 中华医学会创伤学分会创伤危重症与感染学组，创伤急救与多发伤学组．胸部创伤院前急救专家共识．中华创伤杂志，2014，30（9）：861-864.
40. 支修益，卫生部临床路径审核专家委员会胸外科专家组．胸外科围手术期气道管理专家共识（2012年版）．中国胸心血管外科临床杂志，2013，20（3）：251-255.

41．支修益，石远凯，于金明等．中国原发性肺癌诊疗规范（2015 年版）．中华肿瘤杂志，2015，37（1）：67-78.
42．中华人民共和国国家卫生和计划生育委员会．中国临床戒烟指南（2015 版）．http: //www.nhfpc.gov.cn/ewebeditor/uploadfile/2015/05/20150515162355250.doc，2015-04-28.
43．中华医学会消化内镜学分会，中国抗癌协会肿瘤内镜专业委员会．中国早期食管癌筛查及内镜诊治专家共识意见（2014 年，北京）．中国实用内科杂志，2015，35（4）：320-337.
44．Engelman R，Baker RA，Likosky DS，et al. The Society of Thoracic Surgeons，The Society of Cardiovascular Anesthesiologists，and The American Society of ExtraCorporeal Technology：Clinical Practice Guidelines for Cardiopulmonary Bypass—Temperature Management During Cardiopulmonary Bypass. The Annals of Thoracic Surgery，2015，100（2）：748-757.
45．中华医学会外科学分会疝和腹壁外科学组，中国医师协会外科医师分会疝和腹壁外科医师委员会．成人腹股沟疝诊疗指南（2014 年版）．中国实用外科杂志，2014，34（6）：484-486.
46．中华医学会外科学分会疝和腹壁外科学组，中国医师协会外科医师分会疝和腹壁外科医师委员会．腹壁切口疝诊疗指南（2014 年版）．中国实用外科杂志，2014，34（6）：487-489.
47．中华医学会外科学分会脾功能与脾脏外科学组．脾脏损伤治疗方式的专家共识（2014 版）．中华普通外科学文献（电子版），2014，9（2）：83-85.
48．赵松，刘晓波，童卫东，等．腹部爆炸冲击伤临床诊疗规范（建议）．中华创伤杂志，2014，30（10）：971-973.
49．中华医学会消化内镜学分会，中国抗癌协会癌症康复与姑息治疗专业委员会．中国早期胃癌筛查及内镜诊治共识意见（2014）．中华消化杂志，2014，34（7）：433-448.
50．Maung AA，Johnson DC，Piper GL，et al. Evaluation and management of small-bowel obstruction. Journal of Trauma and Acute Care Surgery，2012，73（5）：S362-S369.
51．Agresta F，Ansaloni L，Catena F，et al. Acute appendicitis：position paper，WSES，2013. World J Emerg Surg，2014，9（1）；26.
52．中华医学会消化内镜学分会消化系早癌内镜诊断与治疗协作组，中华医学会消化病学分会消化道肿瘤协作组，中华医学会消化内镜学分会肠道学组，等．中国早期结直肠癌及癌前病变筛查与诊治共识．中国实用内科杂志，2015，35（3）：211-227.
53．中华医学会肠外肠内营养学分会加速康复外科协作组．结直肠手术应用加速康复外科中国专家共识（2015 版）．中国实用外科杂志，2015，35（8）：841-843.
54．黎介寿．营养支持治疗与加速康复外科．肠外与肠内营养，2015，22（2）：65-67.
55．卫生和计划生育委员会卫生公益性行业科研专项专家组．门静脉高压症食管胃曲张静脉破裂出血治疗技术规范专家共识（2013 版）．中华消化外科杂志，2014，13（6）：401-404.
56．卫生和计划生育委员会卫生公益性行业科研专项专家组．贲门周围血管离断术技术规范专家共识（2013 版）．中华消化外科杂志，2014，13（1）：19-21.
57．中华医学会器官移植学分会，中华医学会外科学分会移植学组，中国医师协会器官移植医师分会．中国肝癌肝移植临床实践指南（2014 版）．中华消化外科杂志，2014，13（7）：497-501.
58．董家鸿，郑树森，陈孝平，等．肝切除术前肝脏储备功能评估的专家共识（2011 版）．中华消化外科杂志，2011，10（1）：20-25.
59．中华消化杂志编辑委员会．中国慢性胆囊炎、胆囊结石内科诊疗共识意见（2014 年，上海）．中华消化杂志，2014，34（12）：795-799.

60．国际肝胆胰学会中国分会，中华医学会外科学分会肝脏外科学组．胆管癌诊断与治疗——外科专家共识．临床肝胆病杂志，2015，31（1）：12-16.
61．中华医学会外科学分会胆道外科学组．急性胆道系统感染的诊断和治疗指南（2011 版）. 中华消化外科杂志，2011，10（1）：9-13.
62．中华医学会消化病学分会胰腺疾病学组，中华胰腺病杂志编辑委员会，中华消化杂志编辑委员会．中国急性胰腺炎诊治指南（2013，上海）．中国实用内科杂志，2013，33（7）：530-535.
63．中华医学会外科学分会胰腺外科学组．胰腺癌诊治指南（2014）．中国实用外科杂志，2014，34（11）：1011-1017.
64．中国中西医结合学会普通外科专业委员会．重症急性胰腺炎中西医结合诊治指南（2014 年版）．中国中西医结合外科杂志，2014，20（4）：460-464.
65．中国临床肿瘤学会胰腺癌专家委员会．胰腺癌综合诊治中国专家共识（2014 年版）．临床肿瘤学杂志，2014，19（4）：358-370.
66．中华医学会外科学分会血管外科学组．下肢动脉硬化闭塞症诊治指南．中华医学杂志，2015，95（24）：1883-1896.
67．中华医学会外科分会血管外科学组．慢性下肢静脉疾病诊断与治疗中国专家共识．中华普通外科杂志，2014，29（4）：246-252.
68．National Institute for Health and Clinical Excellence. Varicose veins：diagnosis and management. https：//www.nice.org.uk/guidance/cg168/resources/varicose-veins-diagnosis-and-management-35109698485957，2013-06-24.
69．中华医学会外科学分会血管外科学组．深静脉血栓形成的诊断和治疗指南（第 2 版）．中国医学前沿杂志（电子版），2013，5（3）：53-57.
70．Qaseem A，Dallas P，Forciea MA，et al. Dietary and Pharmacologic Management to Prevent Recurrent Nephrolithiasis in Adults：A Clinical Practice Guideline From the American College of Physicians. Annals of Internal Medicine，2014，161（9）：659-667.
71．Skolarikos A，Straub M，Knoll T，et al. Metabolic Evaluation and Recurrence Prevention for Urinary Stone Patients：EAU Guidelines. European Urology，2015，67（4）：750-763.
72．Resnick MJ，Lacchetti C，Bergman J，et al. Prostate Cancer Survivorship Care Guideline：American Society of Clinical Oncology Clinical Practice Guideline Endorsement. Journal of Clinical Oncology，2015，33（9）：1078-1085.
73．Parker C，Gillessen S，Heidenreich A，et al. Cancer of the prostate：ESMO Clinical Practice Guidelines for diagnosis，treatment and follow-up. Annals of Oncology，2015，26（suppl 5）：v69-v77.
74．Rossi GP，Dalla Cà A. Clinical Management of Primary Aldosteronism. High Blood Pressure & Cardiovascular Prevention，2014，21（1）：71-75.
75．中国残疾人康复协会脊髓损伤康复专业委员会，国际脊髓学会中国脊髓损伤学会，中华医学会泌尿外科学分会尿控学组．脊髓损伤患者泌尿系管理与临床康复指南．中国康复理论与实践，2013，19（04）：301-317.
76．中华医学会骨科学分会创伤骨科学组．创伤骨科患者深静脉血栓形成筛查与治疗的专家共识．中华创伤骨科杂志，2013，15（12）：1013-1017.
77．周谋望．腰椎间盘突出症的康复治疗（专家共识讨论稿）．中国医师协会康复医师分会第二届骨科康复论坛论文集，2013 年．
79．Berbari EF，Kanj SS，Kowalski TJ，et al. 2015 Infectious Diseases Society of America（IDSA）

Clinical Practice Guidelines for the Diagnosis and Treatment of Native Vertebral Osteomyelitis in Adults. Clinical Infectious Diseases，2015，61（6）：e26-e46.

80．牛晓辉，徐海荣 . 2014 年骨肿瘤 NCCN 指南更新与解读 . 肿瘤防治研究，2014，41（10）：1156-1158.

81．National Comprehensive Cancer Network. NCCN clinical practice guidelines in Oncology：Bone Cancer（2016.V1）. http://www.nccn.org/professionals/physician_gls/pdf/bone.pdf，2015-10-16.